Head & Neck Endocrine Surgery
甲状腺和甲状旁腺综合外科学
手术技巧与视频演示

A Comprehensive Textbook, Surgical, and Video Atlas

主 编 （美）大卫·戈登伯格（David Goldenberg）, MD, FACS

Steven and Sharon Baron Professor and Chair

Department of Otolaryngology

Head and Neck Surgery

Penn State Milton S. Hershey Medical Center

and Penn State College of Medicine

Hershey, Pennsylvania, USA

主 审 黄江生 陈干农

主 译 宫 毅 张磊屹 刘 洋

副主译 任楚桐 刘苏顺 左仲坤

　　　　 叶 飞 龙 晨 唐腾龙

北方联合出版传媒（集团）股份有限公司

辽宁科学技术出版社

© 2024 辽宁科学技术出版社。
著作权合同登记号：第06-2021-262号。

图书在版编目（CIP）数据

甲状腺和甲状旁腺综合外科学：手术技巧与视频演示 /
（美）大卫·戈登伯格（David Goldenberg）主编；宫毅，张磊屹，刘洋主译.—沈阳：辽宁科学技术出版社，2024.10
　　ISBN 978-7-5591-3431-8

　　Ⅰ.①甲… 　Ⅱ.①大… ②宫… ③张… ④刘… 　Ⅲ.甲状腺疾病—外科学 　Ⅳ.①R653

　　中国国家版本馆CIP数据核字（2024）第029488号

出版发行：辽宁科学技术出版社
　　　　　（地址：沈阳市和平区十一纬路25号　邮编：110003）
印　刷　者：辽宁新华印务有限公司
经　销　者：各地新华书店
幅面尺寸：210mm×285mm
印　　张：26
插　　页：4
字　　数：680千字
出版时间：2024年10月第1版
印刷时间：2024年10月第1次印刷
责任编辑：凌　敏
封面设计：刘　彬
版式设计：袁　舒
责任校对：黄跃成

书　　号：ISBN 978-7-5591-3431-8
定　　价：398.00元

投稿热线：024-23284363
邮购热线：024-23284502
E-mail:lingmin19@163.com
http://www.lnkj.com.cn

本书献给我深爱的女儿Ellie Goldenberg，永远怀念她。

Ellie 1994年出生于以色列的Be'er Sheva。2002年，为了在Johns Hopkins医院完成研究生学业，我们一家搬到了美国的Baltimore。我们计划将我们的3个孩子都送到Baltimore的一个私立犹太日校学习，然而该学校只愿意接收Ellie的哥哥和妹妹，因为Ellie不具备英语的读写能力。

最终，我们把3个孩子都送到了Baltimore的Beth Tfiloh Dahan社区犹太日校。学校表示，能够把Ellie的阅读和写作能力提高到同龄美国同学的水平。

Ellie在几个月内学会了阅读和写作，并在学业上取得了优异成绩。Beth Tfiloh Dahan社区犹太日校为Ellie及她的兄妹提供的友善帮助，正是在这里，她真正找到了自己。

她最初在学校话剧*You're a Good Man, Charlie Brown*中扮演一个角色。之后，她参加了Beth Tfiloh Dahan社区犹太日校的一个又一个话剧试镜，很快她出色的歌唱和表演才华引起了人们的关注。一位当地剧院夏令营的声乐老师告诉我的妻子："她有这样的天赋，你们为什么不给她找一个声乐老师呢？"于是我们就这样做了。

此时，Ellie已经在她所在的高中和社区剧院中担任主角。她因在*Thoroughly Modern Millie*中的角色而获得了"Cappie"奖，并在高中毕业时参演了23部戏剧。

毕业后，她休息了1年，在以色列为弱势群体提供服务，然后被美国Florida的Miami大学的著名音乐剧表演专业录取。

Ellie的光芒不仅因为她的才华，还因为她的奉献精神、幽默感和有感染力的笑声。她对自己的才华非常自信，并像庆祝自己的成功一样庆祝他人的成功；她总是支持他人，从不嫉妒。

我们会飞到Miami观看她的首演，通常会带上她最喜欢的百合花。2017年5月，她以优异的成绩毕业，并在毕业典礼上获得"戏剧之友"奖。

当晚，Ellie表演了她的最后一首歌曲：

I am there in flowers

I am there in snow

I don't know why this thing happened

But this much is clear

Anytime you cry

Anytime you sing

For anything

I'll be there

——Anytime（I Am There）由William Finn创作

第二天早上，也就是毕业典礼后的第二天和母亲节前一天，我们计划庆祝她的成功和成就，带上全家人去参加Florida沼泽地的水上飞艇之旅。然而，在游艇翻覆的事故中，她去世了。

犹太教的传统中有为了安抚逝者的灵魂而进行施舍或慈善的行为。本书的版税将全数捐赠给Ellie Goldenberg纪念基金会。该基金会已经成立，以Ellie的名义从事慈善工作。

中文版序（一）

随着公众对健康的日益重视及医疗水平的迅猛发展，颈部内分泌外科（主要包括甲状腺及甲状旁腺相关的外科领域）因其相关疾病高发病率和显著的个体差异性，正逐渐成为医学界和广大患者关注的重点。特别是在第五次科技革命的背景下，大数据、高级人工智能与机器学习等前沿技术为该领域带来了前所未有的发展机遇，为精准医疗提供了突破性的可能。在这个不断进步的时代，及时准确地获取、掌握和推广国际最新研究成果尤为重要。因此，翻译相关经典医学著作对于推动我国甲状（旁）腺外科的发展具有重要意义。

我非常荣幸地接受了本书主译宫毅教授的邀请，为这部精心编译的医学著作撰写序言。这部作品汇集了原作者多年的研究结晶，堪称本领域的经典之作。全书内容不仅紧密围绕外科领域，还超越了传统的外科范畴，从多学科角度综合阐述了甲状（旁）腺的相关知识，促使外科医生在理念上超越"手术匠"的角色定位。同时，本书为符合现代学习习惯，用视频的方式为读者提供了更直观的实践指导。宫毅教授不仅具备深厚的专业背景，而且对甲状（旁）腺医学有着深刻的见解和热情。他精心挑选并翻译了这部作品，旨在为国内同行带来最新的研究成果和治疗理念。

作为多年从事甲状（旁）腺外科临床、教学和科研的医务人员，我深知翻译医学著作是一项极其艰巨的任务，不仅要确保内容的准确性，还要充分考虑语言和文化上的差异。宫毅教授及其团队在这一过程中付出了极大的努力，力求使读者能够轻松理解原文中的复杂概念。在此，我向他们表示最深的敬意和感谢，同时也感谢出版社为本书的出版所做出的辛勤工作。

我相信本书能够成为甲状（旁）腺外科同仁们学习和研究的宝贵资源，为提高我国相关医疗服务水平、解决本领域客观存在的不平衡不充分现象做出贡献。同时，我也期待读者朋友们能够提出宝贵的意见和建议，共同在本领域的发展中发出更多的"中国"声音。

谨以此序献给所有致力于医学进步的同行们。

常实

中南大学湘雅医院

中文版序（二）

作为一位长期从事普通外科领域的医师，我有幸在职业生涯中见证了这一领域从基础研究到临床实践的飞速发展。《甲状腺和甲状旁腺综合外科学：手术技巧与视频演示》这本书，无疑是我们这个领域中一部全面、深入且极具实用价值的学术著作。

本书由大卫·戈登伯格（David Goldenberg）教授主编，他不仅是一位在国际头颈外科领域享有盛誉的学者，更是一位手术技巧精湛、临床经验丰富的外科医师。在他的引领下，本书汇集了全球范围内甲状腺和甲状旁腺外科领域的权威专家，他们将各自的专业知识和丰富经验凝聚成文字，为读者提供了一部极具权威性的参考书。

在这本书中，我特别欣赏以下几个方面：

1. 全面性与深度：本书不仅涵盖了甲状腺和甲状旁腺的基础医学知识，如解剖学、生理学、胚胎学等，还深入探讨了外科手术的技巧与策略。从传统的开放手术到现代的微创技术，从术前评估到术后管理，每一个环节都被详尽地阐述。

2. 多学科融合：甲状腺和甲状旁腺疾病的治疗需要多学科团队的紧密合作。本书很好地体现了这一点，它不仅包含了外科医师的视角，还包括了内分泌学家、病理学家、放射学家等不同专业人员的观点和建议。

3. 创新性：书中对近年来甲状腺外科领域的新技术、新方法进行了深入介绍，如腔镜手术、机器人手术等。这些内容不仅反映了学科的前沿进展，更为临床医师提供了学习和探索新领域的机会。

4. 实用性：书中配有大量手术演示视频，这些视频为读者提供了直观的学习材料，使得复杂的手术技巧变得易于理解和掌握。

5. 人文关怀：大卫·戈登伯格教授在序言中提到了对女儿Ellie的怀念，以及将本书版税捐赠给慈善基金会的决定。这不仅展现了一位父亲深沉的爱，也体现了一位医者对于社会责任的担当。

作为一名乳腺甲状腺外科的老医师，我对本书的出版感到无比自豪。我相信，这本书将成为医学生、住院医师、外科医师乃至所有甲状腺外科领域从业者的宝贵资源。它不仅传授知识，更激发思考，引导我们以更加科学、人文的视角去理解和实践甲状腺外科医学。

在此，我不仅要向本书的所有作者和贡献者表示最深的敬意，而且还要特别肯定和感谢本书的翻译团队。他们不仅精通医学专业知识，更有着精湛的语言能力，能够将原著的精髓准确无误地传达给中文读者。他们的辛勤工作和专业精神，使得这部著作能够跨越语言的障碍，为更广泛的中文医学专业人士所学习和利用。

翻译工作是一项极具挑战性的任务，它要求翻译者不仅要有深厚的语言功底，还要有对专业领域的深刻理解。在这本书的翻译过程中，翻译团队展现了极高的专业素养和敬业精神。他们对每一个医学术语的准确翻译，对每一段描述的流畅表达，都体现了他们对翻译工作的尊重和热爱。他们的工作不仅为中文读者提供了宝贵的学习资源，也为促进中外医学交流做出了重要贡献。

因此，在这里，我要向宫毅、张磊屹、刘洋等翻译者，以及所有参与本书翻译工作的人员，表达我最诚挚的感谢。感谢他们的辛勤劳动，感谢他们为医学知识传播所做出的贡献。

让我们一起期待这本书能够启发和培养出更多的甲状腺外科领域的专业人才，为医学界的发展做出更大的贡献。

陈干农
中南大学湘雅二医院

主译简介

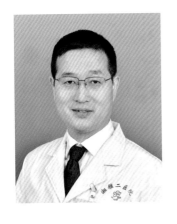

宫毅，中南大学湘雅二医院

副主任医师，医学博士，硕士研究生导师，中南大学湘雅二医院甲状腺外科副主任。中国研究型医院学会微创外科专业委员会委员，中国NOSES联盟湖南分会理事，中国抗癌协会甲状腺肿瘤整合康复专业委员会常务委员，湖南省医学会普通外科学专业委员会委员，湖南省医学会肿瘤学专业委员会甲状腺肿瘤学组副组长，湖南省医学会普通外科学专业委员会甲状腺学组副组长，湖南省抗癌协会甲状腺癌专业委员会常务委员，湖南省健康管理学会甲状腺健康分会常务副理事长，湖南省健康管理学会乳腺甲状腺健康管理专业委员会常务委员，主编《甲状腺及甲状旁腺疾病患者身心保健》，副主译《甲状旁腺与慢性肾脏病》，以第一完成人持有发明专利2项，主持湖南省科技厅科研项目2项。

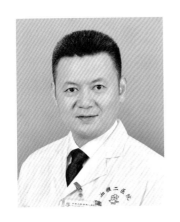

张磊屹，中南大学湘雅二医院

副主任医师，医学博士，硕士研究生导师，现任湖南省健康服务业协会甲状腺健康分会副理事长，湖南省医学会普通外科学专业委员会甲状腺学组成员。长期从事普外科甲状腺、乳腺、胃肠等疾病的诊疗，擅长腔镜微创手术。主持湖南省重点研发项目2项，主持湖南省自然科学基金面上项目1项，主编专著3部，主持发明专利2项，以第一作者发表SCI 10余篇。2020年被评为省级立功人员并荣获"湖南省抗疫工作先进个人"称号，2023年加入中国第23批援塞拉利昂医疗队并获得塞国政府"国家杰出贡献"奖章。

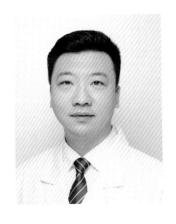

刘洋，烟台毓璜顶医院甲状腺外科

副主任医师，硕士研究生。山东省抗癌协会甲状腺肿瘤分会委员，烟台市医师协会甲状腺外科医师分会副主委，烟台市医学会普外科分会甲状腺学组委员，烟台市医学会普外科分会ERAS学组委员，中国抗癌协会甲状腺癌专业委员会甲状腺微创/美容外科培训基地培训教师，山东省医药教育协会甲状旁腺自体荧光成像技术应用示范培训基地培训教师。发表SCI论文4篇，参与课题多项，作为主编出版著作3部。

副主译简介

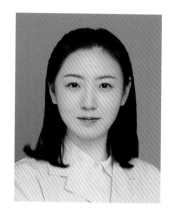

任楚桐，中南大学湘雅二医院

主治医师，医学博士、博士后。作为骨干参与多项省部级科研项目，发表SCI论文7篇，曾作为译者参与专著《光医学手册》的翻译工作。

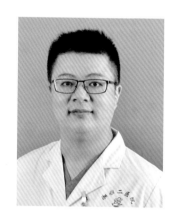

刘苏顺，中南大学湘雅二医院

主治医师，助理研究员，医学博士。湖南省健康服务业协会甲状腺健康分会秘书、委员。主持湖南省自然科学基金项目2项、湖南省卫生健康委员会课题1项、陈孝平基金项目1项、长沙市自然科学基金项目1项，以通讯作者或第一作者发表SCI论文20篇。

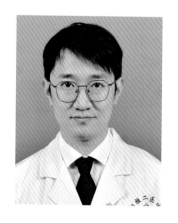

左仲坤，中南大学湘雅二医院

主治医师，医学博士。湖南省健康服务业协会甲状腺健康分会秘书长，常务理事。湖南省级住院医师培训师资，湖南省抗癌协会甲状腺癌专业委员会委员。作为项目骨干参与国家重点研发计划1项、国家自然科学基金项目1项、省重点研发计划1项、省级课题5项。作为主要作者著英文专著一本于Springer Nature出版社出版。作为副主编著中文专著2本。发表SCI、CSCD论文多篇。

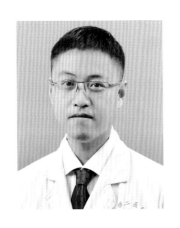

叶飞，中南大学湘雅二医院

主治医师，医学博士。湖南省健康服务业协会第一届甲状腺健康分会常务理事兼秘书，以第一作者或通讯作者发表SCI论文5篇。

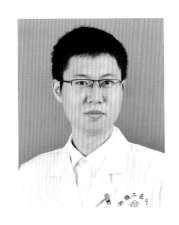

龙晨，中南大学湘雅二医院

主治医师，医学博士。美国匹兹堡大学访问学者。主攻甲状腺与甲状旁腺疾病的外科治疗。以第一或通讯作者发表SCI论文4篇。主持湖南省自然科学基金项目1项，参与课题多项。成功申报国家新型实用型专利2项、国家发明专利1项。

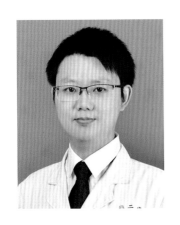

唐腾龙，中南大学湘雅二医院

主治医师，医学博士。湖南省健康服务业协会甲状腺健康分会理事。以第一作者或共同第一作者发表SCI论文6篇，参编《甲状腺及甲状旁腺疾病患者身心保健》、英文专著*Atlas of Anatomic Hepatic Resection for Hepatocellular Carcinoma--Glissonean Pedicle Approach*（Springer出版社），参与国家级、省级课题多项。

视频观看方法及目录

安卓系统：进入手机浏览器后，打开扫一扫，扫描二维码即可观看。

苹果系统：下拉屏幕进入"控制中心"界面，用扫一扫功能扫描二维码，即可观看视频。

由于本书视频挂在外方出版社官网，目前不支持微信扫码，给您带来的不便望请谅解！

视频15.4：右侧声带麻痹

 视频16.1：喉返神经麻痹

 视频28.1：左侧声带（非声带）运动不足并伴有气管侵犯

 视频28.2：气管侵犯进展

 视频30.1：微创腔镜辅助甲状腺叶切除术

 视频31.1：甲状腺术中右侧喉上神经外支刺激

 视频32.1：甲状腺术中间歇性神经监测系统设置

 视频32.2：甲状腺术中间歇性神经监测系统标准化

 视频32.3：甲状腺术中连续神经监测系统设置

 视频32.4：IONM故障排除算法

 视频32.5：非喉返神经CT扫描

 视频34.1：侧颈淋巴结清扫技术

 视频36.1：经口内镜甲状腺切除术，前庭途径（患者1）

 视频36.2：经口内镜甲状腺切除术，前庭途径（患者2）

 视频38.1：整形技术机器人辅助甲状腺切除术

 视频54.1：初始非定位超声检查

 视频54.2：重复定位超声检查

 视频56.1：微创放射引导下甲状旁腺切除术

前言

很少有教科书会提供一个全面的多学科方法来研究一个器官。作为一位主要参与作者，我知道我的观点可能被认为是有偏见的。尽管如此，考虑到我在头颈病理学和内分泌疾病方面的专业性和经验，我保持我的观点，并确认David Goldenberg博士所汇集的专业知识的深度和广度，为本书做出了贡献。我认为《甲状腺和甲状旁腺综合外科学：手术技巧与视频演示》一书将成为医学界的"权威文献"，尤其是对于那些专注于头颈内分泌疾病或肿瘤的医者而言。这本书结合传统方法向读者提供信息，同时配有一个视频库，收录了内分泌头颈外科领域著名临床医师进行的众多手术视频。

David Goldenberg是我的表兄弟，我已经认识他好几十年了。家族中有一个像David这样和我有一个共同的专业关注点的成员的情况是很少见的。我对David的推动力及其对细节的关注度、对工作的专注以及对患者的关怀感到惊叹，并且他还能够保持工作和家庭的平衡。David是一个有爱心和奉献精神的家人。在不必言明的"悲剧"面前，David、Renee、Michael和Dana通过信仰、承诺和爱而坚持不懈。我很荣幸能够为这本书做出贡献，更重要的是，有机会表达我对David及其家人的爱。以这种方式，我希望我的家庭对David、Renee、Michael和Dana的支持能够在他们失去美丽且可爱的Ellie时提供一些安慰。

Bruce M. Wenig，MD
Chair and Senior Member
Department of Pathology
Head & Neck–Endocrine Pathology
Moffitt Cancer Center
Tampa，Florida，USA

序言

头颈部内分泌手术在过去150年间得到了迅速发展。甲状腺切除术的死亡率从19世纪50年代的40%降至当今的几乎为0%。经典的知识和技术仍然适用于当今，治疗甲状腺和甲状旁腺疾病的技术和科学仍在不断进步和演进：新开发的分子研究可帮助我们确定甲状腺结节是否为癌，并可据此决定是否需要进行手术治疗；微创和远程手术技术已被加入我们的手术技术库中；需要行甲状腺或甲状旁腺手术的绝大多数患者在手术当天或术后第2天就可出院；头颈部内分泌手术的严重并发症已经非常罕见。本书是对甲状腺和甲状旁腺手术相关的病理学、解剖学、胚胎学、甲状腺学、术前术后护理和手术实操技术的最全面、现代化的综述。本书的优势在于其编著者都是头颈部和内分泌外科以及内分泌学、病理学和放射学领域的领袖级专家，他们提供了他们丰富的诊疗经验及其对与治疗甲状腺和甲状旁腺疾病患者相关的话题的看法。本书是一本针对现代学习者的教科书。为此，我们在每章的开篇添加了"关键要点"以及一个简短的"病例展示"。此外，书中还包括"思考"、关键问题及陈述等相关内容，以帮助读者思考和理解文中提出的相关问题。

此外，我们为每章节添加了注释式参考书目（扫描下方二维码可查阅），列出了该章节主题下进行的3～5项最重要的研究，并进行简要描述，以便读者更好地将其融入已经阅读的内容中。同时，如有需要，也鼓励读者深入了解某个特定主题的更多信息。

本书旨在为外科医师和内分泌学家提供参考资源。无论对于经验丰富的外科医师还是住院医师或研究生，这都是一本具有学习价值的参考书。此书还配有一个视频库，突出展示了一些最杰出的头颈部内分泌手术临床医师施行的多种手术技术。

我要感谢所有为这本书付出时间、精力和专业知识的人。我非常自豪和高兴地去推荐这本书。我希望本书能够指导和激励临床医师和医学培训生为他们的患者提供更好和更高质量的治疗。

David Goldenberg，MD，FACS

致谢

我想感谢这本书的所有贡献者和作者，感谢他们分享他们的专业知识并为此付出了宝贵的时间及精力。

我也想感谢助理编辑Michael Goldenberg，BA、MA和Dana Goldenberg，BA。

我最后要特别感谢我的妻子Renee，感谢她的支持和指导。

David Goldenberg，MD，FACS

编者名单

Mohamed Aashiq, MBBS
Department of Head and Neck Surgery
The University of Texas MD Anderson Cancer Center
Houston, Texas, USA

Virginie Achim, MD
Assistant Professor
Otolaryngology-Head and Neck Surgery
College of Medicine
University of Illinois
Chicago, Illinois, USA

Moran Amit, MD, PhD
Assistant Professor
Department of Head and Neck Surgery,
The University of Texas MD Anderson Cancer Center,
Houston, Texas, USA

Peter Angelos, MD, PhD
Linda Kohler Anderson Professor
of Surgery and Surgical Ethics;
Vice Chair for Ethics, Professional
Development, andWellness;
Chief, Endocrine Surgery;
Associate Director, MacLean Center for
Clinical Medical Ethics;
The University of Chicago
Chicago, Illinois, USA

Megan Applewhite, MD
Associate Professor of Surgery
John A. Balint MD Chair
Bioethics Education and Reseach
Albany Medical College
Albany, New York, USA

Shirisha A. Avadhanula, MD
Clinical Assistant Professor of Medicine - Cleveland
Clinic Lerner College of Medicine
Department of Endocrinology, Diabetes
and Metabolism
Cleveland Clinic
Cleveland, Ohio, USA

Zubair W. Baloch, MD, PhD
Professor
Department of Pathology and Laboratory Medicine
Perelman School of Medicine
University of Pennsylvania Medical Center
Philadelphia, Pennsylvania, USA

Darrin V. Bann MD, PhD
Chief Resident
Department of Otolaryngology
Head and Neck Surgery
Penn State Milton S. Hershey Medical Center and
Penn State College of Medicine
Hershey, Pennsylvania, USA

Marcin Barczyński, MD, PhD, FEBS−ES,
President-Elect
European Society of Endocrine Surgeons (ESES);
Professor of Surgery
Head
Department of Endocrine Surgery;
Third Chair of General Surgery
Jagiellonian University- Medical College;
Vice-head
Clinical Department of General Surgery and Oncology
Narutowicz Municipal Hospital
Krakow, Poland

Melissa Boltz, DO, MBA, FACS
Assistant Professor
Department of Surgery
Trauma, Acute Care & Critical Care Surgery
Penn State Milton S. Hershey Medical Center and Penn
State College of Medicine
Hershey, Pennsylvania, USA

Kenneth D. Burman, MD
Chief, Endocrine MedstarWashington Hospital Center;
Professor, Department of Medicine
Georgetown University
Washington DC,Washington, USA

Maria E. Cabanillas, MD
Department of Endocrine Neoplasia
MD Anderson Cancer Center,
Houston, Texas, USA

Ara A. Chalian, MD, FACS
Professor
Department of Otolaryngology Head and Neck Surgery;
Director
Facial Plastic and Reconstructive Surgery

University of Pennsylvania
Philadelphia, Pennsylvania, USA

Xuguang Chen, MD, PhD
Resident
Radiation Oncology
Johns Hopkins Medicine
Baltimore, Maryland, USA

Karen Y. Choi, MD
Assistant Professor
Department of Otolaryngology
Head & Neck Surgery
Penn State Milton S. Hershey Medical Center and Penn
State College of Medicine
Hershey, Pennsylvania, USA

David M. Cognetti, MD
Herbert Kean Professor and Chair
Department of Otolaryngology
Head and Neck Surgery
Sidney Kimmel Medical College
Thomas Jefferson University
Philadelphia, Pennsylvania, USA

Kevin J. Contrera, MD, MPH
Resident
Head and Neck Institute
Cleveland Clinic
Cleveland, Ohio, USA

David S. Cooper, MD, MACP
Professor of Medicine and Radiology
Division of Endocrinology, Diabetes, and Metabolism
Johns Hopkins University School of Medicine
Baltimore, Maryland, USA

Izabella Costa Santos, MD
Head and Neck Surgeon
Interdisciplinary Head Neck Lab Leader
Brazilian National Cancer Institute
Rio de Janeiro, Brazil

Elizabeth E. Cottrill, MD
Assistant Professor
Head & Neck Endocrine and Oncologic Surgery;
Associate Residency Program Director;
Co-Director
Jefferson Thyroid & Parathyroid Center
Department of Otolaryngology
Head and Neck Surgery
Thomas Jefferson University Hospital
Philadelphia, Pennsylvania, USA

John D. Cramer, MD
Assistant Professor
Department of Otolaryngology
Head and Neck Surgery
Wayne State University
Detroit, Michigan, USA

Henry S. Crist, MD
Associate Professor
Department of Pathology and Laboratory Medicine
Division of Anatomic Pathology
Penn State Milton S Hershey Medical Center
Penn State College of Medicine
Hershey, Pennsylvania, USA

Daniel G. Deschler, MD, FACS
Vice Chair for Academic Affairs
Massachusetts Eye and Ear Infirmary;
Professor
Department of Otolaryngology
Head and Neck Surgery
Harvard Medical School
Boston, Massachusetts, USA

Vaninder K. Dhillon, MD, FACS
Assistant Professor
Department of Otolaryngology
Head and Neck Surgery;
Divisions of Laryngology and Endocrine
Head and Neck Surgery
Johns Hopkins University
Bethesda, Maryland, USA

Gianlorenzo Dionigi, MD, FACS
Professor of Surgery;
Director
Division of Endocrine and Minimally Invasive Surgery
Department of Human Pathology in Adulthood
and Childhood "G. Barresi"
University Hospital "G. Martino"
University of Messina
Messina, Italy

Henning Dralle, MD, PhD, FRCS, FACS, FEBS
Professor of Surgery
University of Duisburg-Essen;
Head, Division of Endocrine Surgery
Department of General, Visceral, and Transplantation Surgery
University Hospital Essen
Essen, Germany

Ahmad M. Eltelety, MBBCh, M.Sc, MD, PhD, MRCS(ENT)
Clinical Fellow
Endocrine/Head and Neck Surgery
Otolaryngology Department
Augusta University
Augusta, Georgia, USA

Chris Y. Fan, MD
Assistant Professor of Clinical Medicine;
Director, Endocrinology Fellowship Training Program
Penn State Milton S. Hershey Medical Center and Penn
State College of Medicine
Hershey, Pennsylvania, USA

Jay K. Ferrell, MD
Assistant Professor
Head and Neck Surgical Oncology
Department of Otolaryngology
UT Health San Antonio
San Antonio, Texas, USA

Robert L. Ferris, MD, PhD
Director, UPMC Hillman Cancer Center;
Hillman Professor of Oncology;
Associate Vice-Chancellor for Cancer Research
University Pittsburgh School of Medicine
Pittsburgh, Pennsylvania, USA

Renee Flax–Goldenberg, MD
Penn State Milton S. Hershey Medical Center and
Penn State College of Medicine
Hershey, Pennsylvania, USA

Joel Fontanarosa, MD, PhD
Assistant Professor
Department of Otolaryngology
University of Rochester Medical Center
Rochester, New York, USA

Ethan Frank, MD
Resident
Department of Otolaryngology
Loma Linda University Health
Loma Linda, California, USA

Catherine H. Frenkel, MD
Assistant Professor
Head and Neck Cancer Center
Levine Cancer Institute
UNC School of Medicine
Charlotte campus
Charlotte, North Carolina, USA

Sarah K. Gammill, BS
Resident Physician
University of Arkansas for Medical Sciences
Little Rock, Arkansas, USA

Ziv Gil, MD, PhD
Director,
Department of Otolaryngology
Head and Neck Surgery
Rambam Heath Care Campus.
Haifa, Israel

Dana Goldenberg, MA
Medical student
Penn State College of Medicine
Hershey, Pennsylvania, USA

Michael Goldenberg, MA
Medical Student
Penn State College of Medicine
Hershey, Pennsylvania, USA

Neerav Goyal MD, MPH, FACS
Associate Professor of Otolaryngology - Head and Neck
Surgery, Neurosurgery, and Public Health Sciences;
Chief, Division of Head and Neck Oncology and Surgery
Department of Otolaryngology - Head and Neck Surgery
Penn State Milton S. Hershey Medical Center and Penn
State College of Medicine
Hershey, Pennsylvania, USA

Sriram Gubbi, MD
Assistant Research Physician
Thyroid Tumors and Functional Thyroid Disorders
Metabolic Disease Branch
National Institute of Diabetes
and Digestive and Kidney Diseases,
National Institutes of Health
Bethesda, Maryland, USA

Robyn K. Guinto, MD
Resident
Department of General Surgery
Jersey Shore University Medical Center
Neptune, New Jersey, USA

Joanna Klubo–Gwiezdzinska, MD, PhD, MHSc
Chief
Thyroid Tumors and Functional Thyroid Disorders
Intramural Research Program
National Institutes of Health
Bethesda, Maryland, USA

Ryoko Hamaguchi, BS
Medical Student
Harvard Medical School
Boston, Massachusetts, USA

Martin A. Hanson, MBBS, FRACS
Consultant Thyroid Head and Neck Surgeon
Princess Alexandra and Logan Hospitals
University of Queensland
Brisbane, Queensland, Australia

Diane M. Hershock, MD, PhD
Associate Professor
Department of Medicine
Division of Hematology and Oncology
Penn State Cancer Institute
Penn State Milton S. Hershey Medical Center and
Penn State College of Medicine
Hershey, Pennsylvania, USA

Gloria Hwang, MD
Resident
Department of Surgery
Penn State Milton S. Hershey Medical Center and Penn
State College of Medicine
Hershey, Pennsylvania, USA

Yasuhiro Ito, MD, PhD
Clinical Trial Management Department
Kuma Hospital
Kobe, Japan

Benjamin C. James, MD, MS, FACS
Assistant Professor
Harvard Medical School;
Chief, Section of Endocrine Surgery
Department of Surgery
Beth Israel Deaconess Medical Center
Boston, Massachusetts, USA

Sagar Kansara, MD
Resident
Department of Otolaryngology
Head and Neck Surgery
Baylor College of Medicine
Houston, Texas, USA

Sarah Khayat, MD
Resident
Otolaryngology- Head and Neck Surgery
University of Illinois at Chicago
Chicago, Illinois, USA

Ana Ponce Kiess, MD, PhD
Assistant Professor & Residency Program Director
Radiation Oncology
Johns Hopkins Medicine
Baltimore, Maryland, USA

Hoon Yub Kim, MD, PhD, FACS
Professor
Department of Surgery
Korea University College of Medicine;
Director
Division of Breast and Endocrine Surgery
Korea University Medical Center Anam Hospital
Seoul, South Korea

Suren Krishnan, MD
Professor
University of Adelaide;
Chairman
Department of Otolaryngology
Head and Neck Surgery
Royal Adelaide Hospital
Adelaide, Australia

Miriam N. Lango, MD, FACS
Professor
Department of Head and Neck Surgery
The University of Texas
MD Anderson Cancer Center
Houston, Texas, USA

Yulong Li, MD, MS
Assistant Professor of Medicine
Penn State Milton S. Hershey Medical Center and Penn
State College of Medicine
Hershey, Pennsylvania, USA

Heath B. Mackley, MD, FACRO, MBA
Central andWestern Regional Director
Radiation Oncology
Geisinger Medical Center
Danville, Pennsylvania, USA

Jennifer S. Mammen, MD, PhD
Assistant Professor of Medicine
Division of Endocrinology, Diabetes and Metabolism
Johns Hopkins University School of Medicine
Baltimore, Maryland, USA

Andrea Manni, MD
Professor and Chief
Division of Endocrinology
Diabetes, and Metabolism

Penn State Milton S. Hershey Medical Center and
Penn State College of Medicine
Hershey, Pennsylvania, USA

Gabriele Materazzi, MD
Associate Professor of Surgery;
Director
University Endocrine Surgery Unit
Department of Surgical, Medical, Molecular
and Critical Area Pathology
University of Pisa
Pisa, Italy

Johnathan D. McGinn, MD, FACS
Professor and Vice Chair;
Penn State Milton S. Hershey Medical Center and
Penn State College of Medicine
Hershey, Pennsylvania, USA

Akira Miyauchi, MD, PhD
President and COO
Department of Surgery
Kuma Hospital
Kobe, Japan

Annie E. Moroco, MD
Resident
Department of Otolaryngology
Head and Neck Surgery
Thomas Jefferson University Hospital
Philadelphia, Pennsylvania, USA

David Myssiorek, MD, FACS
Department of Otolaryngology
Head and Neck Surgery
Bronxcare Health Center
Bronx, New York, USA

Jason G. Newman, MD
Professor of Otorhinolaryngology
Head and Neck Surgery;
Director, Head and Neck Cancer
Perelman School of the University of Pennsylvania
Philadelphia, Pennsylvania, USA

Julia E. Noel, MD
Assistant Professor of Otolaryngology
Head and Neck Surgery
Stanford University School of Medicine
Stanford, California, USA

Lisa A. Orloff, MD, FACS, FACE
Professor of Otolaryngology

Director of Endocrine Head & Neck Surgery
Stanford University School of Medicine
Stanford, California, USA

Miccoli Paolo, MD
Emeritus
Department of Surgery
Medical, Molecular, and Critical
Area Pathology
University of Pisa
Pisa, Italy

Dawon Park, MD, PhD
Clinical Assistant Professor
Division of Breast and Endocrine Surgery
Department of General Surgery
Korea University Medical Center Anam Hospital
Seoul, Korea

Kepal N. Patel, MD, FACS
Chief, Division of Endocrine Surgery;
Associate Professor of Surgery
Biochemistry and Otolaryngology;
Director, Thyroid Cancer Interdisciplinary Program
NYU Langone Health
New York, New York, USA

Wayne Pearce, MBChB
Assistant Professor
Department of Anesthesiology
and Perioperative Medicine
Penn State Milton S Hershey Medical Center
Penn State College of Medicine
Hershey, Pennsylvania, USA

Phillip K. Pellitteri DO, MHA, FACS
Senior Attending Surgeon and Northeast;
Regional Director
Department of Otolaryngology
Head and Neck Surgery;
Co-Director, System Program for Thyroid and
Parathyroid Disorders
Geisinger Health System;
Clinical Professor of Surgery
Geisinger Commomwealth School of Medicine
Danville, Pennsylvania, USA

Jason D. Prescott, MD, PhD, FACS
Assistant Professor and Chief
Section of Endocrine Surgery
Director of Thyroid and Parathyroid Surgery;
Johns Hopkins University School of Medicine
Baltimore, Maryland, USA

Papini Piermarco, MD

Researcher

Department of Surgical, Medical, Molecular

and Critical Area Pathology

University of Pisa

Pisa, Italy

Akuffo Quarde, MD

Endocrinologist

Sanford Health

Bemidji, Minnesota, USA

Leonardo Rangel, MD

Coordinator of Head and Neck Surgery

ENT department

State University of Rio de Janeiro;

Director of NETTS program

Rio de Janeiro, Brazil

Christopher R. Razavi, MD

Resident

Department of Otolaryngology

Head & Neck Surgery

Johns Hopkins Hospital

Bethesda, Maryland, USA

Jeremy D. Richmon, MD

Associate Professor of Otolaryngology

Head and Neck Surgery;

Director of Robotic Surgery

Massachusetts Eye and Ear

Harvard Medical School

Boston, Massachusetts, USA

Daniel F. Roses, MD, FACS

Jules LeonardWhitehill Professor of

Surgery and Oncology

NYU Grossman School of Medicine

Perlmutter Cancer Center

NYU Langone Health

New York, New York, USA

Jonathon O. Russell, MD, FACS

Associate Professor of Otolaryngology

Head and Neck Surgery

Director of Endoscopic and Robotic Thyroid and

Parathyroid Surgery;

Director of the Multi-Disciplinary Johns Hopkins

Thyroid Tumor Center

Johns Hopkins University School of Medicine

Baltimore, Maryland, USA

Robert Saadi, MD

Chief Resident

Penn State Milton S Hershey Medical Center

Penn State College of Medicine

Hershey, Pennsylvania, USA

Robert T. Sataloff, MD, DMA, FACS

Professor and Chairman

Department of Otolaryngology

Head and Neck Surgery;

Senior Associate Dean for Clinical Academic Specialties

Drexel University College of Medicine;

Director of Otolaryngology and

Communication Sciences Research

Lankenau Institute for Medical Research

Philadelphia, Pennsylvania, USA

Brian D. Saunders, MD, FACS

Professor of Surgery

Medicine and Otolaryngology

Head and Neck Surgery, Department of Surgery

Penn State Health Milton S. Hershey Medical Center

Hershey, Pennsylvania, USA

Joseph Scharpf, MD

Professor of Otolaryngology

Head and Neck Surgery

Cleveland Clinic Lerner College of Medicine;

Director

Head and Neck Endocrine Surgery

Head and Neck Institute

Cleveland Clinic Foundation

Cleveland, Ohio, USA

Mohammad Shaear, MD

Postdoctoral Fellow

Division of Head and Neck Endocrine Surgery

Department of Otolaryngology

Head and Neck Surgery

The Johns Hopkins School of Medicine

Baltimore, Maryland, USA

Ashok R. Shaha, MD

Jatin P. Shah Chair

Head and Neck Surgery

Memorial Sloan Kettering Cancer Center

New York, New York, USA

Jessica Shank, MD

Assistant Professor

Department of Surgery

University of Nebraska School of Medicine

Omaha, Nebraska, USA

Alexander L. Shifrin, MD, FACS, FACE, ECNU, FEBS (Endocrine), FISS

Clinical Associate Professor of Surgery

Rutgers RWJ Medical School;

Associate Professor of Surgery

Hackensack Meridian School of Medicine;

Director of Endocrine Oncology

Hackensack Meridian Health of Monmouth and

Ocean Counties;

Surgical Director

Center for Thyroid, Parathyroid and Adrenal Diseases;

Department of Surgery

Jersey Shore University Medical Center

Neptune, New Jersey, USA

Maisie L. Shindo, MD, FACS

Professor of Otolaryngology

Oregon Health and Science University

Portland, Oregon, USA

Tom Shokri, MD

Department of Otolaryngology

Head and Neck Surgery

Penn State Milton S Hershey Medical Center

Penn State College of Medicine

Hershey, Pennsylvania, USA

Alfred Simental Jr, MD, MBA, FACS

Professor and Chair

Otolaryngology- Head Neck Surgery;

Vice President

LLU Faculty Medical Group;

Medical Director

East Campus and Surgical Hospitals

Loma Linda University School of Medicine

Loma Linda, California, USA

Michael C. Singer, MD, FACS, FACE

Senior Staff Physician

Director, Division of Thyroid & Parathyroid Surgery

Department of Otolaryngology

Head and Neck Surgery

Henry Ford Health System

Detroit, Michigan, USA

Einat Slonimsky, MD

Assistant Professor

Department of Diagnostic Radiology

Penn State Milton S Hershey Medical Center

Penn State College of Medicine

Hershey, Pennsylvania, USA

Guy Slonimsky, MD

Assistant Professor of Otolaryngology-Head and Neck Surgery

Department of Otolaryngology

Head and Neck Surgery

Penn State Milton S Hershey Medical Center

Penn State College of Medicine

Hershey, Pennsylvania, USA

Brendan C. Stack, Jr., MD, FACS, FACE

Professor and Chairman

Otolaryngology-Head and Neck Surgery

Southern Illinois School of Medicine and SIUMED

Springfield, Illinois, USA

Hui Sun, MD

Professor

China-Japan Union Hospital

Jilin University

Changchun, China

Brian Swendseid, MD

Physician Resident

Department of Otolaryngology

Head and Neck Surgery

Sidney Kimmel Medical College

Thomas Jefferson University Hospital

Philadelphia, Pennsylvania, USA

Hideaki Takahashi, MD, PhD

Assistant Professor

Department of Otorhinolaryngology Head

and Neck Surgery

Yokohama City University

Yokohama, Japan

David J. Terris, MD, FACS, FACE

Regents Professor of Otolaryngology

and Endocrinology;

Surgical Director

Augusta University Thyroid

and Parathyroid Center

Augusta University

Augusta, Georgia, USA

Ralph P. Tufano, MD, MBA, FACS

Charles W. Cummings Endowed Professor;

Director, Division of Head and Neck Endocrine Surgery

Department of Otolaryngology

Head and Neck Surgery

Johns Hopkins University School of Medicine

Baltimore, Maryland, USA

Andrew Turk, MD

Associate Professor of Pathology & Cell Biology

Columbia University

New York City, New York, USA

Sonia J. Vaida, MD

Professor

Department of Anesthesiology

and Perioperative Medicine

Penn State Milton S Hershey Medical Center

Penn State College of Medicine

Hershey, Pennsylvania, USA

Douglas Van Nostrand, MD, FACP, FACNM

Professor of Medicine

Georgetown University School of Medicine

Nuclear Medicine Research

MedStar Health Research Institute

MedStarWashington Hospital Center

Washington DC,Washington, USA

Erivelto Volpi, MD, PhD

Thyroid RFA Specialist

Head and Neck Surgery

Oncology Center Oswaldo Cruz German Hospital;

Professor at CETRUS - Medical Center

São Paulo, Brazil

Joshua Warrick, MD

Associate Professor of Pathology and Surgery;

Director of Surgical Pathology;

Director of Urologic Pathology;

Penn State Milton S Hershey Medical Center

Penn State College of Medicine

Hershey, Pennsylvania, USA

Leonard Wartofsky, MD

Professor of Medicine

Georgetown University

Director, Thyroid Cancer Research Unit

MedStar Health Research Institute

Washington, DC, USA

DongminWei, MD

Department of Head and Neck Surgery

MD Anderson Cancer Center

Houston, Texas, USA

Barry L.Wenig, MD, MPH, FACS

Mario D. Mansueto, MD Professor and Chair

Head and Neck Surgery and Robotic Surgery

Department of Otolaryngology

University of Illinois- College of Medicine

Chicago, Illinois, USA

Bruce M.Wenig, MD

Chair and Senior Member

Department of Pathology

Head & Neck – Endocrine Pathology

Moffitt Cancer Center

Tampa, Florida, USA

Meghan N. Wilson, MD

Assistant Professor

Otolaryngology-Head and Neck Surgery

Pennsylvania State University

Penn State Milton S Hershey Medical Center

Penn State College of Medicine

Hershey, Pennsylvania, USA

Di Wu, MD

Nuclear Medicine Research Fellow

MedStar Health Research Institute,

Hyattsville, Maryland, USA;

MedStarWashington Hospital Center

Washington, DC, USA

James X. Wu, MD

Assistant Professor of Surgery

University of California, Los Angeles

Los Angeles, California, USA

Dorina Ylli, MD, PhD

Endocrinology Research Fellow

MedStarWashington Hospital Center

MedStar Health Research Institute

Washington DC,Washington, USA

Mark Zafereo, MD, FACS

Associate Professor

Section Chief, Head and Neck Endocrine Surgery

Department of Head and Neck Surgery

MD Anderson Cancer Center

审译者名单

主　审

| 黄江生 | 中南大学湘雅二医院 | 陈干农 | 中南大学湘雅二医院 |

主　译

| 宫　毅 | 中南大学湘雅二医院 | 张磊屹 | 中南大学湘雅二医院 |
| 刘　洋 | 烟台毓璜顶医院 | | |

副主译

任楚桐（兼秘书）	中南大学湘雅二医院	刘苏顺	中南大学湘雅二医院
左仲坤	中南大学湘雅二医院	叶　飞	中南大学湘雅二医院
龙　晨	中南大学湘雅二医院	唐腾龙	中南大学湘雅二医院

译　者

李晓璟	中南大学湘雅二医院	曹哲旭	中南大学湘雅二医院
江　沁	中南大学湘雅二医院	刘　枞	中南大学湘雅二医院
唐宇龙	中南大学湘雅二医院	李金宇	中南大学湘雅二医院
李　莎	中南大学湘雅二医院	毛　羽	中南大学湘雅二医院
戴　媚	中南大学湘雅二医院	温骁勇	中南大学湘雅二医院
李泽宇	中南大学湘雅二医院	雷嘉欣	中南大学湘雅二医院
李亚珊	中南大学湘雅二医院	周渤淞	中南大学湘雅二医院
吴辰镐	中南大学湘雅二医院		

参考文献

由作者David Goldenberg（大卫·戈登伯）整理编写，帝墨医学出版（美国）公司授权的参考文献和注释参考书目请扫描二维码了解详情。

The Reference and the Annotated Bibliography of each chapter provided by David Goldenberg etc., licensed from Thieme Medical Publishers, Inc can be found via scanning the attached QR-code.

目录

第28章　局部晚期甲状腺癌的外科治疗 ·· 156
Kevin J. Contrera, Joseph Scharpf

第29章　家族性甲状腺非髓样癌 ··· 161
Darrin V. Bann, David Goldenberg

第四部分　甲状腺手术的技巧及特殊注意事项

第30章　微创腔镜辅助甲状腺切除术（MIVAT） ·· 171
Miccoli Paolo, Papini Piermarco, Gabriele Materazzi

第31章　喉上神经的外科解剖 ·· 175
Marcin Barczyński

第一部分

甲状腺的探索发展史与基础医学

第1章 甲状腺外科的发展

Dana Goldenberg, Renee Flax-Goldenberg

关键要点

- 早在发现甲状腺之前,人们已经对颈部肿物充满了好奇和兴趣。
- 在古代中国和古印度,人们已经认识到甲状腺肿大,但不知道这种肿大的生理机制或医学原理。
- 16世纪初,Andreas Vesalius对甲状腺进行了最早的解剖学描述,他将其称为"喉腺",并认为它能产生液体来润滑喉部[1]。
- 最早的甲状腺解剖图是由达·芬奇于1503年在Florence进行解剖研究时绘制的(▶图1.1)。
- 第一台已知的甲状腺切除术是1646年由Wilhelm Fabricius在Geneva完成的。
- 1791年,法国大革命期间,Pierre-Joseph Desault进行了第一例甲状腺肿瘤部分切除术。
- 1808年,Guillance Dupuytren(1777—1835)为甲状腺肿瘤进行了甲状腺全切术。
- 1880年,Ludwig Rehn(1847—1930)为突眼性甲状腺肿进行了第一次成功的甲状腺切除术。
- 19世纪中叶,甲状腺手术在英国被认为是"不可想象的过程",在欧洲被认为是"有勇无谋的操作",在美国则被认为是一场"可怕的屠杀"。
- 19世纪,外科学的发展把甲状腺手术从一个血腥和危险的过程转变为一个现代的、安全的手术操作。这些进展包括麻醉、消毒和外科止血器械的应用。

1.1 病例展示

1874年1月,Theodor Kocher教授在Bern为11岁的Marie Richsel施行了甲状腺全切除术。他使用了沿胸锁乳突肌前缘的斜切口。Kocher的手术动作整洁而精确,以相对不流血的方式进行操作,小心翼翼地切除了整个甲状腺,对甲状腺包膜外的损伤很小,手术很顺利。在手术10年后的复查中,发现这个小女孩与她的妹妹相比有严重的发育迟缓、情感迟钝,以及其他"克汀病样变化",包括肥胖、懒散、冷漠。Kocher将这种病称为"甲状腺功能减退恶病质",他认为这些甲状腺功能减退症状是由于"气管损伤和慢性窒息导致的结果"(▶图1.2)。

1.2 背景

1.2.1 史前和远古时代

16世纪中叶,罗马的Bartholomeus Eustachius首次使用了"甲状腺"(希腊语,意为"盾形")一词,他将其描述为一个"腺",两个叶通过一个脊或"峡部"相连[2-3]。

Thomas Wharton在他的著作《腺病》(*The Adenographia*)中也提到甲状腺[2]。尽管有这些相对较新的早期描述,但先驱们仍尝试了用各种方法来了解该器官及治疗与其相关的疾病。早在公元前2700年,中国的著作就提到了患者颈部突出的肿块,许多人将其归因于甲状腺肿大[3]。自公元前1600年以来,人们就知道用"烧焦的海绵和海藻"来治疗这类病例,这些东西现在被认为是碘的来源[3]。在公元前1400年的印度,"Ayur Vedic"医学中详细描述了甲状腺肿,称其为"galaganda"。古埃及神Bes常被描绘为侏儒,但尚未最终确定病因是黏液性水肿还是软骨发育不全。

1.2.2 希腊罗马时期(前156年—公元576年)

在古罗马也发现有类似的甲状腺肿和腺体增大的病例,并且有不同的诊断和治疗方法。虽然Hippocratēs在他的著作中提到了内分泌腺,但他无法区分甲状腺和颈部淋巴结。在公元前4世纪Hippocratēs的著作中,人们看到了"choiron"一词,该词更早由Aegina的Paul(625—690)提出,被认为很可能表示甲状腺肿;另外一词"gongroma",在1561年,被Ambroise Paré宣布也指甲状腺肿。然而,在写作这些著作的年代,甲状腺肿被简单地认为是一种畸形,并被归因于饮用雪水[3]。在Hippocratēs时代之后不久,另一些人设想对甲状腺肿进行手术治疗,尽管他们并不了解手术所涉及的甲状腺生理学[3]。

在公元前1世纪的罗马可以找到关于甲状腺手术的最早记载。作为医学家和百科全书编纂者的Aulus Cornelius Celsus定义了囊性甲状腺肿和颈部肿大(称之为"支气管囊肿")。他清楚地定义了囊性甲状腺肿,并描述其为皮肤和喉下的肿瘤,只含肉质或可能含有某种类似蜂蜜的物质……,并建议切开囊肿,然后将其钝性分离并切除。如果做不到,他建议用腐蚀剂销毁它,然而在他的百科全书中也提到手术切除颈部肿块是危险的[1.3]。

由于缺乏合适的手术器械以及麻醉和消毒操作,这些古老的甲状腺肿切除术"仅限于很少的尝试",直到19世纪中期才得以广泛开展[3]。

Aelius Galenus(约129—200)是古罗马时期最知名的医师。他描述了经验不足的医师给两个男孩做的手术,用指甲分离摘除了"瘤状的"结节,使一个男孩"失声",另一个男孩"半失声"。他还提到了用"spongia usta"(烧焦的海绵)治疗甲状腺肿。Galenus认为,甲状腺的分泌物润滑了喉和软骨,切断喉神经引起失声[3]。

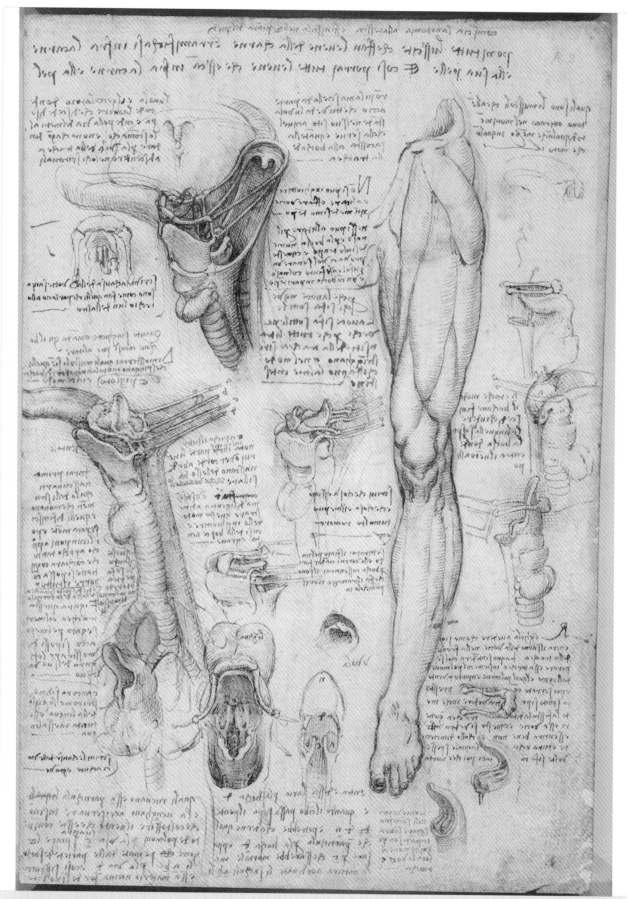

图1.1　第一幅甲状腺的插图被认为是由达·芬奇在1503年画的（Reproduced with permission from Royal Collection Trust/© Her Majesty Queen Elizabeth Ⅱ 2020）

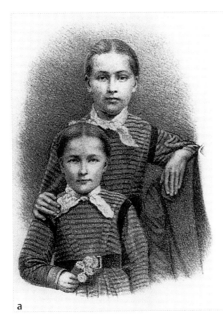
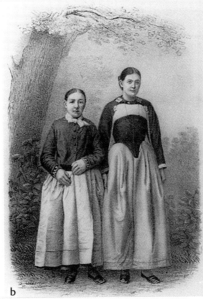

图1.2 （a）1873年，11岁的Marie Richsel（右）和她的妹妹。（b）20岁的Marie Richsel（左）和她的妹妹（Reproduced with permission of Institut für Medizingeschichte, Universität Bern, Bühlstrasse 26, CH 3012 Bern）

思考

公元前1600年，烧过的海绵和海藻（含碘）在中国被用来治疗甲状腺肿。这种做法在世界许多地方都有应用。

1.2.3 拜占庭和中世纪时期（330—1453年）

在中世纪时期，在甲状腺手术方面几乎没有什么进展，因为早期尝试切除甲状腺肿和过度活跃的腺体是可怕的——由于出血、窒息、医院坏疽和空气栓塞，通常死亡率较高，这使得医师仅对保守治疗无法控制的最严重的患者进行手术治疗[2]。这一时期关于甲状腺手术最早的文字记载似乎源自7世纪的Paul（来自Aegina），他在书中描述了甲状腺肿及其切除手术。然而，目前还不清楚这是否指的是现代的甲状腺肿，因为他将"甲状腺肿"描述为"支气管囊肿"[3-4]。990年，Abbas Al Majusi在他的论文中论述了甲状腺肿的手术。后来，Albucasis（Abu Al Qasim Al Zahrawi，1013—1106）进行了有文字记录的第一例成功的甲状腺切除术。11世纪，一位西班牙外科医师给患有喉部象皮肿的患者进行手术时使用了鸦片镇静剂并用一个袋子围在脖子周围收集流失的血液，该患者所患的疾病很可能是甲状腺肿[4]。大约在12世纪和13世纪，Roger Frugardii发表了甲状腺手术的方法。更细致的甲状腺手术由Salerno加以发展[2]，他的甲状腺切除术方法为"用线固定增大的甲状腺肿块"，将线穿过肿块"使其化脓"，辅以热铁、灯丝、腐蚀粉和海藻（干的或烧过的）[1,3]。这种方法被归类为"非切割手术"，用于治疗甲状腺肿大和甲状腺肿[4]。在14世纪，欧洲医师开始并建议使用碘产品治疗甲状腺肿，法国外科医师Guy de Chauliac推动了手术切除甲状腺的实施[3]。他与其他杰出的欧洲外科医师，如Bonetus Lanfranchi和Henry de Mondeville，一起推动了外科手术的发展[3]。

外科手术治疗甲状腺相关疾病的方法还在探索中，尽管有许多理论，但在当时仍不明确甲状腺的生理情况。在历史上，大多数医师认为甲状腺仅仅是"一个使气管远离胸骨的结构"，而没有充分认识到它的内分泌特性[4]。15世纪晚期，Paracelsus开始提出导致甲状腺肿的原因，最终将导致颈部肿物的外生物归因于"饮用水中的矿物质杂质，可能是硫化铁"，也可能是遗传因素[4]。

到了17世纪，Leyden的Frederik Ruysch继续对甲状腺肿展开了深入的讨论和研究，认为甲状腺会向静脉中分泌液体，随后Bath的Caleb Hillier Parry（Caleb Hillier）在17世纪后期将其描述为防止大脑充血的血管性容器[2]。

虽然甲状腺病理学的知识研究可以追溯至古代，但甲状腺疾病的外科治疗实践多年来进展缓慢，同时也早于对内分泌系统的生理学和生化原理的研究[3]。

1.2.4 18—19世纪

Theodor Billroth认为甲状腺肿只是"全身感染的局部表现"[4]。他的学生Theodor Kocher认为，甲状腺中含有一定量的碘，但直到19世纪，Fugen Bauman才证明了这一点，从而使人们认识到缺碘是导致地方性甲状腺肿的一个原因[4]。此外，在18世纪晚期，Hillier Parry在他的论文《与心脏增大或心悸有关的甲状腺增大》中将突眼性甲状腺肿描述为交感神经活动过度的结果，交感神经切除术后来被用作一种可行的治疗方式[4]。

思考

Theodor Billroth（▶图1.3）的手术速度非常快，但较少关注组织和出血，导致甲状旁腺功能减退、手足搐搦的发生率很高。

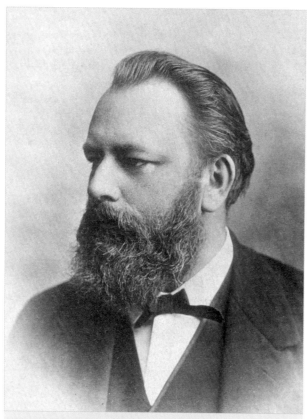

图1.3　Theodor Billroth（1820—1894）

尽管手术治疗甲状腺疾病在14世纪开始出现进展，但直到18世纪晚期才出现了第一例成功的甲状腺部分切除术[3-4]。法国著名外科医师Pierre-Joseph Desault于1791年进行了该手术，他通过垂直切口从甲状腺中切除了一个4 cm大小的肿块，结扎了甲状腺上/下动脉，然后从气管上分离出腺体[1]。在接下来的20年里，欧洲外科医师如Dupuytren、William Blizard和Henry Earle都开始进行甲状腺手术，Heusser在1842—1859年间给35名患者做了手术，Victor von Bruns在1851—1876年间给28名患者做了手术，其中6人死亡[4]。在19世纪50年代之前，持续出血、窒息、院内坏疽和空气栓塞等原因使甲状腺手术的死亡率高达40%，这使得即使是最熟练的外科医师也停止了实施此类手术[3-4]。

这些外科医师利用各种技术切除压迫患者气管的甲状腺肿物。1811年，William Blizard通过结扎甲状腺上动脉来抑制腺体，这一技术被包括Astley Cooper和Henry Coates在内的许多医师采用，并在当时取得了成功[2,4]。由于侧方入路相对容易，该技术在短期内很受欢迎，但由于缺乏长期获益，该技术被放弃[2]。伦敦的Robert Liston在1840年将胸锁乳突肌分开来减少甲状腺肿引起的压力，从而缓解呼吸困难[4]。都柏林的Samuel Cusak也采用了类似的方法，他选择了颈部筋膜分开术以缓解呼吸困难[4]。其他外科医师尝试摘除甲状腺结节和结扎结节基底部，并取得了不同的效果[4]。尽管这种方法最初很受欢迎，但很快就被放弃了，因为医师们发现它既无效又危险[2]。到19世纪末，Mathieu Jaboulay描述了甲状腺外固定术，外科医师错误地认为交感神经链控制甲状腺分泌，开始进行颈部交感神经切除术[4]。Jaboulay是第一个尝试通过交感神经切除术治疗突眼性甲状腺肿的外科医师，而Crile则选择用单侧肾上腺切除术治疗甲状腺功能亢进患者，并自认为取得了成功[4]。

在此期间，大多数甲状腺手术中，无论采用何种手术技术或方法，最终都被认为是无法成功切除部分甲状腺或抑制腺体的[3]。即使是像Robert Liston和Samuel Gross这样的医师，他们的技术在当时似乎取得了成功，但他们也认为甲状腺手术"风险太大"。Liston认为，甲状腺手术是"一项根本不值得考虑的操作"；而Gross则认为，"任何明智的外科医师都不会参与其中"[2-4]。

由于天主教会控制了大部分欧洲立法，多年来，鉴于已经理解和认识到的风险，甲状腺手术领域没有任何发展[4]。对外科手术的恐惧在那个时期是如此根深蒂固，以至于外科书籍被从图书馆中移除，医学院也不教外科[4]。1850年，法国医学院甚至禁止了甲状腺手术的所有尝试，因为这一领域的死亡率非常高，而且缺乏手术技术的进步[1-2]。

直到19世纪中叶，由于技术进步以及外科领域先驱们的工作和见解，甲状腺外科领域才逐渐开始复兴[1,3]。在此期间，"挂线、穿刺和套管引流"等无效方法最终被更有效的手术方法所取代，这得益于对手术切除范围和器官功能保护的平衡有了更深刻的理解[2]。这一巨大的转折点可以归功于当时的3项重要技术革新，这3项技术革新显著改善了甲状腺手术的效果，即：1846年引入的手术麻醉技术，1867年开始使用的"外科无菌术"和抗感染药物，以及1870年开始使用的第一个有效的血管钳。所有这些最终使我们能够从容和安全地进行解剖[1-2,4]。这些技术革新加上对甲状腺生理逐步深入的了解，使得甲状腺外科手术开始发展出我们今天所见到的手术步骤[3]。

新技术的出现和手术步骤上的进步为一些伟大的外科医师铺平了道路，使其在甲状腺外科领域取得了一些具有历史影响力的成功。Theodor Billroth被许多人认为是19世纪最杰出的外科医师，在他职业生涯的早期，他进行了20台甲状腺切除术，但由于败血症导致的死亡率高达44.4%，他很快就放弃了对甲状腺外科领域的继续探索[2-3]。然而，数年后的1877年，他从苏黎世搬迁到维也纳，外科无菌术和止血方面技术的提升促使Billroth再次进行甲状腺手术的尝试[3]。他的决定最终被证明是正确的，在1877—1881年间，他做了48例甲状腺切除术，死亡率从早期的44.4%下降到当时的8.3%[3-4]。在此期间，Billroth进行手术非常快，但对组织和出血的关注较少[4]。尽管他利用先进的手术设备和药物显著降低了手术患者的死亡率，但他的手术结果显示出他对甲状旁腺的解剖和生理功能缺乏理解，他的所有患者的甲状旁腺都遭到破坏，无一幸免，最终导致了甲状旁腺功能减退和术后手足搐搦[4]。

Billroth首次成功降低了甲状腺切除术的死亡率，但他对甲状腺外科发展史的最大贡献是他和他的学生们在教与学的过程中完成的[3]。由于与Billroth甲状腺切除术相关的术后手足搐搦发生率增加，他的两名学生Anton Wölfler和Jan Mikulicz-Radecki是第一批研究手足搐搦病因的医师，并试图提升手术操作技巧来避免其发生[3]。1879年，Wölfler首次详细描述了Billroth的一名患者术后发生手足搐搦——他将手足搐搦归因于大脑充血[4]。此外，通过这项研究，Wölfler还首次探讨了甲状腺手术损伤喉返神经的风险[3]。然而，Eugène Gley在1891年提出了手足搐搦的病因可能是切除了甲状旁腺或干扰了它们的血液供应[4]。有了这些知识，Wölfler和Mikulicz-Radecki开始开发保护甲状旁腺的外科技术[3]。Mikulicz-Radecki进一步改良了甲状腺手术，不仅建议保留两侧腺叶的后部，而且还提出甲状腺组织可以被挤压、游离和结扎而无须担心无法控制的出血或创面愈合障碍[3]。然而，Billroth的学生中最著名的却是Theodor Kocher，他被许多人认为是现代甲状腺手术之父。作为瑞士首都Berne的外科主任，Kocher在1872年进行了101例甲状腺切除术，死亡率达到前所未有的12.8%[1,3]。在1889年进行了250例手术，死亡率为24%[3]。随着手术技巧不断精进，他的手术死亡率下降到1895年的1%[3-4]。他开始发展标志性手术，使用了外科无菌术、动脉结扎和精细化被膜解剖，然后使用了沿胸锁乳突肌前缘的斜向切口或垂直中线切口[3]。值得注意的是，Kocher仅使用局部麻醉剂和可卡因，因为他将早期一位患者的死因归于使用了麻醉剂氯仿[3]。在著名歌手Amelita Galli-Curci于甲状腺手术后出现喉上神经外支损伤后，这些医师开始意识到神经及其功能保护的重要性[4]。Kocher与他的导师Billroth和同时代的其他医师一起，学会了避免损伤喉返神经（RLN）的方法，并提出应远离腺体分离和结扎甲状腺下动脉以避免损伤喉返神经[4]。Kocher甚至选择保留甲状腺后被膜作为避免损伤神经的进一步预防措施[4]。相比之下，August Bier提出建议并尝试常规解剖喉返神经，以确保其在整个手术过程中不受损伤，这种方法后来被Frank Lahey证明可将神经损伤率降低至0.3%[4]。在他的职业生涯中，Kocher做了大约5 000例甲状腺切除术，彻底改变了甲状腺手术的技术和方法。到1898年，他的甲状腺切除术死亡率仅为0.5%，这一成就为他赢得了1909年的诺贝尔生理学或医学奖[1,4]（▶图1.4）。

除了对甲状腺肿物的探讨之外，Kocher还因论述了甲状腺对人整体健康的重要影响而出名。这些成就在很大程度上源于他对甲状腺切除术后患者变胖、疲乏和畏寒等症状

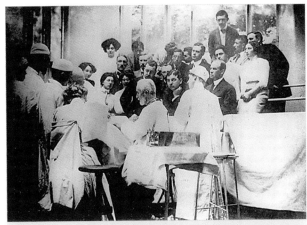

图1.4　Theodor Kocher医师在手术室。在Kocher的这张独特照片中，他的学生Dr.William Halsted也出现在观众席中（Reproduced with permission of Institut für Medizingeschichte, Universität Bern, Bühlstrasse 26, CH 3012 Bern）

的观察[4]。

认识到这一特点后，Kocher回顾了他做过的甲状腺手术患者，发现尽管30名接受甲状腺部分切除术的患者中有28名情况良好，但所有接受甲状腺全切术的患者都出现了甲状腺功能减退[4]，他称这一观察结果为"恶病质（Cachexia strumipriva）"［但在1877年被William Ord重新命名为"黏液性水肿（myxedema）"］[4]。在发现这种情况后，Kocher建议只进行腺叶切除术，他自己发誓不会完整切除甲状腺[4]。他那个时代的其他医师，包括Victor Horsley和Felix Semon，怀疑并推测这些生理效应是甲状腺停止发挥功能的结果[4]。然而，Kocher认为甲状腺功能减退症状是由于气管损伤和慢性窒息所致[4]。历史中在这一点上对腺体的确切生理学的理解有限，他的观察结果——甲状腺切除术导致黏液性水肿，成为甲状腺研究和未来治疗的一个巨大转折点[4]。由于这一发现，Kocher在1883年发表了他最著名的论文之一，该论文描述了甲状腺全切术如何影响全身[3]。他对甲状腺外科的发展做出了许多贡献，包括认识到喉返神经损伤和手足搐搦是一种术后并发症，他在生理学方面的最大贡献是证明了甲状腺对人类健康的重要性[3]。

> **思考**
>
> Theodor Kocher（▶图1.5）因其在甲状腺生理学、病理学和外科学方面的贡献而获得1909年诺贝尔生理学或医学奖。

针对上述问题的切实解决方案到了19世纪末才真正开始被研究和实践。为了解决黏液性水肿，George Murray于1891年开始将羊的甲状腺提取物稀释于甘油中，皮下注射于甲状腺全切术后患者的身体中，这成功缓解了Kocher所描述的术后症状[4]。E.L. Fox随后也证实通过口服羊的甲

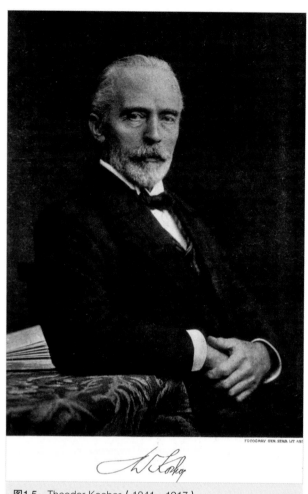

图1.5　Theodor Kocher（1841—1917）

George Crile将甲状腺切除术带到了美国[1-2]。William Halsted被认为是美国最杰出的外科医师之一，他在报告中说，在1883年之前，他从未见过或听说过甲状腺手术，即使在当时，他也只能找到45例甲状腺手术的记录[3]。

1.2.5　20世纪

10多年后，在1899年，William Halsted（▶图1.6）第一次见到了Kocher，这进一步激起了他对甲状腺手术的兴趣，并激发了他去Berne拜访及观看他的手术的想法。

在与Kocher会面至1907年期间，Halsted共做了90台Graves病的手术，死亡率为2%[3]。正是由于Halsted和他对该技术的实践和奉献，促进了甲状腺切除术标准化技术的发展，止血钳和其他外科器械在美国的使用和普及，以及局部浸润麻醉的引入和广泛使用，从而降低了死亡率。

Halsted帮助建立了Johns Hopkins医院，并成为Johns Hopkins医院的首位外科教授。在那里，他引入了住院医师培训机制，并培养了许多外科医师，包括Cushing、Dandy和Reed，以及其他许多受人尊敬的甲状腺外科医师，包括Charles Horace、Frank Lahey和George Crile[3]。Halsted以及之后的Mayo和Crile，他们在美国为开创甲状腺手术发挥了重要作用。也正是因为有他们，在经历了第一次世界大战后，外科手术成为一门国际学科[2]。20世纪的外科先驱们的涌现、大量技术和实践的进步以及技术的标准化为手术治疗甲状腺疾病提供了安全有效的保障[3]。此外，20世纪取得的其他进步包括输血的应用、患者的术后随访、术中快速病理的引入等也对甲状腺手术的发展产生了重要的推进作用[3]。进一步的创新使得选择更准确、更具体的治疗方法成为可能，例如建立对所有癌的分期系统。

这些分类允许在制订治疗计划和选择手术方法时使用组织学信息[3]。20世纪最具影响力的创新之一是细针穿刺细胞学（FNAC），它于1952年首次被描述，自20世纪70年代以来一直在应用[3]。目前FNAC与颈部超声检查（自20世纪80年代以来在临床上使用）相结合，已成为评估甲状腺结节患者最安全、高效和客观的诊断方法[3]。这些新的诊断和治疗进展，以及设备和麻醉技术的发展，极大地促进了手术的开展[3]。此外，可吸收缝线的发明和应用，皮下缝线prolene的使用和病情允许下减少引流管的放置等，这些措施无论在手术中还是手术后都极大地改善了医师和患者的手术体验[3]。

20世纪甲状腺手术的另一位先驱是Thomas Peel Dunhill，他在诊断和治疗甲状腺肿和甲状腺毒症方面取得了巨大的成就。就在世纪之交，Dunhill开始在Melbourne研究甲状腺肿大和甲状腺毒症方面的棘手问题，并成为首批提出对甲状腺毒症行甲状腺近全切除术的外科医师之一[1-2]。在1910年，诊断并治疗突眼性甲状腺肿的死亡率非常高时，

状腺也能解决该问题，方法为"每周一次给易患黏液性水肿的患者服用羊的半个甲状腺，轻微煎炸并与果冻一起服用"[4]。在这些治疗方法投入使用后不久，Edward Kendall于1914年提炼出"一种含有65%碘的活性化合物"，这成为治疗甲状腺功能减退症的重要转折点[4]。

此外，改进的手术方法也在此时开始发展。到了19世纪晚期，Bernhard Riedel于1896年详细描述了"通过切除峡部来治疗甲状腺肿"[1]。这种手术技术的推广是基于相信"可以防止气管压迫和窒息，并最终了解了巨大甲状腺肿导致气管狭窄是因为侧方压迫引起的"[2]。同时，治疗毒性甲状腺肿的手术方法也有所改善，不同的外科医师提出了不同的技术。1884年Ludwig Rehn在报告中指出，"3名因压迫症状而切除甲状腺肿的患者的术后毒性症状也得到了缓解[4]"。Frank Hartley建议在这些病例中切除另一腺叶，这与Kocher和Mayo选择初始结扎甲状腺动脉的方法相似。

不过，Dunhill建议仅在单侧腺叶切除术后甲状腺功能亢进复发的情况下进行另一腺叶切除术[4]。

在历史上，甲状腺手术及其发展仅限于欧洲，直到1890年才由美国外科医师William Halsted、Charles Mayo和

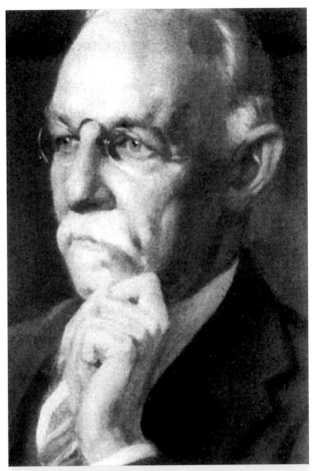

图1.6 William Halsted（Adapted from Organ CH Jr. The history of parathyroid surgery, 1850-1996: the Excelsior Surgical Society 1998 Edward D Churchill Lecture. J Am Coll Surg 2000;191(3):284-299, Fig. 11）

Dunhill进行了312例手术，其中200例为突眼性甲状腺肿，死亡率不到3%，这令人印象非常深刻[1-3]。Dunhill采取的是Frank Hartley的技术，即：一侧全腺叶切除，另一侧次全切除；小心、精确的技术；开始在局部麻醉下，随后在轻度全身麻醉下的分期进行的技术[2]。他在全腺叶切除术中使用膜解剖分离的技术至今仍是可取的切除方法[2]。Dunhill采用了甲状腺全切术来治疗突眼性甲状腺肿和甲状腺毒症，其中部分患者伴有严重的房颤[2-3]，这种方法是危险且往往是致命的，但也是最有效的治疗方法之一。他的创新技术扩展到胸骨后甲状腺肿的治疗，Dunhill将胸骨分开，以便更好地进入胸腔[2,4]。到20世纪30年代，双侧次全切除术是治疗毒性甲状腺肿的公认方法[4]。

在同一时期，James Berry作为一名外科医师和教师享有相当高的声誉，但他的成绩无法与Dunhill的成果相媲美[2]。在Dunhill于1901年成功进行突眼性甲状腺肿的甲状腺全切除术之前，Berry声称在这些诊断病例中"手术比不治疗还糟糕"[2]。到1912年，Dunhill来访时，他已做了数百例成功的甲状腺切除术，Berry只做了60例甲状腺毒症手术，而他

的同事们做的甲状腺手术数量也很少，死亡率为33%[2]。

在大西洋彼岸，Charles Mayo是美国最受尊敬的外科医师之一，并成为他那个时代最有经验的甲状腺外科医师，为后来接替他的许多外科医师铺平了道路[3]。他在1907年开创了"甲状腺功能亢进"一词，并开始用甲状腺切除术治疗这种疾病[3]。在接下来的1年里，Mayo为234例甲状腺功能亢进的患者进行了手术，死亡率仅为6%。

但他仍采用结扎单侧或双侧上极血管作为部分甲状腺切除术的操作步骤来降低死亡率[3]。1912年他的甲状腺手术技术变得更加熟练，连续为278例患有突眼性甲状腺肿的患者做了手术，没有1例死亡，只有1例手足搐搦。之后的1918年他做了一系列手术，其中包括5000例甲状腺切除术[3]。除了他的手术技术，Mayo的成功还应归功于他在术前使用碘为甲状腺功能亢进患者做准备，这一做法使死亡率降低到1%以下，并将分期手术的占比从50%以上降低到2%[3]。正是由于他致力于掌握外科技术并不断努力改进，Mayo被认为是"美国甲状腺外科之父"[3]。

与Mayo类似，George Crile是一位甲状腺手术的先驱，他的主要研究领域是甲状腺功能亢进。他观察到甲状腺功能亢进患者在危象期间可能因中枢神经系统的过度活动而出现昏迷，并进一步得出结论，使用局部麻醉可减少手术部位外的有害刺激[3]。此外，他是1906年最早为132例头颈部肿瘤患者行根治性颈部淋巴结清扫术的人之一，这为他赢得了"头颈部肿瘤外科之父"的称号[3]（▶图1.7）。

20世纪最后一位伟大的甲状腺外科医师是Frank Lahey，他是以研究和探索喉返神经外科手术而闻名的。与许多同时代的专家不同，Lahey并不害怕充分解剖喉返神经。事实上，他建议横断带状肌，充分暴露上极，并使喉返神经和甲状旁腺充分显露[3]。他相信并通过自己的外科手术生涯证明，喉返神经可以沿其走行解剖，这可能是一种更安全的甲状腺手术方式，这已成为当今甲状腺外科医师手术操作的金标准[3]。

然而，从历史上讲，安全有效的甲状腺手术原则都是在1920年建立的，这些经验教训值得每一代人学习[2]。

自20世纪以来出现了进一步的技术创新和医学发现，对甲状腺手术的开展产生了积极影响，但我们今天使用的手术方法和技术仍然都源于这些先驱者的研究及他们的发现。通过回顾甲状腺外科的历史，我们看到几个世纪以来，人们对甲状腺解剖学、生理学和病理学的认识发生了巨大的变化[4]。正是通过这种演变，我们的研究方式得到了改变，治疗方案也得到了改进，手术也取得极佳的结果；外科先驱们的探索和创新为我们治疗甲状腺疾病的持续成功铺平了道路[4]。

1969年，人们提出了术中使用喉返神经监测来减少甲状腺手术中神经损伤的观点[5]，但其常规应用仍存在争议。

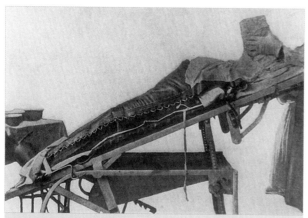

图1.7　Crile气动服用于预防甲状腺手术中的休克（Adapted from Park R. Principles and Practice of Modern Surgery. Philadelphia, PA: Lea and Brothers; 1907）

有效的麻醉和更好的仪器（包括现代止血设备，如先进的能量仪器）极大地促进了手术技术的发展。对于特定的甲状腺肿块或甲状腺肿的患者，使用现代影像可以对疾病进行准确的术前评估，这对手术医师是非常有帮助的。在20世纪的最后10年和21世纪初，分子标志物和微创手术在甲状腺疾病中得到发展和临床应用。

技术进步促进了甲状腺手术的器械改进，手术切口越来越小，微创甲状腺切除术是该领域的最新发展成果。1996年，一个团队进行了首例内镜甲状腺手术[6]。1998年，Miccoli推出了微创内镜辅助甲状腺切除术（MIVAT），最初用于直径小于3 cm的甲状腺肿和乳头状癌的手术治疗[7]。

遗传分子标志物检测已经广泛应用于甲状腺手术患者，并且已成为一种标准。

1.3　结论

在过去的一个世纪里，我们已经看到甲状腺手术从一种令人恐惧且致命的手术转变为一种非常安全且常见的手术。这一转变是通过对甲状腺及其周围结构的解剖学、胚胎学和生理学以及更安全的外科技术的更深入了解而实现的，现代外科技术的发展也促进了甲状腺外科的发展。

（译者：叶飞　曹哲旭）

第2章　甲状腺胚胎学

Jessica Shank, Jason D. Prescott

关键要点

- 甲状腺手术的安全和成功需要医师对甲状腺解剖结构有清晰的了解，这种认识有赖于对甲状腺胚胎学的全面了解。
- 正常甲状腺组织有特定解剖位置，上方为盲孔，外侧为颈动脉，下方为前纵隔。
- 可能影响甲状腺手术安全和成功的解剖变异包括甲状舌管囊肿、锥体叶、外生性生长和隐蔽的异位/副甲状腺组织。
- 甲状腺组织的解剖结构和定位在个体之间可能存在显著差异。

思考

- 鉴于颈部超声检查的结果，是否有必要进行CT扫描？
- 哪些结构应该进行穿刺活检？左侧孤立的亚厘米甲状腺结节，一个或多个甲状腺外颈部结节，或两者都有？
- 考虑到它们离精细的颈部解剖结构很近，包括主要的血管结构（定位解剖上细小的甲状旁腺病灶），即使相关的术前FNA检查结果仅提示良性疾病，是否应将单纯的甲状旁腺切除术扩大到包括切除一个或多个甲状腺外颈部结节？

2.1　病例展示

一名40岁的健康女性被诊断为原发性甲状旁腺功能亢进症，考虑行甲状旁腺切除术，外科医师建议术前行颈部超声来定位甲状旁腺病灶。该检查除了发现左上甲状旁腺腺瘤外，还发现了左侧有一个孤立性、亚厘米、边界清晰、低回声的甲状腺结节，并在甲状腺下方发现多个圆形、低回声的结节，每个结节的最大直径在1～2 cm之间，考虑与转移性甲状腺癌有关。随后的CT扫描显示这些结节不均匀强化，提示为肿大及可疑病变的淋巴结（▶图2.1）。

考虑到超声和CT扫描均提示淋巴结为转移性病灶，在超声引导下对具有代表性的甲状腺外结节进行细针穿刺（FNA）。相关的细胞学分析显示，滤泡上皮呈扁平状，没有相关的淋巴细胞，这与良性甲状腺组织最为一致。未对单发甲状腺结节进行FNA检查，因为其体积较小，并且总体上缺乏与甲状腺恶性肿瘤相关的超声特征。

鉴于甲状腺恶性肿瘤的确诊最终需要对切除组织进行组织学分析，因此计划同时行甲状旁腺切除和甲状腺外结节切除。因此患者接受了一次顺利的、治愈性的甲状旁腺切除术，同时切除了3个甲状腺外结节，并进行了术中冰冻切片分析，提示与良性甲状腺组织一致，这一结果在随后的石蜡组织学分析中得到证实。患者术后恢复良好，临床和生化甲状腺功能正常。

2.2　背景

甲状腺胚胎发育的步骤已经得到了很好的描述。甲状腺组织来源于早期的咽部。咽由前肠的最头部形成，前肠由卵黄囊内胚层发育成憩室。这一头向内胚层与未来口腔的外胚层相结合。然后，咽原基形成5个内胚层囊，并有相应的外胚层裂隙。这些咽囊依次形成中耳（第一咽囊）、扁桃体窝（第二咽囊）、下甲状旁腺/胸腺（第三咽囊）、上甲状旁腺（第四咽囊）和发育不全的后鳃体（第五咽囊）。第五咽囊与第四咽囊一起形成，两者都有助于甲状腺发育[1-5]（▶图2.2a）。

2.3　甲状腺正中区发育

内胚层增厚发生在原始咽底的第一、第二咽囊之间，形成甲状腺中原基，这个甲状腺原基在受孕后22天（DPC）首次被识别。原始器官的形成通过周围组织的信号来协调，特别是发育中的心脏和脊索，影响甲状腺中央区的发育。细胞衍生的信号在特定的发育时间框架内表达，指导细胞发育和迁移的程序，从而诱发器官成熟。

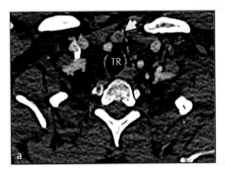 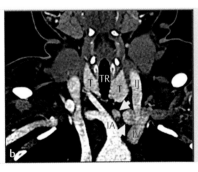

图2.1　（a）轴位和（b）冠状位计算机断层扫描（CT）图像显示位于甲状腺下方具有代表性的动脉期强化的结节（黄色箭头）。同时显示了颈总动脉（CC）、无名动脉（IA）、颈内静脉（IJ）、无名静脉（IV）、气管（TR）和甲状腺（T）

2.4　原始萌芽

在受精后24 h出现的最初的甲状腺前体细胞在未来的舌根部聚集为甲状腺基板（正中原基内的甲状腺祖细胞），其成熟为甲状腺芽，靠近主动脉囊的顶部。这个芽穿透间充质层到达深部，为将来的迁移做准备。出芽发生在26天，与侧甲状腺原基的形成同时发生。外侧原基起源于神经外胚层，神经外胚层起源于第四、第五咽囊。

2.5　迁徙

甲状腺芽在咽底中部形成憩室（▶图2.2a），内胚层外翻的基础是原始主动脉囊、憩室增大，随着心脏下降，甲状舌管延长，这种下降发生在舌骨前方。当甲状腺向尾侧移行时，导管变薄并闭塞，但可作为解剖变异持续存在（甲状舌管囊肿位于上方或锥体叶位于下方）。先前与颅咽的连接形成了一个残留的窝，即盲孔，它位于成熟舌的中线部位。甲状腺组织可以在其迁移路径上的任何位置被发现，从盲孔到上胸部。正常的尾部迁移终止于气管前间隙，此处甲状腺发育成典型的解剖形态（~48天）。

2.6　融合

随着甲状舌管的退化，发育中的甲状腺的下部增殖为包围气管前部的上皮细胞层。该生长期由甲状腺分化标记基因表达程序指导（包括NKX2-1、FOXE1、HHEX和PAX8基因的表达），器官分叉形成两个甲状腺叶，与成对的第三咽弓动脉的发育同时发生。正中原基的最外侧接触第四、第五咽囊的腹侧部分（外侧原基）。来自咽囊的神经嵴后来发育成滤泡旁C细胞，后者分泌降钙素。当腺叶在喉和近端气管的两侧发育时，连接是通过位于气管前部的未来峡部维持的，中线融合发生在44天。

2.7　终末分化

前胶体生长开始于未极化的前体细胞链。实质索在后鳃体残余物表面的基础上生长。这些索状结构转化为成排的微卵泡，与C细胞前体混合，沿着索状结构迁移。卵泡增大后，滤泡细胞的生长和分化是发育的最后阶段。一旦滤泡含有胶质，碘化物摄取和甲状腺球蛋白合成就开始了。器官功能直到80 DPC（妊娠第11周）才产生，此时酪氨酸残基在滤泡的胶体中心甲状腺球蛋白骨架上被二聚化和碘化。随后，甲状腺过氧化物酶介导的甲状腺球蛋白裂解产生成熟激素（▶图2.2b）。

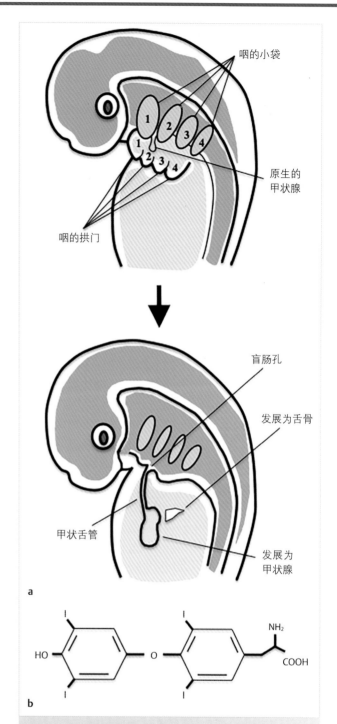

图2.2　（a）人类胚胎图。怀孕后第3~4周，矢状位（上），对咽囊和咽弓进行编号。甲状腺憩室（始基）显示为黄色，从发育中的咽部底部延伸，位于第一、第二咽囊之间。怀孕后第5~6周，矢状面（底部）。显示甲状舌管（甲状腺移行路径），以及发育中的甲状腺和舌骨。（b）甲状腺素（T4）是甲状腺发育的功能性产物，在受孕后11周首次产生

2.8 甲状腺解剖变异：对甲状腺外科医师的启示

对于甲状腺外科医师来说，了解胚胎发育过程中的甲状腺迁移是至关重要的，因为当异位甲状腺组织存在时，可以根据这些知识来预测其位置。由于异位甲状腺组织将沿着胚胎性甲状腺移行所设定的解剖路径分布，因此在术前计划/术中定位这种异位组织是相对简单的。异位分布的甲状腺组织通常功能正常，根据控制甲状腺活动的传统调节机制产生甲状腺激素。此外，大多数异位甲状腺组织不会产生其异常分布所特有的症状，当这些症状（如吞咽困难和/或癔球症）出现时，通常是由于局部结构受压所致。

大约90%的异位甲状腺与传统定位的甲状腺完全分离，包括甲状腺移行起点附近的甲状腺实质，紧邻盲肠孔（称为舌状甲状腺组织）。不太常见的异位甲状腺分布于甲状舌管下方、纵隔、食管附近或心脏附近。通过一系列的尸检发现，舌状甲状腺组织的概率高达10%。重要的是，在某些病例中，舌状甲状腺组织可能是唯一存在的甲状腺实质；因此，无论何时切除这些组织，都必须考虑到术后甲状腺功能减退的可能性[6]。

甲状舌管远端退化不全，与正常甲状腺相连，称为锥体组织（锥体叶）。尸检研究显示相关发病率约为55%。锥体叶可从峡部的上方或甲状腺叶的内侧突出。从理论上讲，锥体组织可能向头侧延伸至盲孔，也可能很短，表现为从邻近甲状腺突出的小芽。这些投影可能很大，代表甲状腺组织体积很大，也可能很小，包含很少的甲状腺实质。在甲状腺手术中，识别锥体状甲状腺组织是至关重要的，因为如果不这样做，无论何时计划进行全面的甲状腺切除术，都会导致切除不完全（▶图2.3）。

与传统定位的甲状腺分离，持续存在的残余甲状舌管可产生甲状舌管囊肿（▶图2.4）。这些囊肿可以沿着甲状腺迁移的胚胎途径在任何地方发展。最常见的位置是舌骨下（25%～65%的研究病例），甲状舌管囊肿较少发生在舌骨水平（20%～25%的研究病例）、舌骨水平以上（15%～50%的研究病例）或舌内（3%的研究病例）[6]。因为这些囊肿可以通过未闭的盲孔与口腔保持开放的管腔，口腔菌群可能会反复引起甲状舌管囊肿感染，因此，当发现甲状舌管囊肿时通常建议全面切除，这种手术被称为Sistrunk手术，包括切除囊肿和整个囊肿束，最大限度地减少囊肿复发，同时还需要切除与囊肿通道相连的舌骨中间部分[7]。

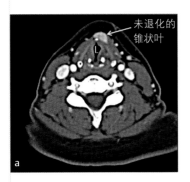
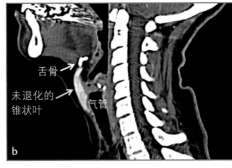

图2.3 甲状腺切除术后残留的锥体叶导致Graves病复发。一名35岁的女性患者在2年前行甲状腺全切除术后，临床和生化检查结果与复发性Graves甲亢一致。典型的计算机断层扫描（CT）成像，（a）轴位和（b）矢状位图像显示，一个大的锥体叶（黄色箭头）从环状软骨水平向上延伸至舌骨（白色箭头）。未发现额外甲状腺组织的影像学证据，与之前的甲状腺切除术一致。在随后切除其保留的锥体叶后治愈了甲状腺功能亢进（L，喉；TR，气管）

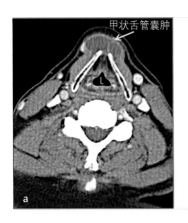
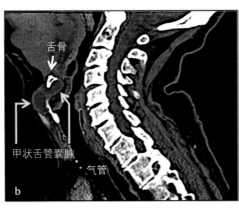

图2.4 64岁男性甲状舌管囊肿。颈部计算机断层扫描（CT）显示多叶状甲状舌管囊肿，（a）轴位和（b）矢状位图像显示，囊肿位于上甲状软骨和舌骨水平，与舌骨非常接近，沿着骨的后缘延伸，说明了在全面囊肿切除术中切除舌骨的重要性。有趣的是，该患者之前曾因有症状的原发性甲状旁腺功能亢进症接受过治疗性甲状旁腺切除术

思考

在甲状腺/甲状旁腺手术前，除了通常计划的甲状腺/甲状旁腺疾病评估外，是否应专门进行额外的成像以评估异位甲状腺组织？

2.9　结论

甲状腺发育的胚胎学，包括腺体迁移的细节，已被全面描述。异位甲状腺组织是常见的，根据甲状腺胚胎学可以很容易地预测异位组织的位置。因此，对甲状腺胚胎学的全面了解对于甲状腺外科医师来说至关重要，因为这些知识可以为术前和术中的手术决策提供信息，从而可能决定甲状腺手术的成败。

（译者：叶飞　曹哲旭）

第3章　甲状腺的生理和甲状腺功能检测

Shirisha A. Avadhanula, Sriram Gubbi, Joanna Klubo–Gwiezdzinska, Kenneth D. Burman

> **关键要点**
>
> - 甲状腺激素的合成和调节涉及多个不同器官系统的反馈途径。
> - 促甲状腺激素（TSH）是一种异二聚体糖蛋白激素，由垂体前叶分泌，与甲状腺上皮细胞上的受体结合，刺激甲状腺激素合成并随后分泌。
> - 碘是一种重要的营养素，是合成甲状腺激素所必需的，成人体内70%～80%的碘集中在甲状腺中。
> - 碘通过钠碘转运体（NIS）从毛细血管进入甲状腺滤泡细胞，Na/K ATP酶泵负责将碘从血浆逆其浓度梯度转运到滤泡细胞中。
> - 碘化物被过氧化氢氧化为碘，这是一种由甲状腺过氧化物酶（TPO）催化的反应。
> - 甲状腺球蛋白在甲状腺滤泡细胞的粗面内质网中合成，释放到滤泡腔中，作为合成甲状腺激素的底物。

3.1　病例展示

一名42岁的女性患者寻求关于3.1 cm甲状腺结节的手术意见。在接受询问时，她透露，在用力时呼吸会越来越急促，现在半夜会被憋醒。家族史中她母亲患有多结节性甲状腺肿，需要进行甲状腺切除术。检查发现她的甲状腺坚硬、肿大、无触痛。在她的右侧甲状腺上可触及一个质硬的结节。她的脸在手臂举过头顶时变得有点充血。实验室检查显示甲状腺功能正常。你的下一步需要做什么？

3.2　甲状腺解剖

甲状腺是一个蝶形腺体，位于C5和T1椎骨之前[1,3]，胸骨舌骨肌和胸骨甲状肌之后，甲状软骨下方，包裹环状软骨和上气管环（▶图3.1）[1]。甲状腺由两个椭圆形的腺叶组成，长约4 cm，厚约2 cm，中间由峡部连接[2-3,5]。

甲状腺由丰富的双重血流供应。甲状腺上动脉起自颈外动脉，甲状腺下动脉起自锁骨下动脉的甲状腺颈干，甲状腺的最下动脉起源于主动脉弓，并在中线进入甲状腺。甲状腺上静脉汇入颈内静脉，甲状腺中静脉汇入颈内静脉或无名静脉。甲状腺下静脉起于甲状腺下极，直接汇入无名静脉[4]。

在功能和外科意义上，喉返神经、喉上神经外支和甲状腺之间有着密切的解剖关系。这种解剖关系的重要性在于潜在的临床后果——神经的手术损伤可能导致患者残疾，从声音嘶哑和误吸到呼吸困难，在少数严重情况下需要行气管造口术[4]。

甲状腺的峡部及两个腺叶包含功能性的滤泡，滤泡细胞大致呈球形，排列在滤泡内的胶质中，是一种富含蛋白质的贮存物质。主要的蛋白质是甲状腺球蛋白（Tg），储存甲状腺激素，包括甲状腺素（T4）和三碘甲状腺原氨酸（T3）。

3.2.1　甲状腺的激素调节

甲状腺激素的合成和调节是复杂的，涉及多个不同器官、系统组成的各种反馈途径。促甲状腺激素释放激素（TRH）是一种在下丘脑室旁核合成的三肽。TRH通过轴突经门脉毛细血管丛转运到正中隆起，然后转运到垂体前叶[6]。促甲状腺激素（TSH）是一种由垂体前叶分泌的异二聚体28-kDa糖蛋白激素，是TRH与垂体促甲状腺细胞中的TRH受体结合而分泌的[6]。TRH和TSH是基于调节机制分泌的。促甲状腺激素（TSH）分泌并与甲状腺上皮细胞上的受体结合，刺激甲状腺激素合成，随后从甲状腺分泌到血浆中，作用于外周组织。

TSH由两个肽亚基组成，即α亚基和β亚基，它们由不同的基因编码[9]。α亚基和β亚基与富含甘露糖的寡糖非共价连接并共翻译糖基化[8]。翻译后，α亚基和β亚基结合，连接的寡糖进一步加工[8]。β亚基是TSH所特有的；然而，其他糖蛋白激素［如卵泡刺激素（FSH）、黄体生成素（LH）和人绒毛膜促性腺激素（HCG）］的α亚基是同源的。糖蛋白激素α亚基由相同的氨基酸序列组成，因此与其他各种激素（包括HCG、LH和FSH）相同[9]。

甲状腺激素分泌的调节受到负反馈通路的严格控制，即所谓的下丘脑-垂体-甲状腺轴（▶图3.2）。甲状腺激素中的T4和T3控制TSH和TRH的分泌。血清高T4和T3水平在负反馈回路中循环分别抑制垂体和下丘脑中TSH和TRH的分泌。

或者血清T4和T3的低水平反馈到垂体和下丘脑以增加TSH和TRH的分泌。虽然T4和T3是TSH和TRH的主要调节因子，但包括生长抑素、多巴胺和糖皮质激素在内的其他几种因子可能会负调节TSH的分泌。

3.2.2　碘

碘是一种重要的微量营养素，对甲状腺激素的合成至关重要。在成人体内有15～20 mg的碘，大部分（70%～80%）集中在甲状腺中。其余的可能集中在唾液腺、胃黏膜、乳腺和脉络丛中，其中含有各种形式的钠碘转运体（NIS，稍后讨论）[17]。碘存在于膳食食物中，其在成人体内的每日生理需要量为150 µg，在妊娠和哺乳期间，这一需

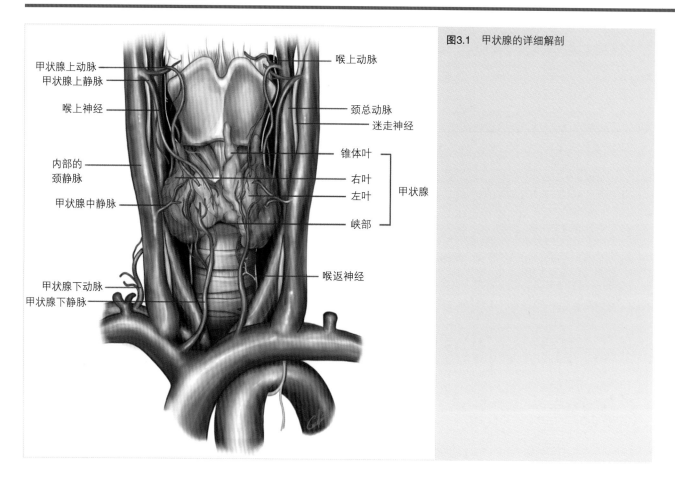

甲状腺上动脉
甲状腺上静脉
喉上神经
内部的
颈静脉
甲状腺中静脉
甲状腺下动脉
甲状腺下静脉

喉上动脉
颈总动脉
迷走神经
锥体叶
右叶
左叶　　甲状腺
峡部
喉返神经

图3.1　甲状腺的详细解剖

要量增加到200μg[10]。在美国，牛奶、碘盐和糕点（碘可用作面团中的防腐剂）是碘的重要来源。在食物消化后，它通过小肠摄入并通过血浆转运到甲状腺内，大约120μg的碘被甲状腺吸收用于产生甲状腺激素[10]。

碘过量与几种甲状腺疾病有关，包括甲状腺功能亢进、自身免疫性甲状腺疾病，并推测可能与甲状腺癌有关。

碘缺乏与甲状腺功能减退和甲状腺肿等疾病有关，还会增加患滤泡性甲状腺癌的风险。值得注意的是，碘缺乏症是儿童认知发育迟缓的一个众所周知的原因，在世界范围内推动碘充足一直是一个正在进行的项目。1993年，世界卫生组织实施了一项针对缺碘性失调症（IDD）的全球干预措施，使食盐普遍加碘[14]。

3.3　甲状腺生理学

3.3.1　甲状腺激素合成

甲状腺激素合成涉及几个关键步骤。通过主动转运，碘化物从毛细血管进入甲状腺滤泡细胞，然后向顶端表面移动到质膜并进入滤泡腔。这一细胞摄取过程是通过NIS进行的，NIS是一种Na/K ATP酶泵，负责将碘从血浆逆其浓度梯度转运到甲状腺滤泡细胞中。通常，甲状腺中游离碘化物的浓度是血浆的20～50倍，并且在患有甲状腺功能亢进

（即Graves病）的患者中可达到100∶1的浓度。碘化物从滤泡细胞的基底侧膜被动转运穿过顶端质膜。值得注意的是，甲状腺也可以吸收其他离子，包括溴化物、砹盐、高氯酸盐、铼酸盐和氯酸盐[15]。在此过程之后，碘化物被过氧化氢氧化为碘，这是一种由甲状腺过氧化物酶（TPO）催化的反应。TPO在多聚酶体中合成。它在内质网膜中沉积并进行糖基化，最终在高尔基体中进行末端糖基化。与Tg一起，TPO在与顶端质膜融合的囊泡中被包装和运输，这一过程由TSH调节。TPO表达受TSH cAMP途径和甲状腺特异性转录因子（包括T-1/NKX2.1、T-2/FOXE1和PAX-8）调节。

Tg的合成和分泌是甲状腺激素合成的一个复杂而关键的过程。Tg在甲状腺滤泡细胞的粗面内质网中合成，释放到滤泡腔中，作为合成甲状腺激素的底物。存在于Tg分子中的酪氨酸残基被碘化，首先出现在3位以形成单碘酪氨酸（MIT），然后出现在5位以形成二碘酪氨酸（DIT）。T4和T3通过偶联反应形成，偶联反应由TPO催化。这些激素以胶质的形式在甲状腺滤泡内储存数月[10]。当被激活时，这种胶体通过胞吞作用向基底膜移动，与溶酶体小泡融合，并被蛋白水解酶裂解，从Tg中释放T4、T3、MIT和DIT。当T4和T3扩散到血流中时，MIT和DIT在细胞内脱碘，其碘化物被释放并转运到滤泡胶质间隙中。这种碘被回收用于合成甲状腺激素[10-11]。每日甲状腺分泌约100μg甲状腺激素[5]，主要为T4（▶图3.3）。

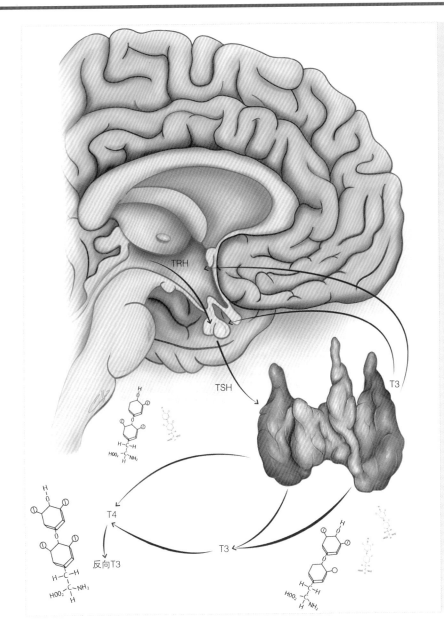

图3.2 下丘脑-垂体-甲状腺轴 [TRH，促甲状腺激素释放激素；TSH，促甲状腺激素]

3.3.2 甲状腺激素代谢

甲状腺激素代谢是一个脱碘过程，首先产生活性激素T3和失活的T2，80%的T4在血流中脱碘产生循环T3。

已确定的甲状腺激素代谢的关键底物是3种5′脱碘酶。1型5′脱碘酶主要位于肝脏、肾脏和甲状腺，负责外周大部分T4向T3的转化，并将T3转化为T2[10]。在甲状腺中，1型5′脱碘酶的活性主要受TSH的调节[10]。与临床相关的是，抗甲状腺药物丙硫氧嘧啶和含碘的X线造影剂（如碘番酸）将减少甲状腺T3的产生，因为它阻断了这种酶活性。2型5′脱碘酶在负反馈中起重要作用。在甲状腺功能正常的患者中，它主要负责T4向T3的转化，并可在脑、垂体、棕色脂肪组织、甲状腺、胎盘、骨骼肌和心肌中发现。在垂体中脱碘的T3被识别并负责分泌TSH的负反馈抑制。3型5′脱碘酶主要是一种灭活酶，负责T4向rT3和T3向T2的转化。它在大

脑、胎盘和皮肤中表达[11]。在发育的胎儿中，这种酶起着重要的保护作用，因为它将T3和T4转化为非活性形式，保护胎儿免受高甲状腺激素的影响。为了预防甲状腺功能减退，少量的母体T4在胎儿体内转化为T3，这增加了胎儿大脑中T3的浓度[10]。3型5′脱碘酶也存在于儿童和成人的一些血管瘤中。

3.3.3 甲状腺激素的作用

甲状腺激素几乎影响身体的每一个器官系统。甲状腺激素对于正常的生理功能、代谢和发育是必不可少的。甲状腺功能异常很常见，据报道，在美国甲状腺功能减退症和甲状腺功能亢进症的患病率分别为4.6%和1.3%[26]，并且取决于几个因素，包括遗传因素和甲状腺的抗体因素等。▶表3.1总结了甲状腺激素过量和甲状腺激素缺乏的后果。甲状腺激素的作用由其结合的受体介导，尤其是T3。

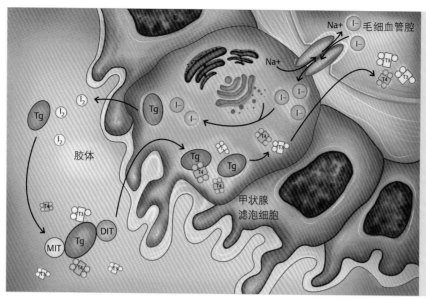

图3.3 甲状腺激素合成的详细视图（DIT，二碘酪氨酸；MIT，单碘酪氨酸）

表3.1 甲状腺激素对靶组织的影响

器官系统	甲状腺功能减退	甲状腺功能亢进
一般情况	畏寒、乏力、食欲减退、体重增加	不耐热，体重减轻，心动过速
心血管	心动过缓、胸腔积液、心包积液	脉压宽
骨骼肌	肌病引起的肌无力、肌病引起的掌腱膜挛缩、关节活动受限和腕管综合征[12]	肌病，甲状腺毒性低钾性周期性麻痹
皮肤	粗糙，薄，鳞屑，黏液性水肿，水肿（手、脸、眼睑），胡萝卜素血症，苍白，出汗减少	温暖、潮湿、柔软、胫骨前黏液性水肿
精神病学	抑郁症	躁狂，失眠，焦虑
生殖系统	M：精子形态异常[13] F：月经稀发，生育力下降[13]	M：精子活力异常[13] F：月经过少和月经过多，生育力降低[13]
神经系统	认知障碍、痴呆、垂体增生，有高泌乳素血症和溢乳	精神病、躁动、不安、舞蹈病、震颤，很少有肌阵挛
新陈代谢	低钠血症、低血糖、高血脂	低钾血症、低镁血症、高钙血症[32]

3.4 甲状腺功能检测

人们已经证实，仅凭临床症状诊断甲状腺功能异常的敏感性和特异性都较低[20]。因此通过测定甲状腺功能来形成生化功能对于建立固定诊断是非常必要的。之后，我们将讨论什么是甲状腺功能测定和潜在的缺陷。

3.4.1 甲状腺功能测定

临床实践中最常见的检测项目是TSH、游离T4和总T3。首选测定的是TSH，TSH水平与甲状腺激素水平呈负相关。在大多数健康人体中，TSH水平正常等于甲状腺功能正常，游离T4部分可用于评估组织的血清中活性T4的水平。

对游离T4水平以及TSH水平的测定有助于了解患者的甲状腺状态，低游离T4与升高的TSH水平相当于原发性甲状腺功能减退状态（原发性甲状腺功能减退）。低游离T4与低或正常TSH水平提示中枢性甲状腺功能减退（垂体或下丘脑功能障碍）。相反，高游离T4水平和低TSH水平表明甲状腺功能亢进状态，而高游离T4水平和高TSH水平可能表明中枢性甲状腺功能亢进，也可能表明甲状腺激素抵抗综合征，这是罕见的，但应予以考虑。总T3升高通常提示甲状腺功能亢进。亚临床甲状腺功能减退症和亚临床甲状腺功能亢进症是临床上常见的疾病，容易使临床医师混淆。亚临床甲状腺功能减退症是指TSH水平高于标准实验室参考范围，而游离T4水平在正常参考范围内。同样，亚临床甲亢的定义是TSH水平低于标准实验室参考范围，而游离T4水平在正常参考范围内。应该注意的是，在极少数情况下，例如甲状腺激素抵抗的情况下，FT4和TSH之间通常的反比关系可能不适用。

思考

在正常情况下，甲状腺每天释放100~125 nmol的T4和少量的T3。T4的半衰期为7~10天。T4是一种激素原，在外周组织中通过5′脱碘作用转化为T3，即甲状腺激素的活性形式。

3.4.2　促甲状腺激素测定

在美国的大多数实验室中，TSH测定是普及的。TSH测定涉及两种抗体，即捕获型抗体和检测型抗体，它们附着于TSH分子上的不同表位。这个TSH分子在这两种抗体之间起桥梁作用。在某些情况下，例如，在患者血清中存在人抗动物抗体（HAMA）的情况下，可干扰TSH测定。通过引起阳性或阴性干扰，HAMA可以结合捕获型或检测型抗体，分别导致假高TSH值或假低TSH值。嗜异性抗体（即针对另一物种的抗体，其可发生在动物饲养员中）是可通过与引起阴性或阳性干扰的捕获型或检测型抗体结合而引起TSH干扰的抗体的另一实例。如前所述，当怀疑可能因此类抗体而产生检测干扰时，必须联系您的实验室。

3.4.3　游离T4测定

因为绝大多数的甲状腺素与血浆中的蛋白质结合，所以已经开发了几种甲状腺功能检测方法来避免这种情况。总T4的99%以上与蛋白质［甲状腺素结合球蛋白（TBG）、白蛋白、前白蛋白］结合，不到1%为游离T4或未结合。

最准确的游离T4检测方法是直接平衡透析法。该方法将游离的T4与蛋白结合的T4分离，然后从无蛋白透析中直接测定游离T4。

3.4.4　影响甲状腺功能检查结果的因素

T4和T3以两种形式在血流中循环，即游离形式和结合形式。约0.3%的T3和0.03%的T4是未结合的，而约70%的T3和T4与TBG结合，10%与甲状腺素运载蛋白结合，白蛋白与约15%的T4和约25%的T3结合[11]。当甲状腺激素被结合时，其清除被延迟——游离T4和T3的清除主要在肾脏进行（一小部分通过胆汁的排泄进行）。T4的半衰期约为7天，T3的半衰期约为1天[14]。

由于大多数甲状腺激素与蛋白质结合，临床医师在解读甲状腺功能时必须考虑某些可能增加或减少这些蛋白质浓度的情况。例如，雌激素的高激素状态将增加TBG的肝脏合成，将反过来增加T4的结合分数并减少循环形式[31]。相反，肝衰竭可能会减少甲状腺结合蛋白的合成，并可能导致总T4降低。

3.4.5　甲状腺功能检验报告判读过程中的深层考虑

非甲状腺疾病

在医院里，经常会遇到所谓的"非甲状腺疾病"或"病态正常甲状腺综合征"患者。患有非甲状腺疾病的患者可能是那些在重症监护室（ICU）中的患者，他们是患有慢性营养不良、败血症患者和烧伤患者。非甲状腺疾病

的病因仍有争议，然而，已经提出了几种理论，包括垂体TSH分泌减少、血清中甲状腺激素结合能力降低[21]、下丘脑TRH从室旁核的分泌减少[22]以及组织/细胞对T4和T3的摄取减少[23]。在生化检测中，患者可能会表现出不同的形式的结果，这些结果可能会在其非甲状腺疾病的整个过程中发生变化。例如，在整个疾病过程中，TSH的增加先于游离T4和T3的增加[27]。甲状腺功能检测最常见的模式是低游离T4水平和低/正常TSH水平，并且在非甲状腺疾病发病后24 h内就可能出现变化[27]。如果检测，反向T3通常会升高。在这种情况下，当严重疾病消失时，观察和重复甲状腺功能检测通常是最好的方法，因为异常的甲状腺功能检测结果通常在2周内开始恢复正常[27]。在某些情况下，可能很难从实际的甲状腺功能减退症中辨别出非甲状腺疾病。在这种情况下，需要对甲状腺功能减退症患者何时开始服用左甲状腺素进行临床判断。

妊娠

如前所述，雌激素水平的增加导致TBG的肝脏合成增加和降解减少，从而导致总T4和T3水平的增加。此外，当HCG水平在妊娠前3个月升高时，游离T4水平也相应升高，因为HCG与TSH受体的α亚单位具有同源性。在极端情况下，例如在HCG水平极高的妊娠剧吐患者中，可能存在显著的T4（总的和游离的）升高。在临床实践中，区分妊娠期间的生化生理性甲状腺功能亢进（可以监测和对症治疗，例如通过补液）和潜在的甲状腺疾病之间的差异非常重要，因为治疗方法显著不同。此外，各种其他机制也被认为是造成妊娠期间甲状腺功能检测变化的原因，包括增加的尿碘清除率和增加的3型5′脱碘酶活性，其存在于胎盘中并负责增加T4和T3的降解[24]。

> **思考**
>
> 妊娠期间孕妇的甲状腺功能异常，无论高水平还是低水平——早在妊娠8周，尤其是14周之前——都与未出生婴儿的不良神经发育结果相关。

接受左甲状腺素治疗的患者

对于长期服用左甲状腺素治疗的患者，建议在当天给药前检查患者甲状腺功能。如果患者服用适量的药物，然后进行实验室测量，游离T4水平可能会短暂增加高达20%[25]。一般来说，对于行甲状腺功能减退治疗的患者，每6~12个月检查一次甲状腺功能是合理的。

药物治疗

多药治疗的后果，特别是在人口老龄化的情况下，已

成为当今临床医师面临的日益严峻的挑战。临床医师在解读甲状腺功能结果时，必须考虑患者正在服用的所有药物，因为胺碘酮、锂、生物素、酪氨酸激酶抑制剂和干扰素等药物的使用可能会改变生化甲状腺激素测定。

这些变化的机制是可变的。例如，胺碘酮是世界上最常用的抗心律失常药物[28]，具有令人印象深刻的良好治疗效果[28]，但其对甲状腺有不良影响。它可能引起甲状腺功能减退和甲状腺功能亢进，严重时可能导致甲状腺毒症。胺碘酮是一种富含碘的药物，可能引起两种类型的胺碘酮诱导的甲状腺毒症（AIT），尽管这两种药物的组合也有报道。1型AIT经常发生于患有潜在甲状腺疾病的患者，是由于碘摄入增加导致甲状腺激素产生增加的结果。2型AIT是药物本身直接破坏甲状腺的结果，导致破坏性甲状腺炎，并对糖皮质激素有反应。胺碘酮的其他作用包括阻断5′脱碘酶，导致T4向T3的转化减少，rT3的清除减少[29]，并可能导致T4和T3进入外周组织的减少[30]。其他药物，包括锂、糖皮质激素和酪氨酸激酶抑制剂，也与药物诱导的甲状腺功能障碍有关[31]。

> **思考**
>
> 开始使用苯巴比妥、苯妥英、卡马西平、利福平和舍曲林等药物时，建议进行血清TSH监测，并在开始使用酪氨酸激酶抑制剂等影响甲状腺素代谢和甲状腺素或三碘甲状腺原氨酸脱碘的药物时进行重新评估。

3.5 结论

对甲状腺激素功能紊乱的生化、临床及治疗的认识可以改变患者的生活，在某些情况下可以挽救患者的生命。掌握甲状腺解剖学、甲状腺激素生理学并懂得解读甲状腺激素功能结果，对任何头颈外科医师都是非常重要的。

（译者：叶飞 曹哲旭）

第4章　甲状腺肿瘤病理学

Andrew Turk, Bruce M. Wenig

关键要点

- 许多甲状腺肿瘤可能具有共同的形态学特征和遗传改变，这使得区分这些肿瘤变得困难。
- 甲状腺乳头状癌（PTC）的特征包括砂粒体、以同心板层为特征的独特钙化。这些结构对PTC既不是完全敏感的，也不是完全特异的。
- PTC中值得注意的遗传改变包括RET/PTC重排和BRAF基因突变。
- 弥漫性硬化、高细胞、柱状细胞变异体和"具有鞋钉特征的PTC"代表具有高生物侵袭性和不良预后。
- 滤泡型甲状腺乳头状癌（follicular variant of PTC，FVPTC）是指具有滤泡样结构和细胞核特征的甲状腺乳头状癌。
- 具有乳头状核特征的非侵袭性滤泡性甲状腺肿瘤（NIFTP）是指具有完全或部分包膜的肿瘤，以及与邻近非肿瘤实质分界清楚的无包膜肿瘤。
- 侵袭性生长、包膜和/或血管浸润的存在是甲状腺滤泡癌（FTC）与滤泡性腺瘤的区别。

4.1　病例展示

一名15岁的男孩因无症状的颈前中线肿块于耳鼻喉科门诊就诊，颈部超声显示病变是甲状舌管囊肿，并使用Sistrunk手术进行手术切除。

显微镜下可见细胞核内有毛玻璃染色质、核沟和胞质假包涵体。基于这些组织病理学发现，诊断为甲状腺乳头状癌，起源于甲状舌管囊肿并局限于其中。患者随后接受了甲状腺全切除术，结果显示甲状腺左叶有一个3 mm的乳头状癌。患者接受了放射性碘和甲状腺抑制治疗。已随访2年，未发生任何转移。

甲状腺肿瘤包括各种各样的病变，具有广泛的微观表现、分子特征和临床特征。这些肿瘤中的许多实体彼此共享各种形态学特性和遗传改变，对这些肿瘤进行区分可能是困难的。即使是专业的内分泌病理学家，在有问题的情况下，比如对包裹性滤泡性病变[1]的分类和FVPTC的诊断，阅片者之间的差异也是显著的[2-3]。关于这些实体的诊断标准的不断变化和持续更新导致了诊断更加困难。与许多其他器官一样，甲状腺病变的合理分类越来越需要和组织及分子相关联。

因此，本章对甲状腺肿瘤的组织学和分子特征进行了综述。

4.2　解剖学和非肿瘤组织学

甲状腺由梨形的左侧叶和右侧叶组成，通常由峡部相连。约10%的个体缺少峡部，40%的个体具有锥体叶[4]。腺体主要位于气管前方，由甲状腺悬韧带将甲状腺连接到气管、喉环状软骨和环咽肌[5]。甲状腺的前面有胸骨舌骨肌和胸骨甲状腺肌覆盖，它的侧叶从胸骨甲状肌的附着处向上延伸到甲状软骨，向下延伸到第五气管环的水平，并围绕气管和食管向外延伸到颈动脉鞘[6-7]，部分纤维脂肪形成厚度可调节的假包膜包绕腺体，并与腺内分隔实质小叶的纤维间隔相连[5]。

这些纤维间隔将充满胶质的滤泡（甲状腺的功能单位）分隔成模糊但可辨别的小叶。甲状腺滤泡由单层扁平至低立方的滤泡上皮细胞组成，产生甲状腺激素三碘甲状腺原氨酸（T3）和甲状腺素（T4）。这些细胞也会引起后文中讨论的大多数肿瘤。除滤泡上皮细胞外，滤泡旁细胞（C细胞）代表另一种功能细胞类型；这些细胞产生降钙素并引起甲状腺髓样癌（MTC）。其他非肿瘤性细胞形态包括后鳃体，其可以是实体的（实体细胞巢/其他）或囊性的。甲状腺实质中有时可见六方草酸盐结晶。在颈部探查手术的术中会诊中，这些结构的识别可能对诊断特别有帮助。草酸盐结晶不会出现在甲状旁腺内，因此有助于区分甲状腺和增生/肿瘤性甲状旁腺组织，后者有时会显示假滤泡结构。

化生和/或增生改变可影响前文描述的细胞类型。滤泡上皮细胞的Hürthle细胞化生就是这样一种变化。一些病理学家交替使用术语"Hürthle细胞"和"瘤细胞"，尽管这些术语并不完全同义。"瘤细胞"是指任何具有丰富的颗粒状嗜酸性细胞质的细胞，但Hürthle细胞也显示出尖锐的胞质间边界和具有圆形细胞核和显著核仁的特征性细胞核特征。C细胞可表现出增生；在不同的情况下，这种变化可能代表反应性/非肿瘤性或肿瘤性表现。对于C细胞增生的定义仍然是有争议的，但许多病理学家提出是每个10倍视野内含有50个C细胞。重要的是，C细胞增生不应显示相关的间质纤维化，因为这可能提示髓样微小癌的促结缔组织增生反应[8]。

4.3　甲状腺乳头状癌

PTC是最常见的甲状腺恶性肿瘤，但是包括其名称在内有多个因素会引起混淆。尽管术语传达了一种结构模式，但诊断却依赖于细胞核形态（而不是结构）特征（▶图4.1）。这些诊断性细胞核的特征包括3类：大小和形状的不规则性（扩大、延长和拥挤）；核膜轮廓的不规则性（沟槽和胞质假包涵体）；染色质分布的不规则性（透明和边集）[9]。这些特征都是由核膜的扭曲和变形造成的，精细的电子显微镜研究也得以证实[10]。据多个国家的文献记载，与20世纪末和21世纪初PTC发病率的增加相反，PTC的核异型性随着时间的推移在逐渐减少[11-13]。

此外，尽管这些是PTC的特征，但它们中没有一个是完全敏感或完全特异的。一篇综述描述，只有80%的PTC病例中存在染色质清除和假包涵体[14]。另一项不同的研究证明，非肿瘤性结节性增生病例中染色质清除、沟槽和假包涵体的比例分别为15%、8%和8%[15]。PTC的其他标志性特征包括砂粒体、以同心层状为特征的独特钙化。如上所述，这些结构对PTC既不是完全敏感的（存在于高达50%的病例中），也不是完全特异的。

PTC包括几种形态学变异，每一种都具有不同的诊断特征（▶图4.2）。实性型包含大于50%的实性成分。弥漫性硬化型表现为弥漫性硬化（如其名称所示），以及鳞状

上皮化生，大量/活跃砂粒体形成，以及与慢性淋巴细胞性（桥本）甲状腺炎难以区分的相关非肿瘤性背景。高细胞亚型至少包含30%的高细胞，高度为其宽度的2～3倍（或更多）。高细胞也含有丰富的嗜酸性细胞质，倾向于形成长通道（通常在低倍镜下明显），并且不是假复层的。后一特征有助于区分高细胞变异体和柱状细胞变异体，其中假复层肿瘤细胞显示拥挤的栅栏结构，使人联想到结直肠癌。延伸这种类比，柱状细胞变体有时显示CDX2的免疫组织化学染色阳性。PTC的筛状至桑葚状变异型可偶发或发生于家族性腺瘤性息肉病（FAP）患者。综合征病例通常是多灶性的，影响年轻女性（在第3个10年期间或之前），并可能显示细胞核和细胞质β-连环蛋白免疫反应。这一发现反映了由于APC的种系突变而导致的Wnt信号的中断。在这些病灶中，弥漫性硬化、高细胞和柱状细胞变异以及外来的"具有鞋钉特征的PTC"，相对于其他形式的PTC，具有更强的生物侵袭性和不良的预后。

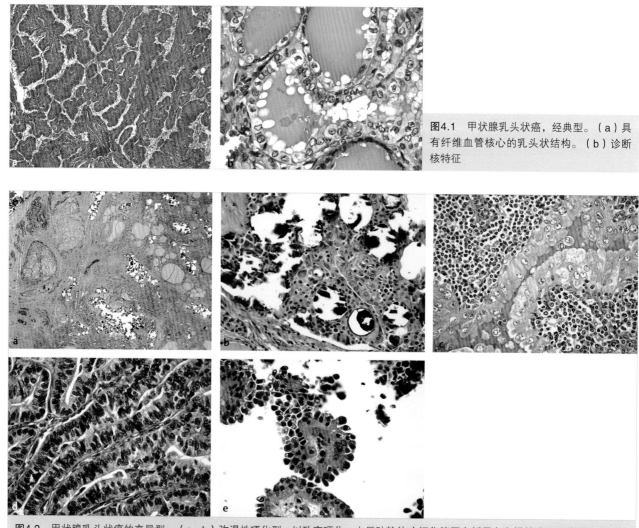

图4.1　甲状腺乳头状癌，经典型。（a）具有纤维血管核心的乳头状结构。（b）诊断核特征

图4.2　甲状腺乳头状癌的变异型。（a、b）弥漫性硬化型，以致密硬化、大量砂粒体（钙化伴同心板层）和慢性淋巴细胞性甲状腺炎为特征。（c）高细胞变异体，其特征是细胞高度为其宽度的2～3倍（或更多），富含嗜酸性细胞质和明显的细胞膜。（d）柱状细胞变体，以核固缩的假分层为特征。（e）鞋钉变体，其特征是由于细胞核位于顶端而具有"凸出"的外观

4.4 滤泡型甲状腺乳头状癌

FVPTC是指具有滤泡状结构和PTC细胞核特征的癌。几十年来，对这一病变的认识和定义逐渐在演变[16]。尽管病理学家先前根据其主要生长模式将癌分类为乳头状癌或滤泡状癌[17]，但随后的研究显示，具有PTC的细胞核特征和FTC的结构特征的癌表现出与PTC相似的临床行为[18-19]。因此，FVPTC代表的是PTC的变异体，而不是FTC。

FVPTC有两种不同的亚型：一种是浸润型（新发）（►图4.3），另一种是由NIFTP产生的包膜型或局限型（见下文）。而前者像典型的PTC一样转移到淋巴结，后者表现得像FTC一样，具有远处转移潜能而不是颈部淋巴结转移[20-21]。分子研究有助于对这些亚型的区分，因为浸润型FVPTC的分子特征与典型的PTC相似（如BRAF V600 E突变），而包膜型FVPTC的分子病理学更接近于滤泡性腺癌（FA）/FTC（如RAS突变）[21-24]。

4.5 具有乳头状核特征的非侵袭性滤泡型甲状腺肿瘤

几项研究表明，在没有包膜或血管浸润的情况下，包膜型FVPTC的恶性潜能较低[20,25-26]。内分泌病理学学会（Endocrine Pathology Society）的一个工作组通过对200多例包膜型FVPTC进行回顾性评估，重现了这些发现。工作组将非侵袭性肿瘤患者与病变显示包膜和/或血管浸润的患者进行比较。基于这些不同结果，以及非侵袭性肿瘤患者中不存在不良后果，作者提出了非侵袭性包膜型FVPTC的新术语："具有乳头状核特征的非侵入性滤泡型甲状腺肿瘤。"[9]这一类别适用于具有完全或部分包膜的肿瘤，以及与邻近的非肿瘤性实质界线分明的无包膜肿瘤（►图4.4a）。根据定义，NIFTP缺乏包膜和血管浸润。实体显示毛囊，尽管允许高达30%的

小梁/岛叶/实体生长，但具有少于1%的真正乳头状结构的模式（根据原始定义）。PTC的核特征通常是细微的，其分布范围从弥散的到散在的（►图4.4b）。排除标准包括：砂粒体，大于1%的乳头状结构，大于30%的小梁/岛叶/实体结构，肿瘤坏死，每10个高倍视野中有丝分裂计数大于3。修订后的建议排除了NIFTP的诊断，即使只有一个真正的乳头，或者有明显的弥漫性PTC细胞核[27]。NIFTP的定义和标准可能会继续发展。NIFTP最常见的相关分子改变是RAS突变。有几种情况需要进行额外的检查，包括存在多灶性肿瘤、最大尺寸小于1 cm的病变以及非侵入性包裹性Hürthle细胞病变等。

4.6 滤泡性腺癌（FA）

FA是一种良性肿瘤，具有滤泡结构，相对于未受累的实质有明显的结节，并有包膜（或至少有界线）将病变与非肿瘤组织分开。相反，滤泡性腺癌样（增生性）结节表现出结构的可变性，界线不完整（如果有的话），并且通常不会形成易与邻近实质区分的离散病变[28]。FA的纤维囊通常较薄，但也可能较厚。根据定义，这种实体缺乏包膜和血管浸润，这是FA与FTC的区别。PTC的核特征也不存在。变异体包括印戒细胞变异体、透明细胞变异体、肾小球样FA和含脂肪实体、富含脂质的细胞腺瘤、脂肪腺瘤和脂肪瘤[29-35]，还包含具有自主功能的（热）FA[36]。Hürthle细胞（嗜酸细胞）肿瘤在单独的章节中讨论。

FA多见于女性患者，一般为孤立性病变；多灶性滤泡结节通常提示增生，而不是同时性腺瘤[37]。多个真正腺瘤共存的情况下需要考虑遗传综合征，如PTEN错构瘤综合征（Cowden综合征和Bannayan–Riley–Ruvalcaba综合征）或Carney综合征[38-41]。PTEN错构瘤肿瘤综合征中的滤泡性肿瘤可能通过免疫组织化学证实PTEN缺失。除综合征相关因素外，碘缺乏和辐射暴露是FA的其他危险因素[37,42-43]。

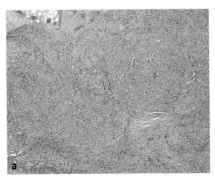
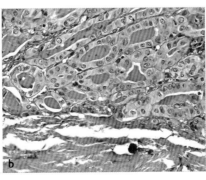

图4.3 滤泡型甲状腺乳头状癌（FVPTC），浸润型（新发）。（a）具有滤泡状结构的未被包裹的癌。（b）高倍镜显示PTC的诊断性核特征，包括核内假包涵体和砂粒体。后一种发现排除了具有乳头状核特征的非侵袭性滤泡性甲状腺肿瘤（NIFTP）和/或源于NIFTP的癌

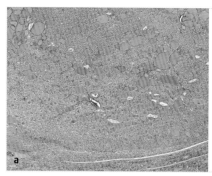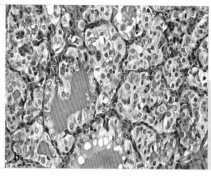

图4.4　具有乳头状核特征的非侵袭性滤泡性甲状腺肿瘤（NIFTP）。（a）局限型/包膜型肿瘤，完全为滤泡状结构，无包膜或血管浸润的证据。（b）甲状腺乳头状癌的可变、中度（局灶性）细胞核特征

4.7　恶性潜能未定的肿瘤/非典型滤泡性腺癌

恶性潜能不确定的高分化肿瘤（WDT–UMP[44]）和恶性潜能不确定的滤泡性肿瘤（FT–UMP）是世界卫生组织承认的两个相关的实体型[44]。

这些肿瘤有包膜或边界清楚，并显示滤泡结构和可疑的包膜或血管浸润，具有（WDT–UMP）或不具有（FT–UMP）PTC细胞核特征。非典型FA是这些病变的另一个同义词。然而，这一术语对保守治疗和积极治疗之间的临床决策并无帮助。因此，在良性或恶性类别中明确防治肿瘤是优选和推荐的。

4.8　甲状腺滤泡性癌

像FA一样，FTC具有滤泡结构，但是缺乏PTC的细胞核特征。通过存在侵袭性的生长（即包膜和/或血管侵入）可将FTC与FA区分开来。FTC周围的包膜通常比FA厚，尽管这一特征并不构成诊断要点[45]。根据世界卫生组织，FTC要么是微浸润（定义为仅侵入或穿过其包膜），要么是有包膜的血管侵入（无论有多少明显的病灶），要么是广泛侵袭[45]。广泛侵袭性FTC是指弥漫性生长至邻近实质和甲状腺外软组织的情况，通常伴有远处转移[46]。

就包膜和血管浸润而言，想要区分是否真正的浸润性生长是很困难的，包膜侵袭使肿瘤细胞全层穿透肿瘤包膜（▶图4.5a），血管侵犯导致肿瘤栓子出现在囊内或囊外的血管内，与纤维蛋白血栓形成相关，和/或被内皮覆盖并与血管壁粘连（▶图4.5b）。FTC仅通过血源性途径转移，如果是淋巴管浸润和淋巴结转移，可以考虑是Hürthle细胞癌或FVPTC而排除FTC[45]。多项研究表明，血管浸润提示预后不佳，而仅有包膜浸润对预后影响不大[47–48]。FTC变异体与FA的变异体相似，包括具有脂肪细胞的FTC、印戒细胞FTC、梭形细胞FTC、透明细胞变异体/具有透明细胞变化的FTC、具有肾小球样结构的FCT等[29–30,49–52]。据报道，至少有两例功能性FTC伴有甲状腺功能亢进[36,53]。

FTC的危险因素包括电离辐射暴露和碘缺乏[54–55]。综

合征关联包括PTEN错构瘤肿瘤综合征、Carney综合征和Werner综合征[39–40,56–59]。

> **思考**
>
> FTC病理检查可见包膜或血管侵犯。尽管这些病例中肿瘤分化良好，但仍可能表现出轻微或明显的侵袭性生长。

4.9　Hürthle（嗜酸性）细胞肿瘤

在目前的世界卫生组织分类中，Hürthle细胞肿瘤是一个独立于FA和FTC的类别[60]。一些研究人员已经证明，与其他形式的分化型甲状腺癌相比，Hürthle细胞癌的侵袭性更强，患者总生存率和疾病特异性生存率更低[61]。至少曾经有一些学者认为所有的Hürthle细胞肿瘤都是恶性的，但也有人根据类似FTC的形态学标准证实了良性肿瘤和恶性肿瘤之间的区别[62]。目前，Hürthle细胞癌的诊断标准（即包膜和/或血管侵犯）与FTC相同（▶图4.6）。Hürthle细胞癌可通过淋巴和/或血行途径扩散，其临床表现与FTC不同，因为FTC几乎不会转移到淋巴结[63]。相对于其他分化型甲状腺癌，Hürthle细胞癌对男性和老年患者的影响存在较大差异[61]。

4.10　低分化和未分化甲状腺癌

低分化甲状腺癌（PDTC）是一个潜在的诊断挑战，多位病理学家已经发现并反复确认了这一亚型。1984年，Carcangiu等描述了25例低分化"岛状"癌，所有细胞均呈岛状分布，有丝分裂活跃，免疫组化染色甲状腺球蛋白阳性。部分病例表现为包膜、血管侵犯和肿瘤坏死[64]。20年后，Volante等将相关术语（低分化"小梁–岛状–实性"癌）应用于至少有10%的小梁、实性或岛状模式、包膜和/或血管浸润以及（与前述一样）甲状腺球蛋白免疫组化染色阳性的病例[65]。为了达成共识并解决各种先行定义之间的差异，2007年都灵提案的作者提出了诊断PDTC的提议[66]。根据该提议，PDTC是指具有实性/小梁性/岛状结构的癌，并且呈肿瘤坏死、有丝分裂活跃或细胞核卷曲，但没

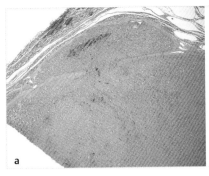
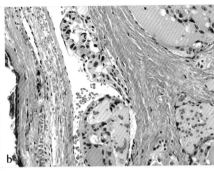

图4.5 滤泡性甲状腺癌。（a）包膜侵犯，肿瘤呈蘑菇状突起，纤维包膜彻底侵犯。（b）血管侵犯，肿瘤细胞附着于内皮细胞衬里的囊内血管壁上

有弥漫的典型PTC细胞核（▶图4.7）。无论病理学家的首诊考虑是什么，甲状腺癌的诊断报告都应明确提及核分裂活性增加（每10个高倍视野≥3个核分裂象）和肿瘤坏死。滤泡上皮细胞来源的高分化癌（PTC或FTC）偶尔可能含有满足PDTC诊断标准的次要成分。这种情况的临床意义尚不明确。然而，考虑到PDTC的不良预后影响，病理学家仍应报告此类病灶，即使是在其他分化良好的恶性肿瘤诊断中也应如此。

PDTC的免疫组化表现为甲状腺球蛋白（可能是灶状或斑片状，某些区域没有染色）和甲状腺转录因子1（TTF1）以及PAX8阳性。降钙素和其他神经内分泌标志物（如嗜铬粒蛋白和突触素）染色呈阴性。

与形态学（部分时候）和免疫组织化学（常用）显示滤泡上皮分化证据的PDTC不同，间变性甲状腺癌（ATC）/未分化甲状腺癌（UTC）与其起源细胞几乎没有相似性。虽然ATC在所有甲状腺癌中所占比例不到2%，但它却导致了高达40%的甲状腺癌死亡。肿瘤细胞呈明显恶性，并且通常仅细胞角蛋白和PAX8呈免疫组化阳性（▶图4.8）。滤泡上皮的免疫组织化学标志物如TTF1和甲状腺球蛋白通常为阴性。ATC具有极强的侵袭性，往往迅速致命。根据美国癌症联合委员会（American Joint Committee on Cancer，AJCC）第7版癌症分期手册，所有UTC病例的病理分期的"T"部分至少定义为pT4a。然而，在第8版中，相同的分期适用于UTC和其他滤泡上皮细胞来源的肿瘤。

> **思考**
>
> ATC可能是长期存在的分化型甲状腺癌的一种间变性转化，这些病例可能在分化良好的区域存在细微的分子改变，在未分化区域存在额外的突变。

4.11 甲状腺髓样癌

在本章讨论的肿瘤中，MTC尤其独特，因为这种疾病起源于滤泡旁或C细胞，而不是滤泡上皮细胞。MTC通常由具有圆形或卵圆形核的肿瘤细胞组成，含有染色质，显

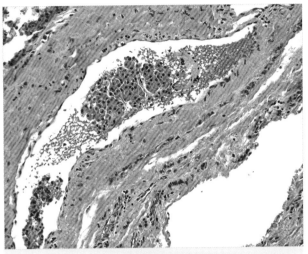

图4.6 Hürthle细胞癌，表现为与纤维蛋白血栓相关的肿瘤细胞，位于内皮衬里的囊内血管内

示出神经内分泌肿瘤特有的"盐和胡椒"分布模式。肿瘤通常表现为类器官或小梁状生长，重要的是不产生胶质（▶图4.9a）。多数病例的其他共同特征包括相当丰富的血管（MTC是甲状腺肿瘤中血管最丰富的）和淀粉样蛋白沉积，见于约80%的病例中，代表为功能性肿瘤细胞中沉积的降钙素（▶图4.9b）。然而，尽管有这些典型的特征，但MTC的细胞学表现和大体结构仍多种多样。因此，只要肿瘤没有产生真正的胶质，就需要考虑这一亚型。此外，个别病例可能在不同肿瘤区域之间表现出显著的异质性。鉴于这种异质性，免疫组化有助于确认或排除该诊断（▶图4.9c）。肿瘤通常降钙素染色呈阳性，降钙素免疫反应性不是MTC所特有的，也可见于其他部位的神经内分泌癌（如喉神经内分泌癌）。其他神经内分泌标志物如嗜铬粒蛋白、突触素和胰岛素瘤相关蛋白1（INSM1）通常也呈阳性，而甲状腺球蛋白、TTF1和PAX8染色呈阴性。

大约25%的MTC发生于3种遗传综合征：多发性内分泌腺病2A型（MEN2A，也称为Sipple综合征）、多发性内分泌腺病2B型（MEN2B，也称为Wagenmann-Froboese综合征）和家族性甲状腺髓样癌（FMTC）综合征[8]。与这些综合征相关的癌相比，散发病例更常表现为多灶性，但综合征和散发病例的形态学特征在其他方面无法区分。

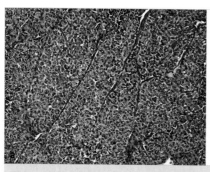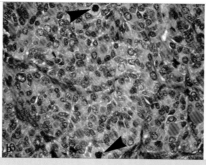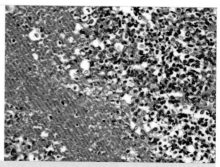

图4.7　低分化甲状腺癌。（a）类器官（岛状）和小梁状生长。（b）有丝分裂像（箭头）。（c）肿瘤坏死

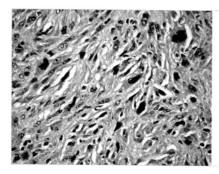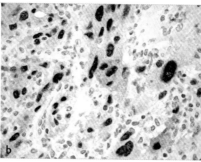

图4.8　未分化甲状腺癌。（a）未分化，缺乏明显的恶性肿瘤细胞滤泡上皮细胞起源的证据。（b）病变区域PAX8免疫组化染色阳性，甲状腺球蛋白及甲状腺转录因子1（TTF-1）阴性

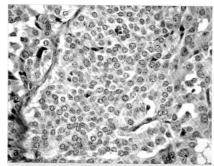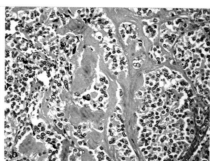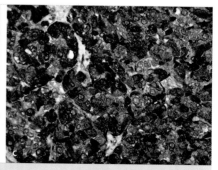

图4.9　甲状腺髓样癌。（a）染色质具有"盐和胡椒"分布模式（并且没有胶质形成）的细胞。（b）淀粉样蛋白沉积：与肿瘤细胞相关的非细胞嗜酸性物质。（c）降钙素免疫组化染色阳性。其他神经内分泌标志物包括突触素、嗜铬粒蛋白和胰岛素瘤相关蛋白1（INSM1）在该病例中也呈阳性（未显示）

这些综合征均表现为常染色体显性遗传，具有极高的外显率，尤其是MEN2B。这种疾病的患者通常在10岁之前发生MTC。这3种综合征都是由RET原癌基因的激活突变引起的。大多数FMTC和MEN2A病例存在RET外显子10或11突变（提示其为单一疾病，其中命名为FMTC的家系仅表现出较低的甲状腺外肿瘤外显率），而95%的MEN2B病例由影响外显子16的单个错义突变（M918T）引起。M918T突变在散发的MTC病例中也很常见。

在第7版AJCC分期手册中，MTC的病理分期与PTC、FTC和PDTC相同。然而，在第8版中，这种疾病有了自己的病理分期标准。

> **思考**
>
> MTC可能与甲状腺和邻近受累淋巴结中的淀粉样蛋白沉积有关。

4.12　甲状腺肿瘤分子病理学

甲状腺分子病理学本质上涉及两组不同的基因改变[67]。一组包括RAS点突变和PPARG（过氧化物酶体增殖物激活受体γ1）基因融合；这些变化在滤泡型肿瘤（FA、FTC和包膜FVPTC）中更常见。在33%~56%的FTC和15%~48%的FA中，大多数系列显示NRAS、HRAS或KRAS突变[68-74]。RAS突变在NIFTP和FVPTC[9,70]以及4%~21%的多结节性甲状腺肿中也有报道[69-70,73]。在非肿瘤/癌前状态中鉴定RAS突变可能提示这些事件在甲状腺肿瘤发生早期起作用[68]。PPARG融合主要见于FTC（在大多数报道中占11%~57%）[71,75-80]，在FA（4%~13%）和FVPTC中出现率较低[71,74-76,79]。与其他滤泡型肿瘤不同，Hürthle细胞肿瘤很少携带RAS突变或PPARG重排[71,73]。另一组突变则更具有PTC的特征[67]。PTC的分子特征主要包括BRAF突变（通常是

V600E），存在于40%～46%的病例中[72]。涉及RET的融合（RET–PTC1和RET–PTC3，即RET分别与CCDC6或NCOA4融合），在10%～30%的标本中被报道。值得注意的是，与经典PTC相关的分子特征目前被认为与NIFTP的诊断不一致[27]。

某些分子改变具有预后意义[67]。某些变异，包括TERT启动子突变和PIK3CA突变，可预测侵袭性疾病和不良预后。而其他的一些变异，如TSHR和GNAS的激活突变，赋予了肿瘤良性行为。

Hürthle细胞肿瘤的分子特征较为独特，与其他甲状腺肿瘤不同并支持对这些病变进行单独分类。这些改变涉及编码复合物I亚基（NADH辅酶Q还原酶）[81-82]的线粒体和核基因以及核基因NDUFA13（也称为GRIM19）的体细胞和生殖细胞突变[83]。

4.13 结论

甲状腺肿瘤表现为一系列不同但相关的实体肿瘤亚型，具有不同但重叠的组织学、分子和预后特征。正确的评估：需要对手术标本进行充分的预处理，显微镜下进行彻底的形态学检查，有时需要结合分子检测。几十年来，相关的病理亚型已经发生了显著变化，并且可能会随着正在进行的研究而继续发展。对分子病理学的进一步研究和日益重视终将提高诊断类别的复杂性，并改进这些肿瘤的最佳治疗效果。

（译者：叶飞　曹哲旭）

第5章　甲状腺肿瘤的分子特征

Moran Amit, Mohamed Aashiq, Hideaki Takahashi

关键要点

- 信号通路的遗传和表观遗传改变是甲状腺癌发生机制的核心。
- 促分裂原活化蛋白激酶（MAPK）信号通路的激活在甲状腺乳头状癌（PTC）中常见。
- 最具侵袭性的甲状腺癌类型，即低分化甲状腺癌（PDTC）和甲状腺未分化癌（ATC），其特征是TP53、磷脂酰肌醇3-激酶（PI3K）/Akt/mTOR通路中存在多个致癌突变。
- BRAF V600E和端粒酶逆转录酶（TERT）启动子突变在PTC的侵袭性中起着重要作用，是死亡率的一个强有力的预测指标。
- 在分化型甲状腺癌（DTC）中，其他常见的基因重排，即转染期间重排RET/PTC和PAX8/PPARG，在预测甲状腺癌的侵袭性方面作用有限。

5.1　病例展示

一位74岁女性患者表现为甲状腺结节和新发的声音嘶哑。经检查，她患有左侧声带麻痹。遂接受了细针穿刺（FNA），结果为意义不明的非典型性病变，有5%～15%的恶性肿瘤风险。将抽吸物送去进行基因组分类，结果显示同时存在BRAF V600E和TERT启动子突变。

超声显示广泛的左颈部淋巴结病变。最终她接受了甲状腺全切术，以及左侧中央区和侧方淋巴结清扫术。术中发现肿瘤侵犯了左侧喉返神经，并与她的食管粘连。放射性碘（RAI）对患者的肿瘤治疗无效。6个月后复诊，发现新发右侧上纵隔和气管旁淋巴结病变。

5.2　背景

在过去的30年中，甲状腺癌的发病率不断增加，尤其是晚期PTC[1]。这被认为是由于隐匿性甲状腺癌[2]的诊断增加和环境因素暴露所致[3]。最终，2018年美国估计有53 990例甲状腺癌新发病例[4]，晚期PTC的死亡率将增加[1]。甲状腺癌的患病率存在3∶1的男女性别差异[2,4]。65岁以后甲状腺结节的患病率高于50%。结节的FNA和细胞学检查有助于区分良恶性病变[5]。细胞学对于高达16%的病例无法诊断，需要再次进行细针穿刺活检（FNAB），20%～30%的病例报告细胞学不确定[5-9]。当细胞学结果显示"意义不明的滤泡性病变或意义不明的非典型性病变"（FUS/AUS，Bethesda Ⅲ）、"滤泡性肿瘤/可疑滤泡性肿瘤"（Bethesda Ⅳ）或"可疑恶性"（Bethesda Ⅴ）时，细胞学结果称为"不确定"或"可疑"[9]。这些不确定病变的恶性率为10%～40%[8-9]；此外，即使在恶性肿瘤病例中，对患者生存的影响也没有得到很好的确定。为了更好地评估、分析风险分层和优化恶性肿瘤的药物和外科治疗——除了避免不必要的甲状腺腺叶切除术或良性病变的甲状腺全切术——甲状腺癌生物标志物的分子检测也有所增加[9-12]。

5.3　甲状腺癌的分子遗传学

在过去的20年里，对甲状腺癌发生发展的分子机制的研究已经取得了长足的进步。由点突变、染色质重排或异常基因甲基化引起的信号通路如MAPK和PI3K/Akt通路的遗传和表观遗传改变已被发现是甲状腺癌发生机制的核心[13-15]。▶表5.1总结了不同类型甲状腺癌的相关分子标志物，并简要概述了它们的作用机制。

MAPK信号通路的激活在PTC中最为常见（▶图5.1）；这可能是通过细胞内信号转导分子BRAF和RAS基因的点突变，或者通过细胞膜受体酪氨酸激酶RET/PTC和TRK基因重排发生的[15-21]。这些突变是相互排斥的[15,18]，并且由于激活了编码MAPK信号通路[15,19-22]的基因的体细胞改变而发生在大约70%的PTC患者中，并且具有不同的临床、病理、组织学特征[16]、基因表达[23]和DNA甲基化谱[24]。除RAS突变外，PAX8/PPARG基因融合与滤泡性甲状腺癌相关[13]。

癌症基因组图谱提供了PTC的全面遗传特征，确定了大约97%的PTC的遗传改变[15]。在PTC的发展过程中，RAS和BRAF的信号通路存在显著差异，从而导致表型差异。基于信号通路，PTC分为两类：BRAF样PTC和RAS样PTC[15]。BRAF V600E驱动的肿瘤具有高MAPK信号传导的事实支持了这一点，因为它作为单体发出信号，而不会对细胞外信号调节激酶（ERK）的负反馈做出反应[25]。然而，RAS和受体酪氨酸激酶（RAS/RTK）融合通过MAPK和PI3K途径传递信号，并响应ERK介导的反馈，导致较低的MAPK信号传导[26]。在基因组、表观基因组和蛋白质组图谱中还存在其他BRAF和RAS驱动的PTC之间的根本性差异[15]。在其组织学和生化表现中可见。例如，BRAF样肿瘤以乳头状或高细胞组织学为特征，伴有甲状腺球蛋白、甲状腺过氧化物酶和由SLC5A5编码的钠碘转运体（NIS）的下调，而RAS样肿瘤是典型的具有包膜的滤泡型PTC，伴有上述基因的保守表达[12,15,26]。使用MEK抑制剂使肿瘤细胞再分化，并通过增强碘的摄取和滞留来增加RAI的疗效，进一步强调了BRAF样肿瘤具有低表达编码NIS的基因的概念[27]。

人类端粒酶逆转录酶（HTERT）启动子突变是最近研

表5.1　不同类型甲状腺癌分子标志物的作用机制

突变	机制	甲状腺癌类型
BRAF	BRAF是一种丝氨酸-苏氨酸激酶，其在被RAS激活后激活MEK，通过激活ERK导致MAPK通路的下游效应器激活 BRAF的激活点突变涉及1799位核苷酸腺嘌呤胸替换腺嘧啶。几乎所有的BRAF突变甲状腺癌病例（98%～99%）都是由600位残基的缬氨酸被谷氨酸取代所致。已报道的其他BRAF突变包括密码子601（K601E突变）、小片段插入或缺失或BRAF重排（AKAP9/BRAF），占BRAF突变PTC的其余1%～2%[18,36-39]	在约45%的PTC中发现了BRAF点突变[19,22]。它们存在于25%～30%的未分化型甲状腺癌中。BRAF突变在滤泡性甲状腺癌和良性甲状腺肿瘤中不存在[13-14]
RAS	RAS基因（HRAS、KRAS和NRAS）是参与MAPK和PI3K/Akt途径信号传导的GTP酶蛋白。RAS基因点突变发生于密码子12、13和61[20-21,40]	这些点突变见于40%～50%的滤泡性癌、10%～20%的乳头状甲状腺癌和20%～40%的PDTC和ATC[14,20-21,40]，HRAS和KRAS的突变在甲状腺髓样中出现[41]
RET	原癌基因编码一种受体酪氨酸激酶，在甲状腺的C细胞中表达，而在滤泡细胞中不表达。RETM918T突变是甲状腺髓样癌中最常见的突变（>75%的病例），也是MEN2B中最常见的突变[42-43]	RET基因突变常见于家族性和散发性甲状腺髓样癌[42-43]
TERT启动子	TERT（端粒酶逆转录酶）启动子突变表现为C228T、C228A和C250T替换[15]。已证实它们与BRAF V600E具有协同遗传二重性，表明MAPK通路激活和端粒酶激活之间的相互作用促进侵袭性肿瘤行为[28-32]。这种二重性也见于RAS和TERT启动子突变[28]	与侵袭性风险最高的PTC相关[28]
EIF1AX	真核翻译起始因子1A，X连锁（eIF1AX）编码一种蛋白，其介导Met-tRNAF转移到40S核糖体亚基形成40S蛋白质翻译前起始复合物用于蛋白质翻译[15]	PTC中的新癌症基因[15]
染色质重排	**机制**	**甲状腺癌类型**
RET/PTC融合	通过与另一基因的启动子融合而激活，其通过RET/PTC蛋白的配体非依赖性二聚化导致RET激酶的结构性激活。最常见的重排是RET/PTC1（与CCDC6基因融合）和RET/PTC3（与NCOA4基因融合），其融合伴侣位于10号染色体的长臂上[44-45]	它们存在于10%～20%的PTC中[46]
PAX8/PPARG	配对结构域转录因子与过氧化物酶体增殖物激活受体γ基因的融合[47-49]	在30%～40%的滤泡癌中发现；在滤泡型乳头状甲状腺癌和滤泡性腺癌中也发现了（频率较低）[47-49]
NTRK1重排	NTRK1基因编码嗜神经酪氨酸激酶受体家族成员，是一种受体酪氨酸激酶。当该基因与TPM3、TPR和TFG3个不同的配对基因中的一个重排时，激活MAPK通路[50]	在1%～5%的PTC中发现[50]
纹状体（STRN）/间变性淋巴瘤激酶（ALK）融合	STRN和ALK基因的融合[51]	在9%的低分化甲状腺癌、4%的未分化癌和1.2%的高分化甲状腺癌中发现[51]
ETV6/NTRK3	ETV6存在于12号染色体，NTRK3存在于15号染色体；这些基因的易位导致ETV6/NTRK3融合[15]	存在于辐射诱导的PTC中[15]
PI3K/Akt通路激活	**机制**	**甲状腺癌类型**
PTEN失活	PTEN负性调节PI3K/Akt通路[52-55]	PTEN基因突变发生在滤泡性甲状腺癌和间变性甲状腺癌以及Cowden综合征的滤泡性甲状腺肿瘤中[52-55]
PIK3CA和Akt的激活	PIK3CA编码PI3K；突变热点位于外显子9和20[14,55-57]，在甲状腺癌患者中也发现了AKT1/2突变和BDP1突变，它们调节AKT信号转导[15]	PIK3CA突变在滤泡性甲状腺癌、低分化甲状腺癌和间变性甲状腺癌中有报道[55-57]。AKT突变在甲状腺髓样癌中有报道[14,57]
肿瘤去分化突变	**机制**	**甲状腺癌类型**
TP53	抑癌基因编码p53，在细胞周期调控和DNA修复中发挥重要作用[58-60]	在50%～80%的间变性甲状腺癌中发生突变[58-60]

续表

突变	机制	甲状腺癌类型
CTNNB（β-catenin）	参与Wnt信号转导和细胞黏附在更具侵袭性类型的高分化甲状腺癌以及低分化和未分化型甲状腺癌中发生突变[15,61]	约60%的未分化癌发生频繁突变[61]
其他突变		
TSHR	促甲状腺激素受体（TSH受体）是对TSH反应的一种G蛋白偶联受体，与GS蛋白偶联	在自主功能性甲状腺结节中发现[62-63]，最近发现于甲状腺癌[15,52]
GNAS	编码异源三聚体GS蛋白复合物的α-亚基	主要发生在良性功能亢进结节中，因此可能作为良性结节的独特标志物[52]
非编码RNA	机制	甲状腺癌类型
微小RNA	作为蛋白质编码基因表达的负调节因子的非编码小RNA	高细胞变体PTC（一种侵袭性形式）与miR-21、miR-46[15]的表达增加有关

缩写：ATC，甲状腺未分化癌；DNA，脱氧核糖核酸；PDTC，低分化甲状腺癌；ERK，细胞外信号调节激酶；MAPK，促分裂原活化蛋白激酶；PI3K，磷脂酰肌醇3-激酶；PTC，甲状腺乳头状癌；RNA，核糖核酸

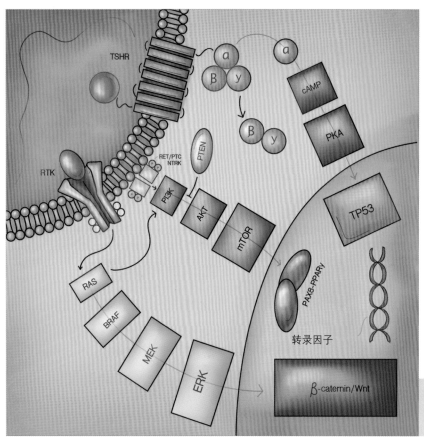

图5.1　甲状腺癌中共同信号通路的插图（MAPK，PI3K/AKT/mTOR和TSHR/cAMP通路）

究甲状腺癌发病机制和临床病理结果的第三个主要驱动因素[28-32]。TERT启动子突变与BRAF V600E的相关性在过去5年中得到了广泛研究，最近的一项Meta分析显示，BRAF V600E和TERT启动子突变共存在PTC的侵袭性中起着重要作用，并且是死亡率的一个强有力的预测指标。RAS基因突变和TERT基因启动子突变在指示甲状腺癌的侵袭性中存在相似的模式[28]。

PDTC、ATC和C细胞衍生的甲状腺髓样癌的基因谱也得到了研究[33-35]。最具侵袭性的甲状腺癌类型，PDTC和ATC，其特征是在TP53、PI3K/Akt/mTOR通路效应器中存在多个致

癌突变，并伴有BRAF和RAS基因突变[33-34]。与RAS突变的滤泡癌相似，RAS突变的PDTC倾向于远处转移而不是淋巴结转移，而BRAF突变的PDTC区域淋巴结转移比远处转移更常见[33]。间变性淋巴瘤激酶（ALK）融合可能是甲状腺髓样癌的潜在驱动因素[35]。在低分化、间变性和滤泡性甲状腺癌中，RAS和TERT启动子突变之间存在显著相关性，这是侵袭性肿瘤行为如远处转移或复发的预测指标[28,30]。通过积累这些突变，以及乳头状癌或滤泡状癌的逐步去分化，DTC逐步变得越来越少发生[12-13]。

分子遗传学的最新进展帮助我们了解了甲状腺癌从良

性肿瘤向恶性肿瘤的去分化[64]，以及良性甲状腺肿瘤由结节性增生发展而来[12]。增生性疾病是一种非克隆性良性增生，没有进展为恶性肿瘤的风险，而滤泡性腺癌是一种克隆性肿瘤增生[65]。

最近，一种命名为具有乳头状核特征的非侵袭性滤泡性甲状腺肿瘤（NIFTP）的新亚型已被确定为癌前病变（先前诊断为非侵袭性包膜滤泡型PTC）。当通过腺叶切除术切除肿瘤并辅以RAI消融治疗时，没有必要对这些病变进行密集随访，因为其复发风险小于1%。这些病变是由RAS和其他RAS样癌基因驱动的[65]。

目前，显微镜病理学是公认的将甲状腺结节FNA分类为良性或滤泡性肿瘤的金标准（Bethesda Ⅱ级 vs Bethesda Ⅳ级）[9,66]；然而，这种方法不能确定肿瘤克隆性。可以依靠分子遗传学在术前确定这种克隆性，这可以用于确定结节的恶性潜能及其后续治疗[65]。

思考

单靠突变检测是否足以帮助医师确定手术的范围？

5.4 分子标志物在甲状腺癌中的临床应用

多数甲状腺癌患者的病程缓慢。因此，许多甲状腺癌患者可以通过腺叶切除术进行治疗，而不需要RAI消融和促甲状腺激素（TSH）抑制。相比之下，高危患者通常需要行甲状腺全切术，然后进行RAI消融[28,67]。

2015年美国甲状腺协会（ATA）[67]和2016年美国临床内分泌学家协会（AACE）[68]临床指南建议使用分子检测作为不确定结节的辅助检测，这可能有助于对特定的患者做出更好的决策。这些指南建议在不确定结节的临床、超声和细胞学检查结果的背景下进行分子检测（A级推荐），但仅当结果预计会影响临床治疗时进行（A级推荐）。除BRAF V600E检测外，没有足够的证据支持或反对使用突变检测作为确定手术范围的指导（A级推荐）[68]。在直径大于1 cm的肿瘤中，BRAF V600E突变的存在赋予了癌症复发的中等风险，而具有BRAF V600E的乳头状微小癌则仍属于低风险组[67-68]。如果结节大于4 cm或有明确的局部进展（如压迫症状）、远处转移或个人手术意愿，则不建议对不确定结节进行分子检测[69]。

对于通过临床和超声评估确定为低风险的不确定结节，具有高阴性预测值（NPV）的分子检测可以增加医师确定动态观察或手术的信心。对于通过临床或超声特征确定为高风险的结节，恶性肿瘤的高预测概率将限制分子检测的NPV的置信度[70]。在儿童和青少年中，分子标志物的临

床应用进一步受到研究不足的限制[71]。

思考

术前检查如何帮助甲状腺癌患者进行临床决策？

5.4.1 分子检测的临床基础

RAS和RAS样突变驱动的肿瘤倾向于发生血行转移，很少发生区域淋巴结转移，而BRAF V600E和RET/PTC融合的肿瘤则表现出颈部淋巴结转移的倾向[33,72]。具有TERT启动子的BRAF V600E或RAS的突变二重性的存在多于具有TP53、PIK3CA或AKT1突变的BRAF/RAS，从而产生最不利的结局[28,31-32,73]；这些情形比单独存在的BRAF V600E或TERT突变更常见，单独存在的RAS突变与PTC中的其他野生型基因发生频率相近[28]。

这种遗传二重性的分子机制涉及BRAF V600E对MAPK的激活。这导致一种新的转录因子FOS通过磷酸化而被激活，激活GABPB基因的启动子并上调其表达，形成GABPA/GABPB复合物，其选择性结合、激活突变的TERT启动子并上调其表达，赋予复合物强致癌性，从而解释了BRAF V600E和TERT启动子的遗传二重性的协同机制[74]。类似的机制也可以解释RAS和TERT启动子突变的二重性，因为RAS也可以激活MAPK途径，尽管该机制仍需要阐明[75]。RAS突变常单独发生在良性滤泡性腺瘤和低危DTC中。在FTC和PDTC中，RAS突变的存在可导致不良的临床病理结局[77-78]，可能是由于RAS和TERT启动子突变之间的遗传二重性作用，因为TERT启动子突变在FTC中很常见，在PDTC和ATC中更为常见[28,30,75]。TP53、E1F1AX和β-catenin突变通常发生在PDTC和ATC中[28,33-34,58-61,79]，但很少发生在DTC中，因此限制了它们在DTC危险分层中的应用[75]。然而，PDTC中E1F1AX突变和染色体1q获得以及ATC中E1F1AX突变、染色体13q缺失和染色体20q获得的存在可用于判断PDTC和ATC的不良预后，并探索晚期甲状腺癌可能的靶向治疗。由于TERT启动子突变在PTC中是亚克隆性的，而在PDTC和ATC中是克隆性的，因此分子检测评估TERT启动子突变可能有助于确定克隆性，并识别具有高进展风险的PTC亚群[79]。其他常见的基因重排，即RET/PTC和PAX8/PPARG，在预测DTC的侵袭性方面作用有限[14,28,75]。

5.4.2 分子检测方法

随着对甲状腺癌潜在分子机制的不断了解，基因分型技术被引入以确定这些突变，并将其用作癌症诊断和风险分层的标志物[12,75]。

使用检测BRAF、NRAS、HRAS和KRAS以及基因融合RET/PTC1、RET/PTC3和PAX8-PPARG的七基因小组进行分

子检测，涵盖了甲状腺癌中所有已知突变基因的约70%。这表明BRAF V600E和RET/PTC的存在与具有较高淋巴结转移风险和中等癌症复发风险相关[12,72,76]，而RAS、PAX8/PPARG和BRAF K601E突变的存在提示较低的复发风险[76]。在这些小组中，细胞学不确定性病变的特异性和阳性预测值（PPV）很高，因此可用于确定初始手术的最佳范围（即腺叶切除术或甲状腺全切术）[80]。然而，在大多数临床情况中，依据NPV尚不足以避免对突变阴性结节进行手术[81-83]。

基因表达分类器（GEC）可分析142个基因的表达水平，适用于Bethesda Ⅲ、Ⅳ细胞学而非Bethesda Ⅴ细胞学的甲状腺结节分子检测，报告的NPV范围为75% ~ 100%，PPV相对较低，范围为14% ~ 44%[84]。

第二代测序（NGS）由大型多基因突变panel组成，可检测甲状腺癌中已确定的预后相关突变（约90%的PTC和其他甲状腺癌中研究的突变——BRAF、NRAS、HRAS、KRAS、TERT、RET、TP53中的基因突变，基因融合包括RET/PTC1、RET/PTC3、PAX8/PPARG、RET、BRAF、NTRK1和NTRK3以及ALK融合）。NGS提供结节中突变细胞比例的数值评估，确定这些结节是否存在亚克隆突变（RAS突变）或单一突变（PTEN、E1F1AX）；后者本身不足以促进癌症进展，并且可以帮助确定肿瘤进展的医学监测。NGS除了具有91% ~ 97%的高NPV和42% ~ 83%的PPV外，还将良性结节分为非肿瘤性增生结节和癌基因驱动的肿瘤结节[12,85-89]。

最近研究者正在研究其他诊断性试验，但需要更广泛的验证，包括使用微小RNA（miRNA）作为甲状腺癌的分子标志物也显示出高NPV和PPV[12,85-86]。这些测试已在商业上可用：GEC（如Afirma GEC或Afirma基因测序分类器）、NGS（如ThyroSeq V2和升级后的V3）、miRNA表达分析仪或组合测试（分别为RosettaGx和ThyGenX/ThyRamir）。如果与临床和超声检查结果一起使用，这些检查除了具有诊断性外，还提供了改善甲状腺结节危险分层的独特方法。新出现的文献以及对测试性能和验证后报告的熟悉将有助于我们选择适当的试验来确定合适的治疗[85-86]。

> **思考**
>
> 什么是"确诊"癌症检测与"排除"癌症检测？

5.4.3　基于分子标志物的甲状腺癌危险分层

如前所述，BRAF V600E+TERT启动子突变、RAS+TERT启动子突变以及TP53、E1F1A和β-catenin突变的遗传二重性的存在，在侵袭性和RAI难治性方面增加了甲状腺癌的发生风险[28,31-32,73,75,90]。因此，可以合理地推论，对于DTC中携带此类突变的患者应积极进行甲状腺切除术和预

防性颈淋巴结清扫术，同时进行/不进行RAI消融术——特别是对于BRAF V600E+TERT启动子突变的PTC——以最大限度地减少RAI难治性复发性疾病的发展；BRAF V600E和TERT启动子突变的遗传二重性与RAI难治性高度相关[75,90]。

值得一提的是，在复发性DTC患者中，Amit等最近证明了一种新的机制，其中磷脂酰肌醇聚糖锚定U类生物合成（PIGU）是将NIS正确运输到甲状腺癌细胞的质膜所必需的。RAI难治性疾病可抑制PIGU的表达，MAPK通路和MEK的抑制可恢复PTC细胞中PIGU的表达。这个以前未被识别的甲状腺癌细胞中NIS失调可使PIGU成为复发性DTC患者RAI反应的有潜力的标志物[91]。

由于RAI难治性疾病[28,90]的风险增加，甲状腺癌中这些多重遗传机制的存在导致治疗失败（RAI消融）的增加，并强调了在初始治疗中彻底根除病灶的重要性以及随后对疾病复发进行积极的动态监测的必要性[75]。

主动监测可用于小于1 cm的单发甲状腺内PTC（Si-PTC），无甲状腺外侵犯、淋巴结转移或远处转移［即低危甲状腺乳头状微小癌（PTMC）］。对于BRAF V600E阳性的低风险PTMC，可以首选甲状腺叶切除术而不是仅仅主动监测，因为BRAF V600E与侵袭性肿瘤行为有关，并且如果低危PTMC存在如前所述的高危基因改变，则应采用甲状腺全切术。BRAF V600E阳性、Si-PTC大于2 cm，应积极行甲状腺全切术和预防性颈淋巴结清扫术，然后行RAI消融术，而Si-PTC小于2 cm，无论BRAF状态如何，均可行腺叶切除术[75,92]。建议对具有高危基因改变（RAS和TERT启动子突变或TP53、E1F1a和β-catenin）的FTC积极地进行全甲状腺切除和RAI消融[28,32,75]。

在治疗上，BRAF V600E抑制剂达拉非尼和MEK抑制剂曲美替尼的联合治疗最近被证明对BRAF V600E阳性ATC有显著的效果[93]。因此，即使对PDTC和ATC患者检测遗传标志物也可能具有预后和治疗价值[75]。

> **思考**
>
> 达拉非尼（Tafinlar）和曲美替尼（Mekinist）一起给药是否对所有ATC都有效果？

细胞学上良性甲状腺结节中RAS突变的存在可以通过积极监测来处理；然而，对于RAS突变阳性的意义不明的细胞学病变和滤泡性肿瘤和低危DTC，可以采用腺叶切除术后进行医学监测。RAS和TERT启动子突变的遗传二重性是一种高风险的遗传改变，应积极治疗[75,94]。

使用分子标志物对DTC进行理想风险分层和管理的算法如 ▶图5.2所示[75,94]。

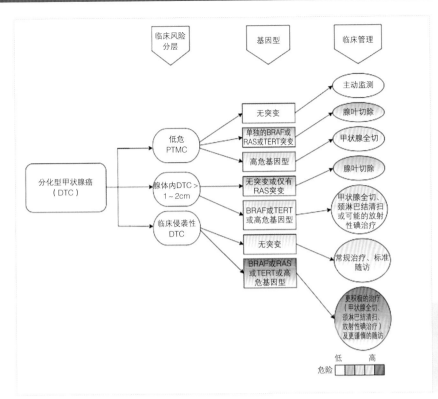

图5.2　使用分子标志物对分化型甲状腺癌进行危险分层和管理。算法中的高危基因型包括BRAF V600E/RAS和TERT启动子突变的遗传二重性、TP53、E1F1A、β–catenin突变[75,95]

（译者：叶飞　曹哲旭）

第6章 甲状腺细胞病理学

Zubair W. Baloch

关键要点

- 细针穿刺（FNA）对于甲状腺结节的临床治疗至关重要。
- 甲状腺结节的FNA诊断可以确定甲状腺结节是否应进行临床随访或手术切除[1-3]。
- 超声引导优于触诊FNA，因为它提供了关于结节的位置、大小和结构的准确信息，并且在获取足够的样本用于细胞学解释方面非常有效[3-4]。
- 2007年提出的"Bethesda甲状腺细胞病理学报告系统"（BSRTC）是报告甲状腺FNA标本最常用的方案。
- BSRTC还包括3个不确定的甲状腺FNA细胞学解释的特定类别，每个类别都与一系列恶性肿瘤风险相关，从而产生了性别分层细胞学分类。
- 最新的第二版BSRTC还更新了恶性肿瘤（ROM）[5]的风险范围，这是由于最近将非侵袭性/包裹性滤泡型甲状腺乳头状癌（FVPTC）的分类更改为"具有乳头状细胞核特征的非侵袭性滤泡性甲状腺肿瘤（NIFTP）"[6]。
- 建议进行分子分析，以提高甲状腺FNA的预测价值，特别是对于分类为意义未明的非典型性/意义未明的滤泡性病变（AUS/FLUS）、滤泡性肿瘤（FON）/可疑滤泡性肿瘤（SFON）或可疑恶性肿瘤的病例。

6.1 病例展示

一名有慢性头痛病史的45岁女性接受了头颈部计算机断层扫描（CT）检查，结果显示右侧甲状腺有3 cm的肿块。患者被转诊至内分泌科进行进一步检查，甲状腺功能检查结果在正常范围内，超声检查显示为实性低回声甲状腺结节，无微小钙化，血流无明显增加。在超声引导下行FNA。

风干Diff-Quik的快速现场评估（ROSE）显示，细胞样本由单一的滤泡细胞群组成，这些滤泡细胞排列在紧密的固象群和微囊泡中。基于超声特征和ROSE，进行了两次专门的反射分子检测，对标本的剩余部分进行评估，包括由酒精固定的用巴氏染色和单层制备（ThinPrep）染色的原位涂片组成的样本，证实了ROSE的细胞形态学发现，未见乳头状癌的细胞核特征，标本诊断为"SFON/FON"（Bethesda Ⅳ）。基于该细胞学诊断，递送单独的标本瓶进行分子分析。

分子分析显示NRAS突变的等位基因概率为30%，患者接受了甲状腺右叶切除术。大体病理检查显示一个有包膜的肿瘤。光学显微镜检查显示微滤泡型有包膜的甲状腺结节，未见肿瘤包膜或血管侵犯。诊断为滤泡性腺癌。

思考

超声在获取足够的甲状腺FNA标本中的作用是什么？

所有单发或多发甲状腺结节患者均应进行超声检查，以了解真性结节的解剖细节、结构、边缘和位置[9-14]。慢性淋巴细胞性甲状腺炎和多结节性甲状腺肿患者触诊的多发性结节可能与超声报告的结节无关，因此应避免对多发结节进行活检。

据报道，可疑恶性肿瘤的超声特征包括微钙化、极低回声、不规则或微分叶状边缘、纵向尺寸大于横截面尺寸（即高度大于宽度）、固有血管分布和肿瘤延伸/侵入邻近结构。

超声引导的应用保证了样本是从所述结节中获得的，并允许将针放置到复杂的实性和囊性结节的实体部分中，从而提高诊断质量[9,13-16]。应使用25号或27号针头获取样本，该针头可连接或不连接[17-18]注射器；然而，前者是最受青睐的方法。据报道，使用更细规格的针头可获得更高的样本充足率[19]。

多项研究比较了采用或不采用抽吸（毛细管作用）技术的甲状腺细针穿刺活检（FNAB）。一些作者表示两种采样技术之间没有差异，而另一些研究者则报告了非抽吸式采样技术的较高充分率。不管怎么说，这高度依赖于操作者对任一技术的偏好和经验[19-21]。由于甲状腺结节先天血运丰富，导致出血增加、标本稀释，因此在甲状腺结节中进行多次穿刺，可能无法获得足够的细胞量[20,22]。

思考

标本应该提交进行分子分析吗？

在过去的10年里，基于体细胞突变的鉴定，甲状腺肿瘤尤其是乳头状和滤泡状肿瘤出现了新的分类和诊断。目前，关于甲状腺FNA标本的体细胞突变、基因融合和易位（BRAF基因突变、RET/PTC易位、PAX8/PPARγ和RAS基因突变等）的分子分析信息非常缺乏。甲状腺FNA标本主要含有滤泡细胞，而没有PTC的核特征，或标本显示局灶性结构或核异型性，其细胞形态学评估可能具有挑战性。

基于目前可用的分子数据，已经表明甲状腺FNA标本的分子分析可以有效诊断乳头状和滤泡状甲状腺癌。

甲状腺FNA标本的辅助分子分析包括两种类型的检测，一种是具有高阴性预测值的商用基因表达分类检测，另一种是具有高阳性预测值的下一代测序（NGS）小组，用于检测突变和基因融合[8,23-29]。

目前，对诊断为AUS/FLUS、FON/SFON和可疑乳头状癌的甲状腺FNA标本进行"反射"分子检测或多或少是一种规范行为，而不是罕见现象[7,30-32]。

6.2　背景

FNA被认为对甲状腺结节的评估和治疗至关重要[2-3,33]。建议对每个可触及或偶然发现甲状腺结节的患者进行进一步的实验室和放射学评估，以确定是否需要FNA。

大多数人认为直径至少1 cm的甲状腺结节具有临床意义。应该指出，大多数甲状腺结节，即使测量值大于1 cm，但由于其在甲状腺中的位置，可能仍无法通过甲状腺触诊检查发现，通常在其他医学原因的头颈部放射学检查中发现[3-4]。有趣的是，触诊发现的甲状腺结节和放射学筛查发现的甲状腺结节具有相同的ROM[3-4]。

目前，大多数精通甲状腺结节治疗的专家都认为，应使用超声引导对甲状腺结节进行活检，因为它提供了关于结节的位置、大小和结构的准确信息，并且在获得用于细胞学诊断的足够和具有代表性的样本方面非常有效[3-4]。

6.3　FNA标本制备和评估

甲状腺FNA标本的ROSE可由细胞病理学专业人员（细胞技师或细胞病理学家）进行。

ROSE用于评估标本的充分性，这可以显著降低非诊断率。它还可用于进行初步诊断和标本分类，用于辅助研究（流式细胞术、免疫组织化学、反射分子研究）[35-39]。甲状腺FNA标本可采用各种形式的细胞学处理进行制备。在ROSE期间，每一次甲状腺FNA检查分为风干涂片和酒精固定涂片，通常在Normosol或防腐剂（常为ThinPrep的细胞溶解溶液）中冲洗针头，用于单层制备、细胞旋体和/或细胞块制备。

风干涂片可以用Romanowsky染色剂/Diff-Quik染色剂或甲苯胺蓝染色剂染色来评估充分性，并在某些情况下提供初步诊断。这些染色在突出背景胶质的数量和质量（薄、水、厚），细胞类型（滤泡细胞、嗜酸细胞/Hürthle细胞、巨噬细胞、炎性细胞）和结构（乳头形成、微滤泡、单层薄片）方面非常有用。最终的细胞病理学诊断取决于用巴氏染色剂染色的酒精固定涂片的检查，其最适用于检查核细节（核染色质、核沟和包涵体），单层制备，细胞旋体和/或细胞块制备。

单层制备（如ThinPrep）可单独使用，也可作为涂片的辅助手段，尤其是在无法对FNA样本进行现场评估时。

细胞块制备有助于进行辅助研究，如TTF-1、甲状腺球蛋白和降钙素等免疫染色，以评估细胞来源（滤泡细胞与C细胞），并区分甲状腺原发性肿瘤和转移性肿瘤。一些作者建议使用BRAF免疫染色以确定PTC的诊断。

6.4　甲状腺细针穿刺病理分型

甲状腺FNA标本通常使用分级报告方案（BSRTC）进行分类。

BSRTC由6个诊断类别组成，每个类别都分配了一个ROM以及管理建议[42]。

最新的第二版BSRTC包括每个诊断类别的最新ROM范围。这些是基于第一版BSRTC的经验，还包括甲状腺滤泡型病变的组织病理学分类的新变化（▶表6.1）[43-44]。

6个BSRTC诊断类别将在下文中讨论。

6.4.1　无法诊断或取材不满意（Ⅰ类）

该诊断类别适用于不包含所需细胞数量（至少有6组细胞，每组由10～15个细胞组成）的FNA抽吸物。这样的样本被标记为非诊断性[43]。存在超过60个甲状腺上皮细胞已被建议作为使用单层制备物处理标本的细胞充分性标准[45]。

根据BSRTC标准，甲状腺FNA标本的充分性标准可能不会严格适用于以下情况：具有细胞异型性的实性结节，在慢性淋巴细胞性甲状腺炎背景下出现的仅显示淋巴细胞的实性结节，以及没有实性成分的完全囊性结节（又称胶样囊肿）[43]。非诊断性FNA的原因包括但不限于结节成分、FNA技术和操作员经验，以及可能的标本充分性现场评估[1,46]。

超声引导可提高甲状腺结节的非诊断率，尤其是对部分或大于50%囊性的甲状腺结节。超声可用于定位和取样囊性结节内的实性成分，在大多数情况下，囊性结节内含有细胞成分[47-49]。一些作者建议在超声引导下使用20号或21号切割针进行芯针活检作为重复步骤，以获得先前FNA分类为非诊断性甲状腺结节的诊断样本[50]。

6.4.2　良性（Ⅱ类）

60%～70%的甲状腺FNA呈现良性细胞学[2-3]。良性FNA细胞学检查结果对恶性肿瘤的假阴性率很低（0%～3%）[3]。大多数在细胞学评估中被归类为"良性"的甲状腺结节，在术后病理随访中被发现为增生性/腺瘤样结节或滤泡性腺癌。这一类别中的其他良性诊断是慢性淋巴细胞性甲状腺炎或亚急性甲状腺炎[1]。

常见良性病变的细胞形态学特征见▶表6.2。

表6.1 "Bethesda甲状腺细胞病理学报告系统"（第二版）[43]

诊断类别	ROM的风险/%	建议管理
非诊断性或不满意	5 ~ 10	超声引导下重复FNA
良性	0 ~ 3	临床和超声随访
意义不明的非典型性或意义不明的滤泡性病变	10 ~ 30	重复FNA、分子检测或腺叶切除术
滤泡性肿瘤或疑似滤泡性肿瘤	25 ~ 40	分子检测，腺叶切除术
疑似恶性	50 ~ 75	甲状腺近全切除术或腺叶切除术[a]
恶性	97 ~ 99	甲状腺近全切除术

[a]：分子检测可用于确定手术范围

表6.2 常见良性甲状腺病变的主要细胞形态学特征

诊断	细胞形态学特征
多结节性甲状腺肿（▶图6.1）	• 丰富的水状胶质，小的圆形至椭圆形的滤泡细胞排列成单层片状和少量滤泡 • 滤泡细胞胞质稀少，可见大量蓝黑色小颗粒（溶酶体颗粒） • 常见巨噬细胞，其数量与退行性改变或囊性成分的存在有关 • 增生性/腺瘤样结节的标本通常细胞数量增加，但在水状胶质和巨噬细胞背景中，滤泡和嗜酸细胞（Hürthle细胞）维持单层排列的异质性细胞群
慢性淋巴细胞性甲状腺炎（▶图6.2）	• 慢性淋巴细胞性甲状腺炎背景下出现的良性结节表现为嗜酸性滤泡细胞（Hürthle细胞）、滤泡细胞、淋巴细胞和少量浆细胞，背景中缺乏水样胶质[1,40] • 淋巴细胞通常出现在背景中，并与细胞群密切相关[40] • 嗜酸性滤泡细胞（Hürthle细胞）可表现为核增大和染色质透明的核异型性。在某些情况下，这些非典型的细胞改变可能是广泛的，类似于甲状腺乳头状癌[40] • 有些病例可能含有广泛的淋巴细胞浸润，其中滤泡细胞含量少。这些是淋巴细胞性甲状腺炎所致恶性淋巴瘤的可疑症状[40]
弥漫性毒性甲状腺肿	• Graves病患者通常不进行FNA • 在Graves病中，只有超声特征可疑和/或放射性核素扫描功能低下的结节才进行FNA[40,51-52] • 这类结节的标本通常是细胞性的，其细胞形态类似于增生性甲状腺肿，并可能含有淋巴细胞和嗜酸细胞 • 在极少数情况下，滤泡细胞可表现出可疑乳头状癌的结构和细胞核特征

缩写：FNA，细针穿刺

6.4.3 意义不明的非典型性细胞/意义不明的滤泡性病变（Ⅲ类）

这种不确定的诊断类别代表了甲状腺细胞病理学中真正的灰色地带，并且报告率为3% ~ 6%，具有10% ~ 30%的恶性风险。它包括不能归类为良性、肿瘤性、可疑恶性或恶性的病例。出现这一类别有多种原因，包括少数细胞中的局灶性/最小非典型结构和细胞核特征，以及其他主要表现为良性的样本[43]。

大多数非典型特征是由良性甲状腺病变引起的，如退行性增生/腺瘤样结节、慢性淋巴细胞性甲状腺炎和功能亢进结节[53]。甲状腺FNA标本中的核非典型性表现为局灶性存在的，以核深染和核增大为特征的核多形性，或存在轻度可疑的核特征，但不足以被解释为可疑或诊断为乳头状癌[53,58-59]。结构异型性通常表现为微滤泡或乳头状结构的存在。

对于分类为AUS/FLUS的病例，建议进行辅助分子检测，以获得最佳临床管理[2]。

6.4.4 滤泡性或嗜酸细胞性（Hürthle细胞）肿瘤/可疑滤泡性或嗜酸细胞性（Hürthle细胞）肿瘤（Ⅳ类）

这一诊断类别的恶性风险为25% ~ 40%[1]。诊断为此类病例的术后病理随访病变包括滤泡性腺癌、NIFTP、滤泡癌和FVPTC。建议对诊断为此类病变的FNA的标本进行辅助分子检测，以确定ROM及肿瘤的生物学行为。这些信息足以改变外科手术术式（腺叶切除术与甲状腺全切术）[1,60]。

诊断为滤泡细胞或嗜酸性细胞（Hürthle细胞）的病例的显著细胞形态学特征列于表6.3中。

滤泡性或嗜酸细胞性（Hürthle细胞）肿瘤或可疑滤泡性或嗜酸细胞性（Hürthle细胞）肿瘤的诊断包括良性和恶性肿瘤，即滤泡性腺癌以及嗜酸细胞性滤泡腺癌。由于滤

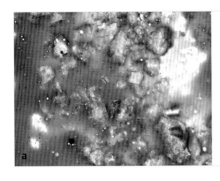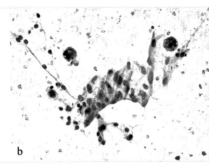

图6.1　多结节性甲状腺肿中增生性结节（Bethesda II）的细针穿刺显示（a）背景水样胶质（Diff-Quik染色）和（b）滤泡细胞和巨噬细胞碎片（巴氏染色）

泡癌的诊断是基于包膜和/或血管侵犯，良性和恶性病变表现出相似的细胞形态，这真实地反映了甲状腺FNA的局限性，并将该诊断类别纳入BSRTC[43,53,61-62]。

思考

如何向患者解释BSRTC IV类诊断。

6.4.5　可疑恶性肿瘤（V类）

这一诊断类别占所有FNA结果的3%～5%[57]。

这一诊断类别中的大多数病例被归类为PTC可疑病例，因为存在一些（但不是全部）乳头状癌的诊断性细胞核特征。在整个样品中变化不广泛，或者样品是稀疏的细胞[1,57,63]。

所有这类结节的ROM的风险为50%～75%，建议手术治疗[3-4]。

辅助分子检测也可能有助于评估手术的范围（甲状腺叶切除术与甲状腺全切术）[60]。FNA诊断为可疑PTC的病例的术后病理随访病变包括PTC（经典型和滤泡型）和最近描述的惰性肿瘤NIFTP（以前分类为包裹性和非侵袭性FVPTC）[64]。

思考

什么是NIFTP？

FVPC是PTC的第二大常见的变体。FVPC的诊断以滤泡结构和PTC的细胞核特征为标准。它包括包裹型侵袭性、非侵袭性FVPC（E-FVPC）和浸润性FVPC（I-FVPC），它们具有不同的生物学行为和分子特征。非侵袭性E-FVPC表现为极低的局部复发和转移潜能，其生物学行为与滤泡性腺癌相似。

一个由内分泌病理学家、内分泌学家、外科医师和患者权益倡导者组成的多专业小组建议修订非侵袭性E-FVPC病例的诊断术语，将其重新命名为"NIFTP"[6]。

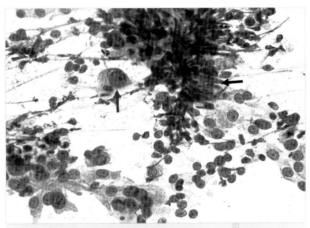

图6.2　慢性淋巴细胞性甲状腺炎的细针穿刺［Bethesda甲状腺细胞病理学报告系统（BSRTC）II］显示淋巴细胞（黑色箭头；巴氏染色）浸润的嗜酸细胞（红色箭头；巴氏染色）

这个修订后的诊断术语NIFTP是由一组特定的形态学特征定义的，其特征是非侵袭性滤泡型肿瘤，具有PTC的核特征，核内假包涵体稀少，缺乏乳头状结构和砂粒体[6]。NIFTP作为一种需要保守性手术治疗的惰性肿瘤，在甲状腺病理学中的引入有望影响甲状腺病变的术前诊断和临床治疗[44]。

研究表明，大多数NIFTP通过FNA将被诊断为不确定（AUS/FLUS或FON/SFN）或可疑PTC[44,65]。NIFTP的分子特征与滤泡性腺癌或滤泡性癌相似，即存在RAS突变和PAX8/PPARγ融合[6,66-67]。

6.4.6　恶性（VI类）

当细胞形态学特征确定为恶性肿瘤时，可使用这一诊断类别[1]。

FNA诊断的甲状腺恶性肿瘤包括PTC及其变异型（经典型和高细胞型）、甲状腺髓样癌、低分化癌、未分化癌、转移性癌（有病史并辅以免疫组织化学等特殊检查）和淋巴瘤（结合流式细胞术）[1,40]。

恶性甲状腺病变的主要细胞形态学特征如▶表6.4所示。

表6.3　诊断为滤泡性和嗜酸性滤泡细胞性（Hürthle细胞）肿瘤的病例的主要细胞形态学特征

诊断	细胞形态学特征
可疑滤泡性肿瘤/滤泡性肿瘤（▶图6.3）	• 细胞过多标本显示单一滤泡细胞群，背景胶质极少或缺失[43,53-54] • 滤泡细胞呈三维细胞团或微滤泡状排列，有明显的核重叠和核拥挤[43]
可疑嗜酸细胞（Hürthle细胞）肿瘤/嗜酸细胞（Hürthle细胞）肿瘤（▶图6.4）	• 细胞标本包括嗜酸细胞/Hürthle细胞（滤泡细胞，具有嗜细胞器性或粉红色细胞质，胞核圆形，核仁突出） • 细胞通常排列成小的组织碎片和单个分散的细胞[55-56] • 在嗜酸性滤泡细胞性病变中也常见局灶性核异型性。可见核增大、多核化、细胞多形性和核仁突出[56] • 可在某些病例肿瘤性嗜酸性滤泡病变的FNA标本中显示胞浆内空洞（即管腔）和细胞群之间的穿支血管[56]

缩写：FNA，细针穿刺

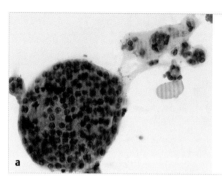
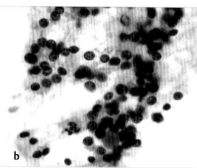

图6.3　（a、b）诊断为"可疑滤泡性肿瘤/滤泡性肿瘤［Bethesda甲状腺细胞病理学报告系统（BSRTC）Ⅳ］"的细针穿刺显示，单一的滤泡细胞群排列成核重叠和核拥挤的微滤泡（巴氏染色）

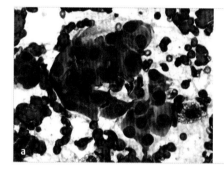
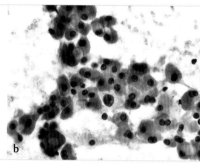

图6.4　诊断为"可疑嗜酸性滤泡细胞性肿瘤/嗜酸性滤泡细胞性肿瘤［Bethesda甲状腺细胞病理学报告系统（BSRTC）Ⅳ］"的细针穿刺显示嗜酸性滤泡细胞具有以下特征：（a）嗜酸性细胞质（Diff-Quik染色）和（b）圆形细胞核，核仁突出（巴氏染色）

表6.4　恶性甲状腺病变的主要细胞形态学特征

诊断	细胞形态学特征
甲状腺乳头状癌（PTC；▶图6.5）	• 标本是细胞性的，由排列成乳头状细胞群、三维群集的肿瘤细胞组成，或作为单个细胞排列在水状或"黏稠"胶质、核碎片或钙化、巨噬细胞和基质碎片背景中[40] • 在＜20%的PTC的FNA标本中可以看到砂粒体（片状钙化）[68]。还应注意，砂粒体也可见于甲状腺良性疾病，如慢性淋巴细胞性甲状腺炎和结节性甲状腺肿[69] • 乳头状癌的单个肿瘤细胞通常细胞增大、拉长呈椭圆形 • 胞质呈嗜酸性。细胞核延长，核仁偏心排列，核膜增厚，染色质透明，有核沟和包涵体[40]
甲状腺髓样癌（▶图6.6）	• 由圆形至椭圆形细胞组成的细胞标本，主要排列成单个细胞或松散的细胞群 • 单个肿瘤细胞表现出丰富的颗粒状细胞质，细胞核偏心，使肿瘤细胞呈现浆细胞样外观 • 核染色质类似于神经内分泌肿瘤（即所谓的盐和胡椒型染色质）；还可见核内包涵体和多核细胞 • 肿瘤细胞呈"梭形"，起源于间叶组织 • 可见淀粉样蛋白作为非细胞物质，并可通过刚果红染色与乳头状癌的厚胶质区分开来 • 可通过对降钙素和甲状腺球蛋白进行免疫染色来确诊MTC • 已有研究表明，FNA抽吸物的降钙素测定也可用于证实MTC的诊断。该方法也可用于证实淋巴结的FNA标本中的转移[70-71]

续表

诊断	细胞形态学特征
甲状腺低分化癌	<ul><li>甲状腺低分化癌是一种罕见的滤泡细胞来源的甲状腺恶性肿瘤</li><li>在FNA标本中可能难以识别[72]</li><li>大多数FNA标本通常是细胞性的，含有少量的或没有背景胶质</li><li>肿瘤细胞形态单一，核浆比高，排列紧密，核重叠拥挤</li><li>单细胞或融合性坏死已有报道，并可见于一些分化不良的病例[72-74]</li></ul>
未分化癌	<ul><li>未分化癌多见于老年人，是最具侵袭性和致命性的人类肿瘤之一</li><li>未分化癌的FNA标本可以是细胞或低细胞性的，这取决于肿瘤的细胞密度和纤维化程度</li><li>FNA标本的细胞形态学可以很容易地诊断为"恶性"，这是由于极端的细胞间变所致[75-76]</li></ul>

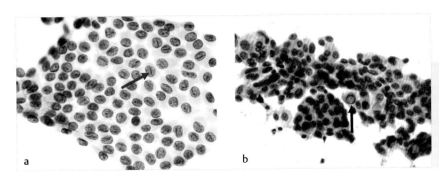

图6.5　诊断为"甲状腺乳头状癌［Bethesda甲状腺细胞病理学报告系统（BSRTC）Ⅵ］"的细针穿刺显示肿瘤细胞具有（a）细胞核细长，核染色质透明，核沟（红色箭头；巴氏染色）和（b）核内包涵体（黑色箭头；巴氏染色）

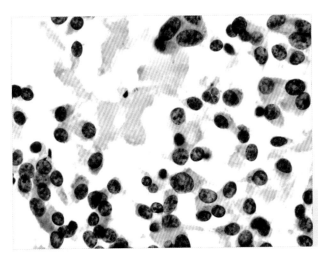

图6.6　诊断为"甲状腺髓样癌［Bethesda甲状腺细胞病理学报告系统（BSRTC）Ⅵ］"的细针穿刺显示肿瘤细胞为圆形至卵圆形，呈神经内分泌型（巴氏染色）

（译者：叶飞　李晓璟）

第7章 甲状腺炎和甲状腺功能减退症的内科治疗

Chris Y. Fan

关键要点

- 原发性甲状腺功能减退症在美国很常见，它最常由桥本甲状腺炎（一种自身免疫性疾病）引起。
- 原发性甲状腺功能减退症的首选治疗药物是左甲状腺素。
- 左甲状腺素初始治疗的"最佳"方式在"完全替代"和"小剂量，逐渐增量"之间存在争议。
- 促甲状腺激素（TSH）的目标水平通常是参考范围的下限，但最近这一观点受到质疑。
- 左甲状腺素的仿制药和专利药并不总是相同。
- 一些患者即使接受左甲状腺素单药治疗仍有症状。
- 碘塞罗宁和甲状腺干燥提取物（DTE）可能对某些患者有益。
- 在有亚临床甲状腺功能减退症、妊娠和黏液性水肿昏迷的情况下，需要特别注意。
- 与甲状腺功能减退相反，桥本甲状腺炎的药物治疗在很大程度上是无效的。

7.1 病例展示

一名46岁的白人女性因疲劳和不适而来到诊室，她自述由于疲劳和体力不支，难以完成日常生活活动（ADL），思考和集中注意力也更加困难。在进一步的问诊中，她描述了出现脱发和皮肤干燥，排便迟缓，不耐寒和体重增加等症状，并且否认了水肿、关节痛、肌痛和情绪改变等症状。

全代谢组、全血细胞计数（CBC）、抗核抗体（ANA）和莱姆病滴度检测均无明显异常。TSH升高至16.33（正常0.40～4.50）。游离T4正常0.89（正常0.7～1.8）。后续检测显示抗甲状腺过氧化物酶（抗TPO）抗体滴度升高，TSH为15.18。

生命体征正常，身体质量指数（BMI）为32.5（几个月前为31.2）。总体而言，体格检查无阳性发现，除了甲状腺轻度弥漫性肿大，硬度增加，但未触及结节。超声证实了体查结果，显示甲状腺增大（右叶6.5 cm × 2.2 cm × 2.2 cm，左叶5.8 cm × 2.5 cm × 2.6 cm，峡部8 mm），回声不均匀，但无离散结节。无可疑的淋巴结。

思考

- 哪些症状、体查和实验室检查结果支持甲状腺功能减退症的诊断？
- 应该如何处理和随访这个女患者？

尽管临床甲状腺功能减退症的体征和症状几十年来已广为人知，但仅用临床标准进行诊断和监测仍然存在问题[1-2]。1997年发布的一个评分系统使用了12个体征和症状。2分或2分以下排除甲状腺功能减退，阴性预测值为94.2%，而6分或6分以上的阳性预测值为94.2%[1-2]。然而，该系统存在两个主要问题：患者有3～5个体征/症状，以及将许多体征/症状排除在评分系统之外。因此，仅仅依靠临床参数难以为继，并且通常导致漏诊。考虑到这个女患者的众多典型症状——体重增加、疲劳、排便迟缓、皮肤干燥、脱发、怕冷和注意力减退——伴随着的甲状腺明显肿大，其回声不均匀，促甲状腺激素（TSH）和抗甲状腺过氧化物酶（TPO）抗体升高——她被诊断为桥本甲状腺炎和甲状腺功能减退症，并开始接受左甲状腺素治疗，通过几个月的一系列血液检查进行调整。

7.2 背景

甲状腺功能减退症在美国是一种常见的疾病，在总人口中发病率为6%～17%[3]。到目前为止，美国原发性甲状腺功能减退症最常见的原因是桥本甲状腺炎，占比近90%，女性患病率较高，并且随着年龄的增长，患病率增加[3-4]。在世界范围内，甲状腺功能减退症最常见的原因是地方性碘缺乏症[5]。

历史上，甲状腺功能减退症是通过注射或摄入动物甲状腺激素来治疗的。绵羊提取物于1891年首次用于治疗黏液性水肿[6]，也使用过牛、马和猪的甲状腺激素[7]。甲状腺素于1914年被发现，并于1926年在实验室合成，但当时无法大量生产[7-8]。1949年，一种甲状腺素的量产技术问世，但该产品是一种游离酸，因此口服吸收较差[8]。

20世纪50年代，甲状腺素钠盐（左甲状腺素）问世。左甲状腺素自1962年上市以来，一直是治疗甲状腺功能减退症的主要药物，因为它具有许多理想的特性——易于合成、稳定性高、半衰期长（约6天）、易于胃肠道（GI）吸收[7-9]。在20世纪70年代，重组脱氧核糖核酸（DNA）技术允许快速、经济和大规模合成左甲状腺素[7-9]。所有专业协会都推荐LT4（左甲状腺素）单一疗法作为甲状腺功能减退症的一线治疗[9-10]。

思考

你会在什么剂量下开始这位女患者的T4替代治疗？

7.3 甲状腺激素给药剂量

美国甲状腺协会（ATA）目前的建议是根据以下几个因素确定甲状腺激素的起始剂量：年龄，体重（瘦体重），妊娠状况，TSH升高程度，临床一般情况（心脏病、骨质疏松症、虚弱等）。起始剂量可以是完全替代［通常为1.6 μg/（kg·d）］，也可以是低剂量（临床实践中通常为25～50 μg/d，具体取决于患者的年龄和体重），然后逐渐增加剂量以达到目标TSH[10]。

大多数人需要1.1～2.1 μg/（kg·d）的LT4，所需量与肥胖呈负相关[11]。偏瘦患者需要接近2.1 μg/（kg·d）的LT4，而高度肥胖患者需要接近1.1 μg/（kg·d）的LT4。在一项研究中，体重指数和甲状腺激素需要量之间的总体关系最适合用二次函数来描述，但对于体重指数较低的患者，这种关系在基本上是线性的[11]。

左甲状腺素的"正确"起始剂量存在很大争议。许多临床医师不论患者的临床特征如何，都坚持"小剂量，逐渐增量"的原则。Roos等进行了一项随机、双盲、前瞻性研究，比较了两种起始剂量：在无心脏症状患者（年龄22～86岁）中，完全替代［1.6 μg/（kg·d）］组与每日25 μg组。两组在年龄、体重指数和甲状腺功能减退的严重程度方面相似。Roos等得出结论，完全替代组剂量是安全的，更方便，更具成本效益。两组患者的体征和症状以及生活质量的改善率相似[12]。

为了简单起见，研究者在估计患者的甲状腺激素需要量时使用了1～2 μg/（kg·d）的范围。身体虚弱、身材娇小、年老或患有心脏或肾脏疾病的患者可能需要显著低于1 μg/（kg·d）的剂量。作者通常以1.6 μg/（kg·d）为起点，根据TSH升高程度（正相关）和患者肥胖程度/BMI（负相关）向上或向下调整，对年龄小于60岁、无已知心脏或肾脏疾病的患者给予完全替代剂量。

左甲状腺素的剂量也会受到许多用于治疗非甲状腺疾病的药物的影响，主要是通过改变甲状腺激素的吸收和/或代谢。这可能会影响经验性的起始剂量，必须予以考虑[10,13-14]。对于老年患者或已知患有冠状动脉疾病的患者，"小剂量，逐渐增量"的方法可能是最好的，并在医学文献中得到了肯定[10,15]。

> **思考**
>
> 这位女士在服用甲状腺激素片时应采取哪些预防措施？

7.4 甲状腺激素给药管理

为了将肠道吸收不良的风险降至最低，理想情况下，甲状腺激素应与食物隔开60 min服用[10]。重金属（钙、铁、镁、铝）补充剂理想情况下应与左甲状腺素隔开4 h服用。在实践中，与食物分隔30 min或更长时间，以及与重金属分隔2 h或更长时间更切实际且更具依从性[16]。人们认为只有碳酸钙会干扰甲状腺激素的吸收，但这一观点已被推翻。碳酸钙、醋酸盐和柠檬酸盐同样都会阻碍20%～25%甲状腺激素的吸收[17]。其他众所周知的干扰甲状腺激素吸收的药物包括硫糖铝（含铝）、奥利司他（抑制脂溶性药物的吸收）、胆汁酸螯合剂（与肠道中的T4结合而增加粪便排泄）和质子泵抑制剂（通过提高胃pH减少T4片剂的溶解）[12,16,18]。显然，硫糖铝、奥利司他和胆汁酸螯合剂/结合剂可以与甲状腺激素分开服用，以最大限度地减少吸收不良，但这不适用于质子泵抑制剂[16]。

需要异常高剂量甲状腺激素的依从性良好患者应评估可能的胃肠道疾病[10,13]。萎缩性胃炎在桥本甲状腺炎患者中发生率增加。乳糜泻在桥本甲状腺炎患者中更为常见，并且有充分的证据表明会导致甲状腺激素吸收不良，有时情况甚至会很严重[10,19-20]。

一天中摄入甲状腺激素的时间也会产生影响，在两项研究中，深夜（就寝时间）的吸收明显高于清晨[21-22]。在其他研究中未发现睡前甲状腺激素吸收会更好[23-25]。尽管如此，如果患者早上空腹并且与重金属和其他药物隔开服用甲状腺激素有困难，睡前服用甲状腺激素似乎是有效而合理的选择。

> **思考**
>
> 这位女士的目标TSH水平应该是多少？

7.5 促甲状腺激素治疗的目标

几十年前，临床医师观察到，大约30%接受左甲状腺素治疗的患者血清T4水平需要达到正常或更高的上限，以使其T3水平、TSH水平和对促甲状腺激素释放激素（TRH）的反应正常化[10,26-27]。尽管在甲状腺功能减退症的治疗中没有常规测量T3和对TRH的反应，但这些观察结果表明，并非每个人对LT4治疗都有预期的反应。

Carr等报道，相当一部分患者（＜15%）在TSH水平正常的情况下没有达到"理想的健康状态"[28]。这些患者所需的LT4比使其TSH正常化所需的LT4多约50 μg/d。在TSH低于0.2 mIU/L、T4水平正常或略高、T3水平正常或略低时，幸福感得分最高。Saravanan等进行的一项研究证实了这一点，该研究显示，在TSH值正常的情况下，接受LT4治疗的社区患者的心理健康状况下降[29]。

因此，最好将促甲状腺激素（TSH）的目标定在正常范围下限，这也是通用的建议[3,30]。TSH因年龄（随年龄增长而升高）、性别（女性略高于男性）、吸烟状况（TSH降低）、饮食/运动、碘摄入量和种族（非洲裔美国人<拉丁裔美国人<白人）而异[31-34]。虽然通常影响很小，但年龄和种族的影响足以提出特定年龄和种族的参考范围[34]。在70岁以上的患者中，高达7.0 mIU/L的TSH可能完全正常[33]。

在碘摄入量充足的西方人群中，血清TSH参考范围为0.4~4.5 mIU/L[35]，但TSH分布并非正态分布。在TSH为3.0~5.0 mIU/L之间的人群中，在正常值的上限有一个明显的"尾巴"——被认为是由于抗甲状腺抗体的患病率较高、隐匿性甲状腺功能异常和未来患甲状腺疾病的可能性增加所致[36]。

在排除患有甲状腺肿、抗甲状腺抗体和/或一级亲属患有甲状腺疾病的患者后，TSH平均值为1.4~1.5 mIU/L，外推的高斯正常上限（97.5%）为2.5 mIU/L[35,37]。这引发了一场激烈的辩论：一些专家主张改变TSH参考范围，而另一些专家则主张维持现状[38]。JCEM于2005年9月发表了背靠背论文，争议双方进行了辩论[39-40]。

然而，2008年，Hamilton等通过抗甲状腺抗体检测、超声或临床表现，确定766名无甲状腺疾病证据的人的TSH参考上限为4.1 mIU/L[41]。许多研究对TS参考范围的下限提出了异议[42-49]，显示对诊断为甲状腺功能减退的患者或有甲状腺功能减退症状且TSH水平正常的患者没有益处。尽管数据高度混杂，但临床医师仍然经常以TSH在正常范围的下限为目标，如果患者出现中等或高TSH的症状，则调整LT4剂量。

7.6 病例展示（续）

根据患者的年龄、心脏和肾脏疾病史、TSH升高程度和症状，选择初始使用1.6 μg/（kg·d）的非专利左甲状腺素。患者正确摄入了LT4，并且依从性良好。她的TSH恢复正常并保持在正常范围的下限。在她6个月的随访中情况有了很大的改善，但仍然感觉未达到她预期的效果。她想知道还能做些什么。

> **思考**
>
> 左甲状腺素的仿制药和专利药之间有显著差异吗？她会从T3或DTE中受益吗？

7.7 左甲状腺素仿制药和专利药

2004年6月，美国食品和药物管理局（FDA）批准了左甲状腺素仿制药，基于一次性摄入600 μg的LT4（仿制药，

品牌Synthroid，或品牌Levoxyl）甲状腺功能正常的志愿者。然后对T4曲线下面积进行72 h的追踪。

"生物等效性"是通过药代动力学确定的，仅观察曲线下面积（AUC）和最大浓度（Cmax），然后将其外推至所有剂量，但未评估TSH[10]。可以理解的是，FDA的决定遭到了迅速而激烈的批评，许多人强烈质疑FDA的方法和结论[50-56]。Dong等进行的研究表明，在服用中等剂量的甲状腺功能减退患者中，甲状腺激素仿制药与专利药具有生物等效性[57]。2008年，Di Girolamo等研究了单次摄入600 μg剂量的LT4甲状腺功能正常的志愿者，他们的研究结果似乎肯定了FDA的决定[58]。两项研究都观察了促甲状腺激素（TSH），但时间都很短。因此，根据FDA标准，左旋甲状腺素的各种专利药和仿制药被视为"生物等效"，但不能完全互换[59-60]。

由于制药工艺的差异——黏合剂、填充剂、染料、乳化剂和各种其他非活性成分的使用——特定患者可能使用某种LT4制剂而不是另一种。仿制LT4制剂最初可能偏离其额定剂量12.5%或更多，因为药代动力学数据对检测这种差异不敏感。FDA在2007年将这一比例收紧至5%（额定剂量的95%~105%），并重新制定了产品配方。然而，考虑到LT4剂量的狭窄治疗窗，这种偏差仍然具有临床相关性[10,59-60]。因此，"生物等效性"不应被视为"治疗等效性"。

目前还没有前瞻性随机试验比较LT4的专利药和仿制药，或与其自身进行比较。没有一种配方被认为是绝对优越的。人们担心的是在不同产品之间切换时TSH的波动。ATA建议尽可能服用特定的LT4专利药或仿制药。患者应意识到他们的LT4制剂可能会被更换，在这种情况下，应重新检测TSH以验证治疗的等效性[10]。

7.8 T3和干甲状腺提取物

尽管大多数原发性甲状腺功能减退症患者在左甲状腺素治疗后症状迅速缓解，但仍有相当数量的患者继续出现令人烦恼的症状[2,10,29,35,61-63]。非甲状腺疾病往往是症结所在[64-65]。另一种解释是，由于特定个体的TSH"调定点"比人群参考范围窄得多，因此没有适当调整LT4剂量[66]。然而，TSH水平"正常"的LT4甲状腺功能减退症患者通常有其他实验室异常，而不仅仅存在主观症状[35,67-69]。

1996年，Escobar-Morreale等进行的研究表明，甲状腺切除的大鼠同时需要T4和T3来维持组织（肝脏和大脑）和血清甲状腺功能正常[70]。然而，这不太可能适用于人类，因为不同物种间T4与T3的比例不同——成年人类为14:1，成年大鼠为6:1。在人类中，80%的循环T3来源于T4转化，只有20%是由甲状腺直接分泌的[9]。几十年来，人们一直认为T4单药治疗就足够了，外周T4转化为T3对所有组

织来说都是足够的[9-10,66]。这一观点在1999年受到了挑战，当时Bunevicius的一项小型研究在33名联合使用T4和T3的立陶宛女性中显示出临床益处[71]。这引起了一场风暴，预示着公认的临床指南和治疗范式的重大变化。从那时起，4项系统综述/Meta分析研究已在同行评议的资料中发表，同时还有十几项随机对照研究，其中一些是专门为解决1999年原始研究的弱点而设计的。几乎没有人表明联合使用T4和T3有益处[9-10,35,72]。一个例外是Nygaard等于2009年发表的一项研究[73]。在将T4转化为T3的脱碘酶中存在多态性，这表明一些患者可能在某些组织中不能充分地将T4转化为T3；因此，尽管有许多阴性研究，但从生物学上讲，一部分患者可能受益于T3治疗是合理的[9-10,70]。同样，DTE可能在对LT4单一疗法不满意的患者中发挥作用。2013年，Hoang等证明，DTE比LT4更受欢迎（48.6%：18.6%）。偏爱DTE的患者有临床获益和体重减轻的趋势，并且没有不良反应。然而，所有这些的意义尚不清楚，因为DTE在症状或神经认知标志物方面没有总体优势[74]。

ATA不推荐常规使用LT4/LT3联合治疗或DTE，因为没有足够的证据证明其优于单独使用LT4。然而，ATA承认，尽管进行了"最佳"LT4治疗，仍有一些患者存在症状，在这种情况下，可以尝试用LT3进行部分替代。LT3半衰期短，起效快，因为没有长效制剂，因此可能需要每天给药2～3次[9-10,72]。

ATA告诫人们不要使用DTE，并对此类产品中的低T4-T3比率表示担忧。一粒含有38 μg T4和9 μg T3，比率为4.2，而典型的成年人比率为14。缺乏关于效益和风险的长期数据[110]。尚无已知的检验——生化、甲状腺激素、症状或遗传——可以预测哪些患者可能受益于LT4/LT3或DTE治疗[10,72]。

实际上，当从LT4单一疗法转换到LT4/LT3联合疗法时，可以选择每周1天将LT4剂量减半。这减少了7%的LT4剂量（假设患者每周7天服用相同剂量）。替代等量的LT3得到非常接近的生理T4-T3比率为13。当从LT4转换到DTE时，可以使用以下公式替换全部LT4剂量：1粒DTE=100 μg LT4。然后分成1～2天给予DTE[74]。

7.9　亚临床甲状腺功能减退症

亚临床甲状腺功能减退症是指TSH在正常上限和10 mIU/L之间，游离T4正常，临床症状轻微或无临床症状[4,35,37]。许多这样的患者进展为明显的临床甲状腺功能减退症（TSH超过10 mIU/L和/或低游离T4），但令人惊讶的是，大量患者在1～5年内未接受治疗而恢复正常[75]。大量研究表明，亚临床甲状腺功能减退症与认知功能受损、血清胆固醇升高、内皮功能障碍、神经和肌肉功能障碍、情绪障碍、心

血管事件和死亡率之间存在关联[4,35,37]。

然而，在2017年的TRUST研究中，一项大型、前瞻性、双盲、随机对照试验（RCT）观察了TSH水平为4.60～19.99、游离T4水平正常的老年人，发现改善疲劳和其他症状的治疗没有益处[76]。在亚临床甲状腺功能减退症中，LT4唯一被证实的益处是预防显性甲状腺功能减退症[4,35,37]。因此，治疗的决定是个体化的和有争议的，目前不推荐常规治疗。如果患者有症状、甲状腺肿、持续升高的TSH或抗TPO抗体，则进行3～6个月的LT4试验性治疗是合适的。否则，应根据抗TPO抗体状态，每1年或3年随访一次TSH[35,37]。

7.10　妊娠期甲状腺功能减退症

ATA于2011年发布了妊娠期甲状腺功能减退症的诊断和管理指南，并于2017年进行了更新[77]。妊娠对甲状腺及其功能产生显著影响。在甲状腺功能正常的健康女性中，甲状腺激素的产生增加高达50%；在接受LT4治疗的甲状腺功能减退妇女中，甲状腺激素需求增加约30%[35,77]。调整LT4的一种简单方法是每周2天将剂量加倍[35]。TSH应在妊娠中期每4周检查一次。

2011年和2017年ATA指南都建议使用基于人群的、特定于3个月的TSH参考范围（如有）。如果无法获得，2011年指南建议TSH上限在妊娠早期为2.5 mIU/L，在妊娠中期和晚期为3.0 mIU/L，这基于美国和欧洲的孕妇。2017年的指南考虑了来自亚洲和荷兰的许多其他国家的女性，并得出结论，孕期TSH的上限为4.0 mIU/L[77]。因此，TSH上限可能因当地人口而异。

一些数据显示，亚临床甲状腺功能减退症增加了妊娠并发症的风险，尤其是当存在抗TPO抗体时，治疗可能会减少流产[78]。然而，最近，这些数据受到了一项前瞻性双盲随机对照试验的质疑，该试验纳入了近1 000名有流产史或不孕史的妇女。在这项研究中，每天服用50 μg的左甲状腺素对生育能力或活产率没有影响[79]。因此，尽管存在争议，但是患有亚临床甲状腺功能减退症（TSH为4～10 mIU/L）的孕妇可进行"常规"的治疗[77]。

7.11　黏液性水肿昏迷

这是一种罕见且可能致命的甲状腺功能减退症，目前尚无随机临床试验。诊断只能高度怀疑。黏液性水肿昏迷常常类似于败血症——低血压、精神状态改变、低体温、电解质异常、低血糖——并且可由败血症引起。因此，在进行血和尿培养之前，应使用经验性广谱抗生素。在给予LT4之前，应测量血清皮质醇，然后给予经验性应激剂量的

糖皮质激素。对于并发的情况，如低体温、低通气、容量和电解质紊乱、低血糖等，应采取支持性措施[10]。

7.12 桥本甲状腺炎抗体

桥本甲状腺炎是一种常见的自身免疫性疾病，也是美国原发性甲状腺功能减退症最常见的病因[3,5]。它的特征是抗TPO（又名抗微粒体，抗过氧化酶）抗体，尽管可以检测到许多其他抗体，该抗体预测发生甲状腺功能减退的风险较高[80]。即使在甲状腺功能正常的患者中，桥本甲状腺炎抗体也会增加症状负担和痛苦[81-83]。因此，针对有症状的甲状腺功能正常患者的抗体是有意义的，但结果不一。左甲状腺素可降低抗体滴度[84-85]，但大量研究表明，将TSH水平降至正常范围并不能改善生活质量指标[42-49]。硒——对抗氧化应激，调节免疫反应，是碘酶发挥正常功能所必需的——经常被吹捧为治疗自身免疫性甲状腺炎的药物。硒可以降低抗TPO抗体，但其临床价值尚不明确[86-88]。因此，在甲状腺功能正常的情况下，目前没有关于桥本甲状腺炎抗体本身的药物治疗的建议[10,89]。然而，理论上去除抗原组织可以抑制免疫反应，并且发现甲状腺切除术可以显著缓解甲状腺功能正常的桥本甲状腺炎患者的症状，这些患者的抗TPO抗体滴度大于1 000 IU/mL[89]。

7.13 结论

甲状腺功能减退症是世界范围内的一种常见疾病，其主要治疗药物是左甲状腺素（T4、LT4），并由于其高口服利用度、稳定性和长半衰期而作为首选药物。是否以全替代剂量或更谨慎地使用左甲状腺素是有争议的，但存在基于患者特征的指南。

一些数据显示，利托洛宁（三碘甲腺原氨酸、T3、LT3）和干燥的猪甲状腺提取物（DTE、天然甲状腺、NP甲状腺）有益。联合使用LT4和LT3，或使用DTE代替LT4，可能会使一些患者受益。然而，大多数研究表明，与单独应用LT4相比并没有显著优势。目前尚不清楚如何确定最有可能受益的患者。

TSH是衡量甲状腺状态的唯一最佳指标，但治疗的最佳目标TSH是有争议的。较低的TSH水平在直觉上是可取的，但许多研究对此提出了质疑。此外，患者经常报告即使使用"最佳"TSH也会出现令人痛苦的症状。治疗轻度升高的TSH值（在4~10 mIU/L之间，即亚临床甲状腺功能减退症）同样存在争议。有单独的用于指导治疗妊娠患者和黏液性水肿昏迷患者的指南。

在美国，原发性甲状腺功能减退症最常见的原因是桥本甲状腺炎，这是一种自身免疫性疾病。许多抗体与桥本甲状腺炎有关，但只有抗TPO（又名抗甲状腺过氧化物酶、抗微粒体）抗体增加了甲状腺功能减退的风险，几乎是基线风险的2倍。不幸的是，抗TPO抗体本身的药物治疗效果一直不尽如人意；因此，治疗仅针对甲状腺功能减退症。

（译者：叶飞 李晓璟）

第8章 甲状腺微小乳头状癌的临床管理

Yasuhiro Ito, Akira Miyauchi

关键要点

- 超低危甲状腺乳头状癌（PTC）的"过度诊断"和"过度治疗"是当前出现的一个新问题。
- 甲状腺微小乳头状癌（PTMC）并不会降低甲状腺癌患者的死亡率。
- 美国甲状腺协会（ATA）所制定的关于成人甲状腺结节的指南不建议对1 cm以下的甲状腺结节进行细针穿刺活检。
- 作为一种能够有效预防无症状PTMC患者受到过度治疗的方式，主动监测是一种安全的干预方案。
- 主动监测所涉及适应证仅限于T1aN0M0 PTMC，不包括T1bN0M0。
- 主动监测的禁忌证包括：具有高危特征的PTMC；伴有喉返神经和气管侵犯、淋巴结转移以及远处转移；细胞学检测结果显示高度恶性（即高细胞型和Hobnail型）。这些类型的患者均需要接受手术治疗。

8.1 病例展示

该病例为一名39岁的女性，在年度体检中偶然发现甲状腺结节。随后接受超声检查，检查结果显示甲状腺内存在一个直径为0.8 cm的结节，呈圆形、边界清晰，并且可能存在微钙化。甲状腺细针穿刺活检（FNAB）结果显示为PTMC。检查未见其他结节和颈部淋巴结病变。

医师在制订治疗方案时，为其提供了两个选择，分别为甲状腺腺叶切除术或采用随访及反复超声检查进行主动监测，该患者选择了后者。

8.2 背景

众所周知，甲状腺微小乳头状癌（PTMC）是指肿瘤结节直径不超过10 mm的甲状腺乳头状癌（PTC）。近年来，以无淋巴结转移、无侵犯邻近器官或无远处转移为特征的低危PTMC已经成为人们的一大关注点。为方便起见，本章中低危PTMC被统称为"PTMC"。在较早时期，由于缺乏明显症状及医疗水平受限，大多数PTMC都是在对死于其他疾病的成年死者进行尸检时发现，并被称为"潜伏癌"。当前对于直径在3~10 mm之间的PTMC而言，潜伏性PTC的发病率相对较高（0.5%~5.2%）[1]，并且这类患者如果死前接受超声检查，那么则可能发现PTMC的存在。不过，随着超声技术以及细针穿刺活检（FNAB）技术的不断发展，包括超声检查技术在内的影像学检查手段在发现和诊断PTMC方面的准确性日趋完善。Takebe等运用超声检测技

术和FNA检查技术对计划行乳腺癌筛查的受试者进行了一项关于甲状腺癌筛查的研究。该研究结果显示，在健康女性中高达3.5%的个体被检出存在PTC，其中85%的个体的病灶直径≤15 mm[2]。通过对比在死者进行尸检的过程中发现潜伏性PTC的记录，发现两者的发病率相近。但是这一数值依旧比当时研究人员报告的日本女性甲状腺癌患病率（3.1/100 000）高1 000倍。从中可以看出，在普通群体中，很多人都可能存在PTC，只是这些病灶十分微小，并且不会表现出任何症状。这说明大多数PTMC在临床上都不会对个体造成明显的负面影响，并且病灶不会生长或者生长非常缓慢。这就产生了一个问题，那就是"对于PTMC患者而言，是否有必要在发现后就立即进行外科手术？"

思考

对偶发性PTMC患者实施持续性主动监测是否是一种合理的手段？

8.3 甲状腺微小乳头状癌的外科手术

长期以来，当个体被检出PTMC时，人们所采取的唯一治疗策略就是外科手术。如果此病灶位于甲状腺单侧，则患者一般会接受甲状腺腺叶切除术。并且，在一些情况下也可能会接受预防性颈部Ⅵ区淋巴结清扫。如果甲状腺双侧叶均存在病灶，则需要对患者行甲状腺全切。此类PTMC患者预后良好，且10年无淋巴结复发、无远处复发和疾病特异性生存率分别为99%、100%和100%[3]。但是，需要指出的一点是尽管此类外科手术并不复杂，但是患者在术中或术后都可能发生一些与手术相关的不良事件。例如，研究人员通过对Kuma医院中由拥有丰富经验的甲状腺外科医师进行的PTMC患者进行调查发现，此类患者（在确诊后立即接受相应手术）中一过性和永久性声带麻痹的发生率分别为4.1%和0.2%，而一过性和永久性甲状旁腺功能减退症的发生率分别为16.7%和1.6%。除此之外，66.1%的患者需要接受左甲状腺素的治疗。不过，需要注意的是如果此类手术由非专科医师主刀，那么患者可能会面临更高的不良事件发生率。除此之外，接受此类手术的患者可能会存在长期颈部不适，并且也会因外科手术留下明显瘢痕。因此，如果患者的病情不会因不接受手术而恶化，那么他们就不会遭受上述不良事件。

8.4　甲状腺微小乳头状癌主动监测：日本医师的经验

基于Takebe等学者的研究结果[2]，日本Kuma医院根据Miyuchi等学者的提议于1993年启动了一项旨在对PTMC患者进行主动监测的临床试验。在试验开始时，研究人员假设：

- 大多数PTMC不会发生明显的变化。
- 主动监测是评估单个PTMC病灶是否稳定的唯一策略。
- 如果主动监测过程中发现病灶存在进展，如出现病灶直径增大或新发淋巴结转移，外科手术也是一个有效的治疗方案。
- 对于患者而言，对所有PTMC进行手术可能弊大于利。

除此之外，基于相同的假设，日本东京癌症研究所医院（Cancer Institute Hospital，CIH）也在1995年启动了类似的主动监测系统。不过，直到最近，这两个机构才获得了一些令人满意的结果。日本内分泌外科医师协会/日本甲状腺外科学会［现为日本内分泌外科协会（JAES）］[7]和ATA[8]分别于2010年和2015年在指南中采用了这一策略作为PTMC的一种管理方法。并且于2018年修订的JAES指南中强烈建议对低危PTMC患者进行主动监测。

8.5　甲状腺微小乳头状癌发病率增加，死亡率稳定

当前，甲状腺癌的发病率一直呈上升趋势。例如在1973—2002年间，美国甲状腺癌发病率增加了2.4倍。在1975—2009年间，甲状腺癌发病率增加了2.9倍，而患者的死亡率较为稳定。这是因为PTMC的检出率及诊断率不断增高所致[9-10]。而在韩国，因为推行基于超声和FNA的全国性甲状腺癌筛查计划[11]，在1993—2001年间甲状腺癌发病率增加了15倍，而死亡率却维持在一个稳定值。除此之外，研究发现随着接受外科手术的患者数量逐渐增加，发生声带麻痹和（或）甲状旁腺功能减退症患者的数量也呈增加趋势，并且手术并没有为患者带来相应益处。上述情况并不仅仅出现在美国或韩国，研究人员于意大利、法国、英国、澳大利亚和北欧国家进行的相应研究也发现了相似的情况[12]。

8.6　甲状腺微小乳头状癌主动监测的争议

需要注意的是，并不是所有类型的PTMC患者都适合接受主动监测这一方案，这就意味着这一方案同样存在一些禁忌证（▶表8.1）。从表中可以看出，如果PTMC患者存在一些高危特征［例如伴有喉返神经和气管侵犯，淋巴结转移以及远处转移，或细胞学检测结果显示高度恶性（即高细胞型和Hobnail型）］，这些类型的患者均需要接受手术治疗。除此之外，截至目前，人们尚不清楚未成年PTMC患者是否适合进行主动监测。

需要指出的是尽管当前人们尚不清楚紧贴气管和（或）位于喉返神经走行范围附近的PTMC是否具有高危生物学特性，但人们不建议对该类患者进行主动监测。这是因为如果病灶（肿瘤）处于活动期，随着肿瘤的增大，可能会累及气管和（或）喉返神经。如果发生这种情况，那么患者的生活质量就会受到非常显著的影响。因此，在针对PTMC患者进行治疗方案制订时，如要评估气管侵犯情况，就需要对气管软骨与肿瘤表面之间形成的角度进行详细检查（▶图8.1）[13]。如果这一角度为一个钝角，那么患者气管就存在受累风险。如果为锐角，则可以对患者进行主动监测。相关研究显示，对于病灶直径≥7 mm的PTMC患者，与气管软骨、肿瘤表面之间形成的角度≤90°的患者不同，在这一角度为钝角的患者中，24%的患者存在明显的气管受累情况，因此该类患者需要接受气管全层（或分层）切除术[13]。在对患者喉返神经进行评估的过程中，需要了解肿瘤与甲状腺包膜之间是否存在喉返神经通过的间隙，尤其是要关注喉返神经通过的间隙中甲状腺的包膜是否完整（▶图8.2）。在病灶直径≥7 mm，且无正常边缘的PTMC患者中，喉返神经明显受累的患者占比9%，该类患者需行喉返神经部分切除术或吻合术。不过，需要指出的是，如果PTMC肿瘤边缘正常，则不会出现喉返神经受累的情况。在评估中，人们可以选择的手段不仅包括超声，CT也是一个重要的检查手段。在该类患者中，无论影像学检查结果如何，直径<7 mm的PTMC均不会导致气管或喉返神经受累（需要指出的是，该研究结果并不能支持所有直径<7 mm的PTMC均不会显著侵犯这些器官）。

在早期阶段，多灶性甲状腺肿瘤以及分化型甲状腺癌（DTC）患者均可接受主动监测。尽管这些特征并不具有显著的预后价值，但是该类患者如果接受手术，那么就必须行甲状腺全切除术，并会存在一定的不良事件（包括喉返神经麻痹和永久性甲状旁腺功能减退症）发生风险。因此，本研究并没有将这些患者排除在主动监测之外。

表8.1　PTMC主动监测的禁忌证

类型	禁忌证
临床高危特征	1. N1或M1（非常罕见） 2. 侵犯喉返神经或气管的体征或症状 3. 细胞学高度恶性（非常罕见） 4. 20岁以下的患者
不适合接受主动监测的特征	紧贴气管或位于喉返神经走行范围附近的肿瘤

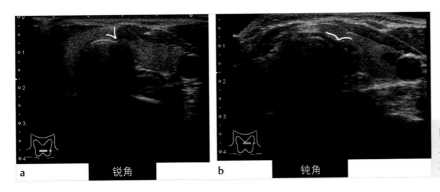

图8.1 气管软骨与肿瘤表面之间形成的角度。（a）角度为锐角，可以考虑积极监测。（b）角度为钝角，则应考虑手术治疗

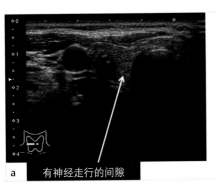
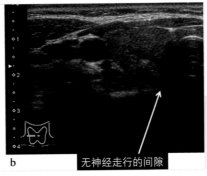

图8.2 肿瘤与甲状腺之间有无喉返伸进走行的间隙。（a）有神经走行的间隙，适合积极监测。（b）无神经走行的间隙，建议立即手术

思考

是否应对每一位PTMC患者进行主动监测?

8.7 甲状腺微小乳头状癌主动监测的临床实践

在对PTMC患者进行主动监测时，我们会首先对可疑结节进行超声引导下的FNAB检查。需要指出的是，在1993年，尚无有关对甲状腺结节行FNA的指南。如果我们未能对疑似存在甲状腺小结节的患者进行FNA，那么患者就可能会向其他医师寻求帮助，并且可能会接受一些原本就没有必要的外科手术。这就会产生所谓的"医患问题"，进而会对医院产生负面影响。因此，Kuma医院会对可疑甲状腺微小结节（直径≥5 mm）进行常规FNAB检查。根据日本乳腺和甲状腺声学协会发表的指南，可以对超声征象有可疑特征的甲状腺结节（且直径≥5 mm）进行FNAB检查。我们会针对患者的疾病是否有主动监测的禁忌证进行评估，并为患者制订最佳的治疗方案。2015年的ATA指南中不建议对缺乏高危特征（如淋巴结转移或邻近器官侵犯）且直径小于1 cm的结节进行FNA检查。这是为了避免患者遭受一些不必要的手术（常因恶性肿瘤而执行的手术）。

在试验早期阶段，医师会为患者提供两个治疗选择（手术和积极监测），让他们自己从中选择一种治疗方案。由于后期的临床实践结果显示积极监测确实能够为患者带来更好的治疗效果，因此随着时间的推移我们开始向患者推荐"主动监测"。当前，我们已经将"主动监测"作为PTMC的一线治疗方案，并且当前大多数PTMC患者（≥95%）会选择这一方案。对于这类患者而言，他们需要在6个月后来我院进行超声检查，此后每年会接受至少一次临床学检查。如果发现存在可疑淋巴结，则对患者进行FNA（针对可疑淋巴结）和甲状腺球蛋白测定（穿刺获得的冲洗液）。如果发现患者存在淋巴结转移或者肿瘤生长过快（最大直径较初始大小增加≥3 mm），则推荐患者接受外科手术治疗。在Kuma医院和CIH中，在主动监测期间肿瘤直径增加≥3 mm是一个有关患者是否需要接受外科手术干预的阈值。然而，在Kuma医院只要肿瘤直径<13 mm，那么医师在决定患者是否需要中止"主动监测"时会考虑患者的意愿，之所以该医院选择"13 mm"作为一个阈值，主要因为主动监测所适合的肿瘤最大直径为10 mm，肿瘤增大的阈值是≥3 mm。

▶图8.3总结了对PTMC实施的主动监测的流程。在对该类患者甲状腺可疑结节实施FNA之前以及在主动监测期间，我们会为患者提供相应手册，以减少患者的焦虑。

思考

主动监测离不开患者、专业外科医师和内分泌医师之间的高度理解和合作。

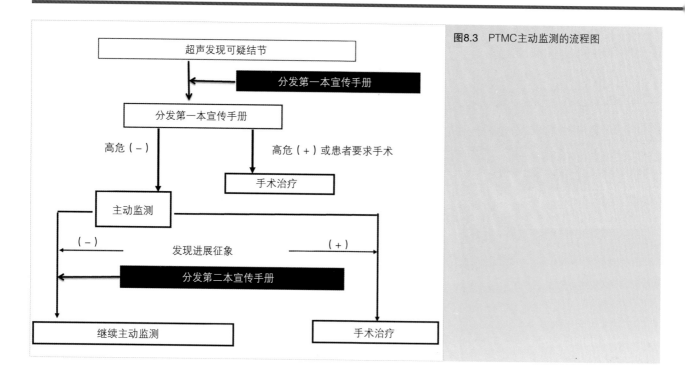

图8.3 PTMC主动监测的流程图

8.8 甲状腺微小乳头状癌主动监测的实践结果：日本经验

Kuma医院于2003年发布了首份主动监测的报告，从报告中可以看出在对PTMC患者进行随访期间，超过70%患者的病灶直径均没有增加，并且也没有出现淋巴结转移[14]。而在发布的第二份报告（2010年）中，该院在对数据分析的过程中采用了"Kaplan-Meier法"，该份报告显示患者5年和10年肿瘤增大率分别为6.4%和15.9%，而5年和10年淋巴结转移率分别为1.5%和3.4%[15]。在2014年一项研究针对1235名患者（平均随访期60个月）进行了分析，结果显示患者5年和10年肿瘤增大率分别为4.9%和8.0%，而5年和10年淋巴结转移率分别为1.7%和3.8%[16]。除此之外，该研究针对影响PTMC进展的不同临床病理特征进行了分析。结果显示与临床PTC相比，年龄<40岁的青年患者的PTMC会更容易发生进展。除此之外，中年组（40～59岁，5年和10年肿瘤增大≥3 mm的发生率分别为5.0%和9.1%）和老年患者（≥60岁，5年和10年肿瘤增大≥3 mm的发生率分别为4.0%和4.1%）的肿瘤增大率显著低于青年组（5年和10年肿瘤增大≥3 mm的发生率分别为9.1%和12.1%）。同样，青年患新发淋巴结转移率（5年和10年新发淋巴结转移率分别为5.2%和16.1%）显著高于中年患者（5年和10年新发淋巴结转移率分别为1.4%和2.3%）和老年患者（5年和10年新发淋巴结转移率分别为0.5%和0.5%）。并且多变量分析结果显示只有年轻（<40岁）是PTMC进展的独立预测因素。需要指出的是，DTC的多灶性以及家族史并不是影响PTMC进展的独立预测因素，这就意味着无须将这些因素视为主动监测的禁忌证。

除此之外，上述结果同样在CIH报告的文件中得以显现。例如，2010年的报告指出在300个PTMC病灶（共涉及230名患者）中，只有7%的PTMC出现增大，只有1%的PTMC会出现新发淋巴结转移，这些数据与Kuma医院所得结果一致[17]。

8.9 其他国家甲状腺微小乳头状癌主动监测的实践结果：肿瘤直径vs肿瘤体积

随着最新版本的ATA指南发布，来自纽约Memorial Sloan Kettering癌症中心（纽约肿瘤医院）的Brito J.P.和Tuttle R.M.与来自Kuma医院的Ito Y.和Miyuchi A.合作开始对PTMC患者采取主动监测策略，并提出了一个有关"PTMC主动监测风险类别"的临床框架[18]，将具有以下特征的PTMC归类为不适合接受"主动监测"的候选者：①存在侵袭性细胞学证据；②病灶后被膜位置毗邻喉返神经；③存在甲状腺外侵犯的证据；④存在侵犯喉返神经或气管的临床证据；⑤N1期；⑥M1期；⑦确诊的甲状腺癌直径增大幅度≥3 mm。Tuttle等[19]于2017年发表了针对PTC最大直径为15 mm的主动监测的首项前瞻性研究结果。该研究结果显示在最大直径≤15 mm的PTC中，肿瘤体积增大>50%、减小>50%以及体积保持不变的比例分别为12.7%、6.7%和80.2%，并且在该类PTC患者中，仅3.8%患者的PTC的最大直径增大幅度≥3 mm。因此，可以使用肿瘤体积测量结果来检测最大直径≤15 mm的PTC，并且可以更早地发现肿瘤是否发生变化。

除此之外，研究人员还发现对于青年患者而言，在最大直径≤15 mm的PTC中其直径可能会随着时间的延长而增大，这一结果与Kuma医院的发现相一致。

Kwan等于韩国进行了一项相关研究，该研究共招募了192例患者以研究PTMC的变化情况。之所以选择此类患者是因为他们具有以下特点：①拒绝手术；②存在未治愈的其他恶性肿瘤；③存在较高的全身麻醉风险，而在超过1年的时间内没有立即接受手术治疗[20]。尽管这种管理属于一种"被动管理"，但是该研究结果显示在上述患者中只有27例（14.1%）患者的肿瘤体积增加了50%以上，并且在这些患者中只有4例（2.1%）患者的肿瘤直径增加≥3 mm。此外，该研究还发现一些PTMC在相对较短的主动监测时间后就会发生显著生长，并且对于肿瘤进展的评估而言，肿瘤体积的变化要比最大肿瘤直径的变化更为敏感。作为一项于韩国进行的多中心研究，Oh等通过纳入370例患者，对主动监测进行了相关评估，该研究的平均随访期为32.5个月[21]。该研究发现尽管共有83例（23.2%）患者的肿瘤体积增加幅度≥50%，但仅有13例（3.5%）患者的肿瘤的最大直径增加幅度≥3 mm。需要指出的是，共有58例（15.7%）患者因焦虑（37.9%）、肿瘤体积增大（32.8%）以及淋巴结转移（8.6%）接受了外科手术治疗。

随之而来的一个问题是"最大直径评价方法"和"肿瘤体积评价方法"哪个更为有效？需要注意的是，尽管上述由Oh等研究者进行的研究所涉及的随访期很短（32.5个月），但中转接受手术的患者比例却非常高（15.7%）[21]。而在Kuma医院，相关研究所涉及的随访期却长得多（75个月），在此期间中转接受手术的患者比例也仅为15.5%（191/1 235），并且患者中转选择手术的意愿会随着时间的延长而逐渐降低[16]。导致上述患者中转手术发生率高的一个原因是在判断肿瘤增大方面所涉及的依据并不完善。因为这些研究是采用"肿瘤体积增大幅度≥50%"作为肿瘤增大的标准。但是，根据这一标准如果一个原本直径为6 mm×6 mm×6 mm的肿瘤增大到7 mm×7 mm×7 mm，则判定为肿瘤体积增大（+59%）。而在日本相关机构中，他们以"肿瘤最大直径增大幅度≥3 mm"为标准，在超过25年的主动监测中，所有病例均未出现远处转移或因PTMC而死亡。因此，我们认为肿瘤体积增大标准同样非常适用于"主动监测"。需要指出的是，由Oh等研究者进行的系列研究中多涉及的接受中转手术的患者中，37.9%的手术原因与焦虑有关。因此，我们随后对该问题进行了深入探讨。最近，由美国Lat-in公司进行的研究也获得最大直径这一标准同样适用于PTMC患者主动监测的结果[22]。

8.10 甲状腺微小乳头状癌的自然病史

8.10.1 甲状腺微小乳头状癌进展的终身概率

Miyuchi等研究者在其研究中共纳入了1 211例PTMC患者，这些患者的年龄范围为20～70岁，并对他们进行了为期10年的主动监测，以获得有关特定年龄疾病进展的信息[23]。根据所得数据以及研究人员在PTMC进展方面所做的假设，该研究得出在每个10年中，年龄为20岁、30岁、40岁、50岁、60岁和70岁的患者PTMC进展的概率分别为48.6%、25.3%、20.9%、10.3%、8.2%和3.5%。尽管通过分析上述结果可能会因为在PTMC患者的一生中20岁和30岁出现进展的概率相当高，得到不适合接受主动监测的结论；但是，从上述数据中还可以看出上述两个群体中也会有51.4%和74.7%的个体在其一生中根本不需要接受手术。在接受主动监测的患者中，尽管一些患者由于病情进展而接受手术，但是无一例出现复发或死于甲状腺癌。因此，上述两类群体同样适合接受主动监测。

8.10.2 甲状腺微小乳头状癌的肿瘤体积动力学研究

我们提出一种使用"倍增时间（DT）"对肿瘤随时间的生长情况进行分析和评价的方法。相关研究已经证实在评估和描述随时间变化的肿瘤体积动力学方面，该技术是一种有效方法[24]。但是需要指出的是，该技术存在一定的限制性，主要体现在以下两个方面。其一，在对多发性肿瘤进行研究时，如果一些肿瘤的直径显示减小，那么该肿瘤的DT则为一个负值。因此正值的DT和负值的DT就存在一个不连续的问题，无法将这些肿瘤一并进行分析。同时需要指出的是，DT值的大小与肿瘤实际增长率的大小正好相反。Miyuchi等提出使用DT（1/DT）的倒数来解决上述问题，并将其命名为"倍增率（DR）"，因为该值表示单位时间内发生的倍增数[25]。这使得能够将最大直径或体积增大/减小的病例作为一个单独的组进行分析，并且DR值能够直观地体现出肿瘤的生长情况。DR值（每年1次）分为4类：＞0.5（较快增长）、0.1～0.5（缓慢增长）、-0.1～0.1（稳定）和＜-0.1（减少）。研究发现在共169个PTMC中，5个PTMC属于较快增长，38个PTMC属于缓慢增长，97个PTMC属于稳定，29个PTMC属于减少[25]。并且随着年龄的增长，较快生长或缓慢生长的PTMC的发生率明显降低。其中，在40岁以下的患者中该比例为40%，在40～59岁的患者中该比例为29%，在60岁以上的患者中该比例为17%。

8.10.3 进展前的肿瘤生长评估

Miyauchi等研究者开发了一种可以对之前出现进展前的PTMC的肿瘤生长模式进行估计的方法。在主动监测期间，研究人员针对PTMC的肿瘤体积DR进行了计算。除此之外，其还针对假设的肿瘤体积DR随年龄的变化以及PTMC的最大直径进行了计算（基于这样一个假设，即在癌细胞出现时，直径为$10\,\mu m$，并且就诊之前不断生长）。需要指出的是，假设的DR比在主动监测中观察到的实际DR大得多[25]。PTMC可能发生在出生后，而不是出生时。因此，实际的生长率或DR应该比假设的DR大得多。这个假设表明PTMC在出现之前生长迅速，随着生长活动减速变得稳定，有时会随着时间的推移而缩小。对于大多数PTMC来说，这似乎是一个典型的自然过程，但也存在一些例外。

8.11　主动监测的其他临床要点

8.11.1　甲状腺微小乳头状癌与妊娠

妊娠期妇女的人绒毛膜促性腺激素（hCG）在妊娠早期产生，并且与促甲状腺激素（TSH）一样，都存在一个α亚基。因此可以看出，hCG具有与TSH相同的活性，可能对PTMC和甲状腺也有刺激作用。但是，只有8%（4/51）的患者的PTMC的最大直径在妊娠期间的增大幅度≥3 mm，其中2例在分娩后接受了手术，并且术后均无复发[26]。其余2例因肿瘤直径保持稳定，仍继续接受主动监测。因此，计划怀孕的青年PTMC女性患者也可以成为主动监测的候选者。

8.11.2　超声检查结果与甲状腺微小乳头状癌的进展

Fukuoka等证实，与血供情况较差的PTMC相比，在最初阶段，血供丰富的PTMC的肿瘤体积增长幅度显著更高[27]。不过，随访结果显示随着时间的推移，肿瘤的血供都会逐渐减少。除此之外，这类肿瘤的10年累计钙化率高达51.8%[27]。因此该研究认为在主动监测期间，随着时间的推移，钙化增加以及血供降低都会发生，并且这些指标对于确定病灶是否处于进展期十分重要。需要指出的是，截至目前，该领域尚未研究根据PTMC超声特征来决定主动监测的适应证。

8.11.3　主动监测的成本效益

无论对于社会而言，还是对于患者本身而言，医疗费用都是一个不可忽视的问题。我们根据患者的实际情况，在日本医疗保险制度下，对手术和主动监测所产生的医疗费用分别进行了计算。结果显示，立即手术的10年医疗总成本为主动监测的3.6倍（92 807日元/患者 vs 25 695日元/患者）[28]。总费用包括积极监测组的中转手术费用、立即手术组的复发再次手术费以及相关术后管理费用。中国香港的一项研究证明了主动监测有成本优势[29]。来自美国的一份报告主张，对于生活质量受到积极监测影响的患者，甲

状腺腺叶切除术要比积极监测更具成本效益[30]；然而，他们的分析非常复杂并且其中包括了许多假设。因此，外科手术和主动监测的费用因国家和地区不同而不同，针对每个国家和地区我们都应该单独进行考虑。

8.11.4　主动监测中的TSH抑制治疗

Sugitani等经研究发现，人体TSH水平与PTMC是否处于活动期之间并不存在相关性[31]。不过，Kim等通过对126例接受主动监测的患者（共涉及127个PTMC病灶）进行分析后发现，PTMC的进展会导致患者血清TSH水平的持续升高。因此，在主动监测期间，应考虑使用左甲状腺素治疗维持正常低值的TSH范围[32]。虽然青年患者的PTMC更有可能发生病灶体积的增大，但Ito等发现服用左甲状腺素将TSH抑制到正常低值的青年PTMC患者的病灶无一例发生体积增大[16]。尽管有必要进行进一步的系统研究，但通过给予左甲状腺素将TSH水平控制在较低的正常水平可能有助于防止PTMC增大，并且这种作用可能在青年患者群体中尤为明显。

8.11.5　患者及医师的焦虑

众所周知，减轻患者焦虑具有非常重要的意义。例如，源自Oh等研究的结果表明，在接受主动监测的患者群体中，即使在较短的随访时间内也有很高比例的个体（37.9%）会因焦虑而选择接受手术[21]。一项来自澳大利亚的研究表明，许多医师并不确定主动监测一定会对患者带来更多的益处[33-34]。由于医师推荐的治疗策略，患者自然会感到一些焦虑，而医师同样也会感到一些焦虑。事实上，即使在Kuma医院，在1993—1997年间也只有30%的患者选择了主动监测。不过，随着时间的推移，这一比例不断上升。例如，在2014年，这一比例就达到了88%，并且2018年超过了95%[35]。之所以人们变得愈加倾向于这种治疗策略，当然是因为主动监测本身所具有的优越性和安全性。但是，选择主动监测的患者比例会因主治医师不同而异。因为主治医师会对患者的焦虑感产生显著影响。美国Dartmouth Institute学院和Kuma医院进行的一项联合研究发现，37%的PTMC患者在一定程度上存在癌症焦虑。但是，60%的患者表示这种焦虑感会随着时间的推移而逐渐减弱。除此之外，另外一个非常重要的发现是，80%的患者同意或强烈同意"他们接受主动监测的决定与他们的个人价值观相匹配"，而83%的患者同意"选择主动监测是最好的决定"[36]。为更好地降低患者的焦虑感，Kuma医院会向患者分发一本讲解主动监测的手册，主要分析了在细胞学检查之前进行主动监测的利弊（▶图8.3）。除此之外，对于已经接受了一段时间的主动监测的患者，医院也会向其分发另一本旨在缓解焦虑的手册（▶图8.3）。美国Memorial

Sloan Kettering癌症中心与一个韩国团队合作开发了一种名为"甲状腺癌治疗选择"的转换辅助工具，该工具可用于为临床医师和PTMC患者在选择治疗方案时提供支持。研究发现，与对照组相比，接受这种辅助工具的患者更有可能选择接受主动监测[37]。

8.11.6 是否存在预测甲状腺微小乳头状癌进展的标志物

如果仅仅可以通过细胞学标本就可以筛查出具有持续生长活性的PTMC，然后及时对该类患者进行手术，无论对于患者本身，还是对于医师均具有重要意义。然而，到目前为止，人们还未发现有用的标志物。不过，Hirokawa等发现对于处于活动期的PTMC而言，与对照组PTMC相比，Ki-67标志物指数会发生显著增大[38]。尽管这一发现很重要，但这种检测必须依赖于病理学标本[39]。不过，研究发现在临床PTC中，BRAF和端粒酶逆转录酶（TERT）联合突变与不良预后之间存在密切相关性。但是需要指出的是，任何类型的PTMC都不存在TERT突变[40]。

8.11.7 甲状腺微小乳头状癌的早期干预

一些研究发现，早期控制PTMC病变（通过甲状腺腺叶切除术和消融术）可能有助于防止病灶发生进一步进展。并且前期相关研究已经证实无论射频消融术，还是微波消融术，它们都可以使患者获得良好的临床结局[41-42]。但是需要指出的是，大约40%和30%的低危PTMC在中央和侧颈部淋巴结转移方面的病理学检查结果为阳性，而大约30%的临床孤立性PTMC在手术后病理上会显示为多发性病灶[43]。因此，局部控制不能防止对侧叶和（或）区域淋巴结出现新的PTC病变。尽管这类疗法可能会影响患者焦虑，但是并不能根治。除此之外，消融术的实施还会导致人们无法正常对疾病进展情况进行有效监测。因此，我们机构不建议对原发性PTMC病变实施消融术。

8.12 结论

自Kuma医院首先于1993年开展PTMC主动监测以来，已经积累了大量的数据和经验。相关临床实践以及研究的结果主要可分为以下几个方面：①大多数PTMC不会发生快速生长，多会保持稳定，且生长会非常缓慢，甚至会发生萎缩；②在主动监测下，发现微小进展征象后进行手术干预不会太晚；③在积极监测中或手术后，无一例患者出现危及生命的转移/复发或死于甲状腺癌。尽管当前依旧存在一些重要的临床问题，但对患者来说，PTMC的主动监测是一种安全且无不良事件的技术[44]。目前，我院已经将主动监测作为PTMC患者的一线治疗方案[5-6,45-46]。并且我们同样希望该方案能够得到全球范围的认可，进而有效避免患者接受一些原本非必要的外科手术。

（译者：刘苏顺 李晓璟）

第9章 甲状腺功能亢进症：Graves病及毒性甲状腺肿

Jennifer S. Mammen, David S. Cooper

关键要点

- 相关研究已经证实，导致甲状腺功能亢进症的病因及其临床表现多种多样，因此相应的治疗亦存在明显差异。
- Graves病（弥漫性毒性甲状腺肿，GD）是一种自身免疫性疾病，它存在需要单独进行治疗的甲状腺外靶点。
- 抗甲状腺药物（ATD）治疗是Graves病最经典的首选治疗措施，但是该治疗方案需要考虑相关药物存在的毒性问题。
- GD的缓解或复发间隔并不固定。
- 毒性结节和毒性结节性甲状腺肿多见于老年群体，并且更有可能出现亚临床症状。
- 对于甲状腺功能亢进症患者而言，在病情严重时需要住院治疗。
- 放射性碘（RAI）治疗方案以及外科手术方案都适用于治疗甲状腺毒症，但通常会导致患者出现甲状腺功能减退。

9.1 病例展示

该患者为一名年龄为70岁的女性，其出现了长达27周的间歇性心悸，在此期间，体重明显减轻（4.5 kg）。并且根据患者主诉可知，在过去的6个月里，其情绪发生了明显变化，自己变得更加易怒。同时，存在干眼及季节性过敏史，但其不存在复视或视力变差等问题。在检查过程中，医师发现在使用赖诺普利治疗后，患者心率为105次/min，血压为120/70 mmHg（1 mmHg=133.322 Pa）。尽管其出现颞部萎陷，但其眼球不存在外凸问题，并且眼外肌活动正常。经检查该患者甲状腺发生明显增大，为正常体积的2~3倍，触诊显示甲状腺质地硬，但尚有部分弹性。甲状腺超声检查结果显示无杂音。实验室检测证实该患者为甲亢，其中促甲状腺激素（TSH）被完全抑制在0.01 mIU/L以下，FT4水平升高至1.9 ng/dL（0.7~1.8 ng/dL），T3水平升高至320 ng/dL（80~200 ng/dL）。甲状腺刺激性免疫球蛋白（TSI）阳性率为200%（正常<139%），放射性碘（RAI）摄取结果显示该患者24 h摄取率升高至38%（正常10%~30%）。

思考

如果患者TSI阳性或存在有关GD的临床学症状，RAI摄取检查是否具有意义？

随后的检查结果确认该女性患者患有GD。随后患者每天服用10 mg的甲巯咪唑和一种β-受体阻滞剂（阿替洛尔25 mg/d，低剂量）。除此之外，为缓解眼干症状给予人工泪液滴眼。经过为期6周的治疗，患者症状消失，复查甲状腺功能正常，停用阿替洛尔。随后1年中，经使用低剂量抗甲状腺药物甲巯咪唑，该患者TSH维持在一个中等参考范围之内。在18个月时，该患者的TSH为3.5 mIU/L，TSI为110%，于是停用甲巯咪唑。

思考

GD的药物治疗是否可以在病情得到缓解后立即停止？

9.2 甲状腺毒症的临床识别

对于甲状腺毒症而言，与此相关的最早描述出现在11世纪和12世纪的"波斯著作"中，其描述与目前所知的GD症状相一致[1]。其中，在公元1000年左右，Avicenna在其所著的*The Canon of Medicine*中，对一种伴随食欲增加或眼睛肿胀的甲状腺肿大问题进行记载。到了16世纪，这本著作被翻译成了多种译本，并且在欧洲广为流传。除此之外，在公元1110年，Sayyid Ismail Al-Jurjani在其所著的*Thesaurus of the Shah of Khwarazm*中，对这种疾病中所涉及的颈部和突眼等情况进行了更为具体的描述。

在欧洲，Caleb Hillier Parry于1786年首次对"突眼性甲状腺肿"进行了描述，相关著作发表于1825年，并且William Osler爵士在其所著的*The Principles and Practice of Medicine*中引用了这一描述。但是需要指出的是这一名字并不是以Caleb Hillier Parry的名字命名的[2]，而是以Robert James Graves的名字命名的，后者于1835年5月在伦敦医学和外科协会进行演讲时对"3例持续性剧烈心悸女性患者"进行了描述，每一例患者的临床特点均相同，即心悸以及甲状腺肿大。在其描述中，Graves被患者那种强烈的心悸所震撼；他指出，"隔着一间房间就能听到患者的心跳声"。除此之外，他还指出一名患者的眼部呈现出一种奇特的外观，因为其眼球明显突出，以至于当她睡觉或试图闭上眼睛时，她的眼睑根本就无法闭合。在欧洲Karl von Basedow也对不同程度的中毒性甲状腺肿（Basedow病）进行了相关研究，其于19世纪50年代报告了5例存在相关临床表现的病例，并且相关描述内容也比Graves更为详细。不过，Karl von Basedow认为，该类患者的发病涉及一种非甲状腺激素的潜在原因[3]。

1913年，Henry Plummer在其向美国医学会提交的一篇开创性论文中表示，在甲状腺毒症中，存在第二种不同的甲状腺肿类型[4]。由于当时只要患者出现了甲状腺肿（无论形式如何），医师都会对其施以外科手术，因此Plummer对在Mayo诊所就诊的3 207例患者的病理和临床结果进行详细回顾。该研究发现在所有增生性甲状腺肿患者中，99%的患者存在甲状腺毒症症状，并且大多数症状出现在甲状腺肿18个月内，且72%的患者存在眼部疾病。相比之下，在"结节性甲状腺肿"而不是"甲状腺弥漫性肿大"的患者中，只有23%的患者会出现甲状腺毒症症状，并且无一例患者存在眼部症状，甲状腺肿的发展和甲状腺毒症症状之间的间隔时间可能会长达数年。因此，其对GD和毒性多结节性甲状腺肿（TMNG）（也就是"Plummer病"）进行了清晰区分。

9.3 病理生理学

Plummer发现之所以GD和TMNG之间存在一定的差异，主要是因为它们的病理生理学机制（源于甲状腺激素分泌过度刺激）不同。其中，GD是一种自身免疫性疾病，由于TSH受体（TSHR）的抗体处于激活状态，因此机体会产生过量的甲状腺激素，而TNMG则是促使甲状腺细胞增殖，由能自主产生甲状腺激素的细胞突变引起。

Adams及Purves医师于1956年首次发现在甲状腺毒症患者中，存在一种长效甲状腺刺激素（LATS）。他们在利用分离促甲状腺素（血清）进行活体小鼠相关试验时发现，与正常个体的血清相比，GD患者的血清对小鼠甲状腺激素的产生具有延迟作用，且同样具备刺激作用[5]。通过随后的相关分析，人们发现造成上述差异的"因子"是一种能够与TSHR结合的免疫球蛋白G（IgG），其具有激动剂活性，因此在体外试验中，其能够刺激甲状腺细胞产生甲状腺激素[6]。到20世纪70年代初，人们已经普遍接受这样一种说法，那就是"抗体在GD中具有重要作用"。并且，20世纪90年代初的人体研究显示，GD患者（女性）可能会通过胎盘将疾病遗传给胎儿，因此研究人员认为这种机制与胎儿和新生儿甲状腺毒症出现之间存在密切相关性，这一点进一步证实了抗体所具有的病理性质[7-10]。并且就在最近，研究人员发现在小鼠模型中，通过注射抗TSHR单克隆抗体（抗TRAb）可以导致小鼠被动患上疾病，这一发现同样与上述致病机制相一致[11]。需要注意的是，尽管这种致病性抗体源于自身反应性B细胞，但负责驱动免疫B细胞增殖的抗原特异性T细胞也具有十分重要的作用。因为，人们发现在受累甲状腺中，均存在上述两种类型的免疫细胞[12]。

对于GD而言，其存在一些明显的特点，那就是这种自身免疫性疾病在发展过程中会对眼部和真皮组织产生明显影响。尽管GD患者中，仅有40%的个体存在临床上的眼病（Graves眼病），但是有70%～90%的患者都存在眼部受累，这些亚临床特征可以通过眼眶磁共振成像（MRI）或计

算机断层扫描（CT）发现。需要指出的是，这种眼病并不是GD患者的特有特征，因为10%的患者即使甲状腺功能正常或甲状腺功能减退，但仍有眼部症状[13]。如果患者不存在Graves眼病，那么就几乎不可能出现皮肤病（胫前黏液性水肿）以及甲状腺肢端病（TA）（杵状指），这表明这些症状只会在结缔组织出现非常严重的全身自身免疫反应的情况下才会出现。这两个并发症都是由于处于激活状态的成纤维细胞所制造出过量的糖胺聚糖导致的，并且这些糖胺聚糖会在结缔组织和皮下组织中发生积聚。需要指出的是，在GD对眼眶和皮肤成纤维细胞以及其他细胞的影响的机制方面，还存在一定的争议。不仅成纤维细胞能够表达导致甲状腺毒症发生的TSHR，而且人们发现TSHR-胰岛素样生长因子1（TSHR-IGF-1）受体复合物似乎也参与这种作用[14]。一项临床试验性研究发现，能够靶向作用于IGF-1受体的单克隆抗体teprotomumab（一种IGF-1 R拮抗剂）对以前未接受治疗的活动性眼病患者具有显著益处[15]。不仅如此，由GD引起的皮肤病很可能有类似的病理生理学特征[16]。

相反，甲状腺自主性高功能腺瘤源于甲状腺细胞内的变化，这种变化会导致TSHR及其下游信号通路的配体发生激活，这种激活并不具有依赖性。大多数孤立的自主性高功能腺瘤的发生涉及TSHR本身的激活突变[17-18]。TSHR信号由G$_s$蛋白介导，并且具有调节甲状腺细胞生长和激素产生等的多种作用[19]。因此，G$_s$突变也可能导致甲状腺细胞过度激活，进而导致结节形成，引起甲状腺激素的分泌失调。需要指出的是，G$_s$蛋白突变的比例低于TSHR突变，在一个大系列中，仅占毒性突变的3%[20]。在TMNG中，功能亢进结节中发生的突变与孤立性结节所发生的突变之间存在一些共同点[21]。并且研究发现，每个过度活跃的结节很可能代表一个单独的细胞突变。需要指出的是，多结节性甲状腺肿不同部位的滤泡大小、胶体含量、细胞特性甚至功能亢进程度的差异很大。事实上，显著细胞变异是多结节性甲状腺肿的一个重要标志。在几种特定情况下，TMNG内的孤立性结节已被证明与独立的激活突变相关[22-23]。

众所周知，环境因素对于甲状腺毒症的发生发展具有非常重要的作用。缺碘会导致甲状腺肿大，并且能够直接影响TMNG的发展过程；因此TMNG患者就多见于缺碘地区，而GD在缺碘地区则更为常见[24]。除此之外，相关研究发现GD的发病风险还包括吸烟、应激源和干扰素-α等免疫活性药物治疗[25-26]。靶向免疫调节剂是一个逐渐广泛应用的治疗方案，而导致自身免疫性疾病的发生则是其常见的副作用。例如，在多发性硬化症患者中，高达16%的患者会因使用阿仑图珠单抗（抗CD-52）而出现GD[27]。

除此之外，在甲状腺毒症的发生发展过程中，遗传因素也可能起到一定的作用。针对双胞胎进行的研究已经证

实无论同卵双胞胎，还是异卵双胞胎，与单胎婴儿相比他们更容易出现非毒性甲状腺肿[28]和GD[29]。大量研究证实TSHR基因本身就是GD遗传的危险因素[30-31]，而人类白细胞抗原（HLA）区域与中枢耐受[31-32]和免疫功能的其他调节因子一起被认为是遗传易感性的重要因素[33]。但是，在所有已鉴定的基因中，单个因素致病的风险通常很小，与强烈受环境影响的多基因易感性相一致[34-35]。然而，当前人们尚未确定TMNG的特异性易感基因。

> **思考**
>
> 随着现代技术的发展以及实验室检测的普及，当患者出现典型临床表现时，是否仍然应该进行GD相关的临床学诊断？

9.4　诊断

由于GD和TMNG之间存在不同症状，因此临床医师应以此对甲状腺功能亢进症的患者进行初步评估。在很多病例中，专家可以在临床检查中根据患者的症状和体征来确定患者是否患有GD。如前所述，Grave眼病（GO）和甲状腺皮肤病均为成纤维细胞的自身免疫异常激活的一种特殊表现，这种特殊表现是由过量的甲状腺激素引起的，因此对GD具有很高的特异性[25]。需要指出的是，即使在没有甲状腺外症状的情况下，发作速度快、症状更强烈、年龄更小的患者也可以诊断为GD。因为甲状腺结节的发病年龄较晚，通常随着时间的推移缓慢进展。在被诊断为自主功能性结节的患者中，超过一半的人出现甲状腺功能亢进的症状，而GD患者中几乎有90%的人出现这些症状[36]。

在所有类型的甲状腺功能亢进症中，过量的甲状腺激素均很可能对其他器官产生直接影响，并且这与甲状腺毒症发病之间亦存在密切关系。患者常见症状包括心悸、焦虑、震颤、怕热、肌无力、腹泻以及体重减轻，而更严重的表现包括房性心律失常、心脏传导阻滞和心功能衰竭、心排出量异常，这些表现在老年患者中尤为明显[37-38]。除此之外，骨代谢增加会导致患者出现骨量减少和骨质疏松，这种问题在绝经后女性患者中尤为严重[39]。同时，这类患者较高的髋部骨折的发生率也与轻度甲状腺功能亢进之间存在密切相关性[40]。

研究发现，年龄可对GD患者的临床表现产生显著影响，其中老年患者的症状较青年患者更少[41-42]。这会导致GD患者出现误诊，并延误治疗。因此，可能需要对患者进行多次检查，以确定具体的病理生理情况。在老年群体中，无功能性甲状腺结节患病率的增加也可能使诊断变得更加复杂。

人们通过实验室检测获得多种与甲状腺功能亢进症相关的异常指标，其与循环系统中过量的甲状腺激素相关（T4和/或T3）。需要指出的是，由于垂体分泌TSH对甲状腺激素的分泌具有极其敏感的调控作用，即使是轻度GD或微小的高功能腺瘤都可能导致患者血清TSH水平低于正常水平下限。对于这类患者，人们将其诊断为"亚临床甲状腺功能亢进症"（尽管GD可存在轻微临床症状，特别是甲状腺外征象）。甲状腺功能亢进症的异常实验室检测指标还包括血清钙水平升高（存在于约10%的患者之中）以及非特异性肝功能测试（LFT）异常[43]。另外，患者血清总雌二醇和游离雌二醇水平通常也会升高，并且在一定程度上，它们与性激素结合球蛋白水平升高之间存在一定的相关性，并且这种异常还可能会导致女性月经不调和男性乳腺发育[44-45]。

当前可用于GD检查的方法主要为以下两种，它们分别用来检测TRAb的免疫分析以及基于细胞的生物活性分析。其中，生物活性分析方法主要是通过比较患者血清刺激转染TSHR的细胞体外产生cAMP的能力来对TSI（以前称为LATS）进行衡量。如果受试血清样本中TSI水平高出对照血清50%以上（即>150%），则被认为属于阳性反应。一般情况下，GD患者的血清TSI水平会比对照血清高出2～3倍。这种检测方法的优势在于，其只需要测量与甲状腺功能亢进症相关的TSHR刺激性抗体的相对活性即可做出准确诊断。相反，尽管用来检测TRAb的免疫分析方法［包括TRAb的直接测定或竞争结合试验（促甲状腺素结合抑制性免疫球蛋白（TBII）试验）］能够提供与TSHR结合的循环抗体的全部量度，但其无法区分刺激性抗体和抑制性抗体。但是，在"甲状腺毒症"的临床背景下，上述免疫分析方法对GD的敏感性和特异性与TSI检测类似[46-47]。截至目前，抗TRAb或TSI检测的临床作用主要为以下几个方面：高滴度"抗TRAb或TSI"可能预示着患者当前存在或未来会出现更为严重的甲状腺功能障碍或GO[48]。服用ATD且抗TRAb或TSI滴度持续升高的甲状腺功能正常的患者在停止治疗后复发率就高[49]。在妊娠晚期，抗TRAb抗体滴度也可作为新生儿GD的重要预测指标[50]。由于该抗体具有很长的半衰期，因此这意味着其可通过胎盘从母体进入胎儿循环中，并会在新生儿出生后几周内保持较高水平，导致新生儿出现"甲状腺毒症"。需要指出的是，如果患者近期接受了增强CT检查或摄入了其他来源的未标记的外源性碘（如抗心律失常药物胺碘酮），那么患者就可能出现假阴性结果（即伴有GD或TMNG的低RAI摄取率）。这是因为这些未经标记的碘会与RAI之间产生竞争，因此会影响甲状腺对RAI的摄取。需要指出的是，这种检测方法并不适用于处于妊娠期的女性，因此该类患者通常会通过抗TRAb或TSI检测进行相关检查。并且在绝大多数情况下，毒性结节均为良性结节，一般不需要对其进行活检。但是，对于碘摄取减少的"冷结节"，则应对其进行超声检查。对于这类甲状腺结节，应根据结节大小以及超声特征来确定是否需要进行FNA（详见第10章）[51]。

如果对表现出临床症状的患者进行的实验室评估显示垂体和甲状腺激素之间存在差异，这说明该患者TSH分泌的反馈抑制存在问题，则在鉴别诊断时可能需要考虑罕见的情况。例如，在甲状腺激素水平升高的情况下，垂体腺瘤（引起促甲状腺激素分泌）和甲状腺激素抵抗可导致血清TSH水平升高或正常。血清中生物素或异种抗体的干扰会导致不一致的结果出现，例如甲状腺激素水平升高，而血清TSH水平正常。在这种情况下，推荐患者转诊到内分泌科。

9.5 甲状腺毒症的临床管理方案

在20世纪40年代初，随着ATD[52]和RAI[53]技术的不断发展，针对甲状腺毒症患者的治疗逐渐从外科转向内科。不过，对于难治性病例（例如不能耐受ATD或拒绝RAI的患者），仍然可能需要接受外科手术（详见第18章）。需要指出的是，由于GD和TMNG患者在病理生理学方面存在显著差异，因此这两类患者的治疗方案往往会存在显著差异。

9.5.1 抗甲状腺药物

Edwin Astwood医师于1942年首次使用ATD来治疗甲状腺相关疾病，因为前期相关研究已经证实硫脲衍生物会导致甲状腺肿以及甲状腺功能减退。并且在其治疗的3例甲亢患者中，通过药物均使患者甲状腺功能变正常[54]。在接下来的10年里，Edwin Astwood及其同事确定了最有效的衍生物，即丙硫氧嘧啶（PTU）和甲巯咪唑，这两种药物在20世纪40年代末获得美国食品和药物管理局（FDA）的批准，使用至今。需要指出的是，作为甲巯咪唑的前体化合物，卡比马唑在英国和许多英联邦国家中均使用较多。并且由于PTU具有严重肝毒性，人们不再将其视为一线ATD药物（详见下文）。由于约一半的患者经过甲巯咪唑治疗后可以停药并维持正常的甲状腺功能，因此人们一般将其作为治疗GD的一线药物。对于甲状腺危象患者而言，大剂量的ATD同样具有重要作用，其中由于PTU能够有效抑制甲状腺激素T4向T3转换，因此其具有比甲巯咪唑更优的效果。由于TMNG的自主性意味着这些患者不易通过药物治疗来缓解，因此一般建议他们接受手术或RAI治疗；只有当患者有禁忌证或拒绝接受其他治疗时，才会接受长期的ATD治疗。

对于GD患者而言，人们将症状缓解定义为在ATD治疗停止后甲状腺依旧能够保持为期1年的正常功能。如果在停止药物治疗后3个月内患者出现甲状腺功能亢进症，则被称

为"复发"，并且"复发"通常伴随较长时间的甲状腺功能亢进。在存在轻微甲状腺肿大以及轻度甲亢的患者中，患者的TRAb水平在治疗开始时会保持正常或略有升高，并在疗程结束时消失，这类患者更有可能获得临床意义上的"缓解"[49]。截至目前，人们尚不确定为期12～18个月的治疗是否会提高患者缓解率。一项长期研究表明，在该治疗方案下，患者的"缓解率"可达60%[55]。对于复发患者，长期使用ATD是一种可以接受，可替代RAI或手术的最终治疗方案[56]。

PTU和甲巯咪唑能够通过干扰甲状腺对碘的利用和甲状腺过氧化物酶催化的碘酪氨酸偶联反应来抑制甲状腺激素的合成。除此之外，相关体外和体内研究表明尽管人们尚不清楚这种缓解是否具有临床意义，但是这两种药物对免疫系统均可能存在有益影响[57]。需要指出的是，这两种药物的血清半衰期均相对较短，但甲巯咪唑在甲状腺内的作用时间要长得多，因此甲巯咪唑每天服用一次即可得到治疗目的。

一般情况，使用ATD治疗能够使患者获得令人满意的效果。但是，与其他药物一样，其同样具有局限性以及毒性，因此需要在使用期间多加监测。对于ATD而言，其最严重的副作用为存在致命风险的重度药物性肝炎[58]。尽管其十分罕见，但是与甲巯咪唑相比，PTU所导致的肝炎发生风险确实更高。因此，根据FDA的建议，对处于妊娠期在首个疗程（3个月）的女性、失代偿性甲状腺毒症患者以及对甲巯咪唑存在轻度过敏反应且拒绝接受手术或RAI治疗的患者中进一步使用PTU。甚至在开始使用ATD治疗之前，医师就可能对甲状腺毒症患者开始药物治疗表示担忧。截至目前，多项研究表明PTU和甲巯咪唑都能使大多数接受治疗的患者的LFT恢复到正常水平[59-60]；因此，这一发现并不是药物治疗的绝对禁忌证。LFT的一过性增加（通常不到参考范围上限的2倍）可发生在开始治疗后的几周内，但不需要中断治疗。另外，治疗过程中也可能出现碱性磷酸酶的一过性升高。需要指出的是，这种升高主要与骨源性相关，并不是肝功能障碍的表现。

9.5.2 放射性碘（RAI）治疗

截至目前，有关RAI在治疗甲状腺疾病中的有效性已经在多项研究工作中得到证实[53]。研究人员于1936年开发了一种碘的放射性同位素作为甲状腺代谢研究的示踪剂，然后尝试使用这些同位素来治疗GD。首个病例研究于1946年在《美国医学会杂志》（JAMA）上得到了发表[61-62]。从中可以看出，在大多数TMNG病例中RAI治疗都是一种适当的一线治疗方法。通过RAI治疗可以使患者的甲状腺功能恢复正常，并能够有效缩小甲状腺肿。对于典型的毒性结节而言，通过为期1年的治疗，其直径可以缩小约40%。而RAI

治疗的最佳效果可能出现在治疗后4～12个月。在这段时间内，甲状腺功能可能恢复正常或降低到低于正常范围，但一半的患者仍存在可触及的甲状腺结节。因此这类患者可能需要接受第2次甚至第3次RAI治疗。专家建议在首次RAI治疗后至少6个月再考虑用RAI再次治疗。

对于GD患者而言，人们使用RAI的目的就是实现永久性甲状腺功能减退，并使用甲状腺激素替代治疗。由于患者明确患有GD，那么在使用^{131}I进行治疗之前，尽管不必进行24 h RAI摄取检测，但许多专家认为摄取检测可以证明甲状腺能够摄取足够的碘，从而发挥RAI治疗对甲亢的治疗效果。

在接受^{131}I治疗之前，患者及其家人必须接受放射安全程序培训（约1周）[63]。因为，RAI治疗可能并不适用于日常生活能力存在障碍或照顾幼儿的患者，例如，残疾的老年人、哺乳妇女或备孕患者并不适合接受RAI治疗。在治疗前5～7天内，应获得患者详细的病史和血清β-hCG水平。对于GD患者而言，在接受RAI治疗时，可能加重GO，这一点在有吸烟史的患者中尤为明显[64]。对于GO患者，在接受RAI治疗之前，可以首先进行短疗程的类固醇治疗，并进行重叠治疗，以降低上述风险。

截至目前，人们尚不清楚关于甲状腺功能亢进症的RAI治疗与实体器官继发癌症的高发病率之间是否存在关联性。一项大型观察性研究纳入了在1946—1964年期间接受RAI治疗的超过35 000名患者进行了长期随访[65]。在1998年，针对RAI剂量及其对实体器官肿瘤的影响的分析结果显示实体器官肿瘤发生风险与RAI剂量之间并不存在显著相关性。但是，最近对另外一部分未患癌症的18 000名参与者的重新分析发现，RAI剂量与乳腺癌［相对风险（RR）=1.12；95%CI=1.00～1.32；P=0.04］和所有其他实体肿瘤（RR=1.05；95%CI=1.01～1.10；P=0.01）之间存在密切相关性，但并非显著相关[66]。需要指出的是，该研究中涉及数量繁多的测量数据，统计学方面的显著性较弱会导致这些发现的重要性较弱。截至目前，导致疾病发生风险增加的病因尚不清楚。另一项规模较小的对照研究同样发现RAI治疗与某些癌症（包括乳腺癌）之间存在一定的相关性[67]。不过最近在芬兰同一注册中心进行的一项更大规模的队列研究发现对于甲亢患者而言，RAI治疗与患癌的风险增加之间并不存在显著相关性[68]。同时，一项大型队列研究发现对于甲状腺功能亢进症的患者而言，他们因接受RAI治疗而死于癌症的风险并没有像预期的那样高[69]。

9.5.3 外科手术

对甲状腺功能亢进症的患者进行手术也是一个解决方案，尽管手术的结果是导致患者出现永久性甲状腺功能减退。对于难以控制的甲亢患者，手术可能是一种首选治疗方法。通过外科手术，患者一般不会发生复发。但是需要指出的是，对于甲状腺功能亢进症患者而言，其可能出现心脏改变，因此在进行手术之前应首先对患者进行内科治疗，以有效恢复其甲状腺功能。即使是对于难以控制的甲亢患者，也需要首先通过多种药物［包括ATD、葡萄糖、胆甾胺和饱和碘化钾（SKI）］进行治疗，稳定病情后才能进行外科手术。在GD患者中，甲状腺全切术较甲状腺次全切术更易被患者接受，因为甲状腺全切术可以有效降低患者复发的概率。对于TMNG患者而言，如果其存在高功能腺瘤或单侧结节，那么甲状腺腺叶切除术即可实现治愈，并且这种手术可以保留患者的甲状腺功能。因此，其可作为TMNG患者的一线治疗方案。有关手术治疗的风险和方法的详细讨论，请参阅第18章。

9.6 其他注意事项

家庭计划是影响治疗方案选择的一个非常重要的因素。对于没有备孕计划的女性而言，其适用的治疗方案可能只包含药物治疗。ATD，尤其是甲巯咪唑具有较低致畸风险，而接受PTU治疗的孕妇存在较高的重度肝炎风险[70]。因此，当前指南建议对于计划怀孕的女性和孕早期的女性，适合使用PTU，而在孕后期可以改用甲巯咪唑[71]。处于哺乳期的女性可以安全地使用中等剂量的ATD[72]。鉴于药物治疗存在一定的风险，对于近期具有怀孕计划的女性可考虑手术或RAI治疗，具体的治疗方案应根据她们的怀孕计划来制订。

甲状腺功能亢进症患者选择治疗方案时，应充分考虑治疗负担以及患者满意度。在关于检查治疗费用的研究中，人们发现与ATD和手术相比，RAI治疗最为便宜[73-74]。并且患者参与决策过程是提高治疗满意度的关键。一项对GD患者在接受RAI或手术治疗后短期满意度的调查性研究发现，无论RAI还是手术患者，其术后满意度较高（RAI和外科手术组满意度分别为80%和91%）[75]。在一项非随机研究中，工作人员针对1 000多名GD患者进行了更长时间的随访，结果显示与ATD或手术相比，仅接受RAI治疗的患者在治疗6～10年后的生活质量较低[76]；然而，由于RAI患者年龄较大，并有比其他治疗组更多的共病，因此该项研究可能存在影响较为显著的选择偏倚。

通过上述探讨可知甲状腺毒症患者可以选择的治疗方案共有3种，每一种治疗方案都有其优缺点，因此在选择具体方案时应充分考虑患者具体情况以及个人意愿，以便能够为患者制订最佳的治疗策略。

（译者：刘苏顺 李晓璟）

第10章　甲状腺结节的当代临床实践

Miriam N. Lango

关键要点

- 咽喉紧缩感等症状很少源于甲状腺病变，但是如果患者出现这种症状，医师常会对其进行检查以确定患者是否存在侵袭性甲状腺恶性肿瘤。
- 利用甲状腺结节的超声特征可以对病灶的恶性风险水平进行分层；美国甲状腺协会或美国放射学会（ACR）建立了用于区分是否需要活检的甲状腺结节的新版标准。
- 长期以来，大量研究已经证实分子检测可以有效提高甲状腺细针穿刺活检（FNAB）的诊断准确性。
- 将甲状腺乳头状癌（PTC）的非侵袭性滤泡型（包裹型和/或非侵袭性滤泡亚型PTC）重新分类为具有乳头状核特征的非侵袭性滤泡性甲状腺肿瘤（NIFTP）将影响大多数分子检测的表观表现，检测性能应重新计算和评估。

10.1　病例展示

该患者为一名45岁男性，向初级医师寻求帮助，主诉为咽喉紧缩感，无声音嘶哑及体重减轻，无其他明显异常。医师要求其进行甲状腺超声（US）检查，检查结果显示该患者甲状腺左叶中部存在一1.5 cm结节，右叶下极处存在一1.3 cm结节。该患者担心自己患上了甲状腺癌，于是征求了另外一名专家的意见。该患者无辐射暴露史，亦无甲状腺癌或其他癌症的家族史。

10.2　背景

众所周知，甲状腺结节的患病率较高，在中年女性中较多见，其发生率随着年龄的增长而增加。而甲状腺恶性肿瘤的发病率很低，其中侵袭性甲状腺癌尤为少见，甲状腺结节中1.6%～12%的患者为甲状腺恶性肿瘤[1]。由于影像学技术的不断进步，一些原本无法通过检查发现的无症状甲状腺结节被检测出来[1]。同时，细针穿刺活检也成为一种非常重要的检查方式。不仅如此，甲状腺手术的数量也出现了小幅度的增加[2-3]。当前，人们需要解决的一个问题就是，"如何区分临床上具有显著恶性可能的甲状腺结节以及良性或惰性病变"。

当前，通过超声进行甲状腺结节评估的诊断标准已经发生了变化，而FNA活检标本的分子检测技术也得到了长足的发展。而这些进步也是甲状腺领域实践指南发生实质性变化的重要驱动力。与2009年的美国甲状腺协会（ATA）指南[4]相比，新一版（2016年）的ATA指南[5]进一步阐述US影像学特征和分子诊断在甲状腺结节管理中的作用。最近，美国放射学会（ACR）发布了相应的甲状腺成像报告指南[1]。并且在相关技术的支撑下，分子检测的诊断标准和解释也将继续发生变化。随着新成果的不断出现，及时更新并保持相关指南及建议能够为患者带来最佳结果。

10.3　病史及体格检查

对于甲状腺结节而言，了解、分析病史及进行体格检查是非常重要的。与之相关的重要问题包括以下几个方面：

- 甲状腺结节是由患者自己发现，还是在诊所进行临床检查时发现，或是在影像学检查中偶然发现？
- 有甲状腺结节的患者是否存在相关症状，如疼痛、吞咽困难或呼吸急促？
- 甲状腺结节是否会发生变化？

例如，对于通过US检查发现甲状腺结节的患者，其可能产生异物感或球塞感，与先前存在甲状腺明显肿块的个体所存在的吞咽困难、声音嘶哑或疼痛问题相比，前者更需要得到关注。

尽管存在甲状腺肿块的患者很少会表现出特定症状，但是这并不意味着不需要进行评估。由肿块导致的嗓音改变会使得患者担心病灶会损伤其喉部功能（尤其是声带功能）；在甲状腺恶性肿瘤患者中，相关部位的功能改变是一种持续的变化过程。如果患者喉部检查显示存在声带麻痹，则应首选确定患者是否存在局部侵袭性甲状腺癌侵犯喉返神经（甲状腺外侵犯）的问题，并至少提示病灶属于T4a期。存在呼吸急促（无论是否伴有喘鸣声）和压迫感（特别是如果进展迅速）问题的患者更有可能患有高度恶性肿瘤。例如，如果患者呼吸困难恶化（特别是在减肥或不减肥的情况下改变为半流质饮食或流食），也需要立即对患者进行评估。

需要注意的是，肿瘤确实会导致一些压迫症状，但是如果甲状腺结节<3 cm，则不太可能产生"压迫"。与甲状腺肿瘤相比，异物感或球塞感更有可能由胃食管反流引起。对于胸骨后巨大甲状腺肿的患者，呼吸困难是最常见的症状（仰卧时），但是常规查体很少能够发现，因为其位于胸廓入口以下。除此之外，还应明确患者是否存在甲状腺功能亢进和甲状腺功能减退。另外，还应注意患者是否存在辐射暴露史，因为这类暴露会导致甲状腺乳头状癌（PTC）发生风险增加。有甲状腺癌家族史可能会提示家

族性综合征，而有这种家族史可能还会导致治疗方案发生变化。

对患者应进行完整且仔细的查体，其中包括"甲状腺是否存在明显异常？""是否存在有明显的颈部淋巴结肿大？""声音是否发生了改变？"。检查中应着重注意最后一个问题，如果患者出现了声音改变，那么就有必要对其进行喉部检查以评估声带活动功能。这可以通过喉镜检查来完成。尽管超声检查也适用于对环甲膜的声带活动度的评估，但是这种方法并不常用。

如果患者是局部晚期癌，则有必要进行喉镜检查；对于肿瘤位于甲状腺腺体后方（无论是否存在甲状腺外侵犯），即使没有明显的声音嘶哑，一般认为患者同样需要接受喉镜检查。对于无手术指征的无症状性甲状腺结节，且无可疑临床或细胞学特征的患者，则无须进行常规喉镜检查[5]。

10.4　诊断

对于甲状腺结节的患者而言，人们可以采取的辅助检测包括血清促甲状腺激素（TSH）测定和甲状腺超声检查。▶图10.1给出了甲状腺结节的检查流程。如果检测结果显示患者TSH水平较低，则提示其甲状腺激素分泌受到甲状腺高功能腺瘤的抑制；这时，患者就有必要进行放射性核素扫描。如果患者甲状腺功能无异常，则无须接受放射性核素扫描。在所谓的"热结节"中，恶性肿瘤非常罕见。如果患者存在多个甲状腺结节，则需要对超声表现可疑的冷结节进行FNA。一般而言，人们在对该类患者制订治疗决策时，会考虑甲状腺结节的大小和超声表现，同时还会考虑其他危险因素对治疗效果及安全性的影响。

10.5　细针穿刺活检的指征

在过去的10年中，人们对FNAB的适应证做了越来越严格的限制，并且是否需要进行FNAB与患者US影像学特征之间存在密切相关性。在2009年的ATA指南中，对具有高危因素的患者（即存在甲状腺癌家族或个人病史、辐射暴露史以及其他因素的个体）即使不存在US影像学可疑特征，也建议对最大直径>5 mm的结节进行活检。而在2016年的ATA指南中，US影像学特征是一个决定患者是否需要接受FNA活检的主要指征。同样，ACR发布的甲状腺影像报告和数据系统（TI-RADS）以US特征为基础进行风险分层，并将风险分层转化为评估是否需要FNA的评分。但是，与ATA指南相比，TI-RADS标准中活检的截止值存在差异（▶表10.1）。具体而言，对于中度和高度可疑的结节ATA指南中使用"1 cm"的截止值，而ACR建议的一个更高

的截止值。因此，遵循ACR指南会导致FNA总数量下降。但从检测结果的角度来看，依据ACR指南进行FNAB具有更高的特异性，而依据2016年的ATA指南进行FNAB具有更高的敏感性，也更有可能识别出那些不确定的和良性的甲状腺结节[6]。与早期指南相比，这两套指南所采用的标准更为严格，其截止值总体上比2009年的ATA指南更大（▶表10.1）。

由于超声检查的质量会因为操作者与观察者的不同而存在显著差异，这就意味着，甲状腺外科医师必须掌握甲状腺结节US影像学评估方面的实用知识[7-9]。对于甲状腺外科医师而言，治疗决策的制订需要密切结合影像学结果、临床病情和活检结果。

10.6　细针穿刺活检的准确性

除手术切除外，甲状腺细针穿刺活检（FNAB）是当前评估甲状腺结节最准确、最有效的方法。ATA指南中建议对存在采样误差和（或）FNAB未明确诊断的复杂结节进行US引导下的反复FNA。当前，超过90%的甲状腺结节的组织活检都使用US引导。FNAB的准确率很高，良性肿瘤的被误诊为恶性的可能低于5%。

如果甲状腺结节直径>4 cm，那么FNA就可能不再具有足够的可靠性。对于这类结节，一些医师会选择对其进行切除，因为这类结节的细胞学检查具有令人无法接受的假阴性率。为避免风险手术是一个有效的治疗手段[10-11]。除此之外，甲状腺大结节可能含有滤泡癌、滤泡性变异癌或Hürthle细胞癌和其他罕见的恶性肿瘤，而这些肿瘤均不存在与乳头状癌相关的可疑超声特征[12]。如果患者存在甲状腺大结节相关症状，那么是否接受手术所考虑的应当是患者当前的症状，而不是恶性肿瘤的具体问题[13]。如果结果可能改变手术范围，仍可考虑进行FNAB。目前，ATA指南中建议在没有其他手术适应证的情况下，无论结节大小均可使用FNAB来指导进一步治疗[5]。

如果患者存在多个甲状腺结节，则有必要逐一确定每个结节的风险。虽然常规仅对主要（即最大的）结节进行活检，但目前建议对每个结节单独进行风险分级，并仅对风险最高的病变进行活检。▶图10.1描述了一种评估甲状腺结节的流程。

如上所述，在是否进行FNAB方面，当前指南所采用的截止值要高于前一版指南。并且在最新指南中，US影像学特征对是否需要进行FNAB具有决定性作用。

> **思考**
>
> 在甲状腺结节伴有压迫症状和具有其他影像学特征的低风险患者中，是否可以考虑进行甲状腺切除术，不进行FNAB。

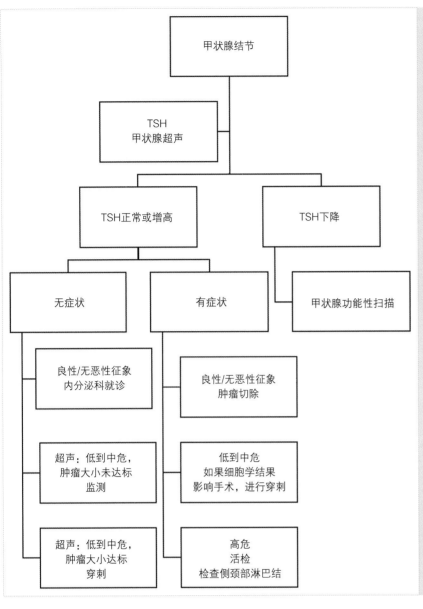

表10.1　细针穿刺活检（FNAB）的适应证 [据美国放射学会（ACR）指南与美国甲状腺协会（ATA）指南（2016年）]

ACR风险分类		估计的恶性肿瘤风险/%	活检阈值	ATA风险类别	估计的恶性肿瘤风险/%	活检阈值
TR1	良性	0	无FNAB	良性模式	<1	无FNAB
TR2	不可疑	0	无FNAB	极低怀疑模式	<3	2 cm
TR3	略显可疑	<5	2.5 cm	低怀疑模式	5~10	1.5 cm
TR4	中度可疑	10~85	1.5 cm	中等怀疑模式	10~20	1.0 cm
TR5	高度怀疑	>85	1.0 cm	高度怀疑模式	70~90	1.0 cm

10.7　细胞病理与Bethesda分级

　　FNAB检查技术出现之前，在接受甲状腺切除术的患者中只有14%的术后组织标本为恶性。而通过FNAB可以有效减少那些并不必要的手术[14]。建议使用"Bethesda分级"标准术语和形态学标准进行细胞学评估，以进一步提高一致性和可靠性。这一框架包括与特定恶性风险水平相关的6个类别（►表10.2），并将细胞学标本的标本量充足定义为至少6组良性滤泡细胞，其中，每组细胞有10个或更多保存完好的细胞。

表10.2 Bethesda甲状腺细胞病理学报告系统：恶性风险和推荐的临床治疗

诊断类别	恶性肿瘤风险/%	建议的管理
非诊断性或令人不满意	1~4	超声引导下重复细针穿刺
良性	0~3	临床随访
未确定意义的非典型性或未确定意义的卵泡病变	5~15	重复FNAB
滤泡性肿瘤或可疑滤泡性肿瘤疑似恶性肿瘤	15~30	手术
疑似恶性	60~75	手术
恶性	97~99	手术

10.8 分子标志物

高达25%的样本的病理学特征是无法仅靠细胞学得到的。尽管可以采用Bethesda分级，但观察者间存在很大的变异度，并且这种变异度对于那些不确定的细胞学诊断的影响尤为明显[16]。因此，为提高FNAB诊断准确性，最近人们将关注点放在了"分子标记"之上。

众所周知，甲状腺肿瘤涉及多种突变基因，包括原癌基因突变和肿瘤抑制基因突变。其中，BRAF V600E突变在PTC中最为常见。在所有相关标本中，这种突变约占50%，并且在超过80%的PTC高细胞变异型中都存在这种突变。不过，奇怪的是BRAF突变在低分化和未分化癌中少见，并且并不是所有的PTC细胞都具有BRAF突变[17]。不过，BRAF V600E突变由于其普遍性和特异性，可作为乳头状癌的有效标志物。对于该突变呈阳性的细胞学标本可确定为癌。

而与BRAF V600E突变相比，其他分子标志物则具有较差的特异性，因此无法作为诊断指标。例如，RAS突变常见于滤泡性癌以及滤泡性变异型和滤泡性腺癌。因此，FNAB细胞学标本中RAS突变的存在可能无法区分癌、癌前病变或滤泡性腺癌。然而，尽管存在RAS突变说明患者需要接受手术，但其并不能为手术提供指导。因此，这种检测并不具有很好的临床实用性[18]。除此之外，尽管采用细胞学结合分子检测的方法，也只有10%的病例的手术方案发生变化[19]。因此，如果患者明确需要手术，那么可能并不需要进行术前分子检测。

10.9 分子检测类型

当前，突变检测技术在分子检测中的地位日益突出。在早期阶段，分子检测主要包含7个最常见的突变，而当前的分子检测则涵盖了更大范围的突变，占甲状腺癌所涉及突变的90%以上[20]，并且最新检测技术中还包含了更多具有正向和负向预测值的基因。尽管对甲状腺恶性肿瘤的分子和基因变化的编目工作进展迅速，但对基因变化的后果的研究存在明显的滞后性。截至目前，人们尚不清楚细胞学标本中存在的一些突变其本身所具有的意义。

目前，人们已经开发出了一种能够利用mRNA转录图谱来识别恶性风险较低的病变的策略，这种检测方法涵盖了142个基因的表达数据，可以作为对细胞学为不确定（Bethesda Ⅲ、Ⅳ）的标本进行诊断的有力辅助工具，其阴性预测准确率为94%~95%[21-22]。并且在恶性肿瘤发病率较低的环境中，基因表达分类器（gene expression classifier，GEC）测试具有最高的准确性。基因表达的水平和模式被归类为几个风险级别，大多数不确定的细胞学样本属于良性类别。需要指出的是，这项检测在"疑似恶性肿瘤"类别中的表现并不理想，因此GEC检测并不适用于细胞学上的良性病变。由于这项检测的高阴性预测值，GEC检测经常被用来排除恶性病变，并能够有效避免患者接受一些本不必要的手术[23]。

10.10 囊内非侵袭性滤泡变异的PTC对细胞病理诊断再分类的影响

思考

纳入NIFTP对甲状腺肿瘤的外科治疗有何影响？

需要指出的是，大多数分子检测的目的就是区分肿瘤是否为恶性，但是甲状腺恶性肿瘤的行为存在明显的异质性，并且大多数肿瘤的生长较为缓慢。在早期，人们已经发现包裹型滤泡亚型PTC的生长较为缓慢，并且几乎不会发生转移，因此患者很少会因此而死亡[24]。在2012年美国国家癌症研究所组建了一个内分泌病理工作组，该工作组成员负责完善这一临床领域上不同实体肿瘤的诊断组织学标准。该工作组将甲状腺乳头状癌的非侵袭性滤泡型重新命名为"具有乳头状核特征的非侵袭性滤泡性甲状腺肿瘤（NIFTP）"[25]。并且分子分析揭示其存在突变，特别是RAS突变，表明NIFTP代表肿瘤或癌前病变。由于病理诊断既需要特殊核特征，又需要无包膜侵犯，因此需要采用甲状腺切除术后的标本。然而，通常情况下患者并不需要接受全甲状腺切除术，只需行甲状腺腺叶切除即可。

对这种原本属于恶性肿瘤范畴的肿瘤进行重新分类确实对诊断产生了影响。由于甲状腺恶性肿瘤的总体患病率较低，因此将NIFTP指定为非恶性可以降低不确定的Bethesda分级中的恶性风险。除此之外，重新分类还会对GEC和突变检测的性能产生影响。重新分类可以有效地降低恶性肿瘤患病率，并降低试验的阳性预测值。不过，由于GEC的设计目的是最大限度地提高阴性预测值，因此重新分类对GEC测试的影响较小。事实上，RAS突变更有可能是NIFTP，而不是恶性肿瘤[26]。

- 当细胞学和分子检测结果可能改变手术方案时，应考虑对患者进行检测。
- BRAF V600E突变在PTC中最为常见。在所有相关标本中，这种突变约占50%，并且在超过80%的PTC高细胞变异型中都会存在这种突变。具有FNAB标本进行检测具有BRAF突变的，可诊断为恶性肿瘤。
- Bethesda分级为不确定的FNAB标本中的RAS突变最有可能是NIFTP，确诊需要进行甲状腺切除术。然而，在通常情况下患者并不需要接受全甲状腺切除术，只需行甲状腺腺叶切除即可。

10.11 结论

在过去的10年中，人们对甲状腺结节的管理策略已经发生了很大的变化。人们为FNAB制定了越来越严格的适应证，并且是否需要进行FNAB与患者US影像学特征之间存在密切相关性。这就意味着，甲状腺外科医师必须掌握甲状腺结节US影像学评估方面的实用知识。分子检测可能有助于识别具有临床显著恶性风险的癌症。然而，未来需要针对分子检测的临床应用进行进一步研究。除此之外，随着影像学技术和分子诊断学技术的不断进步，针对甲状腺结节的治疗方案也可能会继续发生变化。

（译者：刘苏顺　江沁）

第二部分

甲状腺疾病的外科治疗

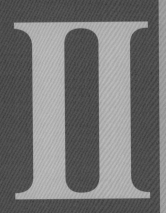

第11章　甲状腺手术的围术期决策及临床评估

Phillip K. Pellitteri

11.1　病例展示：病例1

该病例为一位80岁的退休公司高管，除颈部双侧存在肿块外，其无其他明显不适。超声引导下细针穿刺活检（US-FNAB）结果显示该肿块属于脂肪瘤。该患者对诊断结果持怀疑态度，故来到我院继续接受检查。检查发现该患者存在轻度吞咽困难，随后的超声检查结果显示其左侧甲状腺内存在一大的、单侧的、血供丰富的肿块。左侧侧颈部可见数量较多的病理性淋巴结，右侧Ⅳ区同样可见数个病理性淋巴结。针对左侧Ⅲ区肿大淋巴结进行US-FNAB，细胞学检查结果考虑甲状腺乳头状癌。

思考

- 该患者是否适合接受外科手术？
- 需要进行哪些围术期检查？
- 手术方案和相关的讨论点分别是什么？

医师认为，该患者适合接受外科手术治疗。术前，需要对患者行增强CT（cCT）检查明确是否存在转移淋巴结，为随后确定患者是否需要接受双侧颈淋巴清扫术提供数据支持。CT扫描显示左侧颈部各区均存在多个疑似转移淋巴结，Ⅱ区淋巴结肿大导致颈内静脉受压。左侧前两个气管环水平存在明显的狭窄。颈部右侧Ⅳ区和Ⅴ区存在两个疑似转移的肿大淋巴结。右侧甲状腺增大，但无明显结节。

思考

- 是否有必要担心吞咽困难和食道严重狭窄等症状？
- 是否可以考虑进行分期手术？

在术前，我们首先告知了相关手术风险，包括可能无法保留左颈内静脉。患者同意接受甲状腺全切除术和双侧侧颈部淋巴结清扫术。门诊喉镜检查显示患者双侧声带功能正常。术中医师于患者左侧颈部发现多个转移淋巴结，多位于Ⅱ区，并且与颈内静脉（IJV）关系密切，导致颈内静脉无法保留。在对患者甲状腺行左叶切除术时，发现其与颈总动脉存在严重粘连，随后对其进行了游离。肿瘤向甲状腺左叶包膜外延伸，累及带状肌、食管壁肌层和喉返神经，最终对其进行了切除。最后，将支配颈前肌的神经与喉返神经残端吻合，手术结束。

思考

- 如何看待这种肿瘤的生物学行为？
- 在决定实施这一手术时存在哪些问题？

患者标本的组织病理学检查结果显示为高细胞变异型乳头状癌，病灶区域分化较差，并且软组织边缘受累。

思考

- 如果进行第二阶段手术，有什么好处呢？风险是什么？
- 如果另一侧进行手术，需要采取哪些预防措施？
- 是不是应该只做对侧的颈淋巴清扫术，而不对剩余的甲状腺进行手术？
- 这种肿瘤对放射性碘治疗敏感吗？

这位患者是一位侵袭性肿瘤的老年患者，其代表了一类高危肿瘤和高危患者。进一步手术的考虑因素应该包括疾病的潜在治愈性和额外手术的潜在风险，例如，手术造成双侧喉返神经损伤导致长期气管切开。因为[131]I治疗可能无效，因此二期手术可考虑仅行侧颈部淋巴结清扫术，而不切除残余腺体。

11.2　病例展示：病例2

该患者为一位42岁的女性，在接受超声检查的过程中发现甲状腺存在一个2.5 cm的结节。该患者具有甲状腺功能减退病史，且正接受甲状腺激素替代疗法。需要指出的是，该结节不存在高危US影像学特征。甲状腺对侧叶可见多个最大直径低于1 cm的结节。随后医师对结节进行穿刺，细胞学结果显示Bethesda分级Ⅲ类。

- 还有哪些检查有助于确定治疗方案？
  活检标本进行分子突变检测，显示恶性的可能性超过50%。
- 决定手术的重要因素是什么？
- 手术方式的讨论的要点包括哪些？

该患者如果接受手术治疗，关于手术方法的决策包括手术的必要性和甲状腺腺叶切除术与全甲状腺切除术的选择。由于该患者已经接受了甲状腺激素替代治疗，因此并没有必要保留残留的甲状腺功能。

随后，该患者选择接受全甲状腺切除术，最终病理学检查结果为经典型乳头状癌，其病灶范围突破结节包膜，并且双侧甲状腺内存在近1 cm大小的肿瘤结节。

11.3　病例展示：病例3

该患者为一位80岁的女性，发现胸骨后甲状腺多年。早在多年前，其就因良性病变接受过甲状腺次全切除术。该患者当前存在较为轻微的吞咽困难，无其他症状，且患者不存在任何呼吸道问题。cCT扫描结果显示患者单侧甲状腺肿大，主要位于胸骨下（75%），伴有明显食道和气管移位。肿块累及前纵隔和后纵隔，并且与纵隔血管关系密切。患者存在非常轻微的气道狭窄。

- 该患者是否有必要接受手术？
- 在评估其是否需要动手术时，所考虑的重要因素有哪些？是否需要进行进一步的检查？
- 是否存在非手术治疗的替代方案？
- 在决定治疗方案时需要解决哪些涉及生活质量的问题？

在与患者及其家属进行详尽讨论之后，决定不对患者进行手术。随后我们对患者进行了食道造影，结果显示在肿块的压迫下食道出现了很小程度的狭窄。我们决定对患者采取了"主动监测"这一策略。

11.4　背景

本章将就甲状腺疾病的手术决策和术前准备进行探讨。首先本章内容针对"在考虑手术时，与疾病过程和患者状况相关的重要因素"进行了详细探讨。除此之外，本研究还针对患者准备和手术方案选择进行了分析。尽管在治疗决策流程当中，疾病的具体情况十分重要，但是本章并不将其作为一个关注点，因为其已经在其他章节中进行了详细讨论。相反，本章将"甲状腺疾病"作为一个整体进行探讨，因为其对于手术决策以及所需要考虑的因素而

言同样非常重要。

11.5　良性疾病

11.5.1　解剖学要点

甲状腺的大小和位置以及相对于其他颈部组织器官的位置是手术时要考虑的重要因素。与颈部的个体解剖结构相比，腺体的相对大小在很大程度上决定了手术难度。即使是最富有经验的甲状腺外科医师，巨大甲状腺肿物对其同样是一个棘手的问题。类似地，相对于肿块增长程度，腺体的位置（例如可能发生的侵犯、压迫颈部血管或延伸到胸骨后）也可能会给手术带来非常大的麻烦。甲状腺双侧后伸（即形成所谓的马蹄形）也是决定和实施手术时必须考虑的一个重要方面。在根据需要确定手术范围时，医师还要考虑甲状腺腺体的大小和延伸位置，并考虑是否可以进行分期手术。

尽管大多数良性甲状腺疾病不会导致患者上呼吸道（UADT）发生功能障碍，但是对其实施的外科手术可能会损害UADT的功能，因此在任何计划的手术中都需要考虑相关手术所存在的风险。如果甲状腺腺体较大，其会导致气管和（或）食道发生明显位移，或增大的甲状腺向后延伸压迫之间的结构（"马蹄"效应），并在解剖过程中会增加喉返神经损伤的风险。这样的情况可能会因明显的胸骨后延伸或纤维炎性组织的存在而进一步复杂化，使神经识别和保护变得困难和危险。同样地，较大的腺体向上方延伸可能会对喉上神经的安全识别和保护构成风险，因为喉上神经横过增大的甲状腺上极的内侧。

在成年个体中，几乎不会出现因甲状腺肿大（慢性长期压迫）而导致的气管功能障碍。但是，由于胸骨后甲状腺的特殊位置，其腺体会通过胸腔入口延伸，进而导致气管管腔狭窄，并伴随气管受压，引起患者在全麻气管内插管/拔管过程中发生一定的危险。因此，在决定手术策略和制订手术计划时，医师应充分考虑这些因素。

11.5.2　疾病因素的影响

即使可以确定甲状腺病灶为良性，但一些良性疾病的组织学特征也需要在手术决策中得到考虑。例如，与增生性甲状腺肿相比，由不同炎症性疾病（如自身免疫病因）引起的甲状腺肿的组织特征、血供情况以及粘连程度均存在显著差异，因此会导致不同甲状腺疾病所对应的手术难易程度也有不同。特别是由于自身免疫性病因（如Hashimoto甲状腺炎、Graves病）引起的甲状腺肿的组织中会出现纤维血管化，并且这些病变组织常附着于中央颈部的组织结构上，在解剖时容易发生出血。除此之外，这些腺体往往较大，在解剖过程中要格外注意，尤其是要避免

伤及神经。因此，对于这类患者而言，在制订手术方案时要对不同因素进行综合且细致的考虑。

11.5.3 影像学检查结果的影响

在决定患者是否有必要实施手术，以及在制订手术计划的过程中，影像学结果具有重要作用，因为它们不仅可以作为一种诊断工具，还能够为外科医师提供重要的指导性信息。在甲状腺疾病的现代治疗框架之中，甲状腺及相关淋巴结超声评估已经成为解剖学评估和细胞学诊断［如超声引导下细针穿刺活检（FNAB）］的标准。并且甲状腺超声检测是评估结节性甲状腺疾病的第一步，同时也可以评估甲状腺实质组织特征和甲状腺腺体大小。将超声检测技术与细针穿刺活检相结合，可以在评估甲状腺结节的恶性风险方面起到至关重要的作用。对于由纤维炎症原因引起的甲状腺肿而言，通过超声技术对其组织特征进行评估，可为外科医师手术计划制订提供有价值的信息。对于短期内可能不需要接受手术的患者，超声同样是一种有效和准确的监测工具。通过该技术人们可以获得有关甲状腺结节生长、腺体增大的时间以及那些可能预示恶性肿瘤的特征信息。

在外科医师制订手术决策和手术计划中，增强CT是一种非常重要的手段。该技术可以为医师提供有关甲状腺腺体大小的精确信息。除此之外，该技术也可以提供有关甲状腺腺体生长延伸的视图信息。通过这些信息可以对颈部其他结构（包括神经血管等）所受的影响进行有效评估。并且该技术对于评估甲状腺腺体胸骨后延伸和腺体与纵隔之间的结构关系具有至关重要的作用。在相关患者中，增强CT的检查结果在决定是否有必要进行手术以及采用何种手术方式方面均会起到至关重要的作用。

11.5.4 患者因素的影响

对于甲状腺疾病的患者而言，在确定是否需要进行手术时，医师不仅要考虑患者甲状腺状况，还必须考虑那些与患者相关的因素。其中，患者是否能够通过手术获益、患者年龄和医疗条件是最为重要的因素，并且这种影响在良性疾病中尤为明显。对于巨大甲状腺肿的老年或体虚患者，如果没有表现出有症状的颈部压迫，则应该仔细评估患者是否有必要进行外科手术。对于该类患者而言，胸骨后甲状腺腺体的延伸与胸腔入口受压无关，但手术可能会显著增加并发症风险，从而导致手术的风险可能会大于其获益。相比之下，对于身体状况较为健康的青年患者以及颈部压迫明显的患者，其可能会在更长的生命周期内从手术中受益，而且可能会获得更高的生活质量。因此，必须根据手术带来的潜在风险来评估这类手术在增加预期寿命以及提高生活质量方面的明显益处。同时，因仔细评估甲

状腺肿大与患者颈部压迫症状的因果关系。根据作者的经验，在没有纤维炎性甲状腺疾病的情况下，局限于颈部的甲状腺肿很少会导致有症状的颈部/气道压迫。真正的压迫症状最常见于腺体通过胸腔入口延伸，表现为"Pemberton征"阳性。通过增强CT可以明确评估腺体对UADT结构的潜在影响。

11.6 恶性疾病

11.6.1 分型及分期

在甲状腺恶性疾病的诊断过程中，医师必须考虑甲状腺恶性肿瘤的种类和分期。在普通人群中，绝大多数甲状腺癌均为甲状腺乳头状癌。本章将另起一部分对相应的管理进行更为详细的讨论。需要指出的是，在一般情况下诊断为恶性肿瘤是手术治疗的绝对指征。而手术的范围则需要根据颈部原发肿瘤和转移情况来进行确定。当前人们对甲状腺腺叶切除的价值尚存在一定争议，对于大多数甲状腺癌患者多采用甲状腺全切术。但在确定手术方案时，医师需要考虑以下多个关键性因素，其中包括患者的年龄、原发肿瘤大小、甲状腺癌类型以及区域淋巴结转移情况等。手术的范围将取决于原发肿瘤的情况以及其他因素，例如，如果患者术后复发风险很小，并且术后无须行放射性碘治疗，那么该患者就无须接受全甲状腺切除术，仅行甲状腺腺叶切除术即可。但是，对于肿瘤较大或存在区域性转移的患者，甲状腺全切术依旧是一个推荐的手术方式。

11.6.2 转移评估及处理

对于经活检或影像学证实或怀疑发生颈部转移的甲状腺癌，除需要对患者进行甲状腺全切术外，还需要对患者进行更大范围的手术。在确定手术范围时，应将影像学检查结果作为重要支持，因为其可以为人们提供区域性颈部转移的情况和（或）局部组织受累程度的信息。由于淋巴结转移可能会出现在纵隔，因此需要对患者进行更为全面的检查。对于双侧颈部转移的患者，可能需要分期手术。不过具体取决于影像学评估结果，因为通过检查可以帮助人们了解双侧颈部转移情况及需要首先进行手术的一侧颈部的血管等结构的受累情况。在大多数甲状腺髓样癌患者中，当同侧中央区存在淋巴结转移时，需要进行同侧颈部淋巴结清扫术。对于非散发性甲状腺髓样癌患者，考虑到其双侧腺体受累可能较大，可能需要接受双侧颈淋巴结清扫术。一般而言，只要患者存在确诊或疑似的颈部淋巴结转移，则均应在首次行甲状腺切除术时一并进行处理。

11.6.3 局部晚期疾病

局部晚期的甲状腺恶性肿瘤患者的甲状腺附近UADT结构或神经血管多会受累，具体的受累范围以及程度则常通过查体或影像学检查来确定。如果喉镜检查发现患者存在继发性神经功能障碍，并且这一问题得到了影像学检查的证实，则一般说明患者气管已经受到了侵犯。在一些病例中，医师只有在对患者进行首次手术时才会发现上述问题。如果术前怀疑或证实患者系局部晚期，那么手术范围将根据患者的年龄、医疗状况、相关手术的潜在风险、病灶可切除性以及患者预期生活质量来进行确定。确定这类手术的方式以及范围是一个相当复杂的过程，并且可能并没有一个所谓的"最优解决方案"。因为在很多情况下，治疗方案的决策需要医师在多个因素上进行权衡，以期在考虑患者自身情况的同时，在外科手术的潜在风险和获益之间找到一个"平衡点"。如果患者所患的是一种更具侵袭性的甲状腺癌，那么上述过程就会变得更加复杂，同时也更为重要。

11.6.4 主动监测

对于经细胞学证实的低危甲状腺乳头状微小癌的患者而言，人们已经提出了相应的非手术治疗概念，该方案就是"主动监测"。这一方案仅仅适用于生物学上的惰性肿瘤，因为通过该方案可以监测肿瘤大小、形态和淋巴结变化等可能预示恶变的情况。截至目前，人们已经建立了一种患者选择和程序化随访的标准，据此医师可以确定患者是否有必要接受后续的手术干预。对于正在考虑手术干预的低风险分化型甲状腺癌患者而言，这些程序是决策流程中的一个重要考量因素。尽管"主动监测"已纳入2015年的美国甲状腺协会指南，但截至目前该等方案并没有得到广泛实施，亦没有得到广泛接受。不过，尽管存在上述争议，但是对于符合条件的低危患者，主动监测不失为一个不错的治疗选择。

11.6.5 疾病谱突变分析

当前，"在细胞学评估后对某些甲状腺结节的分子突变特征进行分析"这一概念已经较为成熟，并且能够在甲状腺癌风险分层方面得到重要应用。目前，对于某些FNAB后诊断为非典型增生的结节（Bethesda Ⅲ）进行分子检测这一方式得到推广，这些检测方式提供了一个可用来评估非典型增生的结节的恶性风险的方法。此类突变特征信息可以为人们提供一系列潜在的恶性风险百分比。当与结节的超声特征及TI-RADS分类结合，外科医师就可以获得手术决策所需要的信息。这些风险标准应作为讨论手术的必要性和手术范围的基础。超声特征和突变特征的具体风险将在本书的其他章节中全面讨论。需要指出的是，这些标准已成为对疑似甲状腺恶性肿瘤的患者进行手术决策的重要参考。

11.7 围术期评估

11.7.1 体格检查及病史

与大多数手术方案的制订过程相同，在对甲状腺疾病患者制订手术方案时，首先需要对患者进行适当的体检。其中，医师可以从患者身后对其进行甲状腺检查，这种站位方式便于对患者甲状腺腺体以及颈部淋巴结进行触诊。通过触诊医师可以获得有关腺体大小、质地和范围的准确信息。除此之外，胸骨后甲状腺的范围可通过触诊腺体最下部分来估计。如果甲状腺无法被推动（即无法与喉气管一起自由活动），那么患者就很可能是晚期恶性肿瘤。同样，如果Pemberton征阳性（患侧上臂举起时，由于甲状腺肿上抬后卡压在胸廓入口，可引起呼吸急促、喘鸣、颈静脉怒张和颜面部充血），则表明胸腔入口处存在阻塞。这些检查可以为医师的评估过程带来较大的帮助。

在甲状腺手术患者术前评估环节，喉部检查是一个重要的组成部分。对患者进行喉镜检查可以帮助医师了解患者术前的声带功能，这对于评估喉返神经功能完整性非常重要。如果患者无任何已知的非甲状腺病因，但是出现了声带功能受损，则表明患者可能存在侵袭性恶性肿瘤。

在术前评估中，患者的甲状腺病史也具有重要作用，因为其可能会改变患者的治疗方式，这一点在炎症性甲状腺疾病的患者中尤为明显。尽管甲状腺疾病家族史在良性疾病患者中很常见，但在恶性疾病中，这种病史可能会起到关键性作用。如果患者的两个一级亲属都有分化型甲状腺癌病史，则该患者也很有可能患上甲状腺癌，因此对于存在此类病史，且存在甲状腺结节的患者，应注意对其病史进行详细询问。

11.7.2 术前检查

对正在接受手术评估的患者而言，甲状腺超声检查是术前的一项必要检查。在大多数病例中，超声评估和细胞学检查结果对于手术治疗方案的制订具有决定性作用。对于考虑接受甲状腺部分切除术（甲状腺腺叶切除术、甲状腺次全切除术）的病例，通过超声可以获得有关基线信息，而这些信息在术后残留甲状腺的功能评估方面具有重要作用。除此之外，通过超声人们还可以对颈部中央和侧颈部淋巴结情况进行初步检查。因此，如果患者存在可疑淋巴结，那么其可能要接受超声和细胞学检查。

通过增强CT检查人们可获得有关甲状腺腺体大小和位置的准确信息，并可对怀疑纵隔侵犯的病例进行进一步的确认。对于确定或怀疑颈部淋巴转移的恶性甲状腺肿瘤的病例而言，增强CT可为颈部和（或）纵隔淋巴结清扫术的手术计划制订提供重要信息。而对于局部晚期疾病的患者而言，该技术能够为人们提供肿瘤侵犯喉气管、食管的准确评估信息。对于检查或症状表现怀疑存在UADT侵犯的病例，CT检查具有更为重要的意义。除此之外，在极少数情况下，如果存在血管侵犯，增强CT检查也可以将其识别出来。考虑到手术的潜在并发症和风险，这些发现有助于为外科手术方案的制订提供重要的支持。

11.7.3 甲状腺功能

对于自身免疫性甲状腺功能亢进症（如高功能腺瘤和GD）患者而言，他们在接受外科治疗时需要满足一个前提条件，那就是在手术时患者甲状腺功能必须处于正常状态。如果没有经过适当的术前准备，就让甲亢患者接受全麻甲状腺手术，那么其可能会发生急性症状性甲状腺功能亢进和甲状腺危象等这类有致命风险的并发症。因此对于这些患者可能需要使用皮质类固醇和β-受体阻滞剂，并在术前使用抗甲状腺药物维持正常的甲状腺功能。需要指出的是，即使生化结果显示甲状腺功能正常，这类患者仍可能会表现出甲状腺功能亢进症的症状（例如心动过速和震颤）。如果出现这种情况，医师首先需要对患者服用的处方类抗甲状腺药物的剂量进行确认。同时，手术方案的制订过程还需要内科医师的参与，以及各方的协作。

11.8 结论

在对甲状腺疾病患者制订治疗方案时，医师需要考虑多个方面的因素，其中就包括与患者和所处理的疾病相关的不同因素，并且这一过程要从术前评估一直持续到术后管理阶段。除此之外，外科医师必须了解与该疾病相关的所有临床因素，以便进行恰当的围术期评估和准备工作。另外，鉴于甲状腺手术可能会对患者的生活质量产生影响（特别是恶性肿瘤患者），因此患者本人也需要积极参与到治疗计划的制订过程。

（译者：刘苏顺　江沁）

第12章 甲状腺及甲状旁腺手术的麻醉要点

Wayne Pearce, Sonia J. Vaida

关键要点

- 对手术适应证的了解和术前制订周密的计划以及整个手术过程中的沟通，对于患者术后并发症的处置均具有积极作用。
- 需要警惕甲状腺非正常状态的体征和症状，因为它们可能会对择期手术造成影响。
- 每个麻醉医师都应有能力处理患者在围术期出现的甲状腺功能亢进症。
- 手术后患者平稳苏醒以及在手术室内成功拔管，离不开详尽的术前计划以及与手术团队的充分沟通。
- 对于甲状腺手术而言，清醒插管通常应该基于以下几个方面的综合考虑，而不仅仅是甲状腺肿块的大小和由此引起的气道问题：①插管困难程度经典指标；②吸入风险；③并发症影响麻醉诱导前的安全无呼吸时间。
- 在麻醉下，吞咽困难、嗓音改变、喘鸣声以及卧位呼吸困难均为麻醉诱导后气道受损和气道管理困难的指征。
- 麻醉医师应警惕并了解围术期代谢紊乱的影响，特别是由低钙血症引起的喉痉挛。
- 了解如何建立和维护喉部肌肉肌电图（EMG）监测的前提条件。

12.1 病例展示

　　该患者为一名80岁的女性，其存在多种病史，包括糖尿病、慢性阻塞性肺疾病（COPD）和卒中所致的右声带麻痹。在外院就诊时，患者出现了呼吸急促加重，伴咳痰。随后其因COPD加重而入院，在治愈后顺利出院。但是，在出院2天后，她再次到院就诊，不过这次是因为"喘鸣音"。随后超声扫描显示患者存在双侧甲状腺肿大，且左侧大于右侧（▶图12.1）。CT扫描结果显示患者右声带麻痹，固定于中间位（▶图12.2），并且存在声门远端气管受甲状腺压迫的迹象。尽管患者存在软骨钙化问题（▶图12.3），但是经检查发现其胸段近端气管亦存在狭窄，其可能为喘息或喘鸣的原因。通过言语矫治获得的吞咽评价信息显示其存在持续性吸气。尽管患者的COPD已经得到缓解，但由于持续的缺氧和喘鸣，该患者被转至三级医疗机构接受进一步的治疗。针对呼吸困难症状使用支气管扩张药后，其接受了相关并发症的评估，随后出院。但是在出院4天后，她再次被送回三级医院进行插管和镇静。在转院之前，其在外院接受了清醒插管。

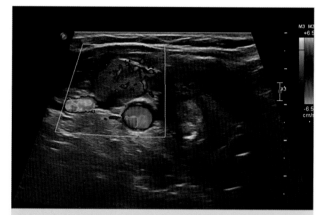

图12.1 超声扫描显示增大的左甲状腺导致颈静脉和颈动脉移位，气管向右偏转

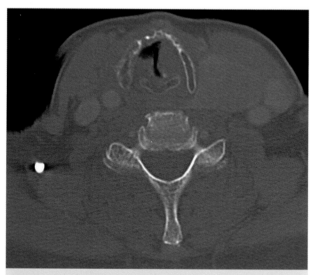

图12.2 CT扫描结果显示患者右声带麻痹，并固定于中间位

思考

- 有哪些临床因素可以证明对一名出现甲状腺肿的患者进行清醒插管是合理的？
- 这些临床因素在该病例中哪些存在，哪些不存在？

　　在对该患者CT扫描结果进行审阅之后，耳鼻喉科医师担心其肿瘤可能已经侵犯气管，并且右侧脂肪层存在受累问题。在停止镇静后，手术团队和患者就手术时进行气管切开术的可能性进行了探讨。

　　患者术中接受了Dedo前连合喉镜检查，结果显示该患者存在轻度后方肉芽肿以及因气管插管（ETT）所致的杓间区接触性溃疡。拔出ETT后医师对气管肉芽组织进行活检，并通过前连合喉镜在直视下放置6.0 mm神经监测ETT。

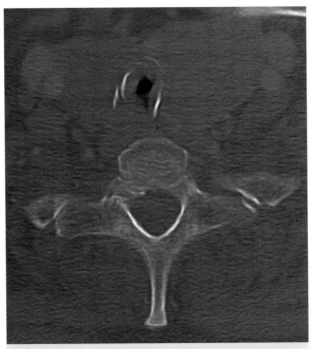

图12.3 该患者存在软骨钙化，并且其胸段近端气管亦存在狭窄

然后，患者接受了甲状腺腺叶切除术。术中发现病灶质地坚硬，活动度差，并且已经侵犯带状肌和气管。病理学检查结果显示甲状腺右叶、峡部和带状肌均存在恶性肿瘤，其形态可分为伴有梭形细胞分化的鳞状细胞癌和伴有鳞状分化的未分化甲状腺癌。由于患者存在呼吸窘迫，因此对其实施了气管切开术。

从将ETT换成神经监测管开始，使用肌松拮抗剂舒马替尼逆转神经肌肉阻滞，清除吸入挥发性药物，麻醉继续使用雷米芬太尼和笑气，并开始输注低剂量的异丙酚，以实现无肌肉麻痹的麻醉，确保手术结束时迅速平稳地拔管。一旦手术小组决定进行气管切开术，患者再次接受肌松剂，并在进入气管之前清除笑气以消除气道火灾风险，同时将吸入氧气浓度降低至27%。

> **思考**
> 如果外科医师决定进行颈淋巴结清扫术，会对麻醉产生什么影响？

12.2 背景

对于麻醉师而言，甲状腺和甲状旁腺不仅会对身体的几乎每一个器官产生多种影响，而且还位于控制气流和氧合、脑供血、发声、预防误吸等至关重要的解剖结构的附近。因此在处理与甲状腺和甲状旁腺的病变时，实施麻醉可能会存在一定的难度。

12.3 甲状腺手术

12.3.1 围术期要点

众所周知，术前计划对于正确应对患者术后出现的并发症具有至关重要的作用。负责手术的外科医师需要与麻醉医师进行密切沟通，以便麻醉医师能够预见术中和术后可能发生的情况，并为它们做好准备。

手术的适应证是什么？

对于因恶性肿瘤而进行的甲状腺切除术，医师在制订手术方案之前有必要首先了解患者疾病的严重程度。对于病灶尺寸较大的恶性肿瘤，其可出现气管、喉部或食道受累，因此，在麻醉诱导后，患者可能会出现突发性气道阻塞或大出血。而对于需要接受甲状腺切除术的甲状腺功能亢进症患者，其中一部分患者可能存在气管偏移，这就意味着患者难以通过氧气面罩以及声门上气道装置进行辅助通气，存在出现困难插管的可能。对于长期存在甲状腺肿的患者及影像学检查显示气管软骨明显受累的患者，在拔管过程中可能会出现气管突发性梗阻。除此之外，对于存在严重梗阻性甲状腺肿的患者而言，其术前肿瘤可能会压迫喉返神经，因此术前应记录声音情况。在活动性GD患者中，医师要为患者术中或术后可能发生的甲状腺危象充分做好准备。

患者的甲状腺功能是否正常？

在患者接受手术之前，麻醉师有责任检查患者相关检查与检验结果，并警惕甲状腺功能异常的患者。在几乎所有的病例中，甲状腺手术都属于择期手术，在接受该等手术之前，患者的甲状腺功能通常需要进行干预以使其正常化。甲状腺功能异常的患者不应接受择期手术[1]。

如果患者术前麻醉诱导过程中出现了低血压和循环衰竭，那么其就有可能出现医源性甲状腺功能减退[2]。在这类患者的并发症中，有一种罕见但是十分严重的并发症，那就是黏液性水肿昏迷，这种并发症一般与手术、冷暴露和镇静剂的使用等有关。针对这种情况，谨慎的做法是推迟这些患者的择期手术，直到患者经过适当的治疗，使其甲状腺功能恢复到正常水平。对于甲状腺功能减退的患者而言，如未纠正甲状腺功能，那么患者就不适合接受紧急甲状腺手术。并且这类患者如果患有冠心病，那么在进行甲状腺替代治疗的同时，还应注意发生心肌缺血的风险。不过，人们发现轻度甲状腺功能减退并不会导致患者手术后死亡率增加、心血管并发症或伤口并发症概率增加[3]。

临床实践结果显示对于严重甲状腺功能亢进的患者而言，无论在术中，还是在术后，都有可能发生甲状腺危象，并且这种情况并不罕见。然而，对于轻度或亚临床甲状腺功能亢进的患者（其中临床指标包括促甲状腺激素水平降低，而甲状腺素和三碘甲状腺原氨酸均处于正常水平），术前使用β-受体阻滞剂可以有效避免这种风险。并且在为患者制订手术方案时，医师需要通过患者的症状、体重和心率判断患者情况。但是在一些老年患者中，其会表现出隐匿性甲状腺毒症的症状，这常被人们误诊为甲状腺功能减退症。同时，心衰和房颤等问题在这些患者群体中均很常见，需要注意[2]。

需要指出的是，在大多数患者中无论哪种药物，患者都应在整个围术期遵循医嘱按时服用。

12.3.2 气道及颈部评估

对于麻醉科医师而言，了解患者气道和甲状腺肿块的范围非常重要，这关乎患者能否安全且有效地使用传统麻醉诱导和插管。在巨大良性甲状腺肿的患者中，与甲状腺本身无关的困难插管的经典预测特征（例如张口度、口咽间隙、下颌间隙和移动、颈部活动）与困难插管的相关性更大，而与胸内甲状腺肿、气道畸形或气道压迫等因素的相关性较小[4]。但是需要指出的是，吞咽困难、卧位呼吸困难、嗓音改变或喘鸣声可能是气道受损的特征，也是麻醉诱导后气道管理困难的先兆。因此，在术前有必要对存在该问题的患者制订详细计划[5]。

无论外科医师，还是麻醉医师，都需要术前对患者气道的影像学和内镜检查结果进行认真评估。对于甲状腺肿的患者，其可能存在喉部偏移（▶图12.4）、喉部水肿以及颈前血管性肿块。在进行评估过程中，应仔细观察患者是否存在潜在阻塞性气管病变，如果存在则要明确位置。需要注意的是，在大多数甲状腺肿病例中，气道的改变不是在声门或声门上区域，而是在声门下和（或）气管水平。因此，在标准的诱导麻醉和插管期间，医师应保持足够的稳定性[6]。如上所述，少数患者可能无法通过面罩或声门上气道装置进行通气，甚至难以进行气管插管[5]。

在为患者制订气道管理计划要依据美国麻醉医师协会（ASA）关于困难气道管理实践指南的建议[7]。需要指出的是，其中每一项都应在术前评估期间进行考虑，而不是在出现气道紧急情况下进行。因为在紧急情况下，手术人员容易忙中出错、急中出错。这些都与甲状腺和甲状旁腺手术的麻醉有关。

- 在评估基本管理问题和临床影响的同时，似乎有必要对建立紧急外科气道的难度甚至可行性进行评估。具体而言，需要注意那些可能不适宜进行气切的情况，例如，甲状腺肿大表现为巨大的颈前血管性肿块，或胸骨后甲状腺肿块压迫气管中部。在后一种情况下，可以考虑在氧合下降时使用硬性支气管镜检查，并做好适当的准备[8]。

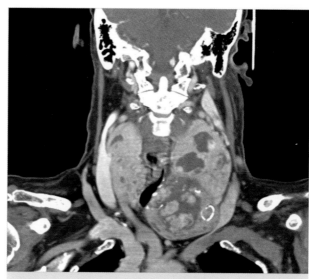

图12.4 CT显示患者甲状腺肿大导致咽喉移位，但这并不意味着会在进行喉镜检查及气管插管过程中出现困难

- 第二个建议阐述了在困难气道的管理过程中积极寻求机会提供补充氧气的必要性。无论恶性甲状腺肿瘤还是良性甲状腺肿，患者都可以表现为气道阻塞和严重受损。慢性阻塞性肺疾病、胸骨后甲状腺肿和被忽视的长期甲状腺肿与急性、危及生命的气道损害有关[9]。一种相对较新但极有帮助和前景的氧气输送形式［经鼻湿化快速充气通气交换（THRIVE）］可以用来减少麻醉诱导前的呼吸功，以延长呼吸暂停的时间窗口，进而保护呼吸急促患者的气道[10]。尽管它不能取代联合气道，也不能挽救已经被侵入的全气道阻塞，但其可以使插管和紧急气道手术更为安全[11-12]。

- 第三个建议要求考虑决策的相对优劣和可行性。2013年的ASA指南增加了视频辅助喉镜检查作为插管的首选方法。一些麻醉科医师使用常规视频喉镜并应用特定方法来正确放置神经监测ETT[13-15]。这些ETT可以通过对喉部肌肉的持续肌电监测来识别喉返神经。

12.3.3 胸骨后甲状腺肿

对于胸骨后甲状腺肿患者而言，其临床症状多为呼吸道症状、声音嘶哑和吞咽困难，而部分气道阻塞、腔静脉阻塞或霍纳综合征较为少见。通过对患者进行术前颈部和胸部CT扫描可以获得有关气管和食道移位程度、气管后延伸以及气管受压程度。气管插管适用于大多数患者。大多数病例气管最窄位置依旧可以通过直径至少为7 mm的ETT，而且由于气管受压部位距离隆突上方较远，因此可以容纳气管套管袖套和插管斜面[8]。如果存在任何疑问[16]（例如，存在有关插管困难的解剖学指标、吸入风险或氧合下降），或存在气管侵犯的证据，则可能有必要计划实施清醒状态下气管插管。

较为罕见的上腔静脉阻塞病例的临床表现可能包括气道水肿、静脉回流状态依赖自主呼吸以及血流动力学不稳定。呼吸困难和声音嘶哑可能源于其声带水肿，与麻醉并不具有直接相关性。除此之外，由于静脉压增加以及充血，患者术中出血风险会增大[5]。除此之外，对于高危患者而言，医师可能需要行纵隔甲状腺切除术，因此麻醉医师应该为开胸术做好准备。

12.4 术中要点

需要指出的是，大多数静脉诱导麻醉和放置ETT都不会出现什么问题。但如果其气管塌陷部位超出了ETT的顶端，则应该使用硬质支气管镜进行插管。对于气管中段狭窄（尤其是恶性肿瘤引起的气管狭窄），可能需要经验丰富的麻醉医师对患者进行清醒插管。患者气道越窄，由支气管镜和导管带来的不适感就愈加明显。因此为减少插管带来的不适感，支气管镜插入、导管通过、导管套袖充气和全身麻醉诱导之间的时间间隔要尽可能地缩短[8]。

对于每例甲状腺疾病患者，要注意对其眼睛功能的保护，尤其是要注意对那些存在眼球突出和GO问题的患者。一般情况下，接受甲状腺（和甲状旁腺）手术的患者均可以通过佩戴护目镜方式提供这种保护。

在外科手术进行时，需要避免建立或终止神经肌肉接头阻滞，以便能够对喉部肌肉进行肌电监测和对甲状腺恶性肿瘤手术后进行颈部淋巴清扫术的患者进行神经功能监测。需要指出的是，患者可在没有肌肉松弛的情况下进行插管，也可以使用小剂量的非去极化神经肌肉阻滞剂，或者使用琥珀酰胆碱（在假性胆碱酯酶缺乏的情况下，肌电图记录将因使用琥珀酰胆碱而失效）进行插管。也可以在使用插管剂量为0.6 mg/kg的罗库溴铵后，通过在皮肤切口处注射剂量为2 mg/kg的葡聚糖迅速恢复神经肌肉信号[17]。

需要指出的是，用于神经监测的埋入电极的ETT的外径明显大于标准管［例如，如果内径（ID）=6.0 mm，则外径=8.8 mm］。正是由于这个原因，一些医院经常使用内径直径为6.0 mm的ETT。尽管其尺寸较小，但是其足以确保电极和声带之间能够得到适当接触。相关研究和临床实践已经证实将导管固定在口腔中部可以获得最好的肌电图信号[13-14]。需要指出的是，为避免干扰信号，应避免给管道润滑。除此之外，为获得更好的监测信号，患者术前可以使用格隆溴铵以减少唾液分泌量。

在甲状腺手术方面，人们可以使用的麻醉药剂和技术繁多，其中包括吸入麻醉、全静脉麻醉和局部麻醉。但是无论选择哪种麻醉技术，一定要避免对患者进行浅麻醉。尽管这种手术不会产生明显的刺激，但是涉及气管或气管周围组织的手术可以导致患者交感神经活动受到显著影响。如果患者存在低血压，则应首先使用能够直接作用的血管升压药。如果麻醉状态在外科医师要求进行Valsalva动作以测试止血之前被过早解除，则可能会发生抗拒动作、心动过缓和（或）气压创伤。同样，在覆盖敷料之前，擦拭前颈手术区域的过程具有较强的刺激性，需要适当的麻醉水平。

待完成甲状腺（和甲状旁腺）手术后，一个关键性环节就是"快速苏醒"和"拔管"。如果在苏醒期间，患者发生咳嗽和呕吐均可能导致缝合线撕裂以及血肿形成，并且可能会对患者产生严重影响（包括死亡）。为避免这种情况发生，可以在患者上呼吸道反射功能恢复之前进行拔管（"深麻醉气管拔管"），也可以在患者苏醒前将ETT更换为喉罩通气道（LMA），或者也可以在目视条件（明视）下，使用喉气管敷贴器将4%利多卡因涂于声带之上。其中，"深麻醉气管拔管"和"将ETT换成LMA"适用于"高危患者"的"高风险手术"。当前一种非常有效的麻醉技术是使用"一氧化二氮/异丙酚/瑞芬太尼"。一氧化二氮（N_2O）吸入与低剂量的丙泊酚输注［N_2O 60%～75%，丙泊酚25～40 μg/（kg·min）］一起用于麻醉，其中N_2O的吸入百分比与输注的异丙酚［单位为μg/（kg·min）］相加等于100［例如，70%N_2O+异丙酚30 μg/（kg·min）=100］[15,18-19]。使用N_2O可以降低手术期间异丙酚的使用剂量，因此可以缩短患者苏醒时间。除此之外，在麻醉过程中，还需要输注剂量为0.05～0.5 μg/（kg·min）的瑞芬太尼。使用N_2O还可以防止患者术后出现阿片类药物引起的痛觉过敏（OIH）[20-21]。在甲状腺手术结束时，一旦完成手术区域的清理，则会停止输注丙泊酚，冲掉气道内的N_2O，并将瑞芬太尼剂量降至0.01～0.05 μg/（kg·min），以让患者处于清醒水平。然后停止瑞芬太尼输注，并在患者睁眼（或当呼气末N_2O低于10%时（以先发生者为准））后断开输液管路。当患者能够对医师的指令做出反应，瑞芬太尼输注终止后30～60 s内拔管，并在接下来的1 min里重新恢复意识和自主呼吸[22]。

在患者快速苏醒的同时，有必要防止其出现恶心及呕吐，因此应按照规范使用合适的止吐药物。

12.5 术后要点

如果患者在甲状腺手术后立即出现了呼吸窘迫，那么患者可能出现颈部血肿、喉返神经损伤导致的声带麻痹、气管软化、气胸、气道水肿或甲状腺危象。延迟性呼吸窘迫则可能由血清肿、乳糜瘘、气管或食管损伤或低钙血症引起。

如果患者颈部出现血肿，那么其可通过直接压迫及对静脉和淋巴的压迫所致的压迫性喉部水肿，威胁气道。应及时评估和进行治疗，不应因暂时的策略而延误。术后医师应立即对患者伤口敷料进行检查，尤其是在出现咳嗽或抵达恢复室时。如果患者出现危急情况或无法及时进行气道管理，则应拆除缝线，并及时对血肿进行清除。在情况允许时，应使用内镜对患者气道进行评估，了解喉部位置和肿胀情况，以帮助制订最适当的气道管理策略。对于医师以及患者而言，插管的质量将取决于地点、资源以及专业知识。如果患者气道处于受损状态，则吸入麻醉所能达到的麻醉深度可能无法满足机械插管的需要。对挣扎、激动和低氧的患者进行清醒插管可能会产生灾难性后果。那么，最佳的方案可能是直接或视频喉镜检查。在任何情况下，人们应该为潜在的紧急困难气道事件做好准备。

根据手术适应证，外科医师应评估在手术过程中或拔管时喉部或气道是否会受到影响，并会将所得评估结果告知麻醉团队。在某些病例中，外科医师可能会发现患者由于喉返神经损伤而出现了声带麻痹。而在另一些病例中，可能需要到拔管后才能发现患者存在声带麻痹。对于长期存在的术前声带麻痹，患者可能能够代偿并无明显症状。而对于术中急性单侧声带麻痹，在拔管后患者可能出现喘鸣音，并发生代偿失调。由于对侧声带无法过度内收，并且无法起到保护喉部的作用，因此患者也存在误吸风险。这种情况在老年患者和肺功能受损的患者中尤其常见。尽管双侧声带麻痹非常罕见，但是甲状腺手术却是其一大诱因。几乎所有的双侧喉返神经损伤患者在拔管后都会出现喘鸣音和失声问题，需要重新插管或建立外科气道。需要指出的是，大多数喉返神经麻痹是一过性的。

对于长期存在的良性甲状腺肿或胸骨后甲状腺肿患者，在持续压迫下，其气管壁可能会逐渐变薄，这就意味着在行甲状腺切除术后，患者气管可能会出现塌陷，失去原有的支撑能力。尽管，术中通过触诊或者根据拔管后梗阻症状可能无法做到无一遗漏，但是该方法确实可以评估患者是否需要重新插管或外科建立气道。除此之外，通过使用声门上装置，对患者进行气管支气管镜检查，可对静息状态下呼吸性气管软化以及气管损害严重程度进行评估，并且所得信息可为拔管决策提供指导。

对于接受甲状腺切除术的患者而言，其术后最常见的并发症就是一过性低钙血症，这是由于甲状旁腺受损或意外切除所导致的[5]。通过对患者术后4～12 h进行单次甲状旁腺激素水平（PTH）测定即可确定患者是否会出现低钙血症。

尽管患者在围术期出现甲状腺功能亢进症的情况极其罕见，但每位麻醉医师都需要能够在围术期管理甲状腺毒症患者，无论对部分治疗或未治疗的甲状腺功能亢进患者进行急诊手术，还是在术中或术后（长达2天）应对甲状腺危象。需要指出的是，出现甲状腺功能亢进症的患者多会表现出一系列典型症状，其中包括极度焦虑、高热、呼吸急促、心动过速、脱水、呕吐、电解质紊乱、呼吸和代谢性酸中毒、肝障碍和心衰竭，并且甲状腺功能亢进症应必须与恶性高热、脓毒症、转移性类癌、恶性神经精神病综合征和5-羟色胺能综合征、术中麻醉不足以及嗜铬细胞瘤相鉴别。

12.6　甲状旁腺手术

12.6.1　术前要点

大多数接受甲状旁腺手术的患者并不是因为其出现了特殊症状，而是因为高钙血症。但是需要指出的是，应注意患者可能会出现代谢紊乱，必须事先做好准备以应对可能出现的高钙血症（严重时可危及生命）。对于继发性甲状旁腺功能亢进症患者而言，通常需要评估病因（通常是肾衰竭），并且患者术后可能会发生急性重度低钙血症，同时还可能伴有低镁血症和低磷血症。这类患者术后几乎不会出现甲状旁腺危象，需要在术前对患者进行积极补液，随后进行利尿，并使用皮质类固醇和双膦酸盐进行相关治疗。

对于需要接受甲状旁腺切除术的患者，术前医师需要对相关疾病对患者产生的影响进行综合考虑，其中就包括骨量减少和骨质疏松。不过，其具体的手术入路几乎与甲状腺手术完全相同。为了避免病理性骨折，在手术定位以及喉镜检查时均必须非常小心。如果患者出现低磷血症，则会导致溶血、血小板功能障碍、心肌收缩力下降和白细胞功能障碍。高钙血症能够产生的问题包括洋地黄敏感性增加、静注儿茶酚胺抵抗、多尿（导致血容量减少）、心动过速、PR和QT间期缩短、对神经肌肉阻滞剂反应增强以及高血压。需要指出的是，甲状旁腺功能亢进症患者多合并高血压，但是当患者表现为持续、严重或发作性高血压时，首先要排除患者是否患有嗜铬细胞瘤。需要指出的是，对于多发性内分泌肿瘤2型综合征（MEN 2，一种以甲状旁腺肿瘤、甲状腺髓样癌、嗜铬细胞瘤和黏膜神经瘤为特征的遗传性综合征）患者而言，其也可能出现原发性甲状旁腺功能亢进症。如果患者患有嗜铬细胞瘤，那么常规麻醉可能会对患者造成灾难性影响，其中就包括诱发死亡。除此之外，患者可能同时患有甲状旁腺功能亢进症和甲状腺结节，因此麻醉医师必须详细了解这些病灶是否存在、大小、范围和它们对气道的影响。

12.6.2　术中要点

尽管在一些病例中，手术可能并不复杂，但是也会存在例外情况。因此，在解剖程序完成之前，食道内不应有任何器械。

为测定患者在切除甲状旁腺前后的甲状旁腺激素水平，外科医师通常会采血以测定切除前和切除后的甲状旁腺激素水平。无论动脉，还是静脉，都不应对手术视野造成干扰，例如，可以使用18号针头在肘前静脉建立通路，便于抽血。一些医师会在喉镜检查和手术刺激前进行抽血以获得基线甲状旁腺素数据，因为无论喉镜检查，还是手术刺激，它们在理论上都可能会显著促进甲状旁腺素的分泌。

在整个手术过程中，医师还需要保证患者不会缺水，并且具有足够的尿量。同时，需要避免使用含钙的静脉输注制剂［如乳酸林格氏（LR）液］。

除此之外，有关术中神经监测的注意事项，以及有关快速苏醒的注意事项，均与有关甲状腺手术的注意事项相同。

12.6.3　术后要点

尽管手术可能通过小切口进行，但是患者术中（术后）均存在出血和（或）声带麻痹的风险，因此医师应为气道紧急情况做好准备。对于碱性磷酸酶升高并存在"骨饥饿综合征（机体骨骼因长期缺乏钙而导致血液中的钙离子水平大幅下降，进而出现的急性低钙血症）"风险的患者，应尤其注重术后钙监测。低钙血症患者的症状包括支气管痉挛、喉痉挛、肌肉痉挛（Chvostek征和Trousseau征均呈阳性），并且在病情严重时还会出现手足搐搦。

12.7　结论

综上所述，无论甲状腺手术，还是甲状旁腺手术，麻醉管理环节都需要麻醉医师和外科医师之间密切合作。甲状腺功能亢进症和甲状旁腺功能亢进症均会导致患者多器官功能紊乱，进而会对麻醉的各个阶段产生影响。其中，在接受甲状腺手术的患者中，术前所需关注的方面包括患者气道、甲状腺功能非正常状态的体征和症状，并且在进行择期手术前需要纠正相应异常。对于接受甲状旁腺手术的患者而言，术前应注意其不得缺水，并且如果存在高钙血症和血压问题，则需首先对其进行纠正。除此之外，术中需要仔细监测高钙血症，并且术后如果患者出现严重低钙血症，则会对患者造成严重影响。对于上述两种类型的手术而言，顺利拔管以及为可能的术后气道损害做好准备均非常必要。

（译者：刘苏顺　江沁）

第13章 颈前区的术前影像学检查

Einat Slonimsky

13.1 病例展示

该患者为一名62岁的女性,具有由毒性多结节性甲状腺肿引起的甲状腺功能亢进症病史,目前正使用甲巯咪唑进行治疗。超声检查结果显示甲状腺弥漫性病变,并存在多个结节。甲状腺右上极近后包膜存在一明显的低回声结节伴钙化,尺寸为1.2 cm×1.7 cm×1.6 cm(TI-RADS 4;▶图13.1a)。

思考

在多结节性甲状腺肿患者中,对于疑似结节,应进行甲状腺核素扫描,还是应进行活检?

在检查中,医师对该患者进行了甲状腺核素扫描。结果显示甲状腺与背景之间的比值略有增加,甲状腺双侧放射性示踪剂分布均匀,其征象与多结节腺体相一致。

除此之外,检查结果显示患者甲状腺右叶上极近后包膜存在一小区域的示踪剂摄取明显减少,这一区域很可能对应于先前超声检查发现的结节。除此之外,检查结果显

示患者甲状腺叶左叶中部存在一大片示踪剂摄取量减少且摄取不均匀的区域,该区域与超声检查所显示的甲状腺左叶囊实性混合结节相对应(▶图13.1b)。

思考

下一步应该进行什么样的影像学检查?

随后对患者右后甲状腺结节进行了细针穿刺活检(FNAB)(▶图13.1c),结果为甲状腺乳头状癌。随后该患者接受了甲状腺全切除术,术后,其甲状腺功能亢进症相关症状均得到了缓解。

13.2 背景

如果患者被确诊有甲状腺病变,那么就有必要对其进行影像学评估。临床经验显示计算机断层扫描(CT)、磁共振成像(MRI)和正电子发射断层扫描(PET)在对患者进行检查时可以发现一些不具有症状的甲状腺结节,但在甲状腺结节初步定性检测中超声(US)依旧被人们视为首选方法[1]。除此之外,该技术不仅可以对甲状腺结节的恶性风险进行评估,也可以对结节进行活检。美国甲状腺协会于2015年发布的指南建议根据结节的US征象和临床特征,确定是否需要对患者的结节进行超声引导下细针穿刺活检(US-FNAB)[2-5]。

13.3 甲状腺的解剖

双叶甲状腺位于前下颈部,深至带状肌,且邻近气管。甲状腺峡部位于气管前部,环状软骨前下方,而甲状腺的左右叶则分别向气管两侧延伸,通常位于锁骨上方。

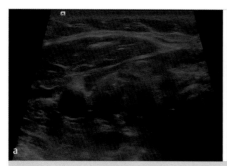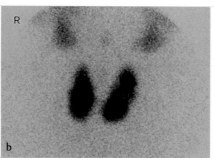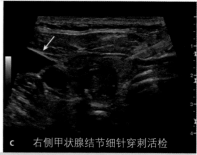

图13.1 62岁女性乳头状癌1例。(a)甲状腺右叶超声显示甲状腺实质弥漫性病变,上极近后包膜可见低回声结节,伴钙化。(b)甲状腺核素扫描显示甲状腺区浓聚,分布不均匀,与腺体结节及右叶上极结节一致。(c)对结节进行FNAB,诊断为甲状腺乳头状癌

多达50%的人可能会存在被称为"金字塔形叶"的甲状腺锥状叶，其通常位于甲状腺腺体峡部，并向上延伸[6]，但也可能出现在右或左甲状腺叶内侧，具体情况应通过影像学检查进行评估。

13.4 超声检查

对于正常甲状腺而言，在超声下甲状腺大小、形态正常（正常的超声测量值是上下径为4~6 cm，前后径和左右径为1.3~1.8 cm，峡部前后径可达3 mm），且腺体组织回声均匀[7]。除此之外，正常甲状腺呈均匀的高回声[8]，而甲状腺内局灶性病变通常相对于腺体呈低回声，且病变回声越低，属于恶性肿瘤的可能性就越高[9]。如果发现病灶符合以下3个超声标准，则可从影像学上将其诊断为"甲状腺内单纯性良性囊肿"，该标准为：具有边缘光滑的薄壁，无回声且后壁明显（即US上非常暗），以及能够通过透射/声学增强/后方增强（即囊性病变后方亮度增加，这是由于深入到传输声音特别好的结构（如液体）的回声增加所致）。

根据成分的不同，超声学上将甲状腺结节分为囊性结节（以囊性成分为主，75%~100%囊性成分）、囊实性混合型结节（26%~74%囊性）或实性结节（以实性成分为主，0%~25%囊性），其中实性结节与恶性肿瘤之间存在显著相关性[10]。

总体而言，良性结节的超声学征象包括囊性结节、光晕均匀以及不存在血管。除此之外，甲状腺肿伴多个结节在很大程度上也属于良性病变（►表13.1）。但是需要指出的是，只要结节不是纯囊性结节，那么就有恶性可能[11]。

需要指出的是，仅靠病灶钙化这一发现，人们并不能获得什么有价值的信息，因为不仅良性病变能够发生钙化，恶性病变也会发生钙化。在超声检测中，钙化部位的征象为回声增强，并伴远端声影。在检查钙化区域方面，声学阴影是一种典型的US伪影，其特征是在强烈吸收或反射超声波的组织结构后面出现信号空洞。这种情况最常发生在致密结构（如骨骼、结石或钙化）之中。微钙化表现为大小<1 mm的点状（强）回声灶，体积小，无声学阴影。在组织学上，微钙化表现为呈圆形的微小砂砾体，并且存在片状钙化沉积。相反，巨钙化是指大小>1 mm的粗钙化，可存在声学阴影[11,12]。甲状腺乳头状癌多存在甲状腺结节微钙化，并且存在一定的特发性。而如果是巨钙化（包括边缘钙化），则结节属于恶性的可能性较低，因为其是良性病变中的一种典型表现。但是这并不意味着存在该特征的结节就不是恶性结节，因为髓样癌和乳头状癌中也可能出现巨钙化[2]。

高达20%的甲状腺恶性肿瘤都会发生区域性颈部淋巴结转移，其中最为典型的恶性肿瘤类型为乳头状癌或髓样

表13.1　甲状腺结节的超声学特征

提示良性的超声学特征
• 结节周围均匀的光晕
• 以囊性为主
• 无血管
• 甲状腺肿大伴多发结节
• 疑似恶性肿瘤的特征

提示恶性的超声学特征
• 微钙化
• 病灶范围超出甲状腺边缘
• 存在颈部淋巴结转移
• 纵横比>1的结节
• 明显低回声

不太具有特异性的特征
• 结节周围没有光晕
• 边界不清的结节
• 实性
• 中心血管增多

癌，而滤泡状癌则很少会出现这种淋巴转移[1]。提示出现淋巴结转移的US学征象包括囊性变、钙化以及淋巴结（LN）结构异常。如果存在LN转移，则恶性可能较大。

如果结节内供血丰富（新生血管数量较多），则也表明该结节恶性的概率较大。具体而言，中央血管增生与恶性肿瘤最相关，而周边血管增生与炎症过程相关[13]。恶性肿瘤一般都存在丰富血供。

除此之外，尽管不具有很好的特异性，但依旧可用来筛查是否属于恶性肿瘤的超声学征象还包括缺乏超声光晕（这提示囊性病变）、边缘不规则以及实性成分（通常表现为中央性新生血管数量增加）。病灶特征与上述特征的重合度越高，那么病变恶性的概率也就越高。其中，恶性结节平均会存在2~3个可疑的恶性特征（►表13.1）[12,14]。

与其他检查方法相比，在甲状腺病变评估方面，超声所具有的主要优势包括便捷性、能够区分囊性和实质性病变，以及通过超声引导进行活检的能力[11,15]。但是，在识别颈部淋巴结转移或评估包膜外侵犯方面，US的性能与CT相比较差。并且US的性能还依赖于操作人员的能力，在一些情况下其还会受到图像质量的影响。

13.5 CT及MRI

横断面成像技术主要包括CT和MRI，从性能层面上看，这两种技术所提供的解剖学信息均要优于核素显像和US。除此之外，在检测颈部LN转移以及甲状腺疾病的包膜外和邻近组织侵犯方面，这两种技术也具有非常重要的作用。通过MRI和CT，人们还可以了解甲状腺相对于邻近血管和肌肉结构的精确位置。

在甲状腺CT平扫图像上，甲状腺呈中高密度，这主要与甲状腺腺体含碘量较高有关。如果甲状腺无异常，那么其影像通常较为均匀，相对于周围的肌肉组织密度略高，平均为80~100 HU。而在注射含碘造影剂后，甲状腺信号会发生强烈且均匀的强化[12]。需要注意的是，静脉注射含碘造影剂会影响此后6~8周的放射性碘摄取量测定结果。因此，如果计划进行诊断性甲状腺显像或治疗性[131]I，在对患者使用含碘造影剂之前应仔细考虑。如果同时需要摄碘功能和增强CT检查，则应在CT前进行核素成像。除此之外，使用钆（Gd）对比剂的MRI并不会受到甲状腺对碘的摄取和（或）组织的影响，并且可与核素显像结合使用。

甲状腺在MRI影像学表现主要为与颈部肌肉相比甲状腺在T1加权像上的信号略高，并且在T2加权像上也会呈略高信号[16]。使用钆（Gd）对比剂后，甲状腺显示强烈均匀强化。与CT技术相比，MRI可以帮助人们识别血管周边淋巴结（显示信号空洞），并可以检测到最小直径为4 mm的结节。

需要指出的是，颈部CT和MRI检查偶然发现甲状腺结节占比高达10%[17]，不过尽管CT和MRI具有较高的空间分辨率，但US在结节评估和鉴别方面效果最好[18]。

13.6　功能性成像

甲状腺功能成像包括甲状腺放射性核素显像和甲状腺摄取研究，以及在甲状腺癌病例中进行的全身成像。

甲状腺核素成像技术在甲状腺局灶性或整体性异常检查中均较为适用，并适用于检测功能异常或发生转移的甲状腺组织。除此之外，还能够对治疗后残留的正常组织进行评估。

甲状腺核素显像的常见指征包括评价甲状腺组织的大小和位置，甲状腺功能亢进症，可疑病灶，甲状腺功能异常，临床或超声诊断的甲状腺结节功能，以及先天性甲状腺异常。

甲状腺摄取通常用于计算[131]I治疗甲状腺功能亢进或甲状腺癌清甲清灶疗法的剂量。

甲状腺癌[131]I全身显像适合进行嗜碘的远处转移评估，也可用于确定甲状腺癌手术后或放射性碘治疗后，是否存在残留的甲状腺功能性组织；如果存在，则可用于确定其位置。

对于甲状腺核素显像而言，常用的放射性药物材料是[123]I和[99m]Tc高锝酸盐。[123]I口服给药，剂量为200~400 μCi（7.4~14.8 MBq），显像通常在给药后约24 h进行。在给药活度为2.0~10.0 mCi（74~370 MBq）时，静脉注射[99m]Tc高锝酸盐，并立即（注射后5~30 min）进行显像。由于[123]I对甲状腺的辐射剂量很高，因此很少用于常规的甲状腺核素扫描。不过需要注意的是，在进行甲状腺摄取测量时，人们使用[123]I的剂量非常低。除此之外，在进行核素扫描时，要避免任何能够干扰甲状腺摄取放射性碘的药物，并且应该仔细回顾患者病史，以确保患者在此之前没有使用过含碘造影剂。

对于正常甲状腺而言，甲状腺双叶对[123]I的摄取量大致相等。与甲状腺腺叶相比，甲状腺峡部对[123]I的摄取能力可能会稍弱。如果甲状腺结节呈现放射性示踪剂局灶性聚集，则说明该结节为"热结节"，否则，则该结节属于"冷结节"。除此之外，在低促甲状腺激素（TSH）水平的情况下，核素扫描能够在甲状腺结节检查方面发挥重要作用。如果患者的促甲状腺激素水平低，并且甲状腺结节的核素显像结果显示为"热结节"，则该结节很可能为良性结节。因此在非必要时无须对其进行进一步的超声或超声引导下活检。而如果该等结节为"冷结节"，则该结节存在较大的恶性风险（10%~20%），因此有必要对其进行进一步的检查[19]。

通过甲状腺功能成像可以对甲状腺的整体功能（通过计算甲状腺摄取积累的[123]I所占总剂量的百分比，并需要对放射性衰变进行校正）进行评估，对于功能正常的甲状腺而言，24 h摄取率应在10%~30%之间。如前所述，含碘造影剂以及多种药物可能会干扰甲状腺对碘的摄取能力，并且这种影响会长达6~8周的时间。

当使用[123]I进行甲状腺核素显像检查时，甲状腺对放射性示踪剂的摄取剂量足以评估甲状腺的摄取能力。但是，[99m]Tc高锝酸盐不会在甲状腺中积聚。因此，需要以[123]I或[131]I的形式给予含碘造影剂，以计算甲状腺对碘的摄取量；通常[131]I的使用剂量仅4 mCi（0.15 MBq）。一般情况下，在患者服用放射性药物大约24 h后即可对甲状腺摄取量进行测量。需要指出的是，如果患者碘代谢很快，则可能需要在4~6 h时进行额外的甲状腺碘摄取量测定。

功能显像用于检测摄取碘的甲状腺癌以及功能性甲状腺癌转移或术后的甲状腺残留物。为提高检查敏感性和[131]I治疗的疗效，应对这些患者进行非常细致的影像学检查。在口服1.0~5.0 mCi（37~185 MBq）[131]I（碘化钠）48~96 h后进行全身扫描，尤其是颈部[20]。

13.7　PET-CT

在常规情况下，PET-CT成像并不适用于颈部术前评估，但是，在偶发的甲状腺结节中，PET-CT检查所发现的结节占比仅为2%~3%。良性和恶性甲状腺病变对氟-2-脱氧-D-葡萄糖（FDG）摄取较正常甲状腺组织增加。与甲状腺良性结节相比，甲状腺恶性结节的标准摄取值（SUV）测量结果较高，但目前尚无公认的预测恶性程度的标准摄取值（SUV）阈值[13,17,21]。

除此之外，PET-CT还适用于检测远处转移，特别适用于对[131]I全身扫描阴性的癌症，以及对非嗜碘性且伴有甲状腺球蛋白水平升高的高分化甲状腺癌病史的患者[22]。相关研究已经证实PET-CT在转移性疾病患者中的敏感度为70%，并且相关数据已经证实PET-CT的敏感性可能会在TSH水平受到刺激的患者中更好。但是，由于其分辨率的限制，对于尺寸很小，并具有嗜碘性的远处转移（粟粒性肺转移瘤）的患者，该技术可能并不适用[23]。

13.8 甲状腺影像报告和数据系统（TI-RADS）

在接受甲状腺超声检查的成年人群中，高达68%的个体均存在甲状腺结节[24]。尽管通过细针穿刺活检可以确定该结节是否属于恶性结节，但是这并不具有结论性，因为只有通过手术获得切片才能得到最终的诊断结果[25]。由于很多人都存在甲状腺结节，并且其中的大多数结节均属于良性结节，因此并不是所有结节都需要进行活检。综上所述，在确定结节是否属于恶性结节以及是否需要进行FNAB方面，TI-RADS被认为是一种可靠的、非侵入性的方法。

在TI-RADS中，US影像学征象主要分为以下5类（TR1～TR5）：良性（TR1）、非可疑恶性（TR2）、轻度可疑恶性（TR3）、中度可疑恶性（TR4）或高度可疑恶性（TR5）。对于甲状腺结节而言，每一个US影像学征象

都会赋予其一个额外的分数，其中征象的可疑程度越高，那么被赋予的额外分数也就越大。▶图13.2显示了按五个类别排列的US影像学征象[26]。

TI-RADS是根据甲状腺结节的成分、回声、形态、边缘、强回声灶的超声影像学特征进行评分后定级分类，超声医师从前四个类别中选择一个征象，确定最后是否存在强化回声灶，并将这些分数相加。所得积分之和确定了结节的TI-RADS水平：TR1（0分）、TR2（2分）、TR3（3分）、TR4（4～6分）和TR5（高度怀疑恶性）。例如：单纯囊性结节所赋予分数之和为0分，并被描述为TR1；所有其他结节将被给予至少2分，其中实性成分增加1分，实性成分的强回声至少再增加1分。对于TR1和TR2结节而言，无须进行进一步的检查或活检，TR3至TR5结节则存在恶性风险，因此需要针对各类别甲状腺肿物的大小制订FNAB标准。对于TR3、TR4和TR5结节需要严格限制穿刺及进一步检查的指征，以避免那些可能是良性或无临床意义的结节被"过度诊断"。例如，对于TR3甲状腺结节，如果其最大直径>2.5 cm，则推荐进行FNAB，对于最大直径>1.5 cm但<2.5 cm的结节，推荐进行超声随访；对于最大直径<1.5 cm的结节，则无须对其进行影像学检查。

"TI-RADS分类"旨在评估良性结节或缓慢生长癌症的患者，评估对这些患者进行的观察、活检和治疗的风险与获益。US随访能够显著降低高危恶性肿瘤长期未被检测到的可能性，并能更好地对低危甲状腺癌患者采取积极监测这一有效的管理策略[27]。

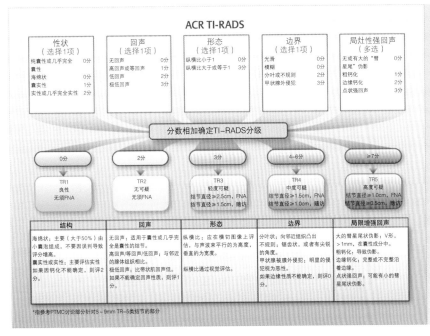

图13.2 TI-RADS的系统的词汇表、分类、进行穿刺或随访的指征

13.9 转移灶的评估

相关研究已经证实，高达30%～90%的乳头状癌会发生颈淋巴结转移[28]。除此之外，髓样癌（50%）和未分化癌（40%）也具有很高的颈淋巴结转移倾向，而在滤泡癌中，只有10%的患者会出现淋巴转移[29]。超声是评估颈部淋巴结转移的首选检查，进一步与FNAB联用可以明确淋巴结性质。甲状腺癌转移淋巴结的超声表现与其他头颈部肿瘤相似，其特征包括：呈圆形、淋巴结门结构消失、新生血管形成、坏死以及淋巴结外侵犯。在甲状腺癌转移淋巴结患者中，恶性淋巴结的US征象包括钙化（50%以上）、回声增强（约90%）以及囊性改变（20%）[30-31]。由于乳头状癌转移淋巴结可能很小，以至于几乎无法通过影像学检测发现。因此在超声上，可疑结节的分界值为Ⅱ区7 mm[31]，其他颈部分区6 mm，该方法的准确率为89%。

对于US而言，其局限性在于评估淋巴结转移，需要取样以确定诊断结果。这种局限性在一些情况下难以解决，例如存在多个<5 mm的微小淋巴结时，就难以对其是否为转移淋巴结做出准确诊断。因此，只有当这种可疑淋巴结很小时，才会对其进行活检以确认其性质。除此之外，通过影像学检查，乳头状癌的转移淋巴结即使连续几年也可能不会发生变化。但是，CT和MRI均有助于提供能够帮助诊断的影像学特征。通过CT可以观察出现钙化或囊性改变的淋巴结。通过MRI检查，囊性变淋巴结在T1加权像上显示出高信号，这是由于甲状腺球蛋白的含量高所致[32-33]。

在完成手术后，医师会对患者进行全身碘扫描，以确定颈部和纵隔中是否存在转移淋巴结残留，或者用于确认是否存在复发。但是，这种检测方法并不能发现那些不具有嗜碘性的淋巴结（所谓的"阴性淋巴结"），而这些淋巴结节很可能来源于分化较差的甲状腺癌的转移。PET-CT可用于显示颈部转移灶和碘阴性淋巴结中的上纵隔转移灶，但由于PET-CT存在分辨率方面的原因，因此在评估中

央区淋巴结方面，其性能要弱于超声和增强CT[34]。

13.10 良性甲状腺结节的影像学检查

针对甲状腺病变进行的FNAB检查中，超过60%的检查结果均为良性结果[17,35-36]，其中最常见的为良性滤泡肿瘤或甲状腺炎，它们的恶性风险为0%～3%[36]。

13.11 良性滤泡肿瘤

甲状腺结节中，良性滤泡肿瘤最为常见，这种病变主要由不同比例的胶状和良性滤泡细胞组成[36]，并且该疾病可以进一步细分为结节性甲状腺肿、腺瘤样结节或增生性结节、胶样结节、GD结节和巨滤泡亚型滤泡性腺癌。需要指出的是，仅仅通过FNAB难以对其进行区分，因此通常需要在切除后进行病理学检查。

腺瘤样或增生性结节是一种非肿瘤性病变，主要由滤泡、胶质和不同比例的纤维构成。一般无完整的包膜。尽管这种病灶可能呈单发性，但是这种结节一般在多发性结节性甲状腺肿患者中较为常见（▶图13.3）。

胶质结节是一种良性病变，主要由胶质和少许的滤泡细胞构成[11]。在超声图像上，胶质结节表现为囊性，内有线状强回声斑和"彗星尾"征，这一征象与胶质钙化相关（▶图13.4）[7]。

13.12 甲状腺炎

甲状腺炎可分为慢性淋巴细胞性甲状腺炎（包括自身免疫性和桥本甲状腺炎），亚急性甲状腺炎，急性感染性甲状腺炎，其他少见类型的甲状腺炎，其中慢性淋巴细胞性甲状腺炎最常见。在组织学上，慢性淋巴细胞性甲状腺炎由慢性炎性细胞构成[37-39]。在超声上，淋巴细胞性甲状腺

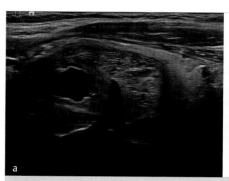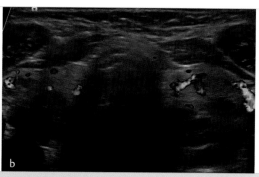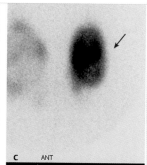

图13.3 66岁男性高功能腺瘤患者，表现为TSH降低及甲状腺毒症。（a）超声多普勒图像显示3.6 cm×1.7 cm×1.7 cm的结节，边界清，实性为主，有少量囊性成分，粗大钙化。（b）彩色多普勒成像显示外周血流量增加和内部血流轻度增加。（c）用[123]I进行放射性显像发现甲状腺左叶内局部示踪剂聚集，并且同侧周围组织受到抑制。甲状腺右叶的显像呈多结节模式，与多发性毒性甲状腺肿相符

炎依据病程及严重程度的差异，可能会有所不同。需要注意的是，一些淋巴细胞性甲状腺炎患者的腺体进行超声检查显示回声不均匀，且存在低回声，而该征象为甲状腺炎特有。因此，要注意与多结节性甲状腺肿、GD和亚急性甲状腺炎进行区分[37,40]。不过，尽管淋巴细胞性甲状腺炎患者的弥漫性低回声不具特异性，但相关研究已经证实，这种征象与腺体的淋巴细胞浸润及纤维化存在密切关系，并且与甲状腺功能减退的发生也密切相关。除此之外，在很多淋巴细胞性甲状腺炎患者中，均存在甲状腺结节，通常需要进行FNAB检查[37-38,41]。并且在这些患者中，多达60%的个体的局灶性可触及结节的活检结果显示与桥本甲状腺炎相关，没有恶性证据[38,40]。在超声检查中，几乎50%的甲状腺炎结节呈高回声，因此可以在一定程度上排除恶性肿瘤的可能性。

弥漫性淋巴细胞性甲状腺炎的血管分布因疾病分期而异[42]。其中急性甲状腺炎血供丰富，而亚急性和慢性甲状腺炎血流正常或减少（▶图13.5和▶图13.6）。

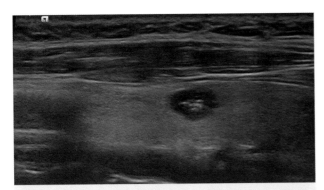

图13.4 胶质结节，竖切超声图像显示主要为无回声的囊性病变，具有薄壁、边界清和后方回声轻度增强。内部回声点代表悬浮在液体中的胶质结晶，这些都是良性的超声特征

13.13 滤泡性腺癌

滤泡性腺癌是一种良性的肿瘤样滤泡新生物，具有完整的包膜。一般表现为正常甲状腺组织背景下的实性结节（图13.7）。如上所述，在FNAB报告中，诊断为滤泡新生物或可疑滤泡新生物（代表可能是滤泡状腺瘤或滤泡状腺癌）占15%~30%[36]。PET无助于鉴别滤泡状腺瘤和滤泡状腺癌，当FNAB不能排除恶性时，则需进行手术切除。

无论在临床层面上，还是在生化层面上，大多数滤泡性腺癌的患者的甲状腺功能正常。大约1%的滤泡性腺癌为"毒性腺瘤"，这类患者会出现甲状腺功能亢进症。不过，这种情况一般出现在功能性滤泡性腺癌最大直径＞3 cm时。在甲状腺放射性核素（放射性碘）显影检查中，大多数滤泡性腺癌由于非嗜碘性，因此会表现为"冷结节"，而功能性滤泡性腺癌则具有强烈的嗜碘性，并会抑制甲状腺其他部位的碘摄取能力，因此会表现为典型的"热结节"[43]。

13.14 恶性甲状腺结节

在FNAB报告中，3%~7%的结节为恶性，另有3%~5%的结节为可疑恶性。如上所述，大多数恶性病变为原发性甲状腺癌，而淋巴瘤和转移性肿瘤极少见[17,35]。其中，乳头状癌是最常见的病理类型。

13.15 甲状腺乳头状癌

甲状腺乳头状癌是一种典型的由滤泡细胞组成的乳头状结构的恶性肿瘤，具有明显的核特征，占所有原发性甲状腺恶性肿瘤的80%[44]。其通常表现为轮廓不规则的孤立性

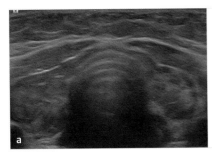

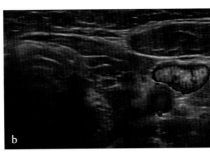

图13.5 58岁女性出现颈部肿胀并甲状腺肿大。（a、b）甲状腺实质弥漫性异常低回声，内部有回声隔，呈桥本甲状腺炎改变，血管正常

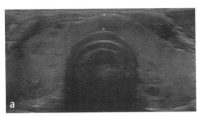

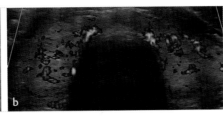

图13.6 65岁女性患有慢性淋巴细胞性甲状腺炎（桥本甲状腺炎）以及"甲状腺肿大"。（a、b）横切超声和多普勒图像显示甲状腺实质弥漫性不均匀，血流量异常弥漫增加

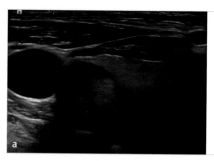
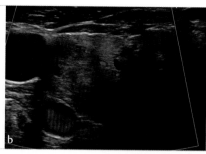

图13.7　66岁男性，促甲状腺激素（TSH）水平低，发现滤泡状腺瘤。（a）横切超声（US）图像显示一个主要为实性、边界清的结节，周围有光晕，这些是良性的超声特征。（b）彩色多普勒图像显示结节主要无血供，这是一种良性提示性特征

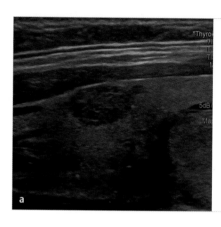
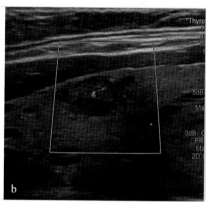

图13.8　34岁女性乳头状癌1例。（a）甲状腺右叶的超声图像显示一个1 cm×0.5 cm×1 cm的低回声实性结节，伴微小钙化，TI-RADS 5级。（b）横切和竖切多普勒超声图像显示甲状腺结节中心的血流

肿块，位于包膜下区域，可见血管。除此之外，超声检查中可以发现结节中的微钙化（砂粒体）。

乳头状癌患者多见淋巴结转移，高达40%的病例存在淋巴结形态异常，甚至可能表现为囊性变。囊性变淋巴结的超声学特征包括增厚的囊壁、内部回声、内部结节和分隔。但是，在青年患者中，其转移淋巴结可能呈现单纯的囊性病变，其特征与良性病变（如腮裂囊肿）十分相似（▶图13.8）。

13.16　甲状腺滤泡性腺癌

甲状腺滤泡性腺癌是一种恶性甲状腺肿瘤，主要由滤泡细胞构成，伴有包膜和血管侵犯，在甲状腺原发恶性肿瘤中占10%[44]。FNAB将滤泡性腺癌和滤泡性腺癌均报告为滤泡新生物或可疑滤泡新生物，因此需要通过病理切片进行确诊。

Hürthle细胞癌占甲状腺肿瘤的3%，是滤泡癌的一种变异型，当组织学上超过75%的细胞呈嗜酸性或Hürthle细胞变化时被诊断为Hürthle细胞癌。

滤泡性癌及其变异型在超声学征象方面均非常相似，缺乏特异性。与滤泡性腺瘤相比，滤泡性癌病变范围较大，缺乏超声光晕，超声表现为低回声，无囊性改变。并且这种恶性肿瘤的发病率会随着年龄的增加而增大，以男性患者居多。在滤泡性癌亚型中，Hürthle细胞癌更多见于老年人群，其表现包括结节外观不均匀且内部缺乏钙化[45]。

13.17　甲状腺未分化癌

甲状腺未分化癌是一种高度恶性的肿瘤，具有低分化癌的特征，占甲状腺原发恶性病变的2%[36]，且患者预后很差。患者一年生存率仅有20%[46]。因未分化癌对周围组织存在大范围的侵犯，因此患者往往无手术机会。除此之外，由于未分化癌不摄取碘，放射性碘治疗和[131]I核素显像均不适用。未分化癌的典型超声特征是侵袭性局部浸润，肿瘤直接侵犯邻近软组织[47]。甲状腺未分化癌患者通常表现为伴有坏死的巨大颈部肿块。在CT上，90%以上的肿瘤表现出甲状腺外侵犯，60%以上的患者有钙化。半数以上的患者会出现邻近器官侵犯，近一半的患者出现血管侵犯。除此之外，超过50%的患者会发生淋巴结转移，其中58%的患者表现为淋巴结坏死，11%的患者会表现为囊性改变[48]。

13.18　甲状腺髓样癌

甲状腺髓样癌（MTC）是来源于分泌降钙素的甲状腺神经内分泌C细胞的恶性肿瘤，它占甲状腺原发恶性病变的4%[49]。MTC的超声学征象与其他恶性甲状腺结节相似，具有典型的征象，如内部存在丰富血管、边界不清、纵横比大于1以及微钙化。尽管在超声学征象方面，MTC和乳头状癌存在相似之处，但是MTC的病灶往往更大且囊性成分更多。在病变的实质部分，超声检查显示具有更为均匀的回声，且纹理更为清晰[50]。需要注意的是，肿瘤大小会对淋巴结转移有一定影响，例如最大直径<1 cm的肿瘤发生淋

巴结转移的概率为20%～30%，而最大直径>4 cm的肿瘤发生淋巴结转移概率则高达90%[51]。由于MTC患者很容易发生远处转移，因此建议术前进行准确分期。

MTC的CT表现不具有特异性，但原发灶和淋巴结转移灶的CT表现包括高密度、不规则和粗钙化[52]。类似于未分化癌，MTC不摄取碘，因此放射性碘治疗和[131]I核素显像均无法使用（▶图13.9）。

13.19 淋巴瘤

甲状腺原发淋巴瘤由淋巴细胞恶性克隆增生形成，占甲状腺恶性病变的1%～5%。其中，最常见的甲状腺原发淋巴瘤是黏膜相关淋巴组织外边缘区B细胞淋巴瘤，其次是弥漫性大B细胞淋巴瘤[36]。通常见于存在长期甲状腺肿或桥本甲状腺炎病史的老年妇女[7]。典型表现是气管、食道的压迫症状。

甲状腺淋巴瘤的US通常表现为3种类型：结节状、弥漫性或混合型。结节状表现为单发性肿块，外观均匀，无钙化、坏死和囊性改变[48]；弥漫性表现为多间隔的不均匀低回声。核素扫描结果不具有特异性，其结果可能包括甲状腺增大和/或伴有冷结节[54]。CT和MRI很少用于该病的诊断，除非有提示有气管狭窄的临床症状，如喘鸣、声音嘶哑或吞咽困难[55]。在这些情况下，CT可以评估周围结构受累的情况以及颈部和纵隔淋巴结情况[56]。MRI对甲状腺外侵犯及转移的诊断可能比CT更敏感[57]。而18F-FDG PET-CT常用于分期或评估治疗效果[58]（▶图13.10）。

13.20 转移性肿瘤

甲状腺转移性肿瘤包括远处器官的转移和相邻组织肿瘤的直接侵犯，转移瘤占甲状腺恶性病变的5%，一般来源于肺癌、乳腺癌或肾细胞癌[11]。

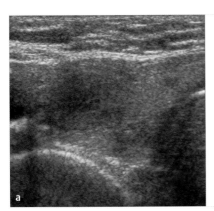
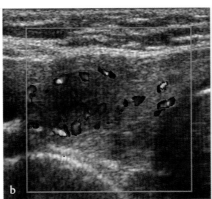

图13.9　60岁男性髓样癌患者。（a）横切超声图像显示右侧不均匀低回声结节，边界不清晰。（b）多普勒超声图像显示结节明显血管化

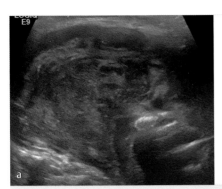
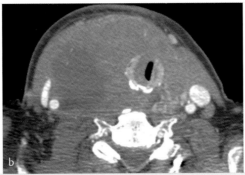
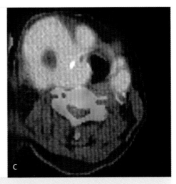

图13.10　原发性甲状腺淋巴瘤1例，62岁女性，长期甲状腺肿大并有2个月颈部肿块病史。（a）超声图像显示甲状腺弥漫性肿大，无正常的甲状腺实质。（b）CT图像显示甲状腺实质弥漫性肿大，无正常实质，有增强和坏死区域，气管狭窄和相邻血管结构的侧向位移。（c）PET-CT显示两个甲状腺叶中的大肿块，摄取18F-FDG，并高亮显示。低摄取区对应坏死区域

（译者：刘苏顺　江沁）

第14章　颈部淋巴结的术前评估

Julia E. Noel, Lisa A. Orloff

关键要点

- 对于所有甲状腺病变的患者而言，术前均需进行颈部淋巴结评估。
- 应对颈部中央区及侧颈部淋巴结进行评估。
- 超声是淋巴结评估的首选方法。
- 肿大、圆形、淋巴门消失、弥漫性血流信号、囊性改变和微钙化均提示淋巴结可能出现转移。
- 通过细针穿刺活检（FNAB）可以明确是否存在转移。
- 当无法进行充分的细胞学检查时，可以检测FNAB标本中的甲状腺球蛋白（Tg），并作为诊断转移性滤泡性甲状腺癌的一个重要指标。
- CT和MRI适用于对侵袭性疾病以及对无法通过超声检查的区域进行评估。
- 尽管甲状腺功能成像并不是初始评估部分的必要检查，但其有助于发现某些复发/持续性局部疾病。

14.1　病例展示

该患者为一名32岁的女性，无明显不适，由于存在甲状腺乳头状癌家族史，接受了甲状腺超声筛查，结果在甲状腺左叶上极近后包膜发现一个大小为9 mm的低回声结节并伴有微钙化（▶图14.1）。超声检查并未发现淋巴结转移。随后，该患者进行了FNAB检查，结果为甲状腺乳头状癌。患者被转至耳鼻喉科，并接受了全面的甲状腺和颈部超声检查。

思考

- 是否应对有甲状腺癌家族史的患者进行超声筛查？
- 在最初的超声检查未发现颈部淋巴结转移的情况下，是否应对最大直径为9 mm的甲状腺左叶结节进行FNAB检查？

在对该患者进行了全面的超声检查后发现左侧Ⅲ区和Ⅳ区淋巴结呈圆形、回声不均匀，存在弥漫性血流信号，并部分伴有微钙化（▶图14.2，视频14.1）。随后，对左侧Ⅲ区的可疑淋巴结（直径为1.1 cm）进行FNAB和甲状腺球蛋白（Tg）洗脱液检查，结果显示该淋巴结存在转移性甲状腺乳头状癌。

思考

在手术方案确定之前，该病例是否有必要进行其他影像学检查？

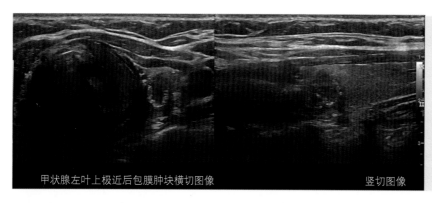

甲状腺左叶上极近后包膜肿块横切图像　　竖切图像

图14.1　大小为9 mm的甲状腺乳头状癌的超声横切（左）竖切（右）图像。边界不规则，纵横比大于1，低回声，微钙化

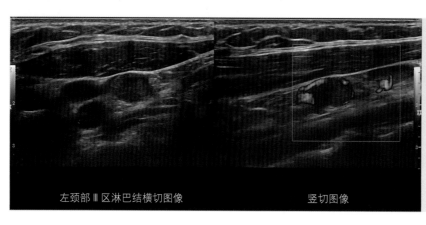

左颈部Ⅲ区淋巴结横切图像　　竖切图像

图14.2　左侧颈部Ⅲ区的甲状腺乳头状癌转移淋巴结，表现为不均匀回声，圆形，血流灌注丰富［横切（左），竖切（右，多普勒）］

由于患者被确诊为转移性甲状腺乳头状癌，因此建议行甲状腺全切除术，并对中央区淋巴结及左侧侧颈部Ⅱa~Ⅴb区淋巴结进行清扫。最终病理学检查结果显示患者为多灶性甲状腺乳头状癌，中央区淋巴结转移（6/13），左侧侧颈部淋巴结转移（6/40）。手术切缘未发现任何癌细胞侵犯，无淋巴结外组织受累。

14.2 背景

当前，依据美国甲状腺协会（ATA）所发布的指南，人们主张对所有疑似甲状腺癌患者均进行甲状腺外评估，如颈部淋巴结。尽管患有甲状腺癌的患者很少会因此死亡，但是这类恶性肿瘤具有很高的复发率，这就意味着患者具有较高的概率接受再次手术[1]。确保对原发性肿瘤和疑似转移淋巴结进行全面评估，对于制订甲状腺癌治疗计划以及降低相关风险有至关重要的意义。

截至目前，超声仍是已知或者疑似甲状腺癌患者的一种最为重要的影像学检查手段，因此对于该类患者而言，应进行超声检查以识别异常淋巴结，进而为随后的淋巴结清扫范围提供数据。当医师无法通过超声检查得到淋巴结的位置、大小或与关键结构的关系时，也可以联合CT及MRI进行评估。尽管PET-CT可用于对肿瘤标志物升高或阴性的患者进行检查，但并不推荐使用PET-CT对甲状腺癌患者进行初步评估。本章内容所探讨的主题是"标准影像学模式在颈部淋巴结术前评估中的作用"。其中，我们分别介绍了超声应用和实践，以及在术前决策中使用CT、MRI及功能性成像的适应证。

14.3 超声检查

为了超声检查的顺利进行，首先应确保患者和检查人员处于正确的位置。患者应呈仰卧位，并在肩下放置一个枕头或垫子，从而在确保安全的前提下使颈部能够向后伸展。需要指出的是，并不是所有的患者（例如存在颈椎疼痛、脊柱后凸、有颈椎内固定术史的患者）都可以以这一体位接受超声检查，但这一体位对于Ⅳ区和Ⅵ区的淋巴结评估特别有用。优势手为右手的检查人员将超声机器放置合适的位置，然后以站姿或坐姿位于患者右侧，并通过其优势手对超声探头进行操作。为尽可能地减小检查人员的弯腰程度，可对床的高度进行适当调整。

扫描开始时，患者头部位于中线，从横断面扫描开始。在对每一名患者进行超声扫描时，检查人员首先要制订一个井然有序的评估步骤，并严格遵循这一步骤进行相关操作，只有这样才能确保对患者进行完整的评估。并且中央区淋巴结的超声检查的区域主要为气管前/喉前/中线、

右气管旁和左气管旁这3个区域。例如，检查人员可以按照以下顺序进行检查。首先，从甲状腺峡部开始，将探头向上扫向颌下区域，并分别对患者是否存在甲状腺锥状叶、Delph淋巴结、甲状舌管囊肿以及喉功能进行记录（视频14.2）。需要指出的是，不同患者的声带活动度存在一定差异，这种差异在无喉部钙化的青年患者中尤为明显，并且在与甲状软骨隆起变成钝角的女性患者中也更为明显。虽然在分化良好的甲状腺癌中，患者几乎不会发生下颌三角区转移（Ⅰ区），但这一区域的转移多见于更具有侵袭性或广泛转移的疾病。然后，将超声探头从甲状腺峡部向下扫至胸骨切迹（视频14.3），以记录气管前淋巴结的情况，并检查中线的其余部分。一旦扫描至胸骨切迹，探头倾斜向下扫描上纵隔，如果条件允许改用更小的探头可以获得更好的效果。随后，对左右气管旁区域进行评估（视频14.4和视频14.5），从舌骨水平开始，仔细扫查颈动脉内侧到胸骨切迹区域。需要注意的是，甲状腺的存在可能会影响超声对中央区淋巴结的扫查结果。除此之外，还应在纵切面上确定病灶。通过将头部朝向病变一侧或远离病变一侧旋转可有效改善气管食管沟内淋巴结的超声视野。因为如果不加以调整，这些淋巴结可能会因气管后方的阴影而变得不清晰。

为了评估侧颈部Ⅳ到Ⅱ区淋巴结，需将超声探头放置在锁骨上方稍微向上的横向位置，然后向上扫描至颌下腺后缘水平，在扫描期间需要将颈动脉鞘保持在视野中心（视频14.6）。探头在锁骨后方和下颌骨下方倾斜，将有助于评估Ⅳ区下方和Ⅱ区上方的淋巴结，通过旋转头部可以显示出被血管系统或骨骼阴影掩盖的淋巴结。在右侧应注意头臂动脉分叉形成的颈总动脉和锁骨下动脉，这表明喉返神经解剖正常。使用探头也可以很容易地以相反的方向进行扫描（从上到下，从Ⅱ~Ⅳ区），或对其前一检查结果进行验证。通过将探头沿锁骨向外移动到胸锁乳突肌（SCM）的后缘进行扫描，即可对颈部Ⅴ区（颈后三角）进行检查。通过这种方式可以评估锁骨上淋巴结（Ⅴb区，视频14.7）。然后沿SCM后缘向上方扫查至下颌/腮腺，即可评估颈部Ⅴa淋巴结。颈部Ⅴ区的其余部分同样进行上下扫查，并尽可能地向后延伸，直到斜方肌前缘（视频14.8）。

与扫查中央区淋巴结类似，采用纵切面对疑似异常的侧颈部淋巴结进行扫查。对于较小的淋巴结，需要在保持该淋巴结视野的同时，将探头旋转90°进行观察。在检查期间，需要认真记录以便于与后期检查结果进行比较，并且还应使用彩色多普勒成像技术进行检查，并将记录检查结果。

在进行超声检查时，相应的扫描顺序和技术均可能会因超声医师的个人差异而存在差异，但前提是可以对中央

区及侧颈部淋巴结进行全面评估。同时，需要对淋巴结引流区域进行扫查，以确保全面评估。

> **思考**
>
> 对于甲状腺恶性肿瘤患者，应该由谁对其进行术前超声检查？放射科医师、内分泌科医师或外科医师？

14.4　淋巴结的超声特征

超声是高分化甲状腺癌怀疑区域转移时的首选影像学检查手段，其能够为人们提供很多重要的信息。根据原发性肿瘤特征的不同，颈部中央区淋巴结转移的概率在25%～60%之间[2-4]，而侧颈部淋巴结转移的概率在40%～87%之间[5-6]。虽然截至目前，人们尚不清楚颈部淋巴结转移是否会对患者总体生存率产生显著的影响，但人们已经发现淋巴结转移会增加甲状腺癌的复发风险，文献报道该类患者的复发率高达35%[9]。这在一定程度上是由于最初手术时临床隐匿性颈部淋巴结转移，在术后监测过程中才发现异常。虽然绝大多数患者没有可触及的淋巴结病变，但在经活检证实的高分化甲状腺癌患者中，超声检查改变高达41%患者的手术计划[10-11]。

尽管不同研究发现超声对颈部淋巴结转移评估的敏感度存在一定的差异。但一般而言，其评估侧颈部淋巴结转移的敏感度为53%～100%，要优于其在评估中央区淋巴结转移的敏感度（5%～68%）[12-14]。除此之外，超声在术后随访中也有重要作用并且具有更高的敏感性。因为甲状腺切除后，使用超声对中央区淋巴结进行评估时，可以避免甲状腺的影响[13,15]。无论在颈部中央区淋巴结，还是在侧颈部淋巴结，超声技术对复发转移性甲状腺癌淋巴结的评估均具有很高的特异性，分别为93%和84%[12]。可用于鉴别良性和恶性病理的超声学征象如下所述。

14.5　颈部淋巴结分区

根据"淋巴引流"这一概念，公认的颈部淋巴结分区将位于中央区和侧颈部的淋巴结分为6个"区"，其中，"淋巴引流"这一概念与头颈部恶性肿瘤的区域转移之间存在对应关系。例如，在分化良好的甲状腺癌中，最有可能出现颈部淋巴结转移的区域是肿瘤同侧Ⅵ区，发生率为25%～60%[6,16]。在侧颈部淋巴结中，甲状腺癌最有可能转移至同侧颈部Ⅱa、Ⅲ和Ⅳ区。除此之外，还必须对颈部Ⅴb区进行详细评估，这是因为在FNAB确认的Ⅱ～Ⅳ区出现转移的患者中，有高达40%的患者存在颈部Ⅴb区转移[17]。需要注意的是，尽管Ⅱ区不是淋巴结转移的常规区域，但如果Ⅱa区存在严重的阳性病变，那么颈部Ⅱb区更有可能受到影响[17]。但是需注意的是，临床上N0期并不意味着无须对侧颈部淋巴结进行评估，这是因为甲状腺的存在会影响对中央区淋巴结的评估，即使存在中央区淋巴结转移，也可能因为甲状腺的影响而无法发现。除此之外，高达22%的病例可能会发生跳跃性转移，并且在肿瘤位于甲状腺上极或峡部的患者中更为多见[18-19]。

14.6　大小和形状

一般情况下，恶性淋巴结与良性淋巴结之间存在显著差异，通过大小就能识别。例如，短轴长度如果>10 mm，则该淋巴结就有恶性可能[20]。但是这并不意味着所有淋巴结都可以通过大小进行判断，因为许多位于颈锁乳突区域的反应性增生淋巴结的短轴都会超过这一范围。良性淋巴结通常表现为扁平、卵圆形，并且长轴明显大于短轴（▶图14.3）。短轴/长轴≤0.5这一指标对良性淋巴结的敏感性为65%～85%，特异性为61%～80%[21-22]。而恶性淋巴结往往呈圆形，因此，其短轴/长轴更接近于1。

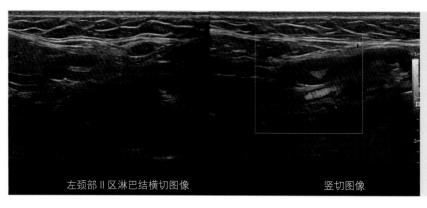

左颈部Ⅱ区淋巴结横切图像　　竖切图像

图14.3　良性淋巴结通常呈扁平或卵形，短轴与长轴之比≤0.5。在这个例子中，淋巴门清晰可见，多普勒没有显示任何血流

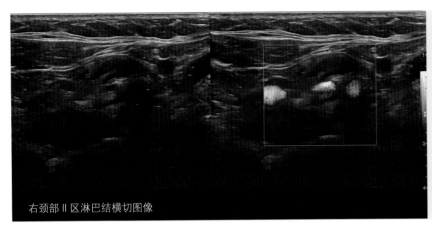

图14.4 良性淋巴结的典型超声征象为低回声，并伴有中央高回声淋巴门，该结构负责对淋巴结的血液供应

右颈部Ⅱ区淋巴结横切图像

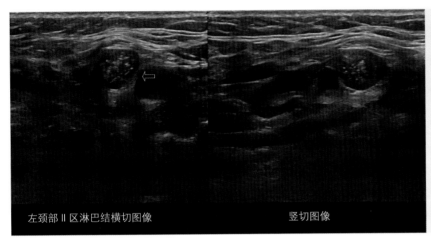

图14.5 恶性淋巴结呈圆形，可表现为高回声、混合回声、囊性改变和/或微钙化。在这个病例中，有一个转移性淋巴结，同时在竖切断面可以见到一个正常的淋巴结（右侧）

左颈部Ⅱ区淋巴结横切图像　　　　竖切图像

14.7 回声和组成

良性淋巴结的典型超声征象为低回声，中央有高回声淋巴门结构，该结构负责对淋巴结供血（▶图14.4）。在一些情况下，受肿瘤转移的影响，淋巴结淋巴窦功能会发生破坏，淋巴门结构也可能受到损伤。因此，清晰的淋巴门结构对于预测良性淋巴结十分敏感。恶性淋巴结可出现高回声、混合回声或囊性改变[23]。就像原发性肿瘤一样，微钙化的存在强烈预示着转移性乳头状癌或甲状腺髓样癌，但后者较为少见（▶图14.5）[24]。

14.8 边界

与具有边界不清的恶性淋巴结相比，良性淋巴结的边界更为光滑。边界不清表示肿瘤组织已经取代了正常的淋巴结组织，并在淋巴结和邻近组织之间造成了较大的声阻抗差异[24]。当确定淋巴结存在转移时，且边界不清或不规则时，应考虑存在淋巴结外扩散的可能性（▶图14.6）。

14.9 血流模式

如前所述，正常和反应性增生淋巴结具有淋巴门结构，可以在彩超及多普勒图像上显示。当然也有一些淋巴结并不能通过超声检查观察到血供，尤其是在最大直径<5 mm的微小淋巴结中。因为其门结构很小，可能无法发现血供的存在[25]。当淋巴结癌变后，那么原有的血管会逐步受累，并且淋巴结周围血管数量也会增加（▶图14.2）[22-23]。周围血管增加在区分转移性淋巴结和反应性淋巴结方面的灵敏度在83%～89%之间，特异度在87%～98%之间[24]。在肿瘤浸润过程的后期，当淋巴门结构完全受累后，可以观察到混合的（周围血管和淋巴门供血）或随机的供血模式[25]。

14.10 超声引导下细针穿刺活检

如果经超声检查发现患者存在可疑淋巴结，则就有必要对该淋巴结进行超声引导下细针穿刺活检（US-FNAB）。这主要通过以下两个方法来实现，它们分别为

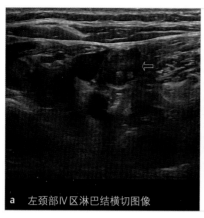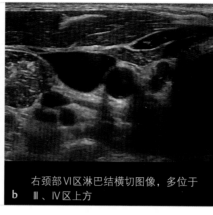

a　左颈部Ⅳ区淋巴结横切图像

b　右颈部Ⅵ区淋巴结横切图像，多位于Ⅲ、Ⅳ区上方

图14.6　伴有淋巴结外侵犯的转移淋巴结。（a）位于颈内静脉外侧的左侧Ⅳ区淋巴结。（b）位于颈动脉和气管之间的右侧Ⅵ区淋巴结。尽管两者大小不一样，但边界均不规则

"长轴或平行方法"以及"短轴或垂直方法"。其中，在"长轴方法"中，穿刺针与超声探头的方向平行，沿长轴进入目标淋巴结（视频14.9）。而在"短轴方法"中，穿刺针以垂直方式进针，并且直到针尖穿过探头下方才可见（视频14.10）。一旦针头在目标淋巴结中，就应该在视野内来回穿刺目标的长径。然后通过毛细管作用或抽吸操作获得相应部位的标本。其中，毛细管技术的侵入程度较小，并能够在满足诊断要求的前提下获得较高质量的涂片[26]。针对颈部淋巴结进行的FNAB，最常用的是25号穿刺针。但对于血供丰富的病灶，使用27号穿刺针可以减少血液对标本的影响。在可能的范围内，应对可疑淋巴结进行取样。需要指出的是，在很多病例中，肿瘤并没有完全占据淋巴结。这就意味着如果取样位置不对，那么就可能不会获得肿瘤组织而造成误诊。然而，对于囊性变的淋巴结，取样时的取样位置应为实性部分。尽管当场进行细胞学评估是确保样本足量最理想的方法，但如果无法立即进行评估，通常进行3～4次单独穿刺也是可行的。

作为一项辅助技术，甲状腺球蛋白（Tg）洗脱液测定可以显著提高在细胞学水平对滤泡性甲状腺癌转移的诊断敏感性。即使在细胞学检查不明确的情况下，利用该方法也可以获得准确的结果[27]。尽管针对甲状腺术后患者已经提出了多个判定是否发生转移的Tg临界值，但尚未达成共识。一项大型回顾性研究建议将最佳临界值定为1.0 ng/mL，因为该临界值的敏感度为93.2%，而特异度为94.4%。由于血清促甲状腺激素（TSH）和Tg均是诊断的独立影响因素，因此在进行FNAB时医师应考虑其中存在的相关性[28]。截至目前，在血清抗Tg抗体存在的情况下，Tg洗脱液仍然是一种有用的诊断工具，但是高水平（>10 μg/L）的A–Tg可能会产生干扰，并会产生假性低值[29]。

思考

对于初次手术未R0切除的患者，进行FNAB时应该使用什么"临界值"以获得诊断？

14.11　CT和MRI

根据ATA指南，分化型甲状腺癌患者术前评估并不需要常规进行CT或MRI检查[30]。如果超声无法获得甲状腺及其淋巴结的所需信息，则可能需要借助计算机断层扫描（CT）或磁共振成像（MRI）技术的支持。除此之外，如果超声医师的经验欠缺，也可以考虑对患者进行进一步的影像学检查。

如前所述，超声技术并不适用于对颈部Ⅳ区和Ⅵ区深部淋巴结的评估，而通过影像学检查可以对该区域进行检查。分化良好的甲状腺癌患者中少见纵隔转移，但受胸骨和锁骨的影响，难以发现转移的淋巴结。除此之外，横断面成像技术还适用于存在包膜外侵犯和累及肌肉、血管或神经的肿大淋巴的评估。在一些甲状腺乳头状癌的病例中，可能会存在咽旁或咽后间隙淋巴结转移，而这些淋巴结往往会因受到喉部的声阻抗影响而被超声检查所忽视。当患者存在广泛的侧颈部淋巴结转移时，则需要仔细确定其是否存在恶性肿瘤，并且相关研究已经证实将CT与超声联用可以更好评估转移淋巴结。尽管一些研究认为联用确实可以提高对转移淋巴结检测的灵敏度和准确性[31-33]，但是也有一些研究提出了不同的观点，他们认为单独使用增强CT并不会在诊断方面发挥作用[34-35]。除此之外，额外的影像学检查可能会降低检查的特异性，这一点在颈部Ⅵ区淋巴结的检测方面尤为明显[33]。尽管如此，相关研究已经证实对适合的患者使用CT、MRI等影像学检查评估骨转移、软骨转移、气道及原发肿瘤的侵犯范围可以获得非常重要的结果。

需要注意的是，尽管CT成像存在一定的优势，但是也必须注意其会带来一定的负面影响，其中就包括潜在的辐射暴露以及放射性碘（RAI）治疗延迟起效（由于使用了使用含碘造影剂）。因此，在使用这种技术时要做好权衡。除此之外，平扫CT所能提供的细节信息很少，因此对于诊断评估或术前计划制订而言，其作用有限。需要使用造影

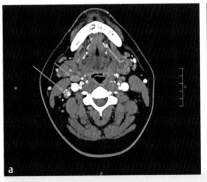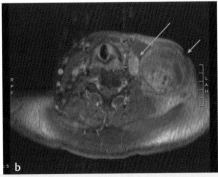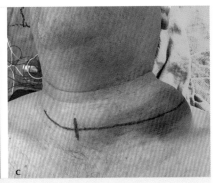

图14.7 CT及MRI在淋巴结评价中的应用。（a）增强CT显示的转移淋巴结（长箭头：具有钙化的淋巴结；短箭头：非圆形但密度不均淋巴结）。（b）增强MRI的T1加权像显示了转移淋巴结的图像（长箭头和短箭头），这是一名晚期的甲状腺乳头状癌患者（c）

剂来区分血管和淋巴结，了解转移淋巴结内坏死或囊性改变的细微变化。相关指南建议，使用"含碘造影剂"进行强化CT扫描之后，患者应至少在1个月后方能接受RAI治疗，因为经过这段时间的代谢，大多数患者的尿碘都可以降至正常水平[36]。由于MRI使用含钆对比剂，因此并不会受影响，但是肾功能不全患者，需谨慎使用钆对比剂[37]。同时，MRI技术并不适用于检测小体积病灶，并且呼吸变化和患者活动均会显著影响图像质量。由于MRI成本较高，因此并不适合作为一种常规成像[30,38]（▶图14.7）。

14.12　功能性成像

针对疑似复发或持续性高分化甲状腺癌患者，全身RAI扫描是一种最为常见的功能性成像技术。在进行诊断时，通常会在RAI（使用2~5 mCi的[123]I或[131]I）之后进行功能性成像扫描。需要指出的是，对于接受了RAI治疗的患者而言，功能性成像的敏感度会降低[39]。尽管二维图像受其本质上的局限性影响无法提供精确的位置信息，但最近的相关研究显示在融合图像中加入单质子发射CT（SPECT）/CT技术可以有效提高人们对病灶在解剖学定位上的认识，并且能够为外科计划的制订提供重要助力。一项针对57例停用甲状腺激素后进行全身RAI扫描的患者的研究发现，SPECT/CT在35%的患者中发现了淋巴结的异常，14%的患者显示了以前未被诊断的淋巴结转移，21%的患者出现了疾病分期下调[40]。

尽管PET-CT并不宜用于分化型甲状腺癌的初步评估，但是它在检测可手术切除的复发/持续甲状腺癌方面发挥作用[30]。除此之外，PET-CT对侵袭性组织学亚型更敏感，并且相关研究已经证实氟脱氧葡萄糖（FDG）摄取与碘亲和力成反比。因此，PET-CT在有进展性证据和全身放射性碘扫描阴性的情况下尤其适用。10 ng/mL或更高的Tg水平也与复发的敏感性增加相关，提示促甲状腺素刺激在PET-CT准

备中起作用[42]，但经济成本限制了常规的TSH刺激。同时诊断性CT成像为补救手术提供了解剖学支持，并有助于明确FDG的亲和性部位。

14.13　对外科临床决策的影响

术前进行超声检查对于制订患者后续诊断策略以及计划手术范围十分重要。因此，外科医师与超声医师之间密切合作，或者在经过培训的情况下亲自对患者进行超声检查具有重要意义。该检查应首先在门诊进行，但在麻醉诱导后和手术开始前，也可在手术室再次进行超声检查，从而为了解手术中解剖关系提供信息。除此之外，患者在麻醉状态下的体位可能会让医师观察到清醒时难以通过超声扫查的部位。

> **思考**
>
> 在一些情况下，患者在手术室进行超声检查中可能会发现新的或以前未被注意到的淋巴结。如果可疑淋巴结出现在原本未计划手术的部位，那么该怎么处理？

通过超声检查，医师可以判断是否有必要为患者进行进一步检查。如前所述，位于颈部Ⅳ区和Ⅵ区的淋巴结转移灶可能更适合使用CT、MRI等评估。如果淋巴结与气管、喉部、食管或纵隔重要血管的边界不清晰，那么必须对患者进行轴位扫描评估。位于该区域的侵袭性淋巴结的治疗可能需要进行气管切除术、喉切除术或胸骨切开术，而这些措施可能会为患者带来一系列潜在并发症，因此有必要与患者讨论这些问题。

在进行初次手术之前，只要患者被确诊为甲状腺恶性肿瘤，那么就需要对所有颈部淋巴结进行评估，以便制订正确的手术方案。可考虑对可疑淋巴结进行FNAB以判断是否有必要进行清扫术，但是在淋巴结形态存在明确异常的

情况下，也并非一定要对淋巴结进行FNAB[43]。需要指出的是，高达38%的病例因在初次就诊时缺乏有效的淋巴结评估，导致存在残留病灶，并接受再次手术。

针对需要进行再次手术的患者，建议在术前使用FNAB和Tg洗脱液来确认淋巴结良恶性情况，这是因为再次的颈部手术风险较大。ATA建议仅考虑对≥0.8 cm的淋巴结，并且该淋巴结的检查结果可能影响到手术或干预时，可对其进行FNAB[30]。甲状腺切除术后中央区淋巴结的扫查情况可以得到改善，并且可以更好地识别气管旁间隙的异常淋巴结。除此之外，还必须对侧颈进行仔细检查。这是因为在接受首次侧颈清扫术的患者中，局部复发率超过20%[45]。在进行手术干预后，应对患者进行为期3～6个月的随访，以避免因炎症和反应性淋巴结而导致误诊。

14.14　结论

对于所有甲状腺癌的患者而言，术前均需进行全面且系统的颈部淋巴结评估以优化手术决策。在甲状腺结节初步定性检测中，超声（US）是一种首选方法，因为其可以显示与恶性风险程度相关的淋巴结特征。除此之外，其也可用于对潜在受累的淋巴结进行FNAB。CT及MRI适用于对侵袭性淋巴结及无法通过超声检查的区域进行检查。同时，侵袭性或未完全评估的淋巴结需要进行额外的横断面成像。除此之外，尽管甲状腺功能成像并不是初始评估部分的必要一环，但其可能有助于发现某些复发/持续性甲状腺癌。

（译者：刘苏顺　江沁）

第15章 甲状腺术前喉部检查

Johnathan D. McGinn

> **关键要点**
>
> - 术前有发音问题的患者、已证实或疑似甲状腺癌的患者以及既往有颈部手术史的患者，均推荐进行术前声带功能评估。
> - 可以考虑对所有患者常规开展术前声带评估，以降低术前无症状声带麻痹的漏诊率，从而避免医疗纠纷或者避免对术后并发症发生率的统计产生干扰，但这会增加患者的医疗费用负担。
> - 在相当多的患者中，单侧声带功能障碍在术前可能无症状。
> - 纤维喉镜检查是声带运动评估的金标准。
> - 经喉超声（US）可用于评估声带功能，但仍以喉镜检查为优。

15.1 病例展示

一名42岁的男性患者，在常规体检中行彩超发现甲状腺右侧叶有一个2 cm的结节，低回声、卵圆形，但没有大钙化灶，医师建议行甲状腺切除。FNAB显示可疑Hürthle细胞瘤，其恶性风险为15%～30%。患者否认声嘶或吞咽困难的病史。患者在3年前接受了C4～C6颈椎融合术。

> **思考**
>
> 在甲状腺切除的术前规划中，关于嗓音的病史采集应详细到何种程度？

体格检查中，我们注意到他的声音有些轻微的沙哑，且呼吸稍有困难。头颈部检查发现甲状腺右侧叶有一个2 cm质硬结节，没有淋巴结肿大。我们尝试行间接喉镜检查，但患者耐受性较差，检查效果不佳，遂改行软喉镜检查（视频15.1）。检查发现声门完全开放（▶图15.1）和闭合（▶图15.2）的静态图像。视频15.1展示了声门内收时后联合轻度向患者右侧移位，也显示出右侧声带比左侧声带的活动度减弱。在患者发出各种声音时，声门闭合都不完全。

术前我们查阅了患者的检查结果，有明显的右声门轻瘫，这可能和甲状腺病变相关。我们计划实施甲状腺右侧叶切除。

甲状腺右侧叶切除术中发现，肿块没有突出甲状腺包膜，术者全程显露并保护右侧喉返神经和甲状旁腺。术后，病理结果显示结节为良性，患者声音没有变化。

15.2 背景

在美国，甲状腺切除术是一种常见的外科手术，估计

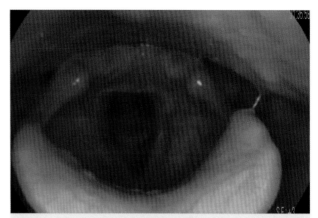

图15.1 内收时声带的软喉镜图像，后联合轻度向患者右侧移位

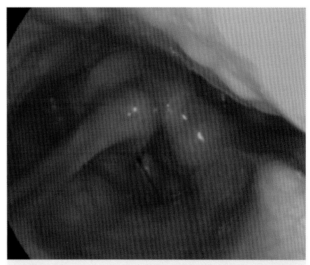

图15.2 外展时声带的软喉镜图像，声门闭合不全与右侧声带活动度降低有关，声门向右侧移位

每年开展95 000～150 000台，1996—2006年间手术量增加了39%[1-2]。甲状腺切除术患者的适应证、技术、设备、术前评估和术后随诊在过去20年中发生了重大变化。这些变化不仅提高了诊断率，指导了治疗方案的进步，还最大限度地降低了并发症发生率，显著地缓解了医保资金压力。虽然成效显著，但并发症发生率仍不理想。在喉返神经损伤这一方面，暂时性麻痹占2%～12%，永久性麻痹占2%以下[3]。对2012年甲状腺手术中的医疗事故索赔的审查显示，43%的索赔与喉神经损伤或发音障碍有关。

> **思考**
>
> 否认发音障碍病史的患者是否需要进行术前声带功能评估？

术前评估声带活动度，有多方面的意义。术前发现声带运动障碍，尤其是甲状腺或甲状旁腺病变同侧的声带运动障碍，可能会改变活检前对恶性和良性的鉴别。即使在已确诊的恶性疾病中，声带运动障碍也可能表明疾病的侵袭性或进展程度比影像学或FNAB预估的更严重。这可能会改变术前评估方法（例如，额外的影像学检查）以及手术方案；这些改变，在回答患者术前咨询时都有指导意义。如前所述，从司法鉴定角度对声带问题的关注也很重要。术前发现无症状声带运动障碍，可能有助于在患者术后出现声音嘶哑时，对外科医师提供一定程度的司法鉴定方面的保护。

术前和术后的声音评估在长久以来一直用于评估声带麻痹。这种方法有一个前提，即假定所有的声带麻痹都表现为临床上可检测到的嗓音障碍。1974年的一系列研究表明，超过50%的单侧声带麻痹可能是无症状的，而最近的一系列研究表明这一比例更低，但波动范围很大，可以从1%高至32%[5-6]。这些发现表明，通过主诉或临床嗓音评估明确是否存在单侧声带麻痹的敏感性不高。

15.3　声带活动度的可视化

纤维喉镜检查被认为是评价声带活动度的金标准[7]。尽管有其他检查可以对声带形态和功能进行更细致的评估，如动态频闪喉镜检查（视频15.2），但软喉镜是大多数人评估声带大运动功能的首选工具。在讨论术前声带运动评估必要性的文献中，几乎都选用了软喉镜。尽管术前声带运动障碍有潜在影响，但术前声带运动评估必要性和指征是有争议的，特别是在通过直接喉镜进行的评估。一些研究者提倡仅在特定患者（通常是有异常嗓音症状的患者）中进行术前声带功能评估[8-9]。无症状声带运动障碍的低发生率支持了这一观点。德国Schlosser等对695例患者进行的研究发现，13例患者存在术前声带麻痹，其中5例患者术前无症状（0.8%），仅1例（0.2%）患者患有良性疾病且既往无手术探查史[8]。在声带麻痹中，仅38%（13例中的5例）是无症状的。Green和De Carpentier回顾了2 250例术前声带检查，发现只有23例声带麻痹（1%），所有声带麻痹患者都有症状（声音嘶哑）[9]。这些研究得出的结论是，常规的术前喉镜检查是不必要的，除非确诊或可疑恶性，或者有颈部手术史。一项成本效益研究在分化型甲状腺癌患者中进行常规纤维喉镜检查，结果显示，由于声带麻痹的基础发生率较低，无症状患者的喉镜检查并不具有成本效益，其增量成本效益比远高于成本效益阈值[10]。除非术前无症状声带麻痹的概率从1.0%增加到4.9%，或者喉镜检查的费用降至27美元，则存在成本效益。

与此相反，Farrag等对340例接受甲状腺手术的患者进

行的回顾性研究支持术前声带评估，并给出了几个关键的观察结果[6]。该系列研究中，在术前喉镜检查显示声带活动障碍的患者（340例中的22例，6.5%）中，近1/3（32%）无症状，无声带不适。此外，术前喉镜检查显示，存在发音困难的主诉的患者中，10%的声带活动度正常。嗓音症状评估声带运动障碍的敏感性为68%，特异性为90%。作者的结论是，仅凭嗓音主诉无法预测声带运动障碍，因此建议进行术前声带评估。此外，作者注意到，在22例术前声带运动障碍的患者中，5例（22.5%）在甲状腺病变的对侧有声带运动障碍。Steurer等支持这一观点，他们发现超过40%的术前声带麻痹患者在术后没有出现嗓音不适[11]。虽然软喉镜检查通常被认为是一种高度可靠的声带运动评估方法，一些人呼吁使用较为便宜的间接喉镜作为代替[12]。该技术利用定向光（指向头镜的头灯或椅子灯）和喉镜进行检查。该检查有门槛，在接受培训后具备一定操作技能方可开展，但它仍然普遍应用于耳鼻喉科临床中，以及特定的肿瘤和内分泌外科临床中。然而，一些患者不能耐受经口腔检查，或者其解剖结构妨碍了充分的显露。这种情况下，声带麻痹可能被忽视。纤维喉镜检查可以对喉部整体进行更详细的评估，也可以识别不太明显的声带麻痹。动态频闪喉镜检查的记录允许回放和慢放，这进一步提高了分析的准确性。大多数患者都能很好地耐受这一过程，但需要医院配备有频闪喉镜和消毒设施。动态频闪喉镜检查提供了关于喉部功能性问题（包括麻痹）的更多细节，也可能检测到更多提示神经病变的细微特征。一般来说，对于有嗓音问题或既往颈部手术史的患者，可以根据需要进行术前声带功能评估。临床实践指南和专家声明支持这一观点，但推荐等级有所差异。美国耳鼻咽喉-头颈外科学会和美国内分泌外科医师协会临床实践指南建议对全部有症状的患者，局部晚期疾病，既往颈部手术的无症状患者进行术前声带检查，以改善甲状腺手术后的嗓音预后[13-14]。英国甲状腺协会（British Thyroid Association）则有不同的看法，其建议对声带进行常规术前和术后评估，以检测运动问题，也便于数据收集[15]。

思考
在没有主观嗓音变化的患者中，术后声带功能评估是否有意义？

是否需要常规开展术后声带功能评估同样存在争议。虽然大多数在甲状腺手术后出现声带运动问题的患者会有声音嘶哑的表现，但也确实存在无症状患者。香港大学医学中心（University of Hong Kong Medical Center）的一项研究回顾了500例甲状腺切除术患者，发现单侧声带麻痹的初始发生率为6.6%（1.4%为永久性），其中1/3的患者几乎没有

噪音改变[16]。在Hanna和Brooker进行的一项较小规模的研究中，86例患者接受了甲状腺或甲状旁腺手术，并进行了术前和术后声带评估[17]。研究者发现，11例患者有声音症状和异常嗓音，其中6例患者有单侧声带麻痹。然而，另有5例无症状患者也被发现有声带麻痹。Schlosser等进行的研究并没有推荐常规术后声带评估，结果发现，68例（共695例）新发术后声带麻痹患者中有20%没有嗓音改变[8]。因此，没有术后嗓音症状可能并不意味着声带功能是正常的。

其他几项研究还表明，5%～13%患者的术后异常嗓音主诉与声带麻痹无关[11,17]。Stojadinovic等进行的研究中有54例接受了甲状腺切除术的患者的术前嗓音评估正常，但术后相当一部分存在嗓音障碍[18]。尽管这些患者均未出现声带麻痹，但30%的患者出现术后早期嗓音症状，14%的患者出现长期（3个月以上）嗓音问题。这些术后发声功能障碍有几种可能，包括喉上神经损伤、与插管相关的声带损伤、慢性喉炎加重，或者功能性发声困难。香港大学另一项评估甲状腺切除术后喉部检查的成本效益研究发现，术后评估的成本效益仅适用于术后3个月症状持续的患者[19]。研究者指出，这种术后评估可以给外科医师术后进行补救治疗的机会，建议将检查对象限定在那些更有可能需要干预者中。没有声带麻痹，但存在发音障碍的患者接受了语言康复治疗，但并不清楚是所有的发音障碍患者都接受了语言康复治疗，还是只有那些接受了喉部检查的患者才接受了治疗；也不清楚如果没有进行检查，语言康复治疗应如何进行开展。作者的结论是，常规喉部检查可能没有必要，但应考虑对任何有嗓音症状的患者进行检查，以明确患者语言障碍治疗是否需要开展，并评估预后。尽管甲状腺手术后无症状声带麻痹检测的临床意义可能受到质疑，但其可能会带来一些益处。声带麻痹对生活质量的影响可能比患者直接主诉声音嘶哑（具体还包括发声疲劳、误吸症状、歌唱或发声困难）更微妙。甲状腺手术后声带功能的记录可能对以后的临床评估很重要，包括后期出现的嗓音问题。如果患者有甲状腺恶性肿瘤手术史，出现症状性发声困难，并发现声带麻痹，如果从未评估术后声带活动度，那么我们会无法分辨急性、新发与慢性术后麻痹。在第一个病例中，患者显然存在甲状腺恶性肿瘤复发的可能，应该就此进行相关检查。如果自首次甲状腺切除术后已知发生了声带轻瘫，那么我们就可以针对发音困难进行对嗓音主诉的评估，实施干预措施。

我们期待外科医师对自己手术的成功率和并发症发生率有所了解，如果术前和术后未进行声带功能评估，很可能无法对此数据有准确认识。许多外科医师可能会认为单侧声带麻痹都会表现为临床上显著的发音困难，因此可能会漏掉症状轻微的声带麻痹。一些系列研究表明，多达1/3的术后声带麻痹患者可能只有轻微或者没有声音改变[6,16]。

同样，术后发音困难可能与许多其他问题有关，如先前存在的喉炎因插管而加重、插管相关肉芽肿、喉上神经损伤、声带出血或功能性发声困难。因此，嗓音评估不能很好地替代声带功能检查。

15.4　内镜显像的替代方法

前文已经提出了软纤维喉镜评估声带功能的一些局限性。尽管绝大多数开展甲状腺切除术的耳鼻喉科医师诊室都有配备喉镜，医师也接受过软喉镜检查的培训，但非耳鼻喉科的内分泌外科医师的诊室通常没有这种工具，也没有接受过使用这种工具的培训。因此，声带功能评估需要另一个医师的参与，经常意味着患者需要再次看耳鼻喉门诊。此外，软喉镜检查也有相关成本［目前使用医疗服务术语"（CPT）代码31575：2019。医疗保险医师费用（全国平均费用119.29美元）］。一些研究者认为，软喉镜是侵入性检查，会引起患者不适。超声是检查甲状腺和淋巴结转移的一种常见的非侵入性手段，在许多情况下都可以开展，包括在外科医师的诊室。早期使用超声评估声带活动度是一项新技术，但可靠性和有效性存疑[20-21]。然而，随着时间的推移，医师对该技术进行了评估和改进，并为其使用提供支持。

通常，该技术使用5～15 MHz的探头，横向定位于甲状软骨的中部。操作探头在身体纵轴移动，直到探查出声带。调整灰度，直到真声带显示为低回声，假声带显示为极低回声。然后，患者安静呼吸，发出持续的元音，如"啊"。声带活动度的特征是对称的外展和内收。该测试通常需要不到1 min，并不麻烦。

几项研究表明，经喉超声在术前声带麻痹评估中具有一定的实用性。Cheng等开展的一项前瞻性研究包含了两个阶段的患者。第一阶段中，由经验丰富的耳鼻喉科医师对患者实施纤维喉镜和颈部彩超，并特别注意声带运动[22]。在114例患者中，对93例患者的声带运动进行了评估，其中91例患者的声带运动正常，2例患者出现了麻痹，所有声带被彩超成功识别。然而，这些数据表明，只有82%的患者的声带活动度可以成功被评估。第二阶段包含415例在甲状腺切除术或甲状旁腺切除术前进行颈部超声检查的患者，仅在超声检查有异常运动、无法在超声检查中进行评估或者尽管超声检查中运动正常但仍有发声症状的患者中开展喉镜检查。我们成功地评估了84%的声带运动，在喉镜检查中确认了4种异常活动。在接受喉镜检查的其余患者中，无一例出现声带麻痹。因此，研究者认为超声是一种相对可靠的评估声带活动度的方法，可用于选择接受喉镜检查的患者。Wong等对204例患者进行了甲状腺切除术前及术后的经皮喉部超声和软喉镜检查，结论是超声有93.3%的敏感性[23]。1例在超声中被认为声带活动度正常的患者，在喉镜检查中被评估为活动度下降，而4例在超声上被认为是声带麻痹的患者，在喉镜检查中显示功能正常。喉部超声对声带麻痹的阳性和阴性预测率分别为77.8%和99.4%。Wong等进行的另一项研究前瞻性地评估了1000名接受纤维喉镜的患者，并比较了喉部超声、嗓音障碍指数量表（VHI-30）与软喉镜在检测声带麻痹方面的作用[24]。患者主诉"声音嘶哑"、VHI-30和经喉超声的敏感性分别为33.3%、62.5%和88.9%。9例术前声带麻痹中8例被超声检测到。仅有7.3%的患者无法通过我们的评估检测声带运动。即使是声带麻痹的高危患者（存在嗓音症状，有颈前区或纵隔手术史，怀疑恶性肿瘤者），研究者认为在87.5%的仅有单侧声带麻痹的患者中，可以不必进行喉镜检查。

然而，其他研究者表达了对经喉超声评估声带功能的怀疑。Kandil等对250例接受甲状腺或甲状旁腺手术的患者进行了术前和术后的喉部超声和软喉镜检查[25]。13例患者被发现有术前声带麻痹，但仅有7例（53.9%）是通过超声检查确定的。14例由新的术后喉镜证实有声带麻痹，总共仅有55.6%的声带麻痹患者是由术后超声检出的。该研究还分析得出，超重和肥胖患者（BMI≥25）亚组与正常体重患者相比，超声在术前识别声带麻痹的准确性较低（分别为43.5%和70.5%）。术后准确率更差，分别为33.4%和56.8%。在声带功能评估中，该研究不推荐我们把超声作为喉镜的替代方法。

几个研究团队已经注意到甲状腺软骨的钙化，尤其是在男性患者和老年患者中，会使超声检查中声带功能的可视程度降低[24,26-27]。在改进可视化的建议中，可以尝试进行侧方超声检查[28]。为应对男性患者诊断难度较高的情况，Woo等提出从每侧甲状软骨的侧面观察声带，这种操作下超声检查在77例研究患者中是准确的，只有1例声带麻痹假阳性。Woo等推荐在男性患者中使用耦合剂，并发现使用耦合剂后，传统正位超声可视率从93.4%提高到99.0%[29]。其他研究提到使用盐水填充手套来改善声波传导，研究也证实了其存在优势[23]。

另一种选择是断层放射成像，特别是CT。在对已知的声带麻痹患者进行的CT研究中，已定义了与声带麻痹相关的放射学特征[30-31]。主要阳性特征包括同侧梨状窝扩大、同侧杓会厌皱襞向内侧旋转和增厚、同侧喉室扩大和同侧杓状软骨向前内侧移位。可疑阳性特征包括同侧皱襞饱满、同侧声门下饱满、同侧喉室扩张、同侧会厌谷扩张、同侧咽壁扩张和声门下弓变平[30]。尽管这些发现具有较高的提示意义，但它们无法作为诊断依据。其他病变也可能会导致类似的结果，包括同侧和对侧病变造成的不对称外观。这些病变可能包括黏膜或黏膜下肿瘤，杓状软骨半脱位，CT摄片不理想（CT图像比真正的轴面更倾斜），甚至正常变异。同样，正

如Randolph和Kamani所说，作为一种筛查工具，其灵敏度也值得怀疑。一项囊括了365例甲状腺手术患者的研究显示，在一系列经喉镜检查证实的声带麻痹中，CT的灵敏度仅为25%[32]。此外，作为筛选声带麻痹的工具，CT扫描价格不菲且有辐射暴露问题，这都是劣势。因此，即使CT发现了声带麻痹，也要建议进行补充喉镜评估。CT本身也可以被推荐作为声带运动障碍存在与否的诊断工具，但存在争议。

15.5　结论

甲状腺切除术和甲状旁腺切除术患者术前和术后声带功能评估的必要性仍存在争议。术前声带麻痹的识别可以使外科医师的术前评估计划更完善，并可以指导医师回答患者关于疾病的恶性概率和并发症发生率的咨询。大多数外科医师认为，软喉镜、直接喉镜检查是声带运动障碍评估的金标准。基于几个因素，比如，耳鼻喉科医师大多接受过相关培训，耳鼻喉诊室大多配备该设备，以及耳鼻喉科医师在声带麻痹患者的术后评估和管理中可能发挥的作用，耳鼻喉科医师可以方便用此技术评估每一位术前患者。非耳鼻喉专业的内分泌外科医师可能较少有机会使用该技术，他们未接受该技术的培训，也往往没有可用的设备，因此必须将患者转诊给耳鼻喉科医师。

使用超声评估声带活动度，就不存在上述问题，因此超声可能对内分泌外科医师更具吸引力，特别是如果可以在他们自己的诊室开展超声检查时。文献中评估的敏感性因超声医师的经验差异而存在明显差别。

尽管对所有术前甲状腺和甲状旁腺患者的常规声带运动评估存在争议，但对确诊或疑似甲状腺癌的患者术前使用喉镜检查还是达成了共识，特别是存在甲状腺体外侵犯时[13,15]。美国耳鼻咽喉-头颈外科学会临床实践指南也支持对术前有嗓音障碍或声音嘶哑主诉的患者，以及既往有颈部手术史（如颈椎前路手术、颈动脉内膜切除术、颈部食管切除术和甲状腺切除术/甲状旁腺切除术）的患者开展喉镜检查。

在无声音症状的患者中常规行术后喉镜检查可能没有必要。然而，对于术后有嗓音问题的患者，建议通过喉镜检查评估声带活动度以及其他可能影响嗓音的术后喉部因素。对于接受非耳鼻喉科的内分泌外科医师治疗的患者，应考虑转诊至耳鼻喉科医师，他们可以全面评估发声问题。

虽然在手术过程中仔细探查并保护喉部神经是降低患者并发症发生率和法律风险的关键，但在手术前对神经功能进行适当的评估和记录，对于指导手术决策、合理控制患者的期望是非常重要的，甚至可能有助于规避法律责任。

（译者：左仲坤　唐宇龙）

第16章　甲状腺手术患者的嗓音保护：特殊注意事项

Robert T. Sataloff

关键要点

- 职业用嗓者不仅包括歌手和演员，还包括任何发音障碍会对其谋生能力造成不利影响者（神职人员、教师、接线员等）。
- 甲状腺功能减退症通常会导致发音困难。甲状腺全切后的甲状腺功能减退可能导致术后36 h出现发音困难。
- 喉部骨骼的机械性损伤（如环杓关节半脱位或脱位）可能与声带麻痹表现相似，并导致发音困难。
- 在没有神经损伤的情况下，气管插管和其他原因造成的机械损伤可能会导致发音困难。
- 喉外肌功能的改变可能导致发音困难，颈部皮肤与气管的粘连也可能导致发音困难。
- 强烈建议对所有患者，尤其是职业用嗓者，进行全面的术前和术后嗓音评估。
- 术后发音困难可以通过嗓音治疗来缓解，必要时可以通过声带内移术来缓解。

16.1 背景

　　任何用声音谋生的人都应该被视为专业的声音使用者，不仅是歌手和演员，还包括教师、橄榄球四分卫、神职人员、政治家、销售人员、接线员等。因为歌手有最强烈的声音要求，声音受损后，对职业生涯的影响最大，所以对他们的关注度最高。教师每天要授课6~8 h，耳科医师必须大声说话让听力受损的患者听到他们的声音，还有其他许多人都有声音需求，这对他们的职业成功至关重要。

　　即使是轻微的激素水平变化，也可以导致显著的声音改变。多年来，人们已发现与整个间脑垂体通路的内分泌改变相关的发音困难[1-5]。与甲状腺功能异常相关的发音困难得到了喉科医师的特别关注。据了解，即使是轻度甲状腺功能减退也会导致"声音像蒙上一层纱的感觉"，这与声带边缘的黏膜下基质中的液体增加有关。部分患者没有达到甲减标准，T3和T4水平处于正常低值而促甲状腺激素（TSH）处于正常高值时也会出现这种情况，尤其当这些患者伴有甲状腺功能减退的其他轻微症状和体征时更明显。甲状腺功能减退症导致的发音困难对于专业的声音使用者，尤其是歌手来说是一个特别的问题。它影响嗓音的质量、穿透力、耐力以及其他对专业歌手、演员或演说家的成功至关重要的特征。除了甲状腺功能异常的影响外，甲状腺手术也会对声音产生不利影响，即使患者术后没有甲状腺功能减退。

16.2 病例展示

　　一位63岁的职业歌手兼演说家6周前出现嗓音疲劳。他有30年的桥本甲状腺炎病史，并服用了左甲状腺素。20世纪80年代时多次行细针穿刺，除显示桥本氏病外无其他病理改变。在过去的20年里，他因为一些小问题接受了几次动态频闪喉镜检查，没有发现明显的异常。在大约10年前，他还接受了常规的喉肌电图检查。此次就诊，他抱怨有嗓音疲劳现象，在大声唱歌时有轻微的失控。动态频闪喉镜检查发现轻度左侧声带轻瘫，颈部检查发现右侧甲状腺有一个5 cm的肿块。触诊未发现淋巴结肿大。喉肌电图（EMG）证实右侧喉返神经（RLN）分布区域的神经募集反应减少30%，其他方面正常。既往喉肌电图正常，两次检查由同一位神经科医师完成。甲状腺超声显示右侧有一个5 cm的肿块，左侧有可疑结节。细针穿刺证实为乳头状癌。

> **思考**
>
> - 因为他已经稳定了几十年，没有新的症状，除了每年由他的内科医师对他进行常规的重新评估外，他没有接受全套相关检查。是否应建议他每年由内分泌科医师或内分泌外科医师进行检查？
> - 他是一个职业用嗓者，这一事实是否应该成为建议缩短随访间隔的一个因素？

　　患者接受了甲状腺全切除术。甲状旁腺被完整保留，甲状腺组织被完全切除，术中进行了喉返神经监测。患者入院后，在甲状腺切除术前，用微粒化的异种真皮对左侧声带进行临时填充。手术后，他立即出现严重的发音困难和误吸。2周后，喉肌电图显示右侧喉返神经分布的募集反应减弱90%，双侧喉上神经分布的募集反应减弱50%。

> **思考**
>
> 手术过程中没有神经损伤的迹象，神经显示良好，有没有可能声带填充干扰了神经监测仪的性能？

　　已随访患者6年，超声、核素扫描和甲状腺球蛋白水平均未显示复发迹象。他的右侧喉返神经恢复到募集反应减弱约30%的水平。右喉上神经恢复至募集反应减弱约20%的水平，左喉上神经保持在募集反应减弱约50%的水平。他的声音最初不适合说话或唱歌。他为此接受了7次喉部手术。除了在嘈杂的环境中长时间说话外，他说话的声音是正常的，但他仍然不能唱歌，可能是因为喉上神经损伤所致。

16.3　发声功能障碍与甲状腺疾病

发声功能障碍是甲状腺疾病患者最常见的主诉之一。McIvor等证明，多达1/3的甲状腺疾病患者在就诊时出现发音困难[6]。Kadakia等描述了类似的发现，包括声音颤抖、气声或低沉沙哑和音域变窄的症状[7]。Heman-Ackah等发现，47.4%因声带麻痹就诊于喉科的患者被发现患有潜在的未确诊甲状腺疾病，包括良性疾病（29.9%）、甲状腺炎（7.8%）、甲状腺功能亢进症（3.6%）和恶性肿瘤（1.6%）[8]。除甲状腺功能减退症外，内分泌系统的其他疾病也可引起发音困难。

16.4　良性甲状腺疾病

良性甲状腺疾病也是导致患者发声功能障碍的重要因素之一，甲状腺功能减退症患者在发声自我评估、嗓音临床评估和嗓音相关生活质量（V-RQOL）方面得分较低[10]。在一项对67例患有良性甲状腺疾病的女性进行的研究中，主诉为声音受损的患者在所有评估中得分较低，包括声音自我评估、言语和语言病理专家使用视觉模拟量表进行的评估以及V-RQOL问卷[10]。许多与良性甲状腺疾病相关的声音功能障碍被认为是由于甲状腺功能减退导致声带中透明质酸浓度增加所致。透明质酸浓度的增加导致液体潴留和声带增厚，称为喉黏液性水肿[10]。尽管喉部检查相对正常，但这些患者可能表现为声音嘶哑，其特征是音调降低和声音清晰度下降[11]。Eryilmaz等用幼鼠进行实验，发现在诱发甲状腺功能减退的幼鼠中，组织学上喉头水肿增加，甲状腺激素受体增加[12]。声带的组织学变化在甲状腺功能减退的情况下发展迅速，甚至可以在甲状腺切除术后的暂时性甲状腺功能减退期间观察到，早在术后36~48 h就出现声音变化[11]。人类喉部在纤维固有层、软骨和腺体成分中也显示出甲状腺激素受体TRα和TRβ。这些受体也可能参与了甲状腺功能异常时导致的声音变化[13]。通过甲状腺激素替代疗法，甲状腺功能减退症可以得到逆转，并改善嗓音预后[14]。Birkent等开展的研究中，24名甲状腺功能减退妇女接受甲状腺激素替代治疗，甲状腺功能正常，声带基频从治疗前的平均（223.48±36.10）Hz显著改善至（237.64±38.31）Hz[15]。

> **思考**
>
> 应考虑在手术后立即进行甲状腺素替代治疗，特别是对于职业用嗓者。

16.5　进展期甲状腺疾病

首诊为进展期甲状腺疾病可能会增加治疗后发声功能障碍持续或恶化的风险[6]。在患有巨大甲状腺肿、甲状腺功能亢进、毒性甲状腺肿和甲状腺恶性肿瘤的患者中尤其如此。在McIvor等开展的一项研究中，27例患有巨大压迫性甲状腺肿的患者中有9例出现发音困难。在12例表现为孤立性结节的患者中，仅有2例表现出类似的主诉。其他作者也证明了类似的发现，表明大于5 cm的甲状腺肿块是术后嗓音恶化的独立预测因素[16]，并且高达17%的胸骨后甲状腺肿术后会出现一定程度的喉返神经损伤[17]。Song等比较了机器人与传统甲状腺切除术。术后2年，他们发现与传统甲状腺切除术相比，机器人甲状腺切除术与更好的嗓音和声学参数相关[18]。

在一些伴有术前发音困难的多结节性甲状腺肿的病例中，切除甲状腺肿后患者发音功能得到改善[6,16,19]。在这些病例中，术中保留了喉上神经的外支和喉返神经，其支配的肌肉在甲状腺切除术后的肌电图表现正常。术后由于减轻了对喉神经的局部压迫，改善了声带的振动，并缓解了上气道阻塞，患者声带功能得到改善[16,19]。

甲状腺功能亢进和毒性甲状腺肿，即使在术前积极治疗，往往术后声音恢复仍欠佳。在一项比较了12例非毒性甲状腺肿患者和8例毒性甲状腺肿患者的研究中，Watt-Boolsen等证明，在非毒性甲状腺肿组中，术前发声功能障碍在甲状腺切除术后得到解决，但在毒性甲状腺肿组中，术后仍持续存在发声功能障碍[20]。

恶性肿瘤患者术前的发音困难是一个不良的预后指标。术前神经受累常导致永久性发声功能障碍[17]。在Caroline等进行的一项研究中，接受甲状腺手术的患者中有35%是恶性肿瘤，并在术后肌电图上发现单侧或双侧喉神经麻痹，术后无改善[16]。术后诊断为腺瘤的患者在术后喉肌电图上没有变化，而所有仅诊断为甲状腺炎的患者均有改善[16]。

> **思考**
>
> 恶性肿瘤患者如果在手术后出现声带轻瘫和肌电图异常，实际上无法恢复正常功能。神经功能不恶化已经是最好的情况，但往往往会发生恶化。患者应该为这种可能的结果做好准备。

16.6　手术注意事项

16.6.1　术前评估和咨询

一旦在职业用嗓者中怀疑或发现甲状腺疾病或结节，临床检查应包括全面的病史和体检，以及其他测试。

任何手术，无论解剖部位如何，都有可能因机体功能失调，慢性疾病恶化（如反酸、哮喘等）以及气管插管的不良反应等因素而对嗓音产生影响。至少一个世纪前，解剖学家就已明确甲状腺手术和术后发声功能障碍相关[21-22]。

全面的术前嗓音评估应能发现任何术前发声功能障碍。语音障碍指数（VHI）是一种简单、有效、自答的问卷，可用作基线评估。喉部的可视化检查（如间接喉镜、喉镜检查、可视频闪喉镜检查）可以评估候补状况，明确术前声带功能是否有障碍。超声引导下的活检通常用于甲状腺评估，即使在手术前也很少会影响声音。Ha等对6 169例病例中的6 687个甲状腺结节进行了超声引导下粗针穿刺活检相关并发症的评估。他们发现，1例患者经历了持续30天以上的声音变化，3例患者的发音困难在30天内恢复[23]。声学和空气动力学分析以及喉肌电图等客观测量可以提供额外的信息，并客观记录术后的情况，为未来评估提供对比基准[24-25]。术前评估还应包括由擅长嗓音护理的语言病理专家进行的评估，最好也由歌唱专家进行评估（即使对非歌手也有用）[26]。关注这些信息有助于患者疾病的管理，以及答复患者关于手术预期和潜在声音结果的咨询。

Park等评估了393例术前声带活动正常的患者，以确定甲状腺切除术后音调降低的危险因素。只有女性被发现是手术后较低基础音调的显著预测因素[27]。Lee等回顾了559例接受甲状腺切除术（伴或不伴中央区淋巴结清扫术）的患者。与其他作者不同的是，他们发现基础音调在术后并没有显著降低。然而，患者最大音调和声音强度下降，并且在手术后1年没有恢复。GRBAS（分级、粗糙度、呼吸性、乏力性和劳损）结果在3～6个月内达到术前水平，大多数患者的VHI在1年内恢复到术前水平。他们确定手术后1个月的最大音调是甲状腺切除术后长期嗓音障碍的最佳预测指标，而大肿瘤、术前最大音调、手术后1个月基础音调低与甲状腺切除术后永久性发声困难显著相关[28]。Park等观察了女性患者甲状腺手术后的长期音调变化。他们发现大约43%的患者在术后6个月内仍有明显声音改变，但在术后1年时此比例仅为18%（音调降低）。年龄（>52岁）和手术范围（甲状腺全切除术）是术后2周的显著危险因素，但在3个月、6个月和12个月时，有这些危险因素的观察组的结果并不比对照组差[29]。Gohrbandt等发现围术期声带运动存在性别差异。声音嘶哑和颈部不适在术后1个月的女性中更为常见，但在6个月后得到缓解。声带运动障碍主要见于女性，主观症状的改善超过客观声带运动功能的恢复[30]。Lee等评估了62例甲状腺切除术后患者的发声功能障碍。尽管甲状腺单侧叶切除术和甲状腺双侧叶切除术患者均报告了病情恶化，但客观评估仅对术后早期的甲状腺双侧叶切除术患者有意义。大多数在术后6～12个月恢复到术前水平。研究者认为损伤程度与喉返神经水肿程度有关[31]。Tedla等回顾了39例无喉返神经损伤的甲状腺切除术后患者的嗓音结果。他们使用了一份权威的患者调查问卷，以及感知语音分析。他们确定年龄、TSH水平和与术前检查明确的反流性咽喉炎是甲状腺手术后嗓音质量下降的重要预测因素，而手术类型、性别或吸烟状况等因素影响较小。他们强调，患者应该意识到，即使在不复杂的甲状腺手术后，声音也可能发生变化[32]。Uludag等开展的研究对60例患者（48名女性）评估了能量器械与缝合技术在甲状腺全切除术中的效果。他们发现，术后早期使用传统手术技术的患者嗓音质量优于使用能量器械的患者，但使用能量器械治疗的患者后期嗓音质量往往优于使用传统技术治疗的患者，但统计学上没有显著性差异[33]。Nam等回顾了264例进行（65例）或未进行（199例）颈侧区淋巴结清扫术的甲状腺切除患者，并确定侧颈清扫术与术后早期声调降低和声带水肿概率增加有关。他们发现客观参数在1个月内有所改善，但主观症状持续时间更长[34]。Aydogdu等评估了36例因分化型甲状腺癌而接受甲状腺切除术并接受放射性碘消融治疗的患者。他们发现放射性碘消融疗法对声音没有影响[35]。

在获得知情同意的过程中，外科医师应与患者讨论一切先前存在的发声功能障碍或声音问题。在讨论甲状腺手术的可能风险和并发症，以及插管和瘢痕挛缩相关的创伤性喉部损伤的风险时，应包括嗓音改变和术后声带麻痹的发生率。特别是在职业用嗓者中，这些信息对于患者决定下一步选择何种治疗方案至关重要。在术前谈话结束时，外科医师和患者均应对患者先前存在的声音问题、术后声音期望和手术的潜在并发症有所了解。

> **思考**
>
> 患者甲状腺手术后早期的嗓音质量通常会受影响。发声功能会随着时间的推移而改善，患者可以进行相关的干预治疗。

16.6.2 喉返神经麻痹和瘫痪

喉返神经麻痹和瘫痪可能是甲状腺手术最严重的并发症。喉返神经与甲状腺的解剖关系使得喉返神经解剖成为内分泌外科医师考虑的重要因素。尽管一些研究者认为超过50%的单侧喉返神经麻痹患者可能无症状[36]，但喉返神经损伤对大多数患者造成了严重的社会和职业影响。随着医疗技术和手术经验的进步，喉返神经损伤已变得不那么普遍，据报道，暂时性麻痹的发生率为0.9%～4.7%，永久性损伤的发生率为0%～1.7%[37]。一些外科医师将神经损伤发生率的降低归因于术中神经监测系统（NIMS）的出现，该系统可以帮助外科医师识别喉返神经，而其他研究表明，在有经验的外科医师手中，术中神经监测对神经完整性没有影响[38]。在一项大型单中心研究中，Hermann等对

27 974例接受甲状腺手术的患者中有损伤风险的喉神经进行了统计，注意到当神经在术中仅被定位时，永久性喉神经损伤的发生率为0.9%。在显露部分神经情况下，这一比例降至0.3%，而在全程显露神经的情况下，这一比例降至0.1%[39]。因此，在仔细解剖过程中，对相关解剖结构的深刻理解和喉返神经的充分暴露是预防喉返神经损伤的必要条件，而职业用嗓者的甲状腺手术最好由经验丰富的专业内分泌外科医师进行。

16.6.3　喉上神经外支麻痹

在解剖甲状腺上极时，喉上神经外支（EBSLN）最容易受到手术创伤。它沿着咽缩肌下行，通常紧邻甲状腺上动脉，甲状腺上动脉向内侧穿过，供应环甲肌。环甲肌的收缩导致发声过程中声带的伸长、变硬和变薄，并在控制发声基频中起重要作用[40-41]。尽管据报道喉肌电图改变的发生率为0%~58%，但临床上通常很难判断EBSLN的损伤[42-44]。Miyauchi等报道了4例患者，其喉返神经解剖变异，有变异喉支支配环甲肌。研究认为双重神经支配可能影响甲状腺手术后的声音变化，尽管没有证据支持这一有趣的推测[45]。

甲状腺手术后EBSLN损伤的症状和体征可能较轻微，是非特异性的[36,42]。EBSLN损伤的典型症状包括发声疲劳、声音嘶哑、呼吸困难、发声困难、音量障碍和音域变窄。通常，中音发声控制方面有困难，声音的基频也会改变，这些会导致较差的声音表现，这对于歌手和其他职业用嗓者来说是不小的麻烦[46]。

EBSLN损伤的频闪可视喉镜检查结果可能包括同侧（通常是）声门旋转、幅度小而快的内收和外展的消失、声带弯曲、患侧声带运动滞后、受损声带剪刀样向下移位（尤其是严重损伤）以及黏膜蠕动波减少[6,36,41-42]。咽喉倾斜主要是由正常肌肉相对较强的收缩引起的，这将导致咽喉向较弱的一侧倾斜，这与大多数医师的经验不同[41]。此外，可观察到声门闭合不全伴有声门后间隙，但这通常主要与喉返神经损伤同时发生[41]。通过要求患者在检查过程中进行特定的发声，可以进一步突出这些细微的临床发现。快速重复发"i"音，并突然完全停止发音，会导致发音疲劳，这会增加受影响声带的滞后。通过消除声门上功能亢进，吹口哨可以进一步暴露声带异常。滑音动作会增加喉部的纵向张力；受影响的声带将不能充分伸展，导致咽喉倾斜并突出声带高度的差异[41]。

16.6.4　非神经性发音障碍

多项研究表明，在声学分析和频闪可视喉镜检查结果均正常情况下，甲状腺手术后的主观声音变化可能持续存在[46-49]。一部分原因可能是这些检查的敏感性不足。然而，

在没有神经损伤的情况下，甲状腺切除术仍可能导致暂时或持续的发声功能障碍和不良的发音情况[46,49]。这些对于职业用嗓者来说尤为棘手，可能和感染、出血、软组织损伤、气管插管、杓状软骨和环杓关节损伤（伴有或不伴有脱位）以及导致垂直喉部运动障碍或喉气管固定障碍的喉外（带状）肌损伤有关。如果皮肤切口瘢痕增生与气管粘连，也可能发生这种情况。在没有神经损伤的客观肌电图证据的情况下，在声学分析正常或异常的情况下，所有这些因素都应被视为发声功能障碍的可能病因[42]。

在甲状腺切除术后没有喉返神经（RLN）和喉上神经外支（EBSLN）损伤时，应仔细检查喉软骨。带状肌通过控制垂直方向的喉部位置和姿势，对发声强度和基频起到重要的动态作用。喉的垂直运动（抬高或降低）改变了喉软骨之间的角度和距离、喉内肌的静止长度以及共振系统的长度和形状。例如，胸骨舌骨肌和胸骨甲状肌的收缩可导致声门下压力升高、环甲软骨距离缩短、声带延长以及由此导致的频率和强度增加[50]，甲状舌骨肌的收缩导致声门下压力降低，环甲距离变宽，声带缩短，导致声音频率和强度降低[50]，喉外肌在将喉稳定在演唱时所需的位置、为精细的内在肌功能创造稳定的框架以及保持声门上共振系统的一致长度方面也起着关键作用，这对古典歌手来说尤其重要。尽管一些研究表明，切开胸骨甲状肌以增加对上椎弓根的暴露并不会导致嗓音症状或声学和空气动力学参数的任何显著差异[51]，但其他研究发现，不良嗓音结果与喉外肌紊乱之间存在很强的相关性。在没有神经损伤的情况下，由喉软骨功能破坏引起的改变可导致声音疲劳、高音和歌唱声音困难、音域变窄和说话基频降低[50-52]。

切除非常大的甲状腺肿也与术后即刻出现的较差的嗓音结果相关。Radowsky等发现，在87例接受甲状腺切除术的患者中，非洲裔美国人的甲状腺肿明显大于高加索人（分别为117.3 cm³和43.3 cm³）[53]。尽管在解剖或功能性喉部检查中没有任何术后差异，但在本研究中，非洲裔美国人比高加索人更有可能报告不良的声音结果。这可能部分归因于较大的手术剥离、牵拉、组织创伤和水肿[53]。

在甲状腺切除手术中，还必须仔细考虑喉软骨的完整性，因为喉软骨的损伤和瘢痕会导致发音效果不佳。Sataloff等报道了一例男性患者出现女高音改变的案例，这是甲状腺切除术的一种罕见并发症[54]。在这个案例中，甲状腺切除术难度极大，实施了气管切开，环状软骨和甲状软骨受到损伤。气管切开后气管插管的放置，以及术后患者的体位，枕头和肥胖体型，导致了甲状软骨下的环状软骨半脱位。术后瘢痕和纤维化接踵而至，导致磨损软骨之间永久的半脱位。患者持续发出女高音，类似30~40岁女性的声音，只有在手术复位半脱位后才能解决[54]。喉软骨损伤，包括环甲关节分离，也可能由手术牵拉或创伤性插

管导致，并可能损害或结束专业语音用户的职业生涯。

16.7 术后嗓音评估

所有术前或术后嗓音改变的患者均应接受全面的术后嗓音评估，包括主观生活质量测量、声学和空气动力学分析、频闪可视喉镜检查和喉肌电图检查。近年来，经皮喉超声被引入来评估甲状腺和甲状旁腺手术后的声带瘫痪。超声检查与喉镜检查作为金标准进行比较。超声显示出良好的敏感性和特异性，具有提供量化信息的潜力[55]。术后嗓音功能障碍的早期准确诊断有助于制订康复计划、帮助患者和临床医师预防或消除适应不良的代偿性发声行为，并改善嗓音质量[41,56]。

VHI和VHI-10是甲状腺切除术患者术前和术后主观嗓音评估的有价值评估方法。术后首次访视时，VHI较术前基线增加13～16分，可高度预测不良嗓音结果[57]。喉肌电图可用于术前发声功能障碍的患者和术后嗓音改变的患者。当怀疑有神经损伤时，多项神经元仅存在募集反应减弱，表明轻瘫可能部分或完全恢复。出现纤颤电位和募集反应的消失提示神经瘫，是一个不良的预后指标[41]。

声学测量包括对振幅微扰、抖动、谐波噪声比、倒谱峰突出（CPP）、CPP的标准偏差、频谱能量的低高比和其他测量的分析。CPP反映了音质和基频的变化；当与其他自我报告的发声参数（如VHI）结合使用时，它与可察觉的发声功能障碍的总体严重程度有很好的相关性[58]。声学分析显示，甲状腺切除术后发声功能障碍患者的CPP变化最显著，其最适合用于此类患者的病故，并在随访中用于监测患者术后声音的恢复情况[49,58-59]。在甲状腺切除术后保留神经的患者中，最大发声时间、平均气流或气道阻力并无统计学显著差异[60]。在存在声带麻痹的情况下，空气动力学测试可能会出现异常，包括发声时间缩短、平均气流增加、阻力降低和其他异常。伴随着轻瘫的自然消退或通过治疗而好转，这些客观指标可以持续进行监测。客观监测不仅可以用来诊断轻瘫原因，对于结果评估是有价值的。

发音障碍严重程度指数（DSI）是从几个语音参数中综合考虑得出的，包括最高频率、最低强度、最大发声时间和颤抖[61]。它也被证明是评估甲状腺手术后发声功能障碍有价值的指标。一项研究得出的结论是，甲状腺切除术后6

个月发现有持续不良发声情况的患者在术后首次就诊时表现出较低的DSI评分以及距基线更大的偏离[62]。这表明，术后1～4周的早期DSI变化可以预测一些甲状腺切除术后患者的长期负面声音结果。

Radowsky等建议，在评估术后嗓音结果时，应考虑种族差异[53]。一项纳入59名高加索人和28名非洲裔美国人的研究表明，在解剖和频闪可视喉镜检查结果没有任何差异的情况下，自我报告的VHI存在种族差异。该研究者认为，这意味着医师和嗓音专家应该考虑甲状腺切除术对发声功能障碍和嗓音障碍的感知的种族差异[53]。

16.7.1 嗓音治疗

嗓音治疗对于术后发音困难患者的重要性毋庸置疑[63]。在Stojadinovic等进行的一项研究中，通过对46例甲状腺切除术后3个月的患者进行功能性嗓音评估（包括声学分析和频闪可视喉镜检查）来评估喉功能[36]。尽管没有患者出现喉返神经损伤，仅有1例患者出现喉上神经外支损伤，但30%的患者在术后1周出现主观嗓音变化，14%的患者在术后3个月出现主观嗓音变化。他们还证明，在术后早期出现3个或3个以上客观指标变化（包括平均发声抖动、最大发声时间和平均基频）的患者，发生持续性晚期术后症状的可能性增加[36]。

在神经损伤的情况下，患者养成不良发声习惯的风险增加，这是对发声功能障碍的代偿反应。因此，随着时间的推移，这可能导致声音质量进一步恶化，声音结果更差，甚至导致器质性声音创伤性病变，如声带囊肿或结节。Dursun等强调了这一原则，证明23.8%的喉上神经外支损伤和发声功能不全的患者在他们的代偿努力中最终发展为肌肉紧张性发声困难，以产生更强的声音[41]。因此，神经损伤的早期识别和治疗对于防止不良发声技术的发展和嗓音结果的恶化，以及为患者提供安全的策略以在康复过程中优化发声非常重要。

16.7.2 嗓音手术

甲状腺手术后出现的许多嗓音问题是由于声门闭合失败，尤其是神经损伤造成的。喉上神经改变声带的纵向张力，并允许音调的变化。对于严重的喉上神经麻痹或瘫痪，尤其是在职业用嗓者中，没有很好的手术来代偿。环甲接近术可以帮助伸展声带。然而，这种影响是暂时的，它还会缩窄音域，这对歌手来说影响很大。对于一些嗓音治疗效果不佳的患者来说，成形术是有帮助的。

喉返神经不仅支配声带内收和外展，还支配侧方阻力。当甲构肌（声带肌）的内侧肌腹无力时，对侧正常的声带会向外侧推挤它，尤其是在大声说话时，会阻止有规律的周期性夹带，导致声音"中断"。

手术使声带居中并闭合声门间隙对喉返神经麻痹非常有帮助，并且这种手术也往往能通过改善音调变化时的声门闭合和发声稳定性来帮助喉上神经麻痹的患者。神经损伤后的早期，可以注射临时填充材料如生理盐水、语音凝胶、瑞蓝玻尿酸（Galderma，Fort Worth，Texas，United States）和人工真皮粉末（Lifecell Corp，Branchburg，New Jersey，United States）以辅助发声和减轻误吸。如果发音困难和声门闭合问题持续超过6个月，并且喉肌电图显示恢复的可能性不高，则可以通过自体脂肪注射、甲状软骨成形术或其他手术进行永久性成形[64-65]。

当双侧声带麻痹发生时，问题通常更大。典型的表现是，说话最初是气声，但呼吸基本上不受干扰，尽管患者经常由于发声过程中过多的空气损失而在说话时呼吸急促。随着时间的推移，声带运动通常会代偿，改善发声，但会阻塞气道。在某些情况下需要气管切开术。然而，大多数情况下并不需要进行气管切开术，因为通过传统的入路进行这种手术是以牺牲语音质量为代价的。按传统说法，患者会被告知术后气道功能越好，声音就越差[66]。包括神经再支配和喉部起搏在内的新术式可能为某些患者提供更好的结果[65]。一个有趣的折中方案是用化学肌腱阻断术来治疗联带运动。对于喉肌电图证实的双侧声带麻痹、临界气道和联带运动的患者，可将肉毒素注射到甲杓肌和/或环杓侧肌，削弱内收肌，使环杓后肌（外展肌）基本无对抗地工作。这种治疗有时足够改善气道。

> **思考**
>
> 虽然甲状腺手术后的发音困难并不罕见，但声音几乎总是可以改善。随着时间的推移，有些会自然恢复，语音康复治疗和语音手术可能是有益的。应在术前让患者了解这些选择，并在术后出现发音困难时和患者讨论，以提供有关治疗选择的信息，并告知患者他们的术后发音困难不一定是永久性的。

致谢

本章修改自：Pfaff J.、Caruso-Sales H.、Jaworek A.和 Sataloff R.T.的"The Vocal Effects of Thyroid Disorders and Their Treatment." in: Sataloff R.T. Professional Voice: The Science and Art of Clinical Care, 4th Edition. San Diego,California: Plural Publishing, Inc. 2017; pp.671–681.

（译者：左仲坤　唐宇龙）

III

第17章 异位甲状腺组织及甲状舌管囊肿的外科治疗

Brian Swendseid, David M. Cognetti

关键要点

- 在早期发育过程中，甲状腺从舌根下降到气管前部，留下一根细长的甲状舌管，后来逐渐退化。
- 甲状腺发育的缺陷可导致腺体迁移失败，导致沿其路径分布异位甲状腺组织。
- 即使甲状腺到达其最终目的地颈部，退化不完全也可能导致在管道的任何一点形成囊肿。
- 掌握甲状腺胚胎学的知识对于正确诊断和处理这些甲状腺异常发育疾病至关重要。

17.1 病例展示

一名30岁女性患者，主诉颏下颈部肿块增大6个月。体格检查发现，患者在吞咽和伸舌时肿块隆起。在这次就诊时，自述已怀孕4个月。超声检查显示中线有一个充满液体的囊性肿块，很可能是甲状舌管囊肿（TGDC）。甲状腺包含3 mm低回声结节，无可疑恶性特征。

分娩4周后，该部位疼痛加剧，触诊发现硬度增加。行超声引导下细针穿刺（FNA），显示广泛的核包涵体，乳头状形成，无胶质。在TGDC中存在甲状腺乳头状癌。颈部超声显示无淋巴结转移。

思考

TGDC中恶性病变的概率有多少？

患者接受了甲状腺全切除术和Sistrunk手术（甲状舌管囊肿切除术）。由于需要哺乳和照顾孩子，考虑推迟进行放射性碘治疗。

17.2 甲状舌管囊肿

17.2.1 胚胎学

成人甲状腺由正中原基与成对的外侧原基融合而成。正中原基在发育的第3周出现，在第二鳃弓水平的奇结节或咽壁腹侧形成憩室。这个憩室之后在舌根部形成盲孔。外侧原基起源于第四咽囊，在发育的第5周与内侧原基融合。除了产生降钙素的滤泡旁C细胞外，外侧原基最终占甲状腺总重量的30%。当甲状腺从盲孔下降到疏松的咽前结缔组织时，它留下了一条上皮化的管道，称为甲状舌管。到第7周时，甲状腺在甲状软骨下方的颈前部达到其解剖位置[1]。在发育的第5～8周之间，甲状舌管断裂并最终退化。舌骨由第二和第三臂弓中胚层软骨化形成，在其从背侧到腹侧的

行程结束时，最终紧贴甲状舌管。少数情况下，由于左、右舌骨在中线融合，甲状舌管可在软骨化之前被困在舌骨内[1]。甲状腺滤泡在8周后开始生长，随后产生胶质。如果甲状腺不能从盲孔的起点下降，它可能作为舌异位甲状腺持续存在。甲状腺也可能开始正常移位，但在非正常解剖位置结束下降，形成舌下、喉前或胸骨上甲状腺。此外，甲状腺可以正常下降，到达颈部正确的解剖位置，但在甲状舌管的任何一点都可能会留下甲状腺细胞群。甲状腺不能正常下降的确切原因尚不完全清楚。然而，动物模型的研究表明，甲状腺转录因子（TTF1和TTF2）对正常发育很重要，TTF2基因敲除小鼠会发生舌下异位甲状腺[2]。这些研究表明，甲状腺发育不全可能有遗传基础。

17.2.2 流行病学和临床表现

TGDC在普通人群中相对常见，尽管绝大多数从未具有临床表现，尸体解剖研究表明其患病率为7%～10%[3]。近25%的TGDC出生时就存在，其余的TGDC在感染前没有任何临床症状[4]。大多数TGDC在10～20岁之间被发现[1]。TGDC通常是质软可移动的肿块，出现在颈部（▶图17.1）。它们往往是囊性的，也有一些质硬肿块，通常在0.5～0.6 cm之间。TGDC的解剖位置可以位于甲状舌管的任何部位，但最常见于甲状软骨前方（61%）或舌骨下方（24%）[5]。舌骨上、环状软骨前和胸骨上位置也有报道。TGDC的位置在儿童和成人患者之间没有显著差异[5]。通常，TGDC在并发感染后会有症状，患者此时才会就诊。在一项研究中显示，93.5%的患者在出现颈部肿胀之前有上呼吸道感染史[1]。通常认为，这是口腔菌群沿着甲状舌管蔓延到囊肿的结果。

吞咽或伸舌时颈部囊肿凸起，是TGDC的特有体征，可用于和其他颈正中肿块区分。这是由于持续存在的甲状舌管在囊肿和盲孔之间提供了纤维连接[4]。

在儿童患者中，最常见的症状是颈部肿块。成人更可能有其他主诉，如疼痛、吞咽困难、发音困难或瘘管[6]。

罕见情况下，TGDC可以侵蚀甲状软骨，并以类似于咽喉囊肿的方式出现。患者出现声音嘶哑、吞咽困难或体位性喘鸣。TGDC的典型特征包括囊肿和喉之间的声门旁脂肪堆积[4]或"爪征"，其是由带状肌包裹在肿块周围形成的体征[7]。

患者很少出现甲状舌管窦道。在Ⅰ型窦道中，症状包括颈前部的脓性渗出和慢性感染。由于甲状舌管在发育过程中并不向外开放，Ⅰ型窦道都是后天形成。它们通常是TGDC手术引流发生感染，之后管道上皮化所导致

的。Ⅱ型窦道极为罕见，症状包括慢性感染和脓液，可从盲孔流出[1]。

17.2.3　检查

虽然TGDC是最常见的颈中部肿块，其鉴别诊断涵盖较多病种，包括皮样囊肿、舌甲状腺、甲状腺锥状叶、脂肪瘤、皮脂腺囊肿和咽喉囊肿[1]。

诊断TGDC时需要排除异位甲状腺的可能，即功能正常的甲状腺组织存在于非正常解剖位置。近90%的异位甲状腺发生在舌根部[8]（舌甲状腺）；然而，它也可能发生在甲状舌管、纵隔或甲状腺下降路径上的其他部位。但如果TGDC内的异位甲状腺是患者唯一的功能性甲状腺组织，切除TGDC将导致永久性甲状腺功能减退症[9]；因此，强烈建议术前检测正常甲状腺组织。

甲状腺超声（US）是一种经济、无创、可靠的检查方法，用于定位颈前部的正常甲状腺组织[9]。US可以很容易地识别TGDC，它显示出典型的囊性特征，如平滑的边界，内部无回声。计算机断层扫描（CT）成像将显示邻近舌骨和甲状软骨前方的囊性肿块（▶图17.2）。应对诊断不确定的患者以及在鉴别诊断中恶性肿瘤可能较高的老年患者进行CT检查。在一项关于小儿TGDC患者的US、颈部CT和颈部

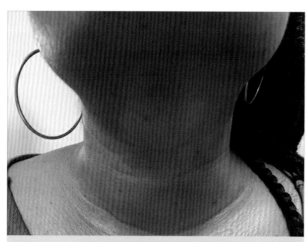

图17.1　甲状舌管囊肿典型临床表现：舌骨前方的颈部中线处肿胀

磁共振成像（MRI）的比较研究中，发现影像学的敏感性分别为75%、82%和60%。考虑到CT的辐射暴露和MRI的频繁镇静要求，建议将US作为疑似TGDC的初筛检查[10]。

用[123]I、[131]I或[99]Tc进行放射性核苷酸甲状腺摄取成像在检查正常甲状腺组织和异位甲状腺方面具有最高的准确性。在这些研究中，[99]Tc有最高的分辨率，并且比碘扫描的辐射更小。虽然核素扫描准确性高，但在TGDC中常规进行有放射性核苷酸暴露的检查并不必要，除非甲状腺超声未能检测到甲状腺组织时，可以考虑开展[9]。文献经常报道，1%～2%的TGDC会包含异位甲状腺[9]，但真正的发病率可能更低。一项对165名英国外科医师的调查指出，85%的外科医师在其职业生涯中处理TGDC时从未出现过异位甲状腺病例[11]。一些人认为，临床上甲状腺功能正常的舌骨下TGDC患者只需要进行颈部超声检查，而舌骨上囊肿患者应接受颈部MRI或放射性同位素扫描，以评估异位甲状腺。理由如下，第一，由于甲状腺是发育过程中的向下移位组织，舌骨下TGDC中常会有彩超可识别的甲状腺组织。第三，通过甲状腺功能检测可以有效地诊断异位甲状腺患者，因为几乎所有患者的促甲状腺激素（TSH）水平都显著升高［一项研究中此概率为100%（34/34）］。本研究中入组患者的甲状腺功能变化趋势各异，虽然许多患者在临床上存在严重甲状腺功能减退，但部分患者有正常或接近正常的甲状腺激素分泌[11]。

可以开展甲状腺实验室检查，但对于甲状腺功能正常患者可能没有必要[8]。需要注意的是，患有异位甲状腺和轻度甲状腺功能减退的儿童患者可能会表现出生长延迟，因此应对应生长图表进行评估，以确定术前是否需要检测TSH、T3和T4[12]。

FNA是评估TGDC的最经济直接的方法；然而，考虑到TGDC癌的低发生率和囊肿的低细胞性，不建议对TGDC常规开展FNA。超声可疑恶性患者需要进行FNA。在儿童中，FNA是不必要的[8]。

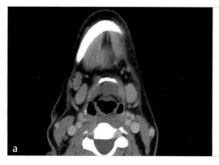
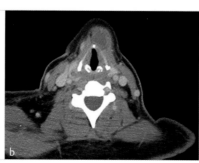

图17.2　甲状舌管囊肿的计算机断层扫描（CT）扫描显示（a）中央舌骨后方和（b）甲状软骨前方的肿块

17.2.4 手术技巧

大多数TGDC容易感染，应考虑手术切除。活动性或既往感染会增加囊肿切除术后复发风险；因此，最好在重复感染使手术平面不再清晰之前切除囊肿。切除还可以得到明确的组织学诊断，改善外观，并防止向TGDC癌进展[1]。对于较小偶发无症状囊肿和不能耐受手术的患者，可以考虑观察。

TGDC的早期手术治疗包括简单的囊肿切除术，但此术式复发率非常高[4]。基于胚胎学进行扩大切除，可以显著降低复发率，并将额外的新发病率降至最低。Schlange技术建议将舌骨的中央部分与TGDC一起切除[13]。就职于Mayo诊所的外科医师Walter Sistrunk引入了Sistrunk手术，该手术在Schlange技术的基础上增加了舌骨和盲孔之间舌肌组织的袖带样切除[14]。几十年来，外科文献一致建议用Sistrunk手术治疗TGDC。

在Sistrunk手术中，在舌骨水平行水平正中切口。外科医师分开颈阔肌并提起颈阔肌皮瓣。然后识别出带状肌肉组织，并将其向外侧牵拉，从而暴露囊肿（▶图17.3），然后用"花生米"（纱布团）将囊肿下部和周围筋膜组织钝性分离，避免囊肿破裂以防种植。进一步向头侧分离囊肿，直至舌骨。然后，外科医师松解舌骨中央部分的附着物，并继续分离小角内侧的骨骼（▶图17.4）。必须小心操作避免损伤舌骨外侧头端的舌下神经。然后，外科医师必须处理舌骨上部分的甲状舌管。外科医师可以经口腔将手指、抽吸装置或其他钝性器械放置在盲孔中并推向舌骨来

分离该组织。此时，一个0.3 cm宽的下颌舌骨和颏舌骨肌肉组织被从舌骨到盲孔挖出。切除以向头侧45°角朝盲孔推进（▶图17.5）。即使在术中没有发现舌骨上甲状舌管，也按此步骤操作。舌骨和舌骨上甲状舌管可被整块切除（▶图17.6）。完成此步操作后，使用缝合线于肌纤维的浅表重新缝合肌肉边缘，以防止舌下神经损伤。如果切除产生了明显的无效腔，可以在闭合时放置一个小引流管。

Sistrunk手术是一种安全的手术，并发症发生率低，在大规模研究中仅为2%[15]。经口入路的切除前面已经叙述过。在这项技术中，在两侧颏舌肌之间的无血管平面进行解剖，游离出舌骨上甲状舌管。此后，游离出舌骨，并通过向上牵开舌骨来拉动TGDC。关于该技术的报告显示，此法舌骨上甲状舌管的暴露较好，有助于降低年轻患者的复发率[16]。

17.2.5 随访和复发风险

大多数治疗甲状舌管囊肿的手术是不成功的，除非完全切除从囊肿到盲孔的内层上皮性管道。

—Walter Sistrunk，1920[14]

据报道，单纯囊肿切除术的复发率在40%～80%之间，因此诊断明确时不应采取此术式[1,15]。采用Sistrunk手术后，复发率降至1%～5%[15]。在207例接受TGDC切除的患者中，大多数复发发生在术后第1年（17/20），4年后基本无复发[15]。要反复强调，必须完成Sistrunk手术中的舌骨上部分切除。即便外科医师在囊肿周围遇到一个清晰的平面，他

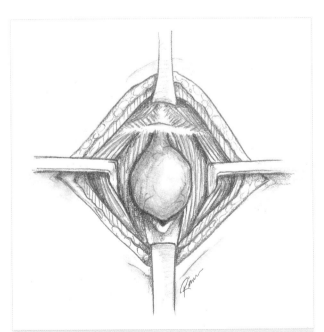

图17.3 通过提起颈阔肌皮瓣并向外侧牵开带状肌来显露甲状舌管囊肿

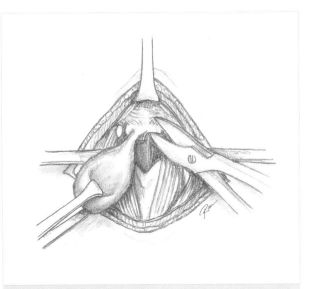

图17.4 仔细解剖甲状舌管囊肿的下部，可帮助外科医师找到舌骨。松解附着在舌骨中央部的组织，在小角的内侧分离舌骨

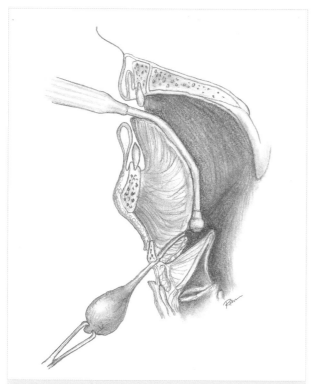

图17.5　可以把吸引器或手指经口伸入盲孔并探向舌骨施加压力来辅助切除甲状舌管舌骨上部分。然后，向舌根切除0.3 cm宽的肌肉组织

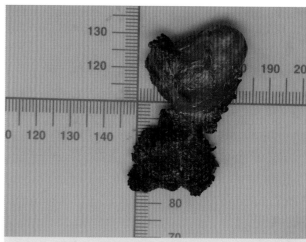

图17.6　切除后的甲状舌管囊肿。囊肿在图像的上部，中央舌骨在中间，下面是舌骨上束

未知，应进行Sistrunk手术，切除中央舌骨和舌骨上肌肉组织。如果第一次术式为Sistrunk手术，除了切除任何残留的囊性组织外，补救手术应侧重于更广泛地切除舌骨和舌骨上肌肉组织[1]。

思考

应用Sistrunk手术完全切除后甲状舌管囊肿的复发率是多少？

17.3　甲状舌管癌

就像正常的甲状腺细胞有癌变可能一样，TGDC内的异位甲状腺组织也可以发生恶变。这种情况很罕见，大多数出现于患者20~60岁[1]。大多数情况下其组织学类型为乳头状癌[1,21]。值得注意的是，TGDC不会发生甲状腺髓样癌（MTC），因为其起源于滤泡旁C细胞，此种细胞在发育过程中不沿着甲状舌管移动。在TGDC的组织学分析中，没有发现含有滤泡旁C细胞[22]。在没有显著的淋巴结转移的情况下，TGDC癌表现通常与TGDC相似，因此只有在囊肿切除后才能由病理明确。由于原发病变囊性为主，FNA经常不能充分诊断TGDC癌，因此除非高度怀疑癌，否则TGDC不推荐常规行FNA[21]。为了诊断原发性甲状舌管癌，组织学家必须确定标本：①在囊肿上皮层内含有正常甲状腺组织；②显示肿瘤细胞附近的正常甲状腺细胞；③甲状腺必须没有原发性恶性肿瘤[23]。最终标准有助于排除甲状腺肿瘤转移的可能性。

在确诊TGDC癌后，如何处理甲状腺存在争议。最常见的治疗方法是行甲状腺全切或近全切，这有利于治疗团队获得甲状腺的病理诊断，术后有需要时也能够做放射性碘治疗，并允许通过甲状腺球蛋白测量监测复发[4]。在一项研究中，16/26（61.5%）的TGDC癌症患者在接受Sistrunk手术

们也必须继续向舌根进行舌骨上分离。

一项设计完善的研究显示，74%的患者在Sistrunk手术后的手术病理标本的舌骨上部分发现有显微镜下病变。在这些阳性标本中，88%仅为显微镜下的病变。对于再次手术病例，所有患者（6/6例）在舌骨上标本中均有阳性病变[17]。此发现提示，即使肉眼不可见，甲状舌管可能在显微镜下存在病变，若未进行舌骨上解剖，可能导致复发。

相关研究基本一致表明，与Sistrunk手术[15]相比，术式为单纯切除是复发的预测因素，但在其他因素的影响上往往存在分歧。传统认为，术前感染及其切开引流治疗会使手术组织平面模糊，降低完全切除的机会，并易导致复发[15,18]。然而，一些研究对术前感染的影响存在争议[15]，而另一些研究则认为切开引流可以缩短炎症持续时间，防止瘢痕形成，从而降低完整切除的难度[19]。有两项研究提出，术后感染可能是复发的危险信号[15,20]。一些研究发现，年轻患者更容易复发[18]，可能是由于更保守的手术导致的，但其他研究显示没有年龄差异[15]。最终组织病理学上的多囊性病变也可能是儿科人群中的一个重要危险因素[18]。最后，误诊会导致手术切除不全。通常，拟诊的皮样囊肿会仅行单纯切除，但当病理显示肿块是TGDC时，意味着会复发。仔细地进行临床检查，如无肿块隆起伴舌前突，或超声显示肿块内有高回声灶，可提示皮样囊肿[15]。

复发性TGDC的治疗包括补救手术。如果原始手术方式

的同时接受甲状腺切除术，发现他们同时患有甲状腺乳头状癌，尽管大多数是微小癌。老年患者同时患甲状腺癌和TGDC癌的可能性也明显更高[21]。

淋巴结清扫术显示中央区淋巴结阳性率高（35.3%），淋巴结转移患者除TGDC癌外，还存在甲状腺乳头状癌。可以考虑行侧颈清扫，因为TGDC常见位置在舌骨附近，肿瘤细胞将主要转移到颏下或颈静脉淋巴结，通常不会影响中央区。在前面提到的研究中，5例没有伴发甲状腺癌的TGDC癌患者有颈侧区淋巴结转移。总体而言，10例（58.8%）接受侧颈淋巴结清扫术的患者发现有阳性淋巴结，88.2%（15/17）接受淋巴结清扫术的患者发现有阳性淋巴结。然而，淋巴结转移及其切除的预后意义尚不清楚。因此，行预防性中央和/或侧颈淋巴结清扫术对TGDC癌的效用尚不清楚[21]。

随着围绕甲状腺癌的主流观点趋向于不那么积极的手术治疗，TGDC癌也可以考虑观察或行最低限度的手术策略。在没有超声下可疑结节时，一些医师更喜欢实施甲状腺的积极监测，如果病变进展，则进行甲状腺切除术。然而，应该指出的是，目前没有任何指南或研究支持这种方法。

17.4 异位甲状腺和舌甲状腺

17.4.1 流行病学

当甲状腺组织出现在甲状腺的正常解剖位置之外时，称为异位甲状腺。异位甲状腺是甲状腺发育不全最常见的形式，约占一半[24]。尽管如此，它还是相当罕见，据报道，每100 000～300 000人中才有1人患病。然而，尸检研究表明，多达10%的人群中可能存在无症状的TGDC，许多都含有异位甲状腺组织[3]。尽管甲状舌管异常在男性和女性中的出现率相似，但舌甲状腺大多出现于女性[24]。舌甲状腺和舌TGDC是两个不同的实体，其表现相似，但舌甲状腺更为常见[1]。

17.4.2 临床表现

舌甲状腺患者常无症状。那些引起临床关注的患者在年龄上通常呈双峰分布，第一个峰值在12.5岁，另一个在50岁[24]。最常见的舌甲状腺临床表现为呼吸性喘鸣。事实上，第一例报道的舌甲状腺病例是一名婴儿，其会厌被肿块压迫，导致出生后不久窒息[24]。它也被认为是某些婴儿猝死综合征的病因[4]。舌甲状腺也可表现为先天性甲状腺功能减退症，它是先天性甲状腺功能减退症最常见的潜在病因[24]。高达70%的舌甲状腺至少表现为亚临床甲状腺功能减退症，这可能是由于腺体的血液供应发育不足引起的[24]。在对甲状腺激素需求较高的时期，如青春期或妊娠期，异位腺体可能会肥大，导致压迫症状。其他症状可能包括咳嗽、疼痛、吞咽困难和出血[24]。

与正常甲状腺组织相似，舌甲状腺可发生一系列病理变化，引起患者和医师的关注。它可能发展为甲状腺肿，表现出功能亢进或减退，甚至可能癌变[24]。舌甲状腺的癌变率大约为1%，与正常甲状腺或TGDC的肿瘤不同，舌甲状腺最常进展为滤泡癌[24]。

体查会发现舌根部有一个坚硬的位于中线的肿块，淡粉色或者鲜红色，表面纹理光滑或不规则。

思考

你认为舌甲状腺患者会出现什么症状？

17.4.3 检查

高达70%的舌甲状腺患者没有任何其他功能性甲状腺组织存在；因此，在进行任何舌甲状腺手术之前，术前颈部超声或放射性同位素甲状腺摄取扫描是必要的[1,8]。MRI在舌甲状腺检查中很有价值，因为它可以分辨出舌肌组织和舌甲状腺组织[24]。

17.4.4 治疗

一部分无症状舌甲状腺患者的甲状腺功能正常。甲状腺功能减退的患者可以使用外源性甲状腺激素进行治疗，这可以降低腺体增大和随后出现压迫症状的风险。轻症患者通常可以采取保守治疗[24]。

当患者出现出血、气道受压或恶变等严重症状时，应考虑手术切除。术前应常规与正常甲状腺组织进行鉴别。当舌甲状腺是体内唯一存在的甲状腺组织时，应根据患者目前的症状进行权衡是否需要切除[24]。

应尽可能通过经口入路手术切除舌甲状腺。此入路提供的术野暴露有限，因而最适合较小病变[24]。然而，如果使用经口机器人手术（TORS），可以更好地暴露术野，从而可以切除更大的肿块[25]。TORS切除包括盲孔的暴露，以及环形黏膜切开和分离，以在保留尽可能多的舌根基底的同时切除肿块（▶图17.7）。经口腔切除术的一个缺点是难以处理术中出血。肿块也可以通过下颌骨中线劈开术、咽侧切开术或经舌骨入路来切除。考虑其并发症发生率高和瘢痕较大，它们一般应用于不适合经口腔切除的病例[24]。无论选择哪种方法，切除舌甲状腺即可，在大多数情况下不需要完成Sistrunk手术。

舌甲状腺即为全部功能性甲状腺组织的患者，术后必须接受甲状腺激素替代治疗。一些中心尝试将部分带蒂甲状腺组织重新自体移植到口腔底部或咽侧壁。然而，在这些研究中，只有30%的患者能够在术后完全代偿，免于补充甲状腺激素[24]。

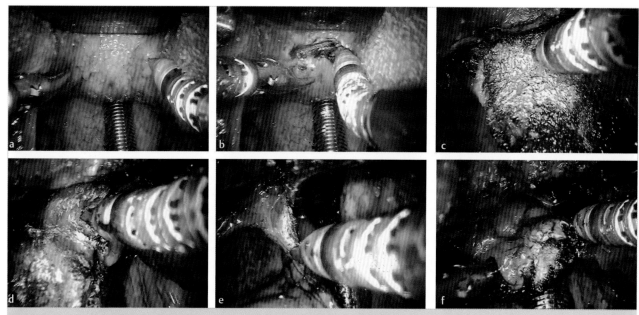

图17.7 经口机器人入路切除舌甲状腺。（a）充分暴露盲孔。（b）在舌根行前切口，开始解剖。（c）辅助切口允许外科医师向后牵开肿块，并继续向肿块底部游离。（d、e）在肿块周围进行环形切开，注意尽可能多地保留正常的舌组织。（f）完全切除肿瘤并电凝止血

在舌甲状腺的治疗中，放射性碘治疗是不得已的选择，在拒绝手术或有手术禁忌患者中，可以考虑使用放射性碘消融[24]。

17.4.5 非中线异位甲状腺

当不与在中线的甲状舌管相连时，异位甲状腺组织可能以胚胎性残余、侧方异位结节和外生性结节的形式存在。有头部和颈部的胚胎性残余性异位甲状腺的病例报道，这些区域不是甲状腺发育路径的一部分，包括腋窝、腭扁桃体、颈动脉分叉、虹膜和垂体的异位甲状腺。还有研究报道了心脏、升主动脉、十二指肠、胆囊、胰腺、卵巢和其他部位的异位甲状腺组织[24]。有的异位甲状腺组织可能同时存在于多个部位，但极为罕见，只有近30例报道[24]。甲状腺组织在这种异常位置的存在很难解释，很可能是内胚层细胞错误迁移或分化的结果[24]。对这些异常甲状腺病灶进行仔细的病理检查有助于排除原发性甲状腺癌的转移[26]。甲状腺手术中的意外种植，也会在颈部形成甲状腺组织的侧方异位结节。这些可以在喉部附近、颈动脉后面或其他附近区域看到，但通常不需要干预[26]。外生性甲状腺结节是指从正常甲状腺生长，并与主腺体分离的腺体。这些是相对常见的，并且通常不需要处理。

17.5 结论与要点

- TGDC、舌甲状腺和异位甲状腺的诊断和治疗面临许多独特的挑战。
- 手术切除舌骨上甲状舌管是预防TGDC复发的关键。
- TGDC癌往往在常规TGDC切除后的病理诊断中才被发现，此时需要考虑再次进行甲状腺切除术和淋巴结清扫术。
- 舌甲状腺患者常表现为气道受压。
- 舌甲状腺通常是体内唯一有功能的甲状腺组织，仅症状严重的患者才考虑切除。

（译者：左仲坤 唐宇龙）

第18章 Graves病和甲状腺功能亢进症的外科治疗

Suren Krishnan

关键要点

- 甲状腺功能亢进症表现为心悸、怕热、震颤和甲状腺肿大等典型症状。
- Robert Graves描述了突眼、心悸和甲状腺肿的典型三联征，因而这种疾病以他的名字命名。
- 治疗选择包括抗甲状腺药物、放射性碘治疗和手术。
- 抗甲状腺药物有很高的复发率，据报道高达48%，并且有副作用。
- 据报道，放射性碘的复发率高达8%，在高达20%的患者中，放射性碘治疗会导致甲状腺眼病的发展和恶化。
- 治疗Graves病和甲状腺功能亢进的推荐术式是甲状腺全切除术，治愈率为100%。
- 然而，甲状腺全切除术使患者面临喉返神经损伤和甲状旁腺功能减退的风险。
- 对于Graves病和甲状腺功能亢进症，在进行甲状腺全切除术时，术前、术中和术后都需要慎重处理。
- 对于Graves病和甲状腺功能亢进症应谨慎制订治疗方案，并根据每个患者的具体需求进行调整，应讨论每种治疗方法的风险、替代方案和收益，以及治疗随患者反应不同而发生变化的可能性。

18.1 病例展示

一位62岁的企业家，吸烟指数200，患有左侧扁桃体基底样鳞状细胞癌，分期T2N2，p16（+）。于2018年8月通过经口腔机器人手术（TORS）行口咽切除术和左侧颈淋巴结清扫术。患者的术后恢复因房颤而变得复杂，为此他需要使用盐酸胺碘酮。患者的最终病理学检查显示颈部淋巴结广泛的转移，患者接受了术后辅助放化疗。这包括同时使用顺铂和5-氟尿嘧啶的标准方案，以及在45天内33次总剂量66Gy的放疗。2018年11月1日结束治疗。

在治疗过程中，患者的体重减轻了8 kg，虽然恢复了正常的吞咽功能，但体重没有恢复。患者还有肌肉无力、焦虑和心神不宁的症状。患者有持续性心动过速，心率高达每分钟140次。颈部未触及肿块，治疗后正电子发射断层扫描和计算机断层扫描（PET/CT）显示正常。

调查发现患者有甲状腺功能亢进症，伴有轻微突眼。患者的甲状腺功能检测显示促甲状腺激素（TSH）<0.01 mU/L［正常范围（NR）：0.5～5.5 mU/L］，FT4为49.9 pmol/L（NR：11.0～22.0 pmol/L），FT3为15.9 pmol/L（NR：3.2～6.4 pmol/L）。患者的Graves病抗体呈阴性。

患者停用了胺碘酮，开始口服类固醇和每日50 mg的美托洛尔，抗甲状腺药物卡比马唑的剂量增加到每日2次，每次30 mg。药物治疗3个月后，患者的甲状腺功能检测显示TSH<0.01 mU/L（NR：0.5～5.5 mU/L），FT4 34.9 pmol/L

（NR：11.0～22.0 pmol/L），FT3为10.7 pmoL/L（NR：3.2～6.4 pmolL）。

甲亢症状给患者带来了很大的困扰，患者决定通过甲状腺全切除术解除痛苦（▶图18.1～▶图18.6）。手术并不复杂，但因之前的手术和放疗，左侧颈部解剖平面不清晰。带状肌与甲状腺左叶粘连。甲状腺左叶也出现硬化和萎缩。最终的病理学检查显示滤泡局灶性萎缩和轻度间质纤维化，散在滤泡破裂伴组织细胞性炎症，但未见甲状腺炎的增生性改变。没有恶性肿瘤的证据。

患者术后顺利恢复，甲亢症状完全缓解。术后患者血钙水平正常，通过服用优甲乐进行替代治疗。

思考

- 该患者在接受癌症手术和其他治疗前未进行甲状腺功能检查。患者会不会患有亚临床甲状腺功能亢进症，因手术和放化疗诱发"甲状腺危象"？
- 这可能是"胺碘酮诱发性甲亢"或"抗体阴性Graves病"吗？
- 患者的大剂量药物治疗可能没有治愈患者的甲状腺功能亢进，但它是否保护患者免于术中或术后"甲状腺危象"？

18.2 背景

正常甲状腺对垂体前叶分泌的TSH做出反应，产生三碘甲状腺原氨酸（T3）和甲状腺素（T4）。甲状腺功能亢进症是一种高代谢性疾病，由甲状腺合成和分泌过多的甲状腺激素导致。亚临床甲亢是指血清TSH水平低，T3和T4值在正常参考范围内。原发性甲状腺功能亢进症是指甲状腺产生过多的T3和T4，而TSH较低，在原发性甲状腺功能亢进症中，尽管缺乏正常的刺激，甲状腺仍在产生甲状腺激素。继发性甲状腺功能亢进的定义是高水平的促甲状腺激素（TSH）刺激甲状腺产生过量甲状腺激素[1–2]。

甲状腺功能亢进症的总患病率约为1.3%。女性比男性更常见（比例为5∶1），老年女性的患病率上升至4%～5%[3]。甲状腺功能亢进也多见于吸烟者[4]。Graves病是甲亢最常见的病因，占甲状腺毒症所有病因的60%～90%，据报道，美国人口的发病率约为每年每100 000人30例，英国每年每100 000人100～200例。Graves病最常见于年轻女性，而毒性结节性甲状腺肿更常见于老年女性。甲状腺毒症的常见症状包括紧张、焦虑、出汗增多、怕热、多动和心悸。甲状腺毒症的典型体征包括甲状腺肿，伴窦性心动

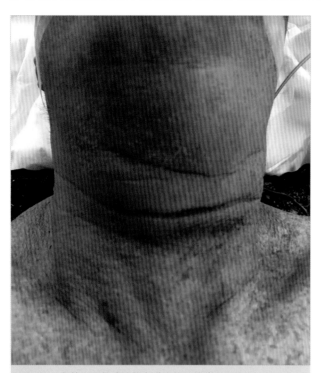

图18.1　术前：甲状腺功能亢进症的甲状腺全切除术

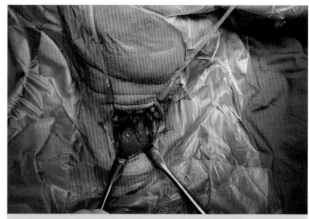

图18.2　甲状腺：甲状腺功能亢进症的全甲状腺切除术

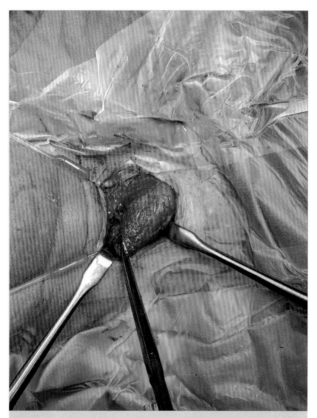

图18.3　肿大的甲状腺右侧叶：甲状腺功能亢进症的全甲状腺切除术

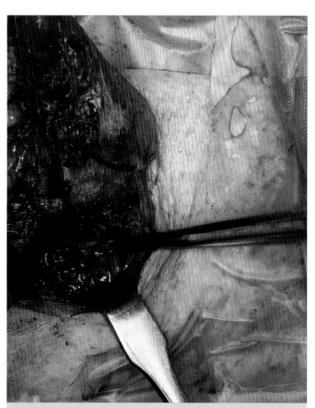

图18.4　右喉返神经：甲状腺功能亢进症的甲状腺全切术

能会有月经稀发。

　　一般来说，年轻患者往往表现出交感神经兴奋的症状（如焦虑、多动症、震颤），而老年患者则有更多的心血管症状（如呼吸困难、房颤）和不明原因的体重减轻。与其他原因引起的甲状腺毒症患者相比，Graves病患者通常有更明显的症状，并可出现眼病体征，如眶周水肿、复视或眼球突出。

　　妊娠期和产后的甲状腺危象和甲状腺功能亢进需要细致评估和治疗。

过速或房性心动过速、心律不齐、收缩期高血压、手抖和肌无力。患者还可能出现眼睑迟滞和"甲状腺凝视"等眼部症状。其他人可能会食量增大同时却体重减轻，女性可

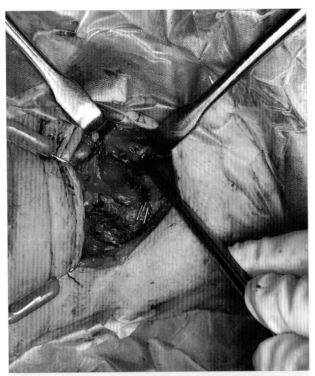

图18.5 左喉返神经：甲状腺功能亢进症的甲状腺全切术

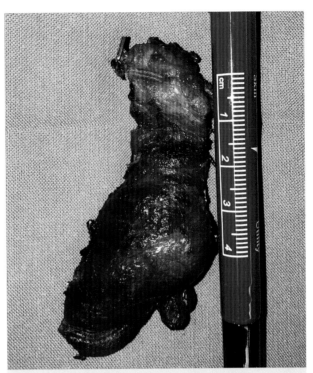

图18.6 标本：甲状腺功能亢进症的甲状腺全切除术

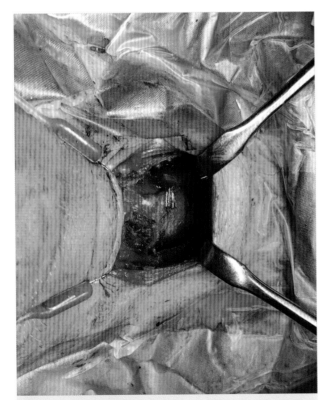

图18.7 术后甲状腺窝：甲状腺功能亢进症的全甲状腺切除术

18.3 甲状腺功能亢进症的病因

甲亢可能由以下原因诱发：①甲状腺受到TSH的过度刺激；②甲状腺自主地激活甲状腺激素的合成和释放；③储存的预先合成的甲状腺激素在自身免疫、感染、化学或机械刺激下从甲状腺释放；④甲状腺外来源的甲状腺激素，其可能由甲状腺癌转移灶或卵巢甲状腺肿内源性分泌，或者外源性获得和摄入（人为的甲状腺毒症）。

甲状腺功能亢进最常见的原因是Graves病。19世纪30年代，爱尔兰医师Robert Graves将其描述为突眼、心悸和甲状腺肿三联症，是一种自身免疫性疾病。其以循环自身抗体引起的甲状腺功能亢进为特征。甲状腺刺激性免疫球蛋白（TSI）结合并激活促甲状腺激素受体，引起甲状腺生长，同时甲状腺滤泡增加甲状腺激素的合成。约30%的Graves病患者可自发缓解。

结节性甲状腺疾病可能与甲状腺功能亢进有关。自主性甲状腺激素产生可见于：①甲状腺毒性腺瘤；②已形成的结节生长；③随着时间的推移，新发结节的生长。本病的患病率随着年龄的增长而增加，在缺碘地区也是如此。

较罕见的甲亢病因包括无痛性甲状腺炎和亚急性甲状腺炎。它们是由淋巴细胞性炎症引起的，在不同地区甲亢患者中发生率各有差异，在丹麦约为0.5%，在多伦多为6%，在威斯康星州为22%。

无痛性甲状腺炎见于使用锂、干扰素α和酪氨酸激酶治疗的患者。据报道，在服用胺碘酮的患者中，有5%～10%的患者会导致破坏性甲状腺炎。产后甲状腺炎也是无痛性的。据报道，病毒引起的亚急性甲状腺炎，伴有发热和疼痛，也可引起甲状腺功能亢进。

18.4 疾病评估

评估疾病的严重程度很重要。评估心血管和神经肌肉并发症的严重程度尤为重要。疾病程度不一定与FT3或FT4水平相关。房颤患者应使用β-受体阻滞剂并抗凝治疗。决定是否选择手术治疗时，应考虑甲状腺肿的大小和梗阻症状的轻重。出现Graves眼病、胫骨前黏液性水肿和肌无力的症状和体征时可能需要使用类固醇，需要仔细评估此类患者是否适合行放射性碘治疗。

生化评估包括促甲状腺激素（TSH）水平检测，其可能较低或检测不到。通过检测TSH水平诊断甲亢的敏感性和特异性最高。在亚临床甲亢中，游离T3和T4水平可能在正常范围内。在显性甲状腺功能亢进中，血清FT3和/或FT4会升高。高TSH水平可见于产生TSH的垂体瘤。临床上还有其他较少见的原因可导致TSH升高，如存在T4结合球蛋白、结合T3或T4的免疫球蛋白以及嗜异性抗体时。T4结合球蛋白可能在妊娠和肝炎时升高，或在使用5-氟尿嘧啶和某些麻醉剂治疗期间升高。

对于患有对称性甲状腺肿大、眼部症状和甲状腺功能亢进的患者，综合考虑TSH、FT3和FT4水平的临床和生化指标，可诊断为Graves病。另外，怀疑为Graves病的患者可以通过测量促甲状腺激素受体抗体来进一步明确诊断。

18.5 甲状腺功能亢进症的治疗

甲状腺功能亢进症可用抗甲状腺药物、放射性碘或手术进行治疗。早期治疗可以通过使用β-受体阻滞剂控制心动过速、震颤和心悸。阿替洛尔、普萘洛尔和美托洛尔是常见的一线药物。不能耐受β-受体阻滞剂的患者可以选用钙通道阻滞剂。

治疗甲亢的一般策略是首先使用抗甲状腺药物，对于药物效果不佳的患者，根据禁忌证和风险的考虑，再选择进行放射性碘治疗或手术[5]。

18.6 抗甲状腺药物

药物适用于病情缓解可能性高的患者，包括轻症患者，甲状腺肿大不明显的女性，以及促甲状腺激素受体抗体阴性或较低的女性患者。

中度或重度Graves眼病患者应考虑抗甲状腺药物治疗，因为放射性碘治疗有加重眼病的风险。然而，与放射性碘治疗相比，药物治疗的失败率更高，可达40%。

硫代酰胺类药物甲巯咪唑和丙硫氧嘧啶会减少甲状腺激素的合成。甲巯咪唑起效快，作用时间长；但有致畸作用，妊娠前3个月禁用。丙硫氧嘧啶无致畸性，肝毒性明显，因此被认为是治疗甲状腺功能亢进的二线药物。它和甲巯咪唑相比，有额外的治疗作用，可以抑制T4向T3的外周转化，是治疗罕见的甲状腺危象的首选药物。甲状腺危象（Thyroid storm或Thyroid crisis）是甲状腺功能亢进症的一种可能危及生命的并发症，其特征是高热、快速心律不齐、高血压、脉压增大，随后出现低血压和心源性休克。

18.7 放射性碘治疗

放射性碘一直是治疗甲亢的首选药物[6]。它有高达85%的治愈率。治疗时给予患者150～200 μCi/g的放射性碘。放射性碘会在12～18周的时间内消融甲状腺。有手术禁忌证的患者可考虑这种治疗，例如，以前做过手术和颈部放疗的患者，有严重并发症因而手术风险大的患者，以及无法接受甲状腺全切手术的患者。女性在服用放射性碘后6个月以上再备孕，哺乳期的女性禁用。

18.8 甲状腺手术

甲状腺全切术是治疗甲状腺功能亢进症的有效方法。它可以在6周内使甲状腺素水平恢复正常。一项包含了1 402名患者的Meta分析显示，与放射性碘（复发率15%）或抗甲状腺药物（复发率52%）相比，甲状腺切除术的复发率最低，约为10%，甲状腺全切除术的治愈率为100%[7-8]。甲状腺全切术是首选术式，但会使患者面临甲状旁腺损伤、喉上神经损伤风险，并需要终身接受甲状腺激素替代治疗。甲状腺全切除术适用于巨大甲状腺肿，特别是压迫气道或引发吞咽困难的甲状腺肿。它适用于患有严重Graves眼病的患者，因为放射性碘治疗可使眼症恶化。孕妇和哺乳期妇女可考虑使用，适用于放射性碘治疗后甲状腺功能亢进持续存在且对抗甲状腺药物无反应的患者。甲状腺结节经细针穿刺活检并怀疑为恶性的患者，也应考虑行甲状腺全切除术。然而，大多数Graves病的甲状腺结节并不是恶性的[9]。

18.8.1 术前准备

甲亢患者术前最需要关注的风险是术中术后甲状腺危象，以及麻醉过程中心血管系统不稳定的风险。美国甲状腺协会（ATA）建议患者在甲状腺功能正常时手术，但最近的研究表明，这可能不是绝对必要的，因此对于无法通过药物治疗达到甲状腺功能正常状态的患者，也可以考虑进行手术[10]。

ATA指南建议术前使用碘化钾（KI）、饱和碘化钾溶液（SSKI）或卢戈氏溶液，以减少腺体的血供，进一步减少术中失血。β-受体阻滞剂可用于控制甲状腺功能亢进的症状，皮质类固醇也被推荐使用，特别是在甲亢危象等紧急情况时。术前和术后应监测钙和维生素D水平，术前用碳酸钙预处理3周，每次1 g，每日3次，可避免术后低钙血症[11-12]。

18.8.2 手术注意事项

甲亢的治疗有两种手术选择。甲状腺次全切除术保留4~6 g甲状腺组织，可使约60%的患者保留足够的功能性甲状腺组织，避免术后甲状腺激素替代治疗。然而，此术式术后约有10%复发率。虽然术后患者需终身甲状腺激素替代治疗，但甲状腺全切仍然是首选的术式。甲亢患者由于腺体增大、结节或血管分布增多，手术难度会更高。甲状腺全切术后有12.6%的暂时性甲状旁腺功能减退率和0.5%的永久性甲状旁腺功能减退率，而在甲状腺次全切除术患者中，暂时性甲状旁腺机能减退率为6.8%，永久性甲状旁腺功能减退率为0%[13]。其他研究显示，在小型医院进行手术并发症发生率较高，与多结节性甲状腺肿手术相比，甲亢术后声带麻痹、术后低钙血症和血肿的发生率较高[14]。现代外科中电刀、超声器械等能量工具和结扎器械的使用，如LigaSure（LigaSure技术，Medtronic）和超声刀（超声刀，Stryker），减少了甲状旁腺功能减退和喉返神经损伤的发生率[15-16]。

18.8.3 术后注意事项

术后需要考虑的，是甲状旁腺功能减退的处理。多达90%的患者可能会出现短暂的低钙血症。这可能是暂时性的，大多由于甲状旁腺受到牵扯引发；也可能是永久性的，可能是由于无意中切除了甲状旁腺。建议患者在手术后2周内每天服用3次碳酸钙，每次1 000 mg[17]。术后应立即测定血清钙和球蛋白水平，并监测2周，同时测定甲状旁腺激素水平。可以检测完整的甲状旁腺激素（iPTH）水平，以决定是否行骨化三醇替代治疗。如果iPTH水平≥10 pg/mL，则无须补充骨化三醇。如果iPTH水平在2~9 pg/mL之间，则每天口服两次骨化三醇，每次0.25 μg；如果iPTH水平低于2 pg/mL，则每天口服两次骨化三醇，每次0.5 μg[18]。

通过监测T4水平，决定是否行甲状腺激素替代疗法。T4的半衰期约为1周，甲状腺功能正常的患者可以1.6 μg/kg的剂量开始替代，甲状腺功能减退的患者可增加到12~25 μg/d。

甲状腺次全切除术后仍有甲亢的患者，应接受放射性碘治疗，以消融残留的甲状腺组织，因为再次手术的风险可能会增加。

18.9　总结

手术可以有效地治疗甲亢。它特别适用于气管食管受压引起呼吸不畅和吞咽困难的甲状腺肿大患者、疑似恶性的患者、重度进行性Graves眼病患者以及对抗甲状腺药物或放射性碘治疗无反应的患者。对于处于稳定阶段的孕妇和哺乳期女性，也是一个很好的选择。

甲状腺全切术是首选术式。在大型医疗中心，手术的并发症发生率很低。然而，和结节性甲状腺肿患者相比，行甲状腺全切术的甲亢患者的并发症发生率明显升高。重要的是让患者做好术前准备，特别要考虑与甲状腺功能亢进相关的心血管和神经肌肉合并症以及潜在的麻醉并发症。术后需要监测钙和甲状旁腺激素水平以及谨慎使用甲状腺激素替代疗法。

（译者：左仲坤　唐宇龙）

第19章　颈部及纵隔甲状腺肿

John D. Cramer, Robert L. Ferris

关键要点

- 甲状腺肿是一种良性疾病，通常表现为甲状腺的多结节性肿大。
- 患者的甲状腺功能可能正常、亢进或减退，在评估甲状腺肿时，检测患者的甲状腺功能至关重要。
- 甲状腺超声（US）是评估甲状腺肿内甲状腺结节情况，并确定是否需要进行细针穿刺活检（FNAB）的标准。
- 甲状腺肿的细针穿刺指征与正常体积甲状腺的细针穿刺指征相似，有助于术前确定手术范围。应谨慎解读甲状腺肿的细针穿刺结果，因为样本不能代表整个腺体。
- 计算机断层扫描（CT）成像适用于超声不能充分显示甲状腺肿的完整范围的情况下，例如纵隔甲状腺肿。
- 即使是纵隔甲状腺肿，绝大多数也可以经颈部切除，不需要行胸骨切开术。
- 以下患者可能需要胸骨切开术：
  - 既往手术或放疗导致的纤维化。
  - 恶性肿瘤向甲状腺外延伸至纵隔。
  - 异位纵隔甲状腺肿与原位甲状腺不相连。
  - 肿块延伸至主动脉弓下，紧靠隆突或累及后纵隔。
- 甲状腺肿手术有较高的喉返神经（RLN）损伤和术后甲状旁腺功能减退的风险。纵隔甲状腺肿手术还会带来各种额外的纵隔并发症。转诊到大型甲状腺中心可降低甲状腺肿手术并发症的发生风险。

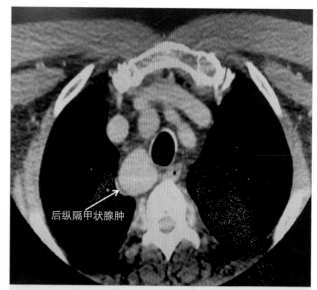

图19.1　右后纵隔甲状腺肿患者的计算机断层扫描（CT）影像

19.1　病例展示

　　一名71岁的男性在5个月内出现进行性体位性呼吸困难。体格检查显示双侧甲状腺肿大，纤维喉镜检查显示双侧声带活动正常。甲状腺超声显示双侧甲状腺叶增大（左叶：7.1 cm×3.9 cm×1.9 cm；右叶：7.7 cm×3.6 cm×2.6 cm，未完全显示甲状腺在胸骨后的部分），包括左侧4.6 cm的不均匀实性结节和右侧3.4 cm的实性结节。颈部和胸部CT显示右侧后纵隔有直径6 cm甲状腺肿在胸骨后延伸至主动脉弓顶部水平（▶图19.1）。甲状腺功能检查正常。细针穿刺显示双侧良性结节。考虑到他的呼吸压迫症状和双侧甲状腺叶肿大，患者决定接受甲状腺全切除术。由于甲状腺向右后纵隔延伸，术前请了胸外科会诊。术中，通过颈部入路切除甲状腺。最终病理结果为良性结节性甲状腺肿。患者住院2天后痊愈出院，无任何并发症。

19.2　背景

　　甲状腺肿是甲状腺的良性肿大。"甲状腺肿"一词源自拉丁语"guttur"，意为喉咙。甲状腺肿可能无症状，也可能因压迫周围结构而出现症状。虽然大多数甲状腺肿患

者甲状腺功能正常，但患者也可能因甲状腺功能亢进或甲状腺功能减退而出现症状。

　　正常成人甲状腺重10~20 g，大小为（4~4.8）cm×（1~1.8）cm×（0.8~1.6）cm[1-2]。不同文献中甲状腺肿的诊断标准存在相当大的差异。一些研究者将甲状腺肿定义为大于40 g，而另一些研究者则将其定义为200 g[3-5]。可以按照增大程度对患者进行分层。如框19.1所示，世界卫生组织使用一种简易的临床评估来对甲状腺肿进行分类，该评估基于甲状腺肿在颈过伸时是否可触及、在中立位时是否可触及和/或是否可以直观看到。在解剖学上，甲状腺肿可分为颈部甲状腺肿和纵隔甲状腺肿。

框19.1　世界卫生组织甲状腺肿分类系统

0 级：未触及或未见异常
1A级：可触及，但即使在颈部完全伸展时也看不见
1B级：中立位可触及和/或颈过伸时可见
2 级：无须触诊，视诊即可做出诊断
3 级：远距离可见

19.3　纵隔甲状腺肿

　　纵隔甲状腺肿是指延伸入胸腔的甲状腺肿。纵隔甲状腺肿也可称为胸骨下甲状腺肿、胸内甲状腺肿或胸骨后甲状腺肿。在重力、吞咽和胸内负压的作用下，甲状腺在纵

隔内向解剖阻力较低的区域移动[6]。纵隔甲状腺肿一般出现在初次发现颈部甲状腺肿平均15年之后，这支持其由颈部甲状腺肿发展而来的观点[7]。2%～19%的纵隔甲状腺肿接受了甲状腺切除术[8]。在解剖学上，纵隔甲状腺肿可分为大血管和气管前方、大血管和气管后方或孤立性纵隔甲状腺肿[9]。大约90%的纵隔甲状腺肿发生在前纵隔，10%发生在后纵隔，不到1%是孤立的[8,10]。前纵隔甲状腺肿的生长受到无名动脉的限制，会更早出现压迫症状。相反，后纵隔甲状腺肿可以长得很大，进入无名动脉后的间隙，才会引起压迫症状。右后纵隔甲状腺肿比左后纵隔甲状腺肿更常见，因为主动脉的阻拦导致甲状腺肿向左后纵隔生长比较困难。后纵隔甲状腺肿下降至喉返神经后方，会将喉返神经推至甲状腺叶的腹侧。孤立性纵隔甲状腺肿被认为是由大血管下降将原始甲状腺组织拉入纵隔发展而来。孤立性纵隔甲状腺肿血供与自身甲状腺无关，血供可能来自纵隔[11]。纵隔甲状腺肿需要更专业的外科医师进行手术，因为并发症的发生率明显高于颈部甲状腺肿[12]。

19.4　流行病学

在全球范围内，甲状腺肿在人群中的患病率估计为16%，主要原因是缺碘[13]。不同地区发病率差异很大，在美国为4%，在非洲为28%[13]。地方性甲状腺肿地区膳食中碘含量不足，每日碘摄入量低于50 μg/d，甲状腺肿大率超过10%，而碘充足地区的散发性甲状腺肿发病率为4%～6%[14-15]。当一个地区的平均每日碘摄入量下降时，甲状腺肿的患病率最高可上升到80%[15]。世界上大部分的碘储存在海洋中。拉丁美洲、东南亚和中非偏远山区的土壤中的碘已经流失，生活在那里的人面临着特殊风险[15]。经证实，食盐加碘是预防甲状腺肿的最佳方法[16]。然而，尽管饮食中可能摄入一部分碘，全球近1/3的人口生活在缺碘地区[15]。地方性甲状腺肿的症状通常较早出现，通常在30～50岁出现。非缺碘引起的散发性甲状腺肿通常出现较晚，最常见于50～60岁，男女比例为3∶1[17]。散发性甲状腺肿发病率随年龄增长而上升，与此一致的是甲状腺结节的发病率随年龄增长而上升[18]。

19.5　发病机制

导致甲状腺肿的因素很多，包括缺碘、遗传、吸烟、天然致甲状腺肿原（如木薯）、自身免疫性甲状腺疾病（如Graves病或桥本氏病）和恶性肿瘤[19]。在全球范围内，碘缺乏是多结节性甲状腺肿的最主要病因。甲状腺肿在病理上可表现为结节性或弥漫性。结节性甲状腺肿是由一个或多个部位的甲状腺滤泡局灶性增生引起的，多发者较常

见。碘缺乏通过导致促甲状腺激素（TSH）分泌过多引发甲状腺滤泡增生和腺瘤样结节增生，从而导致甲状腺肿。在碘充足的地区，如美国，大多数患者是TSH水平正常的散发性多结节性甲状腺肿。关于散发性多结节性甲状腺肿的病因，学者认为是由于持续暴露于较弱的促进甲状腺增生的因素下，从而导致甲状腺结节的生长。有证据显示，甲状腺滤泡中G蛋白或TSH受体的激活突变可导致结节自主生长[20]。大部分多结节性甲状腺肿患者有显著的家族史。未经治疗的甲状腺肿一般生长较缓慢。当存在以下因素时，甲状腺肿的进展可能更快，包括使用抗甲状腺药物、碘缺乏、甲状腺激素的消耗、妊娠或结节囊内出血。

19.6　临床表现

根据甲状腺肿的大小、位置以及甲状腺功能状况不同，甲状腺肿患者的临床表现是多种多样的。大多数甲状腺肿患者甲状腺功能正常且无症状。在严重缺碘或桥本氏病引起的甲状腺肿中，患者可能会出现甲状腺功能减退的症状。Graves病或毒性多结节性甲状腺肿引起的甲状腺肿可表现为甲状腺功能亢进的症状。

在巨大甲状腺肿中，由于气管、食管和胸廓入口的大血管受到压迫会出现相应症状。患者甲状腺肿中发生囊内出血时，甲状腺结节体积会突然增大，可能会产生疼痛和压迫症状。

压迫气管可引起呼吸急促、体位性呼吸困难或发音困难。甲状腺肿最常见的症状是呼吸困难（60%），比呼吸急促（37%）和体位性呼吸困难（22%）更常见[21]。当气管直径小于8 mm时，通常会出现呼吸困难，当气管压迫严重，直径小于5 mm时，可能会发展为喘鸣或喘息[22]。肺功能评估中所显示的上气道阻塞程度往往与呼吸道症状相关性较差[23]。

食管受压可能导致吞咽困难，特别是吞咽固体时更明显，或者导致吞咽异物感。由于食管位于气管后方，吞咽困难不太常见，32%～43%的患者存在吞咽困难[21,24]。某些量表，如Glasgow-Edinburgh咽喉量表和吞咽生活质量问卷（SWAL-QOL）能够更敏感地检测吞咽障碍[25]。

胸廓入口大血管受压较少见。上腔静脉综合征的发生率为5%～9%，可引起面部或颈部静脉怒张[21,26]。Pemberton征是指将甲状腺推入胸廓入口，以测试胸廓出口阻塞。此体征要求患者将手臂举过头顶几分钟。如果胸廓出口狭窄，将导致面部变红和静脉充盈。

考虑到胸廓入口的骨性限制，纵隔甲状腺肿更容易引起压迫症状[7]。对纵隔甲状腺肿患者的研究显示，40%至96%的患者有呼吸道症状[10,27-28]。35%～97%的纵隔甲状腺肿存在气管压迫的CT证据[21,29]。手术后体位性呼吸困难

的改善取决于气管压迫的程度。气管狭窄≥35%的患者有95%~98%的可能缓解，而气管狭窄<35%的患者则只有65%~70%的机会缓解[29]。

阻塞性睡眠呼吸暂停是由口咽和/或鼻咽阻塞引起的，但可能因甲状腺肿大而加重[30]。在阻塞性睡眠呼吸暂停患者中，手术切除纵隔甲状腺肿可以改善睡眠呼吸暂停症状。然而，阻塞性睡眠呼吸暂停不是甲状腺肿手术的绝对指征[29]。

> **思考**
> 评估甲状腺肿需要进行哪些检查？

19.7　检查

确定甲状腺肿后，应检测甲状腺功能，确定甲状腺肿的病因，检查甲状腺肿中是否有任何可疑结节，并评估甲状腺肿的范围。

19.8　甲状腺功能检测

检测TSH水平是评估甲状腺肿所需的第一步。在TSH水平下降的患者中，应进一步检查FT3和FT4水平。很多专家主张常规评估甲状腺过氧化物酶抗体。如怀疑有自身免疫性疾病，还应检查TSH受体抗体和甲状腺球蛋白抗体。

19.8.1　超声与细针穿刺

超声是评价甲状腺肿的金标准。超声可以描述甲状腺肿内甲状腺结节的特征，并确定是否需要FNAB[31]。当结节大小和超声特征符合美国甲状腺协会的指征时，FNAB是判断良恶性的金标准[31]。在甲状腺肿中甲状腺癌的发病率为4%~20%[32]。纵隔甲状腺肿的癌症发病率并不比颈部甲状腺肿高[8]。甲状腺癌的术前诊断是必要的，其会影响到治疗方式的决策，但存在取材没有诊断意义的可能[33]。患者的甲状腺肿块如果迅速增大，或存在广泛的甲状腺外侵犯，要考虑潜在的甲状腺未分化癌或淋巴瘤的可能，在这种情况下，粗针穿刺活检比较合适，因为粗针才能取得足够的组织用于诊断。

19.8.2　CT

超声评估甲状腺肿在胸骨后延伸的能力有限。当超声不能确定甲状腺肿的完整范围时，有必要开展CT或磁共振成像（MRI）。平扫CT一般即足够。在亚临床甲亢患者中，碘造影剂可能诱发显性甲亢[34]。CT会扫描整个甲状腺，在确定最合适的手术入路时非常有用。

19.8.3　肺功能检测

肺功能检测可以用于检测引起上气道阻塞的轻微气管压迫。如果对甲状腺肿是否引起上气道阻塞存疑，肺功能检测可能有助于明确这一点[23]。然而，肺功能检测与甲状腺肿体积或患者症状轻重的相关性较差，即使有显著阳性发现时，也不太可能改变治疗方案[35]。在不确定是否存在上气道阻塞的病例中，肺功能检测价值最大。

19.8.4　喉镜

13%的甲状腺肿患者术前就存在嗓音问题，3.5%的患者存在声带麻痹[7]。由于仅凭症状不能准确预测声带功能，因此可以通过软性喉镜检查进行评估[36]。软喉镜检查可与门诊软气管镜检查相结合，以评估气管管腔情况[37]。

19.8.5　其他影像学检查

胸片对甲状腺肿的诊断意义不大。然而，也有患者由于其他原因就诊，可能需要进行胸部X线检查时，发现上纵隔软组织肿块或气管压迫，从而诊断为甲状腺肿的情况。

吞咽困难或后纵隔甲状腺肿患者，可以进行钡餐检查[7]。没有这些体征或症状的患者不需要进行。

放射性碘扫描仅在一小部分患有甲状腺肿合并甲状腺功能亢进的患者中常规进行。放射性碘扫描会确定是整个甲状腺都吸收了放射性碘，还是仅有"热"结节吸收。对甲状腺功能亢进患者的评估将在单独的章节中进行更详细的讨论。

> **思考**
> 手术切除甲状腺肿的适应证是什么？不同情况下需要切除多大范围的甲状腺？

19.9　手术

手术指征

手术切除甲状腺肿可有效缓解压迫症状，并通过病理切片明确诊断。在效果良好的患者中，药物治疗可以缩小甲状腺肿的体积，但通常只是暂时性的。因此，美国甲状腺协会关于甲状腺肿治疗的指南建议，将手术作为症状性甲状腺肿的首选治疗方法[3,8]。甲状腺肿患者大多是无症状的，可考虑对部分此类患者进行手术。通常需要在首诊约1年后复查，进行实验室和影像学检查。在选择观察的患者中，如果在12个月内甲状腺肿的大小增加30%或更多，就有手术指征。无症状患者的其他手术指征包括可疑恶性和耐药性甲亢。一些作者建议对无症状的巨大纵隔甲状腺肿患者，如延伸至头臂静脉以下的，或体积较大的年轻患者，进行预防性手术，但这是有争议的[10,17,24]。主张预防性切除无症状纵隔甲状腺肿的人认为，甲状腺肿会持续增大，而且纵隔部分可能含有恶性成分，随着患者年龄的增长，手术将变得更加复杂，目前的药物治疗相对无效，故建议预防性切除。框19.2列出了甲状腺肿手术的绝对和相对适应证。甲状腺肿手术的禁忌证包括内科并发症或身体虚弱，无法耐受全麻。甲状腺肿大多是良性，需要将手术的并发症发生率降至最低。与常规甲状腺手术相比，甲状腺肿术后并发症风险更高，因此转诊到更高级别甲状腺外科医师处治疗是很重要的[39-40]。

框19.2　手术切除甲状腺肿的适应证

甲状腺肿手术的绝对适应证：
压迫症状和影响外观
怀疑是恶性肿瘤
耐药性甲亢
在影像学上，无症状甲状腺肿的大小在1年内体积增大30%
或更多
甲状腺肿大手术的相对适应证：
无症状胸骨后巨大甲状腺肿[8]
无症状年轻患者的预防性手术

19.10　手术范围

对于双侧甲状腺肿的患者，应行甲状腺全切除术。单侧甲状腺肿且对侧叶大小正常的患者中，需要考虑多方面因素决定手术范围。若行部分切除术，残余的甲状腺有复发风险；但甲状腺全切除术增加了喉返神经损伤和甲状旁腺功能减退的风险。一些人主张对所有甲状腺肿进行全甲状腺切除术[41]，而另一些人则主张对单侧甲状腺肿进行腺叶切除术[42-43]。鉴于这种选择的争议，我们建议综合考虑患者的意愿和临床病理特征来调整手术范围[38]。

19.11　气管插管

巨大纵隔甲状腺肿很少使气管明显移位。此外，甲状腺肿块质地常较柔软。喉部通常很容易暴露，并且可以通过气管内导管轻柔地通过气管缩窄的任何区域来进行插管。择期甲状腺肿手术很少见插管困难[43]。尽管如此，如果遇到插管困难，就需要经验丰富的麻醉师进行处理。甲状腺肿引起的气管压迫通常可以用气管导管通过。使用具有润滑剂的小直径气管内导管基本上可以顺利通过任何气管狭窄。用于神经监测的气管导管外径较粗，在选择插管导管时应考虑到这一点。喉部的暴露比较简单，因此并不需要常规使用纤维支气管镜插管。术前有累及气道证据的

患者插管困难的可能性最高。在这一特定人群中，可以考虑行直立或坐位清醒插管。

19.12　甲状腺肿的手术技巧

在甲状腺肿手术中，切口通常需要比常规甲状腺切除术更大，应根据甲状腺肿的大小设计切口。如果是双侧巨大甲状腺肿，则需要从胸锁乳突肌前缘延长切口。在暴露甲状腺肿的过程中，如果视野不佳，可以考虑切断带状肌。颈动脉鞘的识别有助于侧方或下方入路探查喉返神经。此外，颈动脉鞘的识别使医师能够沿颈动脉分离进入纵隔，并识别大血管。识别颈动脉鞘后，在常规甲状腺手术中，通常沿着甲状腺的被膜进行解剖。在沿甲状腺被膜分离的过程中，外科医师应提前做好应对大量出血的准备。手术操作的前期步骤中结扎上、下血管蒂有助于降低大出血可能。喉返神经可因甲状腺肿挤压移位，尤其是在甲状腺向后纵隔延伸时移位概率更高。在切除甲状腺肿之前即识别喉返神经难度较大，但推荐常规提前探查。即使在巨大的纵隔甲状腺肿的病例中，也可以通过胸骨上入路识别喉返神经。巨大的甲状腺肿的喉返神经可能被肿块从气管食管沟内顶至腺体表面，或被挤压至甲状腺固有纤维膜内[43]。

纵隔甲状腺肿和常规手术比有额外风险。在严格的包膜平面上进行细致的钝性分离，此法切除纵隔甲状腺肿较为实用。在单侧纵隔甲状腺肿的患者中，首先切除对侧颈部甲状腺肿可能会使得纵隔甲状腺肿易于游离和切除。纵隔甲状腺肿主要由甲状腺下动脉供血。在某些罕见的情况下，纵隔甲状腺肿的血供来自甲状腺最下动脉、胸廓内动脉、锁骨下动脉或主动脉[44]。

19.12.1　术中神经监测

术中神经监测（IONM）对常规甲状腺手术是否有益处是有争议的，因为喉返神经损伤比较罕见，需要巨大的样本量才能有统计学意义。在16 448台常规甲状腺手术中，对30 000条有损伤风险的神经进行系统回顾发现，喉返神经损伤的概率非常低，以至于使用IONM和仅凭肉眼识别两组之间发生率差异没有统计学意义[45]。然而，在RLN损伤风险高的手术中，IONM可显著降低损伤风险。一项前瞻性多中心研究对8 534台甲状腺肿手术中的15 403条神经的损伤风险进行了研究，发现IONM可显著降低暂时性和永久性喉返神经麻痹的发生率[46]。证据支持在高风险甲状腺手术（如甲状腺肿手术）中常规使用IONM，美国耳鼻咽喉-头颈外科学会的指南建议在双侧甲状腺手术、再次手术或术前存在喉返神经麻痹的情况下考虑使用IONM[47]。

思考

对于可能需要实施开胸手术的纵隔甲状腺肿，外科医师何时应考虑请胸外科医师会诊？

19.12.2　开胸手术

外科医师需要术前评估胸骨切开术的必要性，需要请胸外科医师会诊，并在术前将胸骨切开术的风险告知患者。即使是胸骨后甲状腺肿，也很少需要开胸进行纵隔暴露。颈部切口足够长的时候，大多数甲状腺肿可以通过低位切口进行切除。研究报道，纵隔甲状腺肿需要胸骨切开术的比例仅为1%～3%[8,42-43,48]。根据美国甲状腺协会关于甲状腺肿最佳手术治疗方式的建议，框19.3列出了应考虑胸外科会诊的情况[38]。在需要胸骨切开术的患者中，行正中切口切开部分胸骨通常足以充分显露前纵隔以切除甲状腺肿。部分正中胸骨切开术中，医师将胸骨柄分开至刚好超过路易斯角。甲状腺肿在胸骨后伸入后纵隔的患者中，可能需要进行后外侧开胸手术。纵隔镜（VAM）治疗纵隔甲状腺肿也有报道[49]。VAM似乎最适用于延伸至主动脉弓以下的良性甲状腺肿，可以避免开胸。

框19.3　纵隔甲状腺肿胸外科会诊的临床和解剖指征

考虑请胸外科医师会诊
既往手术或放疗造成颈部或胸部潜在纤维化
怀疑恶性肿瘤，甲状腺外侵犯，甲状腺肿延伸至主动脉弓下，紧靠隆突，或累及后纵隔
异位纵隔甲状腺肿与颈部原甲状腺不相连
注：建议基于美国甲状腺协会关于甲状腺肿最佳手术治疗的指南[38]

思考

在不适合手术的甲状腺肿患者中，有哪些其他治疗方法？

19.12.3　药物治疗

在不适合手术或拒绝手术的患者中，也可以考虑药物治疗。

19.12.4　放射性碘治疗

放射性碘消融是甲状腺肿的主要内科治疗方法。放射性碘消融术可使甲状腺肿体积缩小40%～60%，症状也相应减轻[50]。放射性碘适用于中度至重度肿大，不适合手术的症状性甲状腺肿患者[50-51]。然而，不建议将放射性碘作为一线治疗，因为它可能诱发喉头水肿，并且因为无法行病理活检而可能延误恶性肿瘤的治疗。当给予放射性碘治疗

前，用重组人促甲状腺激素（TSH）预刺激，可提高治疗的长期有效性；然而，这是重组人促甲状腺激素的超说明书应用，使用需谨慎[52]。当患者甲状腺肿体积较小、病程较短、甲状腺肿局限于颈部、较年轻，使用的放射性碘剂量较大时，甲状腺肿体积缩小程度较明显[53]。放射性碘治疗通常优于其他医疗选择，因为它更有效，并且不会引发医源性甲状腺功能亢进的副作用[38]。

19.12.5　甲状腺激素替代治疗

在甲状腺功能减退的甲状腺肿患者中，使用左甲状腺素替代治疗以使TSH恢复正常，可以部分缩小甲状腺肿的体积。建议常规使用其治疗甲状腺功能减退症。在甲状腺功能正常的患者中，也可以用左甲状腺素行TSH抑制治疗，使TSH降至正常范围以下，并减小甲状腺肿的体积。在一项随机对照试验中，2/3的散发性多结节性甲状腺肿患者接受左甲状腺素抑制治疗后甲状腺肿缩小[54]。但是，在已有显著症状的甲状腺肿患者中，TSH抑制治疗往往不能充分缩小甲状腺以消除症状[55]。此外，TSH抑制治疗需要终身使用，且存在与甲状腺毒症相关的风险，包括心律失常和骨质疏松症[3]。最后，TSH抑制治疗不如放射性碘有效。由于这些原因，不推荐常规使用TSH抑制治疗。

19.12.6　碘替代治疗

在存在严重碘缺乏的情况下，碘替代疗法可以使甲状腺肿缩小。在缺碘患者中使用左甲状腺素可在几个月内将甲状腺肿的体积缩小15%～40%[56]。然而，在碘充足的地区，如美国，碘替代疗法效果一般。

思考

甲状腺肿术后并发症与其他甲状腺手术有何不同？甲状腺肿术后并发症与其他甲状腺手术有何不同？

19.13　术后并发症

甲状腺肿手术后可能的并发症与其他甲状腺手术相似，包括喉返神经损伤、喉上神经损伤、甲状旁腺功能减退、血肿和感染。然而，考虑到甲状腺肿手术解剖较为复杂，并发症发生风险更高。甲状腺肿术后喉返神经麻痹的发生率始终高于常规甲状腺切除术[43,57-58]。甲状旁腺功能减退的发生率因手术范围而异，在甲状腺肿手术中的发生率也较高[43,59]。

纵隔甲状腺肿手术的并发症发生率更高，与颈部甲状腺肿相比，喉返神经损伤的概率增加了2.4倍[60-61]。在近期一些研究中，纵隔甲状腺肿的死亡率也高达3%[6]。甲状腺

肿引起明显的气管压迫，增加了术后气管软化的可能性，而纵隔甲状腺肿增加了术后气胸和大血管损伤的可能性。

19.13.1 气管软化

长期压迫引起的气管软化在甲状腺肿中较罕见。纵隔甲状腺肿发病5年以上，气管软化发生率增高[8]。绝大多数术前气管软化的病例，在术后喘鸣得到了缓解。几个大型系列研究报道显示，在去除气管压迫源后，所有气管软化均得到改善[43,62-64]。然而，极少数症状性气道阻塞可能无法通过甲状腺肿手术解决。

19.13.2 甲状腺肿复发

复发性甲状腺肿手术占了全部甲状腺肿手术的5%~10%[8]。在有甲状腺疾病家族史的患者中，复发的概率为无家族史患者的6.5倍，女性复发的概率是男性的3倍[7]。甲状腺肿术后行TSH抑制治疗可预防复发。然而，由于甲状腺毒症的影响，行TSH抑制治疗以预防复发性甲状腺肿仍存在争议。

19.14 结论

甲状腺肿是全球最常见的内分泌疾病。大多数甲状腺肿不会引起激素水平的异常，但随着甲状腺肿的增大，它们会因局部压迫而产生症状。对于有症状的甲状腺肿患者，手术是首选治疗方法。甲状腺肿手术具有挑战性，在大型医疗中心集中治疗可以最大限度地减少并发症。成功的甲状腺肿手术得益于良好的术前评估、适当的手术范围、与麻醉团队的沟通以及避免对喉返神经和甲状旁腺的损伤。对于双侧肿大的患者，甲状腺全切除术是明确的指征。在单侧肿大的患者中，甲状腺全切除术以更高的围术期并发症发生率为代价，保证了最低的甲状腺肿复发风险。无法接受甲状腺肿手术的患者可以考虑接受放射性碘治疗。

（译者：左仲坤　李金宇）

第20章 甲状腺癌的风险评估及危险分层

Catherine H. Frenkel, Jason G. Newman

关键要点

- 甲状腺癌应根据患者和肿瘤特征进行个体化评估，以制订适当的治疗策略。
- 风险评估是动态的，根据术前和术后的发现以及对治疗的反应而变化。
- 多重分层系统的应用有助于临床医师评估个体患者的风险。
- 风险分层系统可用于评估无病生存率或局部复发风险。
- 年龄通常是需要考虑的最重要的风险因素之一。
- 许多分层系统没有纳入较新的病理或分子特征等风险因素。
- 风险评估时必须包含外科处理建议，如积极监测、部分或全部甲状腺切除术和中央区淋巴结清扫术。
- 风险评估通常会提供一种以上合理的手术治疗方案，并考虑患者的意愿进行选择。

20.1 病例展示

50岁女性，声嘶3个月，发现左侧甲状腺肿块。她在当地社区医院做了超声检查。该报告描述了左侧甲状腺有一1.2 cm实性肿块，边缘不规则，蛋壳样钙化。该报告未对是否存在甲状腺外侵犯或中央/侧颈淋巴结转移进行描述。检查时未触及任何异常颈部淋巴结。她在3周前做了细针穿刺（FNA），结果怀疑是恶性肿瘤。她的父母在她15岁时死于一场车祸，她有一个住在墨西哥的姐姐接受了甲状腺手术。她最好的朋友的哥哥是一名内科医师，他让她咨询关于分子检测的问题，以及能否密切监测，不进行手术。

思考

- 在这种情况下，你会如何指导患者使用分子检测？
- 你会要患者复查颈部超声吗？
- 你会指导患者如何进行手术选择？
- 患者可否不手术，只进行密切监测？

患者2周后到诊室进行随访。她在我院复查了超声，显示左侧甲状腺靠近气管侧壁有一个1 cm结节，没有其他相关发现。她有持续的声音嘶哑症状但是没有声带麻痹。她从墨西哥带了姐姐的病理报告，上面写着："多结节性甲状腺肿。"除非绝对必要，否则她不想做手术，因为她的姐姐在甲状腺切除术后不能再唱歌了，她喜欢参加教堂的唱诗班。

思考

你的手术建议有改变吗？

对患者进行了左侧甲状腺全切术，并在诊室与患者一起查看病理结果。她患有多灶性乳头状癌，最大肿瘤直径为1 cm。有微小的包膜浸润和血管浸润。你不得不把肿瘤从喉返神经上切除，患者术后有发音障碍。

思考

你如何为患者提供咨询？

20.2 背景

肿瘤科医师往往会告知患者复发率和无病生存率。然而，甲状腺癌是一种独特的肿瘤学实体。即使在一个或多个局部区域复发的情况下，存活率也很高。此外，"甲状腺癌"是一个广泛的术语，包含多种病理类型，其预后差异较大。每年有超过50 000名美国人被诊断此病，5年生存率通常超过98%[1]。尽管统计数据比较乐观，但在一部分患者中，甲状腺癌对治疗反应不佳，容易复发甚至导致死亡。治疗甲状腺癌的医师面临着一项艰巨的挑战，即避免多数人的过度治疗和少数人的治疗不足——这是胰腺癌、肺癌、食道癌甚至大多数头颈部恶性肿瘤等癌症很少面临的挑战。此外，由于1/3的甲状腺癌发生在40岁以下的患者中，过度治疗或治疗不足的后果更加严重[2]。甲状腺癌的治疗不可能有"一刀切"的方法。因此，2015年美国甲状腺协会（ATA）的指南建议采用风险分层的方法来规划甲状腺癌的治疗方案[3]。本章旨在指导读者如何严格评估个人复发风险，罹患到死性乳头状或滤泡状甲状腺癌（FTC）的风险，并告知读者相应治疗策略。尽管与传统"一刀切"的方法相比，风险分层技术都仍有局限性，但这为甲状腺癌治疗、手术知情同意和疾病监测提供了基础。

20.3 危险分层及病史

详细的病史和家族史对于甲状腺癌危险分层至关重要。患者的主诉或临床检查可以提供他（她）是否患有高危疾病的线索。尽管多灶大范围病变、肿块位置固定，颈部淋巴结明显肿大或气道症状可能是晚期疾病的明确体征，但在病变较小的患者中，嗓音变化、吞咽困难主诉和与检查结果不符的疼痛可能是侵袭性疾病更细微的线索。

头颈部辐射的个人病史也会增加患者的风险。在儿童时期，甲状腺癌的发病风险与年龄和暴露相关。每戈瑞辐射量的超额相对风险约为7.74。最大的癌症风险来自5岁之前的放射暴露，但即使暴露发生在成年后，风险仍然存在[5]。

有恶性甲状腺疾病家族史的患者也应提高警惕。然而，什么是具有临床意义的家族史，定义并不明确。通常，多个一级亲属罹患癌症或有亲属在低龄时诊断为癌症临床意义较大[6]。家族性综合征并不常见，约占病例的5%[7]。其病因包括PTEN突变、家族性腺瘤性息肉病和卡尼综合征1型[8]。也有病因与家族性甲状腺非髓样癌相关，但研究者对其了解相对较少。可疑的甲状腺癌家族史可能促使医师的治疗策略更积极。例如，医师可能会更加谨慎地考虑患者是否适合主动癌症监测或单侧甲状腺切除术，是否应更积极地进行甲状腺全切。

20.4 年龄

年龄通常是对甲状腺癌患者影响最大的危险因素。它是死亡率的一个强有力的预测因子，也是对治疗反应不完全的一个独立预测因子[9-10]。年龄增加也提高了携带BRAF V600E突变的可能性[11]。监测、流行病学和最终结果（SEER）数据表明，30岁以上，年龄每增加10岁，分化型甲状腺癌相关的死亡率也逐渐增加，并且这种年龄效应在女性中更为明显[12]。从1983年到2018年，美国癌症联合委员会（AJCC）将45岁定为年龄相关疾病生存率的分界点，但在第8版癌症分期中将分界点改为55岁[13]。SEER和国家癌症数据库（NCDB）对这一新的分界线的分析后发现，这一变化提高了AJCC分期系统的鉴别能力和预后评估能力[14-15]。小于55岁的Ⅰ期患者通常具有大于99%的总生存率，并且通常是低风险的。

> **思考**
> 对于2.9 cm的甲状腺癌，无论患者的年龄或性别如何，您是否会推荐相同的甲状腺癌管理计划？

20.5 肿瘤大小

临床上对肿瘤大小和癌症风险之间联系存在着普遍的共识[16]。然而，这种联系并不是明显的线性关系，研究者在两者的相关度上也存在分歧。在已公布的研究中，肿瘤大小在风险评分中的不同权重就体现了这一争议。日本人率先提出了主动监测的概念，并倾向于采用最保守的外科手术范围。肿瘤大小为4~5 cm时，他们才建议行甲状腺全切术。ATA的指南建议在肿瘤大小为4 cm以上时行全切除手术。此界限值和放射性碘（RAI）用于治疗高风险疾病时的

边缘值4 cm一致[3]。建议对1~4 cm的癌选择性使用RAI，因此对于该范围内的癌，更加重视疾病过程或病史的其他特征，有高危因素的，选择行全切。特别是对于甲状腺乳头状癌（PTC），考虑到RAI在T1/T2、N0/N1患者中能否降低死亡率存在争议，并且远处转移不太常见，故考虑行单侧腺体切除是合理的[17]。

组织病理学及分子病理学

侵袭性PTC亚型包括高细胞或柱状细胞型、弥漫性硬化型和靴钉型[18-19]。岛状细胞癌和低分化癌或未分化癌也属于高风险。FNA结果也有助于患者术前的风险分层。Bethesda Ⅴ类/可疑恶性FNA结果的大多数患者可能患有低风险肿瘤，而Bethesda Ⅵ类/恶性FNA结果更可能与中风险肿瘤相关。FNA结果不确定（Bethesda Ⅲ/Ⅳ）的患者如果确有癌症，则倾向于低度恶性肿瘤。BRAF V600E突变提示侵袭性疾病，特别是如果与TERT启动子突变共存，据报道复发率高达69%[11]。

20.6 甲状腺癌危险分层及分级系统

现已公布并得到广泛应用的风险分层系统有几种。每个系统都有自己的优势。但他们普遍存在一个问题，即同一风险组的患者可能有不同的复发率和生存率[20]。分层系统在预测患者远期预后能力方面仍需改进。通常，分层系统对不可预测的不良后果表现出5%~30%的不准确性[3]。尽管如此，这些分层系统在规划患者术后诊疗和随访方面很有价值。ATA开发了一个分层系统来预测手术干预后结构性疾病复发的概率[3]。这是美国唯一常用的专门针对复发风险而不是死亡率的系统。它有3个等级（低、中、高风险），最低等级的复发率<1%，最高等级的复发率>50%。高危患者很少处于没有疾病证据的状态（<30%），并且对治疗的反应不完全[21]。它可以很好地帮助医师进行术前决策（▶表20.1）。

ATA危险分层适用于所有分化型甲状腺癌，但PTC与FTC在某些特征上的权重不同。重要的是，它是最新的分层系统，因此它包含了大多数其他系统没有考虑到的几个指标（分子病理学、受累的淋巴结数量和血管浸润程度）。它的3个层次被分解为单独的组成部分，每个组成部分都有自己的风险值，这是它和其他分层系统的另一个主要区别。正如ATA 2015版指南中所描述的，最好将其理解为"风险连续体"。

对于PTC，预测癌症特异性生存率最有效的危险分层系统是MACIS（1993），但TNM和欧洲癌症研究和治疗组织评分（EORTC）也很有帮助[22]。MACIS评分是基于转移情况、患者年龄、手术切除的完整性、甲状腺外侵犯和大

表20.1 常用甲状腺癌危险分层系统术前高危特征比较

风险因素	ATA	TNM	MACIS	AMES	AGES	EORTC
年龄		>55岁	如果≥40年，计算相对风险（0.08×年龄）	>40（男性）>50（女性）	如果≥40岁，计算相对风险（0.05×年龄）	包括在内
性别				见上栏		男性=高风险
肿瘤大小		>4 cm	计算出来的相对风险（0.3×CM）	≥5 cm	计算出来的相对风险（0.2×CM）	
甲状腺外侵犯	总体/宏观=高风险	椎前筋膜受累、颈动脉或纵隔血管包绕的风险最高；如果侵犯局限于带状肌内，相对风险交替，	任何的		任何的	任何的
远处转移	任何的	任何的	任何的		任何的	多发性转移意味着风险高于单一位置转移
颈部转移	是否有任何颈部淋巴结受累	如果年龄>55岁，是否有任何淋巴结受累				

缩写：AGES：年龄，等级，疾病范围，大小；AMES：年龄、转移、病变范围、大小；ATA：美国甲状腺协会；EORTC：欧洲癌症研究和治疗组织评分；MACIS：转移、年龄、切除完整性、浸润、大小；TNM：肿瘤、淋巴结和转移
注：CM表示肿瘤最大直径，单位为cm

小进行计算的。它认为局部侵犯的权重相当于肿瘤大小增加3.3 cm或40岁以上年龄增加11~12岁。该评分以20年生存率为基础，在高龄患者群体中应用价值有限。例如，75岁的年龄会将患者从具有99%的20年存活率的风险组降级到89%的20年存活率的分组，但对此类患者可能没有很大临床价值。

与MACIS一样，AGES（1987）评分是由Mayo诊所针对PTC患者制定的。它早于MACIS（1946—1970 vs 1957—1988），所参考的患者总数较少（859 vs 1 779）。AGES包括组织学分级，其在制订时尚未标准化，这导致了对其改进的需要，催生了MACIS评分的出现[22-23]。

EORTC（1979）是首个公布的涵盖所有类型甲状腺癌（包括髓样癌和未分化癌）的分期系统[22]。它是从23个中心的507名欧洲患者中开发出来的，这些患者的平均随访时间为40个月。它创建了5个风险组，是唯一不将大小纳入其算法的常用系统。

对于FTC和"分化型甲状腺癌"下的所有类型肿瘤，AJCC TNM系统是预测临床死亡率的最佳选择[3]。TNM分期系统在评估术前有/无临床转移淋巴结患者的风险时，年龄>55岁、大小>4 cm和有腺体外侵犯此三项权重最大。任何老年患者，有腺体外侵犯时均属于高风险组，其10年疾病特异性生存为85%~95%。累及带状肌外将预期存活率降低到60%~70%。椎前筋膜受累或包绕大血管的肿瘤预期生存率相当于远处转移的患者。值得注意的是，此系统中所有<55岁的患者都是Ⅰ期，除非他们出现远处转移。尽管此组中的大多数患者是低风险的，但有一部分患者预后不佳。更年轻的，具有侵袭性疾病特征的患者最好考虑使用其他风险分层系统进行评估。

AMES危险分层系统（1988）参考从1941—1980年在Lahey诊所治疗的821例分化型甲状腺癌患者的资料而开发的[23]。虽然在结构上不同，但除组织学分级外，它和AGES系统使用同一组患者及其肿瘤特征信息，并且它还考虑了患者的性别。AGES和AMES的高风险组20年死亡率约为39%，低风险死亡率为1%。

涉及甲状腺疾病的其他危险分层系统分别来源于Memorial Sloan Kettering纪念癌症中心（GAMES，1995）、Ohio州立大学（1994）、国家甲状腺癌治疗合作研究（1998）、Chicago大学（1990）和国际上其他中心。Lang等详细介绍了这些主要系统的区别和相同之处，并根据它们各自的变化比例对它们进行排序，这是一种衡量总体预测价值的方法[22]。

上面列出的大多数分层系统的主要结果是疾病特异性生存率，这对于分化型甲状腺癌来说通常是极好的[16]。与其他癌症不同，甲状腺癌复发风险与死亡风险并不是线性相关的[21]。对治疗反应不完全的ATA高危年轻患者就是例子，他们的疾病特异性生存率高于老年患者（74% vs 12%，

$P < 0.001$）。因此，尽管2015年ATA分层系统涵盖了疾病复发的风险，但可以和评估死亡率的系统同时用于特定患者。综合考虑复发风险和死亡风险的分层方法对制订治疗决策和向患者提供信息至关重要。

这些系统对危险人群的预后评估效用有限。他们考虑了是否有淋巴结受累，但许多患者未能获取总淋巴结疾病负担的全部信息，包括受累淋巴结的数量、受累淋巴结的位置（Ⅵ级或Ⅶ区与侧颈区）、淋巴结大小和淋巴结外侵犯的大小[24]。因彩超和病理报告均存在主观因素，不同机构超声科医师对统一患者是否有"临床考虑转移"的淋巴结意见有分歧，病理医师报告的淋巴结外侵犯程度也不一致。

其他可能在术前即可明显发现，但未被这些系统纳入的预后特征包括分子突变（除BRAF V600E外）和正电子发射断层扫描-计算机断层扫描（PET-CT）的阳性发现[16]。风险分层系统的另一个主要缺点是，它们有一部分指标仅在手术后方可获取，因而指导甲状腺手术切除范围的能力有限[19]。Lang等回顾了600例非高危PTC，发现42.8%的患者术后至少有一种术前未识别的高危特征[22]。从外科医师做好每一次手术的角度来看，系统是不完善的。然而，它们确实有一定指导意义，维持了低于10%的甲状腺全切比例[3]。

20.7　危险分层与主动监测

现代的甲状腺外科医师应该是一个保守派。对于较小或偶然发现的甲状腺癌的"过度诊断"现象导致了甲状腺手术的流行，认为治疗都是有益处的，我们需要去避免可能不必要的手术[25]。我们需要在临床中识别极低风险的甲状腺癌，并对其进行积极监测而非手术[21]。在其他有手术适应证的患者中，无症状甲状腺乳头状微小癌的低风险患者也可以选择主动监测。主动监测需要满足FNA未提示高级别恶性肿瘤，在随访期间没有淋巴结转移或疾病进展，并且肿瘤位置有特定的要求[3]。在定义低风险疾病时，必须考虑肿瘤位置。被监测的恶性肿瘤不应位于被膜下，不应邻近喉返神经、气管、消化道、主要血管或其他重要结构。值得注意是，临床上关于肿瘤大小的危险分层阈值是否可以扩大到1 cm以上（一些人提议扩大至1.5 cm），似乎存在争议[21]。

20.8　危险分层作为手术决策影响因素之一

一旦诊断为甲状腺癌，评估侵袭性疾病的可能性、疾病复发时间和总体预后对于手术计划至关重要，包括决定是否进行全甲状腺切除术或预防性中央淋巴结清扫术

（CLND）。

20.9　甲状腺全切术及甲状腺部分切除术

对于不适合进行主动监测，但总体预后良好且复发风险较低的恶性疾病患者，甲状腺单侧叶切除术可能比较合适。在这些患者中，治疗的主要目标是将过度治疗的潜在危害降至最低[3]。选择进行甲状腺单侧叶切除术的患者需要RAI辅助治疗的概率应该很低，但对甲状腺球蛋白水平的术后监测的解读会比较复杂。

适合甲状腺单侧叶切除术的患者包括没有个人或家族史的低风险肿瘤患者。ATA将低危甲状腺肿瘤定义为小于4 cm、单灶性、局限于甲状腺内，影像学没有颈部淋巴结转移或远处转移的肿瘤[3]。最新数据显示，T1-T2期分化良好的甲状腺癌行甲状腺单侧叶切除术与甲状腺全切术的生存率相当[26]。最初由Bilimoria等进行的一项具有里程碑意义的研究报告称，对于>1 cm的PTC，甲状腺全切术具有生存优势，但1~4 cm PTC中，在根据患者和临床特征进行调整后，与甲状腺叶切除术相比，甲状腺全切术并没有生存率方面的优势[27-28]。

进行术前风险评估并考虑到患者的意愿后，甲状腺单侧叶切除术在明显中等风险的患者中个体化实施。如果甲状腺单侧叶切除的术后风险分层升级，或患者属于ATA中高风险组时，则应告知其甲状腺全切术可能带来的益处。密切关注适当的风险分层，可以实现较低（<10%）的甲状腺全切率[26,29]。存在基于ATA 2015标准的单一中风险因素（如血管侵犯）的情况下，需要个体化考虑是否应进行甲状腺全切，例如，伴有轻微血管浸润（少于4个病灶）的包裹性滤泡性甲状腺癌的复发率仅为0%~5%[30-31]。然而，在PTC中，任何血管浸润都意味着更高的复发、转移和疾病特异性死亡率。

> **思考**
>
> - 一名女性患者的PTC直径有1.2 cm，没有颈部或远处转移的证据。她接受了甲状腺单侧叶切除术，无并发症。她的病理显示单灶性病变，高细胞亚型，显微镜下可见甲状腺外侵犯。你建议做甲状腺全切除术吗？
> - 一名女性患者的PTC直径有3.0 cm，没有颈部或远处转移的证据。她接受了甲状腺单侧叶切除术，无并发症。她的病理显示为高分化癌，有微小的包膜浸润和3个血管浸润病灶。你会推荐甲状腺全切术吗？
> - 您的建议是否会根据患者在随访中的依从性而改变？
> - 一名女性患者的PTC直径有2.0 cm，没有颈部或远处转移的证据。她有BRAF V600E突变，她的母亲在60多岁时确诊为甲状腺癌，但其母亲有基础疾病，20年前死于心脏病发作。你会推荐她进行甲状腺单侧叶切除术还是甲状腺全切术？

20.10 风险评估与中央区淋巴结清扫

术前影像学检查没有提示颈部淋巴结转移时，没有硬性要求必须进行预防性中央区淋巴结清扫[18]。临床医生综合考虑多种疾病特征，评估进行中央区淋巴结清扫后对患者预后的收益是否超过手术风险，权衡利弊后才会做出是否清扫的决策。术前较显著的高危疾病特征包括肿瘤大小、患者年龄、患者性别、双侧或多灶性疾病、肿瘤病理类型、甲状腺外侵犯、FNA结果和BRAF V600E突变。目前的证据并不支持在没有其他已确定的复发危险因素的情况下，仅有BRAF V600E突变的情况下进行预防性中央区淋巴结清扫[20,32]。尽管是否进行预防性中央区淋巴结清扫没有明确的肿瘤大小界限，但通常肿瘤大小<1 cm不建议行中央区淋巴结清扫，>4 cm时更推荐行中央区淋巴结清扫，综合考虑各种危险因素，对直径1~4 cm的肿瘤[3,33]、年龄<15岁、高龄或男性患者推荐行预防性中央区淋巴结清扫[18,34]。

> **思考**
>
> 您是否建议对多灶性微小乳头状甲状腺癌和BRAF V600E突变患者进行预防性中央区淋巴结清扫？患者的年龄会影响您的决策吗？

20.11 根据危险分层决定术后辅助治疗

20.11.1 放射性碘治疗

RAI适用于全切术后疾病复发风险高的患者，低风险患者中不推荐[35]。建议直径>4 cm、甲状腺外侵犯或远处转移的患者在手术后接受RAI。直径<4 cm、镜下腺体外侵犯和淋巴结转移的患者，如果有其他危险因素，可以考虑RAI[3,35]。RAI的给药不仅仅有"是"或"否"两个选项，低风险肿瘤患者还可以选择较低剂量治疗[32]。

20.11.2 治疗反应的监测

为了进一步进行个体化精细化预后评估，在对治疗反应良好的情况下，可以将中高风险患者重新分类为低复发风险[3]。对治疗的良好反应包括无复发的临床证据，促甲状腺激素（TSH）维持在0.5~2.0 mIU/L，以及非刺激性Tg<0.2 ng/mL。在1/3~1/2的ATA中危患者和15%的ATA高危患者中可以实现。确实有用Tg水平来判断对甲状腺单侧叶切除术的良好反应的标准，但这些研究尚未得到广泛的验证[35]。接受甲状腺单侧叶切除术的癌症患者，一般通过影像学和体格检查来诊断疾病复发，综合参考Tg水平后敏感性更高。另外，高达70%的单侧叶切除患者术后接受了

TSH抑制治疗，以降低其复发风险[8]。不同手术范围会影响随访和复发风险，需要谨慎决策。作者认为，术后非常有必要对患者进行重新分层，这对患者非常有益，并可以指导其个体化治疗计划。

治疗后复发风险也将决定影像学复查的频率、持续时间和种类。与单独使用超声相比，使用CT或PET-CT（不能进行CT时用MRI）对高危患者进行随访可能更合适。高危人群至少要每年一次影像学检查[36]。相反，对治疗有良好反应的低风险患者可能无法从终身监测中获益，可以选择适当的术后随访时间点结束复查。

20.12 特殊人群的风险评估

对低危癌症的评估有助于筛选出最适合积极观察的患者。这包括患有严重内科并发症的患者以及高龄患者，其手术风险很高。根据国家手术质量改进计划的数据显示，老年患者在甲状腺切除术中出现并发症的概率高于平均2~5倍[37]。对主动监测标准的适当放宽可能有益于这些特殊的患者群体。

建议妊娠患者进行积极监测。淋巴结受累或肿块体积增大（直径变化>20%或体积变化超过50%）时该人群应终止监测进行手术[8]。一般情况下，合理的推迟手术往往不会导致较差的预后。

20.13 结论

不同类型甲状腺癌预后差异较大，某些预后良好的患者仍可能复发。风险分层系统可以评估这些风险，并准确预测患者的预后。不同患者的细微差别可能导致风险分层的巨大差异，这对开发出准确的预测模型提出了挑战。关于甲状腺癌及其预后的知识，尤其病理学和分子病理学领域，在不断进步。对于风险分层模型来说，困难的是纳入有助于构建风险分配的新指标。因为很多数据只能通过术后病理分析来确定，术前风险分层的应用常受到限制。术后风险分层会随着对治疗的反应程度、术后影像学检查和实验室检查而动态变化。在偶然发现的甲状腺恶性肿瘤中，基于风险评估的癌症导向治疗很有价值，可以使患者免受过度治疗或治疗不足的影响。现有的风险分层模型因没有纳入最前沿的影响因素，预测误差较大，医师应综合考量予以改进，以指导患者选择最佳的治疗方法。

（译者：左仲坤 李金宇）

第21章　甲状腺乳头状癌

James X. Wu, Martin A. Hanson, Ashok R. Shaha

关键要点

- 甲状腺乳头状癌（PTC）被归类为"经典型"或"亚型"。
- 一旦确诊，应根据患者特征、肿瘤特征和医疗团队的专业知识，将主动监测、甲状腺部分切除术、甲状腺全切术3种治疗方案对患者的适宜程度分为理想、适合、不适合3种类型。
- 临床上淋巴结阴性的PTC中，高达46%～80%的患者术后发现在中央区淋巴结中有微转移，大多数病例的影像学检查并没有显著淋巴结转移征象。
- 美国癌症联合委员会（AJCC）分期有更好的生存预测能力。
- 美国甲状腺协会（ATA）分层系统和动态危险分层系统可以较好地预测疾病复发。
- 滤泡亚型是最常见的亚型，而NIFTP是滤泡变异的一种亚分类，不再被归类为"癌"。

21.1 病例展示

　　一名58岁的女性最近接受了家庭医师的检查，该医师在常规体检中触诊到颈部肿块，该肿块可随吞咽上下活动。她咨询了一位内分泌外科医师，进行了颈部超声检查。超声显示甲状腺右叶有一个2.5 cm的非均质回声结节，结节与胸骨甲状肌之间界限不清，颈部中央区或颈侧区未见可疑转移淋巴结。体检显示她没有明显的淋巴结转移，没有症状，没有声音变化，甲状腺功能正常。她没有电离辐射接触史。她说，她的姐姐3年前也接受了甲状腺单侧叶切除术。对可疑病变进行细针穿刺（FNA），病理报告确诊PTC。

思考

- 她发音正常，需要进行喉镜检查吗？
- 甲状腺切除的范围？

　　医师与患者一起查看病理报告。患者进行了甲状腺右叶切除术，未出现并发症。中央区淋巴结触诊显示无淋巴结肿大。最终病理显示为典型的PTC。患者术后无特殊情况。

　　在每年体检和5年随访的超声检查中，保留的甲状腺右叶和颈部没有复发或肿瘤残留的证据。她每年的血清甲状腺球蛋白水平为5～10 ng/mL，甲状腺球蛋白抗体为阴性。

21.2 背景

　　随着我们对分化型甲状腺癌的认识不断发展，分化型

甲状腺癌的治疗发生了巨大变化，了解这一点很重要。首先，可疑的甲状腺结节和小甲状腺癌很常见。由韩国发起，在全球范围内开展的流行病学研究表明在普通人群中隐藏着大量临床上无意义的甲状腺癌[1]。积极的筛查方案和颈部超声的普查会发现颈部结节，一部分患者接受了手术和治疗，但在部分人群中，这些手术和治疗并未使患者的寿命显著提高[2-3]。因此，美国预防服务工作组不推荐进行常规颈部彩超筛查[4]。其次，由日本Kuma医院牵头的微小乳头状甲状腺癌主动监测研究表明，活检确诊的、最大直径1.5 cm以内的乳头状癌，病程进展缓慢；5年后，只有10%～12%的肿瘤体积会增大[5-6]。鉴于这些发现，我们需要鼓励整个医学界在诊断甲状腺结节时保守一些。

　　大约3%～7%的甲状腺结节通过活检确诊为PTC[7]。一旦确诊为恶性肿瘤，应进行风险评估，以确定患者是否适合以下任意一种治疗方案：主动监测、甲状腺部分切除术（甲状腺腺叶切除术或峡部切除术）或甲状腺全切术。ATA 2015指南提供了极大的灵活性[8]。这是因为在大多数患者中，无论治疗方法如何，预后都是极好的。为了帮助患者选择最适合自己的方案，进行诊断期风险评估非常重要[9]。该评估综合考虑肿瘤、患者和医疗团队的特征，根据这些特征将每种治疗方案对患者的适宜程度评估为"理想"、"适合"或"不适合"（▶表21.1），例如，肿瘤直径3 cm的患者不适合主动监测，适合甲状腺单侧叶切除术或者甲状腺全切术。

思考

对甲状腺癌进行主动监测，是否会导致患者淋巴结或远处转移率增加？

21.3 甲状腺乳头状癌的主动监测

　　虽然主动监测大多用于微小乳头状癌，但已有的研究表明，也可以安全地监测大小达1.5 cm的结节[5]。因此，这仍然是低风险微小PTC和/或有明显手术禁忌证患者的治疗选择。对在有经验丰富的内分泌内外科医师以及头颈部外科医师的医疗中心中就诊的，依从性较好的低风险肿瘤患者，可以开展主动监测[10]。

　　一旦加入主动监测计划，我们推荐每年进行两次颈部超声检查，并密切监测肿瘤体积变化。如果①肿瘤体积在3年内增加50%、②肿瘤开始侵犯重要结构（喉返神经、气

管、食管）、③患者在检测过程中过度焦虑，则应将患者转至外科。

21.4　甲状腺乳头状癌的手术治疗

术前评估应包括全面的病史，包括电离辐射暴露史、家族史和手术史。体格检查应包括颈部淋巴结触诊和间接喉镜/软喉镜检查，以评估声带活动度（即使在没有声音变化时也应进行）[11]。应警惕颈椎疾病，以免在术中患者颈过伸体位导致受伤。在绝大多数患者中，术前开展颈部超声就足够了，但我们建议在有局部晚期或淋巴结转移的迹象时，还要进行CT[12]。除了常规的术前检查外，必要时进行其他特殊实验室检查。

当考虑PTC手术时，需要做出两个主要的决定是：①甲状腺切除术的范围（部分切除与全切）；②患者是否需要进行中央区或颈侧区淋巴结清扫术。关于甲状腺切除的范围，大多数单灶性PTC患者适合甲状腺单侧叶切除术或甲状腺全切除术。如前文所述（▶表21.1），诊断时应评估甲状腺腺叶切除术或甲状腺全切除术的适宜性。

甲状腺全切术的适应证包括双侧、多灶性疾病，临床淋巴结转移或甲状腺外侵犯，以及高风险的基因分子检测结果。在没有明确的甲状腺全切术指征的患者中，我们更倾向于较保守的手术方法。甲状腺单侧叶切除术实际上避免了永久性甲状旁腺功能减退和双侧喉返神经损伤的风险，并可能通过保留天然产生甲状腺激素的功能而改善生活质量。

我们发现，当癌局限于甲状腺而没有明显的甲状腺外侵犯时，甲状腺全切除术几乎没有优势。用甲状腺全切术治疗甲状腺乳头状癌的支持者认为，全切可以便于通过血清甲状腺球蛋白监测疾病变化，可以在需要时给予放射性碘（RAI），以及可以避免对甲状腺对侧叶的二次手术。首先，甲状腺球蛋白监测的总体益处尚未得到证实。与抗体阴性个体相比，循环甲状腺球蛋白抗体阳性患者（其甲状腺球蛋白监测不可靠）的临床结果并无差异，这表明甲状腺球蛋白监测并不优于体检和颈部超声监测[13]。其次，尽管RAI可以用于局部区域淋巴结转移的术后治疗，辅助RAI治疗的唯一强烈指征是甲状腺外侵犯或远处转移；在发现颈部淋巴结转移，术后进行RAI时，绝对复发风险降低幅度仅为1%～4%[8]。最后，在一家首选保守治疗的三级癌症转诊中心进行的一项回顾性研究中，10年期间所有甲状腺手术中仅有3%是甲状腺全切除术[14]。鉴于上述发现，对于大多数甲状腺癌，我们提倡施行甲状腺腺叶切除术而不是甲状腺全切除术。

另一个主要考虑因素是患者是否需要施行淋巴结清扫。首先我们简要回顾一下各种淋巴结清扫的定义。预防性颈清扫术是在没有临床证据表明颈淋巴结转移的情况下进行的，而治疗性颈清扫术是在可触及或影像学上考虑有淋巴结转移时进行的。中央区清扫包括清除气管和颈动脉之间的淋巴结组织。侧颈清扫术包括切除颈动脉外侧的淋巴结。

当接受过治疗的甲状腺癌或复发的PTC存在颈侧区淋巴结转移时，同时进行的中央颈清扫术有86%的阳性率[16-17]。中央区淋巴结微转移是否和颈侧区转移有关联尚不清楚。因此，我们强烈建议在治疗性侧颈清扫术时行同侧中央颈清扫术。一些机构还描述了对甲状腺癌进行前哨淋巴结活检[18]。还需要进一步的研究来验证这一新方法的价值。

表21.1 决定患者是否适合主动监测或较保守的甲状腺切除术的临床机制

	肿瘤特征	患者特征	医疗团队特征
理想	甲状腺内肿瘤，包膜完整，甲状腺形态正常	焦虑程度低，希望尽量避免手术，能严格遵守医嘱随访	甲状腺癌治疗经验丰富，有专业颈部超声医师，选择性使用RAI
适合	肿块大小1～4 cm，有桥本氏病或其他良性结节的证据，没有可疑的颈部淋巴转移	保留甲状腺功能和/或避免手术意愿超过了接受RAI的意愿，抗Tg抗体阳性	外科医师和内分泌专家在治疗和随访方面意见一致，不太可能推荐RAI时
不适合	>4 cm，肉眼可见甲状腺外侵犯，淋巴结或远处转移	高度焦虑，甲状腺全切术和/或放射性碘治疗意愿强烈	研究小组强烈建议使用RAI或希望通过清甲能够密切监测血清甲状腺球蛋白变化时

21.5 术后疾病分期

对于分化型甲状腺癌，两种常用的术后分期系统是AJCC和MACIS（远处转移、患者年龄、切除完整性、局部浸润和肿瘤大小）。2015年的ATA指南建议将AJCC系统用于术后分期，并指出该系统可预测生存率，癌症登记机构也要求进行分期[8]。AJCC的指南目前为第8版。第8版的主要变化包括将年龄界限从45岁提高到55岁，规定显微镜下的甲状腺外侵犯与T分期无关，并且淋巴结转移划分为N1不会使患者升级到Ⅲ期[19]。

尽管AJCC分期系统可用于估计死亡率，但对于大多数预期生存率为85%～100%的Ⅰ期或Ⅱ期甲状腺癌患者来说，其意义不大[19]。除AJCC的指南外，还应使用单独的系统来评估患者的复发风险。ATA初始风险分层系统可以满足这个要求[8]。然而，因为在ATA系统中同一风险类别中复发风险差异很大，我们更倾向于使用Tuttle等的动态风险分层系统[20-21]。例如，在甲状腺切除术之前被归类为ATA低风险组，术后也没有行RAI的甲状腺癌，如果对治疗有极好的反应，则复发风险为0%，而如果有生化不完全反应，则复发风险为33%；在没有动态分层的情况下，两名患者会被归于同一类别，并被认为有2%～3%的复发风险[20]。当甲状腺切除术后甲状腺球蛋白水平降至最低点时，应在甲状腺手术后8～12个月进行重新分层。新的风险计算有助于指导决定是否采用辅助治疗，即RAI治疗。

21.6 甲状腺乳头状癌的亚型

最终的病理结果可能显示患者患有一种变异型的PTC。最常见的是滤泡亚型。所有甲状腺医师都应该意识到，没有包膜外或淋巴管浸润证据的包膜完整的滤泡亚型现在是一个独特的肿瘤类别，称为NIFTP，即非侵袭性滤泡性甲状腺肿瘤。NIFTP不再被认为是"癌"，除了用于诊断目的的甲状腺腺叶切除术外，不需要任何治疗或监测[22]。

值得注意的是，几项关于切除后NIFTP自然进程的研究仍在进行中。已知高细胞亚型比经典PTC更具侵袭性，并且具有更高的复发率和死亡率。高细胞亚型中BRAF突变率更高，并且有较高比例发展为RAI难治性乳头状癌[23]。其余的亚型包括柱状、靴钉状、小梁状、透明细胞、岛状、弥漫性硬化型和筛状-桑葚状亚型。这些被认为在临床上比经典的PTC更具侵袭性，但它们较为罕见，限制了我们对其充分研究。筛状-桑葚状变异与APC基因突变有关，患者应筛查家族性腺瘤性息肉病。

21.7 放射性碘治疗

放射性碘治疗的命名和分类较为细致。RAI清甲术是指利用RAI清除残余的正常甲状腺组织。当术后在无残留病变的情况下使用RAI以降低复发风险时，被认为是辅助治疗。因此，RAI清甲可以与辅助治疗同时进行。RAI清灶是指治疗肉眼可见的残留疾病或转移。

Sawka等开展的一项Meta分析发现，与未接受RAI清甲治疗的分化型甲状腺癌患者相比，接受RAI清甲治疗的患者10年局部复发的相对风险为0.3；在总的患者人群中，治疗人群的复发率为4%，未治疗人群的复发率为10%[24]。清甲治疗的前瞻性研究需要更长时间的随访，这使得更精细的研究难以开展。对于低危肿瘤，应避免RAI清甲治疗。对于ATA高危肿瘤，应考虑在甲状腺全切除术后进行清甲治疗。对于所有其他患者，我们推荐基于动态风险分层的个体化治疗。值得注意的是，在经过细致风险分层的患者中，即使是肿瘤较大或淋巴结转移的患者，在没有RAI的情况下，也可获得较低复发率和较高生存率[25]。

21.8 治疗反应监测

治疗后，我们建议对甲状腺球蛋白抗体阳性的患者进行定期随访，包括体格检查、颈部超声和甲状腺球蛋白检测。最初应每6个月进行一次监测，3年或更长时间后根据个体复发风险可逐渐减少至每年一次。监测5年后，间隔时间可延长至3年[26]。

21.9 结论及争议

大多数PTC预后良好，普通人群中可能存在大量未确诊的、临床意义不大的甲状腺乳头状癌患者。为避免过度诊疗，必须采取保守态度。我们倾向于保守治疗，在适当的时候提倡积极监测和甲状腺单侧叶切除术，而不是行甲状腺全切除术。动态危险分层可以更准确地估计复发风险。甲状腺全切除术和RAI应在具有高复发或转移性疾病风险的患者中开展。未来研究的可能方向包括主动监测成功或失败的预测因素，是否需要在颈侧区转移的情况下进行中央颈清扫术，以及进一步完善RAI清甲术的适应证。

（译者：左仲坤 李金宇）

第22章　甲状腺乳头状微小癌的治疗

Guy Slonimsky, Michael Goldenberg, David Goldenberg

关键要点

- 甲状腺乳头状微小癌（Papillary thyroid microcarcinoma，PTMC）是指直径为≤1 cm的癌（AJCC T1a）。
- PTMC通常是偶然发现的，其总体预后良好。
- 据报道，PTMC患者的特异性死亡率<1%。
- 局部区域复发率为2%～6%。
- 远处复发率为1%～2%。
- 在过去的几十年里，患病率的增加可能是由于检测的增加所致。
- 侵袭性甲状腺癌的低发病率带来了诊断和治疗的困境。
- 在某些情况下，可能需要进行积极监测。
- 分子和遗传标记可以促进危险分层并指导临床治疗。

22.1　病例展示

一名38岁女性因颈部疼痛行CT检查时偶然发现一个小的甲状腺右侧叶结节。她随后被转诊给耳鼻喉科医师，该医师建议通过超声检查（US）对结节进行进一步评估。颈部超声显示甲状腺左侧叶下极有一8 mm的低回声结节，伴微钙化，边界不规则，血供增强（▶图22.1）。体格检查颈部未触及淋巴结肿大，患者无甲状腺恶性肿瘤家族史，既往无辐射暴露史。

思考

- 是否应根据CT检查结果进行超声检查？
- 是否应对<1 cm的结节进行细针穿刺活检（FNAB）？

由于结节的可疑超声特征，结合患者的意愿，进行了细针穿刺活检。细胞学报告将病变归类为具有甲状腺乳头状癌（PTC）特征的Bethesda V。颈部超声检查未见病理性淋巴结肿大。2周后，患者接受了甲状腺左侧叶切除术，未出现并发症。最终病理证实存在7 mm典型PTC类型（▶图22.2）病变未突破甲状腺包膜。此时，与患者讨论了她可能的治疗选择，特别是关于她的年龄、性别、临床上无明显的转移或局部浸润，以及无侵袭性甲状腺癌的细胞学证据，在此之后，决定不进行甲状腺全切除术。

在每年体检和5年的超声检查随访中，无肿瘤残留或复发的证据。

22.2　背景

PTMC是指直径≤1 cm的癌，这些病变分期为T1a期[1]。过去，这些<1 cm的癌被称为"隐匿性"癌，因为它们几乎都是在病理标本上偶然发现的。随着全球分化型甲状腺癌发病率的增加[2-6]，先进影像学检查方法的广泛应用提高了甲状腺癌的诊出率。

值得注意的是，一些研究发现PTMC占这些诊断的甲状腺癌的50%[2,3,7]。PTMC也出现在大约10%的非肿瘤病因的甲状腺切除的病理标本中[8]，以及高达36%的常规尸检中[9-10]。这一趋势改变了流行病学的倾向，即使在各种肿瘤大小组和所有年龄组中，PTC发病率总体增加，PTMC在45岁以上患者中占PTC的43%，在年轻患者中占PTC的34%[11]。在美国，从1973—2002年，甲状腺癌的发病率从

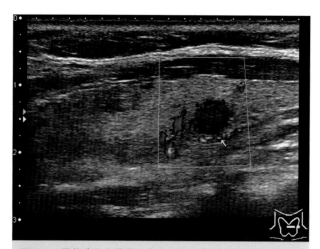

图22.1　甲状腺乳头状微小癌患者甲状腺左叶超声显示有一微钙化，边界不规则，血供增强的结节

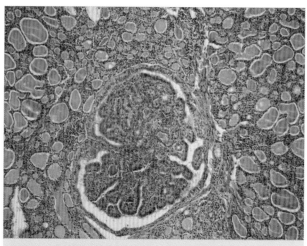

图22.2　甲状腺左侧叶乳头状微小癌（PTMC）

每10万人3.6例增加到每10万人8.7例。整个甲状腺癌发病率的增长主要在于PTC，其中49%由PTMC构成[2]。值得注意的是，PTMC的死亡率保持稳定。最近的数据显示，1975—2009年，PTC的发病率从每10万人4.9例增加到每10万人14.3例，其中39%的病例是PTMC。同样，PTC的死亡率稳定在每10万人约0.5例。此外，PTMC的比例在监测、流行病学和最终结果（SEER）数据库中从1989年的25%增长到了2009年的39%（▶表22.1）[12]。

韩国的Ahn等报道了PTC更为显著的增加，从1993—2011年，甲状腺癌的发病率增加了15倍，尽管死亡率没有相应增加。这种发病率的急剧增加使甲状腺癌成为韩国最常见的恶性肿瘤。同时，甲状腺癌的体积有缩小的趋势，一家医疗中心报告指出，1995年有14%的患者接受微小乳头状癌手术，而2005年这一比例上升到了56%[6]。

这些数据表明肿瘤的检测率增加了，而不是肿瘤的真实发病率增加。因此，很可能有相当大比例的人群携带PTMC，这些PTMC可能永远不会被诊断出来，并且可能不会影响他们的一般健康或生存状态。

思考

- 根据流行病学数据，是否应鼓励对甲状腺癌进行常规筛查？

尽管PTMC的发病率有所上升，值得注意的是，这种疾病的死亡率很低，并且可以采用各种治疗方案，包括主动监测、手术治疗，进行或不进行放射性碘治疗[13-19]。根据

表22.1 1988—1989年与2008—2009年的甲状腺癌大小分布

肿瘤特征	1988—1989	2008—2009
观察指标，数量/例		
缺少大小数量的病例	516	376
大小不明确的病例	1	83
未发现肿瘤的病例	6	16
可评价的病例	1860	7684
中心趋势/mm		
均数	22.8	19.0
中位数	20	15
肿瘤大小分布		
1~5 mm	14%	21%
6~10 mm	11%	18%
11~15 mm	15%	17%
16~20 mm	19%	12%
21~30 mm	21%	15%
31~40 mm	10%	8%
41~50 mm	6%	5%
≥51 mm	5%	5%

数据源自：JAMA Otolaryngol Head Neck Surg. 2014;140(4):317 - 322. doi:10.1001/jamaoto.2014.1

美国甲状腺协会（ATA）指南，不推荐对<1 cm的甲状腺结节行细针穿刺活检[20]。然而，在现实中，出于甲状腺癌家族史、颈部淋巴结的可疑超声特征、辐射暴露史和患者的偏好等考虑，临床医师和患者经常倾向于对这些<1 cm的结节进行进一步的检查。在其他病例中，临床医师和患者在甲状腺腺叶切除术或甲状腺全切除术后的病理报告中偶然发现诊断为PTMC。通常，一旦PTMC的诊断确定，随后的治疗方法可能包括半甲状腺切除术，有时也包括甲状腺全切除术。然而，PTMC的总体低度恶性特点为患者和医师提供了积极监测的可能性[21-25]。具有更令人担忧的特征的PTMC，如甲状腺外侵犯、区域淋巴结转移或侵袭性组织学变异，则需采取更积极的治疗方法，这与较大的PTC类似。

关于PTMC自然病程的数据来自评估最初通过手术治疗或主动监测（有或无延迟手术）进行随访的患者预后的系列研究。由于PTC是一种进展相对缓慢且总体预后良好的肿瘤，这些临床系列研究的观察期较长。正如我们将看到的，尽管总体预后良好，但并非所有的PTMC的预后相同。当前的挑战是根据实际风险水平对患者进行分层并指导治疗。

22.3 PTMC的手术治疗

一旦确诊为PTMC，手术治疗的方法可以是半甲状腺切除术或甲状腺全切除术。关于初次甲状腺切除的范围，有证据表明复发率和疾病特异性生存率受初次切除范围的影响[19,26]。

在新诊断的PTMC病例中，建议进行颈部超声检查，因为异常区域淋巴结的存会改变首选的治疗方案。在没有临床证实有淋巴结转移的情况下，不需要行预防性中央区淋巴结清扫。

在对203例PTMC患者和681例PTC患者的回顾性分析中，Chow等报道，PTMC和PTC患者均有31%的多灶性病变，甲状腺外转移率相似（42% vs 47%），区域淋巴结转移率相似（25% vs 33%），并且远处转移率较低（1% vs 4%）[27]。Cappelli等发现，PTMC和PTC的多灶性、甲状腺外侵犯和淋巴结转移的发生率相似[28]。一些研究发现，与较小的病灶相比，>5 mm的PTMC中淋巴结转移率和复发率更高[29-32]。总体而言，累积数据表明PTMC患者的远处转移发生率低于1%[19,22,29,31]。

Roti等开展的一项Meta分析发现，复发性甲状腺癌与多灶性、年龄<45岁和颈部转移有关[33]。PTMC的甲状腺外侵犯在各种研究中被发现是转移性和复发性甲状腺癌的一个不太一致的危险因素[19,27,30,33]。

总体而言，PTMC行腺叶切除术、近全或甲状腺全切除术后的疾病特异性死亡率低于1%，局部区域和远处复发率分别为5%和2%[19,27,30]。由于多灶性和双侧性甲状腺癌的高

发率及其与甲状腺癌复发的相关性，全甲状腺切除术是合理的治疗方法。Ross等发现，在多灶性PTMC病例中，与较小范围的甲状腺切除术相比，甲状腺全切除术或近全切除术可降低复发风险[34]。

根据2015年的ATA指南，如果在首次手术前已确诊，则建议对进行双侧甲状腺切除术的患者提供全甲状腺切除术[20]。因此，对于多灶性PTMC的病例，目前应采用与任何多灶性PTC相同的方式进行处理。显然，在对于PTMC首次就诊或手术中发现颈部转移的病例中，治疗方法应遵循非PTMC的治疗方法，因为颈部淋巴结转移的存在使得原发病灶的大小是否<1 cm变得无关紧要。

22.4　放射性碘（RAI）辅助治疗

与低危PTC患者相似，对甲状腺乳头状癌患者（单发或多发病灶）行甲状腺全切除术后加用RAI并不能提高疾病特异性生存率[19,26,35]。Kim等回顾了704例低危至中危PTMC病例。在为期64个月的随访中，RAI对疾病复发率[35]没有影响，Mayo诊所报道了类似的结果[19]。Lin和Bhattacharyya回顾了来自SEER数据库中的7 818例非转移性PTMC病例，发现甲状腺手术后，辅助RAI对疾病特异性生存率没有显著影响[26]。

显然，甲状腺癌颈部淋巴结转移高危患者，符合接受RAI辅助治疗的条件。Chow等报道，在淋巴结阴性的患者中，RAI辅助治疗完全预防了肿瘤复发，并减少了淋巴结受累患者的复发[27]。

Ross等发现，RAI并不能显著降低多灶性甲状腺癌或淋巴结转移患者的肿瘤复发率[34]。

目前的ATA指南并不建议在甲状腺手术后对无不良特征的单灶性或多灶性PTMC进行常规辅助RAI治疗，因为现有的最佳观察证据表明，在没有高风险特征的情况下，RAI辅助治疗不太可能改善单灶性或多灶性PTMC患者的疾病特异性或无病生存率[20]。

22.5　PTMC的主动监测

> **思考**
> * 您是否建议对8 mm PTMC患者进行定期监测而不是手术？
> * 对于8 mm的PTMC，您的患者会接受定期监测而不是手术治疗吗？

正如本章前面所述，甲状腺癌发病率的增加主要来源于低危PTMC。事实上，PTMC总体预后良好，加上在尸检中普遍发现PTMC，这意味着大多数PTMC病例没有任何临床意义。结合<1 cm的甲状腺病变诊断的大量增加，对于

适当选择的患者，定期监测没有高风险特征的PTMC似乎是一种合理、安全和具有成本效益的方法。日本的前瞻性临床试验对了解定期监测患者PTMC的自然史和预后做出了重大贡献。Miyauchi、Ito等在一系列观察性研究中跟踪研究了2 000多例低风险PTMC患者超过22年，并将患者定期监测的结果与立即手术的结果进行了比较，定期监测的排除标准包括肿瘤靠近喉返神经、有提示喉返神经侵犯的体征或症状、甲状腺背侧表面的肿瘤附着于气管或侵犯气管、随访期间肿瘤增大、高危病理类型、淋巴结受累或转移性病灶。在10年的随访期里，8%的患者肿瘤大小增长了3 mm或更多，3.8%的患者发生了淋巴结转移。年龄<40岁的患者甲状腺癌进展的风险更高。与立即手术组相比，甲状腺癌进展的患者最终接受了手术，其预后没有显著差异，两组均无甲状腺癌相关死亡[21-22,25,36-37]。值得注意的是，多灶性甲状腺癌不是定期监测的禁忌证[21]。

顾名思义，定期监测包括对患者进行定期随访，以监测甲状腺癌的进展或演变。一般而言，监测包括定期体格检查和超声检查；如果出现疾病变化可能需要进一步检查或手术干预。Miyauchi和Ito对低危PTMC患者进行了随访，这些患者在确诊后6个月进行一次超声检查，然后每年进行一次超声检查。如果肿瘤增大到3 mm或更多，或发现新的淋巴结转移，则终止观察并对患者进行手术干预[21,37]。

2015年的ATA指南通常推荐对甲状腺癌进行手术治疗，但对于低危PTMC的患者，定期监测是一种合适的方法[20]。

一旦决定定期监测低危PTMC患者并达成一致，就会面临一个难题，即如何识别出一小部分最终会进展的肿瘤与大多数惰性肿瘤。目前，在考虑对那些表现为低风险的肿瘤进行定期监测还是手术时，没有可靠的或明确的特征或标准可供参考。甲状腺癌基因仅在非常有限的程度上可作为PTMC侵袭性的分子标记和预测因子。BRAF V600E突变在PTC中很常见，被认为是侵袭性行为的预测因子[38-39]。尽管与非转移性PTMC相比，BRAF V600E突变在发生淋巴结转移或复发的PTMC中所占的比例更高，但当单独检测时，它们的存在不能预先特异性地识别这些肿瘤。Zheng等研究了977例PTMC病例的突变状态，他们发现BRAF V600E突变率为40.1%，与男性、肿瘤体积较大、甲状腺外侵犯和淋巴结转移有关，但与复发无关。此外，这些研究者们还发现，对突变携带者采取更积极的治疗方法并不能改变他们预后[40]。Min等发现侵袭性肿瘤与S100A4钙结合蛋白和细胞周期蛋白D1（cyclin D1）相关。另一方面，他们发现其与BRAF V600E突变无关[32]。BRAF V600E基因谱与其他致癌突变（如PIK3CA、TP53等）的组合可增强预测侵袭性肿瘤生物学特性的能力[41]。在具有多个遗传标记以提高预后价值并概述治疗策略的更广泛的分子检测中可能发现关键点，提供更有价值的信息。

22.6 结论及争议

PTMC是一种预后良好且疾病相关死亡率极低的恶性肿瘤。目前，主要的临床治疗方法是建议对确诊的PTMC进行甲状腺手术。本章提出的证据表明，在适当选择的无高风险特征的患者中，推迟手术并定期随访并不会影响患者的预后。由于在适当的情况下推迟手术被认为是安全的，我们应该将甲状腺手术的潜在风险和并发症［如永久性低钙血症（高达3%）、声带麻痹（高达2%）、麻醉风险和伤口并发症］纳入我们的临床诊疗决策制订中[42]。此外，甲状腺全切除术需要终身依赖甲状腺激素替代治疗。在低危人群中，上述每一种并发症和发病率本身都比PTMC的疾病特异性死亡率更常见。随着PTMC检测率的不断增长，而疾病特异性死亡率并未相应增加，有证据表明人们更倾向于采用一种更温和的方法。有人认为，这一困境是由过多的<1 cm结节患者转诊行FNA造成的。另一方面，大约25%的PTMC伴有淋巴结受累，这使得延迟诊断难以向患者证明是合理的。Cappelli等对484例PTC和PTMC患者进行了随访，发现在104个月的中位时间内，两组患者预后没有显著差异，因此他们建议无论肿瘤大小如何，都应对PTC进行甲状腺全切除术，然后进行RAI[28]。

PTC检测率的增加并不对应于死亡率的增加，这一事实意味着，在过去个体携带这种惰性肿瘤没有临床意义。

临床医师面临着对合适患者进行分层以进行定期监测或初次手术的挑战。其目标是正确识别出一小部分具有侵袭性变异的患者。不幸的是，目前放射学特征、细胞学特征和分子标记的价值有限，需要进一步研究和验证。尽管如此，理想的临床方法是与患者达成一致的方法，特别是关于定期监测，这需要更高程度的依从性，即频繁、终身随访和接受携带惰性但恶性肿瘤的事实。

22.7 分期

美国癌症联合委员会（AJCC）第8版分化型甲状腺癌分期系统将T1肿瘤分类为：T1a，肿瘤直径≤1 cm（微小癌）；T1b，肿瘤直径>1 cm且≤2 cm（▶表22.2）[1]。这一细分已经在第7版中实施，正如本章所述，是对PTMC作为一个独立的肿瘤学、临床和流行病学实体的认可。虽然这种细分在临床上具有相关性，但它并不影响最终的分期，例如，无论T1a还是T1b（N0M0）分化型甲状腺癌都被归类为 I 期肿瘤，因此被认为是单一的预后实体。

表22.2 分化型、低分化型、Hürthle细胞癌和未分化癌的AJCC第8版/TNM分类系统

年龄	T	N	M	分期
<55岁	任何T	任何N	M0	I
<55岁	任何T	任何N	M1	II
≥55岁	T1	N0/NX	M0	I
≥55岁	T1	N1	M0	II
≥55岁	T2	N0/NX	M0	I
≥55岁	T2	N1	M0	II
≥55岁	T3a/T3b	任何N	M0	II
≥55岁	T4a	任何N	M0	III
≥55岁	T4b	任何N	M0	IVA
≥55岁	任何T	任何N	M1	IVB

T分级	T分级标准
TX	无法评估原发性肿瘤
T0	没有原发肿瘤的证据
T1	肿瘤最大直径≤2 cm，仅限于甲状腺
T1a	肿瘤最大直径≤1 cm，仅限于甲状腺
T1b	肿瘤>1 cm，但最大直径≤2 cm，仅限于甲状腺
T2	肿瘤>2 cm，但最大直径≤4 cm，仅限于甲状腺
T3	肿瘤>4 cm，局限于甲状腺，或仅累及带状肌的明显甲状腺外侵犯
T3a	肿瘤>4 cm，局限于甲状腺
T3b	任何大小的肿瘤仅侵犯带状肌（胸骨舌骨肌、胸骨甲状肌、甲状舌骨肌或口舌骨肌）
T4	包括明显的甲状腺外侵犯
T4a	任何大小的肿瘤侵犯皮下软组织、喉、气管、食管或喉返神经的肉眼可见的甲状腺外侵犯
T4b	任何大小的肿瘤均可侵犯椎前筋膜或包绕颈动脉或纵隔血管而出现明显的甲状腺外侵犯

（译者：唐腾龙　李金宇）

第23章　甲状腺滤泡状癌和Hürthle甲状腺癌

Ara Chalian

关键要点

- 甲状腺滤泡状癌（Follicular thyroid cancer，FTC）是甲状腺癌的一种相对罕见的类型，占所有甲状腺恶性肿瘤的4%～39%[1]。
- Hürthle细胞癌（HCC）被认为是FTC的一种独特的、更具侵袭性的肿瘤类型。
- 细针穿刺活检和细胞学检查不能确诊FTC或HCC。
- 分子检测、问诊和内分泌学会诊虽有用，但还不能决定治疗方案。
- 手术及术后病理学检查是确诊滤泡状癌的唯一方法。
- 较小的肿瘤预后良好，而伴有广泛包膜浸润和血管侵犯的较大肿瘤预后较差。
- 术后可推荐使用放射性碘治疗，但HCC对此的反应较差。

23.1　病例展示

一名51岁的女性向她的家庭医师抱怨颈部有压迫感。她对此很担心，因为她的朋友最近被诊断出患有甲状腺癌。这名患者没有辐射接触史，但她的母亲曾接受了甲状腺癌治疗。她否认吞咽困难和嗓音嘶哑。患者要求进行实验室检查和甲状腺超声检查。她的促甲状腺激素（TSH）在正常范围内，但超声显示右侧甲状腺有可疑2 cm的结节。侧颈部超声未见淋巴结肿大。患者随后被转诊至头颈外科医师处。

患者接受了FNA检查，细胞病理学显示为Bethesda Ⅳ级意义不明的滤泡性病变（FLUS）。

思考

发现FLUS的意义是什么？

据解释，分子检测可以更好地进行风险分层，并有助于预测恶性肿瘤的风险。患者进行了分子检测，结果显示 *PAX8/PPARγ* 突变，表明恶性肿瘤的可能性更大。

思考

哪些分子改变是FTC或HCC的指征？

医师为患者提供以下3种治疗选择：继续观察、单侧甲状腺切除术或甲状腺全切除术。她选择进行单侧甲状腺切除术，并继续观察。4周内患者接受了甲状腺右叶切除术，术后无并发症。最终病理结果显示为2 cm的FTC，伴有轻微的包膜侵犯，3个血管侵犯病灶，无甲状腺外转移。

思考

该患者是否需要进一步手术治疗、放射性碘（RAI）治疗或监测？

23.2　背景

甲状腺癌是一种常见的疾病，其发病率在逐渐上升，部分原因是筛查的增加。大多数甲状腺癌是分化型甲状腺癌，起源于甲状腺滤泡细胞，包括乳头状癌和滤泡癌，见后述。这些癌，至少在初期阶段，对促甲状腺激素（TSH）有反应，可以聚集碘并合成甲状腺球蛋白（Tg），尽管效率低于正常甲状腺组织[2]。

23.3　流行病学

FTC往往发生在老年人群中，发病高峰在40～60岁，女性多于男性，这与其他甲状腺恶性肿瘤相似。碘缺乏可能在FTC的发病机制中起作用，因为与碘充足的地区相比，世界上缺碘地区的患病率更高[4]。FTC可能与 *RAS* 突变有关，很少与既往辐射暴露、*RET-PTC* 突变或TSH受体突变有关。*PAX8-PPARγ*1是一种基因重排，在滤泡性腺瘤和滤泡状癌中均可见。HCC是一种嗜酸细胞性滤泡癌，与FTC不同，通常比FTC更具侵袭性，通常被称为嗜酸性滤泡癌。HCC仅占所有分化型甲状腺癌的3%～10%，因此很少有医疗机构在HCC方面有丰富的经验。HCC的平均发病年龄比其他类型的分化型甲状腺癌的发病年龄大10岁左右。HCC及其变异体更常表现出 *RAS* 突变或 *PAX8/PPARγ* 重排，但值得注意的是，这些突变也可以在良性Hürthle细胞肿瘤中发现。*P153* 或 *PI3* 激酶基因的突变可能提示更具侵袭性的HCC变异。尽管如此，这些突变的鉴定并不能转化为任何特定的治疗方法，也不能指导治疗[6-7]。

23.4　分期

美国甲状腺协会（ATA）认为，甲状腺内有少量包膜或血管浸润（<4个病灶）或≤5个微小淋巴结转移且转移灶直径<0.2 cm的包膜内肿瘤的复发风险较低。中危（中复发风险）定义为血管侵犯、甲状腺周围组织的微小侵犯或5个以上转移淋巴结（0.2～3 cm）。高危（高复发风险）包括明显侵犯甲状腺周围软组织、肿瘤残留、远处转移或转

移淋巴结转移灶直径>3 cm[8]。没有单一分子改变能够明确定义细胞学上不确定的Hürthle细胞病变。

23.5 病理

甲状腺滤泡细胞是分化型甲状腺癌的异常起始细胞。滤泡状癌缺乏甲状腺乳头状癌（PTC）中所见的核异常，因此，需要对甲状腺组织进行解剖病理学评估，以显示该肿瘤的包膜和/或血管侵犯。

HCC在组织病理学检查中表现为清晰的滤泡和滤泡生长模式（▶图23.4）[3]，其特征在于大量线粒体的存在，其在细胞质中表现为嗜酸性颗粒。

与有经验的病理医师合作是至关重要的，因为滤泡状癌并不常见。如果存在血管侵犯，则必须对其进行量化：超过4个血管侵犯区域与更高的疾病风险、更高的复发风险和更高的死亡率（5%～35%）相关。相反，具有最小包膜侵犯和无血管侵犯的肿瘤最符合惰性肿瘤，其死亡率低于5%（▶图23.1～▶图23.5）。

23.6 临床表现

FTC通常是偶然发现的，表现为甲状腺内的无痛性、孤立性、大部分有包膜的结节。FTC比PTC更具侵袭性，一般通过血源性途径扩散到骨骼或肺部，而较少扩散到脑或肝；它很少侵犯淋巴管。FTC的侵袭性是根据侵犯的程度来分类的，从最小程度的侵犯（包裹性）到广泛的侵犯。广泛侵袭变异的转移病灶更常见，侵袭性FTC或HCC可能表现为引起疼痛的孤立性骨转移灶。

23.7 诊断

如前所述，细针穿刺活检（FNAB）无法区分滤泡性腺瘤和滤泡状癌，因为恶性肿瘤的诊断需要识别肿瘤包膜和/或血管侵犯。同样，术中冰冻切片分析证据不充分，只有在手术后对甲状腺标本进行石蜡切片病理评估才能诊断FTC。

滤泡性腺瘤和滤泡状癌的超声特征非常相似，但较大的病灶、无声晕、低回声和无囊性变更倾向考虑为滤泡状癌。Hürthle细胞癌更常见于老年患者，其结节外观不均匀，并且在超声上缺乏内部钙化。侧颈部超声是术前评估的一部分。虽然它通常不能提供中央区淋巴结存在的清晰度，但它可以检测到颈侧方淋巴结。在没有证实侧颈部病变或任何术中高风险可疑解剖发现（包括可触及或可见的非典型中央区淋巴结）的情况下，中央区颈淋巴结清扫术的效果可能是有限的。如果临床上怀疑有淋巴结侵犯（根据体格检查、喉返神经功能障碍或超声检查），则应进行颈部CT横断面成像。

23.8 治疗

23.8.1 可疑甲状腺滤泡状癌或Hürthle甲状腺癌

分化型甲状腺癌的初始治疗是手术，手术范围取决于局部和区域肿瘤状态。

目前的共识是，如果原发肿瘤直径>4 cm[9]，有甲状腺外受累，或存在远处转移，则应进行甲状腺全切除术。如原发肿瘤直径<1 cm，可考虑行单侧腺叶切除术。在与

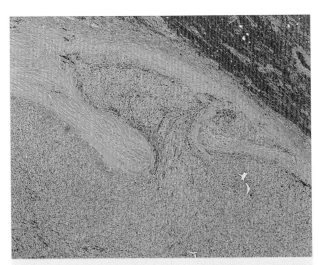

图23.1 微浸润的甲状腺滤泡状癌。具有侵袭性且不规则的肿瘤细胞巢从主要结节穿透肿瘤包膜

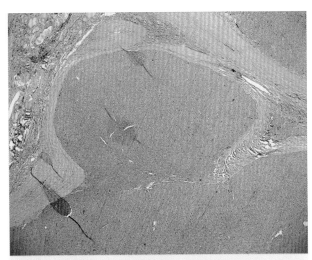

图23.2 微浸润的甲状腺滤泡状癌。蘑菇状的肿瘤病灶经肿瘤包膜从主病灶向外突出，这一特点足以确立甲状腺滤泡状癌的诊断。一个密集的甲状腺结节及侵袭性癌细胞巢周围有一层致密的纤维包膜

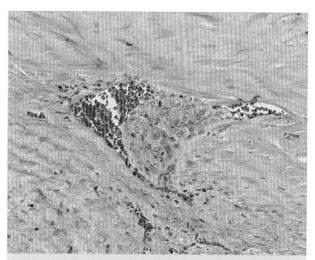

图23.3 微浸润性甲状腺滤泡状癌的血管侵犯。在肿瘤的纤维包膜内，一个小血管内存在肿瘤病灶。肿瘤病灶符合受累血管的形状，并附着于血管内壁，证实这是真正的血管浸润，而不是人为移位

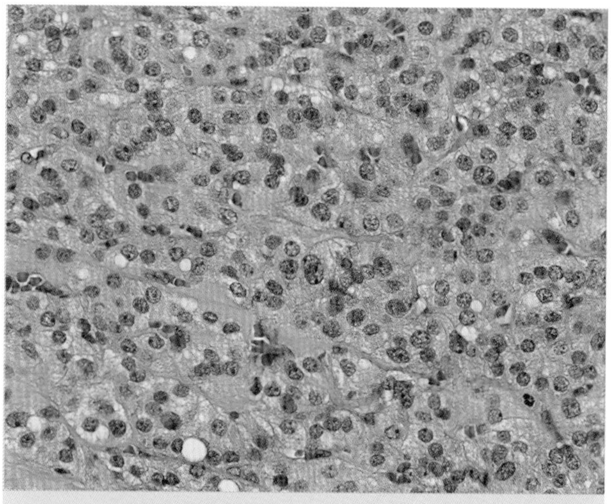

图23.4 微浸润性甲状腺滤泡状癌的细胞核。甲状腺滤泡状癌的肿瘤细胞核的外观与滤泡性腺癌相同，表现为细胞核呈圆形，染色质较深，细胞核，核轮廓光滑

外科医师和内分泌医师讨论后，许多患者只选择腺叶切除术。这种选择需要密切随访手术治疗后的甲状腺超声和实验室检查，通常最好由内分泌科医师跟进。腺叶切除术后，通常不需要每日使用甲状腺替代激素，这一事实可能是一些患者决定选择腺叶切除手术的驱动因素。如果在单侧腺叶切除术中发现中至高风险的甲状腺癌，患者可能需要行甲状腺全切除术，伴或不伴中央区颈部淋巴结清扫术，随后可能进行RAI治疗。

如果初始治疗患者决定首先进行甲状腺全切除术，则甲状腺激素替代治疗（有时补充钙）是必要的。根据最终病理结果，可能会推荐RAI治疗。碘被吸收并聚集在甲状腺滤泡细胞中，可用于治疗残留的正常甲状腺组织、镜下肿瘤残留、大体肿瘤残留、局部转移病灶、淋巴结转移灶。RAI的显著副作用包括涎腺炎、继发性癌、性腺功能和生育能力下降、鼻泪管阻塞和肿瘤肿胀或可能的气道阻塞。

对于临床或影像学上存在并经活检证实的恶性肿瘤，建议对任何受累及的区域进行治疗性颈淋巴结清扫术，这种情况在HCC中比在FTC中更容易发生。在甲状腺全切除术后，患者可能会接受RAI治疗，以破坏甲状腺中的任何微转移或残留甲状腺组织。他们必须终身接受甲状腺激素替代疗法［即左旋甲状腺素（L-T4）］。与其他甲状腺癌相比，HCC对^{131}I的亲和力较低；因此，RAI治疗HCC的疗效有限。具体来说，只有大约10%的HCC转移灶可接受RAI治疗，而滤泡状癌转移灶的比例为75%。

23.8.2 晚期及复发性癌的治疗

HCC被认为是对放射治疗敏感的肿瘤。因此，放射治疗可以缓解转移性疼痛，控制复发肿瘤，并预防或至少减

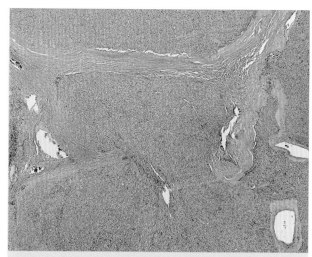

图23.5 浸润性甲状腺滤泡状癌。不规则的肿瘤病灶从主要的肿瘤病灶中突出，并穿过肿瘤包膜。在这个病灶之外，还可以看到其他浸润性癌，并侵袭到远离包膜的甲状腺组织

缓晚期局部或远处肿瘤的复发。酪氨酸激酶抑制剂［（如索拉非尼（sorafenib）、乐伐替尼（lenvatinib）、凡德他尼（vandetanib）和卡博替尼（cabozantinib）］疗法用于治疗晚期RAI难治性肿瘤。其中，索拉非尼和乐伐替尼是目前美国食品和药物管理局（FDA）批准的唯一可用于RAI难治性分化型甲状腺癌的多激酶抑制剂。凡德他尼还在一项针对RAI难治性分化型甲状腺癌的欧洲Ⅱ期临床试验中进行了研究。由于此类病例数量相对较少，目前尚无已发表的研究专门针对HCC全身治疗的结果。

23.9 预后

与FTC预后不良相关的因素包括年龄较大、远处转移、肿瘤体积较大、血管浸润、包膜侵犯、组织学分类（广泛浸润型变异、Hürthle细胞、岛叶型和小梁型变异）和男性。复发性HCC被认为是不可治愈的。纪念Memorial Sloan Kettering癌症中心报道，在包膜内（"微浸润"）HCC中，血管浸润的程度与复发密切相关。核分裂象和实性/小梁性肿瘤生长模式的存在也与较高的复发风险相关[5]。

23.10　结局

如前所述，通常认为FTC是比PTC更具侵袭性的肿瘤。然而，当年龄和分期匹配时，FTC和PTC患者的预后相似。FTC各个阶段的总体5年生存率为98%。一些研究表明，局限于甲状腺内的HCC的10年生存率为75%，如果扩散到颈部淋巴结，则接近50%，如果扩散到远处，则更低。其他研究则不同意这一观点，并显示存活率更接近于FTC。

中危因素通常被认为包括侵袭性组织学、轻微的甲状腺外侵犯、血管侵犯或5个以上淋巴结受累。相反，高危因素包括肉眼可见的甲状腺外侵犯、肿瘤残留、肿瘤远处转移或转移淋巴结>3 cm。ATA指南将具有广泛血管侵犯（>4个血管侵犯病灶）的FTC视为高危疾病[9]。

23.11　结论

大多数FTC，尤其是较小的FTC，可能通过手术治疗治愈。HCC被认为是一种独特且更具侵袭性的肿瘤类型。关于最初的检查，FNA样本或术中冰冻切片分析上无法确定滤泡状癌的明确病理特征。诊断性腺叶切除术是FTC的最小手术干预，然而，治疗通常需要行甲状腺全切除术和术后RAI治疗。

（译者：唐腾龙　毛羽）

第24章　甲状腺髓样癌：散发性、家族性及MEN综合征

Brian D. Saunders

关键要点

- 甲状腺髓样癌（medullary thyroid carcinoma，MTC）起源于C细胞或滤泡旁细胞。
- MTC对促甲状腺激素（thyroid-stimulating hormone，TSH）无反应，也不吸收碘。
- 大约有3/4的MTC是散发的，1/4和遗传有关。
- 常规对Ret原癌基因异常的MTC患者直接进行基因检测。
- 已知的Ret基因型-表型相关性可能有助于指导手术的范围和时机。
- 在对MTC进行手术干预之前，一定要对嗜铬细胞瘤进行评估。
- MTC的预后与切除的完整性和甲状腺外扩散的程度直接相关。
- 真正降低风险的甲状腺切除术可以治疗各种形式的家族性甲状腺髓样癌。
- 甲状腺髓样癌的手术治疗包括甲状腺全切除术和中央区颈淋巴结清扫术；如果累及侧颈部淋巴结，则行改良根治性颈淋巴结清扫术。
- 长期监测包括检测降钙素和癌胚抗原（CEA）。

24.1　病例展示

在对一名58岁的男性行PET-CT复查上背部黑色素瘤的远处病灶时发现左侧甲状腺结节出现钙化（▶图24.1）。除了皮肤恶性肿瘤，仅诊断为2型糖尿病，之前有一次重度抑郁发作。他没有甲状腺功能亢进或甲状腺功能减退的症状。他没有发音变化、吞咽困难或呼吸困难。他的TSH正常，为1.87 μIU/mL。他没有甲状腺疾病的家族史，也没有任何其他内分泌疾病。他没有头部或颈部辐射暴露史。值得注意的是，高分辨率颈部超声检查发现左侧甲状腺有一

2.6 cm的可疑结节（▶图24.2），以及左侧几个圆形的Ⅱa级和Ⅲ级颈淋巴结。左侧甲状腺结节和一个左侧颈淋巴结的细针穿刺活检（FNAB）显示MTC阳性。术前降钙素升高至244 pg/mL，CEA升高至13.2 ng/mL。血清钙、全段甲状旁腺激素（PTH）和血浆游离去甲肾上腺素均正常。术前基因检测显示Ret原癌基因未发生突变。他接受了手术治疗。

24.2　背景

甲状腺是一种具有双重胚胎学起源的内分泌腺。甲状腺滤泡细胞起源于双叶上皮憩室，在妊娠第3~4周从原始咽部发育而来，并在原始肠道前方沿甲状舌管向下延伸。甲状腺还含有散在甲状腺滤泡之间的细胞，这些细胞起源于第四咽囊腹侧[1]。这些神经嵴来源的细胞既不对TSH做出反应，也不吸收和完成碘的有机化过程。它们被称为滤泡旁细胞或C细胞，并分泌被称为降钙素的含32个氨基酸的肽类激素[2]。尽管降钙素的作用很小，但这种肽类激素在对抗甲状旁腺素（PTH）作用和降低血钙浓度方面具有更积极的作用。在甲状腺的左、右两叶和甲状腺峡部均可检测到C细胞，但在甲状腺的侧面（称为Zuckerkandl结节）附近的浓度相对较高。这是第四咽囊衍生物，即后鳃体或后咽体，与甲状腺中原基融合的地方[1]。在对C细胞的恶性增殖（称为MTC）进行预防性或治疗性手术时，考虑这种解剖关系尤其重要。

思考

- 一个腺体如何进展成多种不同预后的恶性肿瘤？

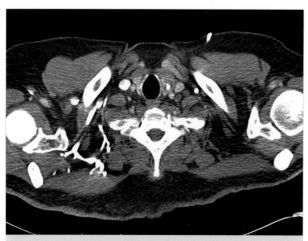

图24.1　CT轴位显示不规则、钙化的左侧甲状腺结节

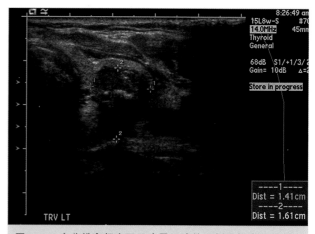

图24.2　高分辨率超声显示边界不清的左侧甲状腺低回声结节，伴有一些结节内营养不良性钙化

24.3 甲状腺肿瘤

甲状腺是多种良性和恶性肿瘤或瘤变的宿主。它很少是另一种原发癌（如肾细胞癌、黑色素瘤、鳞状细胞癌、结肠癌和前列腺癌）的远处转移灶[3]。最常见的甲状腺肿瘤起源于甲状腺滤泡细胞或C细胞。淋巴细胞性甲状腺炎中所见的长期慢性炎症可使人易患甲状腺B细胞淋巴瘤[4]。然而，大多数甲状腺肿瘤是甲状腺滤泡细胞的良性或恶性增生，导致滤泡性腺瘤、甲状腺乳头状癌（PTC）或甲状腺滤泡状癌等病理实体。更具侵袭性的恶性肿瘤，如低分化或未分化甲状腺癌，也被认为是由甲状腺滤泡细胞引起的。

C细胞不受调控的增殖可导致一种恶性程度更高（相对于甲状腺滤泡细胞来源的肿瘤）的肿瘤，称为MTC。了解C细胞起源于不同于甲状腺滤泡细胞的胚胎学起源，有助于从目的论上理解为什么尽管MTC本身是甲状腺癌，但其与PTC的预后如此不同。

MTC可能起源于称为C细胞增生（CCH）的前体病变。在甲状腺切除术后的病理报告中偶尔可以看到并定性这种增生。在许多情况下，这可能是偶然发现的良性病变，对临床预后或管理（治疗或监测）并无影响。然而，在合适的临床环境中，CCH可能真正代表癌前病变，并且其切除可以防止患者发展为侵袭性恶性肿瘤[5]。

24.4 MTC的人口学特征

MTC约占所有甲状腺癌的2%~5%。然而，MTC占甲状腺癌死亡原因的近15%[6]。正是由于MTC的发病率和致病力的不平衡，任何评估甲状腺病理的临床医师都必须了解MTC，并始终保持高度怀疑的态度。然而，临床判断必须始终是最重要的，因为在甲状腺结节的检查中，MTC的血清学标志物（即降钙素）的常规检测既没有指征，也不具有成本效益。

MTC见于4种不同的临床背景。大多数MTC是散发的，占总MTC的65%~75%[7]。这些患者几乎总是患有单灶性肿瘤，该肿瘤是在针对非甲状腺指征的放射学检查中偶然发现的，或者是患者或临床医师通过颈部触诊发现的。散发性MTC的高发年龄是50~70岁，女性较男性偏多（1.5：1）。在大约1/3的患者中，仔细询问病史可能会发现由于MTC产生的降钙素所引起的腹泻或胃肠功能亢进的症状。

其余25%~35%的MTC病例出现在遗传性或家族性MTC易感性的背景下（▶表24.1）。MTC是称之为多发性内分泌瘤2型（MEN2）的遗传性肿瘤易感性综合征的主要特征之一[7]。MEN2有两种亚型，即MEN2a和MEN2b，每一种都是由编码Ret受体酪氨酸激酶的原癌基因突变引起的[8]。该基因位于10号染色体的长臂上（10q11.2）。这种基因突变以常染色体显性方式通过家族遗传。在这些遗传性疾病中，MTC的临床表现没有性别差异，具有高外显率，MEN2a和MEN2b均具有>95%的MTC表型表达率。事实上，MTC几乎总是MEN2a和MEN2b的第一个表现。与MTC的散发病例不同，遗传性MTC通常是双侧和多病灶的。

在MEN2a和MEN2b中，MTC通常发生在20~30岁。MEN2a占MTC遗传形式的近80%。虽然5%~10%的MEN2a相关Ret突变是新发的，但绝大多数实际上存在于其他家族成员中，这突出了在评估结构性甲状腺病变患者时全面的家族史的真正重要性。

Ret中引起内分泌疾病的突变正在激活该受体酪氨酸激酶中的突变，因此，能够成功改变基因编码并产生组成型活性激酶的突变相对有限。每一种突变都有一个相当模式化和可预测的MTC发病时间。这一事实导致MEN2基因检测的准确性非常高[9]。强烈建议对MEN2家庭进行新生儿检测，因为有降低风险或预防性甲状腺切除术的指南[10-11]。RET突变分为与MEN2a或MEN2b相关的两组[12]，这是疾病表型相关的经典遗传基因型之一（▶表24.1）。MEN2a由MTC、嗜铬细胞瘤（50%的患者）和原发性甲状旁腺功能亢进症（20%的患者）组成，也被称为西普尔（Sipple）综合征。MEN2a的一些变种型也可以表现为皮肤苔藓样淀粉样变性或先天性巨结肠。MEN2b导致MTC发病更早且恶性程度更高。MEN2b伴有嗜铬细胞瘤（50%的患者）和胃肠道黏膜神经瘤。患有MEN2b的患者也可能有肌肉、关节或脊

表24.1　家族性甲状腺髓样癌综合征

综合征	相关内分泌疾病	Ret密码子突变样本	预防性甲状腺切除术的目标年龄
FMTC	无	321, 515, 533, 600, 603, 606, 635, 649, 666, 768, 776, 781, 790, 804, 819, 833, 844, 861, 891	降钙素异常
MEN2a	嗜铬细胞瘤，原发性甲状旁腺功能亢进症	609, 611, 618, 620, 630, 631, 634, 640, 641, 648	4~6岁
MEN2b	嗜铬细胞瘤 节细胞神经瘤	883, 912, 918, 922	<6~12个月

缩写：FMTC，家族性甲状腺髓样癌；MEN，多发性内分泌瘤

柱问题，因此他们具有马凡氏体征。

MTC的第4个临床背景也是Ret的可遗传突变，但值得注意的是没有其他相关的遗传性内分泌疾病[13]。该综合征被称为家族性甲状腺髓样癌（FMTC），其定义为至少4名家族成员出现MTC，且无相关嗜铬细胞瘤或原发性甲状旁腺功能亢进症的客观病史证据，尤其是在老年家族成员中。这种形式的MTC是最不具攻击性的，通常出现在50~60岁。FMTC约占MTC遗传原因的15%[13]。

> **思考**
> - 每个甲状腺疾病患者都应该默认地接受降钙素筛查吗？

24.5　病情检查及诊断

甲状腺病理的评估需要区分功能性和结构性甲状腺疾病，这提示甲状腺毒症的症状与MTC的诊断不一致，因为C细胞不分泌甲状腺素。相反，甲状腺功能亢进和甲状腺髓样癌（MTC）可同时存在，每个影像检查或触诊发现的结节都必须根据其自身的特征和医师的怀疑进行评估。完整的家族史至关重要，往往会增加发现家族性甲状腺癌综合征的可能性。患者可能不知道亲属的甲状腺癌的名称或类型，但诸如放射性碘治疗等问题（甲状腺手术后隔离一段时间）可能为家族性甲状腺癌的定性提供线索（例如，滤泡细胞来源或C细胞来源）。对于家族性甲状腺髓样癌综合征的怀疑程度较低定患者，将降钙素水平作为甲状腺结节初步评估的一部分并不具有成本效益[14]。

对已知或怀疑患有MTC的患者进行颈部体检，必须包括详细的甲状腺检查和颈部淋巴结重点检查。MTC通常表现为非常质硬的甲状腺结节。了解一些潜在相关内分泌疾病的特征可提示MTC的家族性形式。特别是，包括心率和血压在内的生命体征可能是未确诊的嗜铬细胞瘤的线索。在MEN2a变异型中，皮肤苔藓样淀粉样变性常出现在后颈部。马凡氏体征和唇/舌神经节神经瘤将增加MEN2b的可能性。

高分辨率颈部超声检查是结构性甲状腺病理的首选成像模式，其可以评估甲状腺肿和/或结节的特征和范围，以及结节的特征（例如，大小和相对尺寸、回声、血管分布、钙化、实性或囊性、边缘和甲状腺外范围）。一些较新的超声辅助技术，如弹性成像，正在选定的医学中心和临床试验环境中使用[15]。超声对于检查颈部淋巴结水平也非常有用。MTC可以以相对有序的方式扩散，首先扩散到中央区颈淋巴结（Ⅵ区），然后扩散到同侧颈外侧淋巴结（尤其是Ⅱ~Ⅴ区）。

对于病灶范围较大的甲状腺癌，可以考虑进行颈部和

胸部的横断面成像，以全面了解可能与肿瘤有关的呼吸消化道和血管结构。这可能是术前规划过程中的关键信息。静脉注射碘造影剂及CT是首选的影像检查方式。由于放射性碘不构成MTC治疗策略的一部分，因此在MTC的后续辅助治疗中无须考虑碘负荷。

甲状腺结节的组织取样几乎都是通过超声引导下的细针穿刺活检完成的。有了足够的细胞标本，MTC的诊断应由有经验的甲状腺细胞病理医师常规进行（▶图24.3），免疫组化可以支持细胞病理学诊断，因为几乎所有的标本都有刚果红淀粉样蛋白染色强阳性[16]。MTC中的FNA标本对甲状腺球蛋白的染色应为阴性，对甲状腺转录因子-1（TTF-1）的染色应较弱。这些样本对降钙素、CEA、嗜铬粒蛋白A、突触素和神经元特异性烯醇化酶的染色呈阳性反应（▶图24.4）。

一旦做出MTC的细胞学诊断，应获取肿瘤标志物，包括降钙素和癌胚抗原的术前基线检查参数。降钙素大幅度的升高可能需要术前筛查远处转移病灶，包括全身横断面CT成像和骨扫描。MTC的诊断需要进行术前生化筛查以排除嗜铬细胞瘤，即使在无症状患者中也是如此。由于未确诊的嗜铬细胞瘤可能导致意外的、危及生命的血流动力学紊乱，因此必须在甲状腺切除术前获得明确证据表明无肾上腺髓质功能亢进。

嗜铬细胞瘤的标准生化筛查试验包括血浆游离3-甲氧基肾上腺素水平或24 h尿3-甲氧基肾上腺素和去甲肾上腺素水平。如果存在嗜铬细胞瘤，应在处理MTC之前进行治疗。MEN2a患者在接受任何MTC颈部手术前，还应进行原发性甲状旁腺功能亢进症筛查。测定血清钙和全段甲状旁腺激素是筛查原发性甲状旁腺功能亢进症的有效方法。如果MEN2a患者存在原发性甲状旁腺功能亢进症，可以在MTC手术治疗的同时进行治疗。此外，考虑到25%~35%的

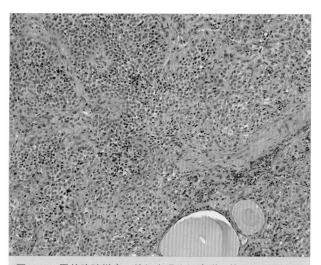

图24.3　甲状腺髓样癌，特征表现为细胞群，核呈圆形至卵圆形，核仁不明显，基质中可见淀粉样蛋白

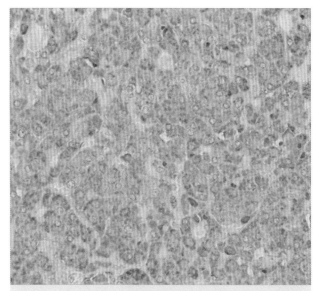

图24.4　所有肿瘤细胞中降钙素呈强免疫阳性（免疫过氧化物酶染色）

MTC患者具有MTC的遗传病因，应将患者转诊至有资质的遗传咨询师，以进行咨询和可能的Ret原癌基因检测[17]。阳性基因检测结果可能会改变手术方式，但肯定会影响术后监测以及所有有风险的无症状一级亲属的筛查。

思考

对于拒绝为新生儿进行基因检测的MEN2家庭，还有哪些选择以及对临床医师的要求是什么？

24.6　具有遗传性家族史的无症状MTC患者的特殊注意事项

具有家族性甲状腺髓样癌（MTC）变异的已知家族成员的患者需要特别考虑。管理这类患者的目标是在其发展为任何浸润性MTC之前，以降低风险或预防性的方式切除甲状腺[18]。虽然无法准确预测这一事件的时间，但仍有许多关于预防性甲状腺切除理想年龄的建议（▶表24.1）。一般来说，MEN2b患者建议在6个月龄之前进行预防性甲状腺切除术。MEN2a的恶性程度较低，建议在4～6岁视情况处理。对于特定的Ret基因密码子突变，以及特定家族中MTC发展的时间，可以有一定的灵活性[12]。FMTC的治疗方法通常与MEN2a类似，尽管一些建议是连续监测基础或刺激后的降钙素水平。然而，由于缺乏可靠性最高的降钙素刺激剂五肽胃泌素，因此需要谨慎对待。年度超声监测也可用于筛查甲状腺结节的进展，尤其是对于患有MEN2a的儿童，因为任何早期结节的出现都会引起关注，并有理由提前进行有计划的预防性甲状腺切除术。

24.7　手术治疗

几乎所有甲状腺癌的首选治疗方法都是手术。对于MTC病例的术前准备主要是排除并发嗜铬细胞瘤的可能性，并完成彻底的颈部淋巴结定位。甲状腺和颈部淋巴结切除术的技术方面将在第34章中讨论。

对于任何甲状腺髓样癌（MTC），广泛认为最小手术治疗方案是甲状腺全切除术和完全的Ⅵ区（中央区）淋巴结清扫术[19]。这适用于明显的散发性甲状腺癌（通常为单灶性）、家族性甲状腺癌（通常为多灶性）和伴有CCH的情况。尽管在MTC治疗方案中没有术后放射性碘消融治疗，但即使在看似单灶性甲状腺癌的情况下，也需要进行甲状腺全切除术，以避免任何留下恶性病灶的机会。没有任何残留的甲状腺组织也可以更好地解释术后降钙素水平的趋势变化。MTC的辅助治疗在疗效上远远落后于甲状腺全切除术。尽管有新出现的关于补充甲状腺激素降低生活质量的数据，但口服甲状腺激素替代疗法的普遍适用性使得甲状腺全切除术成为所有MTC的首选手术治疗方法。

考虑到解剖分布中C细胞的密度，必须仔细注意甲状腺切除术中操作的精细完整性，特别是在Zuckerkandl结节处。这在降低MEN2a、MEN2b和FMTC患者甲状腺切除术的风险中也同样适用。这种甲状腺切除术的重点解剖和技术考虑使手术医师在操作时非常接近每侧喉返神经的入喉处，因此应认真考虑在手术过程中使用辅助神经监测技术。

由于MTC淋巴结转移的发生率较高，应在MTC初次手术时完成颈部中央区（Ⅵ区）淋巴结清扫[19]，即使中央区淋巴结在临床上呈阴性，也应行清扫术。辅助治疗相对较差的疗效，和与再次手术中央区淋巴结转移相关的发病率都支持前期行颈部中央区淋巴结清扫的必要性。可疑的中央区淋巴结应进行术中冰冻切片病理分析，因为在某些情况下，MTC阳性的中央区淋巴结转移将提示预防性同侧侧颈部淋巴结清扫[20]。在中央区颈部淋巴结清扫术中，应特别注意识别并仔细保护甲状旁腺（尤其是下旁腺）。一些研究者提倡在最初的MTC行中央区颈部淋巴结清扫术中常规进行甲状旁腺自体移植。这是为了预防当前或未来的医源性甲状旁腺功能减退，并可能需要对MTC进行颈部翻修手术[21]。不推荐在MEN2a患者中行预防性甲状旁腺次全切除或全切除加自体移植。

侧颈部淋巴结是目前MTC手术治疗中最具争议的问题，超声检查敏感性的提高进一步加剧了这一争议[22]。对活检证实的侧颈部淋巴结转移病灶的处理几乎没有争议，这需要彻底的改良根治性颈淋巴结清扫术。因为辅助治疗很少，需要切除所有的病灶以最大限度地降低术后复发率。大多数情况下副神经（颅神经Ⅺ）、胸锁乳突肌和颈内静脉可以保留，但如果静脉受累明确，手术医师会以牺牲血管来彻底清除包括受累血管在内的肉眼可见的病灶。关于MTC预防性侧颈部淋巴结清扫术的必要性或时机，文献中仍存在争议。侧颈部淋巴结清扫术可与中央区淋巴结清扫术分期进行。对于散发性MTC，侧颈部淋巴结影像学阴性的合理治疗方案是行甲状腺全切除术和颈部中央区淋巴结清扫术。如果术中或术后没有发现颈部中央区阳性结果，并且肿瘤标志物（降钙素和CEA）正常，则术后可以通过超声检查定期监测侧颈部淋巴结。这同样适用于家族性MTC，尽管该疾病的多灶性增加了双侧扩散和需行双侧侧颈部淋巴结清扫术的可能性。一些研究者主张即使在行预防性甲状腺切除术时，也采取双侧改良根治性颈部淋巴结清扫，而有些研究者会推迟颈部淋巴结清扫术的时间，但他们会对已证实病灶仅限于甲状腺本身的家族性MTC患者，进行双侧预防性颈部淋巴结清扫术。考虑到手术决策的复杂性以及这种类型的甲状腺癌相对罕见，有人认为这些手术应由经验丰富的甲状腺外科医师进行。此外，还鼓励对这些患者进行多学科的术前和术后管理。

24.8　术后管理及监测

甲状腺髓样癌（MTC）的术后管理在短期内与其他适应证的甲状腺手术没有什么不同。必须监测颈部血肿、低钙血症和喉部功能障碍。侧颈部淋巴结清扫术，特别是但不限于左侧，需要观察淋巴漏或乳糜漏。术后患者应立即开始左甲状腺素替代治疗，剂量为1.5~1.7 μg/kg，目标TSH水平应在正常范围内。由于C细胞不含TSH受体，因此无须进行TSH抑制治疗。甲状腺髓样癌（MTC）手术后无须进行放射性碘消融治疗。MEN2a和MEN2b患者应每年进行甲状旁腺功能亢进症和嗜铬细胞瘤筛查。

MTC初次手术后的病情管理的关键是密切随访和终身监测。MTC具有可靠且可测量的肿瘤标志物，可提供对疾病结构性复发的深入了解。应每6个月测量一次降钙素和CEA，以跟踪疾病进展。这些肿瘤标志物可能在手术后3~6个月才降到最低值，尽管最近的一些研究支持更早（1个月）的可靠时间点进行肿瘤标志物的测定和患者风险分层[23]。应计算肿瘤标志物的倍增时间[24]，因为CEA升高快于降钙素可能提示去分化，尽管CEA有甲状腺外来源，因此还应排除第二种肿瘤（如结直肠癌）。

应每6个月进行一次颈部超声检查，以评估颈部中央区或侧颈部是否有任何结构性疾病复发。肿瘤标志物的显著升高（降钙素水平>400 pg/mL），可能提示存在颈外疾病。MTC可通过血行途径转移至骨骼和肝脏。横断面成像，包括使用氟脱氧葡萄糖（fluorodeoxyglucose，FDG）或镓标记的DOTATE正电子发射断层扫描（gallium-labelled-DOTATE PET）的功能性核医学成像，对于定位持续性或复发性疾病可能是必要的。降钙素水平过高可能提示粟粒性肝病，这可能只有在腹腔镜检查腹膜腔时才能看到。

思考

- 你会如何处理一个降钙素升高但影像学检查呈阴性的患者？

24.9　分期及预后

与滤泡细胞来源的甲状腺癌不同，MTC的分期不考虑年龄因素。根据美国癌症联合委员会（AJCC）的模式对MTC进行分类，描述肿瘤大小和范围（T）、淋巴结转移状态（N）以及是否存在远处转移（M）（►表24.2）。没有淋巴结转移或远处转移的小体积（<2 cm）肿瘤其被分类为Ⅰ期。较大的肿瘤，甚至>4 cm，局限于甲状腺或仅延伸到覆盖的带状肌肉组织，但没有转移到淋巴结，被分类为Ⅱ期。Ⅲ期是任何大小的肿瘤，没有扩散到主要的颈部结构（超过覆盖的带状肌），并且淋巴结扩散仅限于颈部中央区淋巴结。如果肿瘤扩散到超过带状肌以外的颈部主要结构，或扩散到侧颈部淋巴结，则被类为ⅣA期。ⅣB期包括肿瘤包裹颈部重要大血管（如颈动脉），并延伸至椎前筋膜或累及纵隔血管。最后，ⅣC期肿瘤是指那些有颈部以外转移的肿瘤。

小的、局部的MTC的5年和10年生存率接近99%。对于区域性淋巴结转移的MTC，这一比例分别降至92%和大约71%。远处转移性MTC的5年和10年生存率分别约为37%和21%[25–26]。

思考

- MTC中可能存在或诱导哪些新的治疗靶点？

表24.2　甲状腺髓样癌分期与生存率

分期	T	N	M	10年生存率/%
I	T1	N0	M0	95~99
II	T2~3	N0	M0	91~93
III	T1~3	N1a	M0	71~75
ⅣA	T4a	任何n	N	M0
	T1~3	N1b	M0	
ⅣB	T4b	任何n	M0	21~37
ⅣC	任何T	任何n	M1	

缩写：T，肿瘤大小和范围；N，淋巴结转移状态；M，是否存在远处转移

24.10 系统性疾病的治疗

一旦MTC扩散到可切除的颈部结构之外，治疗的选择就变得越来越有限。应认真考虑在综合性癌症中心对这些患者进行治疗，在那里可以选择并随时进行临床试验。MTC对放射治疗不敏感，因此，体外放射治疗（EBRT）的作用是有限的[27]，对于颈部上呼吸道和消化道的明显侵犯或明显的骨转移（包括脊柱转移），这种补救治疗可能是必要的。骨转移可能对双膦酸盐治疗有症状反应。广泛的转移负荷可表现为面部潮红或顽固性腹泻等症状。这些可以通过生长抑素类似物治疗或外科减积治疗来解决。

传统的细胞毒性化疗对MTC的疗效相当有限。许多关注和研究已经转向细胞表面受体酪氨酸激酶的生物靶向药物上，其中之一，Ret，至少与MTC的可遗传形式有关[28-29]。临床上用于转移性MTC的两种FDA批准的受体酪氨酸激酶抑制剂是凡德他尼和卡博替尼（Cabozantinib）。这两种药都显示出显著延长的无进展生存期。

24.11 结论

患者接受了甲状腺全切除术、双侧中央区颈部淋巴结清扫术和左侧改良根治性颈淋巴结清扫术，手术顺利且无并发症。他在术后第1天顺利出院。病理结果显示左侧MTC直径2.7 cm，12个中央区淋巴结中有6个阳性，18个左侧颈部淋巴结中有2个阳性。临床分期为T2N1bM0，ⅣA期。术后6个月降钙素和CEA分别为10 pg/mL和1.8 ng/mL。这些指标一直保持稳定，经过9年的超声检查随访，患者没有颈部MTC复发的迹象。

（译者：唐腾龙　毛羽）

第25章 甲状腺未分化癌

Sagar Kansara, Maria E. Cabanillas[1], Dongmin Wei, Mark Zafereo[2]

关键要点

- 甲状腺未分化癌是一种罕见的疾病，在2%～5%的甲状腺癌患者中发现。
- 它占甲状腺癌死亡原因的40%～50%。
- 它最常见于老年人；平均年龄为70岁，男女比例接近2：1。
- 甲状腺未分化癌是所有恶性肿瘤中增长最快和最具侵袭性的一种。
- 平均存活时间为6个月，12个月后约1/5存活；然而，也有长期生存者。
- 迅速增大、体积庞大的颈部肿块侵入邻近结构，引起声音嘶哑、吞咽困难和呼吸困难。
- 大多数病例中存在甲状腺外侵犯。
- 50%的患者在诊断时已有远处转移。
- 有假设认为，它起源于分化型甲状腺癌的间变性转化；大多数病例在高分化和间变性区域有保留突变基因，并且间变性区域的突变率增加。

25.1 病例展示

一名60岁的患者因新诊断的4 cm甲状腺乳头状癌就诊。他被安排进行甲状腺全切除术，但他没有接受手术治疗，并缺席了所有的后续随访。5年后，患者的颈前肿块出现快速增大。

细针穿刺（FNA）结果显示在肿瘤和炎症背景下的高度多形性肿瘤细胞、肿瘤性巨细胞和梭形细胞。

计算机断层扫描（CT）显示一个大的侵袭性肿块压迫气道（▶图25.1）。初步诊断为间变性甲状腺癌（ATC）。患者接受了气管切开术，并进行了开放活检，病理显示肿瘤细胞呈梭形和多形性巨细胞，间质中有淋巴细胞浸润。患者的肿瘤在免疫组织化学上显示BRAF V600E突变阳性，并开始接受BRAF/MEK抑制剂治疗。

25.2 背景

甲状腺癌的发病率已经上升到可称为流行病的程度，占美国所有癌症的3%[1]。甲状腺未分化癌（ATC）是最致命的甲状腺恶性肿瘤类型，导致约50%的与甲状腺癌有关的死亡[1-2]。幸运的是，ATC很罕见，仅占美国甲状腺癌的1%～2%（据报道全球范围内高达10%），经年龄调整后的年发病率为百万分之一至百万分之二[3-5]。ATC主要影响女

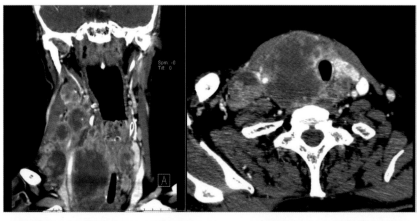

图25.1 侵袭性大肿块压迫气道

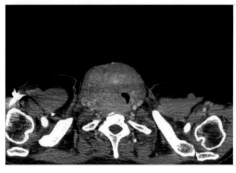
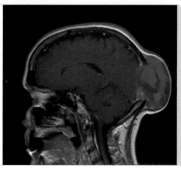

图25.2 表现为局部病变

---

[1]：Author received grant funding from Merck and Eli Lilly.

[2]：Author received grant funding from Merck, Genentech, and Eisai.

性和老年人，超过60%的ATC发生在女性中，平均诊断年龄为69岁[2]。

> **思考**
> - 年龄较大、男性、双侧肿瘤、局部浸润和远处转移都是不利的预后因素。

然而，尽管对ATC的分子机制理解取得了进展，但它仍然是一种致命性的疾病，历史上的中位生存期仅为3~6个月，1年生存率为20%，2年生存率为10%[6-7]。尽管如此，研究表明，患者接受手术切除的能力是生存的一个重要的积极预测因素[8-10,12]。然而，就诊时患者肿瘤明显侵袭的程度通常使得只有不到20%的病例能够通过手术完全切除病灶[8-9]。因此，手术只是通常涉及放疗和化疗的综合治疗手段的一个方面。

以往的研究表明，ATC最常见于复杂的分子环境中，这种复杂的分子环境是由于并发或先前治疗过的高分化型甲状腺癌（well-differentiated thyroid carcinoma，WDTC）引起的[4,12-13]。高达80%的ATC已被证实是以这种方式发生的，而其余的被认为是偶发的[4,13-14]。从历史上看，20%的ATC患者有WDTC病史，30%的ATC患者在组织学评估中显示同时存在WDTC，包括甲状腺乳头状癌、滤泡状癌和包括嗜酸细胞癌（Hurthle cell carcinoma）在内的亚型[15-16]。几项研究也显示，在有甲状腺肿大的个人或家族史的患者中，或在地方性甲状腺肿常见的地区，ATC的发病率更高[17]。因此，ATC的发生可能与WDTC的去分化有关，这是一种自然进程，可能与多个连续的基因突变有关。

最终，鉴于ATC的进展迅速和侵袭性强的特性，多学科的联合治疗对于优化患者预后是必要的。虽然完整的肿瘤切除至关重要，但及时的术后辅助全身治疗和放射治疗也非常重要。在本章中，除了术前与术后的传统治疗和新辅助治疗外，还将讨论ATC的手术治疗。随着最近靶向治疗在ATC患者中取得重大成功，多学科联合治疗方法对于成功治疗ATC至关重要。

25.3 术前注意事项

由于ATC具有快速进展的特点，有必要采取迅速而全面的多学科联合治疗方法。因此，拥有在侵袭性甲状腺恶性肿瘤治疗方面具有丰富经验的较大临床中心是最合适的选择。超过70%的ATC患者在初次就诊时存在局部侵袭性疾病[10]。患者通常有颈部肿块增大的病史，随后出现吞咽疼痛、发音困难、吞咽困难、喘鸣和/或体重减轻。大约50%的患者在初诊时已有远处转移[18]。所有的ATC都被认为是Ⅳ期疾病：ⅣA肿瘤位于甲状腺内，ⅣB期肿瘤表现为甲状腺外的浸润或颈部淋巴结转移，ⅣC期肿瘤表现为远处转移[19]。

现代最重要的ATC初始检测是肿瘤的基因分子检测，特别是检测肿瘤的BRAF V600E突变，约40%的ATC中存在该基因突变。随着我们在靶向治疗的背景下继续研究和了解更多关于ATC的信息，我们现在了解到几乎所有BRAF突变的ATC都同时伴有甲状腺乳头状癌（PTC），这表明BRAF突变的ATC可能从PTC演变为而来[20]。基因分子肿瘤检测可以通过免疫组织化学（提供最快的结果，通常为3~5天）、下一代测序或体液活检（循环游离DNA）进行[21-22]。由于前期BRAF/MEK抑制剂是ⅣC期ATC的标准治疗方法，并作为新辅助治疗迅速成为ⅣB期患者的标准新辅助治疗，因此在多学科治疗决策之前尽快进行基因分子检测至关重要。

术前评估还应包括纤维喉镜检查，以记录气道和喉返神经的状态。应采用横断面成像，如增强CT或磁共振成像（包括脑部），以了解肿瘤的范围和是否存在转移。超声可能有助于了解中央区或侧颈部肿大淋巴结的存在，也有助于用于诊断目的的超声引导下穿刺活检。考虑到这些肿瘤对FDG的强亲和力和远处转移的倾向，FDG PET/CT扫描应作为ATC患者的常规检查。准确和快速的组织病理学评估对于巨大和快速进展的甲状腺肿瘤患者至关重要。符合ATC的组织病理学表现包括多形性、鳞状细胞和梭形细胞形态[23]。几种病理表现可能同时出现，如淋巴瘤、侵犯甲状腺的上呼吸道鳞状细胞癌，以及一些甲状腺/颈部转移癌。由于在30%的ATC患者中存在邻近的WDTC病灶，如果确诊为乳头状癌或滤泡状癌，则ATC的可能性增加[15]。免疫组织化学是帮助进行诊断确认的一种有用的辅助方法。

传统上，ATC通常采用三联疗法进行治疗，包括手术、化疗和放疗的某种组合[9-10,19-20]。患有局部晚期ATC的患者通常面临对症治疗或姑息治疗。在这些患者中，尽管有一些关于新辅助放疗和细胞毒性药物的研究，但在过去10年中，新辅助治疗的选择仍然很有限。

Tennvall及其同事前瞻性地评估了55例ATC患者术前加速超分割放疗和同时使用阿霉素的效用。在两组方案中，放疗分为术前和术后两个阶段；在第三组方案中，术前给予全部剂量的放疗。他们发现了局部控制率具有显著差异：分次放疗组的复发率为52%，而第三组的复发率仅为23%。他们的结论是，通过术前加速放疗过程，局部控制得到了改善[25]。

在过去的20年里，很少有研究关注全身性药物在诱导治疗或新辅助治疗中的作用。在一项对9例接受每周紫杉醇诱导治疗的ⅣB期ATC患者的研究中，Higashiyama及其同事证实了1例患者完全缓解，2例患者部分缓解。264例患者在辅助放疗后接受了根治性手术，并在术后第32个月时被发现无肿瘤复发。此外，与完全未接受诱导治疗的患者相比，接受紫杉醇诱导治疗的患者具有显著的总体生存优势。这是首批证明在局部晚期ATC中具有可靠诱导剂的研究之一。

> **思考**
>
> 据估计，40%的甲状腺未分化癌患者存在BRAF V600E突变。

近年来，随着对ATC分子病理学的认识方面取得了重大进展，已经开发了几种有前景的药物。特别是达拉非尼（BRAF抑制剂）、曲美替尼（MEK抑制剂）和帕博利珠单抗（PD-L1抑制剂）已在ATC方面进行了广泛研究[27-32]。一项具有重大意义的Ⅱ期开放标签试验显示，16例BRAF V600E突变的ATC患者（所有患者之前均接受过达拉非尼和曲美替尼治疗）的总缓解率为69%（1例完全缓解者），1年生存率为80%[33]。在一项随访回顾性研究中，16例患有局部晚期或转移性ATC的患者接受了仑伐替尼或达拉非尼和曲美替尼的靶向治疗，发现38%的患者出现部分缓解，中位总生存期为6个月[29]。通常观察到的不良反应是不到40%的患者出现疲劳、发热、恶心和呕吐。这些方案的成功最终导致在新辅助治疗背景下联合靶向治疗。在1例伴有颈动脉包绕和明显喉部侵犯的局部广泛ATC患者中，新辅助达拉非尼、曲美替尼、帕博利珠单抗（pembrolizumab，DTP）治疗产生了令人印象深刻的部分缓解。患者随后接受了甲状腺全切手术切除，切缘阴性，随后的辅助放化疗使患者在最后一次随访时保持无病状态[27]。随后的系列研究显示了类似的有前景的结果：6例BRAF V600E突变ATC患者连续接受了达拉非尼和曲美替尼治疗，随后进行了完全切除手术（R0）。3例患者还接受了帕博利珠单抗治疗。所有患者均在术后6个月时存活，6例患者中有5例在术后1年时存活。6例患者中有2例在确诊后第8个月和第14个月死于无局部区域肿瘤的远处转移。所有其他患者在最后一次随访时均无肿瘤[35]。

随着这种治疗模式的出现，ATC的治疗方式发生了革命性的变化。在最近一项对过去20年间479例ATC患者的单中心研究中，不同治疗时期的1年和2年总生存率存在显著差异：2000—2013年组为35%和18%，2014—2016年组为47%和25%，2017—2019年组为59%和42%[36]。靶向治疗、在靶向治疗的基础上增加免疫治疗以及新辅助BRAF定向治疗后的手术治疗都是与OS改善相关的因素。新辅助BRAF指导治疗后接受手术的患者的中位随访时间为1.21年，1年生存率为94%[36]。

对于ⅣA期患者，作者建议在适当的辅助治疗下早期进行手术。对于ⅣB期或ⅣC和BRAF突变的患者，作者建议新辅助BRAFi/MEKi联合或不联合免疫治疗，然后评估肿瘤可切除性。

可切除的肿瘤应接受手术治疗，然后进行适当的辅助治疗。部分缓解的不可切除肿瘤应考虑进行额外的BRAFi/MEKi治疗，而无缓解的肿瘤应考虑进行其他替代治疗。

约有2/3的最初患者有不可切除病灶或喉气管受累的ATC患者在接受新辅助BRAFi/MEKi治疗（无论是否接受免疫治疗）后将变得可切除（无须行喉切除术）。接受BRAFi/MEKi治疗的患者，无论是否联合免疫疗法，在放射学反应最大化后接受手术，通常在治疗开始后3~5个月，即治疗反应总体趋于平稳时。在此期间，应密切监测患者，因为早在2个月内就可观察到肿瘤进展对治疗的抵抗（在最初的显著反应之后），并且应在肿瘤进展之前进行手术。接受新辅助疗法BRAFi/MEKi（伴或不伴免疫疗法）的患者通常应在手术前3~5天停止MEKi，并在手术前1~2天停止BRAFi。

> **思考**
>
> 建议对所有ATC患者进行BRAF V600E突变的快速分子检测。

25.4 手术管理

应在术前确定手术的可行性和必要的手术范围，应避免肿瘤的不完全切除或减积手术，因为这会使未来的治疗选择复杂化，并增加患者的发病率，而在肿瘤控制方面没有明显的益处[1]。如果进行手术切除，其目标应始终是完全切除。然而，考虑到关键结构的高密度，必须考虑头部和颈部的形态和功能。高达80%的ATC患者表现为局部侵袭性甲状腺癌；气管（69%）、食管（58%）、大血管（29%颈动脉）、纵隔和邻近肌肉组织的侵犯均有描述[10,37-38]。此外，转移性病灶的存在也会影响手术的决定，肿瘤进展和/或巨大转移灶的患者通常不考虑进行颈部手术。

通常，位于管腔内的病变如气管、喉和/或食管病变可以通过横断面成像进行诊断，但很少需要直接喉镜检查、支气管镜检查和/或食管镜检查来明确管腔病变累及的范围。在一些出现气道损害的病例中，无论由于肿瘤阻塞还是双侧声带麻痹，都可以考虑气管切开术，尽管一些BRAF突变的患者可以通过快速启动BRAFi/MEKi来避免气管切开术，这通常与肿瘤大小的迅速和显著缩小有关。在需要气管切开的患者中，关于最佳时机及其效用仍存在争议，因为它可能会延长患者的生命，但会给患者带来不适或痛苦[1,39]。

在病灶被认为可切除且发病率最低的的患者中，首次切除的完整性是无病生存率的重要预测指标[12]。手术切缘状态已被证明是重要的。R0表示显微镜下切缘没有残留肿瘤，而R1表示显微镜下切缘可见肿瘤细胞残留，R2表示肉眼可见的切缘肿瘤残留。与R2相比，R0/R1切除加上适当的辅助治疗可提供更高的总生存率[10,18,40-41]。考虑到ATC患者并发WDTC的高发生率，初始方法通常应包括甲状腺全切除术；然而，在单侧声带麻痹且无对侧肿瘤证据的病例中，考虑到ATC患者对放射性碘无反应，甲状腺腺叶切除术是一个合理的选择。

尽管可以考虑选择性中央区颈淋巴结清扫术，但中央区颈部淋巴结和侧颈部淋巴清扫术仅适用于术前检查发现病理性淋巴结肿大的病例。在极少数情况下，患者可能需要更复杂的手术和康复治疗，如喉切除术或气管切除术，但更复杂的手术决策应考虑到远处转移灶、并发症和其他患者因素。

> **思考**
>
> 如果肿瘤局限于甲状腺（ⅣA期），则需要甲状腺全切除术和术后化疗。显著的甲状腺外侵犯（ⅣB期）是常见的，可能需要行气管切开术以缓解急性气道阻塞。

25.5 术后注意事项

大量研究表明，与任何单一治疗模式相比，三联疗法可以更好地实现局部控制[16,42]。建议对ⅣA期患者和接受了根治性手术的ⅣB期非BRAF突变患者进行术后放疗。对于接受过新辅助BRAFi/MEKi治疗的BRAF突变ⅣB期患者，可考虑术后辅助放射治疗。对于最初就表现为ⅣC（远处转移）期甲状腺癌的患者，无论他们是否在远处有完全的代谢反应，几乎从不建议进行术后放射治疗。相反，这些接受新辅助BRAFi/MEKi治疗后接受手术的ⅣC患者在手术恢复后继续接受BRAFi/MEKi治疗。

如果建议术后放疗（即对于ⅣA或ⅣB期患者），应尽一切努力在手术后3~4周内开始放疗。由于潜在的毒性，放疗期间会暂停BRAFi/MEKi药物的使用。在手术和/或术后放疗后，BRAF突变的患者应尽快重新开始接受BRAFi/MEKi治疗，无论否使用免疫疗法。在BRAF突变的ⅣC患者接受放射治疗的罕见情况下，通常在放射治疗的中途对患者进行横截面成像检查，以确保没有肿瘤远处进展。通常，BRAFi在手术后2~3天开始使用，而MEKi在手术后5~7天和拔除引流管后恢复。

25.6 结论

鉴于ATC的局部侵袭性特点，通过快速基因分子肿瘤检测对其进行彻底和迅速的管理是至关重要的。ⅣA期和可切除的非BRAF突变的ⅣB期患者可以接受前期手术和术后放化疗，以达到治愈目的。随着针对BRAF突变的ATC，特别是BRAFi/MEKi的靶向治疗的出现，最初不可切除的病灶现在最终可以通过手术切除。对于ⅣB期和某些ⅣC期甲状腺癌患者，新辅助治疗BRAFi/MEKi正朝着成为标准治疗方案的方向发展，但仍需要进一步研究。

（译者：唐腾龙　毛羽）

第26章 甲状腺淋巴瘤和淋巴组织增生性疾病

Sarah Khayat, Virginie Achim, Barry L. Wenig

关键要点

- 甲状腺淋巴瘤占所有甲状腺恶性肿瘤的比例不超过2%[2-3]。
- 只有2%的结外淋巴瘤发生在甲状腺[2-3]。
- 女性与男性发病比例为4:1。
- 已存在的慢性自身免疫性甲状腺炎［桥本甲状腺炎（HT）］是发生甲状腺淋巴瘤的唯一已知危险因素[4]。
- 电离辐射和淋巴瘤之间没有明确的联系[5]。
- 弥漫性大B细胞淋巴瘤占所有甲状腺淋巴瘤的60%～80%[7]。
- 甲状腺淋巴瘤通常不进行确切的手术治疗，手术仅用于诊断性活检。
- 治疗包括化疗联合放疗。

26.1 病例展示

一位60岁的女性，有明显的桥本甲状腺炎和高血压病史，她因过去的3个月里发现右侧颈部有一快速增大的肿块而到耳鼻喉科门诊就诊。相关伴随症状包括吞咽困难、呼吸困难、端坐呼吸、厌食、体重减轻和盗汗。颈部肿块大小约10 cm×6 cm，无皮肤固定或皮肤外观改变。气管明显向对侧偏移。

纤维喉镜检查显示右侧声带麻痹，右侧梨状窝和右侧咽壁充盈。发现喉部轻微向对侧（左侧）移位。计算机断层扫描（CT）对肿块具有重要意义，肿块似乎起源于甲状腺右叶，向下延伸至胸骨切迹水平，向上延伸至C2椎骨水平，向后延伸至椎前间隙水平（▶图26.1）[1]。

思考

该患者的鉴别诊断是什么？

在超声引导下对肿块进行细针穿刺活检（FNAB），结果显示大小不等的淋巴细胞以及大上皮细胞和非典型细胞。对提交的标本进行流式细胞术检查，显示为弥漫性大B细胞淋巴瘤。

考虑到患者的气管偏斜和主观上的呼吸困难，以及对即将发生的气道受阻的担忧，进行了预防性气管切开术。随后患者接受了3个周期的环磷酰胺、阿霉素、长春新碱和泼尼松联合利妥昔单抗（CHOP-R）治疗，并接受了放射治疗。由于这种决定性的治疗，颈部肿块显著缩小，可以安全地拔除气管套管。

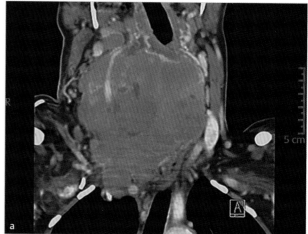
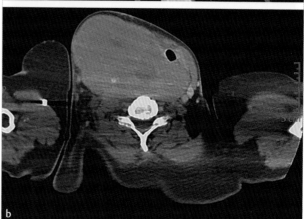

图26.1 颈部计算机断层扫描（CT）。（a）冠状视图。可见颈部巨大软组织肿块，有压迫征/占位效应和血管包绕，以及一些病理淋巴结，可能起源于右侧甲状腺，其特征高度提示肿瘤性病变。（b）轴向视图。有一个相当大的占位性病变，很可能起源于右侧甲状腺，导致颈部右侧外形受损和膨出，并使气管、食管和左侧颈动脉明显移位至对侧（左侧）（经获许可转载自：Alyami H, Alsofyani T, Bu Bshait M, Al-Osail EM. Primary diffuse B-cell thyroid lymphoma: case report and literature review. CRO 2018;11(2):505-510.）

26.2 背景

甲状腺淋巴瘤约占所有甲状腺恶性肿瘤的2%～8%，占所有结外淋巴瘤的1%～2%[2-3]。HT是唯一已知的甲状腺淋巴瘤发生的危险因素。正常的甲状腺组织通常不包含淋巴组织，但患有HT的甲状腺更容易获得淋巴组织。HT和甲状腺淋巴瘤之间的联系被认为是由于已知在HT中发生的慢性抗原刺激[4]。尽管有很强的相关性，但<1%的HT会发展为甲状腺淋巴瘤。然而，据估计，与普通人群相比，HT发生

甲状腺淋巴瘤的风险增加40~80倍[5-6]，大多数患者在70岁左右出现症状。

原发性甲状腺淋巴瘤（PTL）是指发生于甲状腺，仅累及邻近颈部淋巴结，诊断时无远处转移的淋巴瘤。PTL有几种病理亚型，最常见的亚型是弥漫性大B细胞淋巴瘤（DLBCL），占所有PTL的70%，以及黏膜相关淋巴组织（MALT）淋巴瘤。罕见的变异包括滤泡性淋巴瘤（10%）、小淋巴细胞性淋巴瘤（3%）和霍奇金淋巴瘤（2%）。伯基特氏淋巴瘤、T细胞淋巴瘤、套细胞淋巴瘤或淋巴母细胞性淋巴瘤占所有亚型的不到1%[7]。

弥漫性大B细胞淋巴瘤是最常见的亚型外，也是最具侵袭性的亚型。其特点是颈部迅速压迫性增大，疾病播散及总体预后较差。相比之下，MALT淋巴瘤的病程更缓慢，临床上通常在较长时间内未被发现[8]。

26.3　临床表现

原发性甲状腺淋巴瘤的临床表现在很大程度上取决于组织学亚型，这通常决定了肿瘤亚型的侵袭性。大多数患者表现为无痛性颈部肿块或散发结节。约1/3的患者表现为压迫症状，包括吞咽困难、咳嗽、端坐呼吸、呼吸困难和咯血。B型症状较少见，包括盗汗、体重减轻和发热，仅占患者临床表现的10%[9]。在生物化学上，患者甲状腺功能通常正常，尽管10%可能表现为甲状腺功能减退。PTL患者的抗微粒体抗体和抗甲状腺球蛋白抗体可能轻度升高，这提示HT的诊断。

26.4　诊断

PTL的诊断检查通常从血液生化开始，包括甲状腺功能检测以及抗甲状腺过氧化物酶抗体和抗甲状腺球蛋白抗体水平的测定；然而，大多数PTL患者甲状腺功能正常。甲状腺超声检查可以提供关于可定位病变的信息，以确定患者是否符合行FNA的标准。在超声上，大多数肿瘤表现为边界清晰的低回声肿块[6]。超声上的结节或病变可根据其回声特点分为结节性、弥漫性或混合性。进一步通过CT上的特征表现，以确定周围高密度的、可能的甲状腺外侵犯，以及是否存在孤立结节，双侧多发结节，或双侧甲状腺叶的均质受累[10-11]。通常很难在影像学上区分PTL和其他快速生长的甲状腺肿块，如未分化癌。然而，快速生长的甲状腺肿块中缺乏坏死和钙化更提示淋巴瘤（▶图26.2）。

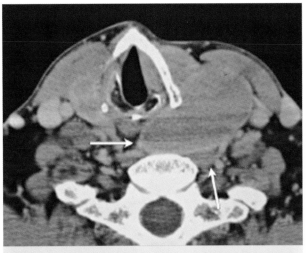

图26.2　一名60岁男性横断位CT显示一个累及甲状腺左叶的原发性淋巴瘤的大病灶（箭头）。肿瘤边缘相对较清楚（经许可转载自：Meyers S, ed. Differential Diagnosis in Neuroimaging: Head and Neck. 1st Edition. Thieme; 2016.）

最近，氟脱氧葡萄糖正电子体层扫描成像（FDG-PET）已成为诊断和监测疾病进展、治疗反应的主要手段。由于其具有融合的特性，FDG-PET可以提供关于疑似PTL病变的解剖学和功能信息[12]。

在适当的影像学检查后，通常通过FNA进行诊断，FNA显示出较高的敏感性和特异性。70%~80%的病例可以根据FNA做出PTL的正确诊断；然而，一些研究报道称，在50%~60%的病例中，FNA结果提示PTL可能，但不能确诊PTL[13]。由于其检测细胞膜、细胞质和核抗原的能力，流式细胞术已成为另一种用于初步诊断或确认淋巴瘤诊断的机制（▶图26.3）[14]。流式细胞术能够通过分析样本抽吸物中κ和γ轻链的相关比例来区分多克隆反应过程与单克隆性淋巴瘤[2]。该方法已越来越多地应用于PTL的确诊。在FNA样本中常见的免疫组织化学标志物是CD-20、CD-3、CD5、CD10、cyclin D1、细胞角蛋白（CK）和上皮膜抗原（EMA）。在极少数情况下，如果使用FNA和流式细胞术无法做出诊断，可能需要进行穿刺活检或开放手术活检。考虑到手术的并发症和缺乏手术治疗规范，这种诊断方式并不常被采用。多项小规模回顾性研究表明，包括流式细胞术和聚合酶链反应（PCR）在内的各种辅助手段对FNA的敏感性和特异性不断提高，进一步证实了这一过程的病理检查（▶表26.1）[5]。

26.5　治疗前评估：分期

在诊断PTL后，下一步是进行准确的分期，这对预后有重要意义。Ann Arbor分期通常用于PTL的分期（▶表26.2）[3]。在诊断时，56%的PTL为ⅠE期，32%为ⅡE期，2%为ⅢE期，11%为ⅣE期。Ⅰ期、Ⅱ期和Ⅲ/Ⅳ期患

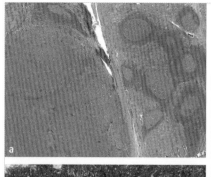
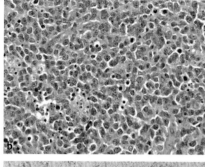
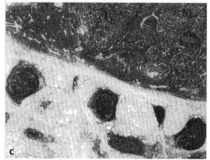
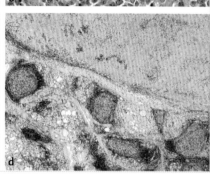

图26.3　（a~d）桥本甲状腺炎合并弥漫性大B细胞淋巴瘤（DLBCL）。（c）：IHC CD-20；（d）：IHC CD3

表26.1　原发性甲状腺淋巴瘤的病理诊断：细针穿刺细胞学（FNAC）检查与开放手术活检的比较

研究	年份	n	结论
Matsuzaka等[24]	1993	119	78%FNAC诊断成功
Sangalli等[5]	2001	17	7例弥漫性大B细胞淋巴瘤中有6例通过FNAC成功诊断，而10例黏膜相关淋巴组织淋巴瘤中有4例通过FNAC成功诊断
Cha等[26]	2002	23	1993年以前，所有的诊断都需要开放手术活检；在1993年之后的一段时间里，11例中只有4例需要开放手术活检
Morgen等[27]	2010	70	65%的患者仅通过FNAC做出诊断
Dustin等[28]	2012	15	所有病例均经FNAC成功诊断

经许可转载自：Walsh S, Lowery AJ, Evoy D, McDermott EW, Prichard RS. Thyroid lymphoma: recent advances in diagnosis and optimal management strategies. Oncologist. 2013;18(9):994–1003.

表26.2　原发性甲状腺淋巴瘤的Ann Arbor分期

Ⅰ期	侵及一个淋巴结区（Ⅰ），或侵及一个单一的淋巴结外器官或部位（ⅠE）
Ⅱ期	在横膈的一侧，侵及两个或更多的淋巴结区（Ⅱ）或外加局限侵犯一个结外器官或部位（ⅡE）
Ⅲ期	受侵犯的淋巴结区在横膈的两侧（Ⅲ）或外加局限侵犯一个结外器官或部位（ⅢE）或脾（ⅢS）或二者均有（ⅢES）
Ⅳ期	弥漫性或播散性侵犯一个或更多的结外器官，同时伴有或不伴有淋巴结侵犯

源自贝利的《耳鼻咽喉–头颈外科学》的数据

者的疾病特异性5年生存率分别为86%、81%和64%。按组织学亚型分层，MALT淋巴瘤的5年疾病特异性生存率最高（96%），而弥漫性大B细胞淋巴瘤（DLBCL）最低（75%）[15]。然而，Ann Arbor分期系统没有考虑特定淋巴瘤的分级和生物学行为，因此已被证明不足以作为侵袭性非霍奇金淋巴瘤（NHL）患者总生存率的唯一预测指标。

26.6　治疗

　　化疗和/或放疗是PTL的主要治疗方法。通常情况下，当FNA未确诊时，手术仅用于诊断性活检。甲状腺局限性早期DLBCL的治疗与其他解剖区域DLBCL的治疗类似，但颅内DLBCL除外。因此，这些患者应接受3个疗程的联合治疗，包括应用环磷酰胺、阿霉素、长春新碱和泼尼松（CHOP）以及利妥昔单抗，然后接受放疗。在有大块或残留病变的情况下，或者当患者不适合化疗时，放疗在化疗后的弥漫性大B细胞淋巴瘤（DLBCL）中也发挥一定的作用。另一种替代方案是6~8个周期的CHOP联合利妥昔单抗治疗，无须辅助放射治疗[16-17]。由于其相对惰性的病程，MALT淋巴瘤患者可能适合单一疗法，如单独放疗。患者患有局限性，结外边缘区淋巴瘤，滤泡性淋巴瘤或小淋巴细胞性淋巴瘤也可以单独使用放射疗法进行有效治疗。

26.7 其他淋巴组织增生性疾病

虽然淋巴瘤是影响甲状腺的最常见的淋巴组织增生性疾病，但值得注意的是，甲状腺中也还可能出现的其他不常见的淋巴组织增生性疾病。浆细胞增多症是一组以分泌免疫球蛋白的浆细胞的单个克隆扩增为特征的疾病。局限性浆细胞瘤是浆细胞增多症的一种变异型，可单独发生或先于多发性骨髓瘤（MM）发生。浆细胞瘤有多种临床表现，从无症状到单发、多发或骨髓外肿块病变。髓外浆细胞瘤（EMP）是一种罕见的疾病，占所有浆细胞肿瘤[18]的5%以下，通常累及骨髓外软组织，最常见于头颈部[19]。男性的发病率比女性高2~3倍，发病年龄通常在40~70岁之间[18]。最常受累的部位包括上呼吸道和口腔，然而也有报道累及小唾液腺、腮腺、颞骨和甲状腺的报道。大多数EMP的症状都与其在头颈部的特定位置有关。在一个病例系列研究中，80%的头颈部孤立性浆细胞瘤患者表现为肿块，35%的患者表现为气道压迫的症状，12%~26%的患者最初表现为颈部淋巴结转移[20]。

EMP通常通过细针穿刺活检进行诊断，细胞病理学检查显示成熟和未成熟的浆细胞，细胞核明显的核仁，类似浆母细胞。EMP必须与浆细胞肉芽肿（PCG）相区别，后者是浆细胞的多克隆增殖，在细胞病理学上表现相似，但既不是进行性的也不是全身性的。然而，PCG患者通常是典型的甲状腺功能减退，在FNA标本分析中，浆细胞通常与滤泡细胞和Hürthle细胞一起被发现。单从形态学上不足以区分两者，因此必须确定克隆性以证实肿瘤性浆细胞增殖[19]。还必须排除播散性多发性骨髓瘤的可能性。组织学评估显示骨髓正常，骨骼检查无溶骨性病变，以及低副蛋白水平均支持孤立性甲状腺浆细胞瘤的诊断[21]。

EMP的治疗方法仍然存在争议。外科手术、放射治疗或双重疗法都被不同的研究者所提倡。局限性浆细胞瘤对放射治疗非常敏感。然而，如果肿瘤是可切除的，手术治疗是首选的治疗方法。如果肿瘤无法完全切除而造成不可接受的并发症，或者如果存在淋巴结转移，建议进行双重治疗，即手术切除后进行放疗。建议密切监测EMP，因为大约20%的EMP可能发展为MM[22]。

如果EMP进展为MM，建议对MM进行标准的全身治疗。过去几年推出的新药包括卡非佐米、泊马度胺和帕诺比司他。此外，单克隆抗体，如Elotuzumab和Daratumumab，已显示出良好的临床效果，而手术在多发性骨髓瘤的治疗中没有作用[23]。

26.8 结论

甲状腺淋巴瘤占所有甲状腺恶性肿瘤的比例不超过2%，结外淋巴瘤仅有2%发生于甲状腺腺体中。已存在的慢性自身免疫性甲状腺炎（HT）是唯一已知的发生甲状腺淋巴瘤的危险因素。弥漫性大B细胞淋巴瘤占所有甲状腺淋巴瘤的60%~80%。通常不进行甲状腺淋巴瘤的确诊性手术，手术仅用于诊断性活检。在没有手术治疗的情况下，治疗通常包括化疗联合放疗。MALT淋巴瘤、结外边缘区淋巴瘤、滤泡性淋巴瘤或小淋巴细胞性淋巴瘤患者通常采用单一疗法。

（译者：唐腾龙　毛羽）

第27章 儿童甲状腺癌

Darrin V. Bann, Meghan N. Wilson

关键要点

- 儿童甲状腺癌是一种极其罕见的疾病，需要专门的外科和医疗护理。
- 与成人相比，儿童甲状腺结节的评估和治疗存在多个重要差异。
- 儿童患者的甲状腺癌通常更具侵袭性，然而，其预后仍然很好，5年生存率＞95%。
- 儿童甲状腺癌患者需要长期甚至终身随访，以监测复发和与治疗相关的潜在并发症。

27.1 病例展示

一名16岁的男孩因上呼吸道感染后出现颈前肿块，随后到耳鼻喉科就诊。增强CT扫描显示一个与舌骨密切相关的复杂多房囊性颈部肿块（▶图27.1）。他随后接受了Sistrunk手术（西斯特朗克手术），切除了可疑的甲状舌管囊肿，在最终病理检查发现他患有1.3 cm的甲状腺乳头状癌。由于担心颈部淋巴结转移，患者接受了甲状腺全切除术。最终，在甲状腺内没有发现其他癌症病灶，手术中也没有病理性淋巴结转移的证据，因此没有进行颈淋巴结清扫术。术后不需要进行放射性碘治疗，并对患者进行系列超声（US）检查。在术后大约1年时间里，他没有肿瘤复发的迹象。

思考

- 儿童和成人对甲状腺结节的评估有何不同？
- 儿童的手术范围是什么？
- 哪些儿童应该接受放射性碘治疗？
- 偶然发现的儿童甲状腺癌如何处理？

27.2 背景

儿童甲状腺癌是一种罕见的恶性肿瘤，估计年发病率为每100万儿童中有11.4例[1]。与成人一样，儿童甲状腺癌的发病率似乎也在上升[1-2]。尽管该疾病总体上很罕见，但甲状腺癌是儿童中最常见的内分泌恶性肿瘤，也是第四常见癌症[1]。重要的是，甲状腺癌的发病率与年龄密切相关，4岁以下儿童发病率＜16/100万，5～9岁儿童发病率为1.6/100万，10～14岁儿童发病率为9.4/100万，15～19岁儿童中发病率为34/100万[1]。在年龄较大的儿童中，女孩的发病率是男孩的4倍，尽管这种性别优势并不是在所有年龄组中都存在[3-4]。本章将重点介绍散发性儿童甲状腺癌的评估和治疗，主要包括分化型乳头状甲状腺癌（PTC）。滤泡状癌偶见于儿童，治疗原则相同。关于评估与家族性癌症易感综合征相关的甲状腺疾病的更多信息，读者可参考第24章和第29章的讨论部分。

值得注意的是，虽然儿童甲状腺癌与成人甲状腺癌有许多相似之处，但也存在一些关键的区别。总体而言，根据世界卫生组织（WHO）的定义，儿童和成人采用相同的组织病理学标准[5]。绝大多数儿童甲状腺癌分化良好，PTC占病例的90%以上。滤泡状癌在儿童中并不常见，髓样癌、未分化癌或间变性癌极为罕见[4]。与成人一样，儿童甲状腺癌最常见的表现是散发的甲状腺结节。然而，与成人相比，儿童甲状腺癌可能缺乏典型的乳头状结构，并可能表现为无包膜的肿瘤，其弥漫浸润整个甲状腺，并伴有丰富的砂粒体[4]。此外，与成人相比，儿童甲状腺癌更可能具有局部侵袭性，并伴有局部或远处转移[6-7]。由于儿童甲状腺癌具有明显的侵袭性特征，患者通常需要接受甲状腺全切

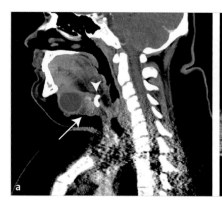
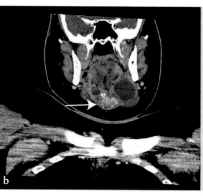

图27.1 增强CT扫描的矢状位和冠状位图像显示囊性肿块，伴有病变内钙化（箭头），与舌骨密切相关（箭头尖）

除术，然后对残余甲状腺组织进行[131]I消融，所有年龄组的5年生存率均＞99%[4]。然而，对接受[131]I治疗的儿童患者的长期随访显示，第二原发恶性肿瘤的风险增加，这可能导致远期死亡率增加[4,8-10]。由于儿童和成人甲状腺癌之间的显著差异，以及减少长期治疗并发症的需要，最近制定了儿童专用指南，用于评估和管理儿童甲状腺恶性肿瘤。本章将总体概述儿童甲状腺癌的诊断和治疗，重点关注正在研究的领域。

27.3　儿童甲状腺结节的评估

与成人相比，儿童甲状腺结节较为罕见。尽管在过去几十年里越来越多地使用影像学检查，但很少有关于偶然发现的儿童甲状腺结节发病率的报道。然而，历史数据表明，儿童患者中甲状腺结节的发生率约为1.8%[11]，最近的一项研究证实了这一点[12]。虽然甲状腺结节在儿童患者中很罕见，但与成人相比，恶性肿瘤的发病率明显更高，为22%~26%[13]。儿童患者发生甲状腺结节的最重要风险因素是辐射暴露，通常发生在其他恶性肿瘤的治疗过程中，一些研究表明，这一人群中甲状腺结节的发生率接近或超过50%[14-15]。甲状腺结节也可能在患有某些遗传性癌症易感综合征或自身免疫性甲状腺疾病的患者中更为常见[16-17]。因此，常规超声筛查可能对甲状腺结节发生的高风险人群有益。

儿童患者中发现的所有甲状腺结节均应由经验丰富的超声医师进行超声评估。与成人相比，美国甲状腺协会（ATA）的建议指出，结节大小不是儿童细针穿刺活检（FNAB）的绝对指征，因为甲状腺体积随年龄的增长而变化，结节大小与恶性肿瘤风险不独立相关[4,18-19]。因此，对于儿童患者是否进行细针穿刺检查应取决于病史和提示恶性肿瘤的超声特征，包括低回声、边缘不规则、结节血流增加、微钙化和异常颈部淋巴结肿大[4,19]。所有儿童的FNAB都应在超声引导下进行，因为儿童患者的恶性肿瘤发病率

较高，并且如果初始样本量不具有诊断价值，则很难在儿童中进行重复活检[4]。重要的是，FNAB不适用于儿童功能亢进的结节，无论细针穿刺活检（FNAB）结果如何，预计所有功能亢进的儿童甲状腺结节都将接受手术切除[4]。

与成人一样，FNAB标本根据报告甲状腺细胞病理学的Bethesda分类进行分析，该分类将甲状腺结节分为6类：①非诊断性或不满意；②良性；③异型性或意义不明的滤泡性病变（AUS/FLUS）；④滤泡性/Hürthle肿瘤或可疑滤泡性/Hürthle肿瘤；⑤提示恶性；⑥恶性[20]。在成人中，每种分类都与特定的恶性肿瘤风险相关；然而，关于儿童恶性肿瘤风险的数据不太可靠（▶表27.1）。很大一部分儿童甲状腺结节被划分为不确定的Bethesda分类，尽管与成人相比，这些病变可能与儿童患恶性肿瘤的风险显著升高有关（▶表27.1）。分子诊断检测已被证明有助于评估成人细胞学诊断不确定的甲状腺恶性肿瘤风险。然而，尽管特异性突变的鉴定与儿童恶性肿瘤高度相关[21-23]，但分子检测阴性结果的临床意义仍然有待确定。因此，分子检测对儿童患者的诊断效用仍不清楚。目前的ATA指南建议患有不确定结节的儿童应进行手术切除，包括甲状腺腺叶切除和峡部切除[4]，尽管一些研究者指出重复FNAB可能会导致手术率降低[24]。在细胞病理学上被确定为良性的病变应随后进行多次超声和重复FNAB检查，如果结节大小增加（体积增加≥50%或两个直径增加≥20%）或出现可疑超声特征。对于体积增大、产生压迫症状、严重影响外观或患者及其父母有强烈手术意愿的良性结节，可考虑行甲状腺腺叶切除术。

27.4　儿童甲状腺恶性肿瘤的管理

27.4.1　总体原则

儿童甲状腺癌是一种罕见的疾病，仅占美国每年确诊的所有甲状腺恶性肿瘤的1.8%。鉴于该疾病的罕见性，以及儿童和成人之间的解剖和生理差异，儿童甲状腺癌患

表27.1　小儿甲状腺结节的Bethesda分类、恶性肿瘤风险和推荐治疗

分类	描述	恶性肿瘤的潜在风险（成人）[20]	报告的恶性肿瘤发生率（儿童）[25-27]	儿童患者的推荐管理
I	非诊断性或不满意	1%~4%	0~6.3%	在3~6个月内重复US和FNAB
II	良性的	0~3%	0~3.4%	在6~12个月内重复US
III	非典型性或意义不明的滤泡性病变（AUS/FLUS）	5%~15%	8.3%~50%	
IV	滤泡性/Hürthle肿瘤或可疑Hürthle肿瘤	15%~30%	10%~100%	甲状腺腺叶加峡部切除术*
V	提示恶性肿瘤	60%~75%	100%	甲状腺全切除术
VI	恶性的	97%~99%	100%	甲状腺全切除术

缩写：FNAB，细针穿刺活检；US，超声检查
*：可考虑在选定患者中重复FNAB

者应转诊到提供综合儿科专业护理的三级医疗机构，包括放射学、核医学、内分泌学、麻醉学、重症监护和外科服务。儿童患者手术后的并发症与手术量呈负相关，因此儿童甲状腺癌患者最好由经验丰富的甲状腺外科医师治疗，其定义为每年进行≥30台次颈部内分泌手术[6]。在这些医疗中心提供的医疗服务并发症发生率较低、住院时间较短和费用较低[6]。

27.4.2　术前评估

所有患者都应接受与年龄相适应的全面头颈部检查，特别是甲状腺和侧颈部的触诊，以发现异常的颈部淋巴结。成人指南建议，所有甲状腺癌患者在术前发音异常、既往颈部或胸部手术或已知肿瘤向后延伸的情况下，均应进行术前发音评估，包括喉部检查[28]。对于儿童患者没有类似的建议；然而，作为术前评估的一部分，应记录所有患者的临床发音评估。可视喉镜检查应根据患者的年龄、耐受和配合检查的能力而定。对于临床上不能耐受可视喉镜检查的患者，可在麻醉诱导期间镇静下进行软喉镜检查。

新诊断的甲状腺癌患者，如果在FNAB时没有进行颈部中央区和侧方淋巴结的术前综合超声评估，则应进行全面的术前超声评估。超声检查的目的是识别在体格检查中无法触及的病理性肿大淋巴结，但需要注意的是，超声检测深部组织区域［包括上纵隔、中央区（Ⅵ区）、咽后间隙、咽旁间隙和锁骨上间隙］淋巴结的敏感性较低[29-30]。对于任何可疑的侧颈部淋巴结，应进行细针穿刺活检[4]。应考虑进行横断面成像，如增强CT或磁共振成像（MRI），特别是在担心侵犯呼吸道和消化道的情况下。需要注意的是，使用含碘的CT造影剂可能会延迟进一步的放射性碘（RAI）评估和治疗，须等待2～3个月以清除碘负荷。常规胸部CT不推荐用于轻微侧颈部淋巴结转移的患者，因为该患者组肺转移的发生率较低，并且肺部转移灶可能在术后诊断性全身扫描（DXWBS）中被发现[6]。然而，对于有明显颈部淋巴结异常的患者，应进行胸部CT检查，因为该人群中肺转移的发生率增加[31]。胸部X光检查对肺转移不敏感[32]。重要的是，儿童患者的任何CT扫描都应使用低剂量的方案进行，以限制辐射暴露量。由于没有辐射暴露，MRI是CT扫描的一种较好的替代方法；然而，MRI成像采集时间较长可能需要使用镇静剂。

27.4.3　手术治疗

由于双侧和多灶性甲状腺癌的发病率增加，大多数经活检证实的甲状腺癌患儿应接受甲状腺全切除术作为初始手术方式，包括切除左右两叶、峡部和锥状叶（如果存在）。此外，对于因细胞学诊断不明确的结节而拟行甲状腺腺叶切除术的甲状腺癌患儿，应进行适当的术前影像学检查，然后进行甲状腺全切除术。这一建议是基于数据显示，在未接受甲状腺全切除术或甲状腺近全切除术的患者中，复发率和随后需要再次手术的比例较高[33]，而全甲状腺切除可以优化患者的后续[131]I治疗，并允许使用甲状腺球蛋白（Tg）水平来检测持续性或复发性甲状腺癌[4]。对于小的单侧肿瘤患者，也可以考虑甲状腺近全切除术，即在喉返神经入喉处或甲状旁腺附近故意保留少量甲状腺组织。

尽管儿童甲状腺癌的10年生存率接近100%，但手术范围似乎与无病生存率相关。然而，值得注意的是，最近的一项Meta分析表明，接受甲状腺全切除术的患者与接受其他手术方式的患者相比，无复发生存率没有差异[34]。淋巴结转移至中央区的患者应进行治疗性中央区颈淋巴结清扫术。这将降低甲状腺癌持续/局部复发的风险，并可能提高放射性碘治疗远处转移性病灶的疗效。在临床上患有N0疾病的患者中进行预防性中央区颈淋巴结清扫术的效果尚不明确。2015年的ATA指南指出，儿童PTC患者初次手术时应考虑行中央区颈淋巴结清扫术。这一建议基于无病生存率与持续性或复发性局部区域甲状腺癌相关性较强的数据[4,35-36]。然而，目前尚无明确的数据表明，预防性中央区颈淋巴结清扫术可改善儿童患者的无病生存率或总生存率。与中央区淋巴结转移风险增加相关的因素包括多灶性、甲状腺被膜侵犯、甲状腺外转移、PTC的弥漫性硬化亚型、侧颈部淋巴结转移和远处转移性病灶[37]。值得注意的是，原发性肿瘤的大小本身并不能准确预测中央区颈淋巴结转移[4,37]。

与成人一样，儿童患者无须常规行预防性侧颈部淋巴结清扫术。然而，侧颈部淋巴结清扫术适用于经活检证实为侧颈部淋巴结转移的儿童。在源自FNAB的细胞病理学不确定的情况下，即使在存在抗甲状腺球蛋白（抗Tg）抗体的情况下，测量来自洗脱液的Tg水平也可用于确认转移性甲状腺癌的存在；然而，抗Tg抗体可能影响甲状腺球蛋白水平[38-40]。重要的是，任何接受颈淋巴结清扫术的患者都应接受系统的分区清扫术，因为淋巴结摘除或试图使用触诊来识别并切除受累淋巴结与较高的复发风险相关[41]。

儿童患者甲状腺切除术后最常见的并发症是甲状旁腺功能减退症，发生率为10%～37%[42-44]。幸运的是，在大的医疗中心，永久性甲状旁腺功能减退症的发生率<2.5%。为了预防这种并发症，如果担心甲状旁腺腺体已经失活，应将病理证实的甲状旁腺组织自体移植。在涉及甲状旁腺操作（如双侧中央区颈淋巴结清扫术）的病例中，或在甲状旁腺失活的病例中，术后完整的甲状旁腺激素（iPTH）水平检测可能有助于识别术后低钙血症[45-46]。iPTH水平<10～15 pg/mL与出现低钙血症症状相关，因此，这些患者应给予不含或含有骨化三醇的经验性钙剂治疗[47]。非内分泌并发症仍然相对少见，发生率仅为1%～6%。这些损伤

包括喉返神经（RLN）损伤、脊髓副神经损伤和霍纳综合征[43,48-49]。术中RLN监测并未被证明可降低损伤的发生率，但可能有助于确认RNL的位置，并确定神经损伤发生的时间，以便采取适当的措施来减少并发症[50]。

27.5 分期及危险分层

儿童甲状腺癌的分期是根据手术时的肿瘤侵犯程度以及复发风险和术后病理结果确定的。使用美国癌症联合委员会（AJCC）甲状腺癌分期系统对肿瘤侵犯程度进行分类（►表27.2）[51]。根据肿瘤侵犯程度，初次手术治疗后患者随后被分为低危、中危或高危人群（►表27.2）[4]。准确的风险分类至关重要，因为这决定了术后分期、促甲状腺激素（TSH）目标和肿瘤监测计划。低危甲状腺癌是指肿瘤局限于甲状腺腺体的癌症患者，伴有pN0、pNx或偶发性pN1a（显微镜下转移性淋巴结，涉及少量Ⅵ区淋巴结）淋巴结转移。患有广泛N1a或N1b淋巴结转移的患者被归类为中危组。持续性甲状腺癌的高危患者有远处转移或广泛的局部（T4）转移或区域（N1b）淋巴结转移，有或无远处转移。值得注意的是，持续性甲状腺癌的风险与死亡风险无关，儿童患者的死亡风险仍然非常低[52]。

术后分期由患者的持续性甲状腺癌风险决定，通常在手术后12周内进行。对于低风险持续性甲状腺癌的患者，可检测TSH抑制后Tg水平。如果该水平<2 ng/mL，则对患者进行主动监测，而Tg水平升高的患者应检测TSH刺激后Tg水平（定义为TSH>30 mIU/L），并进行诊断性[123]I扫描，以评估病变状态。重要的是，在LT4上检测到Tg的患者很可能复发或持续患病，应进行超声或诊断性[131]I扫描。

对于存在抗Tg抗体的患者，可考虑推迟Tg水平测定，直至抗Tg抗体被清除，但T4或M1甲状腺癌患者除外[4]。即使是低水平的抗Tg抗体也会干扰Tg定量，并且抗Tg抗体水平会随时间变化。因此，重要的是在每次检测Tg水平时测量抗Tg抗体水平。然而，由于抗Tg抗体水平随循环Tg而变化，因此抗Tg抗体滴度可用作Tg的替代标志物。具体而言，新出现的抗Tg抗体、治疗后抗Tg抗体持续存在或抗Tg滴度升高与甲状腺癌持续或复发的显著风险相关。

27.6 放射性碘治疗

由于对[131]I治疗的潜在严重、长期后果的认识提高，已努力限制[131]I的使用，仅对那些可能在甲状腺癌特异性发病率和死亡率方面获得显著益处的儿童患者使用。因此，辅助[131]I治疗目前仅适用于患有不适合手术的局部嗜碘病灶儿童或已知/推测的嗜碘远处转移性病灶的儿童[4]。为确保最佳的[131]I摄取，TSH水平应>30 mIU/L，这通常可在停用左甲状腺素（LT4）≥14天后实现。尽管在儿童中的数据有限，但一项对100名患儿的回顾性多中心研究表明，重组TSH（rTSH）在儿童中是有效且耐受性良好的[53]。在大多数儿童中，两个0.9 mg剂量的rTSH间隔24 h给药的成人方案似乎是足够的。在[131]I治疗前，儿童应进行2周的低碘饮食。这会增加碘的摄取并提高治疗效果[54]。重要的是，在接受增强CT扫描的儿童中，[131]I治疗必须延迟2~3个月，直到24 h尿碘水平恢复正常。

应调整剂量，以避免血液中吸收的放射性超过200cGy，并将48 h的全身滞留限制在120 mCi以下（嗜碘弥漫性肺转移患者为80 mCi）。这些剂量考虑主要出现在弥漫性嗜碘转移性病灶中，通常可以使用经验性给药方案。一般而言，5岁的患儿只需要成人剂量的1/3，10岁的患儿只需要成人剂量的一半，15岁的患儿则是成人剂量的5/6[55]。治疗后全身扫描应在[131]I治疗后4~7天进行，以利用[131]I治疗剂量所提供的增加的敏感性。

[131]I治疗的短期不良反应已有详细描述，包括唾液腺

表27.2 儿童甲状腺肿瘤的分期和危险分层[4,51]

风险类别	T	N	M
低危	T1a：≤1 cm，仅限于甲状腺； T1b：>1 cm且≤2 cm，肿瘤局限于甲状腺内 T2：>2 cm且≤4 cm，限于甲状腺 T3：>4 cm，仅限于甲状腺或甲状腺外最小扩展	N0：无区域淋巴结转移 N1a*：转移至Ⅳ区	M0：无远处转移
中危	T1~T3	N1a** N1b*：转移至Ⅰ、Ⅱ、Ⅲ、Ⅳ、Ⅴ或Ⅶ区	M0
高危	任何T T4a：肿瘤侵犯皮下软组织、喉、气管、食管或喉返神经 T4b：肿瘤侵犯椎前筋膜或包绕颈动脉、纵隔血管	N1b* 任何N	M0 M1：有远处转移

*：微小转移性淋巴结；**：广泛转移性淋巴结

炎、口干症、龋齿、口腔炎、干眼症、鼻泪管阻塞和恶心/呕吐。所有儿童都应接受足够的水份摄入和润肠剂，以促进碘经肾脏和粪便清除。此外，使用催涎剂，如柠檬汁或酸味糖果，可能会降低唾液腺炎的发病率，尽管在儿童患者中没有数据显示明显获益。男性和女性都可能发生性腺损伤，当前的指南建议男性在[131]I治疗后4个月内避免备孕，女性在1年内避免怀孕。一过性骨髓抑制并不少见；然而，血细胞计数通常在60天内恢复到基线水平，并且很少出现长期骨髓抑制[56]。

[131]I治疗最令人担心的远期并发症是发生第二种恶性肿瘤的风险增加[57-59]。这种风险在儿童中可能会增加，他们有更长的预期寿命，更可能发展出第二个原发性恶性肿瘤[4]。重要的是，发生第二原发性恶性肿瘤的风险与[131]I剂量＞150 mCi[10]相关，尽管有与较低剂量相关的第二原发恶性肿瘤的个案报道[57,60]。在弥漫性肺转移患者中，肺纤维化也可能继发于[131]I治疗，通常与48 h肺潴留＞80 mCi有关[61-62]。

27.7　TSH抑制治疗

大多数儿童甲状腺癌是分化良好的肿瘤，可能会对TSH产生反应而生长。因此，大多数儿童甲状腺癌患者应进行外源性LT4的TSH的抑制治疗。TSH抑制的程度取决于患者甲状腺癌持续的风险。目前的ATA指南[4]规定，低危患者的TSH应为0.5～2.0 mIU/L，中危患者的TSH应为0.1～0.5 mIU/L，高危患者的TSH值应＜0.1 mIU/L。此外，任何已知患有持续性甲状腺癌的患者，其TSH值也应＜0.1 mIU/L。这些建议并不是基于儿童人群的可靠数据，而主要是基于成人数据的建议[4]。3～5年后，无复发证据的患者，TSH水平可升至正常低值范围。

27.8　主动监测及随访

与TSH抑制目标类似，儿童甲状腺癌患者的监测由术后风险分层决定。一般来说，对所有患者的监测都是基于定期的超声检查和常规的Tg定量测量，Tg是分化型甲状腺癌复发的敏感指标。值得注意的是，在有抗Tg抗体的患者中，Tg水平可能是假性降低，因此抗Tg抗体滴度可能作为判断复发的替代指标。低危组患者应在术后6个月进行甲状腺区超声评估，然后每年进行一次，持续5年。Tg水平应在前2年内每3～6个月测量一次，此后每年测量一次。对于中等风险的患者，应在术后6个月进行超声检查，每6～12个月进行一次，持续5年，之后根据个体复发风险可以减少影像检查的频率。此外，接受[131]I治疗的中危患者在治疗后1～2年可考虑进行诊断性[123]I扫描。高危患者的监测与中危

组相似；然而，ATA建议所有接受[131]I治疗的高危患者在治疗后1～2年接受诊断性[123]I扫描。

儿童甲状腺癌患者的随访时间仍然是一个热门的研究领域。在高达30%的患者中发现肿瘤复发，并且通常在治疗后的前7年内发现[63-64]。然而，儿童甲状腺癌患者在首次诊断后长达40年仍会出现甲状腺癌复发。因此，目前的建议是对患者进行几十年的监测，尽管频次有所降低。

27.9　复发、持续及转移性儿童甲状腺癌的临床管理

对于儿童患者来说，复发或持续的甲状腺癌最容易发生在颈部淋巴结[63]。持续TSH抑制的观察可能是小嗜碘甲状腺癌患者（即＜1 cm）的一种选择，因为这些患者总体预后良好且肿瘤进展的风险较低[4]。或者，这些患者可以接受[131]I治疗，这可能会降低未来复发的风险，但不太可能影响生存率[65]。对于碘难治性甲状腺癌的患者，MEK抑制剂Trefinitib可用于促进再分化和增强碘摄取[66]。手术适用于细胞学确诊的病灶＞1 cm的患者，可有效地长期控制肿瘤。如果进行手术，患者应在术后重新分期，以确定是否需要额外的[131]I治疗。

在儿童患者中，远处转移性病灶最常见的表现为小结节性肺转移灶，这是典型的嗜碘性病灶。因此，肺转移通常用[131]I治疗。可能需要多次治疗才能达到缓解；然而，大多数患者的甲状腺癌特异性死亡率较低。在既往接受过[131]I治疗的患者中，再次治疗的决定必须根据患者的临床特征、风险承受能力和累积[131]I剂量进行个体化判断。在这些患者中，肺纤维化是一个值得关注的问题，应努力减少[131]I的剂量或使用剂量测定来减少对正常肺组织的损伤。在所有情况下，[131]I只能用于已证实或假定患有嗜碘甲状腺癌的儿童。

27.10　特殊注意事项：偶然发现的甲状腺癌

儿童可能因各种良性疾病而接受甲状腺手术，包括甲状舌管囊肿、鳃裂囊肿、Graves病、自主性结节和多结节性甲状腺肿。虽然没有关于儿童患者偶发甲状腺癌发病率的具体数据，但这通常是一种罕见的事件，尽管甲状腺癌在患有Graves病的儿童中可能更为常见[67-68]。目前的ATA指南建议将偶然发现甲状腺癌的儿童视为肿瘤持续或复发的风险较低。与所有儿童甲状腺癌患者一样，偶然发现甲状腺癌的儿童应进行颈部侧区的超声评估，以确定是否有转移性淋巴结。

27.11 结论

儿童甲状腺癌是一种罕见的疾病，与成人相比，儿童甲状腺癌的评估和治疗有重要的区别。因此，儿童甲状腺癌患者应在较大的医疗中心接受治疗，这与改善预后和降低并发症发生率相关。尽管儿童甲状腺癌通常与较高的转移性病灶发生率相关，但预后仍然很好，超过95%的患者存活>10年。^{131}I治疗可产生长期并发症，包括继发性恶性肿瘤，据报道，甲状腺癌在原发病治疗后长达40年才复发。因此，这些患者需要长期甚至终身治疗随访，以监测甲状腺癌复发或治疗产生的副作用。

（译者：唐腾龙 戴媚）

第28章　局部晚期甲状腺癌的外科治疗

Kevin J. Contrera, Joseph Scharpf

关键要点

- 侵袭性分化型甲状腺癌的发生率为10%～15%。
- 手术和多学科协作是治疗的关键。
- 所有怀疑为晚期癌症的患者都应接受强化检查，包括喉镜检查以评估声带麻痹和使用造影剂的横断面成像。
- 手术切除的完整性是侵袭性甲状腺癌预后的主要决定因素。然而，治疗计划必须在发病率和肿瘤学益处与患者参与最终决策之间取得平衡。
- 外科医师在处理侵袭性甲状腺癌时，应具备处理侵犯食管、喉返神经、大血管、喉、气管和带状肌的能力。
- 一个专门的多学科团队对于优化患者的治疗效果至关重要。
- 侵袭性甲状腺癌通常对放射性碘的反应较差，但当存在对器官保存的威胁时，可以考虑辅助放疗。

28.1　病例展示

　　一位49岁的男性在因脂肪瘤而进行的颈部计算机断层扫描（CT）中偶然发现左侧2.8 cm的甲状腺结节，但无其他症状（▶图28.1），超声显示微小钙化和边界不规则。他的细针穿刺结果符合甲状腺乳头状癌诊断标准。第三方建议他应该进行甲状腺切除术治疗。

思考

手术前是否需要其他的检查？

　　患者来到你的办公室寻求第二种意见。你怀疑甲状腺外侵犯，并根据临床指南（▶图28.1）进行纤维鼻喉镜检查。结果显示左侧声带运动功能低下，可能与气管侵犯有关，如影像学检查所示。

思考

鉴于这些额外的检查发现，完全切除肿瘤的最佳手术方式是什么？

28.2　背景

　　侵袭性甲状腺癌是一种侵犯到甲状腺纤维脂肪假包膜以外的疾病。虽然传统上这与较大肿瘤有关，但它也可能发生在<1 cm的微小乳头状甲状腺癌中[1]。其大约发生在10%～15%的分化型甲状腺癌中[2-4]。甲状腺外侵犯在老年患者（>58岁）和较大肿瘤（>4 cm）中更为常见[5-6]。

　　在一项对296例侵袭性甲状腺癌患者的研究中，262例

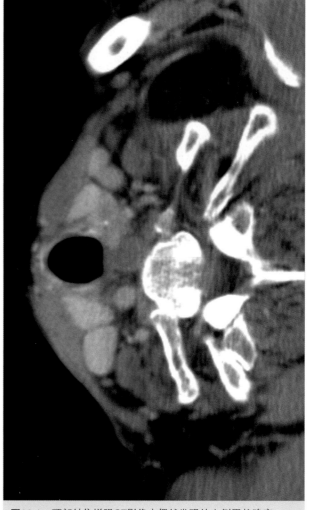

图28.1　颈部轴位增强CT影像中偶然发现的左侧甲状腺癌

患者表现为乳头状癌，占绝大多数，其次为滤泡状癌（14例）、髓样癌（10例）、Hürthle细胞癌［甲状腺嗜酸性细胞肿瘤（7例）］和间变癌（3例）[7]。具有侵袭性，且通常为放射性碘抵抗（RAIR）的甲状腺乳头状癌具有较高的组织学变异，包括高细胞、低分化、岛状、钉状和弥漫性硬化。

　　手术切除的完整性已被独立证明是远期效果（包括死亡率）的最重要因素。然而，与大多数头颈部肿瘤不同，对于侵袭性甲状腺癌的成功手术治疗并不要求宽广的切缘（≥5 mm）和无远处转移。局部和区域肿瘤控制是确保满意的气道控制和口腔摄食的关键终点。综合治疗还包括对淋巴结的处理。选择性颈部淋巴结清扫术几乎被一致推荐用于甲状腺外侵犯的患者[10]。第33章和第34章讨论了中央区和侧颈部淋巴结清扫的适应证和方法。

器官受累可由甲状腺肿瘤直接浸润、结外侵犯，甚至罕见地转移至邻近软骨。最常受累的结构包括带状肌（53%）、喉返神经（47%）、气管（30%）、食管（21%）和喉部（12%）[4]。本章内容可分为这些局部区域的侵犯以及侵袭性甲状腺癌的术前和术后管理。

28.3 术前评估

大多数甲状腺癌越来越早的就诊和诊断有可能使医务人员陷入不充分的检查和手术计划。单就超声检查而言，其高度依赖于操作者的经验，有可能漏诊局部侵犯，使患者面临病灶切除不完全、气道受损和需要额外治疗的风险[11]。考虑到这一点，有必要对所有甲状腺癌患者进行审慎和全面的术前评估，特别是当存在潜在的肿瘤包裹时。

虽然许多侵袭性甲状腺癌是无症状的，但相关症状则包括声音嘶哑、咯血、疼痛、肿瘤快速生长和复发[12]。美国头颈学会（AHNS）的共识声明建议，如果外科医师没有喉气管、血管或食管重建经验，则在预计肿瘤有器官侵犯时，应将患者转诊至三级医疗中心[13]。

术前评估包括喉部检查，如果怀疑有甲状腺外侵犯，应进行纤维喉镜检查，这是AHNS、美国耳鼻咽喉-头颈外科学会、英国内分泌和甲状腺外科医师协会和德国内分泌外科医师协会等机构推荐的[13-14]。如果发现有声带麻痹，则侵袭性甲状腺癌的可能性会增加到70%[15]。正如本章后面所讨论的，声带运动的了解对于确定手术治疗的路径至关重要。

> **思考**
>
> 评估甲状腺外浸润和器官侵犯的最佳影像学检查是什么？

虽然大多数患者接受了术前超声检查，但CT在检测淋巴结转移和甲状腺外转移方面具有更高的敏感性[16]。MRI

也被证明可以有效地评估食管和气管的侵犯[17]。因此，AHNS和美国甲状腺协会（ATA）均表示，"对于临床怀疑为进展期肿瘤的患者，包括侵袭性原发性肿瘤或临床上明显的多发性或巨大淋巴结受累的患者，建议在术前使用横断面成像检查（CT、MRI）和超声造影作为检查的辅助手段[10,13]"。术前PET-CT不常规推荐，但可能有助于评估131I阴性患者的远处转移，特别是血清甲状腺球蛋白升高（通常＞10 ng/mL）的患者[10]。

28.4 肌肉侵犯

在最近的美国癌症联合委员会更新的指南中（AJCC8），T3b期表现为任何大小肿瘤肉眼下可见腺体外侵犯带状肌群，而不仅仅是侵犯甲状腺周围的软组织[18]。肌肉受累（最常见的是胸骨甲状肌）并不经常引起症状，但进一步的颈前肌群侵犯可表现为颈部活动受限、皮肤颜色改变和/或声音嘶哑。

术前影像学检查，包括超声和CT，似乎并不能显著提高带状肌侵犯的诊断准确性[16,19]。大体总侵袭带可能是肿瘤晚期浸润的术中标志。当预计肿瘤侵犯肌肉组织时，建议连同甲状腺一起整块切除受累肌肉（▶图28.2）[20]。值得注意的是，甲状腺切除术中胸骨甲状肌的游离对发音的影响很小[21]。尽管肌肉受累可能会产生更大的复发风险，但尚未显示出对患者生存率有影响[22]。

28.5 气管侵犯

据报道，在接受甲状腺手术的患者中，有4%～23%的患者有喉气管侵犯[23-24]。然而，近1%的患者发生喉气管腔内浸润[25]。虽然气管侵犯更常见，但喉部侵犯更可能出现症状[26]。这些症状通常包括声音嘶哑、咯血和/或呼吸困难[27]。

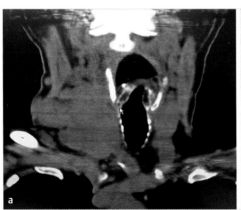
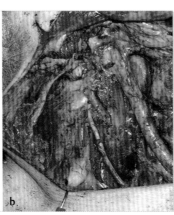

图28.2 颈部冠状位CT扫描（a）显示晚期甲状腺癌伴肌肉浸润，术中视图（b）为切除缩窄肌、胸锁乳突肌和带状肌并保留关键神经血管组织后的术中照片

思考

对于侵犯气管的甲状腺癌，气管削除术、气管开窗切除术或气管袖套切除术何时是最佳选择？

Shin和他的同事建立了一个分期系统来标准化评估肿瘤侵犯深度[28]。▶表28.1将手术方式与肿瘤侵犯分期配对。肿瘤侵犯深度与更高的死亡率相关——肿瘤侵犯深度为4级时死亡率高达50%[28]。

气管刮除术可适用于微创手术，并符合AHNS的共识声明[13]。它包括在不破坏黏膜的情况下将肿瘤从气管壁上切下。然而，这项技术是有争议的，因为气管软骨环之间存在不规则的致密纤维组织，难以分离气管周围的平面[28]，这可能会导致低估所要切除的范围。

▶图28.3展示了术前成像（▶图28.3a）在首次气管外部手术后复发的甲状腺癌病例中识别出气管腔内侵犯（▶图28.3c），否则很难通过外部肉眼来确定（▶图第28.3b段）。视频28.2展示了甲状腺癌侵犯气管的纤维内镜影像。研究表

明，尽管与完全气管切除术的远期结果有些相似，但气管削除术[29-30]的复发率仍很高[3,31]。

当认为肿瘤侵犯深度超过软骨膜时，需要扩大切除范围。与气管开窗切除术相比，甲状腺整体袖套切除术通常更受欢迎[32]。在某些情况下，气管开窗术被提倡作为较低发病率的手术选择[33]。然而，考虑到侵袭性甲状腺癌向环状软骨扩散的倾向，即使是2期肿瘤的窗式切除也可能增加复发的风险[34]。所有的开窗切除术都需要重建，通常使用局部肌瓣进行气管重建[35]。

对于大多数气管腔内侵犯的病例（Shin 4期），气管节段性或袖套切除是比较理想的选择。许多研究已经证明了节段性气管切除术的长期有效性，包括改善生存质量[36-37]。术后并发症包括吻合口裂开、喉狭窄、长期依赖气管切开和食管损伤。一些研究发现，术后5年死亡率超过80%[38]。气管袖套切除范围可延伸至喉部，但必须保留至少一半的环状软骨。

28.6 喉侵犯

喉部侵犯的处理与气管的处理类似。直接侵犯可发生于梨状窦、声门旁间隙或环甲膜[39]。腔外侵犯可以通过削除术来进行处理，并且由于喉部切除手术的病率，它比根治性切除更受青睐。已有研究描述了环状软骨外壁的部分切除[30]。楔形切除可切除多达30%的环状软骨，最好使用骨移植物和局部皮瓣进行气管重建。通过甲状软骨的喉部开窗术也是一种选择，但研究的还不够。

局限于声门旁间隙的甲状软骨的肿瘤侵犯，可以通过半喉切除术进行修正。重建选择包括区域或游离皮瓣，和/或环状软骨舌骨固定术/环状软骨舌骨会厌固定术。肿瘤进

表28.1 基于分级的气管侵犯治疗方案[28]

分级	描述	手术选择
0	癌局限于甲状腺内	腺叶切除术，甲状腺全切除术
1	肿瘤侵犯甲状腺外，紧邻气管软骨膜	甲状腺切除术，可能是气管袖套切除
2	侵犯气管软骨环，轻微破坏气管环	气管切除术或开窗，可能的气管削除
3	肿瘤突破软骨或通过软骨环之间侵犯气管内层黏膜	气管切除术，可能的开窗切除术
4	侵入气管黏膜	气管切除术，可能的情况下喉切除术

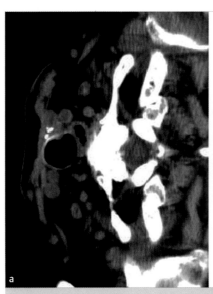
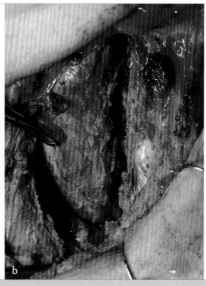
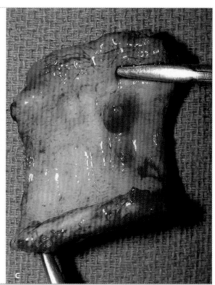

图28.3 （a）颈部增强CT扫描，（b）术中暴露喉气管复合体，（c）管腔内黏膜显示气管侵犯

一步扩展到关键的喉部结构，如果功能已经受损，无法进行有意义的恢复，可能需要进行喉切除术或喉咽切除术。这在复发性甲状腺癌中更常见，因此术前计划至关重要。

28.7 喉返神经侵犯

1/3 ~ 2/3的侵袭性甲状腺癌与喉返神经（RLN）受累有关[26,36,40]。这通常是气管旁淋巴结扩散的结果。CT和MRI对确定神经侵犯都有一定的帮助[41-42]。由于声带活动度是手术治疗的一个决定因素，因此术前喉镜检查至关重要[13]。仅凭症状来评估神经功能并不可靠，因为仅有1/3的术前声带麻痹患者出现声音嘶哑（敏感性为33%）[15]。同样，病理性神经侵犯也并不总是与声带功能障碍一致。侵袭性甲状腺癌导致声带麻痹的范围估计为20% ~ 70%[15,29]。

> **思考**
>
> 如果喉返神经被肿瘤侵犯，哪些因素决定了是切除肿瘤还是牺牲神经？

在所有肿瘤与神经邻接或轻微粘连（即不包裹）的病例中，均应保留喉返神经[13]。当喉返神经被肿瘤包裹但未受侵犯时，依据术前声带功能来指导治疗方式的选择（▶图28.4）。如果没有声带麻痹，应将肿瘤从喉返神经上削除干净。如果出现对侧声带麻痹，应尽量通过剥离包裹神经的肿瘤来保留喉返神经，以避免出现双侧声带麻痹的严重后遗症。然而，如果术前检查显示仅有同侧声带麻痹，则应牺牲该神经以完全切除肿瘤。

当喉返神经受到严重侵犯且无功能时，几乎总是建议牺牲神经。如果无法分离和完全切除肿瘤，通常也建议在严重受累且有功能的情况下进行喉返神经切除。完全切除

肿瘤比保留喉返神经更重要。这是因为神经牺牲并不影响患者的生存，而简单的减瘤术可能需要再次行广泛切除手术，包括喉切除术和胸骨切开术[7,40]。

在切除喉返神经之前，应确认所有病理情况。在良性疾病或淋巴瘤的情况下，喉返神经总是被保留。通过考虑对侧神经和选择性气管切开术，可以避免意外的气道损害。术中神经监测有助于进一步完善手术计划。客观的神经生理学数据可以增强神经的解剖和功能信息，用以指导国际神经监测研究组指南中所述的治疗[13-14,43]。当切除喉返神经时，应送检神经的近端和远端切缘，以确保没有神经周围侵犯。建议立即进行神经再植，最常见的是使用颈襻吻合[13]。

28.8 血管侵犯

血管侵犯是甲状腺癌的一种罕见现象。它通常是从邻近淋巴结向结外扩展所导致的最常见的结果。其预后意义尚不明确，但潜在的血行转移可能使患者有更大的远处复发风险[44]。当静脉流出受阻时，患者有时会出现面部肿胀、潮红、静脉曲张，甚至癔球症[44]。当可能有大血管侵犯时，术前计划同样至关重要。AHNS鼓励CT或MR血管造影[44]。在潜在的颈动脉受累可能需要处理的病例中，颅内动脉造影和球囊闭塞试验也很重要。

颈内静脉比颈动脉更容易受到肿瘤侵犯[46]。单侧颈内静脉切除术的发病率较低，无须重建。但如果双侧颈静脉均受累，则需要自体静脉移植修复一侧颈静脉[45]。否则，双侧颈内静脉均切除的死亡率估计为2%[47]。其他并发症包括脑水肿、失明和抗利尿激素分泌不当综合征（SIADH）。AHNS在使用补片血管成形术方面达成了"接近共识"[13]。

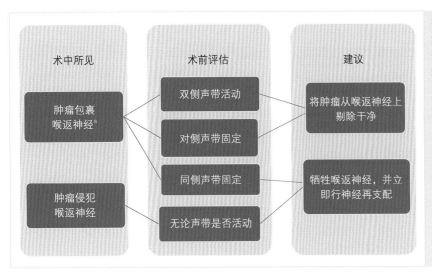

图28.4 术前喉镜检查发现的喉返神经包绕或侵犯的途径。源自美国头颈学会关于侵袭性甲状腺癌的共识声明[13]。如果肿瘤轻微粘连喉返神经（未包裹），则保留神经

肿瘤颈动脉包裹和侵犯使患者面临严重并发症的高风险，并且需要围术期的多学科协作，包括血管外科和神经介入放射学。重建通常使用膨体聚四氟乙烯血管移植物，其可在颈动脉–锁骨下交界处分支[46]。

28.9 食管侵犯

食管侵犯可通过向后直接延伸或通过气管旁淋巴结外扩散发生。虽然CT排除食管侵犯的特异性很高（96.2%），但其敏感性较差，仅为28.6%[42]。因此，MRI通常更适合评估食管侵犯，通常表现为T1等信号至低信号和T2等信号至高信号[17]。

思考
全层切除与有限肌层切除何时适用于食管侵犯？

最常见的是，食管侵犯仅限于肌层，据报道，仅有6%的患者出现食管全层侵犯[36]。因此，AHNS共识声明允许在确定没有黏膜内侵犯时对肌层进行有限切除[13,48]。当发生全层侵犯或不能排除全层侵犯时，需要进行复合切除（▶图28.5）。使用食管镜检查和马洛尼（Maloney）扩张器可协助切除。

食管缺损的重建采用分层方法进行。假设没有张力，部分厚度或甚至小的全厚度缺损可以主要以多层方式缝合关闭。更广泛食管切除的重建选择包括带蒂肌筋膜皮瓣（如胸肌、胸锁乳突肌、锁骨上肌）或游离皮瓣（如大腿前外侧、前臂桡侧、空肠皮瓣）。通过唾液旁路管和鼻胃管或胃造口管进行适当的肠内营养可以帮助食管重建。术后评估应包括对食管瘘的临床评估和可能的影像学评估。

28.10 术后管理

以下讨论将重点介绍针对侵袭性甲状腺癌的建议——一般可在术后指南"术后注意事项和治疗"一节中找到。对于具有呼吸道、消化道侵犯的高级别组织学病例，应考虑辅助放疗，特别是如果肿瘤复发会威胁器官保存[10,13]。这得到了回顾性研究的支持，这些研究表明，放射治疗可改善伴有淋巴结转移的甲状腺乳头状癌、pT4期患者、大体肿瘤残留的预后[49]。在仅有淋巴结外侵犯的情况下，AHNS共识声明仅限于"考虑"放射治疗[13]。

大多数侵袭性甲状腺癌对放射性碘的相对耐药性促进

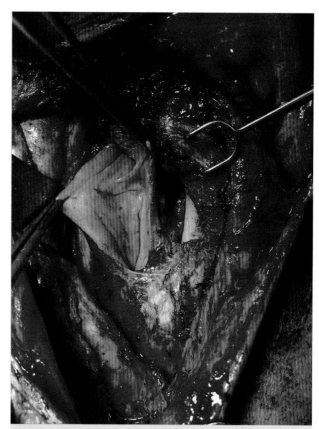

图28.5 侵袭性甲状腺癌食管全层切除（管腔暴露）术中侧颈切面

了辅助放疗的潜在价值[12]。虽然ATA指南建议将手术与放射性碘治疗和/或放射治疗相结合，但很少有研究表明在这一人群中单独使用放射性碘治疗是有益的[10,49]。治疗方式的排序仍不确定且存在争议。

全身治疗适用于用尽药物和手术治疗后的侵袭性甲状腺癌。伦伐替尼（Lenvima）和索拉非尼（Nexavar）均被批准用于治疗局部复发性或转移性放射性碘抵抗分化型甲状腺癌。两组患者的净无进展生存期分别为15个月和5个月[50-51]。

最后，考虑到侵袭性甲状腺癌的复发率较高，患者应在手术后接受多学科肿瘤学监测计划[52]。定期复查超声和血清甲状腺球蛋白在检测肿瘤复发或持续方面相当敏感[48]。PET成像也是一种有价值的长期监测工具，特别是在甲状腺球蛋白升高而超声或横断面成像没有肿瘤进展的证据的情况下[53]。

（译者：唐腾龙　戴媚）

第29章 家族性甲状腺非髓样癌

Darrin V. Bann, David Goldenberg

> **关键要点**
> - 甲状腺癌具有高度的遗传性，患者的一级亲属患病风险增加2~5倍。
> - 甲状腺癌可能存在于多种遗传性肿瘤易感综合征中。
> - 家族性甲状腺非髓样癌发生在没有已知的肿瘤易感综合征的情况下，可能与更具侵袭性的肿瘤有关。

29.1 病例展示

一名46岁的女性因新近诊断的甲状腺结节就诊。在评估中，她报告了广泛的甲状腺癌家族史，涉及她的外祖母、姨妈、舅舅、母亲和姐姐（▶图29.1）。她的另外两个兄弟姐妹患有良性甲状腺结节，她还有两个十几岁的女儿。此外，她回忆说，她的祖母死于甲状腺癌，而她的母亲一直在接受高度侵袭性、分化差的甲状腺癌的治疗。患者接受了细针穿刺活检，考虑恶性肿瘤可能，随后进行了甲状腺全切除术。术中未发现可疑的淋巴结。最终病理报告显示为多灶性微小甲状腺乳头状癌（PTC）（<1 cm）。

> **思考**
> - 家族性甲状腺癌的治疗应该比散发性甲状腺癌更积极吗？
> - 患者的女儿是否应该接受与其他患者不同的甲状腺癌筛查？

29.2 背景

关于家族性甲状腺癌，大多数医师都熟悉多发性内分泌瘤（MEN）综合征2a型和2b型中的甲状腺髓样癌（见第22章）。然而，个人经验表明，许多医师没有意识到遗传

在甲状腺非髓样癌（NMTC）的发展中也起着重要作用，这将是本次讨论的重点。与其他癌症类型相比，NMTC表现出异常高的遗传性，甲状腺癌患者的一级亲属患病风险增加2~5倍，而患病个体的双胞胎患病风险增加23倍[1-2]。

值得注意的是，家族性甲状腺癌不是独特的综合征，而是代表了具有多种潜在病因和临床表现的一组家族性疾病。绝大多数甲状腺癌的遗传是由于人群中常见的遗传变异，表现为没有特定家族史的散发病例。另外，甲状腺癌被描述为由明确的遗传病变、遗传模式和表现引起的其他几种癌症易感综合征的表现。最后，家族性NMTC也可能与上述病例相似，在多个密切相关的家族成员中聚集发病。这种疾病称为家族性甲状腺非髓样癌（FNMTC），是指在没有其他癌症易感综合征的情况下，有两个或两个以上一级亲属患有NMTC[3]。FNMTC的特异性遗传病变仍在积极研究中，其表现具有显著的变异性。然而，FNMTC最常见的遗传方式为常染色体显性遗传，外显率可变，提示多种遗传病变可能导致FNMTC的共同表型[4]。

为了促进对家族性NMTC的全面讨论，遗传学和家族系谱分析的简要回顾是必要的。如前所述，大多数家族性NMTC作为散发性疾病，因此受影响的个体可能有，也可能没有明显的疾病家族史（▶图29.2a）。在这些情况下，甲状腺癌与一种或多种基因突变的存在有关，这些突变会增加患甲状腺癌的风险，但并不直接引起甲状腺癌。因此，虽然患病个体的家庭成员患病的风险增加，但并不能确切地预测特定个体最终是否会患上甲状腺癌。相比之下，FNMTC是一种高外显率的常染色体显性遗传疾病。因此，患有FNMTC的家族在每一代中都会有受影响的个体，并且受影响父母的子女将有50%的概率患上该疾病（▶图29.2b）。伴有常染色体隐性遗传的家族性NMTC较为罕

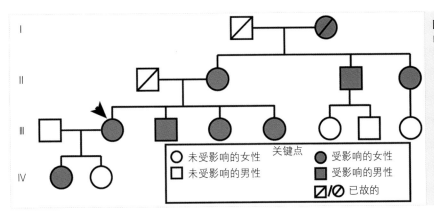

图29.1 高外显率常染色体显性遗传家族性甲状腺非髓样癌的家系。箭头指示先证者

关键点

○ 未受影响的女性   ● 受影响的女性
□ 未受影响的男性   ■ 受影响的男性
⊘/⊘ 已故的

见，但可能发生于其他癌症易感综合征患者，如Pendred综合征患者和MUTYH相关的家族性腺瘤性息肉病患者[5-6]。这些家族中的疾病似乎是隔代遗传的，因为大多数个体只有一个受影响的等位基因，因此是无症状的疾病携带者。父母双方均为携带者的儿童患病概率为25%，而父母一方为携带者的儿童也成为携带者的概率为50%（▶图29.2c）。受影响个体的子女不太可能受到影响，但有100%的可能性成为携带者（▶图29.2c）。

本章的目的是对家族性甲状腺非髓样癌进行广泛的概述，并重点关注在FNMTC上。值得注意的是，家族性甲状腺癌，特别是FNMTC，仍然是一种罕见的疾病，因此目前尚没有关于筛查有甲状腺癌家族史的个体或对家族性NMTC进行特异性治疗的正式指南。然而，通过回顾最近的文献，我们将尝试为家族性NMTC患者的筛查和治疗提供常识性建议（▶表29.1）。

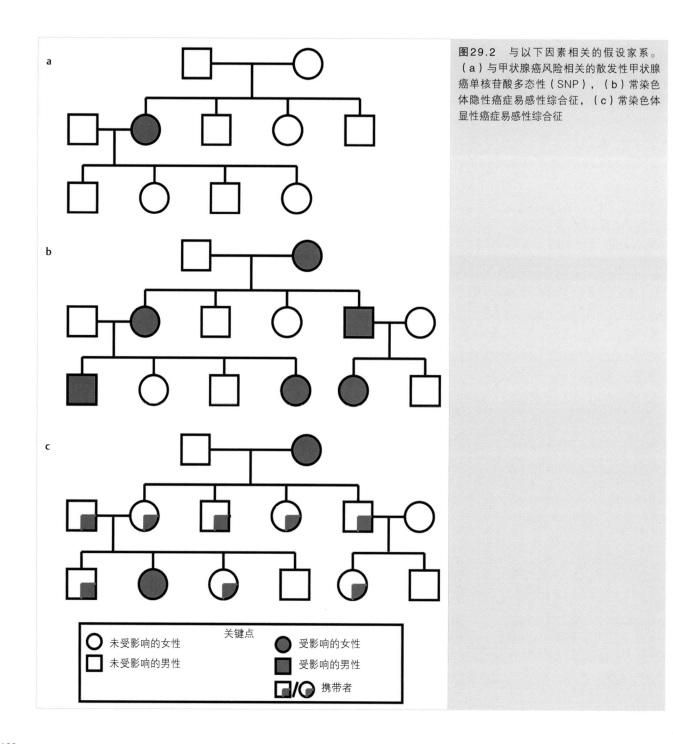

图29.2 与以下因素相关的假设家系。（a）与甲状腺癌风险相关的散发性甲状腺癌单核苷酸多态性（SNP），（b）常染色体隐性癌症易感性综合征，（c）常染色体显性癌症易感性综合征

表29.1　家族性甲状腺非髓样癌的筛查建议

病情/综合征	受影响的基因	甲状腺癌发病率	筛查建议	治疗建议
受影响的直系亲属，可能是SNP	多基因受累	未知	常规体格检查	根据ATA指南
Cowden综合征	PTEN	3%~17%	年度甲状腺超声检查	如果发现结节，则行甲状腺全切除术
黑斑息肉（Peutz-Jeghers）综合征	STK11/LKB1	罕见	常规体格检查	根据ATA指南
加德纳（Gardner）综合征	APC	2%~12%	从青少年开始进行年度超声检查	确诊为甲状腺癌者行甲状腺全切除术
MUTYH相关腺瘤性息肉病	MUTYH	未知	年度甲状腺超声检查	根据ATA指南
彭德雷德（Pendred）综合征	SLC26A4	1%	常规体格检查，周期性超声检查	根据ATA指南
沃纳（Werner）综合征	WRN	16%	常规体格检查，必要时超声检查	根据ATA指南
DICER1综合征	DICER1	女性高达32%男性高达13%	每年超声检查，8年后每3年一次，如果检测到结节，则每年检查一次	根据ATA指南
FNMTC	可能多基因受累	占所有甲状腺癌的8%~10%	从10岁开始一年两次；如果发现结节，每年一次	根据ATA指南

缩写：ATA，美国甲状腺协会；FNMTC，家庭性甲状腺非髓样癌；SNP，单核苷酸多态性

29.3　甲状腺癌风险等位基因

从20世纪80年代末开始，与分子克隆技术相关的连锁作图导致与人类疾病或表型相关的单个基因突变的鉴定迅速增加。该方法于1989年首次用于鉴定囊性纤维化CFTR ΔF508的遗传病变，到2003年，超过1 200个与人类特征或疾病相关的基因突变被识别[7]。尽管这种方法对于由孟德尔遗传模式的单基因突变引起的疾病效果很好，但需要新的方法来鉴定复杂的多基因疾病的遗传基础。这导致了2007年全基因组关联研究（GWAS）的发展，该研究利用人类基因组单体型图（HapMap）项目在人群水平上识别与特定疾病相关的常见单核苷酸多态性（SNP）。这些研究的基本理论是，如果一个特定的SNP与某种疾病相关，那么就应该在其附近的基因中发现致病突变。不幸的是，大多数GWAS都未能验证这一理论。

尽管如此，多个研究小组已经使用GWAS或靶向测序方法，试图确定与甲状腺癌风险相关的SNP。迄今为止，已鉴定出与至少35个基因相关的近60个SNP（►表29.2）。重要的是，尽管一些SNP似乎具有保护作用（►表29.2），但没有发现一个已确定的SNP会明确导致甲状腺癌，并且甲状腺癌通常与发生该疾病的风险适度增加有关。因为特定的SNP与甲状腺癌风险之间的关联是在人群水平上确定的，因此无法根据一个或多个SNP的存在来计算个体患甲状腺癌的风险。

迄今为止，与甲状腺癌相关的最具特征性的SNP是rs96653，由Gudmundsson及其同事于2009年在冰岛人群中首次报道[8]。rs965513与甲状腺癌之间的关联随后在多个其他人群中得到证实[9-12]。Meta分析表明，当综合考虑所有人群时，甲状腺癌风险与该位点的rs956613 A等位基因的数量成正比，杂合子（G/A）的比值比为1.58（95%置信区间1.32；1.90）和纯合子（A/A）的比值比为2.80（95%置信区间2.12；3.69）[13]。rs965513 SNP本身位于甲状腺特异性转录因子FOXE1上游的增强子元件中[14]。rs965513的A风险等位基因与FOXE1[15]的表达减少相关，这导致多个甲状腺特异性基因的失调，包括双氧化酶2（DUOX2）、甲状腺过氧化物酶（TPO）和甲状腺球蛋白（Tg）[16]。然而，rs965513增加甲状腺癌风险的确切机制仍有待阐明。

29.4　癌症易感性综合征

29.4.1　PTEN锤形瘤肿瘤综合征（Cowden综合征）

PTEN错构瘤综合征（PHTS）是一种由种系PTEN突变引起的高度外显的常染色体显性遗传疾病[17]，估计患病率为每200 000人中有1例[18]。重要的是，患者可能没有疾病家族史，因为高达44%的突变是初次发现的。根据特定的基因突变，家族之间的疾病表现也可能存在显著差异[19]。患者通常有特征性表现，包括大头畸形、胃肠道息肉、糖原性棘皮病、良性甲状腺疾病（多发结节性甲状腺肿、结节、腺瘤或甲状腺炎）、口腔乳头状瘤和肢端角化病[18]。受影响的患者患多种癌症的终生风险也显著升高，包括甲状腺癌（3%~17%）、乳腺癌（25%~50%）、子宫内膜癌（5%~28%）、结肠癌（9%~16%）和黑色素瘤（6%）[18]。该疾病的诊断基于特征性临床表现的存在，并可通过分子检测来确定PTEN突变进一步支持诊断[20]。然而，最近的证据表明，在符合Cowden综合征诊断标准的患

表29.2　与甲状腺癌风险相关的单核苷酸多态性（SNP）

基因	SNPs	参考文献
ATM	rs1801516, rs1890373, rs1800057	78,79
BRCA	rs16941	80
CASC8, CCAT2	rs6983267	81
CCNH	rs2230641	82
CHEK2	rs17879961	80,83
COL11A1	rs1763347	8412
DIRC3	rs966423	11,85
ERCC5	rs2227869	82
FOXA2	rs1203952	86
FOXE1	rs965513, rs7864322, rs12352658, rs7847499, rs1867277, rs71369530, rs7028611, rs7037324, rs944289	8,11,15,859, 10,87, 8813
GALNTL4	rs7935223	86
GNB3	rs5443	89
hTERT	rs10069690	90
HTR1b	rs4075570	87
IL-10	rs1800896	91
IL-27	rs153109, rs17855750	92
miR-146a	rs2910164	93
miR-608	rs4919510	94
miR-933	rs79402775	94
miR-3144	rs67106263	94
MTHFR	rs1801133	95,96
NKX2-1	rs944289	8,88,97
NRG1	rs2439302	10,13,85
OPN	rs11730582	98
PDGFRA	rs6554162, rs1800812	99
RET	rs1800862	82
TP53	rs1042522	100
Unknown	rs116909374, rs2145418	85,101
USF1	rs2516838, rs3737787, rs2516839	102
WDR3	rs4658973	101
WDR11-AS1	rs2997312, rs10788123, rs12154167	87
XPC	rs2228001	82
XRCC1	rs3213245	103
XRCC3	rs1799796, rs1799794, rs861539, rs709399, rs861530	104,105
XRCC7	rs7830743	106

者中，仅有30%～35%的患者发现了PTEN突变[20]。

由于患有PHTS的患者患各种恶性肿瘤的风险显著增加，国家综合癌症网络（NCCN）为受影响的家庭制定了具

体的筛查建议。关于甲状腺疾病，建议患者在18岁或家族中最早记录的甲状腺癌发生前5～10年（以较早者为准）开始每年进行甲状腺检查或超声检查[18]。这一警告很重要，因为患有PHTS的儿童经常在生命早期发展为良性甲状腺疾病或甲状腺癌，这可能是其疾病的最初表现。事实上，两个小病例系列已经在6岁的儿童中发现了甲状腺癌[21-22]。因此，PHTS患者应每年进行一次甲状腺超声检查，如果发现可疑结节，则应进行甲状腺全切除术[17]。

> 思考
>
> Cowden综合征患者是否有必要仔细监测甲状腺疾病？

29.4.2　Carney综合征

Carney综合征于1985年首次被提出，是一种由种系PRKAR1A突变引起的常染色体显性遗传性雀斑样痣综合征。值得注意的是，PRKAR1A的确切生理功能仍不确定，并且尚不清楚该基因的突变如何导致所观察到的疾病谱。该病以色素性皮肤病变、心脏和皮肤黏液瘤、垂体增生、肾上腺增生、睾丸肿瘤和甲状腺疾病为特征[23]。Carney综合征患者的大多数甲状腺疾病由良性腺瘤组成；然而，已观察到滤泡癌和乳头状癌的病例[24]。Carney综合征的皮肤表现可能相当多变，从全身严重的雀斑到基本上没有色素性病变，因此，诊断可能取决于其他特征性病变的识别或家族史[23]。

29.4.3　黑斑息肉（Peutz-Jeghers）综合征

与Carney综合征相似，Peutz-Jeghers综合征是一种常染色体显性遗传的癌症易感性综合征，以皮肤黏膜色素沉着和胃肠道错构瘤性息肉为特征。然而，尽管临床上相似，Peutz-Jeghers综合征是由一个独特的基因位点STK11/LKB1的突变引起的，该突变存在于＞90%的受影响患者中[25]。尽管该综合征是常染色体显性遗传且具有高度渗透性，但受影响的患者可能没有明显的家族史，因为40%～50%的STK11种系突变被认为是自发产生的[25]。诊断基于下列一项或多项标准：①两个或两个以上经组织学证实的黑斑息肉；②患者有任何数量的Peutz-jeghers息肉，且近亲中有Peutz-Jeghers综合征患者；③具有特征性皮肤黏膜色素沉着，且有影响近亲的Peutz-Jeghers综合征家族史患者；④具有特征性皮肤黏膜病变，且患者有的任何数量的Peutz-Jeghers息肉[26]。

Peutz-Jeghers综合征患者主要有胃肠道癌症的风险；然而，肠外恶性肿瘤在受影响的患者中也很常见[26]。甲状腺癌似乎是Peutz-Jeghers综合征[27]的一种相对罕见的表现，但已有几个独立的研究团队有相关报道[25,28-29]。受影响的患者

往往比散发疾病患者更早发生甲状腺癌[29-30]，包括1例16个月大的儿童[28]。到目前为止，还没有关于Peutz-Jeghers患者甲状腺癌筛查的正式建议；然而，目前的指南指出，甲状腺触诊应作为常规体检的一部分[26]。

29.4.4 家族性腺瘤性息肉病（加德纳综合征）

家族性腺瘤性息肉病（FAP）是一种由结肠腺瘤性息肉病（APC）基因的种系突变引起的高渗透性常染色体显性癌症易感综合征。该疾病的典型特征是存在数千个结肠息肉。未接受全结肠切除术的患者最终发展为结肠癌的概率接近100%。FAP的结肠外表现包括骨瘤、牙齿异常、表皮囊肿、硬纤维瘤和毛母质瘤。与普通人群相比，受影响的患者患甲状腺癌的风险增加了160倍，受影响患者的甲状腺癌患病率为2%~12%[6]。其他可观察到的结肠外恶性肿瘤包括肝母细胞瘤和髓母细胞瘤。

引人注目的是，FAP患者中最常见的甲状腺癌是一种罕见的组织学亚型，称为筛状桑葚型甲状腺乳头状癌（CMV-PTC），在年轻女性中最常见的是双侧多中心性病变[6]。NCCN和美国胃肠学会（American College of Gastroenterology）目前的筛查建议包括从青少年后期开始每年进行甲状腺超声检查[31]；然而，最近的证据表明，如果没有检测到结节，筛查可能会延长到每2年一次[32]。然而，许多患者可能没有接受推荐的筛查，这是由于患者对其综合征的教育不足以及医疗保健提供者之间的沟通不畅[33]。确诊为FAP的PTC患者应行甲状腺全切除术，必要时行淋巴结清扫术。类似于传统的PTC，CMV-PTC的预后极好，<10%的肿瘤表现出侵袭性临床特征。

> **思考**
>
> 患有甲状腺癌和累积超过10个结直肠腺瘤的患者病史应进行筛查，并进行遗传咨询。

29.4.5 MUTYH相关性腺瘤性息肉病

与经典的FAP不同，MUTYH相关的腺瘤性息肉病（MAP）是一种由MUTYH碱基切除修复基因突变引起的常染色体隐性遗传病[5]。所产生的DNA修复缺陷导致氧化性DNA损伤的积累，产生G与T的颠换，特别是在致癌基因如APC和/或KRAS中。与APC相比，MAP患者通常年龄较大，平均年龄为45岁，结肠息肉数量较少，通常为数十个至数百个。然而，如果不进行治疗，几乎100%的MAP患者到50岁时仍会发展为结直肠癌。常见的结肠外表现包括十二指肠病变、胃病变和乳腺癌。虽然甲状腺癌不是MAP经典表现的一部分，但在MAP背景下的甲状腺癌病例已有报道[34]。然而，MAP患者甲状腺癌的真实发病率仍有待确

定。很大程度上是由于缺乏关于这种疾病的数据。美国胃肠病学会目前建议MAP患者每年进行一次甲状腺超声检查[31]。发现的甲状腺结节应根据ATA指南进行评估和治疗。

29.4.6 Pendred综合征

Pendred综合征是一种常染色体隐性遗传疾病，通常伴有双侧感音神经性听力障碍和甲状腺功能正常的甲状腺肿。这种疾病是由SLC26A4突变引起的，SLC26A4是一种钠依赖性氯化物和碘化物转运蛋白。迄今为止，已鉴定出100多个致病突变，这些突变可能导致该疾病出现一些表型变异。甲状腺病理范围从最小的甲状腺肿大到大的多结节性甲状腺肿，估计甲状腺癌的发病率约为1%[35]。鉴于甲状腺癌发病率低，目前没有预防性甲状腺切除术的指征；然而，常规甲状腺触诊和定期超声检查可能有助于甲状腺癌的早期诊断[35]。

29.4.7 Werner综合征

与MAP和Pendred综合征相似，Werner综合征遵循常染色体隐性遗传模式。该疾病由WRN基因突变引起，导致早衰样表型，具有早衰特征，包括双侧白内障、头发花白/脱落、硬皮病样皮肤改变、糖尿病、骨质疏松症、动脉粥样硬化性心血管疾病，以及包括甲状腺癌在内的多种恶性肿瘤风险增加[36]。该疾病通常在20~30岁出现临床症状，在50岁左右由于动脉粥样硬化疾病或恶性肿瘤的并发症而死亡[37]。据估计，这一发病率为百万分之一至千万分之一，但奠基者效应导致日本的发病率大大提高，为十万分之一[37]。

Werner综合征的WRN基因是一种ATP依赖性DNA解旋酶，具有外切核酸酶和单链DNA连接酶活性，在人体组织中广泛表达。迄今为止，已经发现了50多个致病突变，这些突变导致DNA修复、同源重组、DNA复制和端粒维持[37]的缺陷，在受影响的患者中产生显著的基因组不稳定性。到45岁时，大约50%的Werner综合征患者被发现患有恶性肿瘤[38]。引人注目的是，甲状腺癌是最常见的恶性肿瘤，约占日本Werner综合征患者人群中所有恶性肿瘤的16%[38]。有趣的是，在Werner综合征患者中，甲状腺滤泡癌比乳头状癌更常见，并且与普通人群相比，受影响的患者患甲状腺未分化癌的风险也增加了6倍[39]。目前没有关于Werner综合征患者甲状腺癌筛查的具体建议，也没有预防性甲状腺切除术的指征。尽管如此，鉴于甲状腺癌的风险增加，患者应根据需要进行常规体检，包括甲状腺触诊和辅助影像学检查。

29.4.8 DICER1综合征

DICER1（一种参与产生微小和小干扰RNA的RNase III）的种系突变首次被证实与家族性胸膜肺母细胞瘤相

关[40]。从那时起，DICER1突变与发生各种良性和恶性肿瘤的风险增加有关，特别是在儿童患者中。甲状腺表现常见，包括多结节性甲状腺肿或分化型甲状腺癌[41]。DICER1突变与多种罕见肿瘤发生风险增加的相关性最终导致了DICER1综合征的描述，该综合征以常染色体显性方式遗传，具有可变外显率[42]。然而，值得注意的是，10%~20%的DICER1突变似乎是新发的，因此，这些患者没有家族病史[43]。与DICER1综合征相关的典型发现是胸膜肺母细胞瘤，但其他常见表现包括肺囊肿、甲状腺结节以及其他罕见肿瘤，包括卵巢支持-间质细胞瘤、囊性肾瘤、肾肉瘤和肾母细胞瘤、胚胎性横纹肌肉瘤、睫状体黏液上皮瘤、分化型甲状腺癌、多结节性甲状腺肿、鼻软骨间叶性错构瘤、垂体母细胞瘤和松果体母细胞瘤[42]。

在DICER1综合征中观察到的癌症风险增加是由DICER1基因的一个拷贝中的种系失活突变引起的。自2009年以来，已发现至少88个不同的种系DICER1突变。此外，至少70%的胸膜肺母细胞瘤患者具有涉及一个DICER1拷贝的种系失活突变[43]。大多数与DICER1综合征相关的肿瘤在基因内的5个"热点"之一处获得第二个失活体细胞突变：E1705、D1709、G1809、D1810和E1813[43]。大多数肿瘤获得双等位基因失活突变的发现表明，尽管DICER1中的一个种系突变足以增加恶性肿瘤的风险，但恶性转化需要第二次"命中"。对于PTC患者，除了双等位基因DICER1突变外，大多数肿瘤似乎含有已被充分描述的致癌驱动突变，包括BRAF V600E或RET/PTC易位[44]。

根据国际DICER1研讨会（▶表29.3）定义的一个主要

或两个次要诊断标准，建议对种系DICER1突变进行基因检测。病理性突变的个体应接受多项常规筛查或GAN系统和解剖部位监测恶性肿瘤的发展[43]。关于甲状腺，目前的建议是患者在8岁前接受基线甲状腺超声检查，此后每3年或出现相关体征或症状时接受一次[43]。此外，对于接受化疗或放疗的患者，应在开始治疗前进行基线甲状腺超声检查，然后在5年内每年进行一次，如果未检测到结节，则可将超声检查减少至每2~3年一次[43]。据估计，与普通人群相比，DICER1综合征患者一生中患甲状腺癌的风险增加16~24倍，肿瘤好发于儿童患者[41,44]。事实上，到20岁时，高达32%的女性和13%的男性DICER1综合征患者发展为多结节性甲状腺肿或接受甲状腺切除术[41,43]。目前没有对DICER1患者进行预防性甲状腺切除术的建议，甲状腺结节的评估和治疗应遵循已发布的美国甲状腺协会指南[43,45]。

29.5 家族性甲状腺非髓样癌

29.5.1 总论及临床表现

家族性甲状腺非髓样癌（FNMTC）是指在没有其他已知癌症易感综合征的情况下，在两个或两个以上一级亲属中发生的滤泡细胞起源的甲状腺癌。FNMTC被认为占所有非甲状腺髓样癌的3%~10%[3-4,46-47]，但真正的发病率仍不清楚，因为45%~69%的FNMTC队列中有两个受影响的一级亲属，实际上可能代表同时发生的散发性疾病[48]。重要的是，随着受影响的一级亲属数量的增加，偶发散发性疾病的可能性显著降低，从而增加了潜在遗传病变的可能

表29.3 种系DICER1检测的适应证

主要诊断标准	次要诊断标准
• 胸膜肺母细胞瘤	• 成人肺囊肿
• 儿童期肺囊肿，尤其是多分隔、多发性或双侧性肺囊肿	• 肾囊肿
• 胸部胚胎性横纹肌肉瘤	• 威尔姆斯氏肿瘤
• 囊性肾瘤	• 结节性甲状腺肿或分化型甲状腺癌
• 泌尿生殖系统肉瘤，包括未分化肉瘤	• 除胸部及妇科外的胚胎性横纹肌肉瘤
• 卵巢支持—间质细胞瘤	• 低分化神经内分泌肿瘤
• 成胶质细胞瘤	• 未分化肉瘤
• 子宫颈或卵巢胚胎性横纹肌肉瘤	• 巨头症
• 泌尿生殖/妇科神经内分泌肿瘤	• 考虑结合任何其他次要标准进行任何儿童癌症检测
• 两个或两个以上一级亲属或有符合DICER1综合征家族史的先证者患有多结节性甲状腺肿或甲状腺癌	
• 儿童期发病的结节性甲状腺肿或分化型甲状腺癌	
• 睫状体髓上皮瘤	
• 鼻软骨间充质错构瘤	
• 松果体母细胞瘤	
• 垂体母细胞瘤	

引自Schultz et al.[43]

性[48]。FNMTC在受影响的家族中通常遵循常染色体显性遗传模式[3-4]。疾病外显率的显著差异已有报道，尽管几个已报道的家族在多代中表现出高度外显率疾病[49-51]。值得注意的是，尽管已经确定了几个候选基因，并在下文中进行了讨论，但FNMTC的单一遗传病变尚未确定。因此，越来越有可能FNMTC是由产生共同表型的多种遗传病变引起的。这种遗传变异可能导致了FNMTC家族之间的许多临床变异。

在FNMTC家族中，受影响的患者（39～43岁）通常比散发性甲状腺癌患者（46～49岁）更年轻，并且女性比男性更容易受到影响[47]。与散发性甲状腺癌一样，与FNMTC相关的最常见病理是经典型PTC，其次是滤泡型PTC、滤泡癌和未分化癌[47]。受影响的家族也经常有良性甲状腺疾病史，包括滤泡性腺瘤、多结节性甲状腺肿、甲状腺功能亢进或减退以及桥本甲状腺炎[52]。然而，FNMTC的疾病表现和结果仍然存在争议。传统上，FNMTC与多灶性甲状腺癌有关，几项研究表明，与散发性甲状腺癌患者相比，FNMTC患者的包膜外浸润、淋巴结转移和复发更为常见[52]。这一论断得到了近期文献的支持[53]。然而，其他研究表明，FNMTC患者预后良好，无病和总体死亡率结果与散发性PTC患者相似[46-47]。所观察到的临床表现和结果变异的潜在病因尚不清楚，但可能与受影响家族中疾病的特定基因突变有关。

29.5.2　FNMTC的遗传特征

高外显率常染色体显性遗传FNMTC的遗传病变仍然是研究的焦点和激烈争议的领域。在考虑FNMTC的遗传原因时，关键是要记住FNMTC是一种罕见的疾病。假设FNMTC占PTC的5%，PTC在美国的发病率为每10万人13.1例，则估计普通人群中致病等位基因的患病率约为每30万人1例[54]。迄今为止，已发现了3种与FNMTC相关的特异性致病突变。

2015年，Gara及其同事[49]报道了透明质酸结合蛋白2（HABP2）中的G534E突变在一个大的FNMTC家族中导致了高外显率的常染色体显性甲状腺癌。该突变是使用全外显子组测序方法鉴定的，该方法提供了人类基因组中几乎每个基因的测序数据。然而，由于HABP2$_{G534E}$多态性存在于1%～5%的欧洲血统个体中，这一发现受到了密切关注，使得这种多态性不太可能导致一种罕见但高外显率的疾病[54]。尽管一项研究确实发现HABP2$_{G534E}$突变在FNMTC家族中很常见，但在其他几个人群中的多项后续研究没有发现与HABP2$_{G534E}$相关。此外，对Gara等人报道的测序数据进行了重新分析。总之，这些数据表明HABP2$_{G534E}$不太可能引起FNMTC。

Pereira等通过研究在巴西近亲中发现了与FNMTC相关的FOXE1$_{A248G}$突变[51]。然而，该研究仅对FOXE1基因进行了测序，因此不能鉴定其他潜在的致病突变。FOXE1$_{A248G}$变异体是有吸引力的，因为FOXE1增强子SNP（如rs965513）与发生散发性甲状腺癌的风险升高有关。体外试验表明，FOXE1$_{A248G}$的表达增加了细胞增殖、细胞迁移和WNT5a癌基因[51]的表达，但FOXE1$_{A248G}$杂合性的体内效应仍有待确定。此外，FOXE1$_{A248G}$是一种相对常见的变异体，其等位基因频率为每千人5.3个[64]，这与预测的FNMTC患病率不一致。因此，在FOXE1$_{A248G}$与FNMTC明确相关之前，还需要进一步的工作。

与上面讨论的两种相对常见的突变相反，Tomsic等在丝氨酸/精氨酸重复基质2（SRRM2）中发现了一种罕见的S346F突变体，该突变体存在于一个有4个患者的小家族中[50]。该突变的估计患病率为每10 000人中有6例[64]，这与FNMTC的估计患病率一致。有趣的是，SRRM2$_{S346F}$突变在138个其他FNMTC家族或1 404例对照患者中未被发现，但在1 170例散发性甲状腺癌患者中发现有7例。此外，体内RNAseq实验表明，与未受影响的家族成员相比，SRRM2$_{S346F}$杂合性导致受影响患者的白细胞中mRNA剪接发生改变[58]。总之，这些数据表明SRRM2$_{S346F}$可能代表某些FNMTC病例中的致病突变，尽管该突变引起甲状腺病理的确切机制仍有待研究。

FNMTC家系筛查

目前，美国预防服务工作组（USPSTF）不建议对无症状个体进行甲状腺癌筛查，并指出该建议不适用于甲状腺癌高危人群，包括一级亲属中有甲状腺癌家族史的患者[65]。遗憾的是，USPSTF没有为筛查有甲状腺癌家族史的个体提供任何正式的建议。到目前为止，最大的（也是唯一的前瞻性）研究是检查美国FNMTC甲状腺癌筛查，涉及15个家庭，共174人[66]。总体而言，80%的受影响家庭成员有一个或多个兄弟姐妹也被诊断患有甲状腺癌，筛查家庭成员中甲状腺癌的总发病率为19.7%。此外，与以人群为基础的对照组相比，患者倾向于在更年轻的年龄患上甲状腺癌。该研究中最年轻的患者在18岁时被确诊。受影响家庭中的高危成员患良性甲状腺结节的概率也很高，总体上有44%的患者患有良性甲状腺结节。基于这些结果，研究人员建议对10岁及以上的FNMTC患者的高危一级亲属进行超声筛查，包括先证者（首发病例）之前的一代。

对FNMTC家族的类似研究发现，良性甲状腺结节占50%～52%，病理确诊的恶性结节占5.5%～10%。这些研究中诊断的大多数恶性肿瘤<2 cm，这可能是研究队列中加强筛查的结果。然而，Uchino等[67]发现多灶性甲状腺癌和淋巴结转移在FNMTC患者中很常见。这些发现，结合FNMTC可能比散发性PTC更具侵袭性的其他观察结果，使一些研究者假定早期诊断可改善该患者人群的预后[52]。因此，筛查

FNMTC家族中的高危患者可能是有益的。考虑到FNMTC通常比散发性甲状腺癌在更年轻时被诊断出来，并且FNMTC倾向于表现出一定程度的预期，即连续几代人在逐渐更年轻的年龄发病，因此在年轻的时候就开始进行超声筛查是合理的。我们建议FNMTC家族中受影响患者的所有一级亲属从10岁开始至少每两年进行一次甲状腺超声检查。应根据ATA指南对甲状腺结节进行评估[68]。重要的是，经病理证实的良性结节患者仍应被视为受影响，并应每年进行超声检查，以评估新的病理变化。

29.5.3　FNMTC中甲状腺癌的临床管理

由于疾病的不同表现和临床过程，FNMTC引起的甲状腺癌的处理一直是一个存在重大争议的领域。几项研究指出，在FNMTC的背景下，甲状腺癌往往表现出不良特征，包括诊断时年龄较小、多灶性、包膜外侵犯、肿瘤体积较大和颈部淋巴结转移[53,67,69-74]。此外，一些研究团队发现FNMTC与散发性甲状腺癌相比，无病生存率和在某些情况下的总生存率降低[69,72-73]，尽管其研究人员发现家族性和散发性甲状腺癌之间的临床结果是相似的[46,70,75]。

鉴于大多数数据表明FNMTC是一种比散发性甲状腺癌更具侵袭性的疾病，许多研究者认为应采用更积极的手术方法治疗FNMTC[53,71,76-77]。不幸的是，许多论文并没有准确地定义更积极的方法需要什么。Lei等描述了对任何原发肿瘤＞1 cm或更小的肿瘤但表现出局部浸润（如包膜外浸润或局部浸润）的FNMTC患者中进行选择性中央区颈淋巴结清扫术。此外，对任何表现出颈部淋巴结肿大或可疑肿大的患者进行侧颈部淋巴结清扫术。在这项研究中，与接受ATA指南推荐的常规手术治疗的患者相比，接受积极手术的患者的无病生存率有所提高[71]。值得注意的是，该研究将FNMTC归类为存在于3个一级亲属中的疾病（与2个一级亲属中疾病的标准临床定义相比）。这一分类很重要，因为与仅有2个受影响个体的FNMTC相比，3个亲属的疾病与更具侵袭性的临床特征相关[69]。根据这些观察结果，建议在另外2个一级亲属中有家族史的FNMTC患者应接受甲状腺全切除术或甲状腺近全切除术，并对临床N0甲状腺癌进行选择性双侧中央区颈部淋巴结清扫术[76]。对于任何出现N1甲状腺癌或可疑侧颈部淋巴结肿大的患者，应包括至少包括Ⅱ区至Ⅳ区的侧颈部淋巴结清扫术。仅有1个一级亲属患病的患者可根据ATA指南进行治疗。目前尚无对高危FNMTC患者进行预防性甲状腺切除术的指征。

29.6　结论

与其他恶性肿瘤相比，甲状腺癌具有高度遗传性，因此患者的一级亲属患该病的风险显著增加。在已知的癌症易感综合征背景下，家族性甲状腺癌可能表现为与明确的遗传多态性相关的散发性甲状腺癌，或表现为FNMTC。在FNMTC家族中，与散发性甲状腺癌患者相比，受影响的患者通常在更年轻的年龄出现更具侵袭性的甲状腺癌。因此，对于FNMTC家族，需要对任何已确定的恶性肿瘤进行常规超声筛查和积极治疗。

（译者：唐腾龙　戴媚）

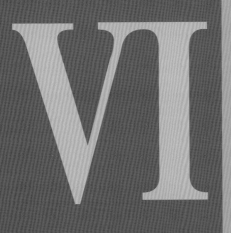

第四部分

甲状腺手术的技巧及特殊注意事项

VI

第30章　微创腔镜辅助甲状腺切除术（MIVAT）

Miccoli Paolo, Papini Piermarco, Gabriele Materazzi

关键要点

- MIVAT是一种使用外部牵拉而无须充气的腔镜手术。
- MIVAT具有严格的适应证，仅10%～30%的患者适合选择MIVAT。
- 使用MIVAT治疗甲状腺恶性肿瘤仍然存在争议。
- 低危乳头状癌可能是MIVAT的最佳适应证。
- 所有MIVAT手术患者在术前都应行颈部超声、抽血化验、血清降钙素与喉镜检查。
- MIVAT也适合作为门诊手术。

30.1　病例展示

女性，19岁，行颈部超声检查时发现甲状腺右叶一小结节，大小约7 mm×9 mm×6 mm。超声表现为形态不规则、边界不清、血供丰富的低回声结节，未探及明显异常的淋巴结。患者进一步行细针穿刺活检（FNAB），细胞学报告为甲状腺乳头状癌（PTC）。我们根据现行指南向患者推荐了MIVAT下右侧甲状腺腺叶切除术，并取得了患者的同意。术后病理结果证实右侧腺叶内直径9 mm的滤泡亚型PTC，未累及甲状腺包膜。

思考

- 是否可以在腔镜下行甲状腺全部切除术？
- 二次手术是MIVAT的禁忌证吗？

30.2　背景

最早提出的减轻颈部手术损伤的手术是腔镜和腔镜辅助下的甲状旁腺切除术。由于甲状旁腺肿瘤大多是良性的，且体积小，因此适合微创手术治疗。此后，腔镜技术被证明也适用于切除含有小结节的甲状腺。然而，也有人担心腔镜手术中，颈部充气可能会产生不良影响。MIVAT最初是在1998年提出的，其特点是使用外部牵引来代替充气。在过去的8年里，意大利比萨大学甲状腺外科已经对2 500多名患者实施了这种甲状腺手术方法。对比后发现，手术效果和手术时间均与标准的开放手术相当。把握手术适应证是最重要的，因为MIVAT并不是所有患者的首选，只有10%～30%的病例最终符合MIVAT的标准，具体如下。

30.3　术前评估及麻醉

MIVAT的适应证：

- 多结节性甲状腺肿（甲状腺体积＜25 mL，最大结节直径＜3 cm）。
- 低危甲状腺乳头状癌。
- Graves病。
- 小的滤泡性/嗜酸细胞腺瘤。
- RET基因突变携带者（家族性甲状腺髓样癌）。

MIVAT的禁忌证：

- 绝对禁忌证。
  - 既往颈部手术史。
  - 急性甲状腺炎。
  - 转移癌（Ⅱ～Ⅵ区）。
  - 局部晚期甲状腺癌。
  - 散发性甲状腺髓样癌。
- 相对禁忌证。
  - 既往颈部放疗史。
  - 颈部过短的肥胖患者。
  - 慢性甲状腺炎。

主要的限制标准是术前超声测量的结节和腺体的大小。术前超声对评估甲状腺炎的存在也有一定参考价值，因为甲状腺炎可能会使解剖变得更加困难。对于超声诊断为甲状腺炎的可疑病例，应检测血清自身抗体。无论采用何种方法，如果诊断为甲状腺炎，都被认为是MIVAT的禁忌证。

思考

在需要中转传统开放手术的情况下，是否有需要另选新的切口？

关于MIVAT的适应证，最具争议的方面之一是它用于治疗甲状腺恶性肿瘤。虽然"低危"乳头状癌是MIVAT的理想适应证，但在对患者的选择时必须考虑到潜在的区域转移性淋巴结病变。全甲状腺切除术在技术上是可以通过腔镜辅助手术实现的，但在处理转移性淋巴结或有甲状腺外扩散的甲状腺癌时应谨慎。在这些情况下，腔镜手术可能难以做到彻底清扫淋巴结或者完全切除肿瘤组织（侵犯气管或食道）。因此，对于筛查适合腔镜辅助手术的患者

而言，术前超声至关重要。

　　MIVAT一般在全身麻醉下进行，但也可以使用区域性麻醉（双侧颈深部神经阻滞）。

　　甲状腺功能亢进症患者应在手术术前调整甲功至正常范围，以防止甲状腺危象的发生。择期手术术前应与患者充分沟通，并获得知情同意，特别是要强调术中因各种原因转为开放手术的可能。无法识别的局部晚期癌症、粘连导致的腔镜下解剖困难或术中出血等情况需要中转为开放手术。

　　与所有的甲状腺手术一样，接受MIVAT的患者强烈推荐常规的术前喉镜检查，以识别术前无症状的声带麻痹。

30.4　手术技巧

　　手术大致可分为如下5步：

▶ 第一步：在直视下完成手术切口及入路的准备。

▶ 第二步：解剖分离甲状腺血管（甲状腺中静脉和上极血管）。

▶ 第三步：喉返神经及甲状旁腺的识别保护。

▶ 第四步：直视下切除甲状腺腺叶。

▶ 第五步：缝合切口。

30.4.1　手术区域的准备

　　患者在全麻状态下，仰卧位，避免颈部过伸，以最大限度地扩大手术空间，同时将降低对颈椎的损伤。这种创伤是术后颈部疼痛的诱因，特别是在既往患有颈椎僵硬的老年患者中。

　　在颈前正中胸骨切迹上方约2 cm处开一长约1.5 cm的横行切口（▶图30.1）。仔细切开皮下脂肪与颈阔肌，白线处

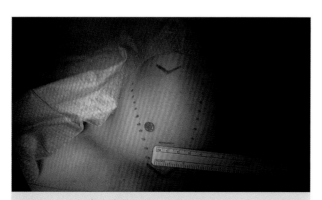

图30.1　在部中央胸骨切迹上方约2 cm处行1.5 cm水平皮肤切口

分离带状肌避免不必要的出血，切开中线不超过2 cm，这已经足够腔镜器械放置和进入手术区域。使用单极进行切割操作时应在其前端加保护套，以防止灼伤周围皮肤，用两个小号甲状腺拉钩协助暴露术野（▶图30.2）。

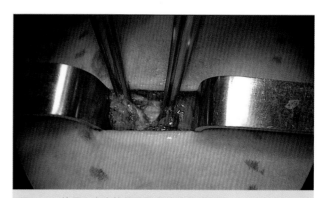

图30.2　使用两个小拉钩暴露白线的最佳视野

> **思考**
>
> 能不能在没有先进的能量设备的情况下进行这种操作？

　　通过利用小号甲状腺拉钩轻牵拉显露，钝性分离甲状腺和带状肌，当两者完全分离后换用稍大的甲状腺拉钩，一个牵开甲状腺腺叶，另一个牵拉颈外侧结构（如颈动脉：须在直视下牵开）。内侧的拉钩应钩住腺叶，当暴露正确时，在腔镜下是看不到腺叶的，这样可以直达腔镜过程中所有重要结构的手术野就建立完成了（▶图30.3）。接下来，通过颈部切口引入一个30° 5 mm的腔镜，后续操作均在腔镜下完成，直到甲状腺腺叶被提出切口外。气管食管沟区域的操作完全在腔镜下由精细器械完成，如直径2 mm的刮匙、钳子、刮吸器和剪刀等（▶图30.4）。

30.4.2　甲状腺主要血管的分离

　　大多数血管的处理均会用到超声刀或等离子刀等高级

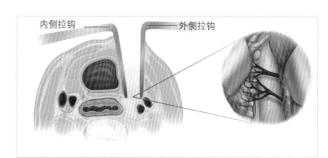

图30.3　内侧拉钩基本上起着开放手术中一助手的作用。然后手术空间将被建立，并且提供腔镜下暴露所有关键结构的完美视野（转载已得到Terris D, Duke W, ed的许可。Thyroid and Parathyroid Diseases: Medical and Surgical Management. 2nd Edition. Thieme; 2016.）

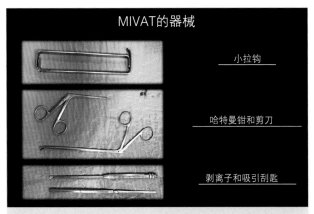

图30.4 MIVAT的器械

能量设备，如果血管靠近喉返神经，则应使用小血管夹止血。

首先结扎甲状腺中静脉和颈内静脉与甲状腺包膜之间的小桥静脉。此入路通过更好地显露气管食管沟，在颈动脉和甲状腺之间提供了更大的手术空间。在这一步骤中，使用30°腔镜，镜头斜面向尾部，与甲状腺和气管垂直，上极就显露出来了。

此时，腔镜必须颠倒过来，面对头颅，屏幕顶部显示上极血管。将腔镜镜头完全反转180°向上，使之与甲状腺腺叶及气管平行，更好地暴露甲状腺上极动静脉。

上极需要通过将甲状腺向下向内侧轻轻拉拽而显露出来。同时，将颈部血管向外侧牵拉，以便为引入能源器械提供合适的空间。喉上神经的外支在大多数情况下都很容易辨认（▶图30.5），为了防止对喉上神经的热损伤，超声刀的非功能头应面向喉肌（▶图30.6）。

30.4.3 局部重要结构的识别：喉返神经和甲状旁腺

向中间牵拉提起甲状腺叶后，用刮匙打开其被膜，在

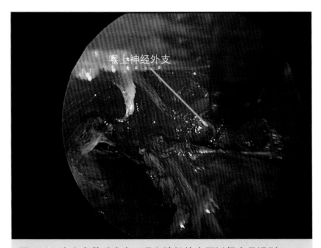

图30.5 在大多数手术中，喉上神经外支可以很容易识别

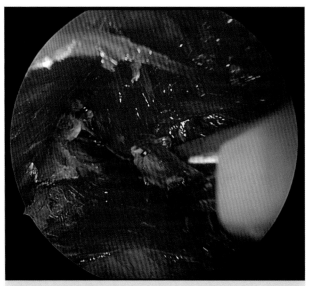

图30.6 上极血管可以根据血管的直径和/或解剖结构整块或者分支用能量器械切断

这个过程中通常可以观察到喉返神经，走行于Zuckerkandl结节后方的气管食管沟内。腔镜下因其放大效果，两个甲状旁腺通常都很容易找到，通过选择性结扎甲状腺下动脉的分支来保存其血管供应。在分离这些小血管时，用3 mm钛夹止血，以避免损伤返神经（▶图30.7）。

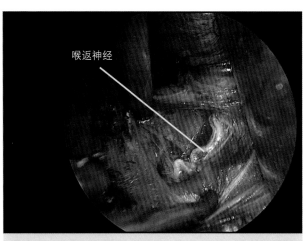

图30.7 暴露喉返神经

通过这种方式，将喉返神经和甲状旁腺自甲状腺剥离，必须解剖神经，且要仔细追踪，直到它在Berry韧带水平入喉。为了避免甲状腺腺体提出皮肤切口外时对神经造成牵引性损伤，这种追踪是至关重要的（见下一步）。如上所述，在介入的这一阶段，腔镜将始终朝向尾部，略微偏向内侧。就甲状旁腺而言，其典型的形状和颜色有助于识别它们，而腔镜的可视化大大增强了它们的识别。一旦确定，甲状旁腺可以被轻轻地解剖并小心地从甲状腺上移开，以避免在腺叶松解和提出过程中对其血管蒂造成损害。

思考

传统甲状腺手术和MIVAT有相同的并发症吗？

可。如果外科医师从较大侧的腺叶开始手术，对侧的腺叶手术时间将缩短，因为一侧叶的切除使手术空间更大，解剖变得更容易、更快。

30.4.4 将甲状腺腺叶提出切口外及腺叶切除完成

移除腔镜和拉钩器械后外科医师应使用传统的钳子小心地牵拉腺体的上部，具体地说，使用传统钳子抓住解剖过的甲状腺叶的上极，然后沿着其长轴旋转整个甲状腺叶轻轻外提，使腺体完全暴露在切口外（▶图30.8）。

30.4.5 切口缝合

无须放置引流管，缝合一针使带状肌肉合拢，颈阔肌用可吸收线连续缝合，皮肤通常用纤维蛋白胶封闭（▶图30.9）。

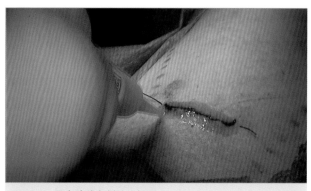

图30.9 用皮肤黏合剂关闭切口

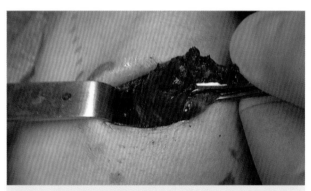

图30.8 轻轻牵引，将腺体完全牵至切口外

在直视下按开放手术进行接下来的步骤，通过结扎小血管并解剖Berry韧带，将腺叶从气管上分离出来。此时再次检查喉返神经非常重要，以免在最后一步前损伤喉返神经。然后从气管上分离出峡部并切断，在完全暴露气管后，最后用传统的开放手术的方式切除腺叶。

到目前为止，单侧甲状腺切除术已完成，如果需要进一步行全甲状腺切除术，只需在对侧重复相同的步骤即

30.5 结论

MIVAT是一种腔镜手术，利用外部牵拉而不需要充气。MIVAT并不适用于所有的甲状腺肿瘤患者。使用MIVAT技术治疗甲状腺恶性肿瘤仍然存在争议，然而，低危乳头状癌可能是MIVAT的理想适应证。

（译者：刘洋 戴媚）

第31章 喉上神经的外科解剖

Marcin Barczyński

关键要点

- 喉上神经外支（EBSLN）解剖位置紧邻甲状腺上极血管束，在解剖上极血管时约1/3患者的神经可能受损伤。
- 甲状腺术后喉上神经损伤出现的概率常被低估。
- 与术中主动解剖喉返神经相反，多数外科医师在手术中更趋向于避开而不是常规显露和识别喉上神经。
- 全面了解喉上神经及其解剖变异对避免术中神经损伤至关重要。
- 胸骨甲状肌的喉端是喉上神经外支沿咽下缩肌下行至环甲肌（CTM）的重要标志。
- 环甲肌刺激和声门肌电图（EMG）记录都是术中神经监测的方法，推荐用于甲状腺手术。
- 建议在甲状腺上极血管组织（负刺激）和胸骨甲状腺肌喉端区域（正刺激）之间连接刺激器探头，以确定喉上神经的位置。
- 神经刺激可以通过可见的环甲肌抽动来帮助识别喉上神经。
- 目前，对于近80%的使用标准EMG气管导管的病例，以及所有使用带有前表面电极的专用EMG气管导管的患者，EMG的活动都可以被量化。

31.1 病例展示

女性患者，31岁，无喉部外伤史，发现音调发生了变化。初诊医师发现患者环状软骨右侧的外上方有一个2.0 cm的肿块。

思考

所有嗓音改变的患者都应该常规进行喉部检查吗？

随后，她被转到耳鼻喉科医师进行了电子喉镜检查，显示声带运动正常。颈部超声示甲状腺锥状叶内17 mm低回声结节，微钙化，边界不规则，怀疑恶性肿瘤，并向右侧环甲肌侵犯。体格检查无淋巴结增大、患者无甲状腺恶性肿瘤家族史、既往无辐射暴露史。由于超声可疑恶性，遂进一步行细针穿刺活检（FNAB），细胞学诊断为甲状腺乳头状癌（PTC），Bethesda Ⅵ。

思考

在声带运动正常的情况下，对于嗓音改变并怀疑恶性肿瘤有甲状腺外侵犯的患者，是否应该进行横断面成像（例如颈部CT扫描）？

1周后，患者行甲状腺全切除术，术中监测神经，无异常。在手术中，RLN和喉上神经外支均被识别并被保留功能。

思考

术前嗓音改变的患者是否都必须进行术中神经监测？

术中证实甲状腺外侵润，右侧环甲肌少量浸润，将肿瘤从肌肉上切除。最终病理证实直径17 mm经典型PTC，病变侵犯至甲状腺包膜（pT1bNxMx R1）。患者接受了辅助放射性碘治疗，并行左甲状腺素抑制。术后2个月内声音恢复正常。在5年的随访中，没有复发或远处转移的迹象。

31.2 背景

自Kocher首创以来，甲状腺切除术的手术技术几乎没有改变。甲状腺手术后最常见的并发症是甲状旁腺功能减退和喉返神经损伤[1]。然而，处理甲状腺上血管时，喉上神经外支可发生损伤。这种损伤会导致环甲肌麻痹，影响高音的产生并改变声音的基本频率。这对女性患者和从事相关专业工作的患者来说是很大的问题。喉上神经麻痹的影响可能很小，且在术后常规喉镜检查中可能很难被发现。为了确认诊断，动态频闪喉镜和CTM肌电图是有效的检测方式[2]。近年来，术中神经监测（IONM）已作为术中喉返神经识别的金标准被广泛接受，该技术既可用于识别RLN也可用来识别EBSLN[3-4]。与RLN监测相比，EBSLN监测基于刺激EBSLN时的两种不同反应：环甲肌收缩的评估（所有患者都存在）和声带去极化的肌电图声门反应。在使用标准气管内肌电图导管时，发现70%～80%的患者有肌电图声门反应。然而，在所有使用带有额外且位置更近的前表电极的专用肌电导管的患者中，均可识别到EBSLN刺激后的肌电图反应[5]。掌握EBSLN的外科解剖知识，结合上述IONM技术，将改善EBSLN的预后和功能保护。

思考

在甲状腺切除术中如何更好地保护声音？

31.3 喉上神经的解剖

喉上神经（SLN）是迷走神经离开颅底后的一级分支之一，它通常起源于C2水平的结神经节处的迷走神经，距颈动脉分叉约4 cm[6]。向尾侧走行约1.5 cm，SLN分为内支和外支（EBSLN）[7]。EBSLN在颈动脉鞘后方下行，然后横行到达喉部。在走行过程中，EBSLN通常位于甲状腺上动脉的背侧和咽下收缩肌的浅表。它向下并向内侧移动，支配环状软骨下部前外侧的CTM。

Moosman和De Weese解剖200例尸体后发现喉上神经外支在胸骨甲状肌-喉三角内向喉部走行（Joll空间；图片见附录）。这个胸骨甲状肌-喉三角在内界为下咽缩肌和环甲肌，前界为胸骨甲状腺肌，外界为向外侧牵拉的甲状腺上极[7]。EBSLN在下咽缩肌上沿喉外侧表面下行后，通常在环状肌水平分叉成两个分支，分别进入环甲肌水平束和垂直束（▶图31.1）。EBSLN通常宽约0.8 mm，总长度为8～8.9 cm[8-9]。

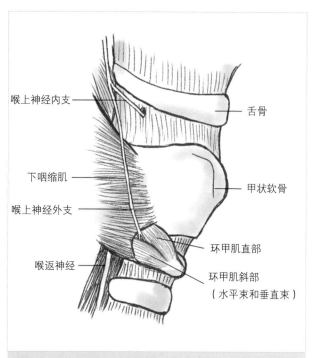

图31.1 喉上神经外支（EBSLN）下行至喉，支配环甲肌两腹

图中标注（从上到下）：
喉上神经内支
下咽缩肌
喉上神经外支
喉返神经
舌骨
甲状软骨
环甲肌直部
环甲肌斜部（水平束和垂直束）

Wu等用Sihler神经染色技术处理了27个人类半喉标本，44%的标本发现有神经从CTM的内侧面穿出，进入喉部，穿过环甲膜，进入同侧甲杓肌的前1/3[10]。Nasri等在犬类模型中发现了类似的观察结果，他们发现42.9%的受试者通过EBSLN交叉支配甲杓肌，他们用电刺激EBSLN后记录甲杓肌EMG的方式证实了这个发现[11]。在一项对90个人体显微解剖标本的研究中，Maranillo等发现，除支配CTM外，在68%的标本中，EBSLN继续延伸穿过环甲膜，支配甲状腺前肌区[12]。Martin-Oviedo等使用显微解剖技术对103例尸体喉部进行了研究，探究喉外侧神经与RLN之间是否存在联系。结果发现，85%的病例（双侧44%，单侧41%）发现了交通神经[13]。Masuoka等最近研究了在70例甲状腺叶切除术中，喉返神经对CTM的功能性神经支配的发生率。他通过肉眼观察环甲肌的抽动和插入CTM的针状电极的肌电监

测，来评估刺激单侧迷走神经和喉返神经后的反应。刺激RLN时，39%的患者既有可见的CTM收缩也有清晰的肌电图反应（＞300 μV），两种反应存在其一的占34%，27%的患者两种反应都不出现[10-15]。对EBSLN刺激过程中，使用现有的标准监测技术，并不能在所有患者中都有明确的波形[15-17]。而使用带有额外前表面电极的专用气管插管则能量化所有的的EBSLN肌电活动[5]。

31.4 肉眼识别EBSLN

EBSLN具有重要的外科意义，因为它与甲状腺上极血管有密切的解剖关系。通常EBSLN向内侧延伸至喉部位置远高于甲状腺上级，在包膜剥离和单独结扎甲状腺上血管分支的过程中，手术损伤的风险很小。然而，甲状腺上极区域的神经末梢的有一定的变异性。对于那些合并较大的甲状腺肿、肿瘤位于甲状腺上极或短颈患者，神经和甲状腺上极血管之间的解剖关系可能更加紧密，使EBSLN特别容易受到意外伤害[18-19]。

> **思考**
>
> 您是否建议所有患者在甲状腺切除术中使用术中神经监测？

超过98%的喉上神经外支在手术中可以被经验丰富的甲状腺外科医师肉眼识别[20]。Pagedar和Freeman回顾了112例甲状腺切除术后患者，共解剖了178个甲状腺上极，发现在没有神经刺激的情况下识别率为98.3%[20]。但对于经验较少的外科医师来说，肉眼识别EBSLN比较困难，特别是在复杂的病例中[15]。Hurtado-López等在一项包含240个甲状腺上极的前瞻性研究中报告，使用IONM可以识别97.5%的EBSLN，而肉眼识别率只有79.1%[21]。在一项基于56项研究（n=13 444个半喉）的系统回顾和Meta分析中，Cheruiyot等发现，与肉眼识别EBSLN相比，术中使用神经监测对EBSLN的识别率更高（分别为95.9%和76.56%）[22]。另外，在大约20%的患者中，神经位于下咽缩肌的筋膜深处，除非解剖到肌肉内否则根本肉眼无法识别[23]。在其余80%的患者中，神经位于下咽缩肌筋膜的浅层能够被观察到。而在术中神经监测刺激下，所有的EBSLN都能够被刺激和识别。在术中神经监测刺激下，所有的EBSLN都应该能够被刺激和识别，即使是那些位于筋膜下而不能直视的EBSLN[24-26]。

31.5 EBSLN外科分型

对于EBSLN解剖变异的外科分型方法很少。最被广泛认可的是Cernea等在1992年提出的、基于甲状腺手术中神

经损伤的潜在风险[2,18-19]。它根据EBSLN与甲状腺上极血管和腺体上极上缘的关系对喉上神经外支进行了分型（►图31.2）。

31.5.1　Cernea EBSLN分型标准

* 1型：神经与甲状腺上血管的交叉点，距离甲状腺上极上缘>1 cm，该型在68%的小甲状腺肿和23%的大甲状腺肿中出现。
* 2a型：神经与甲状腺上血管的交叉点，距离甲状腺上极上缘不到1 cm，该型在18%的小甲状腺肿和15%的大甲状腺肿患者中出现。
* 2b型：神经与甲状腺上血管的交叉点位于甲状腺上极上缘以下，该型在14%的小甲状腺肿和54%的大甲状腺肿患者中出现。

2a和2b型由于走行较低，在剥离和结扎甲状腺上极血管时特别容易损伤[2,18]。多数对EBSLN解剖学研究都是在西方国家进行的，因此，它们在应用于其他地区人口特征

上可能有一些限制，特别是对亚洲患者。Hwang等在首尔的50例成年韩国患者的甲状腺手术中研究了92个EBSLN。他们发现，92条神经中有15条（16.3%）出现1型EBSLN，52条（56.5%）出现2a型EBSLN，25条（27.2%）出现2b型EBSLN。2a和2b型患者有更高的损伤风险，而这两种类型的患者与以前的西方研究相比更常见（83.7%）。他们还发现，35.9%的EBSLN远端附着点位于环状软骨中心1 cm以内[26]。

1998年，Kierner等发表了一个类似Cernea系统的分型，增加了第4型位于甲状腺上极背侧的EBSLN，在他们的解剖研究中有13%属这类，被认为更难肉眼识别（►图31.3）[28]。

31.5.2　Kierner EBSLN分型标准

* 类型1：神经与甲状腺上血管的交叉点，距离甲状腺上极上缘>1 cm。
* 类型2：神经与甲状腺上血管的交叉点，距离甲状腺上极上缘<1 cm。

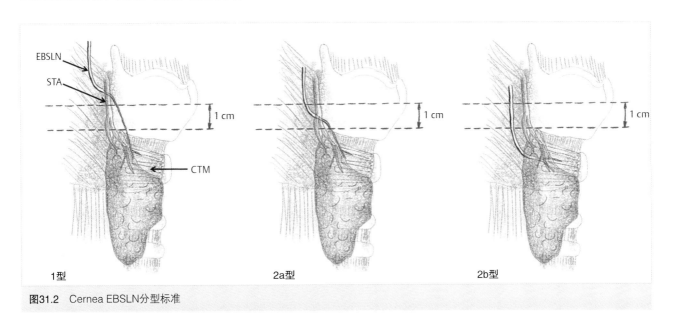

图31.2　Cernea EBSLN分型标准

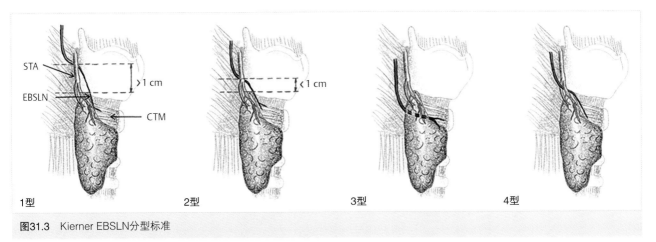

图31.3　Kierner EBSLN分型标准

- 类型3：神经与甲状腺上血管的交叉点位于甲状腺上极上缘以下。
- 类型4：神经在甲状腺上极背侧走行。

　　另一种EBSLN分型标准是由Friedman等提出的，根据EBSLN在穿入CTM之前的解剖进行分型[27]，Friedman的分型标准并不是要取代Cernea等提出的分型标准，而是作为一种互补的分型标准，用于术中神经的识别。Friedman等对EBSLN的主干在其末端分支之前的3种变异进行了描述（▶图31.4）。

31.5.3　Friedman EBSLN分型标准

- 类型1：神经全程走行于咽下缩肌的浅层或外侧，与甲状腺上血管一起下行，直至终止于CTM。
- 类型2：EBSLN在低位进入咽下缩肌。在这种情况下，它只受到下咽缩肌的部分保护。
- 类型3：神经全程深入咽下缩肌纤维内，在止于环甲肌之前全程被咽下缩肌覆盖。

　　2009年，Selvan等基于对35例患者的70根神经的前瞻性描述性解剖研究，提出了EBSLN的一种新的临床分型。研究中利用EMG记录环甲肌复合肌肉动作电位的方法识别EBSLN，并根据常规甲状腺手术中的临床变异对其进行分型[29]。该系统根据与神经甲状腺上极血管和环状软骨的位置关系对其进行了分型（▶图31.5）。

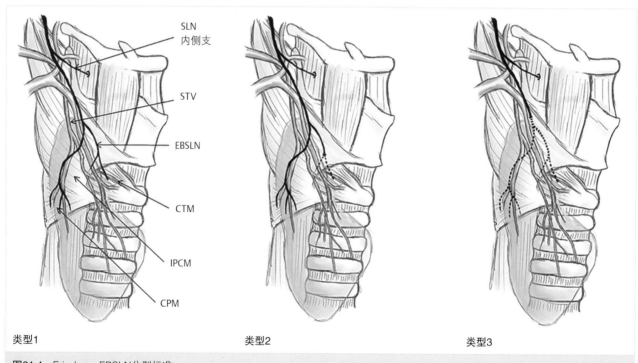

类型1　　　　类型2　　　　类型3

图31.4　Friedman EBSLN分型标准

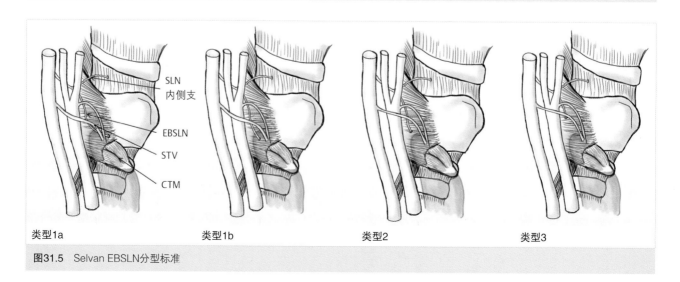

类型1a　　　类型1b　　　类型2　　　类型3

图31.5　Selvan EBSLN分型标准

31.5.4 Selvan EBSLN分型标准

- 1a型：神经位于上极血管进入腺体处周围<1 cm，走行于甲状腺上极血管前方或分支之间，距环状软骨<3 cm（存在于9%的患者）。
- 1b型：神经位于上极血管进入腺体处周围<1 cm，走行于血管后面，入喉点靠近环状软骨表面的CTM的前束（存在于3%的患者中）。
- 2型：神经位于上极血管进入腺体处周围1～3 cm，或距环状软骨3～5 cm（存在于68%的患者）。
- 3型：神经位于上极血管进入腺体处周围3～5 cm，或距环状软骨5 cm以上（存在于约20%的患者）。

31.6 术中EBSLN的辨认技巧

在甲状腺上极血管剥离和结扎过程中，一些技巧可减少神经损伤的风险。包括：紧靠甲状腺包膜直视下结扎甲状腺上极血管的各个分支而不是尝试肉眼识别神经；在结扎甲状腺上极血管之前肉眼识别神经；使用神经刺激器或术中神经监测来定位和证实EBSLN的识别[2,4,15,18,32-39]。

外科医师应采用精细化解剖技术来处理甲状腺上极处，以保护EBSLN和CTM。钝性分离甲状腺上极与CTM之间的无血管间隙，以充分暴露EBSLN走行的胸骨甲状肌-喉三角（▶图31.6）。多数情况下，正常大小的腺体或仅轻微增大的腺体，不需要横断带状肌。然而，在甲状腺明显肿大的情况下，或在短颈患者中，通过切断部分胸骨甲状腺肌可能更容易进入甲状腺上极区域。向下向外侧温和地牵引甲状腺有助于胸骨甲状肌-喉三角的良好显露。甲状腺上血

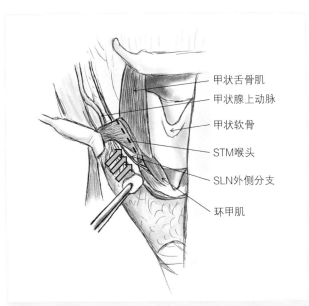

图31.6 刺激胸骨甲状肌喉附着点深面平行组织（虚线标记）可以识别喉上神经外支（EBSLN）

甲状舌骨肌
甲状腺上动脉
甲状软骨
STM喉头
SLN外侧分支
环甲肌

管应通过仔细钝性解剖分离，甲状腺上动脉的各个分支应在穿入甲状腺包膜的穿透点位置显露（▶图31.7）。值得强调的是，横断胸骨甲状肌的上缘，将甲状腺上极向外侧和尾部轻轻牵引后，紧接着钝性分离胸骨甲状肌-喉三角内侧的无血管区，将有助于显露EBSLN的显露，它通常随着甲状腺上动脉向下，走行于咽下缩肌的表面，终止于CTM内（▶图31.8）。

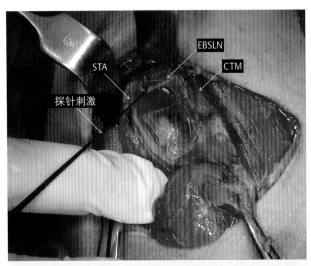

图31.7 右侧术中视野——肉眼识别的喉上神经外支（EBSLN）可以直接用探针刺激来确认

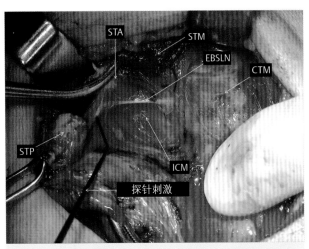

图31.8 右侧术中视野——逐步结扎甲状腺上动脉各分支时，不仅要肉眼判断喉上神经外支（EBSLN）保持其解剖学完整，而且要间断电刺激，观察环甲肌抽动，确保其功能性完整

与处理喉返神经相反，大多数外科医师在术中倾向于避开而不是常规暴露喉上神经。国际神经监测研究小组（INMSG）建议，所有患者都应该尝试肉眼识别EBSLN。此外，应用神经刺激技术，同时评估环甲肌（CTM）和声门气管内肌电监测，以确保在甲状腺切除术中保留EBSLN[4]。最近关于甲状腺切除术中EBSLN识别和神经监测的国际调查报告显示，术中对大多数患者使用基于环甲

肌抽动评估的IONM识别喉上神经外支的低手术量外科医师和高手术量（＞200台/年）外科医师占比分别为26.3%（5/19）和68.4%（39/57），P=0.004。对大多数患者使用基于声门气管内肌电监测评估的IONM进行术中喉上神经外支监测的低手术量外科医师和高手术量外科医师占比分别为15.8%（3/16）和61.4%（35/57），P＜0.001。42.1%（8/19）的低手术量外科医师和68.4%（39/57）的高手术量外科医师知道RBSLN监测指南声明[40]。

重要的是要记住，在使用基于能量的装置（EBD）封闭甲状腺上极血管时，对邻近结构包括EBSLN、RLN和甲状旁腺的侧支血管的医源性热损伤的风险很高[33]。因此，在使用能量设备之前，应该对EBSLN进行视觉识别或神经标测，以确保其存在于远离可能的热损伤的危险区域。

31.7 EBSLN的术中监测

根据相关经验和现有文献，INMSG提出了上极处理和EBSLN保护措施，涉及两种仅有神经监测/刺激才能使用的操作：

（1）阳性刺激：向头侧和外侧处理甲状腺上极血管时，应刺激EBSLN，同时观察CTM抽动或气管内肌电波形（如果有）。

（2）阴性刺激：在对甲状腺上极血管分离前对邻近组织的刺激应为EBSLN识别阴性，这意味着在这种刺激后没有CTM抽动或气管内肌电波形[4]。

这一理论得到了最近发表的几项研究的支持，这些研究证实，使用IONM可以提高EBSLN的识别率，并且降低了意外损伤率[38-39]。通过这一系列的刺激动作，确认上极处理的组织中无EBSLN。因此，为防止在处理上极时部分EBSLN被钳夹，探针应放在周围组织和环甲肌之间[4]。通过用探针直接刺激EBSLN（如果能看到），可以再次确认肉眼识别的EBSLN无误（▶图31.7和▶图31.8）。为便于定位，建议刺激胸骨甲状肌甲状头水平以下的组织，此处常被当作EBSLN进入CTM前识别它最可靠的标志点（▶图31.6）[25]。通过观察CTM的收缩（"CTM抽搐"）来确认神经的位置，还可观察仪器的声音反馈和显示的波形。首先CTM需明确定位。在所有甲状腺和甲状旁腺手术中，只要正确定位喉的基本解剖结构，它的抽动是明确无误的，很容易识别（视频31.1）。完成甲状腺上极解剖后，可通过电刺激和CTM抽动反应阳性证明神经的功能完整性[25]。

与RLN监测相反，EBSLN监测是基于刺激EBSLN后的两个不同的结果指标：评估环甲肌抽动（在所有患者中存在）和记录的肌电图反应（在70%～80%的患者中存在）。由于神经的交通支可能干扰，因此后者在刺激EBSLN后出

现的结果指标变化更大。该神经代表EBSLN的延伸，分支到CTM的两个头并延伸到喉部，以支配同侧声带的前半部分。这种去极化被声门表面气管插管电极测量。高达85%的解剖研究都描述了人的交通神经[12,41-42]。然而，利用一种新型的带表面电极的气管内管，可以在所有的病例中记录到可量化的EBSLN肌电活动[5]。

31.8 EBSLN损伤的发生率

由于数据限制和不同的研究方法，很难评估EBSLN损伤的实际发生率。术后症状和术后喉镜检查的多变性，诊断EBSLN损伤的唯一可靠方法是CTM EMG。据报道，损伤率为0～58%，因此，EBSLN术后损伤率是被低估的[43-48]。近年来，越来越多的神经刺激或IONM技术使神经识别和功能保护的比例大大提高[2,15,36,38-39,49]。Jansson等对26例术中未发现EBSLN的甲状腺切除术后患者进行了CTM检查，发现58%的患者为暂时性EBSLN损伤，3.8%的患者为永久性EBSLN损伤[43]。Cernea等发现，术中未发现EBSLN时，损伤的发生率为12%～28%，通过长期的EMG评估发现其中一些损伤是永久性的[2,18]。Bellantone等在一项随机研究中证明，准确地结扎甲状腺上血管的分支而不尝试显露神经是一种安全的技术，其EBSLN损伤的发生率与常规神经识别相似（暂时性损伤率为0.5%对0.8%），但这项研究没有对CTM进行EMG功能测试[30]。

31.9 EBSLN损伤的治疗

遗憾的是，一旦发生EBSLN损伤，没有真正有效的治疗方法可用。强烈建议进行强化语音治疗。如果麻痹是永久性的，那么对声乐专业人士，比如歌手来说，后果可能会很严重[50]。Hong等经过试验发现在这种情况下喉成形术可能有用[51]，但这种手术的结果还没有在任何前瞻性临床研究中得到验证。

31.10 监测SLN的内支

与EBSLN不同，喉上神经内支（IBSLN）是一种纯粹的感觉神经，支配咽部和声门上喉部。它通过甲状舌骨膜进入喉，与喉上血管一起运行。虽然不是直接在颈部内分泌手术领域，但在清扫咽后高位淋巴结或上颈椎水平的颈椎入路时可能损伤。基于人在全身麻醉下喉内收肌反射（LAR）仍然保留的这一发现，对这一神经分支的监测成为可能。LAR是一种原始的呼吸道保护性反射，可以防止吸入有害物体[52-53]。它的传入途径是通过IBSLN和迷走神经，传出纤维在RLN中运行，引起双侧声带内收。这种内

收可以通过肌电监测，但反应的潜伏期较长，约为22 ms。这种持续IONM技术只需要一个肌电气管插管。管电极既用于诱发反射（通过刺激喉黏膜），又在手术过程中连续记录双侧收缩反应。Sinclair等已经证明，声门上喉部是刺激的最佳部位，所有患者中都能引起强烈的双侧声带反应[54]。此外，研究人员使用这项技术连续监测了200多例患者，发现它能反应有关神经功能的实时信息，这是对传统间歇性喉返神经监测技术的补充。由于它导致双侧声带内收，因此有可能分别监测反射的传入和传出通路，并监测纯感觉性的IBSLN（通过刺激有IBSLN损伤风险的患侧的喉黏膜并记录对侧的声带内收）或RLN（通过刺激对侧的IBSLN并记录有RLN损伤风险的同侧的声带内收）。这项技术还在继续发展，有可能成为IONM设备监测RLN之外对纯感觉的IBSLN监测的有价值的补充。

31.11　结论

EBSLN是喉上神经的终末分支，与甲状腺上极血管束间有密切的解剖关系。在1/3的病例中，神经可能是2a型或2b型，在接近甚至低于甲状腺上极上缘的位置与甲状腺上级血管交叉。这种情况在大甲状腺肿、上极大肿瘤或短颈患者中常见，使甲状腺切除术中发生EBSLN损伤的风险增加。因此，最好分别结扎甲状腺上动脉和甲状腺上静脉的分支，尽量向尾端结扎。术中电刺激EBSLN加或不加神经监测均可提高甲状腺切除术肉眼识别率以及加强对神经和声音的功能的保护。

（译者：刘洋　温骁勇）

第32章 喉返神经的外科解剖与术中监测

Gianlorenzo Dionigi, Hui Sun, Henning Dralle

- 喉返神经的处理标准包括：①充分的神经解剖知识，②肉眼识别，③神经显露，④经验和训练，⑤术前和术后喉镜检查。
- 在甲状腺手术中肉眼识别喉返神经是金标准，而且已经被证实与喉返神经麻痹减少相关。
- 在大约1/4的手术中可以观察到非典型的喉返神经走行。
- 病理异常（即由甲状腺肿、甲状腺结节、淋巴结、瘢痕组织或放射引起的喉返神经扩张）和喉返神经解剖异常不仅加大手术难度，还增加了术后声带瘫痪的风险。
- 术前不能准确预测的喉返神经解剖结构，只能在术中探查，这是使用术中神经监测的主要原因之一。
- 术中对喉返神经解剖和功能的完整性进行验证是安全甲状腺手术的先决条件。

32.1 病例展示

女性患者，21岁，有症状，双侧多结节毒性甲状腺肿，以左侧为主，生化与Graves病一致，治疗18个月后复发。患者出现对类固醇治疗无效严重的Graves眼病和视力受损。患者计划接受甲状腺全切除术。术前电子喉镜检查显示双侧声带（VC）活动正常。在手术中，观察到左侧甲状腺叶增大。由于与带状肌严重粘连，未能识别左侧喉上神经外支（EBSLN）。IONM记录显示，在完成左侧手术后，左侧喉返神经已受到损伤（即牵引性损伤，1型节段性神经损伤；▶图32.1）。因此，手术终止并计划对右侧进行分期甲状腺切除术。

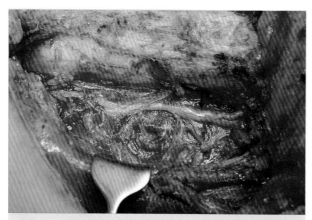

图32.1 术中发现左侧喉返神经损伤。喉返神经损伤非术者肉眼可见。只有EMG评估可以确认损伤。1型损伤（黑色箭头）是由于过度牵拉甲状腺在Berry韧带处引起的，它的特点是RLN上有一个信号中断点。从损伤点远端刺激RLN，肌电图信号是存在的。在病变部位近端刺激RLN时，肌电图信号缺失

患者术后顺利拔管，从手术后第一个晚上开始，患者诉声音嘶哑，吞咽困难。术后第1天行喉部检查结果为左侧声带麻痹。最终左侧叶病理示多灶性微小乳头状癌，BRAF V600E突变阳性。患者于术后第2天出院，并开始语言治疗。术后第13周，喉部检查显示左侧声带功能完全恢复。患者被安排进行右侧甲状腺切除术。在第二次手术中，在解剖过程中也观察到粘连。完成手术后，右侧喉返神经损伤（牵引性损伤，1型）。术后第1天的喉部检查结果显示右侧出现VC麻痹。术后第8周，喉部检查显示右声带功能恢复。

当术中第一侧肌电图（EMG）信号丧失应该如何调整手术策略？

随着IONM的使用普及，术中信号丢失（LOS）患者的手术策略可能需要重新考虑（框32.1）[1]。当出现真正的LOS时，如果可能，建议通过神经损伤点标测确定神经损伤的位置，然后考虑对侧手术的最佳时机[1-3]。

如果在手术中使用IONM，为什么仍然需要术前和术后喉镜检查（L1和L2）？

强烈建议术前喉镜检查IONM，因为既往存在的不完全喉返神经麻痹可能表现为正常刺激EMG[4]。L1是分离前刺激迷走神经（V1）以及喉返神经（R1）定位和识别的参考。IONM（I-IONM）和持续IONM（CIONM）仍在研究中，以改善神经刺激与手术前后声门功能的预后相关性[4]。

32.2 背景

喉返神经是迷走神经（VN）的一个分支，支配大部分

喉内肌[5-6]。喉返神经穿过颈部和纵隔，毗邻气管、食道、甲状腺和大血管[5-6]。与肌肉、喉、气管、血管和食道相比，喉返神经既细小又脆弱[7-8]。RLN往往对压迫、牵引、高温和癌症的侵袭相对不耐受[9-10]，而创伤，无论钝伤还是锐伤，都很容易损伤神经[11-12]。大多数喉返神经损伤是医源性的（▶表32.1），喉返神经损伤是甲状腺和甲状旁腺手术后主要的并发症[13]。本章旨在回顾喉返神经的外科解剖和监测，并探讨其损伤的机制、损伤的后果以及有助于避免手术并发症的预防性操作。

RLN的IONM可以使用到现在已经有一段时间了，但直到最近才广泛采用和研究。喉返神经的监测是基于甲杓肌提供的反馈。

嵌入在气管导管表面的电极与肌肉接触。不论是电极探针还是牵拉损伤或者损伤刺激RLN时，可以诱发出电活动的音频信号和图形显示。值得注意的是，目前还没有前瞻性随机试验证明，在甲状旁腺手术中，喉返神经的IONM可以增加或降低神经损伤率。原因有3个：首先，喉返神经损伤率很低；其次，最有可能研究这项技术并发表他们的发现的人是那些最不可能从它中受益的人（即大量的学术型外科医师）；最后，研究结果总是会有第二类错误的风险（存在差异，但由于样本量不足而无法辨别）。

目前的神经监测仪，使用I-IONM或CIONM，有助于RLN的识别和测绘神经解剖走行。I-IONM和CIONM都能够区分节段性LOS（类型）[1]和弥漫性LOS（类型）[2]。

I-IONM的使用允许在手术期间测试RLN的功能。神经的解剖完整并不意味着神经的功能被保留。

CIONM通过APS（Medtronic Inc.）刺激迷走神经间接刺激同侧RLN。并通过肌电的波幅和潜伏期实时监测喉返神经的电生理功能。

无论使用哪种类型的IONM，手术前的知情同意都是至关重要的。应向患者说明有关甲状腺手术及其后果和风险[3,14-16]。建议知情同意书包括以下信息：手术类型、手术目标、与不手术仅观察相比的风险和益处、使用IONM的可能性、分期甲状腺切除手术的必要性和可能出现的技术性IONM装置故障。

32.3 历史经验

虽然希波克拉底（Hippocratēs，约前460—前377）认识到声音嘶哑和吞咽困难，但直至公元100年的解剖学家

表32.1 用术中神经监测概括喉返神经损伤的机制。每种类型的喉返神经损伤有不同的临床恢复结果，并与不同的形态变化有关。牵拉损伤是最常见的损伤，与机械创伤或热损伤相比，具有恢复时间短、明确神经麻痹程度低、生理改变率低、组织学改变少等特点。神经损伤的不同取决于外科医师使用的定义和分类、采用的技术和设备，以及术后喉镜检查的时机

	Dionigi等[12]a	Liu等[7]b	Dionigi等[9]c	Chiang等[10]a	Snyder等[11]d
伤害类型伤害类型（总百分比、永久性百分比、暂时性百分比）					
牵拉	71, 1.4, 98.6	25	70	75, 0, 100	56, 14, 86
热损伤	17, 28, 72	25	30	–	–
压迫	4.2, 0, 100	–	–	–	8, 0, 100
钳夹	3.4, 50, 50	–	–	12.5, 0, 100	–
卡压	–	25	–	6.2, 0, 100	–
结扎	1.6, 0, 100	12.5	–	–	12, 0, 100
吸引损伤	1.4, 0, 100	–	–	–	–
截断	1.4, 100, 0	–	–	6.2, 100, 0	12, 100, 0
神经侵犯	–	–	–	–	–
不明原因	–	12.5	7	–	12, 0, 100
有损伤危险的神经数	6.093	1 273	201	173	666
受损率	281/6 093（4.6%）	49/1 273（3.8%）	14/201（6.9%）	16/173（9.2%）	25/666（3.75%）
永久性损伤	0.41	4/49（8%） 4/1 273（0.3%）	1/14（7%） 1/201（0.4%）	1/16（6.2%） 1/173（0.5%）	5/25（20%） 5/666（0.7%）
暂时性损伤	4.2	45/49（92%） 45/1 273（3.5%）	13/14（93%） 13/201（6.4%）	15/16（93%） 15/173（8.6%）	20/25（80%） 20/666（3%）
总量	281	49	14	16	25

a：Chiang等开展的研究阐明了常规开放甲状腺切除术中喉返神经损伤的发生率和机制
b：Liu等评估了在治疗性和预防性甲状腺癌中央区淋巴结清扫术中喉返神经损伤的发生率和机制
c：Dionigi等评估了腔镜辅助甲状腺切除术中喉返神经损伤的机制
d：Snyder等分析了甲状腺切除术和/或中央区淋巴结清扫过程中喉返神经损伤的实际或潜在机制

马里诺斯（Marinos）首先认定喉下的神经，盖仑（Galen，约129—200）证明了它们的功能[18]。Galen在亚历山大进行了11年的解剖学研究后回到帕加蒙，不久后被任命为角斗士圆形剧场的外科医师，这是研究颈部横断面解剖的场所[18]。Galen的结论是，切断通向喉的神经可以消除正常声音[18]。在追踪母神经（即迷走神经）到大脑时，他驳斥了说话发自内心的古老教条[18]。他证明了在实验猪身上分割喉部神经破坏了动物的尖叫能力[18]。除了战伤带来的观察，外科医师几乎没有机会研究身体，直到文艺复兴带来了对人体解剖的开明态度。尽管如此，从Galen时代到19世纪的1700年间几乎没有产生有用的信息，直到甲状腺和颈段食道的手术将外科医师重新引入喉神经损伤的主题（▶图32.2）。查尔斯·哈里森·斯特德曼（Charles Harison Stedman）（1805—1866年）在人身体上最早观察到非返喉神经（NRLN），休·斯皮尔·彭伯顿（Hugh Spear Pemberton）（1890—1956年）认识到这一异常现象对外科医师在颈部和胸部入口处进行手术的意义[19-20]。

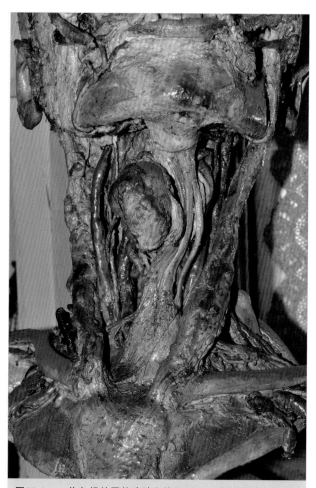

图32.2 一位年轻的甲状腺肿大的泥瓦匠生前抱怨声音嘶哑和吞咽困难，对其进行尸体解剖，显示巨大右侧甲状腺结节压迫伴有气管移位（From Luigi Porta room, no. 1425, year 1849. 转载已获意大利帕维亚大学历史博物馆许可）

32.4 喉功能

喉部肌肉的三重功能是打开声门进行呼吸，收缩声门发声，并紧闭声门以便吞咽（▶表32.2）。4块外展肌和1块内收肌由同侧喉返神经支配。环甲肌是一种具有独立神经支配的重要肌肉，它进一步增强了内收肌的力量。发声和吞咽是对立的功能；两者都需要声带被内收，所以不可能同时吞咽和说话。外展仅对呼吸有用而且通常随着吞咽的发动而停止。喉镜检查对于术前发现VC麻痹是必不可少的，术前仅通过嗓音症状对VC麻痹进行评估是不充分的。术前VC麻痹提示有侵袭性疾病，需要术前识别并及时调整手术计划[4,21-22]。

IONM的使用对了解喉返神经的解剖学、生理学和病理学有很大的帮助。IONM的研究旨在优化保护甲状腺切除术中的神经功能，并进一步缩小IONM结果与术前和术后对VC运动、嗓音质量、呼吸和吞咽障碍评估之间的差异[13,23-25]。

32.5 胚胎学

RLN的胚胎学形成与第六号密切相关[5,26-27]。RLN起源于迷走神经，在胎龄第5周时处于原始状态，第6~7周可清楚地辨认出RLN[5,27]。胚胎期主动脉弓最初位于喉的颅侧，因此返神经直接到达喉部。随着进一步的发育，喉部向颅侧移动，颈部延长，主动脉弓仍留在胸腔内。在其起源于VN的附近，返支形成几个小的心脏分支。喉返神经必须在第六号下方内侧下行，以保持与喉的密切接触。返神经内侧"环路"建立。在右侧，第六号消失了，第五号是暂时的，所以神经上升，绕过第四号的近端，最终成为锁骨下动脉[5,26-27]。

左侧第六号为动脉导管，可见左侧返神经在动脉韧带下及周围走行，在动脉韧带的起起源并向后绕行，沿气管食管沟上升至颈部[26]。喉返神经的血供来自甲状腺下动脉（ITA）。神经从右侧的锁骨和锁骨下血管、左侧的主动脉后方进入颈部，在气管食管沟内向头侧走行。在人类中，左侧喉返神经比右侧喉返神经长约11 cm。左侧喉返神经与气管食管沟平行且接近，起始位置比右侧神经更低[1,26-27]。

> **思考**
>
> 从解剖上识别喉返神经足够吗？

32.6 喉返神经损伤和刺激试验

甲状腺切除术中喉返神经损伤可能是由牵引、压迫、

表32.2　喉功能检查技术。围术期发声异常在接受甲状腺手术的患者中很常见。及时、准确地对手术前后的喉功能进行常规评估，可以优化手术策略和喉返神经的管理，并提供重要的预后和结果信息。虽然有几种评估喉功能的方法，但灵活的内镜喉镜仍然是最广泛使用的明确的声带活动的检查技术

喉部检查技术	特点
喉病史和体格检查	有伴随发声、吞咽和/或呼吸问题的病史。颈部触诊
量化发音困难的程度： • 语音残障指数（VHI） • 语音相关生活质量（V-RQOL）问卷 • GRBAS（等级、粗糙、呼吸困难、虚弱、紧张）量表	测量嗓音问题对患者生活质量的影响。对评估发声障碍患者及其治疗结果有价值的补充
间接喉镜检查	间接喉镜检查可能会受到患者耐受性和呕吐反应的限制。前喉的可视化可能很困难，动态嗓音评估和吞咽也受到限制 此外，不能放大视野或记录检查以用于序列比较、会诊或患者教育
硬式喉头镜检查	硬式内镜检查可能会受到患者耐受性的影响。只能进行有限的喉部动态评估，不能评估吞咽功能。这项技术也可能在专门的勤务中心之外不可用
软性纤维喉镜检查	检查员寻找喉返神经和喉上神经功能障碍的迹象，如双侧真声带麻痹或瘫痪、声带萎缩（后期发现）、分泌物聚集，以及喉部感觉减退的证据
喉肌电图信号（LEMG）	评估喉部神经运动系统的完整性。它在评估影响神经、神经肌肉接头和喉部肌肉的疾病时特别有用。LEMG应被视为体格检查的延伸，而不是孤立的实验室程序
超声	非侵入性。尽管由于甲状软骨钙化，它对55岁以上的男性应用有一定的局限性，但它对儿童、妇女和年轻成年男性很有用。对于患者不配合导致纤维喉镜检查受限或对局部使用的利多卡因过敏的患者以及无法使用频闪喉镜检查的情况下，它可以被证明是一种有用和准确的辅助检查手段
计算机断层扫描（CT）[a]	喉部解剖的描绘。它允许从脑干到纵隔对神经的整个过程进行评估，并可以直接查出由于邻近神经的炎性或肿瘤性病变或损伤而导致声带固定的潜在原因
磁共振成像（MRI）[a]	与CT扫描相比，它可以更清晰地显示解剖结构和肿瘤范围。MRI在检测软骨侵犯方面似乎更有效。MRI在确定淋巴结肿大与CT一样有效

[a]：动态CT和MRI已在研究环境中用于调查说话和吞咽过程中的喉部运动

热损伤或吸入损伤引起的，而不是真正的横断[10-11,28-31]。几项研究表明，外科医师在术中判断喉返神经损伤可能有难度。在这种情况下，受伤的神经在外科医师的肉眼甚至在高清晰度视频内镜下可能看起来完好无损。一些研究表明，外科医师只能意识到大约1/10的喉返神经损伤（▶表32.3）[10-11,28-31]。

IONM的目标之一是及早和明确地定位RLN，从而避免过度操作和损伤。它还可以用来帮助确定喉外分支或解剖

表32.3　术中喉返神经损伤的证据。神经损伤有不同的可能性：通过牵引、压迫或挫伤，特别是在Berry韧带区域，通过神经附近的夹子和结扎物等造成的机械性损伤，由于热损伤（应用电凝），或偶尔因意外的神经横断而造成的损伤。除了喉返神经结扎或切面损伤外，术中诊断牵引、压迫或热性喉返神经损伤的唯一方法是术中神经监测（IONM）

作者	术中神经损伤事件发生率/%
Bergenfelz等[28]	10（1/10）
Chiang等[10]	7.5（3/40）
Dionigi等[11]	10（1/10）
Lo等[29]	15（5/33）
Patow等[30]	10（1/10）
Caldarelli和Holinger[31]	10（1/10）

变异，并防止肉眼误判。这一概念对于神经纤维粘连和二次手术等疑难病例尤其重要[13,32-33]。IONM有助于区分血管和神经。

在本章中，我们将从以下方面讨论CIONM：

• RLN的识别。
• 预刺激迷走神经（V1）作为识别喉返神经的参考。
• 以2 mA的电流来定位和寻找RLN（神经定位；见视频32.1和视频32.2）。
• 一旦确定了神经，为了确认喉返神经运动成分，我们建议使用0.5～0.8 mA的电流（▶图32.3）[13,32-33]。

用探针对神经进行刺激。RLN的测试是在1 mA的刺激水平下进行的。如果两个结构紧靠在一起走行（RLN的前支和后支，或ITA的小分支和RLN），分散的电流刺激可能会诱导出错误的EMG信号[32,45-46]。因此，刺激水平必须降低到0.5 mA（运动神经确认），以帮助将这种信号与真实的RLN刺激区分开来[32]。为了识别喉返神经，作者建议提供2 mA的电流来定位和寻找神经。一旦神经被识别，我们建议提供0.5～0.8 mA的电流以进一步识别RLN及其运动纤维。由于其容易受伤，标志性的解剖关系可以帮助外科医

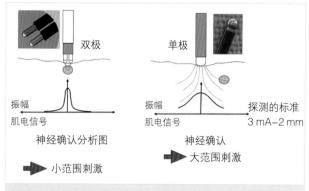

图32.3 刺激电极可以是单极或双极，也可以为手术仪器。双极刺激电极可能存在局灶神经刺激敏感性更高的潜在优势。双极探头可能不是喉返神经（RLN）定位的最佳选择，因为与单极探头相比，刺激在接触点更集中，而单极提供更弥散的电流，可以定位的范围更大

师有效地定位RLN，并确保其在手术过程中的安全。在接下来的部分中，我们将探索某些这样的关系。

为了从IONM中获益，严格的标准化是最重要的[13,32]。Chiang等首先描述了以下4个步骤：①甲状腺解剖前的刺激迷走神经（V1）；②初步识别时的刺激RLN（R1）；③甲状腺切除结束并完全止血时的刺激RLN（R2）；④完全甲状腺切除和止血后的刺激迷走神经（V2）[10]。在监测解决问题中，切除腺叶前刺激迷走神经（V1）以检查整个系统是必要的[10,13,32]。术后刺激迷走神经（V2）对于识别RLN路径损伤和预测术后神经功能必不可少的。技术上，可以将颈动脉鞘解剖一小段后直接刺激VN（使用1 mA），或者简单地在颈动脉鞘上进行刺激而不进行解剖（通常将刺激增加到2~3 mA；框32.2；参见视频32.1~32.4）[10,13,32]。

32.7 喉返神经与甲状腺下动脉的解剖关系

ITA非常重要，因为它与术中喉返神经的处理有关（▶图32.4）。ITA从甲状颈干发出，即锁骨下动脉的第一支[5,34]。然后，ITA在颈部所有结构的深面上行（包括颈动脉鞘），然后在颈总动脉后方朝着甲状腺下极方向下行，最后在中央区内分支[34]。ITA通常有两个重要分支：前支和后支。ITA的主干和分支在喉返神经上行入喉时与其交叉。然而，喉返神经与ITA的关系变异度很大[5,34]。事实

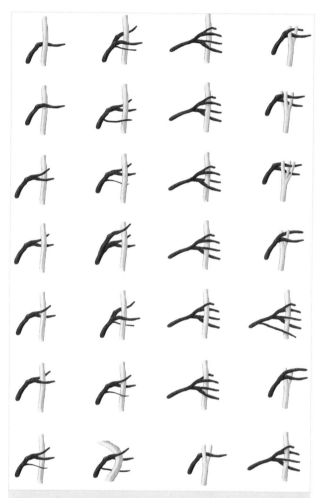

图32.4 喉返神经与甲状腺下动脉的解剖关系变异很大。Reed描述了RLN与ITA之间28种不同类型的关系，并将其分为以下3种主要类型：①RLN在ITA前，②RLN在ITA后，③RLN在ITA分支之间[37]

框32.2 刺激迷走神经旨在提高神经监测的质量。术中神经监测中，经迷走神经间接刺激喉返神经优于直接刺激喉返神经。不论暂时性还是永久性喉返神经麻痹的预测，其敏感性、特异性、阳性预测价值（PPV）和阴性预测价值（NPV）及准确性、间接RLN刺激均优于直接RLN刺激

术前刺激迷走神经（V1）：
• 提供RLN解剖前独特和有用的数据
• 验证IONM监测系统
• 发现大多数的伪像
• 是排除IONM系统故障的一部分
• 使RLN可以识别（R1）和准确的定位
• 是R1的参考
• 术前排除非返性喉返神经
• 当肉眼识别喉返神经及其困难或者危险时，确认喉返神经功能

术后刺激迷走神经（V2）：
• 提供RLN解剖后独特和有用的数据
• 是R2的参考
• 与直接刺激相比，间接刺激能更好地反映术后RLN功能
• RLN任何位置的损伤都能识别
• 预测术后RLN功能
• 将RLN损伤类型分为节段型1和整体型2

上，Reed描述了这两种结构之间的28种不同关系（►图32.4）[37]。最常见的关系是动脉和神经相交。喉返神经可以在ITA的深面或者浅面甚至分支之间。单侧或双侧甲状腺下动脉缺如并不少见，有3%~6%的病例描述（►图32.5）。当ITA的一个分支被意外划破时，可能会发生横断损伤。为了达到止血的目的，邻近的喉返神经可能被夹住和/或遭受热损伤。在这种情况下，建议在结扎任何下血管之前，应显露、识别并保持喉返神经在视线范围内（框32.3）[35-36]。

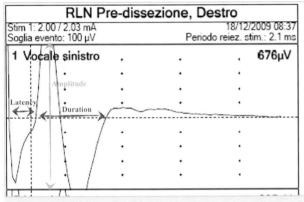

图32.5 标准同侧喉返神经（RLN）双相波形，潜伏期（红色），振幅（绿色），持续时间（蓝色）。神经生理肌电图（EMG）信号的记录可用于司法鉴定和声带结局的长期研究。从司法减低的角度来看，建议在开始时记录和登记肌肉动作电位（V1；R1），在切除最后，记录和等级切除侧的肌肉动作电位（V2；R2）

框32.3 术中喉返神经（RLN）附近甲状腺下动脉（ITA）出血的处理

- RLN功能丧失的最常见原因之一
- 出血控制取决于外科医师的经验
- 在微创手术中，出血控制更具挑战性
- 不要害怕，要集中注意力
- 提高可视程度：第一助手尽可能暴露手术区域
- 神经保护/显露：同步使用术中神经监测（IONM）定位喉返神经，更好的解剖喉返神经使其远离甲状腺下动脉（ITA）
- 尽量找出出血部位，不要更多的解剖甲状腺
- 在RLN附近使用吸引器时要小心
- 暂时控制出血来源，用轻纱布加压
- 逐渐分离ITA和RLN分支
- 在结扎血管之前，确认RLN的安全距离（>3mm）和功能（IONM）
- 尝试使用夹子或缝线针（3-0、4-0可吸收）
- 如果使用能量装置，请注意RLN距离（>3mm）
- 如果血管与喉返神经结合成角要小心
- 刺激迷走神经或喉返神经近端后结扎

32.8 Zuckerkandl结节

Zuckerkandl结节是甲状腺的后外侧延伸，存在于腺叶的背侧深处[6-48]。虽然这个结节使用Zuckerkandl命名，但它是在1867年，由奥托·马德隆（Otto Madelung，1846—1926）首先发现它是甲状腺的后角[5,18,48]。结节也是一个重要的外科标志，因为它靠近喉返神经和上甲状旁腺。1998年，Pelizzo等将结节描述为"指向喉返神经的箭头"，因为神经通常位于Zuckerkandl结节和气管表面之间（►图32.6）。然而，4%的结节可能位于神经上方（►图32.7）。结节外侧神经的出现率很低，从0.8%~7%不等，但在一项尸体解剖研究中为45.3%（►图32.7）[49-56]。在神经分支进入喉部附近的情况下，可能会发现一个分支在正常位置，而其他分支可能因结节生长而移位到异常位置。无论真实发生率如何，认识到这些异常很重要，因为这种情况下，RLN在解剖过程中受到损伤的风险更大。鉴于前述的潜在的喉返神经并发症，外科医师了解喉返神经与结节的关系，有助于术中更好地确定其位置。

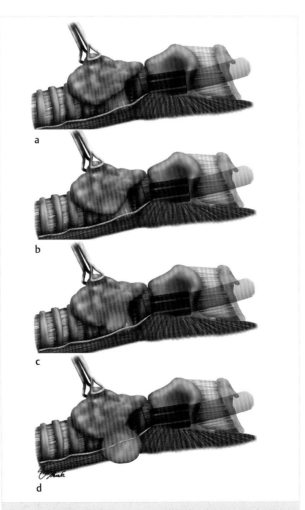

图32.6 Pelizzo等对Zuckerkandl结节的分级：0：无法识别；1：组织增厚；2：<1cm；3：>1cm[49]

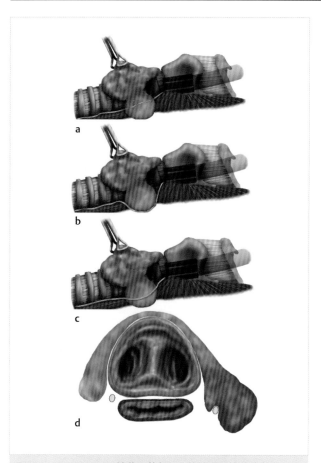

图32.7 Zuckerkandl结节及其与RLN的关系。结节的存在，或Zuckerkandl结节肥大，可导致RLN走行偏离：（a）向内侧，即气管和甲状腺组织之间；（b）结节深面。（c）侧面，附着于腺体。（d）在罕见的病例中，结节被一分为二，RLN走行于结节内

Pelizzo等定义了Zuckerkandl结节的分级系统[49]。他们的分类是从0～3的数字等级，0代表无法辨认，1代表甲状腺外边缘增厚，2代表直径<1 cm，3代表>1 cm（▶图32.6）。许多作者发现，与左侧相比，结节更多地出现在右侧。虽然在这些数字的范围内有重叠（70%～85%在右侧，50%～74%在左侧），但所有独立研究都发现，右侧的出现率更高。此外，右侧的结节体积较大（▶图32.7）[49-56]。

32.9 气管与Berry韧带的关系

喉返神经与气管的解剖关系复杂多变（▶图32.9）。约59%的右侧喉返神经位于气管食管沟内，但也可能出现在气管外侧大约1 cm处，而左侧喉返神经70%位于气管食管沟内[57]。喉返神经入喉处常与甲状腺关系紧密，在这个位置，甲状腺腺叶的后外侧通过气管前筋膜（Berry韧带）固定于上方第二、三气管环[57-58]。在甲状腺手术中，解剖清楚RLN和Berry韧带之间的关系对于防止RLN的损伤非常重要（▶图32.8）[11,57-62]。

Berry韧带

Berry韧带的分离是甲状腺腺叶全切除重要的一步。喉外RLN末端的2 cm处一直被认为是医源性RLN损伤风险最高的区域[9-11]。在文献中没有共识，一些作者报告神经嵌入韧带内，另一些作者报告经常发现神经位于韧带后外侧（▶图32.10）。Berlin认为，在7%～10%的病例中，喉返神经实际上可能会穿过甲状腺实质一段很短的距离，或者深入到

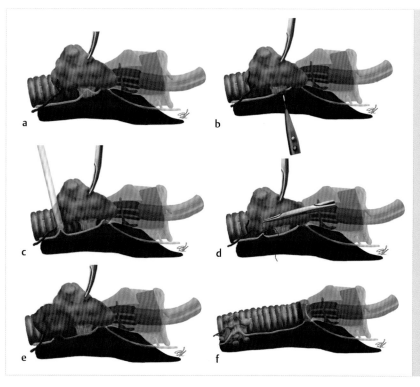

图32.8 RLN信号丢失的危险情况：（a）神经牵拉。（b）热损伤。（c）吸引器吸引。（d）结扎。（e）肿瘤。（f）淋巴结夹带。动物实验表明，在50 g，75 g，或100 g牵拉下，2 min以内就会出现肌电图（EMG）信号丧失（LOS），但在25 g牵拉下>4 min会出现肌电图（EMG）信号丧失（LOS）。解除牵引后，经过20 min的恢复等待期，所有的LOS呈逐渐的、部分的恢复

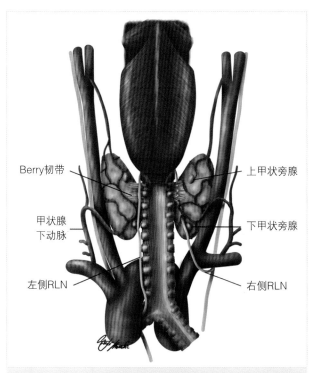

图32.9 左右侧喉返神经于气管的不同解剖关系。右侧RLN呈斜向，位于甲状腺下动脉和Berry韧带的浅表/腹侧。左侧RLN通常与气管平行走行，由于勾绕主动脉弓，所以位置更深，位于甲状腺下动脉和Berry韧带的深面/后方。上甲状旁腺通常位于右侧和左侧RLN的后方层面。下甲状旁腺位于RLN较浅的层面上

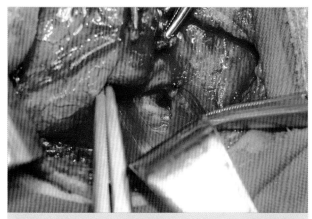

图32.10 右侧RLN经常与小的交叉动脉或静脉伴行穿过Berry韧带。在仔细识别并结扎血管之前，该区域的任何出血都应该通过轻轻按压来止血。对甲状腺的过度牵拉会导致RLN和Berry韧带之间关系的改变。我们建议向内侧轻轻牵拉甲状腺，不是向上，也不是向气管挤压

韧带（75%的病例）[59]。Leow和webb报告，50个腺叶中的4个，韧带附着在环状软骨角的下缘，并向中下侧延伸至气管壁[60]。根据一项研究，RLN从未穿透Berry韧带，而是实际上位于它的外侧[61]。

32.10 解剖变异

32.10.1 喉返神经的分叉

RLN分叉的存在对外科医师来说是一个重大的挑战，因为预防VC麻痹需要保留RLN的所有分支（▶图32.11）。了解喉返神经的外科解剖结构及其可能的位置和分支，有助于避免在甲状腺切除术中的损伤。

分叉的喉返神经更易受到损伤[63-64,67-69,71-72,74]。甲状腺手术中应该及早识别这种解剖变异。一项前瞻性研究对302条RLN进行研究，评估了手术损伤和RLN喉外分支对声带功能障碍的影响。有研究发现，手术中有分叉的神经比未分叉的更易受损（15.8 vs 8.1%；$P=0.022$）[71]。

思考
喉返神经分支的运动神经纤维在哪里？

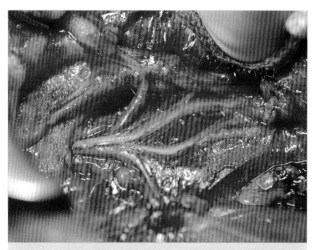

图32.11 左侧，多分叉喉返神经。术中神经监测（IONM）可证实前支总是含有运动纤维（100%），后支很少含有运动纤维（5%~15%）

最早的研究报道，运动纤维只存在于喉返神经的前支。随着IONM技术标准化程度的提高，在后支中也发现了运动纤维的特性[75]。我们可以推测，在二分叉的喉返神经中，前支100%含有运动纤维，而后支很少出现运动纤维（0~15%；▶表32.4和▶表32.5）。后支的运动活动可能弱于前支[69,74-81]。

未能肉眼识别的喉返神经分支在手术中有受伤的风险。因此，在发现RLN之后，需要注意有无分支。在框32.4中提出了用于监测双分叉RNL的标准化方法。IONM可以①早期识别分支的喉返神经、②区分分支的运动和感觉特性、③优化分支的解剖。分支的长度似乎也与VC麻痹的风险有关。较细的前支必须付出与单个主干类似或更多的经

表32.4 二分叉喉返神经（RLN）的比例。电生理测试可能是显示这种解剖变异的神经的重要辅助手段。术中神经监测（IONM）能够：（1）早期发现喉返神经分支（RLN），（2）区分分支的运动和感觉特性，（3）辅助解剖各个分支。使用IONM可能通过提高甲状腺切除术的彻底性来改善手术效果。这种改善的机制可能是IONM对Berry韧带处解剖的辅助

作者	纳入RLN的数量	二分叉RLN的比例/%
Gregg[63]	669	61.3
Katz[64]	721	58.3
Katz和Nemiroff[65]	1177	63.9
Page等[66]	251	23
Wang等[67]	63	76
Beneragama和Serpell[68]	213	36.2
Yalçin等[69]	86	85.4
Yalcin等[70]	110	93
Sancho等[71]	302	37
Casella等[72]	195	18.5
Cernea等[73]	2154	64
Barczyński等[74]	2500	25

表32.5 喉返神经（RLN）分支内运动纤维的位置。喉返神经运动纤维主要分布于前支，但也可见于后支。波幅分析显示后支的运动功能弱于前支。根据运动纤维在两个分支中的位置，完全显露和解剖性及功能性上保留喉返神经的所有分支是无术后并发症的必要条件

作者	方法	纳入RLN的数量	前支为运动支	后支为运动支	注释
Yalçin等[69]	显微镜尸体解剖	86	+	+	
Serpell等[75]	神经监测+喉抽动	176	100%	0%	1 mA刺激
Barczyński等[74]	神经监测+喉抽动	2500	100%	1.3%	1 mA刺激
Fontenot等[76]	神经监测	719	100%	1.14%	1 mA刺激；后支的平均振幅为634.5 mA
Cernea等[73]	神经监测	2154	+++	+	
Cetin等[77]	神经监测	46	100%	8.7%	后支活动产生的振幅为相应前支的25%~69%
Gurleyik[78]	神经监测	61	100%	12%双侧 18%右侧 8%左侧	
Uludag等[79]	神经监测+喉抽动	200	100%	8%	
Kandil等[80]	神经监测	310	100%	0%	
Kandil等[81]	神经监测	137	100%	0%	

历区操作，因为它更脆弱，与更高比例的声带功能异常有关[72]。值得注意的是，认为神经的一个分支损伤可以有另一个分支代偿的想法可能是不正确的[74]。

在结节较大、甲状腺肿伴胸骨后延伸、复发或大淋巴结的患者中，喉返神经的位置可能出现明显的变异（►表32.6）。喉返神经可以向任何方向移动，甚至可能位于下极腹侧（►表32.7）。在解剖大甲状腺肿时，由于拉钩牵拉，喉返神经也可能变形（►图32.8）。有时，在大的复发性甲状腺肿的侧面可发现喉返神经附着在被膜上。在这些情

况下，弯曲的神经可能被误认为血管而被切断。通过应用IONM，可以识别这些变异和陷阱，变异的喉返神经会被更好地识别和保护[46]。

32.10.2 非返性喉返神经

外科医师特别关注非返性喉返神经（NRLN），这是一种不常见但很重要的变异[5,82-83]。NRLN是一直无症状的改变，神经从颈迷走神经发出后不下降到胸部，直接进入喉部。这种异常的发生是由于第四弓的近端部分缺失，右锁

框32.4 识别和监测喉返神经分叉的建议步骤

1. 经气管插管神经监测声带内收，结合环状软骨后间隙触诊，检测环杓后外外展肌功能，有助于发现喉返神经分支的特性
2. 使用单极球状头探针
3. 分叉可出现在甲状腺下动脉水平
4. 以2~3 mA的刺激强度，用IONM探针定位和识别RLN
5. 一旦确认，以0.5~1 mA的刺激强度刺激神经进行功能辨识。在该处需用IONM自近端到ITA水平检查以明确定位和识别RLN，以识别ITA近端的分支
6. 神经刺激由2~3 mA减少至0.5~1 mA是区分喉返神经运动纤维的关键，如果误将后支错认为喉返神经主干，就可能将含运动纤维的前支置于危险之中。在2~3 mA的刺激下，一些感觉分支也会像运动分支一样有反应
7. 如果没有任何肌电图（EMG）反应或喉部抽动，则为RLN的感觉分支。术者需要进一步探查运动支，运动支通常更靠近腹侧
8. 识别分支以后，用0.5~1 mA刺激两个分支伴有同步的喉部抽动，判断每个分支的运动部分
9. 如果分支之间非常接近，甚至并行，建议用0.5 mA进行刺激，以避免分支之间的分流。事实上，如果两个分支紧密伴行（RLN的前支和后支，或小动脉和RLN），分流刺激可以诱导出虚假的EMG信号。在无血的前提下，将刺激电流降低到0.5 mA[32]。在这种情况下，如果想要区分运动支与感觉支，或小动脉与RLN，将刺激降低到0.5 mA似乎是合理和充分的
10. 运动时，后支可出现弱于前支的波幅
11. 在某些情况下，RLN的前支可以被Berry韧带向前拉伸，喉返神经经常在Berry韧带内转向前方，看起来像一条小动脉
12. 喉返神经后支有可能比前支更粗
13. 可以使用刺激探头作为解剖工具
14. 保留所有RLN分支

表32.6 确定喉返神经的外科标志

	开放	腔镜辅助	经口	经乳晕	经腋窝[a]	耳后
甲状腺下动脉	+	+	+	+	+	+
Berry韧带	+	+	+	+	+	+
气管食管沟	+	+	+-	+	+	+-
Zuckerkandl结节	+	+	+-	+	+	+-
入喉处	+	+-	+	+-	+-	+

[a]：同侧腋窝切口。切除腋窝切口对侧的腺叶时，在气管食管沟处进行RLN的识别

表32.7 不同入路手术中喉返神经的解剖显露

	开放	腔镜辅助	经口	经乳晕	经腋窝	耳后
由入喉处到胸廓开口处[a]	+	−	+	−	+	+
由胸廓开口处到入喉处[b]	+	+	−	+	+	−
从外侧到内侧	+	+	+-	+	+	+-
从内侧向外侧	+	+	+-	+	+	+-
混合法[c]	+	−	−	−	+	−
双侧显露	+	+	+	+-	+-	+

[a]：从入喉处到胸廓开口处识别和解剖喉返神经
[b]：从胸廓开口处到入喉处识别和解剖喉返神经
[c]：外科医生可以将所有方式应用于识别和解剖

骨下动脉从主动脉弓远端发出并穿过食管后方[5,82-83]。NRLN通常与食道后的右锁骨下动脉相关。在这种情况下，右锁骨下动脉通常是主动脉弓的分支，出现在左侧锁骨下动脉的远侧，因此发育中的返神经没有血管可勾绕。结果，右侧返神经直接从颈部迷走神经发出，从甲状腺上极区域进入甲状软骨下角后的环甲膜[84-86]。神经可以沿与ITA平行的方向向甲状腺走行，因此可能被混淆为血管。右位主动脉弓和动脉韧带的患者，约2/3伴有左侧食管后锁骨下动脉。

这是左侧非返性喉返神经的解剖学基础[84-86]，这种情况极其罕见。

右侧NRLN的估计发生率很低（0.2%~1.5%），左侧NRLN的估计发生率更低（0.04%）[20,82-86]。左侧NRLN总是与内脏转位有关。根据Toniato和Boschin在2004年提出的分类系统，NRN被分为3种类型：①1型：NRLN走行于甲状腺上血管附近；②2A型：NRLN与ITA平行、横行于ITA上方；③2B型：平行于ITA、横行于ITA分支之间或ITA下方（▶图

32.12）[87]。手术中发现迷走神经走行于颈总动脉内侧，与NRLN直接自颈段迷走神经发出有关。

在手术前（在存在异常的右锁骨下动脉的情况下）或在颈部探查早期发现这种解剖变异对于避免损伤很重要，10%的NRLN患者神经可能会在术中受损[20,82-88]。调查右侧锁骨下动脉异常引起的吞咽困难，结合对食道和主动脉弓的对比研究，通常是诊断的基础。几种术前成像方式，包括吞钡、超声、CT、磁共振成像和血管造影术，可以用来识别相关的血管异常，进而识别NRLN（见视频32.5）。然而，在外科手术前确定NRLN可能是具有挑战性的，特别是缺少相关血管异常的术前影像学检查的时候[89-90]。NRLN通常只有在手术中才能确诊（▶图32.13）[82,91]。Brauckhoff等

首先报道了一种使用IONM来检测NRLN的技术，该技术基于其V1潜伏期分布[82,92]。

信号丢失：已经报道和讨论了两种不同的电生理的喉返神经损伤（▶图32.14）[1,10,32,98]。与全神经损伤（2型）不同，节段性损伤（1型）中，损伤节段远端的电生理可以被正常激发。1型损伤的直接节段性损伤机制是由牵引和压迫、结扎等机械损伤或喉返神经附近的热损伤引起的（▶图32.8）。关于1型或2型损伤发生率的少数文献报道数据分别为25%～69%或31%～75%[1,10,32,98]。超过80%的损伤由机械因素（如牵引力）引起，有7%的病例是由双极凝闭引起的，有15%原因尚不清楚。几乎所有的2型病变都是牵引性的，但在一些病例中，无法找到病因。

Berry韧带附近的解剖区域是喉返神经功能障碍的好发部位，特别是喉外早期分支的情况下，前支内的运动神经元明显更容易受损[1,10,32,98]。在甲状腺切除后有同侧迷走神经刺激信号和EMG可导出的情况下，预测术后RLN功能

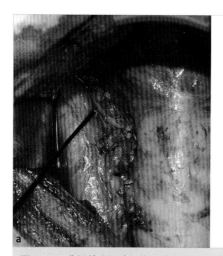
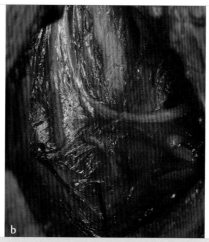
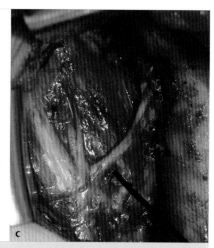

图32.12　非返性喉返神经的三种分型：（a）1型靠近甲状腺上血管。（b）2A型平行于甲状腺下动脉，转为横向的位置高于甲状腺下动脉水平。（c）2B型通路平行于甲状腺下动脉，转为横向的位置在甲状腺下动脉分支之间或低于甲状腺下动脉水平。术前影像学以及潜伏期 < 2.50 ms结合A-B点比较法，是早期喉返神经鉴别的理想方法

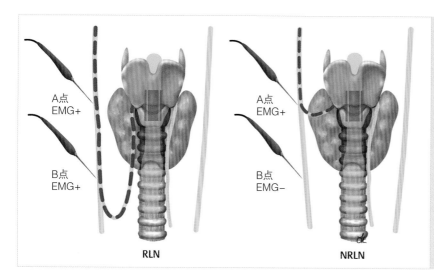

图32.13　在手术早期常规检测迷走神经（VN），以确定监测系统的功能和确定喉返神经（RLN）的正常通路。以3 mA的超阈值电流在甲状腺下极水平的远侧间接地刺激VN（即，不剥离颈动脉鞘）。VN上的A点定义为甲状软骨的上缘，B点定义为第四气管环的下缘。A点肌电图信号为阳性，B点肌电图信号为阴性，提示非返性喉返神经（NRLN）的存在。根据肌电图信号，可以追踪NRLN的走行，并精确定位其在上部气管食道沟的分离点

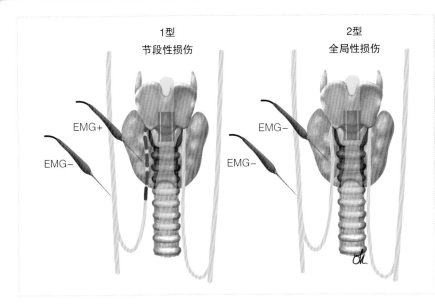

图32.14 为了使用术中神经监测（IONM）对喉返神经（RLN）损伤进行分类和分组，Chiang等将RLN的损伤和迷走神经信号丢失（LOS）定义为节段性（1型）或全局性（2型）。神经横断损伤后神经的远端仍可兴奋，这使得外科医师可以通过使用探头沿末端神经走行进行刺激的方式来精确定位神经损伤的确切位置（红色）。对"全局性"（2型）RLN损伤的神经生物学解释可能是神经损伤的位置位于咽下缩肌神经入口点的远侧。Schneider等发现，LOS 1型比LOS 2型造成的神经损伤更严重

完好率高达92% ~ 100%。相反，阳性预测值较低，范围为10% ~ 90%。如此高比例假阳性可能是监测的信号丢失所致，术中探测错误的并不影响术后早期喉返神经功能正常。正如国际术中监测研究小组所建议的那样，在信号丢失后对IONM系统进行系统检查是强制性的（▶图32.15）[1,32]

32.10.2 儿童甲状腺手术中的喉返神经解剖

儿童甲状腺手术最好由头颈部内分泌手术专业的经验丰富的外科医师进行，这可以降低了并发症的发生率。很少有针对儿童和青少年甲状腺手术的医源性并发症的相关报道[99-107]。喉返神经麻痹是一种罕见的并发症，在儿科手术中的发生率为1% ~ 18.8%，对于不同的研究人群（甲状腺癌、Graves病），结果不一[99-107]。手术难点主要是辨认喉返神经，比成人的更细，可能被异位的颈部胸腺组织隐藏，因为喉返神经也有细小分支进入胸腺[108-111]。儿童的喉和气管比成人的要小。儿童的整个喉部组织比成人的更柔软，虽然对钝挫伤不敏感，但更容易由于呼吸过程中产生负吸气压力而发生坍塌。使用放大镜（双目放大镜或手术显微镜）可确保更可靠地识别神经。

间歇性和持续性神经监测在儿科手术中有一定的应用价值。最大样本量的研究是由Schneider等发表的，共有504例儿童纳入研究。在CIONM组，基础波幅和潜伏期的中位数随年龄的增长而显著增加，左侧增加更明显。与针状电极的I-IONM相比，管状电极的CIONM导致13 ~ 18岁儿童的

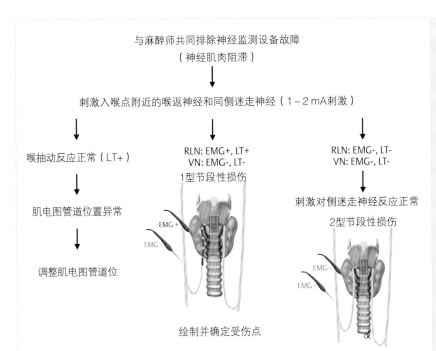

图32.15 信号丢失时IONM故障排除方法。如果喉返神经受到刺激，并且没有肌电活动，那么第一步应该是在刺激同侧迷走神经的同时由外科医师评估喉部的抽动反应。如果出现喉部抽动反应，则监测系统的刺激端是正常的，神经功能是确定的，监测系统的故障存在于记录端。如果同侧RLN刺激没有给出足够的EMG信号，特别适用于计划双侧手术的情况，另一种故障排除方法是解剖对侧迷走神经。如果对侧迷走神经也不能提供良好的肌电图信号，则可能是记录端（即通常与气管内管有关）出现问题。如果对侧迷走神经刺激信号正常（即气管导管因此处于良好位置），则同侧存在刺激错误（包括可能的神经损伤）。EMG，肌电图；IONM，术中神经监测；LOS，信号丢失；LT，喉部抽动；RLN，喉返神经

基础波幅中位数在双侧手术中均增加[109]。

目前市面上有几种特殊的RLN监测探头（XOMED NIM监测系统、美敦力XMED仪器、法国圣奥宾勒莫尼尔），其内径为6 mm，外径为8.8 mm。因此，这些探头不能用于8岁以下的儿童。市场上也有另外两种设备：一种由插管后在直接喉镜下放置在环后位置的电极板组成（Neurovision Medical，Ventura，California，United States），另一种设备由粘在气管插管上的自粘电极板构成，无论气管导管的直径如何，表面电极都可以粘贴到上面（NeuroVision Medical）。

I-IONM的局限性是在两次刺激之间的时间间隔内有神经损伤的风险（框32.5）[13,32,112-114]。对于I-IONM，RLN仍有受损的风险（①在刺激部位的近端、②在两次刺激RLN/迷走神经的间隔期间）[13,32]。因此，在临床应用，间歇性监测只能在甲状腺切除后才能测试RLN的完整性，而不能在剥离过程中进行；外科医师不能同时进行解剖和刺激。间歇性技术只有在神经损伤发生后才会记录下信号缺失[13,32,112-114]。为了减少间歇刺激之间的间隔和连续监测整个喉返神经，人们发展了一种新的应用模式，即刺激VN的CIONM。CIONM的目的是实时识别的喉返神经损伤，以避免最终的神经麻痹，克服I-IONM的不足：只有在神经损伤已经发生时才能诊断LOS[13,32,112-114]。与间歇性刺激RLN相反，持续刺激RLN需要打开颈动脉血管鞘，显露出VN（见视频32.3），同时应正确地将探头放置在VN上。正确的操作、插入和放置探头对于安全准确的EMG监测至关重要。EMG被气管插管上的电极记录，并对于振幅和延迟期提供既可视又可听的回应，刺激强度在1 mA时是最合适的。

> **框32.5　间歇性神经监测的挑战和局限性**
>
> - 喉返神经（RLN）麻痹仍有发生
> - 两次刺激之间的时间间隔内的神经损伤
> - 刺激部位近端的神经损伤
> - 需要标准化和训练后使用
> - 了解最常见的陷阱
> - 能够进行故障排除
> - 术中神经监测（IONM）不能替代临床判断
> - 阳性预测值相对较低
> - 成本效益
> - 需要进一步研究RLN的神经生理学
> - 标准化的喉上神经外支IONM
> - 对喉返神经后支的评估
> - 局麻下甲状腺切除术

32.11　结论及争议

尽管对IONM有益的证据水平仅限于Ⅱ级和Ⅲ级研究，但应该认识到，同样水平的证据适用于我们在甲状腺手术中的大多数临床实践[115-117]。IONM领域不太可能出现第Ⅰ类研究[115-117]。因此，IONM的目标将是进一步减少损伤数，IONM的发展还与法医学有关。一些报告表明，司法机构在工作中也应用了新的临床实践指南[115-117]。

（译者：刘洋　温骁勇）

第33章 中央区淋巴清扫术的适应证和手术技巧

Ralph P. Tufano, Izabella Costa Santos

关键要点

- 中央区的边界为：上界舌骨，下界无名（头臂）动脉，外侧边界颈总动脉，前界颈深筋膜浅层，后界颈深筋膜椎前筋膜。
- 中央区包括甲状腺周围、气管周围和喉前（或德尔菲氏）结节。
- Ⅶ区淋巴结包括位于无名（头臂）动脉上方的上前纵隔淋巴结。
- 右气管旁清扫始于喉返神经周围。神经可以360°解剖，以便识别和切除淋巴结节。
- 左侧气管旁清扫沿着气管食管沟上下进行。左喉返神经不需要像右喉返神经那样镂空解剖。

33.1 病例展示

女性患者，25岁，被诊断为左侧甲状腺乳头状癌（PTC），直径约1 cm。术前超声检查未发现颈部肿大淋巴结。她接受左侧甲状腺腺叶切除术，手术中，发现多个小的黑色淋巴结，术中冰冻切片显示转移。

思考

手术应该扩大到全甲状腺切除术吗？

思考

甲状旁腺该怎么办？

行中央区淋巴结清扫术，术中保留左上甲状旁腺，左下甲状旁腺与中央区转移淋巴结粘连，因而切除。

切除右侧甲状腺腺叶，未发现中央区异常淋巴结，手术顺利完成。

常规病理显示中央区5/9转移。甲状腺内直径为1 cm的经典型PTC，无包膜侵犯。

思考

患者需要放射性碘治疗吗？

33.2 引言

2019年，美国约有52 070例新发甲状腺癌病例；这相当于全国所有新发癌症病例的3%，是最常见的内分泌肿瘤

之一[1-2]。尽管在适当的治疗下治愈率很高（5年生存率为98.2%），但这些肿瘤中许多都存在区域性淋巴转移，主要发生在中央区[3]。关于高分化甲状腺癌病例中央区转移的发生情况，文献中存在差异。在组织病理学检查中，中央区的隐匿性淋巴结转移率为20%～90%[4-5]。这些隐匿性淋巴结转移与复发风险无关。临床上通过术前影像或术中检查发现的大淋巴结转移与复发风险显著相关[6]。

预防性中央区淋巴清扫术在部分病例（如髓样癌）中有明确的适应证，但对于大多数分化的甲状腺癌来说仍存在争议。临床或影像（CN1a）证实的淋巴转移是中央区清扫的主要指征。而无cN1a证据的情况下，较大的肿瘤或甲状腺外侵犯的肿瘤（T3和T4）也是中央区淋巴结清扫的指征[7]。

目前大多数甲状腺癌的指南都表明，当有临床和/或影响学证据时，高分化甲状腺癌应行中央区淋巴清扫术。然而，当没有转移的证据时，就需要充分权衡中央区淋巴结清扫的风险和获益，因为这可能造成喉返神经损伤或永久性甲状旁腺功能减退[8]。

经过足够超声培训的外科医师、内分泌科医师或放射科医师应术前检查并确认中央区有无转移，以帮助确定是否需要进行中央颈淋巴清扫术[9]。

根据目前已确定的术语，治疗性中央清扫是指，当患者有临床和/或放射学证据表明有转移，或预防性（也称为选择性）时；预防性中央区清扫指，无此类证据，但患者有其他适应证而进行中央区清扫[10]。单侧或是双侧中央区淋巴清扫取决于是单侧还是双侧气管旁区域的转移。

33.3 颈前中央区的解剖学特征

中央区淋巴结包括Ⅵ区和Ⅶ区淋巴结。分别是喉前（Delphian）、气管前和左右气管旁淋巴结，Ⅶ区淋巴结位于胸骨柄旁和无名动脉之上[11]。中央区的上界是舌骨，下界是无名（头臂）动脉，外侧界是颈总动脉，前界是颈深筋膜浅层，后界是颈深筋膜椎前筋膜。中央区淋巴结集中于喉以下的双侧气管旁和气管前的区域（▶图33.1）。如肿瘤位于上极，则可能会转移到咽旁和咽后间隙。将中央区细分为多个区域，让术者能够更好地识别和特殊对待可能存在淋巴结转移的地方，也让术者能够在保留局部结构的情况下进行适当的切除。划分的区域如▶图33.2所示。

中央区内主要解剖结构是气管、食道、喉返神经和甲状旁腺，该区其他解剖结构有喉、下咽、颈段胸腺、喉上

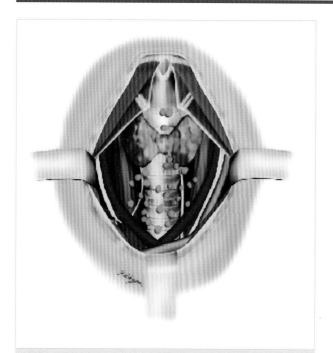

图33.1　喉前（Delphian）、气管前和左右气管旁淋巴结分布

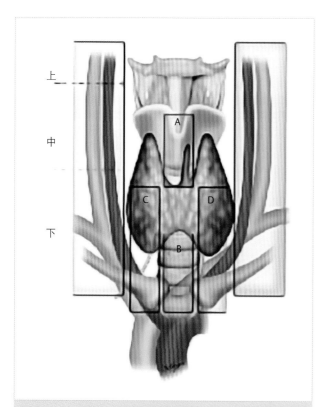

图33.2　A：喉前，位于舌骨和环状软骨之间。B：气管前，即从甲状软骨到无名（头臂）动脉的气管前面区域。C：右气管旁。D：左气管旁

要，因为术中，外科医师需要探查喉返神经走行区域周围。右侧气管旁通常存在喉返神经侧面和后方的淋巴结，需要将神经完全游离才能清扫彻底。更为细致的淋巴结分区有利于提高清扫的彻底性，减少因遗漏而导致的复发。在左侧气管旁区域，神经走行与气管食管沟平行，淋巴结位于神经的内侧和前方（▶图33.3）。

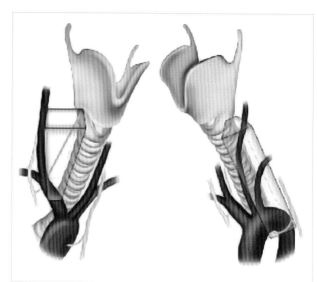

图33.3　左、右侧气管旁区域喉返神经的解剖差异

喉返神经的另一个重要解剖学特征是，它经常具有喉外分支，增加了受伤的风险。30%~78%的病例在入喉前有神经分支，这种分支多发生在与甲状腺下动脉相交后；通常前（内侧）支为运动支，后（外侧）支为感觉支。在Berry韧带的位置解剖这一分支可能会略有困难，神经损伤的可能性更大。感觉支的损伤可以导致吞咽困难；然而，运动支的损伤会导致声带瘫痪[12]。

了解甲状旁腺的解剖结构对于在中央区淋巴结清扫中保存甲状旁腺也是非常重要的。上甲状旁腺通常位于环状软骨的下缘，多数能够原位保留，并保留甲状腺下动脉。下甲状旁腺的位置比较多样，通常与淋巴结混杂在一起，不易原位保留[13]。识别甲状旁腺的血运对保护甲状旁腺很重要，但由于可能存在各种淋巴结转移，因此下甲状旁腺保留比较困难，有些需要中央区淋巴结清扫的患者可能需要进行自体移植。

33.4　清扫指征

中央区淋巴结清扫的主要指征为术前诊断为中央区淋巴结转移（cN1）。要求彻底清扫范围内的淋巴结，尽量减少复发导致的二次手术。进行双侧或是单侧中央区淋巴结清扫术与临床和/或影像检查中是否存在对应气管旁的淋巴结相关[14-15]。

神经和甲状腺动静脉[9]。

左、右侧气管旁区域因喉返神经走行的差异而不完全对称，左侧神经相对于右侧更平行于食管。这种区别很重

SEER数据库（Surveillance，Epidemiology，and End Results）的一篇综述在对年龄、性别、种族、既往放射史（有或无）、肿瘤大小和肿瘤外侵等因素进行分析后，证实45岁以上的PTC和淋巴结转移的患者的死亡风险增加[16]。以往很多研究分析了与中央区转移相关的因素，并确定了一些危险因素，来选择患者进行预防性中央区淋巴结清扫。最近的Meta分析报道了cN0PTC患者中央区转移的危险因素[17]。第一项Meta分析评估了9 804例患者，与淋巴结转移风险增加相关的因素有年龄＜45岁、性别（男性）、多灶性肿瘤＞2 cm、脉管侵犯和甲状腺外侵犯。在第二个Meta分析中，对37 355例cN0乳头状癌患者进行了评估，相关因素与之前的研究相似：年龄＜45岁、性别（男性）、肿瘤直径＞1 cm、包膜外侵犯、侵袭性病理亚型，以及BRAF突变[18-19]。

许多正在被研究的危险因素证明某些亚组中选择更加激进的手术治疗是合理的。但年龄在45岁以下是一个低风险因素，不宜采用更加激进的清扫手术[20-21]。

微转移发生在中央区的概率很高（30%~70%），但这并没有被认定为手术后中央区复发的高危因素。暂无直接证据表明，未接受中央颈淋巴清扫术的患者淋巴结的复发率会更高[23]。所以仍然存在争议。

一些研究以甲状腺球蛋白评价术后结果，来证实中央区淋巴结清扫的必要性。其中一项研究评估了447例接受手术治疗的患者；所有患者均为cN0，分为甲状腺全切除术和甲状腺全切除术加中央颈淋巴清扫组[24]。有淋巴结清扫组的血清甲状腺球蛋白水平较未清扫组更低，淋巴结清扫组术后甲状腺球蛋白测不出的比例也更高。然而，虽然实验结果如此，但两组患者在局部复发率或疾病特异性死亡率方面没有显著差异。

此外还研究了中央区转移分布特点，来评估和证明预防性中央区淋巴结清扫的适应证[3,25-26]。在对cN0患者进行中央区清扫术的相关研究显示，隐匿性转移率很高。目的之一是评估哪些解剖亚区最有可能出现转移。多数研究结果表明，肿瘤同侧的气管旁区域是受转移影响最大的区域，其次是气管前和对侧气管旁区域。了解这种转移特点可以指导外科医师制订手术计划，以及根据手术中的情况和困难，决定是否进行中央区淋巴结清扫。例如，其中一侧喉返神经受累导致一侧神经麻痹，可能会促使医师推迟对侧气管旁淋巴结清扫[25]。

另一种方法是在甲状腺手术时对同侧中央区活检的淋巴结进行快速冰冻切片分析，如果有转移的证据，则应该行中央区淋巴结清扫术。然而，很多慢性淋巴细胞性甲状腺炎患者，术中也常常存在较大的炎性淋巴结，可能也会影响术中决断[21]。

支持中央区淋巴清扫术的另一个论据是因为肿瘤的分期，清扫可以使肿瘤分期更明确，帮助判断患者是否需要性术后放射性[131]I治疗。

BRAF V600E突变与肿瘤侵袭性和特异性死亡率有关，但却不能准确预测Ⅵ区淋巴结转移。其他分子改变也正在被研究，然而，也与淋巴结转移不相关。BRAF和TERT突变同时出现与肿瘤的高复发风险相关，这些标志物可能有助于判断甲状腺癌侵蚀性风险分层；到目前为止，尚无证据表明它们在预测是否需要进行中央颈淋巴清扫术方面的价值[27-28]。

侧颈部淋巴结转移比较少见，而且经常继发于中央区淋巴结转移。跳跃式转移可以发生，通常发生于肿瘤位于上极的患者中。常见的转移路径是先转移到Ⅵ区，然后转移到侧颈和纵隔，因此，如果存在侧颈部淋巴结转移，应进行同侧中央区颈淋巴结清扫术[25]。

对于cN1的病例，适应证是明确的，在行甲状腺切除术的同时应行中央区淋巴结清扫术。然而对于没有淋巴结转移的临床证据，但甲状腺肿瘤腺体外侵犯直径＞4 cm，分化较差，既往有放射暴露的患者，也应考虑中央颈淋巴清扫术，因为这些患者出现淋巴结转移的风险更大，并且具有更强的肿瘤侵袭性。清扫过程中，因为需要保护喉返神经、甲状旁腺和其他可能被肿瘤影响的结构，手术医师的经验十分重要。在某些情况下，术者需要在围术期做出一些决断，手术医师的经验会是改善肿瘤结局和减少并发症的因素[29-30]。

33.5　术前评估

围术期应尽量明确中央区是否有转移淋巴结，所有可疑甲状腺病变的患者均应行甲状腺及Ⅰ~Ⅵ区淋巴结超声检查[31-32]。如肿瘤有向外侵犯的可能，应行增强CT扫描，以评估原发灶的侵袭情况、肿瘤体积、受累淋巴结数目及是否累及胸腔[33-35]。疑似病例应常规行高分辨率超声检查。良好的放射学检查（超声）可以指导原发肿瘤和被累及的淋巴结完全切除，并为外科手术过程提供必要的基础。

所有接受中央区淋巴结清扫术的患者术前都应该进行喉部查体，声带的活动是术前需要评估的一项重要指标。

超声引导的细针穿刺活检（FNAB）也可以用来评估结节的性质。术前使用超声和CT定位可以识别直径≥8 mm的可疑淋巴结，这可以帮助确定中央区淋巴清扫的适应证及其范围[36]。文献中的一些研究证实了高分辨率超声在检测淋巴结转移方面的有效性，特别是由经过专业培训的放射科、内分泌科和外科医师对患者进行检查时[9]。

33.6 手术技巧

中央区淋巴清扫术的切口与常规甲状腺切除术的切口相同。首次手术时，掀起皮瓣，切开颈白线，然后进行甲状腺切除。

术中使用手术放大镜有助于辨识甲状旁腺和喉返神经，这可以降低甲状旁腺的误切率[37]。术中可以用小金属夹或缝线标记甲状旁腺的位置，尤其是下甲状旁腺，并且注意保留其血供，注意观察旁腺颜色，判断是否需要进行自体移植。

使用能量装置时应该注意尽量远离周围精细结构，因为对于精细结构，即使解剖上保留完好，分散的热量也可能引起损伤[38-39]。

33.7 喉前淋巴结清扫

在锥体叶切除术中，很容易发现喉前淋巴结；此时清扫该区域或切除腺叶后清扫均可。解剖范围从环状软骨的前弓到甲状腺峡部的上缘。淋巴结可能位于环甲膜，切除时可能需要进行更深层次的解剖[11]。必须保留筋膜和环甲肌。然而，在解剖过程中，这一区域可能会发生少量出血，烧灼止血是有风险的，因为这块肌肉很窄；烧灼损伤可能会损害环甲肌的功能[39-40]。

33.8 气管前淋巴结清扫

气管前淋巴结清扫与喉前淋巴结清扫相似，其上界为峡部下缘，下界为无名动脉。应该将这一区域的所有纤维组织和淋巴结完整切除。无名动脉通常位于胸廓入口靠右侧，在解剖右侧气管旁区域时尽早识别这一结构对确定淋巴结清扫的边界有很大帮助。该亚区的左侧边界与左侧喉返神经之间气管食管沟的内，有一个很大的区域，须彻底的清除淋巴结。在清扫左侧气管旁时可能对左侧喉返神经有些牵拉，应注意牵拉力度，通常部分胸腺会包含在这个区域内，这也是一个下边界[41]。

33.9 气管旁淋巴结清扫

气管旁区的解剖边界：上界是环状软骨的下缘；下界无名动脉；外界是颈动脉鞘；内界是气管。在这个区域中，右侧喉返神经斜行于气管食管沟，而左侧喉返神经平行于气管食管沟。因喉返神经走行的不同，这些区域的淋巴结的分布也会不同，熟悉这些解剖分布对清扫这一区域内的淋巴结极其重要。

甲状腺切除手术中应先找到喉返神经。RLN通常在切除甲状腺腺体时已经被识别。首先，打开自甲状软骨水平到锁骨水平的颈动脉鞘，分离颈动脉后，进行迷走神经刺激，根据国际神经监测指南，在气管旁区域探测RLN。

气管旁清扫也称为右侧或左侧的喉返神经淋巴结清扫术[42]。这些淋巴结与喉返神经走行密切相关。它们可能与神经相邻，或表面附着在神经上，或者侵犯神经。外科医师术中应正确地处理这些淋巴结，确保喉返神经在视野之内，粗暴的操作可能对喉返神经造成牵拉等损伤[43]。

左、右气管旁区域的解剖差异与喉返神经的走行有关。右侧喉返神经斜行将气管旁区域呈对角分开，而左侧喉返神经沿着气管食管沟走行。右侧气管旁区域可以分为两个三角形部分：上方和下内侧。两个部分深处都有需要彻底清扫的淋巴结，清扫时可能需要移动喉返神经[44]。

由于位置原因，清扫气管旁淋巴结时，上甲状旁腺较容易被原位保留下来，而下甲状旁腺的位置多变，在清扫时保留其血供更加困难。当甲状旁腺被误切时，应该及时自体移植到胸锁乳突肌内。气管旁清扫的组织送检病理学检查之前，必须检查淋巴组织中是否存在甲状旁腺[38]。

清扫右侧气管旁淋巴结，从环状软骨下缘的RLN进入喉点开始，沿喉返神经逆行解剖，向下清扫直至RLN向下进入纵隔。将RLN进行360°解剖以便识别和完全清扫淋巴结[45]。对神经附近的解剖建议使用精细的器械，尽量减少热灼伤，对于涉及喉返神经的操作，使用术中持续性神经监测设备能有效降低喉返神经牵拉和损伤的可能[46]。助手可将喉向对侧推，可以更好地暴露气管旁区域，使淋巴结更清晰可见，尤其是喉返神经深面靠近无名动脉的淋巴结。

清扫左侧气管旁也是自上而下沿气管食管沟平面进行。颈动脉是一个重要的标志，解剖神经自入喉处（环状软骨下缘）一直到进入纵隔。需注意对迷走神经和喉返神经进行监测，以保证其功能完好。左侧喉返神经不需要向右侧一样360°完全游离，除非周围有淋巴结。清扫气管食管沟进行淋巴结清扫，直到胸腺和无名动脉水平[43]。

手术结束后仔细检查创面，用生理盐水冲洗，进行Valsalva手法评估出血，并可使用止血粉，逐层关闭切口。手术结束时须评估喉返神经和迷走神经的神经电生理反应，以提供喉返神经功能预后信息[47]。

在双侧气管旁清扫的病例中，甲状旁腺和喉返神经相关的手术并发症的发病率更高[46]。双侧清扫时对甲状腺肿瘤同侧的气管旁淋巴结可以进行更彻底的清扫，即使牺牲1个下甲状旁腺，而处理对侧时可以相对保守。在开始分离显露对侧神经之前，首先应测试本侧的神经电生理活动并确定完好，这样可以使外科医师及时了解神经状态，让手术更加安全。

所有接受中央颈淋巴清扫术的患者，术前和术后均应进行纤维喉镜检查以评估喉返神经功能[48]。

声带不动可能提示肿瘤侵犯神经或既往医源性损伤。若术前发现神经有功能但存在肿瘤侵犯，术中应完整切除肿瘤，尽量保护喉返神经结构和功能的完整。

二次手术中神经解剖会更加困难，首次手术造成的周围粘连会增加手术的难度，确切的诊断复发位置对手术入路的选择有指导意义[49-50]。对既往颈部中央区手术使的患者进行手术时，应注意以下技术要点：充分暴露，如有必要，可以切除部分瘢痕分离带状肌肉；在中线解剖环状软骨作为上界；解剖胸锁乳突肌和颈动脉鞘，显露迷走神经和喉部；定位并显露喉返神经。为了提高切除的准确性同时降低复发可能，应该将切除的范围向复发的一侧或复发部位倾斜[50]。

33.10　总结

是否行中央区淋巴清扫术需考虑多重因素。风险、获益和外科医师的专业知识都应该被考虑在内。此外，患者必须意识到潜在的并发症和后遗症。在预防性中央区淋巴清扫术的情况下，必须考虑基于最新指南的因素，如年龄、肿瘤大小、肿瘤侵袭性和甲状腺外侵犯。在临床上有明显淋巴结转移的病例中，必须以分区的方式对中央颈部进行清扫，以包括喉前、气管前，以及至少被肿瘤累及的气管旁区域。在手术治疗中必须考虑喉返神经和甲状旁腺的状况。有几个技术注意事项，而外科医师，了解这些注意事项，有助于更好的肿瘤预后和功能保护，并降低复发率。个体化治疗越来越重要，如多学科诊疗模式。

（译者：刘洋　温骁勇）

第34章 侧颈区淋巴清扫术的适应证和手术技巧

Robert Saadi, Neerav Goyal, Daniel G. Deschler

关键要点

- 当有临床证据表明甲状腺癌有侧颈部淋巴结转移时，应进行侧颈清扫术。
- CN0良好分化型甲状腺癌患者不需要预防性侧颈清扫术。
- 甲状腺乳头状癌（PTC）颈淋巴结转移较常见，而滤泡癌（FTC）患者很少出现颈淋巴结的转移。
- 关于良好分化型甲状腺癌的侧颈清扫的范围是有争议的，通常取决于已证实的转移病变的位置。
- 甲状腺髓样癌的淋巴结转移对预后有显著影响，需要对中央和侧颈进行更积极的处理。
- 对于甲状腺髓样癌患者，当降钙素显著升高或存在明显的中央颈转移时，可进行预防性侧颈清扫术。

34.1 病例展示

女性，62岁，因慢性颈部疼痛行颈部磁共振成像（MRI）检查后发现多个甲状腺结节，随后到耳鼻咽喉科医师处就诊。在体格检查中，没有发现明显肿大淋巴结，MRI扫描也没有显示任何中央区或侧颈淋巴结转移的证据。在转诊前，患者做了甲状腺超声检查，结果显示多发结节，最大结节包括右下叶结节，直径约3.5 cm，右上叶结节，最大直径为1 cm。对这两个进一步行超声引导下细针穿刺（FNA），证实为BRAF突变的多灶性甲状腺乳头状癌（PTC）。超声检查中未发现可疑的侧颈部淋巴结。

> **思考**
>
> 在排除侧颈部淋巴结转移之前，在MRI扫描阴性的情况下，是否有必要对侧颈进行超声检查？

由于存在高危特征，患者接受了全甲状腺切除和中央区淋巴清扫术。最后的组织病理学检查显示PTC伴有镜下包膜侵犯，中央区淋巴结3/15转移阳性。术后1周复查，情况良好，无并发症，建议1年随访时复查超声。患者合并相关危险因素，建议行放射性碘治疗，但患者拒绝。设定促甲状腺激素（TSH）抑制治疗的初始目标是低于0.1 mU/L。

> **思考**
>
> 如果中央颈淋巴清扫术阳性，侧颈淋巴结隐匿性转移的可能性是多少？

6个月后，复查示血清甲状腺球蛋白水平升高，她再次至耳鼻喉科门诊就诊。查体发现患者右侧Ⅲ区明显肿大的淋巴结。超声证实两个大小分别为2 cm和1.5 cm。超声引导下的FNA活检显示为转移性PTC。计划行Ⅱ~Ⅴ区的右侧侧颈部淋巴清扫术。

> **思考**
>
> 良好分化型甲状腺癌临床上有明显颈转移时，侧颈清扫术的范围？

34.2 背景

超过90%的甲状腺癌是良好分化型甲状腺癌（DTC），其中绝大多数是PTC[1-3]。区域淋巴结转移（LNM）是PTC的常见扩散途径，30%的成年人在发现时有临床或放射学淋巴转移[4-5]。50%的预防性颈淋巴结清扫术的患者病理显示存在转移，其临床或预后意义值得怀疑[6-9]。与区域淋巴转移相关的危险因素包括：肿瘤分期、多灶性、年轻和BRAF突变[10-12]。BRAF基因突变与囊性变和含铁血黄素沉积显著相关，导致乳头状癌转移的淋巴结常呈现深色[13]。Lan等进行的Meta分析显示，当中央区淋巴结阳性时，侧颈受累的概率增加7.6倍[14]。尽管30%的患者可能发生侧颈部淋巴结的局部复发，而且存在肉眼可见的淋巴结转移时复发的风险增加[9,15]，同侧预防性侧颈淋巴结清扫的预后和生存获益仍然是有争议的[9,16-20]。虽然侧颈清扫可以改善临床上有明显淋巴结的患者的预后，而对于高危人群，包括那些原发肿瘤侵犯甲状腺被膜的人群，没有确切转移的患者仍然不能从预防性颈清扫中获得生存获益[21]。对侧侧颈部淋巴结转移并不常见，但弥漫性硬化型PTC倾向于累及双侧甲状腺腺叶，更可能出现淋巴结转移[22]。

FTC倾向于通过血液途径转移，约5%发生LNM，通常与较高的T分期和较差的生存有关[23-25]。FTC的Hürthle细胞变异型表现也与之类似。侧颈清扫术的必要性取决于临床或影像学上是否存在明显转移淋巴结[26]。

甲状腺髓样癌（MTC）比DTC更具侵袭性，且更易发生转移[27]。虽然仅11%的T1期患者存在侧颈部淋巴结转移，但有甲状腺可触及到明显结节的MTC患者中有超过70%的患者存在颈部转移[28-30]。中央区淋巴结转移对同侧和对侧颈部淋巴结转移有预测价值。Machens等开展的一项研究表明，存在4个及以上中央区淋巴结时，同侧侧颈部转移的可能性从10%增加到98%。此外，他们发现，10个及以上的中央区淋巴结转移，对侧侧颈淋巴转移的可能性从5%增加到77%[31]。散发性和家族性MTC在淋巴结转移方面的表现相似，手术治疗的范围主要取决于分期和淋巴转移情况。

未分化的甲状腺癌倾向于表现为广泛侵犯周围结构，而且90%的病例有远处器官转移和局部淋巴转移[32-33]。可采取姑息性手术治疗，一般来说，这些癌症很少能通过手术切除并辅以放化疗治愈。因此，切除的适应证和范围是根据具体情况确定的。当甲状腺以外存在疾病时，目前尚不清楚，即使手术达到局部切缘阴性是否能提供生存获益或持续提高的生活质量[34-35]。由于未分化甲状腺癌的治疗态度在很大程度上以关怀为目标，因此进一步讨论侧颈淋巴清扫术将仅限于DTC和MTC。

34.3 术前影像学检查

颈部超声是评估甲状腺癌淋巴结转移的最常用方法。提示转移性疾病的特征包括淋巴门消失、圆形、囊变、钙化、周围血管增多、相对于邻近肌肉回声增强、体积增大或皮质增厚。由于超声是一种依赖于操作者的设备，在灵敏度、特异度和准确性方面的诊断结果差异很大[36]。文献报道超声在评估甲状腺癌侧颈部淋巴结转移方面的总体敏感性为40%~80%[36-38]。尽管存在这种差异，术前超声被认为是（有经验的人）预测LNM的准确手段，应该同期行可疑结节和淋巴结的FNA活检[38]。

弹性成像是一种新的超声技术，它测量组织在外力作用下的变形，恶性组织的硬度预期会增加。这项技术可以在超声评估颈部时提供定量数据，并在未来可能增加发现颈部淋巴转移的概率[39-40]。

虽然计算机断层扫描（CT）在检测中央淋巴结转移方面可能比单独使用超声更敏感，但在预测侧颈淋巴结转移方面，超声可能比CT更敏感[39]。尽管如此，一直以来都有研究表明，CT和超声联合应用可提高预测侧颈淋巴结转移的诊断率，因此，在不确定的病例中可以选择性地增加CT检查[4,41]。

MRI和正电子发射断层扫描（PET）/CT对发现淋巴结转移的敏感性都较低，且对比超声无明显优势[42-44]。CT或MRI辅助成像在评估咽后、咽旁或纵隔转移的方面可能是有益的（有关淋巴结转移的术前检查，请参阅第14章）。

34.4 分期

美国癌症联合委员会（AJCC）的第8版指南对甲状腺癌的淋巴结分期不同于其他头颈癌[45]。▶表34.1展示了所有甲状腺癌的N分期。有关甲状腺分期的完整参考资料，请参阅附录A。总体分期取决于甲状腺癌的类型，而不是淋巴结转移的程度。

表34.1 第8版AJCC指南中的甲状腺癌淋巴结分期

N阶段	原则
NX	不能对淋巴结进行评估
N0a	• 一个或多个经细胞学或组织学证实的良性淋巴结
N0b	• 无局部区域淋巴结转移的放射学或临床证据
N1a	• 转移到Ⅵ区（气管前、气管旁和喉前/德尔菲氏淋巴结）或Ⅶ区（上纵隔淋巴结）
N1b	• 转移到单侧、双侧或对侧颈部（Ⅰ～Ⅴ区）或咽后淋巴结

34.5 侧颈区的解剖

美国耳鼻喉科学会批准的头颈外科解剖分类将前颈部和侧颈部淋巴结分成包括亚区的6个区，是头颈部淋巴结转移最常用的分期系统，由手术和影像学标志来定义[46-49]。

- Ⅰ区：颏下和下颌下淋巴结群——下颌体下方。
  - Ⅰ A区：颏下双侧二腹肌前腹与舌骨形成的三角形区域内的淋巴结。
  - Ⅰ B区：下颌下淋巴结群前界为二腹肌前腹，上界为下颌骨，后界为二腹肌后腹。
- Ⅱ区：颈内静脉上组淋巴结（上1/3）——从颅底到舌骨下缘。
  - Ⅱ A区：副神经前下淋巴结群（CN Ⅺ）。
  - Ⅱ B区：副神经后上淋巴结群（CN Ⅺ）。
- Ⅲ区：颈静脉区中组淋巴结（中间1/3）——从舌骨到环状软骨或肩胛舌骨肌。
- Ⅳ区：颈静脉下组淋巴结（下1/3）——从环状软骨或肩胛舌骨肌到锁骨。
- Ⅴ区：颈后三角区—胸锁乳突肌（SCM）后方。
  - Ⅴ A区：环状软骨下缘以上的副神经周围淋巴结。
  - Ⅴ B区：环状软骨下缘以下的锁骨上区和颈横动脉淋巴结。
- Ⅵ区：中央区（气管前、喉前、气管旁）——双侧颈动脉之间，胸骨上缘至舌骨下缘之间。
- Ⅶ区：上纵隔区——自胸骨柄上缘至无名动脉下缘。
- 有关该分类系统的颈淋巴清扫手术标志的完整描述，请见▶表34.2[50]。

34.6 颈部淋巴结清扫术

根治性颈清扫术，是其他颈清扫术的参照的根本手术，是指清扫Ⅰ～Ⅴ区所有淋巴及脂肪组织，包括清除胸锁乳突肌、副神经和颈内静脉[48]。这种手术术后相关并发症很多，临床中专科医师更加倾向于根据不同患者的淋巴结转移情况，进行改良根治术。比如，绝大多数的甲状腺

表34.2 颈淋巴结分区的外科边界

	上界	下界	内侧界	外侧界
ⅠA区	下颌联合	舌骨体	无（中线）	二腹肌前腹
ⅠB区	下颌体	舌骨体	二腹肌前腹	二腹肌后腹
ⅡA区	颅底	舌骨	二腹肌后腹	副神经（CN XI）
ⅡB区	颅底	颈动脉分叉	副神经（CN XI）	胸锁乳突肌外侧缘
Ⅲ区	舌骨	环状软骨	胸骨舌骨肌	颈丛感觉支
Ⅳ区	环状软骨	锁骨	胸骨舌骨肌	颈丛感觉支
ⅤA区	胸锁乳突肌与斜方肌汇聚处	环状软骨	颈丛感觉支	斜方肌前缘
ⅤB区	环状软骨下缘	锁骨	颈丛感觉支	斜方肌前缘
Ⅵ区	舌骨	胸骨柄上缘	无（中线）	颈总动脉
Ⅶ区	胸骨柄上缘	无名动脉	无（中线）	无名动脉（右）和颈总动脉（左）

癌患者中，侧颈部转移的范围通常不大，一般不需要牺牲周围的重要结构。因此，选择性颈淋巴结清扫已经成为处理LNM的主要方法。仅仅对转移淋巴结进行"抠除"而不进行规范的颈清扫术，术后的复发率很高，因此不推荐这种非根治性手术[51-52]。

淋巴清扫是为了在切除原发肿瘤的同时降低复发风险，DTC和MTC的最开始通常先转移到Ⅵ区淋巴结[53]。对这些患者而言，可进行单侧或是双侧的中央区淋巴结清扫，清扫的范围包括喉前、气管前及至少一侧的气管旁区域（有关中央颈淋巴清扫术的更多信息，请参阅第33章）。同侧的Ⅲ区和Ⅳ区是引流甲状腺的第一站，因此最可能发生淋巴结的转移[15,18,20]。临床中甲状腺癌Ⅰ区淋巴结很罕见[53-54]，有证据表明，甲状腺上极的肿瘤更容易转移到侧颈部淋巴结[11]。据推测，所有侧颈部转移患者都会伴有中央区的淋巴结转移并应该进行相应的处理，但有报道称约有22%的Ⅱ区、Ⅲ区、Ⅳ区转移患者无中央区转移，这种"跳跃式"转移易出现在肿瘤位于上极的患者中[53,55-56]。

34.7 手术技巧

34.7.1 显露

与中央颈清扫术不同，侧颈清扫术的切口不能采用甲状腺切除术的标准Kocher切口。有文献记载的侧颈淋巴结清扫术的切口术有弯形切口或Apron式、颈胸部T形切口（Crile）、McFee式等。也可于甲状腺切除术中扩大Kocher切口以行侧颈清，但只用这种切口不利于Ⅱ区和ⅤA区的清扫。然而，如果这种切口被延长到乳突，单侧颈清术采用"J"形切口，双侧清扫采用长"U"形切口，都可以较好地暴露术野。颈部加做一个切口也可以用来改善显露效果，同时又兼顾了美容效果[57]。但切口的选择主要由患者的疾病情况及外科医师的操作习惯确定。切开后，上下翻起皮瓣，显露胸锁乳突肌的上、下前缘，保留耳大神经和颈外静脉。

34.7.2 侧颈部（Ⅱ~Ⅳ区）

侧颈清扫有多种方法，尽管它通常在完成切除甲状腺和中央区清扫后再开始。因此，甲状腺切除后的颈清扫术一般从下方Ⅳ区开始，如果有计划清扫Ⅱ区，可以沿颌下腺下缘进行解剖早期识别二腹肌后腹，并向上牵拉腺体以显露这一重要标志。沿着二腹肌向后朝其向乳突的插入点解剖。打开胸锁乳突肌前缘的浅筋膜，游离肩胛舌骨肌，将脂肪淋巴组织自SCM的前内侧面游离，直到SCM的后缘。向后牵拉SCM展现清扫平面，穿过SCM的血管穿支妨碍手术可以结扎。可以用Allis钳夹持牵拉淋巴结以便于整块的清扫。在这应注意避免损伤颈横动静脉以及胸导管或是淋巴导管。由于后界为颈深筋膜深层（椎前筋膜），清扫时注意保留颈深筋膜深层及走行在前斜角肌表面的膈神经。之后，钝性分离颈内静脉、锁骨和纤维脂肪组织之间的间隙，定好Ⅳ区的下边界。应注意完整保留或彻底结扎胸导管或淋巴导管，避免术后发生乳糜漏。

在注意避免损伤颈动脉鞘内结构的同时，可继续上方解剖。颈丛神经主要在Ⅲ区内走行，尽量予以保留。副神经在与颈内静脉相交穿入胸锁乳突肌之前的位置探及。副神经在寰椎横突与二腹肌后腹之间穿入胸锁乳突肌。二腹肌后腹、副神经和胸锁乳突肌形成的三角形为ⅡB区，而寰椎横突标志着其上边界。将ⅡB区淋巴结从颈内静脉内侧和椎旁肌肉完整剥离，并在副神经后方掏出，与Ⅱ区其他部分一整块切除。操作时应注意保护舌下神经，尽量避免舌骨大角附近进行内侧和后方剥离[50]。在游离完外侧边后，整个淋巴结组织可以向内侧牵拉越过颈动脉鞘继续清扫。注意识别并保护动脉鞘内的颈动脉、迷走神经和颈静脉。自颈内静脉至带状肌外侧缘继续清扫。

34.7.3 后外侧颈（Ⅴ区）

Ⅴ区淋巴结清扫可深达颈丛神经根，应注意保留椎前筋膜，以避免对膈神经和臂丛的损伤。可以单独切除Ⅴ区淋巴组织也可以与Ⅱ～Ⅳ区的淋巴结一起整块切除；如术前清扫范围包括Ⅴ区，标准方法是将所有淋巴组织与其他分区内的一起整块清扫。适当延长切口，向上翻起皮瓣至显露胸锁乳突肌表面，在胸锁乳突肌后方显露至斜方肌的前缘，这标志着Ⅴ区淋巴结后边界。覆盖于SCM上的感觉神经在SCM的后缘ERb点汇合。副神经识别有两种方式，在其与颈内静脉相交后，进入SCM的前缘时，或大约在ERb点后上方约1 cm的位置。识别出副神经后，沿着神经解剖至斜方肌，将Ⅴ区脂肪淋巴组织与副神经剥离。清扫过程中不损伤底部深筋膜及副神经。必要时结扎颈横动脉，以方便ⅤB区清扫。膈神经和臂丛可沿颈底辨认并保留。然后将淋巴组织从斜角肌组织中分离出来，到达斜方肌的边界。在解剖ⅤA和ⅡB水平的过程中，副神经损伤风险较高[58]。可以使用神经监测来辅助识别神经，但尚不清楚监测是否显著减少了神经损伤以及副神经的反应阈值，是否可以预测术后肩部功能[59-60]。

区域性颈清扫术中，放置引流管不能预防术后颈部血肿或水肿；但在扩大侧颈清扫术中大量软组织切除和/或皮瓣破坏时，尤其是涉及Ⅴ区的侧颈清扫术时，有必要放置引流管。当涉及可能发生乳糜漏或者外科医师倾向于将其作为血肿增加的指标时，也可以放置引流管[61]。

34.8 清扫范围

侧颈清扫术在甲状腺癌治疗中的作用因疾病分期和癌症类型而异。对于CN0的DTC患者，目前美国甲状腺协会（ATA）不建议行预防性侧颈清扫术[6]。尽管隐性转移在PTC中很常见，但这似乎与疾病复发或疾病特异性生存无关[18]。然而，前瞻性、随机对照试验是缺乏的，也不可行[62]。由于侧颈清扫术对CN0患者无明显的获益，因此只适用于临床或影像学淋巴结阳性的DTC患者。前哨淋巴结活检显示，微转移的存在与肿瘤的侵袭性特征显著相关，如甲状腺外侵犯、脉管侵犯和肿瘤的大小，因此一些作者支持对分期T3或T4的患者行预防性侧颈清扫术[63-64]。考虑到侧颈清扫术涉及一个单独的手术部位，目前的选择仍然是推迟侧颈区淋巴结清扫。

CN1b的患者行侧颈清扫术具有良好的生存获益[6,65]，但目前清扫的范围仍有争议[54]。文献中普遍支持对ⅡA、Ⅲ、Ⅳ和ⅤB区的常规清扫，因为这些分区转移率较高[15,18,20,53,66]。一些作者建议由手术医师决定是否进一步切除，对无直接转移证据的患者应该避免清扫Ⅴ区和Ⅱ区淋巴结，以减少相关的并发症[53]。研究表明，Ⅲ区无明显转移淋巴结的患者，Ⅱ区通常也无转移，因此，不清扫Ⅱ区也是安全的[67]。但上极的肿瘤易出现向Ⅱ区的跳跃式的转移[55]。▶图34.1给出了对DTC患者进行侧颈清扫术的决策流程。

预防性侧颈清扫术对甲状腺髓样癌（MTC）患者的效用有很大的差异（▶图34.2）。与DTC相比，MTC中存在隐匿性转移灶对生存有显著的影响。另外，由于此类病症不

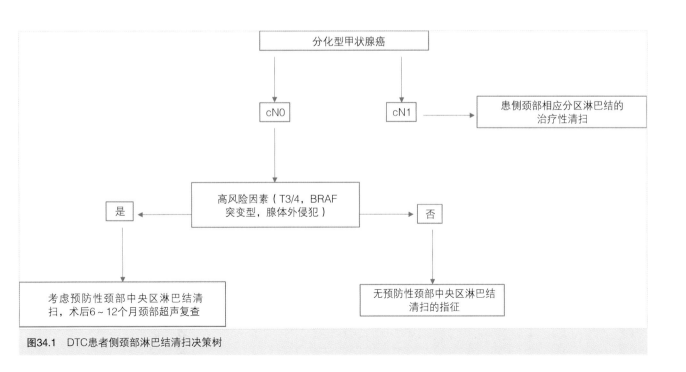

图34.1 DTC患者侧颈部淋巴结清扫决策树

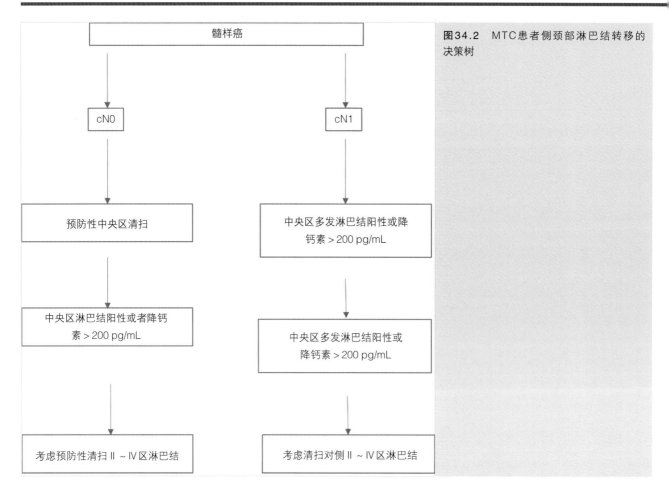

图34.2　MTC患者侧颈部淋巴结转移的决策树

摄碘，放射性碘治疗不可行，手术切除是唯一的治疗方法。由于隐匿性转移率高，对预后影响显著，预防性中央区淋巴结清扫适用于所有MTC的患者。但这点对伴有MEN2A相关的低风险突变位点或者降钙素不高的的年轻遗传性髓样癌患者可能不适用。已证明中央颈淋巴结阳性与侧颈转移相关[31]。即使在cN0患者术前影像学检查未探及明显肿大淋巴结，如果存在中央区转移，也强烈建议行预防性侧颈淋巴清扫术。

如MTC患者合并明确的侧颈部淋巴结转移，目前的ATA指南建议行肿瘤同侧Ⅱ～Ⅴ区的颈淋巴清扫术[28]。此外，研究发现降钙素水平与淋巴结转移的程度有关[31]。Machens和Dralle证明，降钙素水平为20～50 pg/mL建议同侧中央区和侧颈清扫术，降钙素水平50～200 pg/mL建议双侧中央区和同侧侧颈清扫术，降钙素水平>200 pg/mL建议双侧中央区和双侧侧颈清扫术[68]。鉴于这些发现，ATA指南建议当降钙素水平高于200 pg/mL时考虑预防性对侧侧颈淋巴结清扫[28]。然而鉴于双侧侧颈转移的病例治愈率很低，更大范围的手术应该被慎重权衡[68]。

34.9　复发

DTC患者颈部淋巴结的复发率为30%～40%[9,15,69]。发现可疑的淋巴结复发可以超声定期观察，特别是对于低风险患者，因为只有30%的患者可能在3年内出现增长[70]。也可以行颈淋巴清扫术，建议切除中央区≥8 mm的淋巴结或侧颈区≥10 mm的淋巴结[6]。由于解剖平面的改变和瘢痕形成，复发患者的二次颈清扫术难度较大。颈部的大血管可能在初次手术后发生内移，瘢痕和纤维化使解剖标志和关键的神经血管显示不清。复发的淋巴结可能表现为与周围结构紧密粘连。补救式的颈淋巴清扫术没有标准的流程，手术过程因人而异，需要术者从已知到未知，避开更困难的区域，直到关键结构被安全地显露出来。在这种情况下，术前超声定位和术中超声特别有用。标准的二次清扫范围应包含所有复发的区域，常发生多个区域累及[6,64,71]，复发性疾病也不推荐仅行"摘草莓"式的切除。然而选择性颈清的清扫范围可能更有限，特别是经过了全面颈清扫的患者，手术范围需要由外科医师根据手术安全性和并发症的风险自行调整。术前进行纳米碳染色有助于手术中对淋巴结的辨认，限制清扫范围[6]。在DTC患者侧颈部复发的人群中对Ⅱ～Ⅴ区的二次颈清显示了很高的局部控制率。对于无再次手术指征的患者，可考虑经皮无水乙醇注射[74]。对持续性或复发性淋巴结转移的甲状腺髓样癌患者也推荐再次行全颈清扫术，应切除Ⅱ～Ⅴ区范围内的所有淋巴组织[28]，约有1/3的二次颈清扫治疗患者的血清降钙素水平可降至正常范围[75]。

34.10 并发症

在有经验的外科医师中，颈侧区淋巴结清扫术的并发症发生率较低，但可能损伤副神经、舌下神经、膈神经和颈动脉鞘等结构。术后早期并发症包括颈部血肿/积液形成、乳糜漏和手术部位感染，发病率不到5%[76-78]。手术区域的积液一般都可以慢慢自行吸收，很少需要经皮引流，但术后血肿可能需要紧急引流防止压迫气道。术后颈部急性血肿通常发生在术后首个24 h内，可能危及生命。引流液中高甘油三酯含量可诊断乳糜漏，根据引流量的不同，可采用局部加压包扎或中链脂肪酸饮食的方式处理乳糜漏[78]。可能需要静脉补液代替口入，并密切监测电解质。当乳糜漏每天超过500 mL时应考虑手术干预。

据报道，高达50%的患者侧颈淋巴结清扫术后出现肩功能障碍，其中大部分患者最终自行缓解[79]。复发或疾病持续状态的患者术后并发症发生率也较低[73]。声音改变是甲状腺切除术必然的风险。可能是由于声带水肿，伴有侧颈部转移会增加音调变低的风险[80]。声音变化也可能是由于手术显露喉上神经外支及沿迷走神经周围区域的清扫造成的。

34.11 结论

侧颈淋巴结是甲状腺癌患者常见的转移部位。无论哪种类型的甲状腺癌，只要有淋巴结转移的证据，就应该进行侧颈清扫术。侧颈清扫术的范围是有争议的，通常在明确存在侧颈部转移的患者中进行选择性的Ⅱ～Ⅴ区颈清扫术。预防性侧颈清扫术不适用于cN0的DTC患者；然而，仔细监测下的预防性中央颈清扫术对具有高危特征的患者可能有益。MTC的淋巴结转移对预后有显著影响，需要对中央区和侧颈部进行更积极的处理。中央区的淋巴结转移和降钙素水平可用来指导是否行预防性侧颈清扫术。

（译者：刘洋　温晓勇）

第35章 甲状腺良性结节的射频消融治疗

Leonardo Rangel, Erivelto Volpi

> **关键要点**
>
> - 80%~85%的甲状腺结节是良性的。
> - 约15.4%的甲状腺结节的体积最终会增长。
> - 目前的指南建议，如果结节出现症状，则进行手术治疗。
> - 高达40%的行腺叶切除术的患者出现医源性甲状腺功能减退症。
> - 热消融术在破坏结节组织的同时保留周围的正常组织。

> **思考**
>
> 当面临这样的情况时，指南建议密切随访或手术，还有其他选择吗？

患者选择进行甲状腺结节的射频消融（RFA）。术后对患者进行为期1年的密切随访，随访至6个月时，患者的结节大小缩小了87%，并保持稳定（▶图35.2）。

35.1 病例展示

女性，42岁，就诊时发现右侧甲状腺结节。结节肉眼可见，吞咽时可以移动，影响到了患者的外观，因此寻求进一步治疗。她的甲状腺超声（US）显示右侧近峡部一海绵状结节，大小为2.39 cm×1.32 cm×2.69 cm。细针穿刺细胞学（FNAC）检查证实为Bethesda Ⅱ类结节，建议手术治疗。患者最终拒绝手术干预（▶图35.1）。

35.2 背景

5%的女性和1%的男性在触诊过程中可以发现甲状腺结节，而甲状腺超声可以在16%~68%的人群中（更有可能是女性和老年人）中检测到甲状腺结节[1]。甲状腺结节很常见，多数小的良性结节大小保持稳定，仍有15%的结节会增长至需要一些医疗或手术干预[2]。在一个良性甲状腺结节的回顾性研究中，Ajmal等报道了37.6%的甲状腺结节患者接

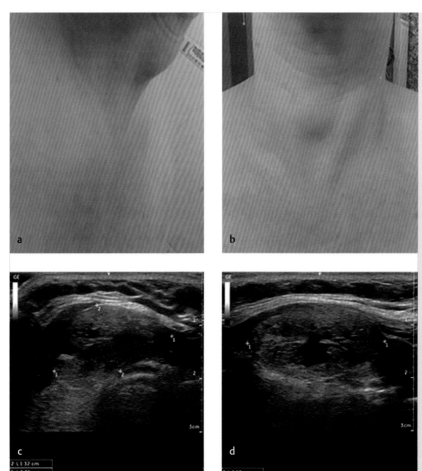

图35.1 （a、b）颈部的侧面观和正面观，展示右侧颈前凸起的结节。（c、d）结节的横切面和纵切面，展示了占据右侧和峡部的海绵状结节

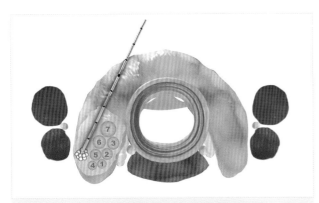

图35.2 经峡部入路甲状腺结节内电极的移动消融技术。为了尽量减少未处理的面积，设定了从1~7的小消融区域

受了手术治疗。在本组病例中，压迫症状是最主要的手术指征（71.6%），其次是患者诉求（18.5%）。这项研究中强调，超过90%的手术无恶性风险[1,3-5]。

如结节为良性，患侧腺叶切除式更合适的术式，但仍有很多患者接受了甲状腺全切[6-7]。

甲状腺功能减退症会导致生活质量下降、抑郁、体重增加、疲劳、虚弱、心脏收缩能力下降、冠状动脉疾病增加、认知改变和不孕不育是一些相关的后遗症。1/3的甲状腺全切患者无法通过甲状腺替代疗法得到充分控制；通常表现为促甲状腺激素（TSH）升高和一些前述的症状[8]。此外，尽管激素替代治疗中TSH水平正常，但5%~10%的患者会持续出现症状，原因是T4未能充分转化为T3，TSH设定值不同，同时合并自身免疫性疾病[8]。

鉴于这些潜在的副作用，RFA提供了除手术外的一种有效的替代治疗方案，其优点是保留了甲状腺的功能。此外，RFA是一种在局部麻醉或清醒镇静下进行的微创手术，与传统手术相比，RFA的并发症发生率较低[9-10]。

35.3 技巧

射频消融术主要过程包括将针状探头插入致病的结节，射频波从探头传递到周围组织，导致邻近细胞死亡。当这些细胞死亡时，免疫系统会将它们清除，通常会导致结节萎缩。在超声引导下，将射频电极插入目标甲状腺结节内，电极连接到射频发生器，该发生器提供交流电以增加离子运动和产热。温度从60℃上升到100℃，导致细胞瞬间死亡，几天后结节组织出现凝固性坏死，最后坏死组织重新吸收。通过这种方式使结节体积缩小，相关的症状也会缓解[11-14]。

当进行RFA时，超声下，靠近电极尖端出现高回声信号表明组织开始变性，此外组织内的阻力感增加则标志着出现组织坏死。

RFA使用的是高频交流电产生的热量，电流在200~1 200 kHz之间振荡，穿过电极搅动周围的组织离子。电极提高肿瘤组织内的温度（通过摩擦热），从而使位于电极几毫米内的肿瘤组织被破坏。除了摩擦热之外，来自消融区域的传导热会相对缓慢的破坏离电极较远的组织。这些继发于摩擦和传导热的热损伤过程是射频消融的主要机制。

在RFA过程中会出现一些现象，可能会影响治疗效果。最常见的是热沉效应，它是由相邻结构吸收热量引起的，特别是结节被大量液体或高流量血管环绕时，这可能会导致这些结构周围的烧蚀减少。如果发生在目标区域周围，这种影响可能会降低手术的有效性。然而，热沉效应对喉返神经、气管或迷走神经等结构而言提供了部分保护作用。

水分离是射频消融术前和术中使用的一种重要辅助手段。可以用细针沿甲状腺前被膜注射1%利多卡因而实施，同时也为RFA提供局部麻醉。当靠近颈动脉、迷走神经、喉返神经或气管处时，可使用阴离子溶液（如5%葡萄糖溶液）进行水分离。

利用水力剥离后，RFA针通过峡部插入甲状腺结节，峡部入路有以下几个优点：首先，操作者可以更加明确电极、靶结节和喉返神经之间的联系，喉返神经位于危险三角中，处于气管和甲状腺之间。持续监测电极尖端和喉返神经之间的距离对于预防手术中可能发生的热损伤是至关重要的。使用"移动消融技术"，从而以三维方式对小区域进行连续消融。这项技术与许多其他固定消融术不同，在固定消融时，电极位于病变内的一个点，然后激活，直到病变完全消融（▶图35.2）。

35.4 指征

经穿刺活检被诊断为Bethesda Ⅱ的良性甲状腺结节可以考虑行射频消融治疗。一些作者建议重复细针穿刺活检（FNAB）；但对于海绵状或单纯囊性病变或自主功能结节，可能没有必要[11,15-16]。不应该盲目对病理不明确的结节行消融术，因为消融治疗后结节内的B超特征会发生很大变化，而且后续的细针穿刺活检结果将不再可靠。在热消融后从细胞学上识别恶性可能是非常困难的。结节消融的基础是在手术前准确识别结节的良恶性。这样才能取得合适的原始情况和随访。

韩国的指南指出，RFA可用于治疗直径＞2 cm的持续性生长的甲状腺结节，是否消融取决于外观、症状及临床顾虑。这意味着，即使在没有明显症状的情况下也可以考虑消融结节[11]。而欧洲的指南明确建议，不要对无症状的结节进行热消融[15]。

粗针穿刺活检是第二种活检技术，它不完全依赖细胞学诊断，这项检查可以提供足够的组织进行病理学、免疫组织化学和分子标记的分析[5,11,15-16]。粗针穿刺活检可以提高准确性，同时样本不合格率较低，从而减少了重复活检[17-19]。尽管如此，粗针穿刺活检更容易受到不同机构之间的判读差异的影响[17-20]。韩国和欧洲的指南都没有提到使用带有基因分析的FNAB作为热消融的纳入标准[11,15-16]。

35.5 消融前评估

部分甲状腺结节是有症状的，肉眼可以明显观察到颈部的肿大包块，或因为大小或位置的原因造成了吞咽或呼吸困难。我们使用了10分视觉模拟评分（VAS）将美容问题作为术前检查的一部分。为了获得"症状评分"，患者会被问到以下问题："在0～10分的范围内，这个结节会在多大程度上给你带来美观上的困扰，或者在功能障碍或心理健康方面的困扰？"通过以下量表得到客观的"美容评分"：0分，无明显肿块；1分，可以触及肿块，但不影响美容；2分，伸颈和/或吞咽时可见结节；3分，明显可见的甲状腺结节。这些评估应该在肿物缩小的病程中持续进行，以从临床角度确定肿瘤缩小[11,15-16,21]。

应进行超声检查，最好是由进行消融术的医师进行检查。对甲状腺结节、其边界及其与关键结构的关系进行全面的评估，以便讨论手术的风险、可能的局限性以及与患者分次消融的必要性。轴向图像很少使用，但当怀疑后位结节或胸骨后甲状腺肿，巨大甲状腺肿需要消融时，可合理地使用轴向图像。自主功能结节消融术后可行放射性核素检查[11,15-16]。

35.6 结果

正如预期的一样，囊性结节在消融术后显著缩小[10]，实性部分＜20%的结节应考虑经无水乙醇消融（PEI），该技术可以达到与RFA类似的体积缩小率，且手术费用较低[22-25]。实性部分较大的结节，PEI的效果不如RFA，PEI增加患者疼痛，体积缩小率较差，需要更多的消融次数。

良性甲状腺结节在热消融后体积持续减少，从第1年平均80%的缩小率到24个月后几乎缩小90%，消融治疗效果稳定持久，治疗成功率超过97%（▶图35.3）[26-31]。

自主功能的甲状腺结节（AFTN）消融效果较好，这类结节中有大量滋养血管，使得消融后体积缩小得更加明

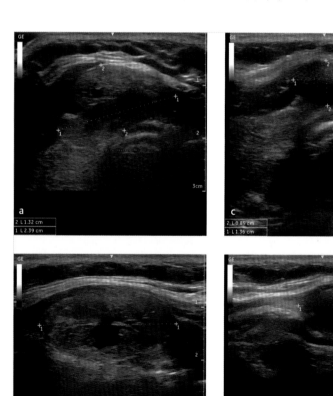

图35.3 （a、b）射频消融前的超声横断面和纵切面显示右叶近峡部有4.4 cm³的海绵状结节。（c、d）6个月后的横向和纵向照片显示结节为0.7 cm³的低回声结节，无血管形成

显。但大多数文献报道未能证明消融术后有较高的甲亢治愈率。主要的限制因素是体积，因为体积＞20 mL的结节的缓解率较差。生化结果较差的主要原因是治疗AFTNS的原理不同。这种特殊类型的结节应该作为肿瘤性病变而不是常规良性结节来治疗，因为在这些病例中留下的安全边界可能进一步重新生长和甲亢复发。

35.7 并发症

虽然存在大量的并发症，但尚无危及生命的并发症的报道。常见的是在0.5%～4.7%的病例中出现短暂的嗓音改变。其他并发症包括肿胀、疼痛、发热和一过性甲状腺功能亢进症、霍纳综合征、臂丛神经损伤和皮肤灼伤也有报道，但较为罕见[32]。

35.8 结论

射频热消融术对于引起美容或压迫问题的良性结节和自主功能结节是一种微创治疗。要安全彻底地消融掉结节，需要掌握这项技术，正确的病例选择也是成功的关键。RFA对于大体量的甲状腺团队来说可以很容易掌握，今后可能会在甲状腺结节的治疗中发挥重要作用。

（译者：刘洋　李泽宇）

第36章　经口甲状腺手术

Mohammad Shaear, Christopher R. Razavi, Jonathon O. Russell, Ralph P. Tufano

关键要点

- 甲状腺切除术后颈部瘢痕会对患者的生活质量产生负面影响。
- 远处入路甲状腺和甲状旁腺手术的出现可以解决这一问题。
- 经口腔甲状腺手术是最新的远处入路甲状腺切除术，也是唯一不会留下皮肤瘢痕的术式。
- 经口甲状腺手术有详细的纳入/排除标准。
- 接受过内镜外科技术培训且有大量手术经验的甲状腺外科医师是采用该技术的最佳人选。

36.1　病例展示

女性患者，26岁，内分泌科医师检查时发现了一个2.5 cm的甲状腺结节，患者接受了细针穿刺（FNA）甲状腺活检，结果为Bethesda Ⅲ类，不确定意义的异型性（AUS），随即被转诊到头颈内分泌外科进行手术会诊。患者不愿意术后留下颈部瘢痕，了解了关于无瘢痕甲状腺手术的信息。经进一步评估，患者之前未接受过任何头颈部手术或放疗，既往手术中有瘢痕增生的病史，无甲状腺癌家族史。超声评估显示，左叶中部有一个2 cm的结节，边界光滑。在被告知符合无瘢痕甲状腺手术的适应证后，患者表示愿意接受。患者接受了经口甲状腺腺叶切除术，无并发症，手术当天出院，饮食正常。手术病理显示为良性腺瘤样结节。术后3周来院随访，患者自觉恢复正常，下唇和下巴无感觉异常，口内切口完全愈合。

36.2　背景

经颈甲状腺手术是最常见的手术之一，有很好的治疗效果[1]。尽管外科医师认为颈部瘢痕的愈合在美观度上是可接受的，然而，患者通常认为，颈部手术瘢痕会对术后生活质量（QOL）产生负面影响，这种顾虑会影响到患者对该手术的接受程度[2]。而且，患者和外科医师对瘢痕的认识往往不一致[3-5]。在过去的20年里，外科界一直在寻求通过远处入路的甲状腺手术来解决这一问题。

许多远处入路甲状腺切除术避免了颈部手术切口，然而，这些入路通过许多甲状腺外科医师不常用的层面进行解剖。例如内镜胸乳入路术式是最早的远处入路甲状腺手术，使用两个12～15 mm的乳晕周围切口，并需要在同侧锁骨下方增加一个5 mm的切口用于操作器械进入[6]。另一种远处入路手术是双侧腋窝-乳晕方法（Baba）。这种方法在乳晕和腋窝周围取4个手术切口，水平地进入颈部中央区，并且可以通过内镜或机器人技术来完成。还有外科医师采用腋下入路和耳后入路的术式，以避免颈部切口[7-13]。

经口腔甲状腺手术的出现使患者在这些手术中完全避免了皮肤切口[14]，其独特之处在于，它为外科医师提供了一条通往颈部中央区的较短路径，和开放手术一样可通过熟悉的解剖平面到达甲状腺。此外，它是目前规避皮肤切口的唯一选择。在这一章中，我们将讨论经口甲状腺手术的创新和临床应用。

36.3　颈部切口是远处入路甲状腺手术技术发生和发展的促进因素

自18世纪晚期以来，甲状腺疾病管理和外科技术经历了逐步改进[15-17]。最近，外科界一直致力于减少颈部切口和由此产生的颈部瘢痕。这是因为颈部瘢痕可能导致患者不自信，从而降低生活质量（QOL）[2,4]。有证据表明，一些人认为颈部切口会影响美观[2-5,18-20]，这可能会促使一些患者在手术数年后接受瘢痕修复手术[2]。专注于美容的手术改进是由Kocher博士开始的，直到今天，手术方式仍在不断改良。

36.4　经口甲状腺手术的渊源

新欧洲外科学会（NESA）于2007年9月提出了经口甲状腺手术，作为其自然腔道手术项目的一部分，主要研究经口和经阴道（NOS/NOTES）安全进入的手术。该项目探索了通过口腔进入甲状腺和甲状旁腺区域的新方法，而不会危及患者的安全或影响手术解剖层面，同时确保最佳的美容效果[21-23]。2008年，Kai Witzel使用猪模型通过舌下切口用改良的20 mm内镜来证明经口入路的可行性。该实验大部分是成功的，但仍未避免额外的颈部切口[24]。

在使用人类尸体和活猪进行广泛研究后，研究人员发现了通过颈阔肌下间隙进入甲状腺叶区域的路径[25-26]。2011年，Richmon等描述了一种使用颏下和颈阔肌下入路的三孔前庭入路[27-28]。在Nakajo等于2013年分析的一系列病例中，8例患者使用相同的三孔前庭入路［他将该技术命名为经口腔镜辅助颈部手术（TOVANS）］，在没有CO_2加压的情况下，通过口腔进行甲状腺手术。值得注意的是，在本病例研究中，所有8例接受TOVANS治疗的患者均出现了颏神经损伤[29]。2016年，Anuwong等采用了Richmon及其同事发表的三孔前庭入路，为60例患者实施了经口前庭入路内镜甲状腺切除术（TOETVA），得到了满意的术后短期随访效果[30]。2年后，他的病例系列扩展到425例患者，均有类似满意的结果[31]。随后北美和其他国家有一系列较小规模的病例报道[32]。

在本文发表时，大约有1 000例经口甲状腺手术采用三孔前庭入路，其中大多数采用内镜技术（Toetva）[31-36]。机器人手术系统也用于通过口腔的下前庭进入颈部中央区，然而、与内镜技术相比，它很少被使用。这与成本、当前机器人手术系统的技术细节和学习曲线有关[36-40]。

36.5 经口前庭入路内镜甲状腺手术（TOETVA）的适应证

随着大量甲状腺外科医生进行越来越多的内镜手术，他们能够更好地了解这项新技术的细节，因此TOETVA的纳入标准不断扩大。由于该技术的主要目的是获得更好的美容效果，有瘢痕增生病史的患者表现出强烈的避免颈部瘢痕意愿时，应尽可能使他们符合入选标准。该技术的排除标准主要包括甲状腺的直径、主要病变结节的大小和术前病理。Razavi和Russell发表了一份由实施TOETVA的外科医师报道的适应证和禁忌证[41]，关于能接受这种手术的结节最大尺寸仍有争议：Anuwong、Jitpratoom等确定甲状腺最大直径为10 cm；而Wang等认为甲状腺最大直径不超过8 cm，或结节不大于2 cm[42]；其他外科医师建议良性病变尺寸的不超过6 cm，分化良好的甲状腺癌的最大结节尺寸不超过1 cm[37]。

虽然得到控制的Graves病不是禁忌证，但它仍可能带来挑战，需要更丰富的手术经验。作者认为甲状腺髓样癌和其他分化较差的癌症是绝对的排除标准，此外，不适合全身麻醉的患者不适合TOETVA。

36.6 手术技巧和手术辅助手段的使用

目前，通过口腔前庭入路的经口甲状腺切除术也可以使用内镜技术或机器人手术系统进行。由于内镜系统的广泛应用，无论采用哪种方法，围术期的注意事项以及手术步骤几乎是相同的[43-44]。

36.6.1 术前注意事项

患者应符合上述纳入标准，并充分了解TOETVA的详细信息和潜在并发症。此外，手术医师应进行超声检查，以熟悉解剖标志。患者术前应接受预防性抗生素治疗。常规使用阿莫西林-克拉维酸静脉注射，如选择克林霉素，则需联合甲硝唑，以覆盖革兰氏阴性菌。

36.6.2 手术步骤

进手术室后，女性患者仰卧，颈部轻微伸展；而男性患者应仰卧，颈部保持中立位，以避免甲状腺软骨隆起。术中神经监测作为喉返神经识别的辅助手段。手术通过在口腔下前庭做3个切口来进入颈部中央区。使用手术刀在颊侧下颌系带的远端尖端水平切开长度为15 mm的切口，该切口用于放置内镜摄像头并取出标本。另外两个双侧切口位于口腔下前庭的干湿交界处内侧，长度为5 mm，这些切口用于放置内镜器械。在使用这些切口和能量器械进入颈阔肌下间隙时，应注意避免刺穿皮肤，不建议在初次解剖时使用能量器械。切开黏膜后先钝性分离。在用内镜能量装置建立颈阔肌下工作空间之后，充入6~8 mmHg的CO_2以维持工作空间并持续换气。然后识别并分割颈白线，以便抬高带状肌并暴露甲状腺。锥体叶（如果存在）和Delphian结节必须被切除，以便能够看到甲状软骨、环甲膜和环状软骨，这是第一个关键的标志。在确定甲状腺峡部后，气管前平面得到显露，峡部被离断。在确定并保留甲状旁腺和喉返神经后，以从上极到下极的顺序进行腺叶切除术，然后将标本放入内镜手术标本袋中，并通过中央切口取出。使用类似的技术切除对侧腺叶，术毕使用可吸收缝线缝合所有切口。

36.6.3 术后护理

患者应在术后早期接受积极的镇痛。大多数患者在术后第一个24 h后需要使用对乙酰氨基酚，并使用加压敷料覆盖切口。在大多数情况下，除非有内科或外科问题需要继续住院，患者大多在手术当天出院，第2天可以恢复正常饮食，不受任何限制。在术后第1周，建议患者在餐后用盐水漱口。术后第1个月，建议进行常规的颈部屈伸运动。在暂时性轻度嘴唇无力的情况下，建议吹口哨或使用管乐，直到基本功能恢复（通常不超过1个月）。

36.7 经口甲状腺手术的结局和潜在并发症

根据现有文献报道，经口腔甲状腺手术对关键组织器官损伤的风险与开放甲状腺切除术相同[45]。然而，通过前庭入路进行的经口甲状腺切除术，存在下唇和下巴麻木的额外风险，将操作切口调整到两侧下颌下可能有助于降低该风险，但总体而言，颏神经损伤风险不到2%。与该技术相关的其他潜在并发症包括唇连合撕裂以及在创建颈阔肌下通路时皮肤穿孔，这两种情况在机器人手术中相较内镜手术中更为常见。因此，应小心轻放手术器械和减少牵拉组织以减少不必要的损伤[46-49]。Razavi等估计TOETVA的学习曲线为11例，前提是手术医师为接受过内镜手术技术培训的大型甲状腺外科中心的专科医师[50]。

36.8 发展方向

甲状腺手术病例数量日益增加，手术过程的不断改进将持续降低手术并发症的发生率[51-53]。TOETVA为患者提供了比传统切口更为美观的选择。有研究表明，TOETVA作为一种微创手术，术后疼痛更轻微。然而，由于不同患者的痛阈不同[54]，该研究有待进一步探索。相关的技术进步也有利于该术式实用性的提高。目前仍缺乏长期的随访结果，但外科医师已在其他手术中探索使用该入路进入颈部中央区。

36.9 结论

从美学的角度来看，传统的甲状腺切除术会产生瘢痕，这会损害患者的自信心，并对患者的生活质量产生负面影响。远处入路的甲状腺和甲状旁腺手术，特别是TOEVTA，已经成为解决这一美学问题的重要手段。它代表了100多年前开始并持续至今的一系列探索中的最新成果。考虑到该技术的新颖性和纵向数据的缺乏，接受过内镜外科技术培训的大型甲状腺外科中心的专科医师是采用该技术的最佳人选。

（译者：宫毅 李泽宇）

第37章 美容手术在甲状腺手术中的应用

Ahmad M. Eltelety, David J. Terris

关键要点

- 需行甲状腺手术时，患者如果有强烈意愿避免可见的颈部手术瘢痕，可以从几个远处入路手术方式中进行选择。
- 对于头颈外科医师而言，在既往用于腮腺的美容手术上进行改进，通过自然腔隙入路的甲状腺手术，无体表瘢痕，也是美容手术。
- 在进行机器人甲状腺美容切除术（RFT）时，筛选标准包括患者对美容的要求、具体病情和外科医师的经验。
- 这类手术可以避免其他远处入路手术相关的并发症，包括臂丛神经损伤、食管穿孔和严重出血。
- 外科医师和患者需要权衡远处入路手术的优点、风险和成本。

37.1 病例展示

　　女性患者，32岁，轻度肥胖，在妇科医师的常规检查中发现了甲状腺结节。医师建议患者行甲状腺超声检查。超声报告显示，右侧甲状腺中部有一个2 cm的结节。细针穿刺（FNA）细胞病理学显示为滤泡性肿瘤。患者希望进行甲状腺腺叶切除术，但不愿留下颈部瘢痕。

37.2 背景

　　Theodor Kocher在100多年前描述了经典的甲状腺切除术。该术式几乎没有改动，直到20年前发生了实质性的转变，演变为现代微创甲状腺切除手术[1-2]。该技术采用先进的能量设备、高分辨率内镜和喉神经监测等创新技术共同推动了现代无引流、免缝合的门诊甲状腺切除术的发展[3-6]。这些技术在内镜辅助手术中得到广泛应用，这是由Paolo Miccoli提出并推广的概念[7]。同时，先进的内镜和最先进的机器人手术系统在亚洲得到了应用，远处入路手术的实施，可以完全消除颈部手术瘢痕[8-10]。目前已经应用的手术入路有多种，包括胸骨前、乳晕周围和腋窝部位的入路[11-13]。

　　美容手术的一种重要方法是无充气机器人腋窝甲状腺切除术（RAT）——由Chung和他的团队通过结合无充气技术和机器人技术进行了改进——小切口双侧经腋窝乳房入路的无充气机器人甲状腺切除术（RAT）[14-16]（特别是消除了必需的充气做法，该做法已被证明在颈部区域是危险的）。但在北美引入实践时，RAT被证明具有严重的安全隐患，发生了与常规颈前入路术式无关且前所未有的不良事件，包括臂丛神经损伤、食管穿孔和失血过多，甚至在某些情况下需要输血。事实上，锁骨是手术通道中的一个

障碍，手术中牵拉的张力可能会影响到臂丛神经。此外，在胸锁乳突肌（SCM）的胸骨头和锁骨头之间进行分离，并且与典型的颈部入路相比，外侧的入路导致的食管暴露和损伤风险更高。韩国报道的相对较低的并发症情况，可能部分源于患者人群在体型、颈围和疾病程度方面的差异[17]。

　　最终，这些远处入路手术被认为是有创伤的，包括扩大了手术范围、增加了不熟悉的解剖层面，以及没有体现现代甲状腺手术进展的优点，包括无引流、小切口快速愈合的门诊日间手术。因此，一种称为RFT的替代方法已经成为可行技术，它具有在熟悉的手术解剖层面中操作的优点，利用专用的固定牵拉系统和无充气技术，缩短了切口与甲状腺的距离，与其他远处入路手术相比，解剖面积更小。该术式采用了一个隐藏在耳后沟和枕骨发际线[7,16,18-20]的切口，其特点是从头端到足端解剖甲状腺。临床前尸体实验和临床研究已经证明了远处入路甲状腺切除术的适用性[21-23]。

思考

应选取合适的患者进行美容手术，以避免出现明显的颈部瘢痕。

37.3 术前步骤

37.3.1 患者纳入标准

　　选择患者包括以下几点[18,23-28]：

- 无颈部瘢痕手术意愿强烈。
- 非病态肥胖［身体质量指数（BMI）<40］。
- 无颈部手术史。
- 美国麻醉医师协会（ASA）评分Ⅰ级或Ⅱ级（不存在需要缩短麻醉时间的医学合并症）。
- 术前喉功能正常。
- 接受需要中转换为传统颈前开放手术的风险。

37.3.2 疾病标准

　　疾病本身能满足接受美容甲状腺切除术的因素[18,24-28]：

- 单侧手术（主要是良性疾病或细胞学检查没有确诊为恶性病变的）。
- 无甲状腺外侵犯、无胸骨后甲状腺或颈部淋巴结肿大。
- 临床上无明显的甲状腺炎。
- 结节最大尺寸不超过40 mm。

来自美国多中心经验（包括102例RFT手术）的数据报告显示，良性甲状腺结节是最常见的手术适应证（45.1%），其次是不确定性质的结节（19.6%），然后是多结节性的甲状腺肿（17.6%）、毒性结节和滤泡性病变（2.9%）。少见的适应证包括甲状腺囊肿、不能明确良恶性的结节（1%）和疑似恶性肿瘤的结节（1%）。恶性肿瘤一般不作为适应证，数据显示的恶性肿瘤是术后诊断为恶性的［乳头状甲状腺癌（6.9%）或滤泡状甲状腺癌（2%）］[24]。

37.3.3　手术医师培训标准

推荐计划进行RFT的外科医师应接受以下培训[23,28-29]：
- 使用达芬奇机器人系统的培训。
- 与助理外科医师一起进行干实验室培训。
- 动物和/或尸体机器人解剖的湿实验室培训。
- 参加包括机器人甲状腺切除术在内的教学介绍和观察。
- 机器人美容甲状腺切除术的成功尸体模拟。

37.4　手术技术

37.4.1　标记和定位

患者取直立位时，在术前准备区标记切口。通常在皮肤皱褶处标记低领切口，以备意外情况下需要从RFT转换为颈前手术的切口（▶图37.1）。接下来，在耳后皱褶处标记美容手术切口。切口线延伸至枕骨发际线约1 cm，剃光该个区域毛发。切口线的耳后部分应能被耳廓掩盖，切口的枕部发际段应能被头发完全掩盖。

患者进入手术室，仰卧于手术台。在麻醉诱导和放置喉肌电图气管导管后，将头部转离手术侧30°。在面部的对侧使用软垫，以避免不必要的颈部旋转。开始解剖时，患者被置于反向Trendelenburg体位，面部背离主刀医师（▶图37.2）。操作开始前需要进行消毒和铺单。

手术切口注射局部麻醉剂（最好是含有肾上腺素的0.25%布比卡因1∶200 000溶液）。

37.4.2　麻醉注意事项

使用带有电极（Nim-2，Medtronic Inc.，Jacksonville，Florida，United States）的气管插管以便全程监测喉返神经（RLN）。因此术中不应使用长效肌松剂。丙泊酚滴注是首选，同时将麻醉剂的吸入减少到尽可能低的水平，以最大限度地减少术后恶心和呕吐的可能性。将患者转离麻醉医师180°，用延长的管道连接气管插管。深麻醉拔管是手术结束时的首选，以避免苏醒时出现可能导致血肿或血清肿形成的咳嗽和呛咳。

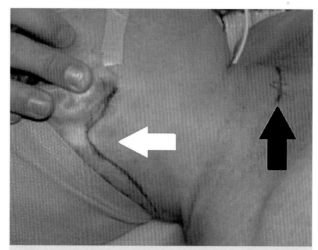

图37.1　标记皮肤切口：颈前切口（黑色箭头）和美容切口（白色箭头）

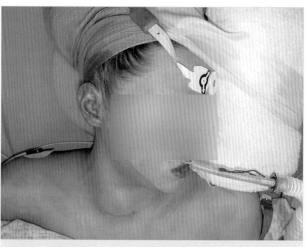

图37.2　患者体位

37.4.3　手术空间建立

切开皮肤，悬吊颈阔肌下皮瓣，牵拉开胸锁乳突肌（SCM），形成一个"口袋"，以便于展开机械臂以完成腺叶切除术。在SCM表面识别的第一个结构是耳大神经（GAN）。在GAN表面继续向内下方进行解剖，识别颈外静脉（EJV），将其向后牵开。显露一个关键的三角形，该三角形后方以SCM的前缘为界，前方以胸骨舌骨肌（SH）后缘为界，下方为肩胛舌骨肌（OH）的上缘（▶图37.3）[30]。调整牵开器进入到逐渐加深的"口袋"中，将牵开器放到不干扰解剖的合适位置。将OH向腹侧牵开，甲状腺上极血管在其深面进入腺体上极（▶图37.4）。将皮瓣前内侧面SCM向下分离至锁骨远端，把定制的固定牵开器系统——由Chung牵开器（Marina Medical Sunrise，Tampa，Florida，United States）改进而来——放置在带状肌（包括OH肌）的深处，以向前和向腹侧牵开它们。使用Singer牵开器（Augusta，Georgia，United States）将SCM向后外侧牵开，

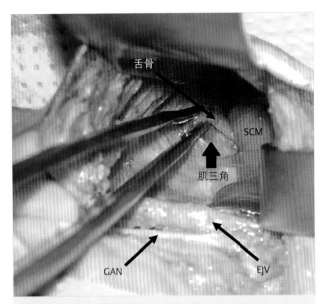

图37.3　手术标志和肌三角

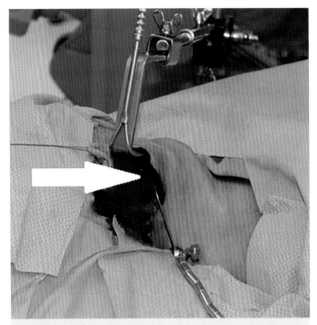

图37.5　术中的"口袋"术野（白色箭头）和牵开器系统

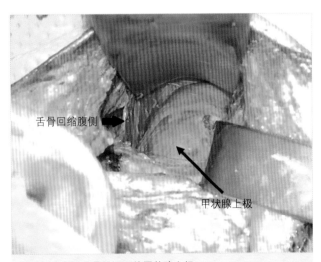

图37.4　肩胛舌骨肌深面的甲状腺上极

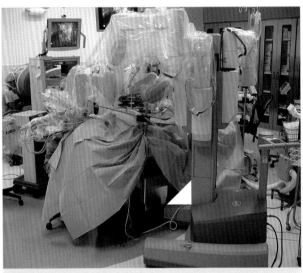

图37.6　对接机器人机械臂和手术室布局。白色三角形表示机器人和手术床之间的角度

这种牵拉对于保持已建立的手术空间非常重要（▶图37.5）。

37.4.4　机器人手术解剖

使用Da Vinci外科手术机器人系统（Intuitive Surgical Inc., Sunnyvale, California, United States），将机器人基座与手术床成30°角放置，长轴平行于牵开器系统（▶图37.6）。需要微调时，便于移动手术台，而非移动机器人系统本身。首先将摄像头臂携带平行于牵开器系统的[30]。内镜插入"口袋"中，将马里兰抓钳加载到非主操作的第二臂上，主操作的第三臂携带超声刀装置（Ethicon Endosurgery Inc., Cincinnati, Ohio, United States），摄像机臂放置于手术区域的中间，位于主操作臂和非主操作臂之间。

机器人系统正确定位后，机器人解剖的第一步是用超声刀横段甲状腺上极血管（▶图37.7A），然后将上极

向腹侧和下方牵开以暴露咽下缩肌（IC），继续解剖至IC的下缘。在该解剖过程中，可以看到喉上神经的外支（EBSLN）沿着IC的表面走行，在甲状腺的后表面可以识别出上甲状旁腺，并可以从后上方向分离，注意保持其血供的完整性。当解剖到喉的深面至IC的下缘时，可以看到喉返神经（RLN），将峡部横断并从气管前筋膜上抬起，充分分离甲状腺叶的下极，识别并解剖下甲状旁腺。切断甲状腺下血管，分离甲状腺叶，游离全部残留附着物并取出。可由手术台下的助理外科医师配合使用神经刺激探针（Neurovision, Inc.）来确认喉返神经或迷走神经的完整性。

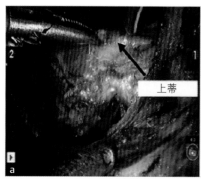
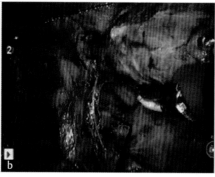

上蒂

图37.7 （a）识别甲状腺上血管。（b）解剖喉返神经

37.4.5 关闭切口

移除机器人手术器械，用生理盐水冲洗伤口，仔细检查手术野，确保完全止血。将Surgicel止血材料（Ethicon Inc.，Somerville，New Jersey，United States）置于甲状腺床，确保不使用引流管，使用4-0倒刺铬缝线（Ethicon Inc.）缝合皮下组织。使用氰基丙烯酸酯黏合剂（Dermaflex）黏合皮肤伤口，将1/4 in（1 in=2.54 cm）的无菌凝胶条平行放置于伤口上（▶图37.8）。

37.5 术后处理

RFT作为门诊手术进行。在确定患者足够清醒并能够进食、饮水和排尿后，患者可以安全出院[18]。患者可以在手术当晚淋浴，但应避免冲洗手术部位。术后处方包括麻醉性止痛药、大便软化剂和止吐药。患者可以在术后的第2天早晨开始正常饮食。建议在3周后移除无菌凝胶条，预计大部分胶水将随胶条脱落，因此不需要外科医师随访。患者在术后1个月左右回到内分泌科医师或初级保健医师处复诊。

37.6 手术时间

相较传统的甲状腺切除术，任何远处入路手术的主要缺点之一是手术时间较长，各种入路都是如此。因此，选择RFT的患者应为ASA Ⅰ~Ⅱ级，以便能够承受更长时间的麻醉。手术过程可分为3个阶段：手术野创建、机器人系统连接和控制台手术操作。Terris等[23]报道了不同阶段的手术时长如下：手术野创建——（74±9.3）min（平均值±标准差）、机器人系统连接——（17.6±8.6）min、控制台手术操作——（50.5±17.9）min，手术的总持续时间为（154.9±23.8）min。在达到学习曲线后，手术时间通常在2 h以内。而同一团队通过颈前入路进行甲状腺腺叶切除术的手术时间为45~60 min。

37.7 并发症

RFT的并发症与常规甲状腺腺叶切除术基本相同[18,23-24,26,31]。一个重要的区别是，RFT中所有患者均会出现耳大神经分布区域的感觉异常，无论神经是否被保留，随着时间的推移，患者功能均可恢复。

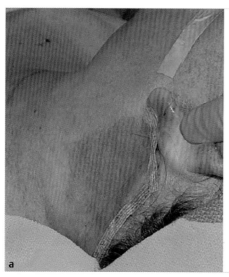
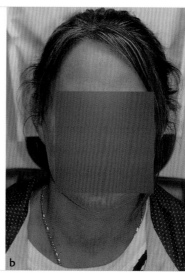

图37.8 术后图像。（a）即刻和（b）手术后3周

来自一个进行了60多例RFT手术的机构报告显示，有1例暂时性声带功能障碍和2例血肿[23]。所有患者对保守治疗效果良好，无须手术干预。没有短暂性或永久性甲状旁腺功能减退或需要转换为经颈前入路的报道。来自5个中心（包括102例手术）的多机构经验显示，4例暂时性声带麻痹、3例血肿、4例血清肿、1例暂时性副神经功能障碍和1例蜂窝织炎患者，无永久性喉返神经功能障碍、永久性或暂时性低钙血症或改用颈部入路的病例[24]。

37.8 争议

患者对颈部无瘢痕的甲状腺切除术存在一定但有意义的需求。因此，有理由质疑为实现这一结果而必须执行这种复杂且更昂贵的手术的可行性、成本和合理性。某些疾病状况如Graves病、巨大胸骨后甲状腺肿、甲状腺外侵犯或颈部淋巴结肿大的甲状腺癌是所有远处入路手术的相对或绝对禁忌证。对于其他远处入路手术方法，解剖面积更大，预期失血量更高，通常需要放置引流管并住院治疗，除了需要昂贵的仪器和内镜系统外，还会增加经济成本。

随着机器人技术的出现，内镜技术变得容易操作。然而，做机器人手术的外科医师需要专门的外科培训，以获得这种先进外科手术的资格。医疗机构和外科医师在评估此类手术的权限时应保持谨慎和判断力，这类手术只能在大型外科手术中心进行，合格的外科医师应了解手术的安全性。在美国之外，外科医师往往会有与报销费用相关的财务激励，如在韩国，在使用内镜或机器人系统时，报销费用可能分别达到传统手术的2倍甚至4倍。这是一个计算投入产出比的过程，将促成严谨的手术和让患者真正获益的创新，同时为患者提供更好的美容效果，也得承认社会为此付出的潜在成本[16,32-34]。

思考

- 美容手术在一小部分符合严格适应证的患者中发挥了作用。
- 美容甲状腺手术需要接受专业培训，因此应由完成大量常规手术和机器人手术的大型甲状腺外科中心的专科医师进行。

（译者：宫毅　李泽宇）

第38章　机器人辅助甲状腺手术

Dawon Park, Jeremy D. Richmon, Joel Fontanarosa, Hoon Yub Kim

关键要点

- 机器人手术系统行远处入路甲状腺切除术是可行的，安全性与传统的开放式甲状腺切除术相当。
- 双侧腋乳入路（Baba）机器人甲状腺切除术采用双侧上乳晕切口和双侧腋窝切口。
- 对于单侧腺叶手术病例，耳后入路与腋下入路相比，可更大限度减少软组织剥离，缩短切口与甲状腺之间的操作距离。该入路也有助于同时进行Ⅱ~Ⅳ区颈淋巴清扫术。
- 作为远处入路甲状腺切除术的最新技术，机器人手术系统通过口腔前庭获得手术通路。
- 机器人甲状腺切除术不仅为患者提供了良好的美容效果，而且还采用了先进的机器人技术和改进的可视化技术，以提高外科医师在手术过程中的安全性和精确性。
- 机器人甲状腺切除术面临着一些明显的缺点，包括较高的成本、较长的时间、较宽的皮瓣解剖和陡峭的学习曲线。
- 机器人甲状腺切除术的最佳入路应该基于患者本人的具体情况和肿瘤的特征，最重要的是，基于外科医师的经验。

38.1　病例展示

女性患者，35岁，在因颈部疼痛而进行的计算机断层扫描（CT）中无意中发现甲状腺左叶结节。随后的颈部超声（US）显示，在甲状腺左叶的中下极有一个12 mm的低回声结节，边界清晰，没有任何明显的颈部淋巴结增生。患者报告无甲状腺疾病家族史，既往无辐射暴露。

患者在第二年接受了再次超声评估，结果显示大小增加到22 mm。由于体积显著增大，加上患者的强烈要求，进行了细针穿刺（FNA）活检。细胞学报告将病变归类为Bethesda Ⅲ类。颈部超声显示无明显异常颈部淋巴结。患者担心甲状腺结节增大，强烈倾向于手术切除。

随后从现有的可行治疗方案中遴选最优，考虑到患者有瘢痕增生形成的倾向，为避免颈部切口，患者更倾向于机器人手术。患者接受了经口腔机器人甲状腺左叶切除术，恢复顺利，无并发症。最终病理报告结节性甲状腺肿，美容效果满意。

38.2　背景

通过颈部切口进行甲状腺手术目前在全世界都是一种常见的、安全性较高的手术方式[1]，然而，这种术式会在颈部留下瘢痕。随着甲状腺切除术的常规化，越来越多的年轻女性因良性和恶性疾病而接受甲状腺手术，她们更关注减少甚至避免颈部瘢痕[2-4]。因此，外科界开始探索避免甲

状腺切除术留下明显的颈部瘢痕的新技术。1996年进行了第1例内镜甲状腺切除术，开创了甲状腺切除术内镜手术和远处入路手术的新时代[5-8]。机器人手术系统及其先进技术的引入进一步改进了甲状腺切除术的手术方法。

机器人手术系统因改善了内镜手术的部分不足，如器械头端无法旋转、对术者手眼协调的要求高等[7-11]，从而在全球广泛使用[12-14]。机器人系统在远处入路甲状腺切除术中的应用已被证明是安全有效的，并已证明其肿瘤治疗效果与开放式传统甲状腺切除术相当[15-18]。美国甲状腺协会（American Thyroid Association）最近的一份出版物指出，远处入路甲状腺切除术（包括机器人甲状腺切除术）可以在严格选择标准的大型甲状腺外科中心进行[14]。

本章介绍了各种机器人甲状腺手术入路的演变——经腋窝、双侧腋乳、耳后和经口腔入路，并讨论了机器人甲状腺切除术的最新进展和未来发展方向。

38.3　机器人甲状腺切除术的历史

上个世纪，甲状腺手术在手术技巧和围术期管理方面取得了进步，同时在外科技术、止血方法、神经监测以及近年来的基因筛查方面也取得了很多进展[19]。这种曾经具有令人望而却步的发病率和死亡率的手术，现在已经变得安全、有效并易于进行。这始于19世纪晚期Theodor Kocher的工作，他将颈前低位横切口确立为标准入路。尽管现在甲状腺切除术已被广泛接受并经受了时间的考验，但有一个问题一直存在，那就是颈部瘢痕。随着过去30年甲状腺癌和结节检出率急剧增长[20-26]，越来越多的人，包括大量年轻女性患者，可能会为这种颈部瘢痕而苦恼。随着经颈甲状腺切除术的安全性和可行性的确立，避免颈部瘢痕的远处手术入路方式随之发展。

越来越多的证据表明，颈部瘢痕可能会对患者的生活质量和自我认知产生负面影响[3,27-30]，受影响最大的患者群体往往是患有恶性疾病年轻女性[4]。研究表明，临床医师可能低估了颈部瘢痕的影响，并且观察到颈部瘢痕对生活质量的负面影响与切口长度无关[4,31-34]。有增生性瘢痕或瘢痕疙瘩形成倾向的患者更倾向于选择无颈部瘢痕的手术方式。在接受调查时，很大比例的患者会对避免颈部瘢痕的手术方法感兴趣，并表示愿意为"无瘢痕"方法支付较高费用[4,32]。患者远处入路手术方式适用于那些想极力避免颈部瘢痕的患者，但并不适用于所有患者和病理分型。

特别要强调的是，远处入路手术并不等同于微创手

术。事实上，在甲状腺手术领域，远处入路手术涉及更多的组织解剖、更长的手术时间，并且通常具有更大的风险。这使得它们在内分泌外科界颇具争议，但其避免颈部瘢痕的优点也显而易见。

远处入路甲状腺手术的发展始于20世纪90年代末的内镜手术。1995年，进行了第一例内镜下甲状旁腺切除术（甲状旁腺次全切除术，切除3.5个腺体，并对甲状腺结节进行活检）[35]。1996年，完成了第1例内镜下甲状腺腺叶切除术[5]。这些最初的入路是在颈前部使用小切口完成的，并采用较短的切口长度开创了新的入路[36-37]。完全避免颈部瘢痕的远处入路手术方法的发展很快，这些手术包括前胸入路、腋窝入路、乳房和腋窝-乳房入路以及侧颈入路[18,38-47]。随着这些技术的发展和应用，机器人手术系统也得到了广泛应用。达芬奇机器人系统（Intuitive Surgical，Inc.，Sunnyvale，California美国）在21世纪初被引入，并于2007年由Chung等[41]首次应用于远处入路甲状腺手术，他们对内镜经腋窝入路进行了改进。达芬奇机器人系统提供了三维（3D）、高清和放大的手术野，并通过具有活动关节的器械提供了更高的精确度和灵活性，这被认为优于传统的直臂、二维内镜方法。随后出现了经腋窝、腋窝-乳房和美容切口的机器人手术入路术式[47-51]。最初的研究表明，这些术式是安全可行的，与传统的经颈部甲状腺切除术相比，具有相似的并发症发生率及手术切除的彻底性[18,51-52]。尽管大多数研究报告称机器人甲状腺切除术和传统开放式甲状腺切除术在疼痛方面没有差异[53]，但也有一些疼痛增加和手术时间延长的证据，这将在后面讨论[54-55]。这些术式在亚洲得到了长足的发展和采用，而在美国尚未有效推广[14]。

这些手术入路的缺点包括软组织分离范围增加、手术时间延长、出现了个别新的严重的并发症、难以进入对侧中央区以及费用增加。为了克服这些限制，德国一群大胆的外科医师开始探索经口腔途径。这种方法减少了组织游离范围，并为颈部两侧提供了平等的解剖通道[46,56-59]。这些最初的内镜方法涉及舌下摄像头入口，但由于缺乏工作空间、口底损伤以及舌下神经和颏神经损伤等因素，这让这种术式显得很困难[60-61]。一组外科医师试图使用机器人技术改进早期的经口入路。探索在尸体上进行口底入路[62]，后来又改为口腔前庭入路，所有三个端口均位于下颌骨前方和颏神经内侧[62-63]。2014年韩国的Hoon Yub Kim和2016年美国的Jeremy Richmon将这种术式引入临床实践[63-64]。从那时起，内镜和机器人经口腔甲状腺切除术越来越受欢迎[64-67]。

现在，这些术式广泛适用于临床可供患者选择[14,60,68]，关于手术技巧、适应证选择、并发症预防、成本控制和更详细的研究将逐步展开。与机器人经口入路术式相比，内镜入路术式得到了更广泛的利用，但也受成本和机器人的普及

性等因素的影响[68-70]。显然，远处入路的甲状腺手术与技术创新密切相关。随着更多的机器人系统采用适用于头颈部的解剖的更小器械，这些术式将继续得到完善。

思考

- 甲状腺切除术的远处入路术式是否应成为无并发症病例的标准？
- 鉴于这些术式的广泛应用，培训外科医师进行远处入路甲状腺切除术的最佳方法是什么？

38.4　机器人甲状腺切除术的各种术式

38.4.1　经腋窝入路术式

介绍

2000年开展的经腋窝内镜入路甲状腺手术是第一个经远处入路的甲状腺切除术式[71]。直到2007年，才有人尝试通过腋窝切口和沿前胸壁切口的入路用机器人手术系统完成该术式[72]。使用单个稍长腋窝切口的无充气手术也在此时发展起来[49]。自从引入这种方法以来，已经进行了数千例机器人经腋下甲状腺切除术[9,73-74]。对于这种术式，尽管有些外科医师会选择双侧切口或通过乳房切口进入术野以增加手术操作空间，但通常认为单侧切口在切除对侧腺叶时的手术操作空间也是足够的。虽然最多的经验是在筛选过的亚洲患者中摸索而来的，但这种术式同样也适用于西方人群[75-77]。在美国，从2009—2011年，经腋窝入路的机器人甲状腺切除术的应用不断增加，但从2011—2013年，人们对此的兴趣逐渐减弱[78]。导致经腋窝机器人入路手术量下降的几个关键因素：较长的学习曲线、前胸壁麻木、臂丛神经损伤，以及一些疼痛和血肿增加的报道[73,79-80]。尽管如此，完成了学习曲线的外科医师仍倾向于选择经腋窝入路，并在临床实践中大量采用这一术式，大型甲状腺外科中心的系列研究显示了良好的结果和低复发率[81-82]。

技巧

最常见的经腋窝入路一般通过一个5~6 cm的弧形切口进行[83]。患者颈部轻微伸展，手臂抬起以暴露腋窝，注意应避免过度伸展，以免臂丛神经损伤（Kuppersmith等建议将手臂弯曲90°并限制伸展[49]）。在胸骨切迹水平的腋前线后方的腋窝处做切口，然后在胸大肌前方掀起皮瓣，并向锁骨上方延伸。然后沿锁骨向内上方显露胸锁乳突肌（SCM），然后在胸骨和锁骨头之间进行分离，并深入到带状肌。然后广泛暴露甲状腺，在皮瓣下放置固定的牵开器，调整机器人[30]。内镜头，常规使用超声刀和马里兰解剖钳，同时可选第3个工作臂使用ProGraph钳。然后识别甲状腺上极血管，解剖，并用超声刀单独凝闭。将上甲状

旁腺从甲状腺背面分离出来并小心保护。将甲状腺向内侧牵开，识别喉返神经（RLN）。从下到上分离神经，同时将腺体从邻近结构上分离。然后用超声刀分割峡部，完成手术。

成果

经腋窝入路机器人手术的安全性和有效性与传统的经颈甲状腺切除术和经腋窝入路内镜手术相似[15,47,73-74,84-85]。然而，也有如下各种不同结论的报道，机器人手术病例具有操作时间长和喉神经麻痹发生率高的特点[15]。与经腋窝内镜入路手术相比，机器人手术显示出相同的并发症发生率、更短的学习曲线、更完善的下极解剖和更高的甲状旁腺保留率[86-87]。采用术中神经监测技术可以监测并预防体位引起的臂丛神经牵拉损伤[68,88-90]。

经腋窝入路由于切口位置较远，需要更广泛的软组织剥离。有报道说由于前胸壁和肩部的皮瓣牵拉造成的感觉障碍较常见[91]，但也有其他研究报告称，术后主观疼痛并无差异[92-93]。

已经发表的几项Meta分析和大规模的研究，表明了经腋窝入路机器人手术的安全性和并发症发生率低。Lang等发表了一项关于经腋窝和经腋窝乳房入路机器人甲状腺手术的Meta分析，总结了11项非随机、主要为观察性的研究。这11项研究中的8项纳入了577例经腋窝和经腋窝乳房机器人入路手术病例（306例全甲状腺切除术，271例次全或半甲状腺切除术），对比1 143例传统开放手术病例（886例全甲状腺切除术，257例次全或半甲状腺切除术）。作者的结论是，与传统甲状腺切除术相比，两种机器人手术方式的手术时间明显更长（所有病例平均约55 min），且接受机器人手术的人群住院时间更长，暂时性喉返神经麻痹的发生率更高。此外，还有3例臂丛神经损伤的报告。两组在永久性神经损伤、失血、低钙血症、血肿或总体发生率方面并无显著差异。该研究将经腋窝乳房入路机器人手术病例（256例全甲状腺切除术，6例次全或甲状腺部分切除术）与单纯经腋窝入路机器人手术病例进行了比较，发现这些术式之间没有发现显著差异。内镜手术和经腋窝入路机器人手术的Meta分析显示，两种术式的结果相似[55,94]。尽管该研究表明经腋窝入路机器人手术组的住院时间增加，但也有最新的数据表明机器人手术患者的住院时间更短[95]。

一些关于经腋窝入路术式的肿瘤学安全性的研究也逐步开展[96-98]。一项系统综述，证据表明，通过术后甲状腺球蛋白（Tg）水平和清扫的中央淋巴结数量来衡量，该术式肿瘤切除和淋巴清扫不够彻底[52,99]。然而，5年的肿瘤学疗效结果已被证明是相同的[96-98]。尽管许多研究采用腋窝切口与乳房切口或耳后切口相结合，但已有报道证明了经腋窝入路机器人手术[100]进行侧方和中央颈清扫术以及甲状腺切

除术的可行性[100-101]。尽管这些术式已被证明是可行的，其安全性与开放手术相当，但尚未对中央区或侧颈区清扫术的机器人甲状腺切除术进行全面的长期研究[60]。鉴于可用数据有限，ATA声明侧颈区清扫为机器人手术禁忌[14]。

38.4.2　双侧腋乳入路术式

介绍

Ohgami等于2000年首次使用两个乳房皮肤小切口和一个胸骨前小切口完成了用于甲状腺切除术的胸乳入路术式[38,102]。胸骨前小切口因常有瘢痕增生最终被替换。2007年，Choe等[41]首次描述了Baba，使用双侧上乳晕切口和双侧腋窝切口。该入路是Shimazu等[39]对腋窝–双侧乳房入路（Abba）术式的改良，该入路使用一个腋窝切口和双侧上乳晕切口。内镜通过中间切口的穿刺器进入，Baba可以提供良好的术野，外科医师可以获得充分显露两侧甲状腺叶的对称手术视野。然而，由于狭窄的工作空间和有限的器械操作，Baba内镜甲状腺切除术必须面对多重技术挑战，并且只能应用于一小部分患者[103-104]。当达芬奇机器人系统被引入时，远处入路的甲状腺切除术的乳晕入路发展到采用机器人技术。Baba机器人甲状腺切除术采用多关节转腕功能和3D放大视觉技术，大大扩展了其适应证，并安全地应用于各种甲状腺疾病[105-111]。

技巧

对于Baba，患者处于仰卧位，颈部轻微伸展，双臂轻微外展，以便穿刺器进入[41,112]。使用稀释的肾上腺素溶液对胸部和颈部的皮下空间进行水膨胀分离。在两个乳晕上环切开，并使用血管隧道扩张器在甲状软骨上方和胸锁乳突肌的内侧边界外缘对所需的工作空间进行钝性分离。然后，将内镜穿过右侧乳房穿刺器，并将两个穿刺器插入两侧腋窝。腋窝穿刺器和左乳房穿刺器均用于手术器械。在整个操作过程中，维持平均压力为5～6 mmHg的CO_2充入，以维持工作空间。将带状肌的白线分开，暴露甲状腺。解剖甲状腺，保留甲状旁腺和喉返神经。外科医师对Baba入路时内镜走中间穿刺器进入不感到陌生，因为其解剖方法与传统的开放甲状腺切除术非常相似[113]。将切除的标本放入内镜标本袋中，然后通过乳房穿刺孔取出。

成果

多项研究比较了Baba机器人甲状腺切除术（Baba RT）和传统开放甲状腺切除术[53,114-123]。然而，大多数对比研究来自韩国，是针对乳头状甲状腺癌（PTC）患者的非随机回顾性比较[113]。为了消除可能的选择偏差，作者使用了倾向评分进行了匹配比较[114-115,118-119]。

Baba RT需要较长的皮瓣游离以及与机器人连接的时

间，手术时间比开放性甲状腺切除术更长。由于皮瓣面积较大，有证据表明Baba RT的术后疼痛较开放性甲状腺切除术更为强烈[53,119,123]。而且，接受Baba治疗的患者也会出现前胸感觉异常，这是由于皮瓣剥离所致。Kim等报道，高达41.2%的患者在Baba手术后出现感觉障碍，并且需要约3个月后才能恢复正常[124-125]。根据目前的证据，Baba RT在多种情况下的并发症风险，如RLN损伤[53,115-123]，甲状旁腺功能减退和低钙血症[115,119,123]，出血和血肿[115-123]，均与常规经颈甲状腺切除术相似。

有分析表明了Baba RT的肿瘤学治疗效果。关于手术切除的彻底性，目前的证据表明Baba RT与开放甲状腺切除术相当。在7项研究中，Baba RT和开放手术在术后测量的刺激Tg的绝对水平上没有观察到差异[114-117,119-120,122]。然而，在两个倾向评分匹配的对比研究中[115,119]，Baba RT在中央区淋巴结清扫术中检出的中央淋巴结数量方面不如开放甲状腺切除术[113]。由于缺乏长期随访研究，目前并无Baba RT和常规甲状腺切除术之间的生存数据比较[113]。

38.4.3　耳后入路术式

介绍

耳后切口或面部美容切口手术于2006—2007年首次与腋窝入路内镜手术联合使用，以改善单一入路的不足[43]。2011年，Terris等进一步将这种小切口发展为甲状腺腺叶切除术的机器人手术方式[44-45]。在此文发表之后，世界各地的几个团队采用了这种术式[8,101,126-128]。当时，经腋窝术式是最广泛应用的远处入路手术术式。相比之下，耳后入路术式的解剖面积更小，切口与甲状腺之间的距离更短。也有人建议，这种术式可能更适合超重和肥胖患者[14,44,129]，也避免了臂丛神经损伤的风险（在经腋窝手术方法的定位中遇到）[130]。但该术式存在难以进入对侧颈区、切除对侧腺叶需要另取切口的缺点[60,73,131]。另外，其工作空间有限，对耳大神经和下颌缘神经存在潜在损伤[60]。

技巧

手术技术类似于头颈外科医师用于唾液腺手术和侧颈肿块切除的美容入路。切口从耳后沟开始，以曲线方式延伸，通常在发际线后方约5 mm处。在直视下，将颈阔肌下皮瓣从下颌骨下缘向前延伸至胸骨切迹下方，覆盖于颈阔肌下肌和腮腺尾部。保留下颌缘神经、耳大神经和颈外静脉，并沿肩胛舌骨肌的外侧缘识别肩胛舌骨肌。分离肩胛舌骨肌、胸骨舌骨肌和胸骨甲状肌，并将其向前牵开暴露甲状腺。钝性游离甲状腺，牵开器放置在带状肌下并固定在合适的位置。然后，可以使用第二牵开器（或静态机械臂）横向牵开胸锁乳突肌，以增加术野空间。机器人和手术器械对接，使用[30]内镜镜头、超声刀和马里兰解剖钳完

成手术。有人建议使用的第四臂，配备ProGraph镊子[131]。分离上极，显露牵拉腺体。然后识别甲状旁腺并仔细地将其从甲状腺背面分离出来。也有人建议在这一层面离断峡部，以增加腺体的活动度。在气管食管沟中识别喉返神经，并用神经监测仪进行验证。当甲状腺从气管上分离时，应注意保护神经。

成果

韩国有学者发表了一些有价值的研究成果，认为机器人甲状腺手术可以与传统甲状腺切除术和腋窝入路相比拟[8,126,128]。源自美国的研究也显示，除了手术时间较长外，机器人美容手术和传统的经颈甲状腺切除术的结果具有可比性[81,129-130]。耳后入路很难进入对侧叶，大多有关该术式的报道都是单侧腺叶切除，不包括甲状腺全切除术[60,126-127,129]。在两项研究中，经腋下入路和耳后入路之间的手术时间在统计学上是没有差异的[8,55]，Russell等报道的几种术式手术时长分别为：机器人耳后入路术式平均179 min（85～226 min）；经腋窝机器人入路术式平均139 min（85～226 min）和经口腔内镜入路术式126 min（60～343 min）[81]。这些时间与Duke等得到的研究结果相似，Duke等进行的多中心机器人耳后入路完成了102例甲状腺腺叶切除术[130]，报道的总手术时间为162 min（范围：82～265 min）。Russell等指出，机器人耳后组的血肿率为5.6%（n=3/54），而经腋下机器人手术组（n=0/70）和经口腔内镜组（n=0/92）的血肿率为0[81]。Duke等得出的血肿发生率约为3%（n=3/102）。在该手术入路术式的其它研究中没有观察到血肿率的增加[8,101,129,132]，所有这些手术的并发症发生率都与传统的经颈甲状腺切除术和其他远处入路术式的并发症发生率相当。关于单独使用耳后入路治疗分化型甲状腺癌，数据较为有限。

目前还没有报道单独使用机器人耳后入路术式的肿瘤学疗效评价的病例系列研究。当进行更全面的颈部解剖时，该切口通常与机器人腋窝入路或机器人腋窝-乳房入路结合使用，以改善颈部外侧的入路（视频38.1）（▶图38.1）[131,133-134]。

38.4.4　经口入路术式

介绍

经口入路术式是远处入路甲状腺切除术的最新技术。2008年，Witzel等[56]首先介绍了在尸体和猪模型中通过口腔显露甲状腺的想法。然后，在2009年，Benhidjeb等[46]报道了他们首次对患者进行的一系列经口甲状腺切除术。他们利用舌下切口通过口腔底部进行甲状腺切除术。最初的经口入路有多个挑战——其工作空间极其有限，不可避免地会损伤口底和舌下神经的结构，最重要的是，包括口腔感染在内的并发症发生率很高。2011年，Richmon等[62]使用达

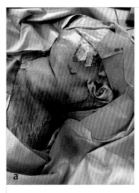
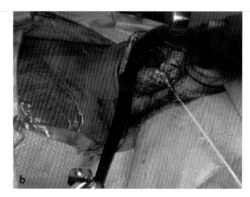
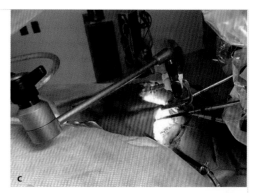
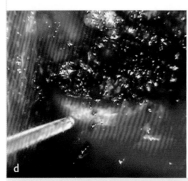
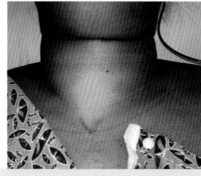
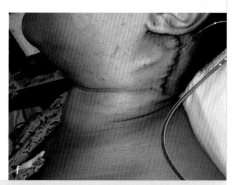

图38.1 耳后入路机器人甲状腺手术。（a）患者定位，颈部轻轻伸展，切口标记在剃掉的发际线后方。（b）将颈阔肌下皮瓣抬起，用外部牵开器牵开胸锁乳突肌。（c）对接的机器人设备。（d）喉返神经的识别和刺激。（e、f）手术后即刻外观，前部（e）和侧部（f）

芬奇机器人在尸体上进行经口甲状腺切除术。最初，通过舌下切口置入内镜，但沿镜头轴线的旋转受到上颌和下颌牙列的限制[64]。因此，2011年Richmon等[135]修改了手术切口，使其通过下颌骨前方的前庭进入颈阔肌下间隙，而不会破坏口腔底部的解剖[64]。Lee等在尸体[136]和猪模型[137]中进一步改进了这种方法，并于2015年首次报道了在4例患者中进行经口腔机器人甲状腺切除术（TORT）的经验[63]。在他们的报告中，Lee等描述了由于前庭的侧孔太靠近颏孔而导致颏神经的暂时性感觉异常，从而导致牵拉损伤[64]。这个问题随后来通过将侧孔定位于嘴唇的游离缘而得到解决，这是Anuwong在他最初的一系列经口内镜甲状腺切除术中报道的[138]。手术入路改良后，颏神经也得到了更好的保护，经口入路被认为是可行和安全的[67,138]，并在全球范围内受到关注。

技巧

经口入路开始时，患者取仰卧位，颈部伸直，经口气管插管。在下唇系带上方约1 cm处的中线上做一个约1.5 cm的倒U形切口。注射稀释的肾上腺素溶液，以分离颈阔肌下平面[64]。使用隧道器进行无创伤钝性解剖，以形成工作空间。通过中线端口插入[30]内镜镜头，并在下唇口连合前方5 mm处和双侧红色黏膜边缘内创建双侧穿刺切口以放置穿刺器。随后，第三个机器人手术器械可以通过右腋窝穿刺器插入，方法是沿着患者的右腋窝皱襞形成切口，进入颈阔

肌下的工作空间——该穿刺孔可以在手术过程中用于对抗牵引，必要时用于术后留置引流管[64]。分离带状肌的白线后，暴露甲状腺，外科医师继续从上极解剖甲状腺，保留甲状旁腺和喉返神经。使用内镜标本袋，切除的标本可以通过右腋窝端口取出，并用可吸收缝线缝合口腔切口。

成果

经口入路术式具有从自然腔道[73]进入甲状腺的独特优势，具有良好的美容效果。此外，经口入路在工作空间方面比其他类型的远处入路甲状腺手术创伤更小[60]。距离甲状腺较近可以让经口甲状腺手术最大限度地减少皮瓣游离[139-140]，这实现了真正的微创技术理念。经口甲状腺切除术也提供了自上而下的手术视野，因此中央颈清扫术可以很容易地进行到Ⅶ区[60]。据报道，在经口入路中，中央区探查和完全淋巴结清扫是可行和安全的[141]。

如前所述，经口入路的风险包括颏神经损伤[73]、下唇感觉减退和恢复期的唇无力[64]。虽然到目前为止还没有病例报道，但经口途径客观上增加了感染风险，因为传统外科认为经口甲状腺切除术是一种污染手术[73]。还有人们认识到，经验不足的外科医师早期使用经口入路可能会导致新的严重的并发症[142]。

早期的临床经验表明，在选定的患者中，TORT可以被认为是安全可行的[63,139]。根据You等开展的一项回顾性研究，在其回顾性数据分析中[143]，TORT的手术结果与传

统的经颈甲状腺切除术相当。结果显示，两组患者的术后疼痛情况、术后住院时间等指标基本相似。开放性甲状腺切除术组与较高的淋巴结检出数量相关TORT：4.7±3.8；甲状腺开放手术：9.4±6.6），手术时间明显延长〔TORT：（209.8±30.10）min；甲状腺开放手术：97.57±25.01 min；$P<0.05$〕。到目前为止，还没有明确的病例报告肿瘤学疗效评价情况，如单独使用机器人经口入路的生存数据或局部复发情况（▶图38.2）。

> **思考**
>
> 新的机器人手术技术的引入将如何继续影响远处入路甲状腺切除术的发展方向？减少器械尺寸或降低器械成本是否会影响这些方法的使用？

38.5 优点和不足

自20世纪90年代推出机器人手术以来，机器人系统已在多个外科学科中广泛应用[144]。机器人和其他远处入路手术的数量在全球范围内持续增加，普通公众更倾向于将机器人系统用于外科手术[73]。将机器人器械的先进技术整合到更复杂的头颈部手术（包括甲状腺手术）中的想法无疑是引人注目的。

机器人甲状腺切除术通过避免颈部切口提供了良好的美容效果。然而，机器人甲状腺切除术的竞争优势源自其先进的科技。特别是达芬奇外科手术系统提供了3D外科手术，内镜可以放大到10～12倍，关节器械扩展了3D运动的自由度，其手部震颤过滤功能允许在关键结构周围进行精

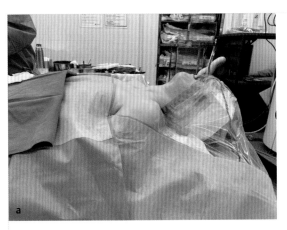
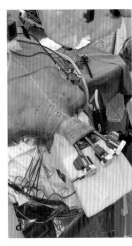
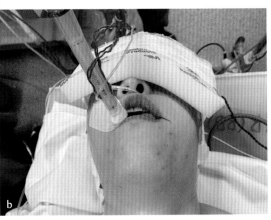
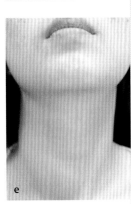
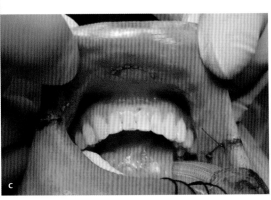
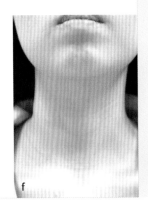

图38.2 经口腔入路机器人甲状腺手术。（a）患者体位，颈部轻微伸展。（b）海绵覆盖患者面部，以防止机械臂运动造成的颧骨瘀伤。（c）口内切口分布。（d）穿刺器插入。（e）患者术前的外观。（f）术后2周的外观

细解剖。有了放大的视野和无震颤的关节器械，外科医师可以提高手术的安全性和精确性[9]。

然而，机器人甲状腺切除术也有明确缺点。首先，与机器人甲状腺切除术相关的成本远高于传统开放式甲状腺切除术的成本。例如，Cabot等报道，经腋窝机器人甲状腺手术入路的成本远高于开放性甲状腺切除术（13 670美元vs 9 028美元），并且为了使机器人手术达到与开放式手术相当的成本，作者认为机器人甲状腺切除术必须比目前的手术时间少1/2的手术时间[145]。机器人手术成本较高是由于高昂的设备成本——购买机器人手术系统本身已经非常昂贵，这使得其仅能在资金充足的学术机构使用。此外，系统维护需求和一次性器械的费用进一步增加了操作成本。

此外，与开放式甲状腺切除术相比，机器人甲状腺切除术的手术时间要长得多。You等指出，TORT具有相当长的操作时间[143]。远处入路甲状腺切除术在游离皮瓣以创造工作空间方面不是微创手术[60]。与开放式传统甲状腺切除术相比，所有可用的机器人甲状腺切除术式都需要更宽的解剖区域才能显露甲状腺。因此，延长手术时间是形成工作空间所必需的。此外，机器人甲状腺切除术还涉及将机器人系统和器械对接到手术区域的对接步骤，这延长了手术持续时间。

机器人甲状腺切除术的学习曲线也较陡峭。例如，经腋机器人甲状腺切除术需要40～45个病例的学习曲线[79-80]。

表明了该手术的学习难度，即使对于在传统开放甲状腺手术中经验丰富的外科医师也是如此[73]。

尽管机器人手术存在缺点，但随着机器人技术的进步，机器人手术的优势面将会不断增加。目前，唯一用于甲状腺手术的手术机器人是达芬奇手术系统[60]，但毫无疑问，新技术很快就会出现。用于机器人甲状腺手术的未来手术系统可能是灵活的、更小巧的，并且可以采用单孔手术入路。它们有可能结合术中神经监测、非光学观察、触觉反馈和用于甲状旁腺、RLN和/或淋巴结的导航系统。这种创新可能使机器人甲状腺切除术更加有效、微创、可行和安全[60]。

38.6　结论

机器人甲状腺切除术是可行的，与传统的经颈甲状腺切除术相当。机器人甲状腺切除术有多种方法，理想的方法应基于患者本身因素和肿瘤特征，最重要的是基于外科医师的经验[73]。仔细、严格的选择标准和全面的术前评估，以及外科医师的经验，是与机器人甲状腺手术的满意结果相关的最重要因素。需要进行进一步的研究，以比较和评估各种机器人甲状腺切除术的安全性和肿瘤学疗效。

（译者：宫毅　李泽宇）

第39章　甲状腺补救手术

Annie E. Moroco, Michael Goldenberg, David Goldenberg

关键要点

- 患者需要甲状腺补救手术的原因包括肿瘤复发、首次手术中遗漏的恶性肿瘤和对侧腺体病变等。
- 补救手术在技术上可能会因先前手术留下的瘢痕和解剖改变而变得复杂，因此风险更高，需要患者和医师之间进行深入的讨论。
- 如有可能，应尽可能避免补救手术。
- 术前评估至关重要，包括超声（US）和计算机断层扫描（CT）检查。
- 在补救手术中，经验丰富的外科医师用多种技术找到安全的手术入路并切除目标甲状腺组织以及淋巴结。

39.1　病例展示

女性患者，54岁，4个月前在外院因甲状腺乳头状癌接受甲状腺全切术。来我院接受放射性碘治疗之前，进行了全身扫描评估。扫描发现右侧有一块残留腺体，建议患者在放射性碘消融前进行补救手术。手术前，行超声检查以更好地了解残留甲状腺组织的性质。超声检查显示残留甲状腺组织最大直径为1.4 cm。患者行补救手术以切除甲状腺右侧腺叶，采用术中神经监测，通过侧方入路进入甲状腺床，在胸锁乳突肌前缘和带状肌之间进行分离。发现残留的甲状腺组织与上甲状旁腺和喉返神经（RLN）粘连。使用锐性和钝性分离，显露并切除甲状腺右侧腺叶组织。中央区检查显示无残余的甲状腺或淋巴组织。

思考

补救手术比首次甲状腺手术有更高的并发症风险。进行补救手术是否会改变疾病的总体治疗效果或对患者的长期生存产生重大影响？

39.2　背景

尽管甲状腺乳头状癌有极高的术后生存率，但复发率也高达35%[1]。此外，一些患者最初可能因良性结节而接受部分切除，但最终病理显示为恶性肿瘤，这种情况下就不得不接受补救手术[2]。正是由于这些原因，对于头颈外科医师来说，对补救手术的技术理解及其风险-效益讨论都是非常重要的。本章将探讨甲状腺补救手术的两个方面，首先讨论外科医师如何避免再次手术（如果可能的话），其次讨论如果无法避免，术前应做好哪些必要的准备工作以及手术中的技术要点。

39.3　甲状腺再次手术与补救手术的比较

多种情况可能需要进行甲状腺再次手术。由于分化型甲状腺癌（DTC），患者若做过甲状腺腺叶切除术，可能需要再次进行甲状腺全切术。如果在之前的手术中并未涉及对侧，从技术上讲，这并非补救手术。

另一方面，甲状腺癌的复发，新发肿瘤或残留的颈部淋巴结转移，可能需要重新探查和解剖以前手术过的甲状腺床和中央区（Ⅵ区）；良性疾病手术后残留的甲状腺发生癌变或残余甲状腺发生有症状的结节性甲状腺肿等良性病变也可能需要补救手术[3]。

考虑到甲状腺补救手术相关并发症的风险增加，术前评估对于优化初次手术方案以避免再次手术显得格外重要。

对已确诊有必要进行手术的甲状腺疾病一定要选择能让患者最大获益的最佳手术方案。

纤维粘连性甲状腺炎患者的首次甲状腺手术在技术上具有挑战性，并且这些手术的术后并发症发生率较高[4]。

对于甲状腺外科医师来说，Graves病的甲状腺补救手术可能是最具挑战性的课题之一。如今，许多甲状腺外科医师会考虑进行甲状腺全切除术，而不采用甲状腺次全切除术，因为后者可能会留下微小的甲状腺组织残留，从而导致可能复发甲状腺功能亢进症[5]。

对于高危DTC患者，通常建议行甲状腺全切除术，部分原因是减少再次手术的可能[2,6-7]。多项研究表明，在大型甲状腺外科中心进行甲状腺手术的术后并发症发生率和再次手术率都较低[8]。

有5%～20%的DTC患者术后会出现局部复发，最常见的复发或转移部位是颈部淋巴结。在复发的甲状腺肿瘤病例中，有60%～70%的局限于中央区的淋巴结，这通常是由于外科医师试图保护喉返神经（RLN），在Berry韧带处留下了残留的甲状腺或癌组织[9]。与初次甲状腺手术相比，中央区补救手术的并发症发生率更高。这是由于瘢痕组织和解剖层次的改变影响了重要解剖结构的最佳显露。在补救手术病例中，与初次病例一样，最常见的并发症是喉返神经损伤、永久性甲状旁腺功能减退和乳糜漏。

分化型甲状腺癌的淋巴结复发对预后的影响可能很小，但患者及家属尤其是年轻患者最关心的仍然是甲状腺癌是否持续或复发。

39.4　术前注意事项和评估要点

一旦做出再次手术的决定，手术团队和患者须协商好几点。

接受再次手术的患者应接受评估，以使患者和外科医师能够就是否进行手术以及如何进行手术做出明智的决定。超声检查被认为是初次甲状腺手术术前检查的基础，在再次手术的术前讨论中超声报告也同样重要[1]。颈淋巴清扫术后超声检查有几点不同值得注意。首先，瘢痕和其他手术后的变化可能会影响超声成像结果。任何疑似肿瘤的组织和/或异常淋巴结都应进行细针穿刺（FNA）活检[1]。美国甲状腺协会（ATA）指南指出，超声检查最好由专业人员执行，特别是在大型甲状腺外科中心，可由多个临床医师讨论后进行诊断[1]。ATA建议用高频探头（即12 MHz），最好是可变到10 MHz至8 MHz。较高的频率能够对医师关注区域的浅表颈部组织进行精确成像，如果需要评估更广泛的软组织，就需要有更深的视野。彩超或能量多普勒对该区域的恶性肿瘤血管评估也是必要的[1]。超声检查难以发现大的原发性肿瘤或难以诊断的巨大淋巴结来源性疾病，以及延伸到纵隔或颈部深处的淋巴结来源性疾病，可以进一步补充完善CT和磁共振成像（MRI）检查，以分析疾病的程度，并为手术做准备[9-10]。由外科医师决定是否需要增强CT，如果有助于决策和手术计划，则应使用增强CT。

39.5　声带功能评估

在甲状腺补救手术前应进行声带评估，以评估功能并尽量减少气道紧急状况，如意外的双侧声带麻痹[5]。此外，任何先前的喉返神经损伤都可能改变对患者实施手术的决定，当然必须积极与患者进行真诚和信息对称的有效沟通。

39.6　手术时机

再次手术的时机存在争议。在炎症最小的情况下，初次手术后1周内进行再次手术较为安全，这是行业内共识[5]。但在此时间范围内，很少有足够的信息可以确定再次手术的必要性，这也导致此窗口时间不能被很好利用。急性组织炎症期间的补救手术可能会增加手术复杂性和出血可能。尽管此时对补救手术是否需要延迟尚无共识，但最近的一项Meta分析发现，90天后进行补救手术并发症发生率较低[11]。

39.7　潜在并发症

正如前面提到的，外科医师和患者之间应该进行坦诚

的对话，以权衡再次手术的收益和风险[2]。从技术上讲，由于先前手术后解剖变化和瘢痕的影响，再次手术变得更为复杂[2-3]。上述情况导致RLN损伤或横断的风险很高。在再次手术的中央区清扫（CNDs）中，永久性喉返神经损伤的风险为1%~12%，特别是在首次手术甲状腺残留（也包括异常淋巴结残留）的情况下[9]。如果一侧喉返神经已经损伤，应引起足够重视，因为对侧神经损伤可能导致双侧声带麻痹和永久性气管造口术[5]。

39.8　手术技巧

再次手术前，应尽量获取既往影像资料、手术记录和病理报告，并特别注意前次手术引起的解剖改变。外科医师应更好地识别解剖标志。强烈建议术中神经监测。

在先前手术的甲状腺床中，纤维化和瘢痕的形成让解剖层面变得不够清晰。纤维化的存在也可能通过包裹结构和诱导神经的牵拉损伤使得手术更加困难。此外，这种解剖学改变的组织和复发的肿瘤病变难以区分，如果首次手术除了甲状腺标本外还切除了其他组织，再次手术时这些解剖结构的位置都可能离开预期区域。例如，在先前的手术过程中，切除甲状腺和带状肌会使颈动脉鞘更倾向颈部中央，气管趋向浅表[2-3]（▶图39.1）。

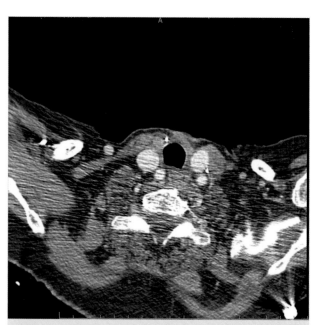

图39.1　甲状腺切除术后的CT成像显示颈动脉鞘居中和气管浅表

带状肌的瘢痕可能使常规的手术路径操作难度加大。带状肌之间的白线变形可能需要切断肌肉以充分暴露。在较高位置横断带状肌可保护颈袢的下支不受破坏。手术结束后尽可能用丝线缝合切断的肌肉[12-14]。如果肌肉与甲状腺床的粘连非常紧密，则通过胸锁乳突肌向内牵拉后的外侧

入路和先前未受干扰的解剖层面显露术野。在胸锁乳突肌和颈动脉鞘的内侧进行分离后，继续在带状肌的外侧进行分离，这可能需要切断肩胛舌骨肌[2-3,14-15]。低位前入路是通过未受干扰的组织接近甲状腺床的另一种选择。通过沿白线分离带状肌直到胸骨切迹，侧方可以从瘢痕下方开始分离到最初的手术部位。在这一水平上识别RLN，并向上游离追踪[10,15]。

补救手术应坚持肿瘤学治疗原则，并应尽一切努力切除所有持续或复发的疾病。外科医师在解剖重要结构时必须小心，因为持续性或复发性疾病与Berry韧带粘连的情况并不少见，这会增加喉返神经损伤的风险[9]。如果疾病累及神经外膜，可以不切断神经将肿瘤从神经上剥离[16]。与食管肌肉组织粘连的肿瘤可能需要切除部分肌肉。在这种情况下，应特别小心，避免撕破食管黏膜。同样，当从气管上切除肿瘤时，应避免气管穿孔。肿瘤扩展到上纵隔可能需要胸骨切开术以建立入路，这一决定可能需要咨询胸外科医师[5]。

在再次手术中识别和解剖喉返神经尤其具有挑战性。喉返神经可能被包裹在瘢痕组织中，其走行也可能已被改变，手术医师应始终观察喉返神经以确定其得到好的保护。再次手术中喉返神经与气管食管沟和Zuckerkandl结节的预期关系可能不存在。触诊可以识别环甲交界处和甲状软骨下角等重要标志[17]。在这些区域进行解剖时，一定要谨慎，仔细操作避免烧灼，用钝性解剖和"花生米"进行剥离[9]。在没有甲状腺组织的情况下，最可靠的标志是覆盖在神经上的颈动脉。从甲状软骨水平开始剥离，向下移除动脉前的组织，可以创建一个naïve袋，用于识别RLN[10]。

虽然神经监测的使用不能替代手术经验，但这项技术有助于在补救手术中协助RLN的识别[18-20]。在所有喉返神经监测手段中，使用带有监测电极的气管插管和手持针状电极形成回路来进行神经监测的方法是最普遍的[17]。尽管其常规使用仍然存在争议，但Wong等进行的一项Meta分析支持在补救手术中使用该技术，该技术的使用可以显著减少喉返神经麻痹发生率[21]。在使用神经监测的前提下，适宜用器械尖端钝性解剖神经进行分离显露，操作过程中应小心控制张力和牵拉[9]。

通过结扎离甲状腺最近的甲状腺外科被膜上的浅表血管，可以保留喉上神经。但补救手术相关神经损伤的发生率是有所增加的，应尽可能单独结扎血管以减少损伤[22]。

如前所述，术前对甲状旁腺状态的了解至关重要。与首次手术类似，这些腺体的识别比较困难，因为它们的解剖位置可能不同，它们可能被包裹在瘢痕中，也可能与肿瘤相关。在未经历过手术的颈部，上甲状旁腺通常位于甲状腺上极的后外侧，就在甲状腺下动脉和喉返神经交叉点的上方。下甲状旁腺的位置更多样，可能需要使用术中快

速病理检查来确认甲状旁腺组织[9]。即使很容易识别，在牵拉和操作过程中也应仔细注意，以保持附着和血液供应。从甲状腺分离甲状旁腺时，应注意将甲状腺下动脉分支单独分离并靠近甲状腺结扎。同样，在甲状腺上动脉附近分离上甲状旁腺，同样要保留相关血供[9]。

手术切除后，主要标本在移交病理科前应彻底检查标本中是否存在甲状旁腺组织。如果在标本上发现或在解剖过程中不慎切除甲状旁腺，应将腺体先予以低温保存，植入时应切成小块移植到胸锁乳突肌腹部。自体移植部位应用不可吸收的缝线或夹子做标记，以便于将来必要时识别。这些患者的术后监护应包括血钙监测，必要时补充钙和维生素D_5。

补救手术在甲状腺癌淋巴结复发转移中的作用，特别是在分化良好的甲状腺癌中，目前尚不清楚。颈部中央区（Ⅵ区）由颈动脉、舌骨和胸骨上切迹界定。值得注意的是，气管旁区的上部含有非淋巴组织，因此没有癌性淋巴结。作为传统中央区的一部分，对该区域进行解剖的必要性存在争议[23]。

应仔细解剖，将中央区的纤维脂肪组织与淋巴组织连同气管旁与气管前淋巴结一起切除。只有当淋巴结病变存在于喉返神经深部时，才需要游离神经并取出单独的标本。Ⅶ区的胸骨上切迹后方的淋巴结也被纳入中央区[10,24]。

当纤维瘢痕影响外科医师使用常规方法识别和清扫较小的肿瘤残留物时，可使用放射引导。可在术前或术中给予放射性碘或其他非特异性致癌放射性药物，使用手持式伽马探头检测残留的甲状腺组织或淋巴结转移。这种技术更常用于甲状旁腺检测，在甲状腺补救手术中，这种技术也可用于减少不必要的解剖[25-26]。此外，其他技术也已有报道，如纳米炭悬浮液，可安全有效地识别复发性甲状腺癌[27-29]。

甲状腺再次手术技术要求很高，在某些情况下，可以使用微创技术，如微创内镜辅助甲状腺切除术（MIVAT），而不会增加并发症发生率[30]。经口前庭入路内镜甲状腺切除术（TOETVA）和机器人经腋下甲状腺切除术也已成功应用于甲状腺切除术[31-32]。这些技术正处于临床探索中，将来可能会在补救手术中发挥有利作用。

39.9 并发症及处理

正如预期所示，由于难度较大，甲状腺补救手术与并发症发生率较高[5]。许多并发症与首次手术切除不完全直接相关。如前所述，残余组织可以黏附到周围结构上。尝试切除这种组织是至关重要的，但会带来极大的并发症风险。在气管穿孔的情况下，可能需要气管壁切除或气管造口术；然而，更多的轻度气管撕裂可以通过缝合来处理。

在去除粘连组织的过程中，食管黏膜穿孔是另一个值得关注的问题。由于食管漏可能污染纵隔，因此应进行缝合并放置引流管，并予以密切监测。要重点注意一些区域，如Berry韧带附近，粘连的肿瘤有可能导致切除不彻底并增加复发风险。在这些情况下，应使用放射性碘消融或选择性外部放射治疗作为辅助治疗[5,9]。

虽然文献报道中发生率差异很大，再次手术较首次手术更易发生暂时或永久的喉返神经损伤。暂时性声带麻痹的发生率比永久声带麻痹的发生率更高[33-36]。在再次手术中央区清扫的情况下，如果适应证是持续性或复发性淋巴结转移，则喉返神经损伤发生率会升高[14]。

如果疑似RLN双侧损伤，拔管时应特别小心。建议麻醉医师对于疑似RLN双侧损伤的患者积极进行再次插管，并强烈建议必要时实施气管切开术[2]。

术中其他神经血管的损伤，如喉上神经、迷走神经、膈静脉、颈静脉或淋巴管的损伤，在颈清扫术中更为常见。如果发生乳糜漏，则会延长住院时间。此外，广泛的深部组织切除可能会破坏交感神经通路，从而诱发霍纳综合征[4]。

无意中切除甲状旁腺组织是外科医师经常碰到也非常关心的问题。不同文献报道再次手术后低钙血症的发生率差别很大，但始终高于首次手术后的发生率。这些患者中有许多人康复，只有不到一半的人发展为持续性低钙血症[33-37]。即使在患者无症状的情况下，也应监测术后钙含量，以评估甲状旁腺损伤或缺失。传统上，钙水平低于7.5 mg/dL需要住院观察，并强化补充钙和维生素D_5。

术后出血是甲状腺手术的一种常见并发症，发生率为1%，可导致危及患者生命的气道阻塞[38]。同样，术后血清肿的风险在再次手术中也依然存在。留置引流管尽管不能避免血肿或血清肿的发生，但仍需常规留置。

（译者：宫毅　雷嘉欣）

第40章 喉返神经麻痹的处理：损伤与术中修复

Vaninder K. Dhillon

关键要点

- 因肿瘤侵犯而切除喉返神经（RLN）将导致永久性声带麻痹。
- 联带运动是喉返神经损伤后存在异常喉神经支配的一种现象。
- 在已知喉返神经切断时，喉返神经移植和术中修复具有一定的作用。
- 对于单侧喉返神经损伤的患者，可通过一期吻合、喉返神经与颈袢或舌下神经吻合、游离神经移植、神经-肌蒂（NMP）或环甲肌肌肉神经化（CT MNM）等方法进行神经移植修复。
- 单侧喉神经移植可在损伤后立即进行，也可延迟进行。
- 单侧喉神经移植不会改变声带的活动度，但会改善内收肌的体积和张力以及声门闭合。
- 单侧喉神经移植与无喉神经再支配相比，在发声参数和误吸风险方面有明显改善。
- 对于单侧声带麻痹的患者，喉部神经移植术与声带内移术相比更具有优势，可改善嗓音效果。
- 单侧喉部神经移植也可能在未来的声带内移术中发挥作用。
- 在双侧声带麻痹（BVFP）患者中，主要目标是确保气道畅通。
- BVFP的治疗包括开放和内镜手术以及神经移植技术。
- BVFP的神经移植技术模拟了喉外展肌的功能。

40.1 病例展示

男性患者，55岁，由于甲状腺乳头状癌行甲状腺全切除术和中央区淋巴结清扫术。在手术过程中，分离到Berry韧带时发现环甲关节附近肿瘤浸润喉返神经。考虑到神经的受累情况，在解剖中央区时，从其肿瘤侵犯处游离了约2 cm长的神经，切除了5 mm长的神经。术中决定使用颈袢与近端喉返神经断端吻合修复。术后患者右侧声带麻痹，声带固定，但形态和音调良好。患者术后未吸痰，出院后门诊随访。在6个月和12个月后的门诊喉镜检查中，尽管患者有右侧声带麻痹，但根据嗓音障碍指数（VHI-10）评分，患者的声门闭合良好，嗓音预后改善。

思考

- 为什么颈袢可用于喉返神经的术中修复？
- 为什么患者在术后12个月内表现出嗓音和闭合的改善？
- 衡量改善的客观语音参数是什么？

40.2 背景

喉返神经损伤将导致声带麻痹，喉返神经损伤的治疗一直是头颈外科和内分泌外科文献中讨论的热点话题。喉返神经损伤最常见的病因包括喉外恶性肿瘤、创伤、医源性和特发性损伤[1]。

在手术分离过程中，喉返神经的医源性损伤可能以两种方式发生：一种是神经完整但神经生理损伤（神经失用症），另一种是神经被切断，导致神经传导完全中断，造成永久性声带麻痹。例如喉外恶性肿瘤累及喉返神经的一部分时，需要在肿瘤的整块切除术中切断神经。

喉返神经是迷走神经的分支，迷走神经是一对脑神经，起源于脑干，向下行至胸部，然后返回喉部，并支配甲杓肌、杓间肌和环杓侧肌，这些肌是喉的内收肌。双侧声带的内收使两侧声带韧带的振动黏膜产生有力的发声，从而使声门具有发生功能。另外，声门可以防止异物进入气管，从而防止误吸。喉返神经还有分支支配喉唯一的外展肌，即环杓后肌（PCA）。PCA肌肉负责维持后声门气道，这对通气功能很重要。喉返神经的走行与甲状腺床非常接近，经常和甲状腺肿瘤发生关系。

喉返神经损伤分为以下几类：

压迫、夹伤、牵引、热损伤或切断[2]，可发生于单侧或双侧。单侧声带麻痹是甲状腺和甲状旁腺手术后最常见的并发症，其发生率为10%的暂时性麻痹和1%的永久性麻痹[3]。单侧声带麻痹可能会引起声音嘶哑或误吸风险。BVFP导致声带外展不良，通常造成声门气道狭窄，从而发生气道损害和喘鸣。甲状腺和甲状旁腺手术后BVFP的发生率低于1%[4]。对于单侧喉返神经损伤的患者，通过神经移植术来处理术中切断喉返神经的技术已经很成熟，但由于技术的可行性和手术适应证的多变性等原因，神经移植并没有得到广泛的应用。本章探讨单侧RLN损伤神经移植的文献和技术，以及从嗓音和吞咽角度的整体效果。

本章还将讨论目前公认的单侧声带麻痹的治疗方式，以及在不能确定其是否演变成永久性声带麻痹时适用的治疗方式。在继发于压迫、牵拉或热损伤的神经挫伤患者中，暂时性声带麻痹可恢复。在不能明确是否为永久声带麻痹时，观察也是选项之一。

BVFP虽然不像单侧声带麻痹那样常见，但可导致更严重的气道问题。本章将探讨保护BVFP患者受损气道的步骤，讨论BVFP时急性气道管理，以及打开声门气道的开放、内镜和神经移植手术。

40.3　神经移植重建技术的背景

本节讨论的大部分神经移植技术集中于单侧喉返神经损伤和与单侧声带麻痹改善相关的结果，稍后将讨论与BVFP相关的神经再支配。

自20世纪初以来，神经移植技术就一直存在。神经移植否会导致声带运动的完全恢复，这一问题在20世纪一直争论不休。1910年，Horsley首次报道了枪伤后RLN横断的修复，报道称声带运动在3个月内完全恢复[5]，随后的病例研究描述了通过不同的神经移植技术恢复声带的灵活性[6-7]。然而，后期的随访证实神经移植手术后声带常固定于中线位置，并不能让声带运动完全恢复，因此，Horsley放弃了喉返神经的吻合术。

1963年，Siribodhi等利用肌电图（EMG）活动阐明了喉神经修复后神经生理功能没有得到恢复，且没有恢复声带的功能性运动[7]。Siribodhi等发现喉联带运动是外展和内收肌纤维对甲杓肌组织的异常神经再支配形成的。内收肌纤维的优势再支配导致声带向声门中线重新定位，而声带的目的性运动没有恢复。这些结果表明，喉返神经切断后的神经移植只会改善甲杓肌的张力和体积。

Brøndbo等[8]描述了神经移植的目标：

- 阻止声带肌肉的萎缩，恢复声带体积，从而减少发声过程中的空气泄漏。
- 发声期间声带肌肉的收缩和紧张，这是产生声门波所必需的。
- 剩余喉部肌肉的神经再支配将导致发声时声带内收，因为喉部内收肌过重，从而进一步减少漏气。
- 环杓后肌的神经再支配将增加其肌张力，抵消发声时杓状软骨的前倾。

神经重建策略包括喉返神经的直接端端吻合术、颈袢神经吻合术（袢-喉返神经）、舌下神经-喉返神经、神经末梢直接植入肌肉（植入）、神经游离移植（如耳大神经-喉返神经）、NMP技术（如颈袢-甲杓神经肌蒂）和肌肉-神经-肌肉方法（如环甲肌-神经-肌肉神经化）。

许多神经重建方案已经在动物实验中进行了探索，其中一些方法在人类患者中也时常用到。关于什么类型的技术是最可行的、神经重建的最佳时机以及神经重建的理想移植物类型等存在着广泛争议。下一节将讨论神经重建决策过程涉及的联带运动。

40.3.1　联带运动

联带运动在1982年被描述为喉返神经损伤后存在的异常喉神经支配状态[9]。喉返神经损伤后，参与喉外展和内收的肌肉发生生理性神经重建，然而，发生的神经重建是功能紊乱的和随机的，这导致声带运动障碍。其中麻痹的声带没有表现出运动的恢复，而是基于内收肌运动神经元的显性神经再支配而重新定位。犬科动物的研究表明，与拮抗外展肌（环杓后肌）相比，更多的运动神经元被指定为内收肌（包括甲杓肌和环杓侧肌）的神经重建[10-11]。因此，在联带运动中，声带的中线重新定位是由于内收肌的神经支配较外展肌的神经支配更占优势。

联带运动的验证体现在肌电图显示的外展肌和内收肌神经元动作电位变化[12]和肌肉的张力改变。利用对喉部声带运动障碍的直接观察，对联带运动建立了一个分类[9]。

代偿的联带运动（Ⅰ型）是内收肌的异常神经再支配，伴有部分或完全运动障碍，很少或没有发声缺陷，这类似于小声门关闭不全，即声带闭合不完全。大多数Ⅰ型患者无症状[9]。不完全代偿的联带运动其有3种亚型：Ⅱ型，即声带痉挛、抽动或扭曲；Ⅲ型，即过度内收；Ⅳ型，即过度外展。所有不完全代偿的亚型都有某种形式的声门关闭不全，导致异常嗓音或气道紊乱。

在术中修复过程中，手术重建喉返神经的目的是模拟Ⅰ型联带运动。肌电图可证实喉返神经损伤后的联动现象。如果有明显的证据表明存在联带运动，那么这可能会阻止术中手术神经重建。不确定的证据表明，一些人将此作为追求神经重建的决定因素，而另一些人则没有[13]。

下一节将讨论的神经重建作为一种修复术中喉返神经损伤的方法存在的诸多争议。总体而言，神经重建改善了嗓音和吞咽的结果，使其成为一种可行的治疗选择。

40.3.2　单侧喉返神经损伤的神经重建技术

直接神经吻合术

直接神经吻合术是喉返神经损伤最常见的修复方式。Horsley于1910年首次报道了RLN两个残端的端端神经吻合术[5]。这种类型的技术取决于喉返神经残端的大小，以及神经直径和长度。通常如果缺损<5 mm，可以在无张力的情况下进行端端神经外膜修复[14]。在放大镜下使用显微手术器械，用3~5根7-0尼龙缝线（Ethicon），通过神经外膜-神经外膜修复缺损[14]。多项研究报道评估嗓音改善的结果，形式是通过使用有效问卷和电子喉镜观察声带音调、体积和位置的改善[14-15]。Gurrado等开展的研究证明，5例患者如果横断RLN，术中立即行端端吻合，9个月后，粗糙度、呼吸、张力（GRBAS评分）差异有统计学意义，在直接喉镜下发声时，患侧声带无萎缩，间隙狭窄[15]。Hong等开展研究显示，10例直接吻合的患者在12个月后主观GRBAS评分、VHI-10评分、最大发声时间（MPT）、声门间隙减小、误吸风险降低，有统计学意义[14]。

重要的是要考虑到喉返神经同时支配内收肌和外展肌，原发性RLN外展纤维与内收肌的神经吻合可在吸气时导致进入声门气道的甲杓肌体积增加，引起气道不适，有很多病例都提到过这种现象。因为神经移植是一个随机过程，这种现象的可预测的重复性很低。Chou等研究了8例在甲状腺和甲状旁腺手术中RLN横断后接受即刻原发性神经修补的患者，与接受二次手术的患者相比，所有患者在6个月内语音质量、声门间隙和MPT均有改善。因此，即刻端端吻合重建RLN可改善语音和声门闭合运动。

颈袢至喉返神经

由于多种原因，颈袢是喉返神经移植的最优供体。1986年，Crumley和Izdebski发表了一篇文章，详细介绍了2例迷走神经神经鞘瘤患者的治疗和颈袢修复RLN的方法[18]。1991年的一份随访报告描述了这2例患者的声带内侧麻痹，并在神经移植后矫正了声带杓状肌错位和甲杓肌萎缩[19]。颈袢的主干支配胸骨舌骨肌和胸骨甲状肌，并沿颈动脉鞘走行。它在解剖学上是有用的，因为它接近我们关注的区域，可以解剖且不会有额外的并发症。此外，在解剖学上，它具有合适的长度和直径[20]。颈袢的主干可以用于RLN残端的神经移植，其近端与RLN远端残端吻合。胸骨舌骨肌支不参与发声或呼吸活动，可以提供良好的张力，不会引起明显的痉挛[19]。通常，用于神经移植的是同侧颈袢。但如果有必要，对侧也可以使用[21]。

在犬科动物研究中，一些研究证实吻合喉返神经后，麻痹的声带可以主动内收[22-23]。在人类患者中，Crumley和Izdebski发表了他们使用颈袢-喉返神经吻合重建的经验，并展示了良好的嗓音效果[18]。其他病例系列也发表了类似的结果。Lee等针对25例接受颈袢-喉返神经吻合的神经移植术的患者，使用嗓音问卷和电子喉镜分析1年后的声带位置，证明了嗓音结果的改善[24]。Miyauchi等开展的一项大型研究报道了88例患者使用颈袢-喉返神经吻合改善发声功能[20]。Wang等[37]2011年发表的大型研究中，采用8-0尼龙缝线在放大镜下吻合神经外膜，56例因单侧声带麻痹（UVFP）而接受颈袢-喉返神经吻合术的患者表现出发声功能的恢复[25]。Kumai等描述了颈袢-喉返神经吻合术对比耳大神经（游离移植）至喉返神经的结果，并证明两种方法的发音结果相同。颈袢神经重建只须一次吻合，神经纤维可通过一个吻合口到达已经麻痹的喉部肌肉组织，为肌肉收缩提供足够的神经再支配[25]。

Olson等对颈袢分支在呼吸和发声过程中的活动进行了很好的总结[26]。对于内收肌神经再支配，胸骨舌骨肌的分支可能是最好的。胸骨甲状腺和肩胛舌骨肌袢的分支不仅对外展肌的神经再支配最敏感，而且在胸骨舌骨肌支不可用的情况下，也可用于内收肌的神经再支配。甲状舌骨肌的分支因太小太短，不能用于任何一种神经再支配。

舌下神经–喉返神经吻合术

1999年，Paniello等首次描述了舌下神经–喉返神经吻合术[28]。舌下神经是第Ⅻ对颅神经（CN），是舌活动的主要运动神经。使用舌下神经进行神经重建并非创新，在面神经麻痹中，舌下神经到面神经的研究表明，该神经在轴突中是强健的，并且几乎没有供区并发症。此外，发现这种神经重建在吞咽和发声时效果很好。使用舌下神经的犬科动物研究表明，与对照组和颈袢–喉返神经吻合相比，舌下神经–喉返神经吻合的神经重建在犬科动物中嗓音恢复度较好，并且可以看到内收肌功能恢复良好，声门完全闭合[28]。在一项临床研究中，观察了89例颈部手术病例，测量了舌下神经与喉相关的长度，RLN残端至少需要3 cm才能轻松地到达舌下神经进行无张力神经缝合术[29]。评估舌下神经–喉返神经吻合术作用的临床研究很少，但已发表的研究表明，该组的嗓音结果非常好。电子喉镜检查证实患者在发声时声门完全闭合，并且当患者被要求进行伸舌时，声带内收[29]。舌下神经–喉返神经再支配的作用仍须进一步调查和研究，有望成为喉返神经吻合重建的优选方案。

颈袢–甲杓肌神经植入（植入）

神经植入是将神经直接缝合到肌肉上进行神经再支配。神经必须足够长，才能被牵拉到达甲杓肌。颈袢是一个很好的供体。神经再支配应在运动终板密度最高的部位附近进行，以增加再生神经末梢到达这些部位的可能性。在Goding的兔研究[30]中，肌电图证明直接神经植入成功地产生了功能性神经运动单位，并且在移植物延长后也起到了很好的作用。

颈袢甲杓肌蒂

神经肌蒂吻合技术最初是由Tucker在犬类模型中研究的[31]，将神经末端周围的肌肉块从供体肌肉中取出，并缝合到目标肌肉中，肌肉功能在神经再支配后10周内恢复。在面瘫患者中也有人以此开展研究。Tanaka等最先在甲状腺癌切除后使用颈袢将神经–肌蒂（NMP）皮瓣移植到声门旁间隙[32]，Tanaka有两项研究，一项在犬类模型中进行，另一项在人类患者中进行，评估了神经肌蒂吻合与颈袢–喉返神经神经再支配的比较。Zheng等报道，肌电图和免疫组织化学显示，犬吻合袢与喉返神经的直接吻合成功地恢复了喉内收肌的神经再支配[33]。Maronian等在接受NMP移植或将颈袢直接吻合至喉返神经的人类患者中，喉肌电再支配成功[34]。NMP技术的局限性在于神经再支配目标肌肉必须在供体NMP的长度范围内。

耳大神经-喉返神经

耳大神经是颈部和耳垂的感觉神经，沿胸锁乳突肌走行。耳大神经作为游离神经移植物用于神经重建，需要双端吻合作为游离神经移植物。Kumai等比较了17例接受颈祥-喉返神经或耳大神经-喉返神经移植重建的患者，结果显示两种方法在发声参数和声门闭合方面没有显著差异。如果喉返神经近端难以分离，则选择耳大神经[25]。有研究发现耳大神经本身含有大量的非神经组织，并且它是一种感觉神经，被认为在生理上不同于喉返神经[25]。该研究表明，如果在进行两端吻合移植时，耳大神经与颈祥-喉返神经吻合重建具有可比性。

环甲肌-神经-肌肉神经化（CT MNM）

肌肉-神经-肌肉神经化是将神经一端直接植入失去神经支配的肌肉，另一端植入有神经支配的肌肉。源自有神经支配的肌肉的神经轴突将长出并穿过神经移植物，对另一侧的失神经肌肉进行神经再支配。在成对的肌肉中，这是最理想的，因为一块肌肉可以通过神经移植物来重新支配同一类型的无神经肌肉。El-Kashlan HK等已经在猫和人类中使用这种方法来对环甲肌进行神经再支配[35]。

环甲肌是产生音调提升的重要肌肉。由于声带张力不对称，喉上神经麻痹或环甲肌直接损伤可导致无法改变音调或音调波动，也称为双音[27]。

Hogikyan在6只猫身上测试了CT MNM的想法。神经移植物从甲杓肌植入环甲肌，肌电图显示神经成功再支配麻痹的环甲肌。3例迷走神经高位损伤的患者接受了类似的神经化治疗，患者恢复了接近正常的嗓音质量，肌电图显示环甲肌神经再支配成功[36]。到目前为止，还没有进一步的研究讨论这种技术。

思考

- 与直接神经吻合术相比，为什么患者接受神经移植吻合？
- 有什么研究可以证明神经移植可以改善患者声音和声门关闭的改善情况？

40.4　神经重建的时机

人们一直在讨论神经重建的时机。已有研究证明在喉返神经损伤时立即修复的效果，也有研究证明延迟修复也可能取得成功。传统的观点是在损伤时进行早期神经重建，以便及早开始神经再生。人类神经再生每天可以进展1 mm[37]。再生神经元和肌肉纤维之间的功能性连接越早，肌肉功能恢复正常的可能性就越大[38]。目前并无明确的临

床数据表明神经重建的最佳窗口，且神经重建导致肌肉功能恢复的时间尚不确定。在Maronian等发表的一篇论文中，8例患者中的大多数在声带麻痹发生后12个月内接受了神经重建，喉返神经损伤发生到神经重建修复完成的最长间隔时间为9年[34]。Zheng等在6～18个月的去神经间隔后对实验犬进行了颈祥内收肌神经重建，采用端端吻合术。6个月后对声带进行评估，观察到声带自发性内收，神经再生延迟达10个月。在长达18个月的所有时间间隔内，肌肉均可被电刺激[33]。在喉返神经损伤数年后，通过神经重建修复，嗓音和声门闭合得到了明显改善，因此延迟神经再支配的作用可能需要进一步研究。

神经切除会引起术后永久性的单侧声带麻痹，所以神经移植术的时机就格外重要。理想情况下，神经移植术应该发生在切除后早期。然而，在移植之前，考虑到神经再支配，建议进行肌电图检查，以确定是否存在联带运动。如果存在联带运动，可能不需要手术干预；如果在肌电图上没有神经再支配的可能性，那么就需要神经移植术。但这不是延迟神经移植术的标准操作流程。

神经移植术对喉部肌肉组织起到的作用也不是立竿见影的。单侧声带麻痹患者喉内收肌的体积和张力的改善以及双侧声带麻痹患者外展肌的外展可能需要长达12个月的时间才能出现。因此，许多研究强调了在神经再支配的同时进行可逆声带内移手术或声门开放手术的作用，以便更直接地改善发声、吞咽或呼吸[15,20,25,37]。在单侧声带麻痹中，包括注射喉成形术，对于双侧声带麻痹患者，气管造口术以建立安全的气道，或缝合单侧声带。有长期的研究表明，联合神经再支配和甲状软骨成形术可能会改善闭合。Tucker回顾了他对52例患者的经验，这些患者通过NMP技术接受了联合声带内移手术和神经再支配，并证明了整体声门闭合的改善。

40.5　单侧声带麻痹的治疗（声带固定手术）——声带内移术

声带内移术是较为成熟的术式，用于消除单侧声带麻痹导致的声门闭合不全。声门闭合不全是指声带闭合不全，喉返神经损伤后单侧声带麻痹的患者可出现暂时性或永久性声带术后瘫痪。联带运动的演变或其他完整神经活动的完全恢复可能决定所使用的声带内移术的类型。

声带内移术通常在喉返神经损伤发生后进行。根据声门的可视性、声门关闭不全的程度和声带麻痹的位置来确定内移手术。治疗的首要原则是减少闭合不全，可用的手术方式是声带内移固定。声带内移术不能防止声带的弯曲或萎缩，手术方法是注射喉成形术和植入物甲状软骨成形术，伴或不伴杓状软骨复位。

如第15章和第16章中所讨论的，使用喉镜或电子喉镜直接观察来诊断声带麻痹。暂时性声带麻痹持续3～6个月，声带活动完全恢复。永久性声带麻痹是存在时间超过12个月仍无恢复迹象[40]。根据瘫痪的预期持续时间，声带内移术的术式选择会有所不同。对于有机会完全康复的患者，首选临时声带内移术。

用高清喉镜能清晰地看到喉部，用利多卡因麻醉喉部和咽部，在门诊操作室即可完成注射喉成形术，不需要进入手术室在全身麻醉下操作。当然，全麻手术患者的体验感更好，在手术室进行的手术是在门诊操作的替代方案。

门诊操作室注射可以通过多种途径进行，包括经皮和经口。在受过训练经验丰富的喉科医师的手中，患者对它们的耐受性相同，风险很小。此外，不同注射材料的类型致使注射增强效果的持续时间会有不同。在现成的选择中，诸如羧甲基纤维素或透明质酸的临时植入物可以允许1～3个月的增强效果，而诸如羟基磷灰石钙的长期耐用填充物可以持续12～24个月的增强效果[41-42]。也可以使用自体脂肪，但需要在手术室进行采集和脂肪注射[43]。没有一种注射方案效果会是长期的，但如果材料吸收，单侧声带麻痹恢复，声门功能恢复，则可以根据需要重复注射。

注射喉成形术的风险包括注射剂的在浅表错位而未注射到声门旁间隙，无意中造成表皮层或潜在的浅表固有层瘢痕，瘢痕会改变其声带柔韧性而影响发声。如果注射层面错位，惰性物质可能会从表面溢出，这种情况下建议手术切除，但切除声门旁间隙的物质可导致进一步的瘢痕形成。

声带内移的永久方法是通过植入物完成甲状软骨成形术。对于继发于肿瘤的喉返神经切除而出现的喉返神经麻痹患者，考虑到永久性声门关闭不全，甲状软骨成形术是一种有益的选择。

1974年，Isshiki等描述了甲状软骨成形术[44]。也称为Ⅰ型甲状软骨成形术，在该技术中，通过经颈入路在甲状软骨开窗将植入物放入声门旁间隙。这一过程是在患者清醒或处于清醒镇静状态下在手术室中进行的，需要患者在植入期间发声，以微调植入物以取得更好的嗓音效果，一旦植入到位，植入物（最常见的是膨体聚四氟乙烯或硅橡胶）有望永久矫正声门闭合不全。

如果喉部后方的间隙不能对声门功能发挥作用，杓状软骨复位手术可能是内移甲状软骨成形术的一个组成部分。杓状软骨复位手术只在声带麻痹的情况下进行，在这种情况下，神经功能不可能自然恢复。对于术中切断喉返神经的患者，这可能是改善声门功能的声带固定手术[45-46]。

甲状软骨成形术的风险包括甲状软骨窗的形成对软骨膜的破坏。如果植入物和声带肌之间有直接联系，植入物就会成为气道异物。这种风险小于1%，但不可忽略，这种情况发生时，手术需要立即中止[47]。

所有单侧声带麻痹患者应先由言语语言病理医师进行评估，而不是首先考虑神经移植或声带内移术[40]。言语语言病理学干预作为声门失能的非侵入性方法非常重要。言语语言病理医师的角色是研究代偿机制，以及改善肌肉使用和呼吸支持，以帮助声带麻痹的患者。还有一种心理影响与生活质量的变化有关，言语语言病理医师为患者提供策略和支持，以解决声音和吞咽方面的不足，这一点很重要。

思考

如果患者没有立即接受喉返神经移植重建手术，哪些声带固定手术对其有益？

40.6　双侧声带麻痹

双侧声带麻痹（BVFP）在甲状腺手术后较为罕见。BVFP的发病率是不可忽视的，它可导致双侧声带外展不良和声门气道受损。最新版的指南建议，如果双侧的喉返神经（RLN）被两侧的巨大病变累及，或者已知一条神经受损，则甲状腺手术需要分期进行[48]。

甲状腺或其他手术后医源性神经损伤引起的急性BVFP可在恢复室立即出现症状，需要紧急气道干预。在其他情况下，气道症状可在数周内恶化，继发于异常神经再支配或联带运动[49]。

如果在甲状腺手术中存在BVFP的问题，即RLN在术中受损或被切除，气管切开是确保气道安全的第一步。BVFP首要目标是改善患者的通气。气管切开通过允许最大的气道通畅来保持喉的完整性。气管切开会让患者生活质量下降，而且维护成本较高，这些因素不利于气管切开成为BVFP的长期解决方案，但在出现更好的解决办法之前，气管切开术仍然是最常见和最安全的气道管理方法[50-51]。

40.7　双侧声带麻痹的内镜治疗

BVFP的内镜手术包括声带切开术、杓状软骨切除术和声带外移缝合固定术。声带切开术和杓状软骨切除术是不可逆的手术，其改变喉的解剖结构以改善声门气道。它们可以单独完成，也可以组合成一种方法。

杓状软骨切除术，或称杓状软骨移除术，涉及喉部固定结构的切除。杓状软骨为声带提供支撑，切除杓状软骨，使声带向外侧回缩，当它被切除时，会以横向的方式扩张声门。杓状软骨切除术在20世纪初开始作为一种开放手术，但在20世纪40年代进展成为一种内镜技术[52]。随着

CO_2激光和内镜技术的出现，Ossoff首次描述了CO_2激光杓状软骨切除术[53]。也有一些研究，在杓状软骨切除的基础上做了进一步的改进以保存发音结构，但却导致了语音质量的恶化[54-55]。瘢痕形成和肉芽肿形成的可能性也导致气道狭窄。与开放手术相比，内镜手术的优势使得不再需要气管切开作为杓状软骨切除术的前提条件，也减小了手术瘢痕，这项技术仍在不断改进。

声带切开术是不可逆地切除喉部软组织，包括部分声带、声带韧带。1989年，随着激光技术[56]的出现，内镜下声带切开术被描述为切除声带后襞和横断弹力圆锥，由此产生的C形楔形从外侧边缘切除几毫米，以释放声带上的软组织张力[57]。声带切开术后，这些患者的气道得到了改善。但是，由于手术引起声带的振动部分受损，嗓音质量受到明显影响[58]。与杓状软骨切除术相比，内镜下激光声带切开术由于其引起误吸的发生率较小已成为BVFP的首选干预措施。然而，由于声门气道的再狭窄，可能仍需进行补救手术。

声带外移缝合固定术是指杓状软骨和附着的声带的外移缝合固定。它可以通过内镜和开放技术来完成。与杓状软骨切除术和声带切开术不同，声带外移缝合固定术是一种可逆的手术，非常适合于有可能恢复喉返神经和外展功能的患者[58]。Lichtenberger描述在内镜下引入喉内缝合的针，从侧面操纵声带，并将缝线在声带肌肉组织上打结[59-60]。该技术也在不断改进，比如在杓状软骨周围放置缝线，向外牵引引起声带外展[61]。后一种方法允许内收肌继续进行声门闭合，而不干扰发声和吞咽。与杓状软骨切除术和声带切开术相比，声带外移缝合固定术允许更大的声门开口和改善通气的空气动力学措施[49]。该技术的其他优势包括更好的嗓音质量、较低的误吸风险以及相对较低的再手术率或补救手术率。总之，对于BVFP患者，当预期喉功能恢复或首选避免气管切开术时，应进行声带外移缝合固定术[62]。

40.8　双侧声带麻痹的神经再支配治疗

喉部神经移植重建术虽然主要用于治疗UVFP，但也可应用于BVFP患者。人类患者的临床病例数量有限，因此必须对动物模型的研究进行严格评估。BVFP神经重建的主要目的是通过外展肌（PCA）的神经再支配重建声带外展。这两种技术是膈神经–PCA肌肉神经再支配和神经–肌肉蒂–从吸气副肌（即肩胛舌骨肌或胸骨舌骨肌）获取的PCA肌肉。一项在中国对44例患者进行的研究显示，41例（93%）患者使用膈神经–PCA肌肉实现了吸气性声带外展。虽然患者患有半膈肌麻痹，但他们在1年内基本恢复了膈肌运动（40%~82%）和呼吸功能[63]。如果取膈神经的分支用于神经再支配，膈肌功能可以在不受损害的情况下得到保持。

40.9　结论和展望

总之，接受甲状腺和甲状旁腺手术的患者，如果需要切除被肿瘤侵犯的喉返神经或切除一段喉返神经，将会出现声带麻痹。其中单侧声带麻痹比BVFP更常见，其结果是声带固定，没有主动外展和内收。神经移植术可以作为一种修复形式在术中进行，在单侧喉返神经损伤中，已被证明可以保留声带的体积和音调，缩小声门间隙，改善嗓音结果，并降低误吸的风险。对于BVFP患者，外展肌纤维的神经再支配改善了声门气道，但数据仅限于动物研究。由于许多原因，对喉返神经的即刻神经再支配缺乏共识。包括因肿瘤累及神经而切除神经的外科医师很少尝试进行修复手术，主要是因为需要另行显微手术修复神经和肌肉剥离需要更长时间，且大多外科医师缺乏相应的经验[17]。在耳鼻喉科或头颈外科项目中，关于神经再支配的专门培训尚未广泛建立，因此经验各不相同。单侧声带麻痹的声带内移固定术和BVFP的声门切除术是头颈部培训和喉科学研究中学习的主要技术。未来的研究以及手术训练和经验的改变会让外科医师对神经移植的认识有所改观，神经移植作为修复甲状腺和甲状旁腺手术患者RLN损伤更容易被接受和普及。

（译者：宫毅　雷嘉欣）

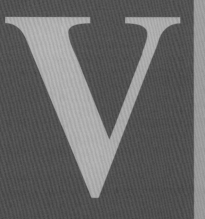

第五部分

术后注意事项及术后辅助治疗

第41章 甲状腺手术的术后处理（常规处置和并发症处理）

Elizabeth E. Cottrill

关键要点

- 大部分有指征进行甲状腺腺叶切除术的患者，以及经过筛选需进行甲状腺全切除术的患者，可以选择门诊手术。
- 所有患者的术后检查应常规进行，应包括检查和触诊颈部和伤口是否有任何明显的血肿，以及基本的脑神经检查、嗓音和呼吸的评估。
- 接受甲状腺全切除术、再次甲状腺切除术或任何涉及双侧气管食管沟内解剖的手术患者应进行术后低钙血症的实验室评估，术后检查应包括低钙血症的主观和客观评估。
- 甲状腺切除术后应采用多种方式进行疼痛管理，尽量减少使用阿片类止痛药，且多数情况下可以不用。
- 术后喉返神经（RLN）麻痹或声带轻瘫的治疗取决于与声门闭合不全程度相关的症状和患者的合并症。如果考虑可能有这种情况发生，应进行床边检查和吞咽评估。

41.1 病例展示

本章将介绍术后恢复顺利和不太顺利时患者的术后管理，两个案例可以说明不同情况的处理。

41.1.1 病例1

女性患者，39岁，因甲状腺左叶中部近前包膜1.8 cm实性低回声结节行甲状腺左侧腺叶切除术，细胞学检查显示意义未明的滤泡性病变（FLUS），Bethesda分类Ⅲ类，分子检测NRAS突变阳性。术前甲状腺功能正常，超声显示正常大小的腺体，没有其他结节或血管增生，也没有异常淋巴结。体检仅发现左侧甲状腺有一个小而可触及的结节。手术前，嗓音正常，电子喉镜检查正常。在神经监测下顺利接受了甲状腺左侧腺叶切除术，在此期间未发现明显的甲状腺外转移，检查和触诊左侧气管食管沟和气管前间隙未发现相关的淋巴结。手术过程中，左侧喉返神经刺激良好，上、下甲状旁腺被识别并保留了完整的血供。估计失血量为10 mL，止血效果良好，因此，未留置引流管。麻醉复苏和拔气管插管均顺利。

41.1.2 病例2

女性患者，68岁，有桥本甲状腺炎和甲状腺功能减退症病史，患者接受直接喉镜检查、支气管镜检查、甲状腺全切除术、中央颈清扫术和右侧Ⅱ～Ⅴ区颈部淋巴结清扫术。术前完善超声检查，报告甲状腺弥漫性肿大，回声不均匀。甲状腺右叶中部靠后包膜有一个3.5 cm×1.0 cm×1.0 cm的实性低回声结节，边界不规则。此外，在右侧颈内发现一个1.5 cm大小的圆形低回声淋巴结（Ⅳ区），并提示颈部中央（Ⅵ区），特别是右侧气管食管沟和上纵隔（Ⅷ区）内有几个肿大的淋巴结。通过对右侧甲状腺结节和右侧Ⅳ区淋巴结进行细针穿刺（FNA）活检，细胞学报告考虑甲状腺乳头状癌，Bethesda分类Ⅵ类。体格检查发现结节固定，Ⅳ区淋巴结可推动，质硬且呈圆形。纤维鼻咽喉镜检查（NPL）报告右侧声带活动不足，气管和食道上段均为正常。患者自述2个月前出现发声疲劳和声音嘶哑，并逐渐加重。颈部的计算机断层扫描（CT）显示无明确的气管侵犯。术前与患者详细讨论了所有的风险和益处，包括暂时性或永久性喉返神经损伤的风险并获得知情同意。手术当天，直接喉镜和支气管镜检查未发现腔内肿瘤或黏膜不规则。术中发现甲状腺略有增大，血管明显丰富，结节质硬，与喉返神经粘连，但未严重侵犯喉返神经，可将其从结节中分离出来。右侧和左侧颈部中央区均有巨大的淋巴结，特别是右侧Ⅲ区和Ⅳ区水平有几个肉眼有异常的淋巴结。在手术结束时，右侧喉返神经完整，但刺激阈值较差，左侧喉返神经完整，阈值良好。右侧和左侧上甲状旁腺完整，右侧下甲状旁腺未被识别，可能与巨大的右侧颈中央区淋巴结一同被切除。发现左下甲状旁腺，但其血液供应受损，将其微粒化并植入左侧胸锁乳突肌内。在右侧颈部以及中央颈部和甲状腺床放置引流管。苏醒和拔管均未发生意外，术后病情稳定进入麻醉后监护病房（PACU）。

41.2 住院患者管理或门诊手术

研究人员评估了门诊甲状腺手术和传统住院模式是否具有相同的安全性。2018年，Lee等发表了一篇系统综述和Meta分析，评估了10项非随机观察性研究。该分析认为，在经过筛选的患者中，根据手术类型对数据进行分层，住院手术组和门诊手术组的再入院率和并发症发生率也是相似的，这表明甲状腺全切除术和甲状腺半切除术之间没有差异[1]。这项研究和其他研究强调，经过仔细筛选后能接受门诊甲状腺切除术的患者是安全的。2013年美国甲状腺协会（ATA）工作组指南提出了以下入选标准：无严重合并症，能够充分接受并依从医疗团队提供的术前教育，身边有可以照护的人员，家庭环境有利于安全的术后管理，居所附近有可以处理意外情况的医疗机构[2]。ATA工作组概述了门诊甲状腺切除术的相关禁忌证（▶表41.1）[2]。与任何其他手术一样，在计划术后护理时应充分考虑患者的合并症和自身及家庭情况，在制订最终的处置方案之前，应仔细地评估可能的术中发现或困难。

手术的类型和范围决定可以接受门诊甲状腺切除术的适应人群。例如，在第1个病例中，对于无炎症、无血管异常丰富状态、腺体大小正常的患者，单侧腺叶切除术具有非常低的术后低钙血症或双侧声带麻痹的风险，并且由于手术范围相当小，术后出血的风险也非常低[3]。另一方面，甲状腺癌手术可能需要进行中央区颈清扫术，这可能会进一步增加术后甲状旁腺功能减退以及喉神经功能障碍、淋巴漏的风险，并可能导致手术范围扩大，增加术后出现血肿的可能性。术后出血的风险随着甲状腺重量的增加和主要结节的增大而增加，这也会增加甲状腺术后夜间急诊再入院机率。任何接受侧颈清扫术、气管或食管切除术或需要胸骨切开术的患者都需要住院治疗（非门诊手术治疗）。

> **思考**
>
> 应始终考虑手术难度、止血效果、甲状腺危象的发生的可能性以及喉返神经和甲状旁腺的功能状态。

41.3　在PACU的处理

任何一家医院的PACU都有明确的生命体征监测、伤口检查和离开PACU的标准。好的做法是了解并熟悉这些已制定的规定，并直接与责任护士和病房主管护士讨论规定的调整。通常情况下，麻醉医师会管理整个病房，并且了解在不同情况下，术后常见症状（如恶心、疼痛、高血压和低血压）的处理。

到达PACU后，该病例的麻醉医师和外科医师应与责任护士沟通有关该病例的相关信息、所需的药物或实验室检查以及出院计划。甲状腺切除术后患者应抬高床头，以防止坠积性水肿。到达PACU时，在责任护士确保生命体征稳定并评估伤口后，可在颈部敷上冰袋。冰敷对水肿和疼痛

控制都有帮助（请参阅本章后面关于甲状腺切除术患者术后疼痛管理的章节）。如果患者有引流管，应与责任护士说明，以便适当固定和监测。术后实验室检查将在本章后面介绍，但这些需求应直接与PACU的责任护士进行常规交班，以防止任何延误。

> **思考**
>
> 哪些信息需要交代给PACU的责任护士？包括以下因素：失血、引流管理、所需药物和实验室检查。

> **也要考虑**
>
> 术中补液，是否放置引流管，以及需要治疗的血压异常。

41.4　术后疼痛管理

阿片类药物在所有外科领域的术后疼痛管理中广泛使用。阿片类药物滥用困扰着美国和许多其他国家，近年来人们越来越关注对阿片类药物的真正需求以及确定非阿片类疼痛管理模式。最近，Shindo等发表了一项单机构队列研究，该研究纳入了1 765例接受甲状腺切除术和1 702例接受甲状旁腺切除术的患者。研究结果表明，通过术前疼痛管理咨询、多模式非阿片类疼痛管理、基于功能状态而非简单的1到10分疼痛评分来评估疼痛，并尽可能避免使用阿片类药物，这些患者的阿片类药物需求显著减少。Dang等发表了一项单机构前瞻性研究，该研究评估了阿片类药物在多种头颈部手术（包括甲状腺切除术和甲状旁腺切除术）中的使用[6]。研究发现，疼痛大多在术后第1天达到峰值，给患者开具1片相当于5 mg羟考酮当量的处方，仅相当于阿片类药物4片的剂量[6]。与其他研究类似，Dang等发现男性、抽烟和服用抗精神病药物是术后阿片类药物使用率较高的因素[6-8]。

目前还没有统一的标准化术后疼痛管理规范，可推荐

表41.1　门诊甲状腺手术的相对禁忌证

临床因素	社会因素	个体化因素
失代偿性心脏病或呼吸系统疾病	独自生活，无人陪伴	巨大甲状腺肿或广泛胸骨后甲状腺肿
需要透析的肾功能衰竭	缺乏交通工具	局部晚期癌症
继续抗凝或抗血小板治疗	与医院距离过远	桥本甲状腺炎或Graves病困难的甲状腺切除术
阻塞性睡眠呼吸	沟通障碍	有出血风险
精神、视力或听力损伤	患者的偏好	已知或关注声带麻痹
妊娠		病程过长
癫痫症		手术完成时间较长
焦虑症		
病态肥胖		
改编自美国甲状腺协会的指南[2]		

的方法包括：切口间断冰敷；治疗插管后咽喉痛的含片和喷雾剂；温敷、轻柔拉伸、按摩僵硬肌肉；对乙酰氨基酚和/或布洛芬［或其他非甾体抗炎药（NSAID）］与仅用于突发剧烈疼痛的阿片类药物的组合使用。强烈建议外科医师在手术前与患者讨论疼痛管理计划，以设定预案并提供宣教。

41.5 术后实验室检查

一般来说，失血不多的传统甲状腺腺叶切除术，如我们的第一个病例所示，术后不需要即刻进行实验室检查。如果在手术中失血量明显，譬如切除血运丰富的甲状腺肿，术后实验室检查应包括全血细胞计数（CBC）。在甲状腺全切除术、再次手术或双侧中央区颈清扫术后，即使4个甲状旁腺都被明确保留，并且手术中血运未受损伤，也要确保血钙正常。也有医师只在出现低钙血症的临床症状和体征时检查钙水平，因为许多生化低钙血症患者从未出现临床症状或体征，一般都能顺利恢复。这是作者的经验和实践，在上述手术后进行常规评估。多项研究调查了术后低钙血症的预测因素，这些因素普遍指向切除的范围，特别是双侧中央区清扫导致风险增加。可增加术后低钙血症风险的其他因素包括：术前维生素D缺乏症、恶性肿瘤、女性、甲状旁腺自体移植和甲状旁腺意外切除[9-11]。

体内50%钙被离子化，40%与蛋白质结合（其中80%~90%与白蛋白结合），10%与离子结合。离子钙（Ca^{2+}）实际上与甲状旁腺细胞表面的钙敏感受体（CaSR）结合。测量蛋白结合部分的血清钙水平需要根据患者的白蛋白水平进行校正，方程为：校正的钙（mg/dL）=［0.8（4.0–白蛋白（g/dL）+血清钙（mg/dL）］。为了评估术后低钙血症，至少应获得离子钙水平或血清钙加白蛋白水平。

一些研究表明甲状旁腺激素（PTH）水平可以预测术后低钙血症。全段甲状旁腺激素（iPTH）半衰期短，为2~5 min，是预测术后低钙血症发生的理想指标。但这些研究方法存在争议，而且在这些结论是否有价值的认定上也有不同看法[12-14]。术前评估iPTH，然后在PACU中再次评估，不仅可以考虑术后数值本身，还可以考虑术前和术后数值之间的差异[12]。

低钙血症的治疗与其程度和持续时间有关，目的是维持正常水平，在避免中毒的同时控制症状。在血钙明显降低并有低钙症状时应通过外周静脉导管静脉注射葡萄糖酸钙进行治疗，同时口服钙剂。不同的钙制剂提供不同水平的钙元素（▶表41.2）。组胺阻断剂和质子泵抑制剂的特异性影响碳酸钙吸收。骨化三醇可以与钙补充剂同时使用，以达到每天分次提供2~10 g钙元素的目标。

表41.2 按制剂分类的钙元素

制剂	钙元素/%
碳酸钙	40
柠檬酸钙	21
乳酸钙	13
葡萄糖酸钙	9

41.6 术后评估

无论患者是在医院过夜还是回家，术后检查都很重要，以确保生命体征稳定且无令人担忧的体征或症状。根据实际情况，该检查可以由外科医师完成，也可以委托给住院医师、高级实习医师或护士按照适当的规范和既定的标准来完成。甲状腺手术的基本术后检查应包括检查患者的生命体征，记录引流物性状及排出量，检查和触诊颈部以评估血肿，进行脑神经检查，以及术后实验室检查。应询问患者的疼痛、呼吸和吞咽情况，并对其嗓音质量进行评估，需注意插管后水肿本身可引起嗓音质量的一些变化，但不应引起喘鸣。可通过询问患者是否有手指和脚趾或口周区域的麻木和刺痛，用以评估患者是否有症状性低钙血症。可尝试轻敲耳屏前方的面神经根来引出Chvostek征，这个体征阳性表示面神经过度兴奋或抽搐。同样，在有症状的低钙血症患者中也可观察到隐性手足抽搐的Trousseau征，当将手臂周围的血压袖带充气至大于收缩压的压力并保持3 min，阻塞肱动脉时，就会出现该征象。在有症状的患者中，这种压迫引起前臂肌肉痉挛，如▶图41.1所示。手足搐搦不具有特异性，它们不应被完全依赖于低钙血症的评估。

41.7 术后出血或血肿

术后出血是一个值得关注的问题，尽管在各种研究中发生率约为1.2%[2]。大多数血肿发生在术后6~24 h内，多项研究显示手术结束的前6 h内的发生率最高[2]。术后血肿的风险因素包括年龄、男性、手术切除范围、双侧手术、复发性疾病手术，以及手术医师经验不足。术后咳嗽或恶心引起的干呕或呕吐会导致颈部局部血压升高，并可能导致术后出血，不过这一观察结果尚未正式报道。外科医师、麻醉医师和护理人员应相互协作，尽量减少拔管时的咳嗽或呛咳，术后早期使用止呕药，并避免术后出现明显的动脉高血压。

任何颈部手术（包括甲状腺切除术）术后都会在局部出现一定程度的肿胀，如上一节所述，建议在PACU中将床头抬高，高于心脏，并用冰敷以减少术后组织水肿。与血肿有关的体征和症状包括明显的局灶性颈前肿胀、

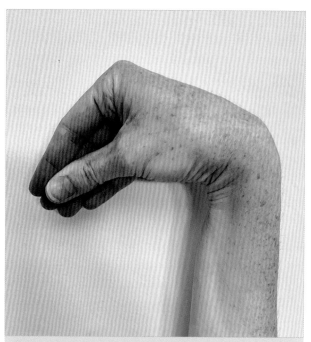

图41.1 隐性手足抽搐的Trousseau征——血压袖带充气引起腕关节和掌指关节屈曲，近端和远端指间关节伸直，手指内收

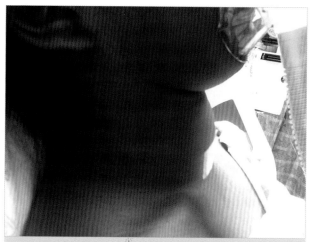

图41.2 术后检查发现患者颈部前部局灶性肿胀，呼吸"急促"。这与血肿有关，需要立即评估，并可能返回手术室（OR）以清除血肿

紧缩感、皮肤瘀紫，严重者体征包括呼吸困难和喘鸣（▶图41.2）。如果已放置引流管，引流液可能会较多和呈血性；如果引流管周围有血凝块或引流管内发生血凝块堵管，引流管引流情况就不能反映正在发生出血。血肿的早期发现，需要术后护理小组的所有成员进行深入的观察和评估。

如果怀疑术后血肿，需要立即评估并采取行动。如果术前未进行配型和交叉配血则应立即进行，并应考虑评估血红蛋白、血细胞比容和血小板，在需要输血时输注2个单位的红细胞。同时立即评估患者的呼吸状况，以确定插管的紧迫性，并通知麻醉医师。如果存在喘鸣，床边纤维喉镜可以评估声带功能和气道水肿，该评估结果可决定所使用的诱导方法和插管方法。手术室应做好清除血肿和结扎血管的准备。

任何考虑术后血肿而返回手术室进行手术后止血的患者都应留在医院病房过夜。出血得到控制后，根据估计的失血量，对血红蛋白和血细胞比容进行趋势分析，以确保稳定性。特别是在年轻患者或家族史不确定的患者中，应考虑以前未诊断的凝血障碍，包括血管性血友病（vWD）和血友病。

41.8 血清肿

据报道，甲状腺和甲状旁腺手术后血清肿的发生率为0~6%，双侧甲状腺手术后更为常见，尤其是甲状腺次全切除术或胸骨后甲状腺肿切除术[15-17]。尽管没有统计学意义，但有研究显示，不使用引流管时有形成血清肿的趋势[18]，因此建议在胸骨后甲状腺肿切除后以及Graves病或多结节性甲状腺肿的甲状腺次全切除术后，在术后创面有较大无效腔的病例中放置引流管[17]。引流管不能防止血清肿的形成，但它们可以潜在地治疗血清肿并减少负压抽吸的需要。当需要抽吸时，建议使用封闭式引流系统，以避免引入皮肤污染微生物。

41.9 伤口感染

甲状腺手术被认为是一种"清洁"的手术，一般不需要预防性使用术后抗生素。术后伤口感染并不常见，估计发生率<2%。引流管的使用和术前抗生素的使用都不会影响伤口感染的发生率[17-19]。通常，伤口感染的发生是由于无菌技术的不规范或术后伤口污染。引起感染最常见的微生物包括金黄色葡萄球菌和其他皮肤菌群。术后伤口评估应包括确定感染迹象，包括发热、疼痛、发红和肿胀（炎症的典型体征：灼热、疼痛、发红和肿胀），伴有排脓和/或恶臭。

41.10 喉返神经麻痹的术后处理

喉返神经损伤可能发生在任何甲状腺手术中。报道的损伤率为0~6%，胸骨后甲状腺肿手术的喉返神经损伤率更高（20%）[15-17,20-25]。与术后喉返神经麻痹可能性增加相关

> **思考**
> 引流管的存在是否会阻止血肿的形成？

的其他因素包括：切除范围、手术医师的经验、再次手术和恶性肿瘤[20-21,23-26]。术前评估至关重要，尤其是在诊断为甲状腺癌的患者中，因为肿瘤浸润神经可导致声带轻瘫或瘫痪，这可在手术干预前识别。然而，恶性浸润并不总是在术前引起明显的功能障碍。只有在非常大的良性结节、多结节性甲状腺肿压迫或炎性疾病（如桥本甲状腺炎、病毒性甲状腺炎或里德尔氏甲状腺炎）的情况下，可以看到术前喉返神经功能障碍。第15章和第32章讨论了术前评估和术中预防喉返神经意外损伤的技术。第40章讨论了喉返神经的术中修复。当已知或怀疑喉返神经损伤时，术后处理取决于患者症状的严重程度，这与声带固定的程度以及声门闭合不全的程度相关。甲状腺手术后声门闭合不全有许多潜在的原因，包括麻痹、轻瘫、声带轮廓改变和机械固定。

41.10.1　双侧喉返神经损伤

在术后初期，当患者仍处于麻醉的最后阶段时，所有护理团队成员应能够评估患者的呼吸、喘鸣和声音质量。如果怀疑有呼吸窘迫，应立即将这一问题传达给主治医师。应通过体格检查和纤维喉镜进行及时评估，以确定病因（双侧或单侧声带麻痹、颈部血肿、喉头水肿、喉部血肿、支气管痉挛、气胸等）。如果纤维喉镜证实双侧声带麻痹，并且可以立即通过导丝引导或内镜下完成再次插管，则应在清醒手术气道（如环甲膜切开术或气管造口术）前立即进行再次插管。根据临床情况，清醒气道手术需要非常谨慎，如果患者可以安全地重新插管，外科医师则有时间与患者家属或委托人讨论并发症，并解释气管造口术的必要性。本书第40章中讨论了双侧声带麻痹情况下的进一步气道管理。

41.10.2　单侧喉返神经损伤

最常用的做法是对在PACU内或术后24 h内的每个患者进行检查，包括呼吸和嗓音质量的基本评估，如果术中担心喉返神经受损，则应谨慎进行床边吞咽评估，并在出院前对患者进行检查，因为声门关闭不全会对言语和吞咽功能产生负面影响，并可能使患者面临误吸风险。如前所述，治疗取决于患者症状的严重程度，这与声带向一侧偏移的程度相关，也与声门功能不全的程度相关。单侧声带麻痹伴声带向旁正中偏移的症状在术后初期可能不明显，许多（不是全部）患者在拔管后24～48 h内即使声带活动度正常，也会有一定程度的嗓音变化。声门闭合不全的症状包括发声受限、发声费力、早期发声疲劳、进食时的咳嗽和误吸，治疗决策应基于症状的程度、病因、最终部分或完全恢复的可能性、声门间隙的大小以及患者的合并症。在最初的术后环境中，这可能包括言语和吞咽治疗、饮食

调整，以及临时声带注射治疗。

41.11　局部晚期肿瘤患者的术后注意事项

局部晚期肿瘤患者的手术可能包括中央颈清扫术、侧颈区清扫术、气管切除术、食管切除术、胸骨切开术，甚至喉切除术。对于广泛的局部区域疾病，医源性损伤各种结构的风险更高，如胸导管、食管、气管、大血管和胸膜。

41.11.1　乳糜漏

当胸导管、淋巴管或任何较小的淋巴管在术中未被识别和结扎而被损伤时，可发生持续性乳糜漏。乳糜漏最常见于Ⅳ区巨大病变的侧颈区清扫后，但也可见于Ⅴ区和Ⅵ区清扫术。随着肠内营养支持的开始，乳糜漏最常被认为是外科引流管内的乳白色液体。患者有明显的感染、电解质失衡、中性粒细胞减少、脱水和乳糜胸的风险。术中能发现并处理是最好的，术后早期识别也很重要。如果不确定，可取引流液送至实验室化验甘油三酯以确认。早期干预是关键，保守治疗需要放置压力敷料、中链脂肪酸饮食和开始使用奥曲肽。每天复查电解质和血常规检查，以监测电解质紊乱、白细胞计数升高或中性粒细胞减少症。如果保守治疗无效，需要再次行颈部探查和/或淋巴管结扎。

41.11.2　颈动脉破裂

虽然罕见，但颈动脉暴露和破裂可能由术后颈部积液引起，尤其是与感染有关，但也见于持续性血清肿或乳糜肿。术前放疗的患者术后颈动脉破裂风险增加。颈动脉病变的早期识别和处理是关键，可以通过局部区域筋膜皮瓣或肌皮瓣覆盖颈动脉来预防颈动脉破裂。

41.11.3　呼吸道和消化道损伤

呼吸道和消化道的意外损伤是罕见的，但对于侵犯这些结构的晚期肿瘤患者，可能需要部分切除气管或食管。术中进入呼吸道和消化道会增加术后伤口感染的风险，围术期应使用抗生素和放置引流管。在食管穿孔或切除的情况下，患者应口服数天抗生素。食道损伤可以置入鼻

饲管直到损伤处愈合，在此期间采用鼻饲流质饮食。如果手术后怀疑有医源性食管穿孔，通常会表现为胸痛、皮下气肿，可能还会出现恶心、呕吐或呼吸急促。如果未被早期识别，可导致伤口感染，严重者甚至可能引起死亡[27]。发现食管穿孔后迅速返回手术室进行冲洗、探查并关闭破损，以避免病情恶化。与甲状腺切除术相关的气管损伤是罕见的，通常在术中被识别并修补。迟发型气管坏死破裂可在术后2周内出现[28-29]。危险因素包括女性、毒性甲状腺肿、高套囊压的长时间插管以及术后持续咳嗽[30]。气管穿孔表现为皮下气肿，并可导致伤口感染和进行性呼吸困难，常采用手术探查和带状肌肌瓣加固修复。

41.11.4　气管软化

气管长期受压，最常见于长期甲状腺肿伴胸骨后延伸，可导致软骨软化，进而出现吸气时管腔狭窄，据报道发病率高达6%[31]。术中识别是关键，在大多数情况下，患者不需要任何干预。然而，在极少数情况下，它可能导致显著的气道阻塞，在这种情况下，须排除双侧声带麻痹。

术后发现这种情况通常需要再次插管24～48 h，并在监护室中拔管。持续性气道阻塞应推迟拔管时间，有利于伤口愈合和气管旁纤维化，这可以支持软化的气管成形、气管造口术或替代手术方法[32]。这些替代方法可能包括气管固定术、小型钢板固定、网状夹板固定或软化段切除。

41.12　结论

近年来，甲状腺手术已成为一种常规和安全的外科手术，在训练有素的大手术量甲状腺外科医师的手中，通过严格遵守细致的手术技术和全面的解剖学和生理学知识来最大限度地减少并发症发生率。虽然大多数并发症是可以预防的，但即使在最好的甲状腺外科医师手中，并发症也无法完全避免。术中和术后的及时识别和迅速处理对于取得良好结果至关重要。一支受过良好教育和培训的护理队伍，包括护理人员和呼吸治疗师，应能快速识别并发症并立即报告外科医师以及时处理。

（译者：宫毅　雷嘉欣）

第42章 放射性碘治疗

Dorina Ylli, Di Wu, Douglas Van Nostrand, Leonard Wartofsky

关键要点

- [131]I治疗是分化型甲状腺癌（DTC）在甲状腺全切术后最常用的治疗方法。
- [131]I残余腺体消融用于治疗低危甲状腺癌，剂量通常为30 mCi，主要目的是使随访更有效。
- [131]I辅助治疗用于可疑但未经证实的残留甲状腺癌，剂量通常为75～150 mCi，主要目的是减少复发和提高生存率。
- [131]I治疗已知的局部、远处转移的主要目的是潜在治愈、减少复发、提高生存率或作为姑息性治疗的一种选择。
- "[131]I疗法"用于描述上述三种类型中的任何一种[131]I治疗。
- 选择[131]I剂量的主要方法是经验学方法和剂量学方法。
- 剂量的测定是可以基于局部或全身的。
- 在放射性碘（RAI）扫描、[131]I残余腺体消融和[131]I辅助治疗中，使用重组人促甲状腺激素（rhTSH）的效果并不劣于停用甲状腺激素（THW）。

42.1 病例展示

一名有甲状腺癌家族史的59岁男性患者去年发现甲状腺一个2 cm的结节，并且还在不断增大，细针穿刺（FNA）细胞学报告将病变归类为Bethesda Ⅵ甲状腺乳头状癌（PTC）。这名患者做了甲状腺全切术和中央区淋巴结清扫术，术后病理回报了一个1.7 cm的PTC，没有侵犯包膜或血管的证据，其中两个淋巴结有0.2 mm的微转移。患者术后开始服用左甲状腺素，术后第3个月，甲状腺球蛋白（Tg）水平检测不到，但是抗Tg抗体显示阳性。复查时患者一般情况良好，没有淋巴结肿大，颈部超声也未发现甲状腺组织。

思考

- 患者是否能从[131]I治疗中获益？
- 如果是的话，最合适的剂量是多少？

根据第8版AJCC/TNM分期，患者被归类为T1N1Mx，属于Ⅱ期。虽然缺乏侵犯包膜和血管的证据，但存在淋巴结微转移，患者被归类为具有低复发风险。然而，由于抗Tg抗体为阳性，Tg水平用于随访是不可靠的。医师告知患者[131]I残余腺体消融的益处，患者选择在rhTSH准备后接受消融前[131]I扫描。消融前扫描显示甲状腺床摄碘，于是给予30 mCi的[131]I剂量。在2年的随访中，Tg水平仍然检测不到，抗Tg抗体也没有变化。随后的颈部超声检查未见甲状腺组织，复查RAI全身扫描也显示阴性。

42.2 背景

半个多世纪以来，RAI（[131]I）在DTC的管理和治疗中发挥了重要作用。碘在甲状腺激素合成中起关键作用，[131]I治疗的成败取决于甲状腺细胞摄取碘的能力及放射性破坏正常细胞和DTC细胞的潜力，即它们的放射敏感性。临床上基于DTC患者各个方面的表现，推荐考虑不同的方法，以达到更加个性化的并且希望是最佳的治疗，避免治疗不足或过度治疗。

42.3 定义

如今，全球范围内持有与[131]I治疗相关的各种术语和定义的一致性和共识[1]，这促进了世界各地不同治疗中心和医师之间的交流，并有助于更好地确定[131]I治疗时机和治疗目标。

在下文中，几个术语定义如下："残余腺体消融"是使用[131]I破坏正常残余甲状腺组织，其主要目的是：①有助于解释后续的血清Tg水平；②提高后续随访时RAI全身扫描中发现局部、远处转移性疾病的敏感性；③使所有后续[131]I治疗的效果最大化；④便于残余腺体消融后扫描，以发现其他病灶[2-3]。"辅助治疗"是使用[131]I来治疗未知的微小甲状腺癌或疑似但未经证实的残留甲状腺癌，以潜在地降低复发率和疾病死亡率[2-3]。"局部、远处转移的治疗"是使用[131]I来治疗已知的局部、远处癌症转移，以达到潜在治愈的目的，减少甲状腺癌的复发率和死亡率[2-3]。在本章中，我们将"剂量"称为以毫居里（mCi）或贝可勒尔（Bq）为单位的[131]I给药量，该术语可与术语"活性"互换使用。术语"剂量"应表示器官或肿瘤的辐射吸收剂量，并以拉德或戈瑞（Gy）为单位。

42.4 肿瘤分期

DTC已有几种分期系统，用来充分评估癌症的范围，以获得疾病预后的前瞻性并找到最合适和有效的治疗方案。由美国癌症联合委员会（AJCC）颁布的肿瘤原发灶、淋巴结、远处转移（TNM）肿瘤分期系统是美国甲状腺协会（ATA）使用的系统，并且也可能是世界上最普遍采用的系统。在最新的AJCC/TNM第8版癌症分期手册中，TNM系统发生了变化，主要变化包括：①将诊断年龄从45岁提高到55岁；②将显微镜下甲状腺外侵犯从T3分期的定义中删除；③为任意大小的肿瘤建立一个新的T3b分类，表示仅累及周围带状肌的甲状腺外侵犯。这些变化将导致大量患者被降级，并可能在下一次迭代的ATA指南中被采用[4-5]。

42.5 风险分类

由于DTC的不同表现会导致不同的结果，正确识别侵袭性较强的分型与侵袭性较弱的分型是有意义的，因为这一信息可以预测复发/死亡的风险或哪种[131]I治疗更适合。

在临床上，如甲状腺外侵犯、淋巴结转移、多灶性、某些突变（BRAF和TERT）、组织学等一系列因素能够让我们将患者划分为ATA定义的3个分类，即低风险、中风险和高风险（▶表42.1）[2]。在过去10年中，"动态"风险分类的概念也得到了发展，其中初始风险估计值随着时间的推移不断修正为可靠的新数据。在每次随访时，患者被重新分类为对治疗有极好的、生化不完全的、结构不完全的或不确定的反应[2,6]。下面讲述了应该如何分期及进行合适的风险分类，为更加个性化的[131]I治疗方法提供相关背景支持，旨在获得最佳疗效，同时避免治疗不足或过度治疗。

42.6 [131]I残余腺体消融、[131]I辅助治疗和局部、远处转移灶的[131]I治疗

▶图42.1中总结了[131]I残余腺体消融、[131]I辅助治疗和[131]I治疗局部、远处转移灶的主要目的、适应证和剂量。

42.6.1 [131]I残余腺体消融

[131]I残余腺体消融的主要目的是消除残留的甲状腺组织，以便进行更敏感和准确的随访。正常甲状腺细胞和大多数DTC细胞都能分泌甲状腺球蛋白（Tg），因为我们使用Tg的检测结果作为甲状腺切除术后是否残留癌症的标记，而正常甲状腺细胞的残留与癌细胞之间存在混淆的情况。此外，我们会使用RAI扫描来检测残留或复发的甲状腺癌，同样，在RAI扫描中正常细胞会显示为阳性，这种情况会迷惑我们。因此，存在残留的正常甲状腺细胞可能会使检测复发变得更困难。

> **思考**
>
> [131]I残余腺体消融是否对每一位诊断为DTC的患者都有益？

表42.1	分化型甲状腺癌的危险分级
低风险	• 甲状腺乳头状癌（具有以下所有特征） 　○ 无局部或远处转移 　○ 所有肉眼可见的肿瘤均已切除 　○ 无局部组织或结构的肿瘤浸润 　○ 肿瘤不具有侵袭性组织学（如高细胞、鞋钉样、柱状细胞癌） 　○ 如果给予[131]I，在甲状腺床外没有对[131]I亲和的转移灶 　　－第一次治疗后全身[131]I扫描 　○ 无血管侵犯 　○ 临床或＜5个病理N1微转移（最大尺寸＜0.2 cm） • 甲状腺内，囊性滤泡型乳头状甲状腺癌 • 甲状腺内分化良好的滤泡性甲状腺癌，伴有包膜浸润，无或极少（少于4个病灶）血管侵润 • 甲状腺内乳头状微小癌，单灶性或多灶性，包括BRAF V600E突变
中风险	• 肿瘤对甲状腺周围软组织的微小侵犯 • 治疗后首次全身[131]I扫描发现颈部嗜[131]I转移灶 • 侵袭性组织学（如高细胞、鞋钉样、柱状细胞癌） • 甲状腺乳头状癌侵犯血管 • 超过5个病理N1，所有受累淋巴结最大直径＜3 cm • 具有ETE和BREF V600E突变的多灶性乳头状微小癌
高风险	• 肉眼可见肿瘤侵入甲状腺周围软组织［肉眼可见的甲状腺外扩散（ETE）］ • 肿瘤切除不全 • 远处转移 • 术后血清甲状腺球蛋白提示远处转移 • 病理N1，任何转移淋巴结最大尺寸＞3 cm • 甲状腺滤泡癌伴广泛血管浸润（血管浸润超过4个病灶）

引自 "Haugen等[2]"

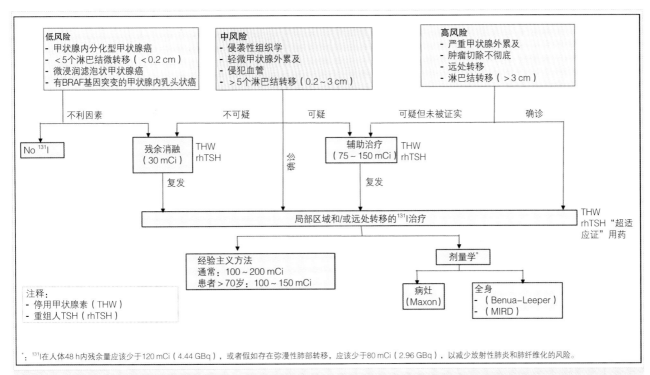

图42.1 放射性碘在分化型甲状腺癌中的应用

ATA指南建议在低危癌症患者中使用^{131}I残余腺体消融，并且主要是在出现不良肿瘤特征时应用[2]，推荐剂量为30 mCi（1.11 GBq）；在没有任何不良肿瘤特征的情况下，对低危患者可以放弃^{131}I残余腺体消融[2]。

42.6.2 ^{131}I辅助治疗

^{131}I辅助治疗的目的是，"通过消灭可疑但未经证实的残留病变来提高患者的无病生存率，尤其是在疾病复发风险增加的患者中"[1-2]。^{131}I辅助治疗尤其适用于中危和高危患者（根据ATA指南），根据残留病变的个体风险因素，使用的剂量通常高于^{131}I残余腺体消融所用的剂量[2]。

^{131}I辅助治疗的剂量选择仍有争议；剂量范围为30~150 mCi，首选高剂量[2]。

^{131}I残余腺体消融和辅助治疗之间的区别已得到ATA、欧洲核医学协会、欧洲甲状腺协会和核医学与分子成像学会的认可[1]。

42.6.3 ^{131}I治疗局部、远处转移灶

^{131}I治疗的目的是通过治疗持续性或复发性甲状腺癌来提高疾病特异性生存率和无病生存率[1-2]。为了实现这一目标，美国甲状腺协会（ATA）和核医学与分子影像学会（SNMMI）都颁布了在不同情况下使用^{131}I治疗的指南，比如分别在患有局灶性病变、远处转移或不明显结构性病变的患者中应用[2]。

在局灶性病变的前提下，ATA和SNMMI都建议通过影像学评估癌症组织的大小，并且当存在巨大病变时，优先考虑减瘤手术联合^{131}I治疗。

> **思考**
>
> 甲状腺癌远处转移的位置会影响治疗吗？

在甲状腺癌远处转移的情况下，转移灶的大小和位置都很重要，并且需要进行评估。转移位置与病灶的摄碘能力都会影响一些决定，比如^{131}I治疗的使用、^{131}I剂量的选择、是否应该联合治疗或使用替代^{131}I治疗的其他方式。然而，^{131}I的摄取能力并不总是能够作为判断放射敏感性的可靠依据，即不能可靠判断病灶对^{131}I治疗的反应。对于甲状腺癌肺部转移，只要病灶保持嗜碘性并且对治疗有反应，^{131}I治疗的时间范围可以是6~12个月治疗一次；如果对剂量学方法指导下的^{131}I治疗有反应，也可以根据治疗反应以更长的时间间隔予以治疗。如果患者有骨转移，^{131}I很少能完全治愈，但它仍然是治疗的重要选择；当然，也可以考虑其他局部治疗（如手术、射频消融、冷冻疗法、动脉栓塞、体外放射治疗、射波刀）。在最近的一篇文章中，Wu等观察到，在甲状腺切除术后6个月内接受^{131}I治疗（或联合其他治疗）的骨转移患者的总体生存率更高[7]。对于脑转移患者，手术切除和立体定向外放射治疗（EBRT）优于^{131}I治疗。然而，如果考虑使用^{131}I治疗同时存在的非脑转移病灶，通常建议在RAI治疗前对脑部病灶进行EBRT并同时使用糖皮质激素治疗，以最大程度地减缓肿瘤进展，同时降

低RAI诱导下的炎症反应引起的潜在TSH诱导的神经并发症的风险。当然，由于缺乏强有力的证据，这个建议显得没那么有说服力[2]。

当不存在明显结构性病变时，对于血清Tg水平显著、快速升高或抗Tg抗体水平升高的患者，如果影像学检查（如超声、颈/胸部解剖学显像或18F FDGPET/CT）未能发现肿瘤原发灶，则可考虑131I治疗。然而，如果131I治疗后扫描结果为阴性，则应怀疑是否为RAI难治性疾病，如果能够进一步证实，则不推荐使用131I治疗[2]。然而，正如Martinique共识所述，尽管很多情况都可以提示RAI难治性疾病，但目前的研究还是受限于技术问题，我们需要更深入的研究来提高我们对RAI难治性甲状腺癌的理解并完善对它的分类[1,8]。此外，如果停用甲状腺激素（THW）时血清Tg<10 ng/mL，或rhTSH刺激时血清Tg<5 ng/mL，则可以对患者进行随访，而无须进行"盲法"131I治疗。

42.6.4 131I治疗局部、远处转移灶的剂量选择

当甲状腺癌存在局部复发、远处转移时，131I的经验学方法剂量推荐为100～200 mCi（3.7～7.4 GBq）的，或者也可以通过剂量学方法选择治疗剂量[2,9]。在老年患者（>70岁）中，应避免使用>150 mCi（5.55 GBq）的131I经验学方法剂量，因为这通常会使患者血液的组织最大可耐受吸收剂量超标（如骨髓）[2,10-11]。不管使用何种131I剂量，48 h内全身131I残留应<120 mCi（4.44 GBq），以降低骨髓抑制的风险。如果存在弥漫性肺转移，建议48 h内全身131I残留<80 mCi（2.96 GBq），以降低放射性肺炎和肺纤维化的风险[2,7]。

42.7 131I剂量的选择方法

选择131I剂量的方法主要有两种：经验学方法和剂量学方法。经验学方法已经使用了很长一段时间，通常指基于医师临床经验，并在医师评估各种因素后进行修改的固定剂量的131I给药方法。考虑的各种因素包括：①所给予的剂量是用于残余腺体消融、辅助治疗还是局部、远处转移灶的治疗；②肿瘤范围；③组织学分级；④患者年龄；⑤是否存在远处转移；⑥患者是儿童还是成人；⑦肾功能；⑧患者意愿。

在我们看来，经验学方法的主要缺点是它不能确定所给予的剂量是否具有治疗效果，或是否超过对重要器官（如骨髓）的辐射剂量阈值。此外，当给定的经验治疗剂量不够有效，或者后续需要一次或多次的131I给药时，这种经验学方法指导下的多次固定剂量给药，效果可能不及剂量学方法指导下一次性给出相同的131I剂量。

剂量学方法可以分为病灶剂量学方法和全身剂量学方法。Maxon[12]和Plyku[13]等所述的病灶剂量学方法基于能破坏转移病灶所需的辐射吸收剂量（拉德或格雷）来确定要使用的131I剂量。病灶剂量学方法的优点是：①通过选择更具有肿瘤病灶杀伤作用的131I剂量，或许能改善预后；②无法达到肿瘤病灶杀伤剂量的患者可以避免不必要的花费和副作用。

Benua等[14]所述的全身剂量学方法试图明确一点，即在人体重要器官最大耐受剂量（MTD）范围内，131I最大允许剂量是多少（MTA），以预防或最大限度地减少不可接受的不良后果。血液作为骨髓的替代参照物，MTD通常为200 rad（2 Gy）。而根据医用内照射剂量（MIRD）方法，血液的推荐MTD为300 rad（3 Gy）[15]。全身剂量学方法的优点是：①能够根据MTD确定每个患者的131I MTA；②可以识别高达20%的患者，这些患者的MTA低于可能给予的经验学方法固定剂量[10-11]；③给予转移病灶一次较高的吸收剂量而不是多次较低的分次经验学剂量，更具安全性；④长期的使用历史；⑤发生与远处转移灶部位和严重程度相关并发症的风险更小[16]。全身剂量学方法的局限性是：①成本升高和不便增多；②不能准确估计转移病灶的辐射剂量，从而使用"没有治疗效果的MTA"；③诊断剂量的131I也可能会造成伤害；④不能测定除血液以外的器官（例如唾液腺）的MTD；⑤进行剂量测定的设备数量有限。为了增加进行剂量测定的核医学中心的数量，如今已经提出了更多简化的剂量测定方法[17-20]。

> **思考**
>
> 剂量学方法指导下的治疗，预后是否比经验治疗更好？

与经验治疗相比，剂量学方法治疗是否有更好的预后暂不清楚。当仅以消融为目的时，经验剂量应该能较好地破坏残余的正常甲状腺组织。然而，当需要辅助治疗或治疗局部、远处转移灶时，经验学方法和剂量学方法哪种预后更好仍然存在争议。Klubo-Gwiezdzinska等已经证明，与接受经验治疗的患者相比，接受剂量学方法治疗的局部病灶患者的完全缓解率更高[21]。另一方面，Deandreis等得出结论，与经验治疗相比，常规使用全身/血液清除剂量测定法而不使用病灶剂量测定法对总生存率没有影响[22]。然而，Van Nostrand指出，在Deandreis等研究者的文章中，在剂量学方法指导下接受131I治疗的患者比接受经验治疗的患者预后更差。总之，并不是说经验学方法等同于剂量学方法，而是认为剂量学方法指导下的131I治疗更有助于改善患者预后[23]。

目前，现有的ATA和SNMMI指南并不支持哪种方法更好[2,9]。然而，在骨髓储备减少或肾功能受损等情况下，SNMMI建议采用剂量学方法，同时向骨髓输送<2 Sv（200 rem），

以确保达到杀灭肿瘤效果所需的最高[131]I吸收剂量[9]。不幸的是，很难对DTC患者进行对照良好的前瞻性试验，这可以用来比较经验法和剂量学方法。在获得进一步的可靠数据之前，医师应了解这两种方法的优缺点，并在临床工作中为患者选择最更合适的方法。

42.8　患者准备和[131]I治疗的禁忌证

无论使用何种[131]I治疗方法，为了尽可能地提高疗效，在患者全身碘储备相对耗尽时进行[131]I治疗是很重要的。给予的[131]I通过与人体血液或碘库中未标记的碘竞争甲状腺细胞中的可用位点，影响钠碘转运体（NIS）的碘摄取和转运[24]。因此，建议患者在给予[131]I之前应进行至少7天的低碘饮食，以耗尽体内碘储备，并在使用[131]I后维持2～3天的低碘饮食[2,25-26]，即每日碘摄入量应限制在50 μg以下，避免食用富含碘的食物，如碘盐、海盐、海鲜、海藻、红色素#3（或欧洲的E127）、蛋黄和乳制品。重要的是，患者要保持正常的盐摄入量，但要从无碘盐中摄取。此外，我们必须牢记，各种静脉注射造影剂含有大量的碘，因此，在使用[131]I前至少6周内应避免使用造影剂[24,27]。还应注意某些特殊药物，比如胺碘酮，一种碘含量37.2%的抗心律失常药物。即使患者停用胺碘酮，也需要几个月甚至几年的时间才能使碘水平充分下降，以进行最佳的[131]I治疗或扫描。在这种情况下，测定尿碘有助于确定何时可以有效使用[131]I治疗[24]。

怀孕和哺乳是使用[131]I的主要禁忌证[28]。甲状腺在妊娠10～12周左右发育。因此，这个时期使用任何[131]I治疗都会损害胎儿甲状腺。此外，[131]I治疗后，建议至少6个月内不要怀孕。值得注意的是，由于[131]I也富集在哺乳期乳腺组织中，因此哺乳期妇女也不应使用[28]。

42.9　重组人促甲状腺激素（rhTSH）的应用

为了合理使用[131]I治疗并使其发挥最大作用，无论在残余腺体消融、辅助治疗还是治疗已知的局部、远处转移灶时，患者在应用[131]I时TSH水平升高是至关重要的。在准备[131]I治疗时，与改善预后相关的最佳TSH水平尚不明确，但我们的目标TSH通常＞30 mIU/L。提高TSH水平的主要方法是停用甲状腺激素（THW）或使用重组人促甲状腺激素（rhTSH）。在THW方法中，为了增加内源性TSH水平，患者必须暂停甲状腺素治疗，并经历3～6周的甲状腺功能减退，伴有许多与甲状腺激素缺乏相关的副作用。随着rhTSH（促甲状腺素α）的发展，医师可以为患者提供另一种选择，来实现[131]I治疗或扫描所必需的血清TSH升高[29]。TSH

或rhTSH都会促进甲状腺细胞释放Tg，可以作为一种激发试验来发现甲状腺癌。与使用rhTSH促进RAI摄取一样，使用rhTSH提高了甲状腺癌诊断的敏感性，从而使RAI扫描能与THW处理后的扫描效果相比[30]。因此，在检测甲状腺癌复发或残留、促进RAI扫描方面，使用rhTSH已成为THW的一种安全有效的替代方法。

最常见的流程如下：

- 周一：抽血检查Tg，注射rhTSH，0.9 mg（肌肉注射）。
- 周二：注射rhTSH，0.9 mg（肌肉注射）。
- 周三：给予4 mCi（148 MBq）剂量的[131]I。
- 周四：无特殊处理。
- 周五：抽血检查Tg。
- 周五抽血检查Tg后进行全身扫描。

> **思考**
>
> rhTSH是否适用于[131]I残余腺体消融、辅助治疗以及局部、远处转移灶的治疗？

尽管缺乏长期随访数据，但最新的回顾性研究表明，在5～10年的随访中，当用于[131]I残余腺体消融和辅助治疗时，rhTSH和THW的最终临床预后（复发率、最终随访时达到无病变存在的可能性）非常相似[31]。据研究，唯一的差异似乎是使用rhTSH的患者的生活质量更高，因为他们避免了停用甲状腺激素伴随的甲状腺功能减退这一副作用[32-33]。此外，一项在438例接受甲状腺切除术后[131]I治疗（残余腺体消融或辅助治疗）的患者中进行的非劣效性、平行、随机对照研究，证实了使用rhTSH或THW治疗的患者的复发率相同[34]。值得注意的是，由于患者服用的甲状腺素中含有碘，当患者在[131]I治疗前注射rhTSH时，血清碘和尿碘水平会更高。尽管从理论上讲，较高的碘环境可能会降低[131]I治疗的效果，但是在上述令人满意的残余腺体消融或辅助治疗效果面前，这一论点变得毫无意义。

ATA指南建议，在没有远处转移灶的情况下，接受残余腺体消融或辅助治疗的患者可以考虑使用rhTSH制剂；辅助治疗时方案与上述方案相似，即连续两天肌肉注射0.9 mg rhTSH，第二次注射后24 h给予[131]I治疗。

rhTSH在[131]I治疗局部、远处转移灶中的应用

尽管在用于[131]I残余腺体消融时取得了不错的结果，但美国食品和药物监督管理局（FDA）尚未批准rhTSH用于局部、远处转移灶的[131]I治疗，因此，对转移性病灶患者使用"适应证外"rhTSH的医师应告知患者，其长期治疗预后未知。目前，rhTSH在欧洲被批准用于[131]I治疗有转移性病灶的患者。然而，我们有一些证据支持使用rhTSH制剂代替THW用于残留或转移性甲状腺癌的后续治疗，即"适应证外"

使用。Klubo Gwiezdzinska等回顾性研究了56例分别使用rhTSH或THW方法的远处转移患者，结果显示，通过比较两种方法的生存率、无进展生存期、生化和结构反应、副作用，发现两种方法的疗效相当[35]。从更专业的角度来看，Plyku等研究了4例同时使用THW和rhTSH制剂的患者，观察到与使用rhTSH相比，停用甲状腺激素后，[131]I每单位给药活性的吸收剂量更高。然而，在剂量学方法指导下，使用rhTSH制剂后拥有更高的[131]I剂量，即与THW处理后基本相同[36]。ATA指南[2]指出，尽管在某些有并发症的患者中使用rhTSH或许是合理的，但没有足够的数据来支持这种做法，这使得THW和其伴随的甲状腺功能减退症成为患者的重大风险。rhTSH的另一个适应证是在罕见的情况下，即偶发垂体功能减退的患者在停用甲状腺激素后不能提高其内源性TSH，或者患有广泛转移性疾病的患者在停用甲状腺素治疗后，肿瘤产生的甲状腺激素继续抑制垂体分泌TSH。

42.10　[131]I治疗前扫描

无论进不进行[131]I治疗前扫描，均可给予[131]I剂量，但了解治疗前扫描的作用很有必要，其可能会提供重要信息：①在[131]I治疗前修改患者的诊疗方案而不是之后再修改（框42.1）；②潜在改善预后。尽管[131]I治疗前扫描并不是在所有情况下都能提供重要信息，但有时所获得的信息将改变治疗的方式，所以值得花费适当的成本，并将重复进行扫描的可能性降至最低[37-39]。我们对治疗前扫描的担忧是"打击"，即可能会减少随后给予的[131]I的摄取，但目前研究有充分证据证明，使用低剂量[131]I（1~2 mCi或37~74MBq）和治疗前扫描使用[123]I与"打击"无关，因此我们消除了这一顾虑[40-41]。

框42.1　治疗前RAI扫描的应用

治疗前RAI扫描的应用

- 了解甲状腺床或颈部的摄碘模式和摄碘百分比，这可能会改变消融/治疗剂量
  1. 如果扫描发现没有摄碘，则需要进一步评估近期碘负荷、TSH升高不足或扫描技术的问题，如果不存在上述限制，则不考虑进行[131]I治疗
  2. 如果扫描发现摄碘百分比为5%~30%的单个区域，则考虑手术或改变[131]I的剂量
  3. 如果[131]I摄取模式与颈部转移所提示的一致，则考虑：①高分辨率超声或MRI的进一步评估；②进行细针穿刺活检（FNA）或者手术治疗；③使用更大的[131]I经验剂量
- 可能会改变有远处转移的患者[131]I治疗前的评估或管理
  1. 肺部的局灶性或弥漫性摄碘需要进一步的检查评估来确定肺部最大耐受剂量，包括肺部CT平扫、肺功能测试、较高的经验剂量或剂量学方法剂量测定，从而保证肺部48 h内不超过规定的[131]I残余剂量。相对于经验剂量，使用剂量学方法可能会增加或减少剂量，并有助于降低发生急性放射性肺炎和肺纤维化的风险
  2. 如果有骨转移或其他远处转移病灶，则需要通过CT、手术、更高的经验/剂量学方法剂量、其他治疗方式（如切除转移灶、后续的外放射治疗或射频消融等）进一步评估
  3. 头部的局灶性摄碘需要进一步脑部MRI检查，如果是脑转移病灶，则考虑手术或外放射治疗（即伽马刀）。如果不考虑上述因素并给予[131]I治疗，患者应在接受[131]I治疗前使用类固醇、甘油或甘露醇

改编自：Atkins F, Van Nostrand D..Radioiodine whole body imaging.In: Wartofsky L, Van Nostrand D, eds. Thyroid Cancer: A Comprehensive Guide to Clinical Management. 3rd ed. Springer; 2016:133–150.

（译者：张磊屹　雷嘉欣）

第43章 甲状腺恶性肿瘤的外照射放射治疗

Ana Ponce Kiess, Heath B. Mackley, Xuguang Chen

关键要点

- 对于分化型甲状腺癌（DTC），有大体残留或不可切除的局部病灶的患者，推荐使用外照射放射治疗（EBRT），但年龄 < 45岁、病灶嗜放射性碘（RAI）的患者除外。

- 年龄 > 45岁的DTC患者，在完全切除肿瘤后，由于显微镜下存在残留病灶的可能性高，且对RAI治疗有反应的可能性低，这种情况可以考虑行EBRT。

- 显微镜下残留病灶如果进行手术切除，危险因素包括切缘阳性，或对周围器官和组织有侵犯时，则需要同时切除喉返神经（RLN）、气管或喉、局部食管肌层，甚至颈内静脉。

- RAI疗效不佳的危险因素包括RAI治疗后复发、组织学恶性、全身扫描时RAI摄取低以及正电子发射断层扫描（PET）时 ^{18}F–氟代脱氧葡萄糖（FDG）摄取高。

- 甲状腺髓样癌（MTC）切除术后，如果存在残留病灶、甲状腺外侵犯或广泛淋巴结转移，可考虑行EBRT。然而，随着最近用于治疗转移性MTC的酪氨酸激酶抑制剂（TKI）和RET抑制剂的出现，人们又开始担忧晚期毒副作用，包括出现瘘管、伤口愈合不良等。

- EBRT是甲状腺未分化癌（ATC）确定性和姑息性治疗必不可少的一部分。有ATC快速基因突变检测结果的前提下，患者也应考虑早期使用BRAF抑制剂、MEK抑制剂或免疫疗法，目前正在研究这些药物与EBRT的联合应用。

- 甲状腺癌的推荐放射剂量为：大体残留病灶70 Gy，切缘阳性66 Gy，显微镜下残留病灶高危区域60 Gy，显微镜下残留病灶低危区域54 Gy。ATC患者也可以考虑超分割放疗。

- 甲状腺癌转移到骨、肺、脑或其他部位的患者可以考虑姑息性放疗。"寡转移"可以考虑用立体定向放射技术治疗，具有更好的局部控制效果，毒副作用风险也更低。

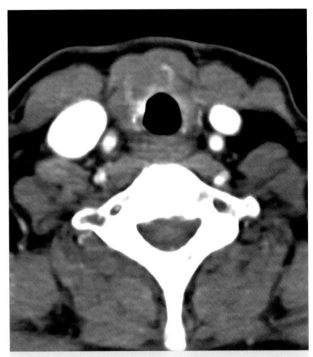

图43.1 术前计算机断层扫描（CT）颈部轴位影像显示气管前复发

43.1 病例展示

一名65岁的女性患者在甲状腺乳头状癌切除术后，因为气管前区多次复发来医院就诊。她之前做过两次手术和两次RAI治疗，最近一次手术的结果显示气管边缘阳性、颈部淋巴结未受累。这名患者仅有的其他疾病是控制良好的高血压和2型糖尿病，没有甲状腺癌远处转移的迹象，检查时也未发现残留病灶或结节性肿块，她的术前影像如图（▶图43.1）所示。

思考

- 该患者是否应考虑术后行EBRT？
- 辐射场容积？

43.2 背景

甲状腺恶性肿瘤的传统治疗方式主要是手术，在某些情况下辅以RAI或其他系统性治疗[1-2]。尽管EBRT在ATC的治疗中有确切的作用，但由于缺乏大量的随机前瞻性数据，其在治疗DTC时的作用仍存在争议。然而，近年来，多家机构的回顾性数据支持在选定的患者组中使用EBRT治疗。

EBRT在甲状腺恶性肿瘤中有两个主要作用：控制癌症局部进展和缓解症状[1-2]。在疾病具有潜在治愈可能或预期寿命较长的患者中，控制癌症局部进展是最重要的，应建议放疗。另一方面，在疾病没有治愈可能或预期寿命有限的患者（例如患有转移性ATC的患者）中，EBRT的治疗目标侧重于缓解症状，同时将毒副作用降至最低。

区分这两个治疗目标很重要，因为随着放射剂量的增加，控制局部病灶进展的可能性也越高[3-4]。然而，颈部高放射剂量也与许多潜在的短期/长期并发症有关，如黏膜炎、口干症、纤维化和吞咽困难[3-4]。因此，甲状腺外科、内分泌科、肿瘤内科和肿瘤放射科进行多学科讨论对患者的治疗是至关重要的。

43.3　ERBT治疗大体残留及不可切除的DTC病灶

甲状腺癌切除术后，存在大体残留或不可切除病灶的DTC患者，其总体生存率会更低，5年总生存率低至27%[5-6]。在很多不可预知的情况下，患者可能有手术无法切除干净的肿瘤。首先，局部浸润性甲状腺癌可能累及喉返神经、气管、喉、食管或大血管，这可能会使手术在技术层面上具有很高的挑战性[7]。对于这些复杂的手术患者，建议到更高水平的医院就诊。此外，因为手术可能会造成语言或吞咽功能损伤，一些患者可能不愿意积极接受手术治疗。最后，有些患者基础情况差，围术期发生并发症的风险比较高。在这些情况下，为了控制病灶局部进展，我们应考虑高剂量的放疗治疗。

回顾性研究表明，在有大体残留病灶的患者中，EBRT控制局部进展具有持久性。在香港的一项大型回顾性研究（包括217例患有甲状腺乳头状癌且存在大体残留病灶的患者）中，发现EBRT治疗患者的10年局灶无复发生存率的比例较高（63% vs 24%）[8]。Memorial Sloan Kettering癌症中心的一系列研究表明，单独使用EBRT的3年无进展生存率为73%，EBRT联合化疗的3年无进展生存率为90%[9-10]。在同一机构的最新系列研究中，88例存在大体残留或不可切除病灶的非MTC患者接受了调强放疗（IMRT），联合或不联合化疗（每周予多柔比星），4年无进展生存率为77.1%，总生存率为56.3%[11]。

在存在大体残留或不可切除病灶的DTC患者中，年龄<45岁的、病灶嗜RAI的患者不建议进行EBRT治疗[1]。这些患者局部进展的风险较低，RAI治疗足以控制[2-3]。此外，EBRT存在晚期毒副作用的风险，当然，RAI和EBRT都可能增加次发性恶性肿瘤的风险，这可能会在治疗后数十年内发生[12-13]。

43.4　EBRT治疗显微镜下残留的DTC病灶

侵袭性DTC全切术后没有常规行EBRT的指征，不同机构对EBRT的应用指征存在很大差异。最近的前瞻性和回顾性数据研究表明，建议在有局部高复发风险的患者中使用EBRT[5,8,14-18]。在根据一些手术、病理和其他临床因素决定何种辅助治疗时，我们需要进行多学科讨论。年龄>45岁、存在显微镜下残留病灶的风险高且对RAI治疗无反应的患者可考虑行EBRT，选择EBRT辅助治疗时需要考虑的因素将在后面进行总结。

侵袭性DTC经常累及喉返神经或气管，较少累及喉、食管或主要血管[7]。局部晚期甲状腺癌的外科治疗详见本书第28章。通过制订详细的术前计划，大多数病例可以在没有

大体残留病灶的情况下切除。然而，大范围的切除可能导致显微镜下残留病灶，尤其是在肿瘤向后侵犯的病例中。在甲状腺根治性切除手术中，经常会为了不破坏同侧声带功能而保留喉返神经，那就极有可能出现显微镜下残留病灶[19]。同样，当将肿瘤从气管软骨、食管或喉部剥除时，显微镜下残留病灶的风险也会增加[1,16]。在最新的一项回顾性研究中，与仅侵犯喉返神经相比，侵犯气管软骨膜或食管肌层的肿瘤局部进展更快[17]。在瑞士的一个少量病例研究中，9例接受双侧颈清术和单侧颈内静脉重建术的患者中有4例最终出现局部复发，这表明血管受累的病例出现显微镜下残留病灶的风险较高[20]。总之，肿瘤侵犯上呼吸消化道、喉返神经及大血管的患者，在术后出现显微镜下残留病灶的风险更大[2]。

术后，有显微镜下残留病灶或转移性病灶的患者在大部分情况下可以使用RAI治疗[2,21-23]。美国甲状腺协会（ATA）建议术后对高危患者进行常规RAI治疗，并考虑用于中危患者。将患者归为高危组的因素包括甲状腺外侵犯、切除不彻底、淋巴结转移或远处转移[2]。[131]I是一种靶向放射性药物，可释放低能量的β和γ射线，半衰期为8天，其作用机制是DTC内的甲状腺上皮细胞主动摄碘。与RAI治疗反应差的因素包括不良组织学类型、高龄、疾病复发（尤其是在既往RAI治疗后）、全身RAI扫描显示低摄碘和FDG-PET高摄取[24-26]。

DTC的不良组织学类型包括高细胞、柱状、Hürthle细胞和孤立变异亚型[24,27]。高细胞亚型与甲状腺外侵犯、淋巴结和远处转移以及较差的生存率相关[27]。Hürthle细胞亚型的RAI摄取率明显低于乳头状和滤泡状癌[28]。类似的，在国家癌症数据库中对508例患者的研究中发现，孤立变异亚型完全切除的可能性较低[29]。值得注意的是，具有这些不良组织学表现的患者仍可从RAI治疗中获益[30]。全身RAI扫描可以识别手术后有残留或转移病灶的患者，并可预测患者行RAI治疗的疗效[21]。相反，患有嗜FDG性的患者由于肿瘤细胞去分化和RAI摄取减少，不太可能对RAI治疗有反应[26,31-32]。

在特定选取的患者中，EBRT已被证明可以控制局部进展和改善疾病特异性生存率。最新发表的一项未予RAI治疗的、术后进行EBRT的前瞻性非随机Ⅱ期研究显示，与倾向评分匹配的对照队列研究相比，4年局灶无复发生存率更高（100%比84.6%）[18]。在一项MD Anderson癌症中心对88名甲状腺全切术后的T4a分期DTC患者进行的回顾性研究中，在行RAI辅助治疗的基础上联合EBRT治疗，5年无病生存率从43%提高到57%[17]。在一项Princess Margaret癌症中心接受治疗的729例DTC患者的大型回顾性系列研究中，EBRT与60岁以上、甲状腺外侵犯且无大体残留病灶的患者接受了EBRT，10年疾病特异性生存率（81.0% vs 64.6%）和局灶无复发生存率（86.4% vs 65.7%）均有提高[5]。在对肿瘤

侵犯气管的患者进行肿瘤完整剔除后，接受EBRT治疗的患者的10年局部无进展生存率有所提高（89% vs 38%），尤其在显微镜下和肉眼可见的病灶残留患者中效果最为显著[16]。也有其他研究表明，在手术切缘阳性、pT4期病变和巨大淋巴结受累的患者中，EBRT可控制局部进展[8,14-15]。总之，年龄>45岁、显微镜下残留病灶可能性高且对RAI治疗反应差的患者在手术后应考虑进行EBRT，尤其是RAI治疗后复发的侵袭性肿瘤。

思考

FDG-PET等影像学检查是否有助于选择适合进行EBRT的DTC患者？

43.5　EBRT治疗甲状腺髓样癌

与DTC相比，MTC更具局部侵袭性，并且由于MTC缺乏碘摄取，所以RAI治疗在这种疾病中疗效不佳。对于MTC患者来说，控制肿瘤局部进展至关重要，因为疾病进展可显著影响患者的生活质量[33]。回顾性研究支持在选定的MTC患者中使用EBRT治疗。MTC患者的SEER数据库分析发现，EBRT能提高淋巴结转移患者的生存率[34]。在34例接受手术和术后EBRT治疗（中位剂量为60 Gy）的MTC患者的回顾性系列研究中，5年局部进展控制率为87%[35]。在有残留病灶、甲状腺外侵犯或淋巴结转移的患者中，术后联合EBRT改善了10年的肿瘤局部控制率（86% vs 52%）[36]。2015年ATA指南建议有广泛淋巴结转移、残余病灶或甲状腺外侵犯的MTC患者术后行EBRT[37]。最近出现用于治疗转移性MTC的TKI靶向药和RET抑制剂疗效很好，然而，人们担心开始使用这些药物治疗后会导致晚期毒副作用（包括瘘管形成和影响伤口愈合）的风险更高[38-39]。大多数局部晚期的MTC患者也有远处转移的风险，由于这些担忧，目前许多医院在临床上很少使用EBRT。一些使用TKI靶向药物的晚期DTC患者也有同样的担忧。然而，目前正在研究下一代TKI和RET抑制剂，可能会降低瘘管或影响伤口愈合的风险，因此EBRT仍然是一种值得讨论的治疗方式[40]。

思考

随着TKI和RET抑制剂的应用增加，如何将EBRT整合到MTC的综合治疗中？

43.6　EBRT治疗甲状腺未分化癌

ATC仅占所有甲状腺恶性肿瘤的1.7%，但与DTC和MTC不同，它的预后要差得多，中位生存期为5个月，1年生存率为20%[41]。放疗是治疗可切除、不可切除和转移性肿瘤都不可或缺的一部分[42]。来自国家数据库的回顾性数据支持在ATC治疗中使用EBRT。一项对516例ATC患者的SEER数据分析证明了手术联合EBRT的优势[43]。最新研究表明，手术、术后EBRT和化疗的三联治疗能适当改善生存率[44-45]。在MD Anderson癌症中心的一系列研究中，ATC患者接受三联治疗后的中位生存期比未接受手术治疗的患者更长（22个月 vs 6.5个月）[46]。因此，对于无远处转移灶的可切除局部肿瘤患者，建议进行手术切除。有证据表明，高剂量的放疗（>50 Gy）在控制局部进展和提高生存率方面更有效[45,47-48]。一些研究报告称，分次放疗方案（40~50 Gy，1.2~1.25 Gy，2次/d）联合手术和化疗时，会有更高的生存率，中位生存期约为10个月，完全缓解率为30%[49-50]。也要注意，改变分次放疗方案也可能会增加急性放射性毒副作用的概率[42]。对于远处转移病灶的患者，姑息性放射治疗更适合短期EBRT疗程。

根据ATC系统治疗的最新进展，应对所有ATC患者进行快速基因突变检测。在高达34%的ATC中观察到了BRAF突变，在vemurafenib（一种BRAF V600E抑制剂）试验中，7例患者中有2例出现了持续反应（1例完全反应，1例部分反应）[51-52]。ATC患者还应考虑使用MEK抑制剂、TKI或免疫疗法，包括EBRT治疗在内的研究正在进行中，以测试这些新药物和最佳治疗模式。一般情况下，所有ATC患者都建议使用EBRT，但剂量、顺序和治疗目的应根据个体情况而定。

思考

有了更有效的全身治疗，BRAF基因突变的ATC是否还需要手术、放疗等局部积极治疗？

43.7　EBRT治疗的技术要点及注意事项

EBRT利用直线加速器（LINAC）在体外产生高能X射线，会损伤靶细胞DNA，如果没有得到及时的修复，这种损伤就会是致命的。肿瘤细胞由于其高增殖率和DNA修复机制受损而更易受影响。近几十年来的技术发展使得EBRT的靶向精度更高、增加剂量但副作用减少。特别是调强放射治疗（IMRT）可以对接受高剂量辐射的区域进行调节，并保护周围正常组织[53]。我们建议将IMRT或类似技术用于所有剂量高于50 Gy的EBRT治疗，包括确定性、辅助和选择性姑息治疗。质子疗法得益于其良好的剂量学特性，代表了EBRT治疗甲状腺癌的另一进步，尤其是在年轻患者中，因为其继发恶性肿瘤的风险更大。然而，鉴于其较高的成本，我们还需要进行前瞻性研究以证实其临床优势。

每个患者局部病灶和淋巴结复发的风险都不同，所以EBRT的目标容积和剂量都是专门制订的。甲状腺的淋巴主要引流至Ⅵ组淋巴结，之后可能累及第二梯队的Ⅲ、Ⅳ和Ⅱ组淋巴结[54]。除非复发转移，否则通常不会累及Ⅰ组和咽后淋巴结。大体残留病灶、切缘阳性或"剃刀"切除的区域通常使用66～70 Gy的高剂量；如甲状腺床、气管食管沟、Ⅵ组或病理阳性淋巴结区域，通常以60 Gy的中等剂量进行治疗；未受累的Ⅱ、Ⅴ和Ⅶ级组可接受54 Gy的较低剂量治疗。通常每天进行2 Gy分次治疗，以避免延迟辐射效应[1]。考虑到DTC和MTC患者的预期寿命较长，选择性淋巴结放射治疗应限制在几乎没有手术机会的高风险区域。风险较低的区域可以省略放疗，如对侧颈、颈上淋巴结（如高位Ⅱ组淋巴结）和咽后淋巴结，以减少长期吞咽困难、发音困难、喉头水肿或口干症的风险。如图（▶图43.2）中给出了典型的放射治疗计划，适用于本章前面所述的气管前复发患者。通过保留后喉部、环咽肌和唾液腺，她在1年后的随访中没有出现言语或吞咽功能障碍的晚期并发症（▶图43.3）。

最终EBRT的经典治疗过程包括基于CT的模拟分析、由专门的剂量学家和药理科医师提供治疗计划和质控，再进行持续6～7周的日常治疗。即使应用最先进的治疗计划和给药技术，患者也可能出现早期或晚期毒副作用。放疗期间和放疗后最常见的副作用包括黏膜炎（约20%为3级）、皮炎（约12%为3级）、吞咽困难（约17%为3级）和声音嘶哑[1]。治疗成败的关键是对症支持治疗，如积极水化、补充营养和偶尔的肠内营养，以及言语和吞咽练习。长期依赖饲管的风险约为5%[9]。高级别的晚期副作用，如颈部纤维化、慢性喉头水肿和食管或气管狭窄等并不常见，发生率仅为2%～3%，IMRT治疗下其概率可能会大大降低[55]。接受EBRT治疗的患者应由放射肿瘤科医师进行随访，以定期监测与治疗相关的副作用。

值得注意的是，我们对甲状腺癌进行EBRT的大部分经验是在广泛使用新的靶向治疗之前。有关甲状腺癌全身治疗选择的更多背景信息，请参阅本书第44章。除了之前描述的MTC和ATC外，TKI也越来越多地用于DTC[56]。在靶向治疗时代，EBRT的疗效和毒副作用并不明了。TKI通过抑制细胞活性和增殖途径而作为放射增敏剂。另一方面，在先前接受EBRT的TKI治疗的患者中发现到咯血、胃肠道（GI）穿孔或瘘管等并发症[56]。我们需要进一步的研究来组合EBRT和各种新的甲状腺癌全身治疗。

EBRT在晚期和转移性甲状腺癌的姑息性治疗中也发挥着重要作用。如果没有手术机会，EBRT通常可用于改善局部症状，如疼痛和气道受阻。肺、骨和脑的转移也可以用EBRT治疗来缓解症状和控制局部病灶进展。立体定向放射治疗是一种特殊的EBRT技术，它可以对肺、骨和脑的转移瘤进行1～5次消融剂量的放射治疗。在一项针对肺转移患者的多机构Ⅰ～Ⅱ期研究中，48～60 Gy分三次给药，1年和2年局部控制率分别达到100%和96%。研究正在进行中，以测试这些方法在其他疾病部位的效用，并与较新的系统疗法（如免疫疗法）相结合。

> **思考**
>
> 立体定向放射治疗如何提高转移性甲状腺癌患者的长期生存率？

43.8　结论和争议

由于缺乏前瞻性随机数据，EBRT在甲状腺恶性肿瘤中的作用尚不明确。最近的研究发现了DTC应用EBRT的可能性，DTC患者在甲状腺全切术后不需要常规行EBRT，但局灶复发风险高的患者可能获益于EBRT治疗，这些患者包括存在大体残留或不可切除病灶的老年患者，以及患有对

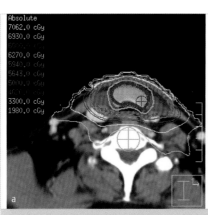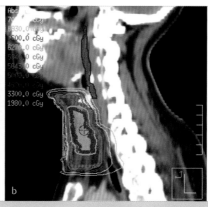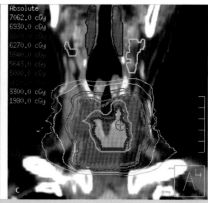

图43.2　放射治疗计划的轴向位、矢状位和冠状位图像。不同的辐射剂量水平显示为等剂量线，处方剂量（66 Gy和59 Gy）标记为红色。彩色涂料区域表示目标容积或剂量

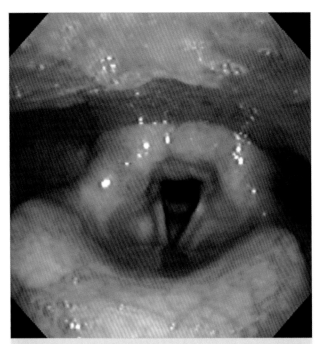

图43.3 可弯曲性喉镜检查显示，分化型甲状腺癌明确放疗后1年，喉部和下咽部外观正常

RAI反应差的显微镜下残留病灶的高危患者。我们需要多学科讨论来确定患者的个体最佳治疗方案。由于新的系统疗法存在毒副作用风险，EBRT在MTC中的应用正在讨论。对于ATC患者，疾病的快速进展需要颈部EBRT，但快速基因检测和其他有效的系统治疗（靶向治疗）的出现使得应用EBRT的最佳时机和剂量不明确，我们建议对所有符合条件的患者进行进一步的前瞻性临床试验。

技术的进步提高了目标精确度并降低了与高剂量EBRT相关的颈部毒副作用。IMRT是目前治疗甲状腺恶性肿瘤的最佳EBRT的标准。存在大体残留病灶或切缘阳性的患者推荐辐射剂量为66～70 Gy，甲状腺床和中危区域的推荐辐射剂量为60 Gy。EBRT指向性治疗在6～7周内进行，急性黏膜炎和吞咽困难可能需要积极的水化和营养支持等对症支持治疗。高级别晚期毒副作用并不常见，但晚期毒副作用的随访和治疗至关重要。EBRT对于转移性甲状腺癌的症状缓解也是有效的，立体定向放射治疗正在成为长期控制肺、骨和脑转移病灶的有力工具。

（译者：张磊屹　刘枞）

第44章 晚期甲状腺癌的治疗：靶向治疗时代

Diane M. Hershock

关键要点

- 最新的分子靶向治疗尽管无法治愈疾病，但也能延长患者的无进展生存期和总生存期（OS）。因此，转移性分化型甲状腺癌（DTC）患者的治疗需要考虑许多因素，包括肿瘤负荷、肿瘤生长速率、患者症状和生活质量，采取多学科联合诊治的办法。
- 肿瘤负荷、位置和生长速度是DTC（非嗜碘性）发病率和死亡率的主要决定因素。
- 多靶点激酶抑制剂已被证实在进展性、放射性碘（RAI）难治性甲状腺癌、甲状腺髓样癌（MTC）和甲状腺未分化癌（ATC）患者的无进展生存期（PFS）和总缓解率（ORR）方面具有疗效。
- 新的药物正处于临床开发阶段，可能包括免疫疗法。

44.1 病例展示

一位70岁的女性在23年前被诊断为甲状腺乳头状癌（PTC），随后接受了甲状腺全切术。她在术后也接受了RAI治疗，17年来一直病情平稳。5年前她被发现有右颈淋巴结肿大。她进行了常规计算机断层扫描（CT）检查，显示双侧颈部淋巴结和3 mm胸膜病灶，左颈淋巴结活检阳性，诊断为复发性PTC。她第一次复发后做了左颈淋巴结清扫术，病理结果显示4/26个淋巴结呈阳性。1年后，她因第3次复发做了选择性右颈淋巴结清扫术，病理结果显示0/7淋巴结为阳性，但软组织显示乳头状病变伴有间变性细胞成分。然后，她接受了64 Gy的放射治疗，由于存在间变性成分，予以紫杉醇作为放射增敏剂。她的第三次复发是在1年后，右侧颈部发现Ⅵ级淋巴结并做了中央区淋巴结清扫，病理结果为单纯乳头状癌，组织学无间变性成分。此时，她已经是RAI难治性甲状腺癌。她的第四次复发是最近，出现脑、肝、肺转移。她每6个月连续进行计算机断层扫描/正电子发射断层扫描（CT/PET）成像，发现病灶逐渐大小增加1~2 cm甚至更大，她肺部有多发转移的症状。

> **思考**
>
> RAI难治性DTC的理想治疗时机是什么时候？

每个患者都必须根据其DTC的既往特征进行个体评估，这些特征表明复发或转移的"高风险"，方便及时评估癌症进展。因此，每3~6个月进行一次影像学/临床检查的患者在治疗方式上可能会有所不同。例如，患有生长缓慢且无症状甲状腺癌的患者可以每6~12个月进行一次影像

学检查，并且不需要进行积极的治疗。相反，在一定时间内有显著倍增（倍增时间<2年）、远处转移灶>1 cm和出现临床症状的患者将考虑使用多激酶疗法（IES）。有免费的在线计算器来评估肿瘤体积倍增时间，其中两个源自美国甲状腺协会和Kuma医院，网址如下：

- http://www.thyroid.org/professionals/calculators/thyroid-with-nodules/.
- http://www.kuma-h.or.jp/english/about/doubling-time-progression-calculator.

治疗决策中的关键问题应包括以下内容：

- RAI治疗对转移性病灶的疗效真的不好吗？
- 在3~6个月或3~12个月期间，肿瘤进展的倍增时间/速率是多少？
- 患者是否会因肿瘤的位置和进展而出现症状或症状进一步发展？
- 肿瘤是否>1 cm？
- 是否应该采取多学科联合诊治方法？换句话说，手术、体外放射治疗、多激酶抑制剂是否对治疗有帮助？

> **思考**
>
> DTC或MTC的影像学检查频率是？

通常建议每3~6个月进行一次影像学检查来明确肿瘤生长速率。对于DTC，PET-CT检查是标准的；对于MTC，通常做CT或MRI检查。

> **思考**
>
> 这个患者应该怎么治疗？

根据每3~6个月进行一次影像学检查得出的肿瘤倍增时间，该患者肺部转移灶增大超过2 cm，并出现咳嗽症状，还有脑转移，于是接受了立体定向放射治疗。由于患者出现了放射治疗副作用，并且疾病有进展，于是开始使用酪氨酸激酶抑制剂（TKI）——乐伐替尼来治疗RAI难治性DTC，尽管逐渐减少剂量并最终停药，她还是出现了多种药物副作用。并且由于有BRAF V600E基因突变，患者开始使用达拉非尼/曲美替尼，虽然药物尚未批准用于DTC，但可用于ATC。

44.2 背景

DTC包括甲状腺乳头状癌（PTC）和甲状腺滤泡状癌（FTC），其为惰性癌，因为它们保留了甲状腺细胞的典型特征。因此，通常情况下手术、甲状腺激素治疗和选择性使用RAI治疗的疗效很好。一旦发现转移性或局部复发性病灶，少数患者仍然可以使用RAI治疗、促甲状腺激素（TSH）抑制治疗和体外放射治疗等。10%的受试者在诊断时患有局部晚期或转移性疾病，在骨（25%）、肺（50%）、肺和骨（20%）以及其他部位（5%）有局部浸润或远处转移。在大约33%的晚期DTC中，转移病灶对碘的亲和力很低甚至没有，因此RAI治疗效果差[1]。一般情况下，患者一旦对RAI治疗无效，其他治疗选择也很少。外照射放疗和化疗有明显的毒副作用，疗效极低，对生存率没有改善，使用这些方法的目的是姑息性治疗。

MTC对RAI不敏感，因为它们不产生甲状腺球蛋白，并且对促甲状腺激素也没有反应。MTC来源于滤泡旁C细胞的恶性转化，滤泡旁C细胞是位于甲状腺滤泡周围的神经内分泌细胞。与DTC不同的是，MTC可以产生几种肽，最主要的是降钙素[2]。MTC可以通过完全切除治愈。在靶向治疗出现之前，病灶残留、复发或远处转移的MTC在治疗上一直处于进退两难的境地。

ATC是源于甲状腺滤泡上皮细胞的未分化癌，不摄取碘，所以对RAI治疗也不敏感，极具侵袭性，疾病死亡率为100%。ATC占所有甲状腺癌的2%，是十分罕见的，但它们快速进展，通常需要气管切开，并且有着非常高的死亡率。因此在疾病治疗的初始计划中就会讨论到临终关怀。总之，手术治疗+放射治疗对ATC通常收效甚微；曾用过化疗，但效果也不佳。据推测，ATC是由分化程度更高的肿瘤经历去分化发展而来。BRAF和RAS在分化良好的甲状腺癌和ATC中都有发现；因此，这些被认为是疾病进展路径中的早期因素[3]。

44.3 甲状腺癌靶向治疗的基本原理：靶向分子通路

与其他许多癌症一样，DTC、MTC的发病起始、进展和侵袭性都有异常信号通路的参与，并且现在在ATC中也发现了这些通路。在源于滤泡和滤泡旁细胞的肿瘤中已经描述了几种基因突变。1986年，科学家确立RET在转染过程中的重排为PTC中第一个激活的癌基因，并被认为是继发于辐射暴露[4-6]。RET位于10号染色体上，编码酪氨酸激酶膜受体，该受体通过丝裂原活化蛋白激酶（MAPK）途径参与细胞增殖和肿瘤转化。这也被称为RAS/RAF/MEK/ERK途径（由openi.NLM.NIH.gov提供；如▶图44.1所示）。

因此，最常见的基因改变是在RET原癌基因中，由于其细胞内酪氨酸激酶区域与正常的基因进行重排以及BRAF、RAS中的点突变[7]。RET突变是PTC所独有的。BRAF V600E突变存在于大约40%的甲状腺癌患者中，并且在PTC中比例升高[8-10]。BRAF V600E突变引起丝氨酸/苏氨酸激酶的同时激活，是PTC的起始事件，并促进增殖、致瘤性，以及通过激活MAPK途径启动去分化过程[11-12]。此外，BRAF V600E突变增加了血管内皮生长因子（VEGF）和缺氧诱导因子-1α（HIF1α）的表达，因此针对BRAF V600E突变的靶向药可能具有阻断肿瘤进展和减少肿瘤血管生成的作用[13-14]。BRAF V600E突变也可能与侵袭性生物学行为、RAI亲和力丧失、复发率增加和PTC死亡率增加有关[15-17]。

H-、N-和K-RAS突变通常在PTC中较少见；然而，在FTC中注意到RAS的点突变和过氧化物酶体增殖物激活受体γ（PPARγ）和行转录因子配对盒[8]（PAX8）基因的重排。这些也存在于低分化甲状腺癌（PDTC）和ATC中[18]。FTC中其他常见的基因改变是磷酸酶和张力蛋白同源物（PTEN）

图44.1 RAS/RAF/MEK/ERK途径

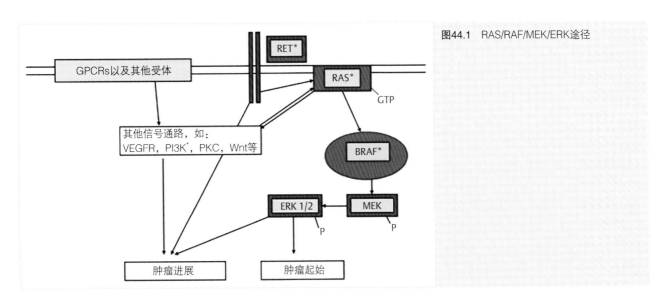

缺失/突变、PAX8/PPARγ、PIK3CA和异柠檬酸脱氢酶1（IDH1）突变。PPARγ和PAX8基因的重排产生了PPFP融合基因。

PDTC和ATC的特征是β-连环蛋白（CTNNB1）、p53和BRAF V600E突变的表达增加。ATC中最常见的突变包括p53点突变、BRAF V600E、PIK3CA、PTEN、IDH1和间变性淋巴瘤激酶（ALK）[18-22]。

对于MTC，最常见的基因突变是RET点突变，在45%的偶发突变病例中发现了体细胞RET突变，M918 T23。RAS突变主要是H-和K-突变，已在17%的RET阴性、散发性MTC中已得到证实[24]。在MTC病例中，RAS突变和RET突变一般不会同时出现。当然，少数罕见的MTC病例同时包含RET和ALK突变[25-26]。

肝细胞生长因子（HGF）、MET和EGF以及它们的受体在MTC和DTC中过表达；可能都在癌症的发病机制、进展和复发中起重要作用[27-30]。其他例如VEGF受体（VEGFR）、MET、表皮生长因子受体（EGFR）、血小板衍生生长因子受体（PDGFR）、KIT和磷脂酰肌醇3-激酶（PI3K）/AKT通路激酶等，在肿瘤进展过程中都是通过扩增/基因复制而起作用[31-33]。与FTC/PTC相比，这些突变在ATC中发生率较高；过表达似乎在更具侵袭性的表型较常见。

表观遗传修饰也可能在甲状腺肿瘤的发生、分化和增殖过程中发挥重要作用。通过PTEN的异常甲基化激活PI3K/AKT信号传导，形成PI3K/AKT信号传导激活的自我放大环路[34]。

随着对分子改变的认识不断增进，可操作的药物靶点可以推动研究新的治疗方法。酪氨酸激酶是促有丝分裂的酶，通过控制参与MAPK信号转导级联反应的细胞内蛋白的磷酸化/去磷酸化来实现。此外，新生血管生成也在肿瘤进展中起着重要作用。VEGF通过过度激活HIF1α来促进血管生成，并在肿瘤内缺氧环境中过度表达。该转录因子不仅可以通过缺氧提高表达，还可以通过生长信号通路（如PI3K/AKT和MAPK通路）过表达，这些通路在甲状腺癌细胞中表达，但在正常甲状腺组织中不表达[14,35]。MET是HIF1α的靶点，HIF1α促进血管生成、癌细胞侵袭和转移[36-38]。

以下内容描述了最新获批的基于上述分子靶点的药物（▶表44.1）。

44.4 获批准药物/临床应用

44.4.1 索拉非尼

索拉非尼是一种针对RAS和BRAF/MEK/ERK信号通路的多激酶抑制剂，激活配体依赖的RET/PTC受体酪氨酸激酶及DTC中涉及VEGF、PDGF及其受体的途径。

Decision试验是一项在417例RAI难治性DTC患者中进行的Ⅲ期全球1：1随机试验，最终也证明了该试验的主要终点。与安慰剂组的5.8个月相比，索拉非尼组的中位PFS为10.8个月，$P<0.000\,139$。在子集分析中，存在BRAF或RAS突变也不能预测疗效[40]。因为存在交叉试验，所以索拉非尼的总生存期（OS）尚不明确。疾病控制率（DCR）为54%，肿瘤反应较少。索拉非尼起始剂量为400 mg，每日2次，半衰期为25~48 h。它导致的主要毒副作用包括皮肤鳞状细胞癌、角化棘皮瘤和癌前光化性病变[41]。下面（▶表44.2）列出了其他所有副作用。

表44.1 FDA批准的DTC和MTC中的多激酶抑制剂

药物	提示	靶点	阶段	患者例数	PFS/月	CR/%	PR/%	SD/%
凡德他尼[a] Zeta试验	有症状进展的转移性/局灶性MTC	RET、VEGFR、BRK、TIE2、EPH、SRC	Ⅲ 2：1, 交叉	331	30.5 vs 19.3	0	45 vs 13	NA
卡博替尼[b] EXAM试验	进行性转移的MTC	MET, VEGFR2, RET	Ⅲ 2：1, no 交叉	330	11.2 vs 4.0	0	28 vs 0	48.1 vs 50
索拉非尼[c] Decision试验	局部复发/转移性DTC	VEGFR1-3, REG, RAF, PDGFRβ	Ⅲ 1：1, 交叉	417	10.8 vs 5.8	0	12.2 vs 0.5	41.8 vs 33.2
乐伐替尼[d] Select试验	局部复发、转移或进展的RAI难治性DTC	VEGFR、FGFR、PDGFRα、Ret、c-kit, SCRF	Ⅲ 2：1, 交叉	392	18.3 vs 3.6	1.5 vs 0	63.2 vs 1.5	23 vs 54.2

缩写：CR，完全缓解；DTC，分化型甲状腺癌；FDA，食品和药物监督管理局；MTC，甲状腺髓样癌；PDGFR，血小板衍生生长因子受体；PFS，无进展生存时期；PR，部分缓解；RET，一种原癌基因；SD，病情稳定；VEGFR，血管内皮生长因子受体

[a]：源于WellsSA, RobinsonBG, GagelFRetal.Vandetanibinpatientswithlocallyadvancedormetastaticmedullarythyroidcancer; arandomized, double-blind PhaseIIItrials. JClinOncol 2012; 30(2):134-141.

[b]：源于Elisei等[46]

[c]：源于Brose等[39]

[d]：源于Schlumberger等[43]

表44.2　已获批的酪氨酸激酶抑制剂注册试验中记录的副作用：所有级别（%）

药物	肿瘤	高血压	腹泻	皮疹	厌食	恶心	体重减轻	疲劳	QTc延长
凡德他尼	MTC	32	56	45	21	33	10	24	14
卡博替尼	MTC	32	63	19	45	43	47	40	NE
索拉菲尼	DTC	40	68	50	32	20	47	50	NE
乐伐替尼	DTC	67	59	15	49	41	45	59	8

缩写：DTC，分化型甲状腺癌；MTC，甲状腺髓样癌；NE，未评估

尽管存在毒副作用，但PFS方面的积极作用使该药物于2013年获得美国食品和药物管理局（FDA）批准，并于2014年获得欧洲药品管理局（EMA）批准，用于治疗RAI难治性DTC。

44.4.2　乐伐替尼

乐伐替尼是VEGFR 1～3、成纤维细胞生长因子受体1～4（FGF 1～4）、PDGFRα、RET和KIT的多靶点抑制剂。一项涉及58例RAI难治性DTC患者的Ⅱ期研究显示，乐伐替尼的部分缓解率（PR）为50%，24周疾病控制率（DCR）为95%，无进展生存期（PFS）为13个月[42]。这样的结果引发了一项Ⅲ期全球随机安慰剂对照研究——SELECT试验。在SELECT试验中，392例患者以2：1的比例分配至乐伐替尼（每日口服24 mg）组与安慰剂组，最终PFS分别为18.3个月和3.6个月[43]。这样的结果与BRAF或RAS基因突变或既往TKI治疗无关，所有转移部位（脑、骨、肝、肺和淋巴结）的总缓解率（ORR）均为50%，其中4例患者得到完全缓解。但脑转移患者的PFS仅为8.8个月。在子集分析中，我们在年龄>65岁的患者、滤泡状与乳头状组织学中都发现了OS获益。这也使得乐伐替尼于2015年获得FDA/EMA批准。

乐伐替尼的毒副作用与其他TKI相似，其停药率为14.2%。该药物起始剂量为每日24 mg，半衰期为28 h。

44.4.3　凡德他尼

凡德他尼是一种多靶点TKI（每日口服300 mg），对RET、VEGFR和EGFR均具有活性，且半衰期为19天[44]。凡德他尼是第一种批准用于出现症状且失去手术机会的局部晚期患者的药物，分别在2011年和2013年被FDA和EMA批准用于成人转移性MTC。获批的依据是在300例患者中进行的Ⅲ期Zeta试验，该试验表明接受凡德他尼治疗的患者的PFS为30.5个月，安慰剂组为19.3个月，并且其ORR和DCR也是有意义的，凡德他尼组的ORR较高（45% vs 13%）。尽管两组的PFS显著不同，但OS没有明显差异。常见副作用如表44.2所示。美国有一项根据QTc延长、动态心电图、血钾、钙、镁和TSH水平制订的风险评估和预防策略（REMS），最初每2～4周评估一次，后续每8～12周评估一次。

还有一项用卡博替尼治疗DTC（对RAI治疗不敏感）的Ⅱ期试验，中位随访时间为19个月，其中52%的患者疾病进展更缓慢，而安慰剂组为61%。两组的中位PFS分别为11.1个月和5.9个月[45]。

44.4.4　卡博替尼

卡博替尼是一种靶点为HGF及其受体c-Met、VEGFR-2和RET的小分子口服抑制剂。该药物分别于2012年和2014年获得FDA和EMA批准，用于治疗进行性转移性MTC患者。

EXAM Ⅲ期研究纳入了330例无手术机会、局部晚期或转移性MTC患者。与对照组相比，口服140 mg卡博替尼组的中位PFS显著改善（11.2个月 vs 4个月），具有统计学意义[46]。卡博替尼组的部分缓解率为27%，而安慰剂组为0。尽管中位OS无显著差异，但接受卡博替尼治疗的患者仍有5.5个月的生存时间获益（26.6个月 vs 21.2个月）。在超过20%的患者中，最常见的副作用包括腹泻、口腔炎、手足综合征、高血压和腹痛。胃肠道穿孔是该药物的"黑框警告"，其半衰期为55 h。

44.5　酪氨酸激酶抑制剂：应用时机

患有RAI难治性DTC或MTC（局部晚期或转移）的患者被认为是TKI治疗的目标人群，特点是其病灶能被影像学检查发现，并且肿瘤倍增时间超过12个月、肿瘤>2 cm。TKI药物的副作用如▶图44.2所示。倍增时间计算可以通过每3个月进行一次影像学评估，也可以测量血清标记物，如用于MTC的标记物——降钙素和用于DTC的标记物——甲状腺球蛋白，并可用于评估肿瘤进展。进展中的肿瘤可能会造成由于脊髓压迫、脑损伤导致的神经损害或气管受累导致的呼吸抑制等并发症，应立即采用非TKI疗法（如放疗或手术抢救）进行治疗。因此，当肿瘤有多个器官系统转移、持续增长、多个病灶>2 cm，并且患者出现生活质量下降的症状时，应考虑使用TKI，因为这些药物已被证明能延长PFS，并且用于老年患者时要谨慎对待以下问题：联合用药、并发症问题、密切随访和出现任何不良事件时迅速予以对症支持治疗。

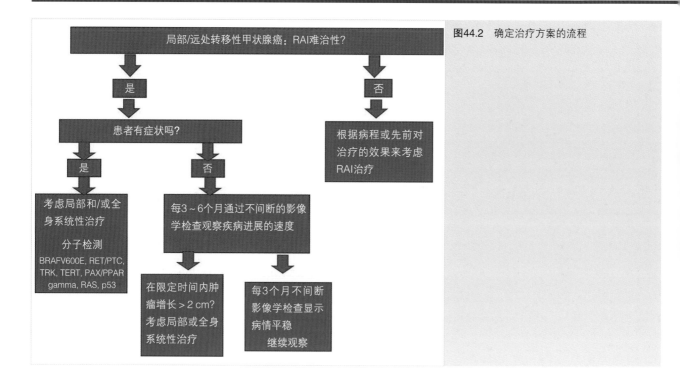

图44.2　确定治疗方案的流程

44.6　酪氨酸激酶抑制剂：如何实现治疗作用

44.6.1　晚期DTC：甲状腺乳头状癌/甲状腺滤泡状癌

在过去10年中，人们致力于研究DTC，最终两种激酶抑制剂索拉非尼和乐伐替尼获批用于治疗DTC。索拉非尼和乐伐替尼均在上述的Decision和Select试验中证明了有PFS获益。

两种药物的副作用都很常见，均包括高血压、手/足皮肤反应、腹泻、皮疹、疲劳、体重减轻和口腔炎等。值得注意的是，乐伐替尼更易引起高血压，索拉非尼更易引起手/足皮肤反应。在治疗中也经常出现TSH浓度升高，这对于需要抑制TSH的DTC患者来说也是个难题。在Select试验中发现，乐伐替尼治疗能使肿瘤快速缩小，这可能是由于其对VEGFR-2的高亲和力，而索拉非尼则较慢，但仍然有疗效。

因此，如果需要快速缩小甲状腺癌病灶（如颈椎受累时）的体积，乐伐替尼可能是更合适的药物。索拉非尼可导致瘘管形成，所以病灶累及气管是禁忌证。由于TKI具有抑制细胞生长的作用而不具有细胞毒性[47]，并且索拉非尼和乐伐替尼的半衰期分别为1～2天和1天，出现副作用就停药可能会导致肿瘤进展，我们一般选择减少剂量而不是停药。

44.6.2　甲状腺髓样癌

如何治疗MTC患者？为什么？

术前，新诊断的MTC患者应常规行血清降钙素、癌胚抗原（CEA）、颈部超声、RET突变基因检测以及任何并发肿瘤（如嗜铬细胞瘤）的筛查。术后，应立即开始使用甲状腺素/左甲状腺素或T4，与DTC不同，起源于甲状腺C细胞的MTC对TSH无反应，所以不需要TSH抑制，术后至少每3个月查一次血清降钙素和CEA。如果术前降钙素水平＞500 pg/mL或术后降钙素水平＞150 pg/mL，应进行颈部、胸腹部CT/MRI、骨扫描检查。如果发现转移性、复发性/残留性病灶，可以考虑观察、手术、体外放射治疗或使用TKI（如凡德他尼或卡博替尼）进行全身治疗。

凡德他尼和卡博替尼都获批用于MTC。凡德他尼的Zeta和卡博替尼的EXAM的Ⅲ期试验一样，都没有证明有OS获益，尽管没有与安慰剂组进行交叉试验，还是没有发现有OS的益处。然而，在接受卡博替尼治疗的RET M918突变患者中，两种药物治疗的总生存期分别为44.3个月和18.9个月，风险比为0.60[48]。

与索拉非尼和乐伐替尼类似，凡德他尼和卡博替尼的副作用都包括腹泻、皮疹、高血压、手足综合征、疲劳和头痛。特殊的是，卡博替尼还有一个胃肠瘘的副作用，另外，在使用凡德他尼时，医师都应该对QTc延长和使用其他延长QTc的药物进行风险评估。

44.6.3　甲状腺未分化癌

由于甲状腺未分化癌患者的死亡率为100%；那短期治疗考虑的因素是什么？为什么？

ATC是最具侵袭性的癌症。因为ATC十分罕见，并且其细胞找不到任何甲状腺上皮细胞标志物的表达，所以它的诊断和治疗都具有挑战性。ATC在诊断时都是Ⅳ期；必须对气道做全面评估，并立即制订治疗计划。强烈建议转诊到有治疗ATC经验的医疗中心。治疗通常是多学科联合诊治，必须由有经验的头颈外科医师对手术的最佳时机进行评估。在术后或手术不可切除的情况下，外照射通常是最主要的治疗方法。伴有晚期远处转移病灶的患者最难治疗。控制原发肿瘤的局部进展必须和转移病灶的治疗相平衡；如果局部进展太快，必须确保气道安全，并应首先予以放化疗。紫杉烷类药物也可能有效，如果符合条件，患者可以在临床试验中接受治疗；单独化疗通常包括紫杉烷或联合铂类药物/蒽环类药物。BRAF V600E突变在ATC中很常见。达拉非尼（BRAF抑制剂）和曲美替尼（MEK抑制剂）已获FDA批准（2018年5月）用于联合治疗局部晚期/转移性ATC，在23例患者的ORR率为61%（详见说明书）。

ATC的最新治疗是靶向治疗，超过50%的ATC都有BRAF V600E表达。2018年，达拉非尼（150 mg，每日2次）和曲美替尼（2 mg，每日1次）被批准用于治疗BRAF V600E突变的局部晚期、手术不可切除或转移性ATC[49]，部分缓解率为57%，其中64%患者的缓解持续时间为6个月。药物副作用主要包括发热、疲劳和恶心呕吐。

44.7　临床试验阶段的新兴靶向药物/结论

晚期甲状腺癌的治疗已经进入了一个新的时代，靶向治疗比化疗更有效，其基础是识别与DTC、MTC和ATC的进展和侵袭性相关的异常信号通路。因为临床药物的科学成果转化，在4年内获批了4种抗血管生成药物。针对BRAF突变的其他新疗法也正在研发中，如单独使用维莫非尼。我们也逐渐认识到更多的基因突变，比如NTRK基因家族和ALK，都已经有获批的药物在甲状腺癌临床试验阶段。免疫疗法也有可能实现，MTC的PD1抑制治疗正在研究，疫苗和双特异性抗体也提上了日程。

总之，对甲状腺癌分子特征的研究改变了对甲状腺癌的诊治。这将改善那些患有侵袭性甲状腺癌的患者的预后，也可能对癌症预防有帮助，甚至进行早期诊断和干预来改变癌症进展过程。

（译者：张磊屹　刘枞）

第45章 甲状腺外科的伦理及法律问题

Megan Applewhite, Peter Angelos

关键要点

- 信任在医患关系和知情同意中至关重要。
- 为了患者能做出充分知情的决定，术前谈话应包括对同行评审数据和生活质量研究结果中引用的风险进行讨论。
- 在医疗信息错综复杂的时代，当面对患者误解其诊治措施时，外科医师需要具备沟通和明辨是非的能力。
- 内分泌手术经常需要术中进行临时决策，包括改变手术范围等。最好是充分了解患者及其授权委托人的意愿。
- 在手术室中的创造性和创新性是技术和治疗方法进步的关键，但必须建立在安全和谨慎之上。
- 应用透明、真实和富有同情心的方式告知医疗事故和其他复杂情况。
- 与内科医师相比，由于外科手术的特殊性，外科医师对患者的预后负有更直接且重要的责任。
- 外科医师的酗酒人数比普通人群占比更高，尤其是在既往3个月中存在医患纠纷的外科医师中，这表明医患关系中的双方都受到不良事件的深刻影响。
- 尽管甲状腺手术的数量在过去20年中有所增加，但医疗事故索赔的案例在这段时间内基本保持不变。
- 一项研究发现，每10000个甲状腺手术病例中约有5.9起医疗事故索赔，其中只有11%最终走上法庭。
- 引发医疗事故索赔的最常见并发症是喉返神经（RLN）损伤。

45.1 病例展示

一名59岁的女性患者因颈部疼痛和病因不明的压迫症状接受了甲状腺手术，并应用了术中神经监测技术。术中，医师首先切除了右叶，他误认为自己已经探查到了喉返神经，但没有刺激它。从术中粘连情况来看，医师认为这是侵袭性恶性肿瘤，所以继续切除了左叶，由于粘连情况严重，游离很困难，所以喉返神经从未被正确探查。患者苏醒时出现声音嘶哑，但并未接受重新插管及喉镜检查。医师嘱患者回家服用类固醇药物，并保证她的声嘶症状会及时好转。然而回家后她出现声嘶加重并呼吸窘迫，于是到急诊就诊。喉镜检查显示双侧声带麻痹，于是患者被紧急送往手术室行气管造口术。患者因为甲状腺切除术存在医疗事故，所以正在寻求法律诉讼。

思考

- 甲状腺切除术的适应证是什么？
- 使用术中神经监测技术是否可以保护外科医师免受起诉？

本章将分为3个主要部分：甲状腺手术在术前、术中和术后的伦理和法律问题。

45.2 术前阶段

45.2.1 知情同意

出于法律和伦理要求，在进行任何手术干预之前，外科医师必须让患者参与知情同意过程。当然，签署同意书是手术协议中的重要组成部分，以便预约和安排手术；然而，真正的知情同意在医患关系中才是至关重要的。尽管术前签字可能是为了符合手术的正常流程，但正是围绕签字的沟通使患者和他们的外科医师建立信任，这就是真正的知情同意[1]。

这种信任将手术室里使原本互不熟悉的外科医师和患者得到了更深入的沟通。通常情况下，择期手术是在进行一次术前沟通后就确认的，所以获得真正的知情同意需要在很短的时间内就建立一种信任关系。因为此时患者心灵非常脆弱，所以外科医师的语气、举止以及对患者的态度，在很大程度上决定了他们的关系。

主治医师有义务保证患者的自主决定能力，所以需要确保他们能够充分了解手术的风险、获益和替代治疗方案。患者必须能够独立和自愿地决定是否接受手术[2]。许多外科医师在术前使用辅助工具，如小册子、图纸或模型，以帮助描述手术方式和相关风险。在这次沟通之前，对于大部分患者来说，手术是完全未知的。患者所知的概念可能都来自电视节目中的描述。对于外科医师来说，将患者从刚接受诊断和对手术知之甚少的角色转变成可以做出独立自主的手术决定的角色，这是一项繁重的任务。

患者对了解有关手术风险的专业知识的意愿各不相同。在术前沟通中，许多外科医师拒绝与患者讨论术后可能的并发症，因为他们觉得这会让他们对手术产生不必要的恐惧。那些不想讨论专业知识的患者通常会说，不管风险高低，他们对手术都有一种不可避免的恐惧感，也不希望纠结于手术的消极方面[3]。尽管谈话的细节可以根据患者的偏好进行调整，但至关重要的是，需要告知他们将要承担的手术风险。外科医师如何让患者更好的了解手术及风险，并与每个人讨论不同的术后情况，这对于两个可能是第一次见面的人来说是一个挑战。医师以真诚的方式，用患者能理解的话与他们沟通，让每个患者能参与进来，以提高他们做出独立自主决定的能力，这是知情同意过程和建立信任的关键之一。

45.2.2 帮助患者建立正确的治疗期望目标

在术前沟通中，医师应该将循证结果数据与患者术后生活质量数据相结合，为患者提供切合实际的术后短期和长期治疗预期。除了讨论喉返神经麻痹和永久性甲状旁腺功能减退外，还应告知内分泌手术后更常见的术后并发症，如甲状旁腺切除术后暂时性低钙血症，或甲状腺切除术后轻微的颈部肿胀。让患者熟悉手术风险以及其他人的共同经历将使他们知道可能会发生什么，这样，他们就会认识到这一点，并有能力解决它。对许多患者来说，了解更多手术风险和其他患者的共同经历将减少焦虑和恐惧。

甲状腺癌患者的生活质量研究表明，术后存活率在男性和女性、年轻人和老年人以及受教育程度方面存在差异。尽管在调查的人中可能存在抽样偏差，这肯定会影响调查结果，但通过向患者传达这些信息，可以帮助调整知情同意沟通过程。

患者的预后研究表明，术后患者报告的不良结果显著高于同行评议文献所引用的结果。例如，在北美甲状腺癌生存研究（NATCSS）中，一项调查了超过1 100例患者的大型甲状腺癌生存研究发现，甲状腺切除术后患者报告的声嘶发生率为54.9%，而文献中报道的喉返神经损伤发生率为1%~5%。患者报告的并发症发生率显著高于医学文献中的发生率，这一趋势在手术后低钙血症、手术后体重增加等方面也是如此。患者报告所有这些情况的概率至少比手术数据预期的概率高10倍[4]。因此，有理由认为，如果甲状腺切除术后患者发现他们的声音发生了变化，他们可能认为自己是那少数1%~5%术后患有喉返神经损伤的患者，并且这可能会影响他们的生活质量。然而，如果外科医师在手术前告诉他们，尽管永久性喉返神经损伤的可能性约为1%，但高达50%的患者会因为手术导致一些细微的声音变化，患者可能就不会那么担心。在这种情况下，他们不仅要为喉返神经被切断的可能性做好准备，还要为喉返神经功能术后可能发生的更多非特异性声音变化做好准备。

设定切合实际的治疗期望很重要，同样重要的是避免使用描述最严峻潜在结果的策略，以努力让患者或家属为最坏的情况做好准备。在这种情况下，如果治疗或手术过程顺利，没有并发症，医师就会显得医术高超；如果有并发症，患者和家属也会有心理预期[5]。尽管准确传达风险永远不会错，但是即使风险很高，外科医师也不应该过分强调风险，让手术看起来更危险，仅仅是为了让医师在患者眼中看起来更优秀。

45.2.3 非手术替代疗法

随着甲状腺癌的非手术治疗（如酒精消融、射频消融、激光消融，甚至对新诊断的分化良好的微小乳头状癌

进行观察）越来越多，外科医师在伦理上有义务为患者提供更多治疗选择。由于分化型甲状腺癌的复发率高达30%，关于再次手术的讨论相对较多[6]。可以认为，即使患者有手术适应证，但非手术消融干预也是应该告知患者的替代方案。尽管这些干预措施也有其自身的风险，但可能会有某些患者愿意接受这些治疗。由于目前这些消融干预的适应证不明确，并且治疗范围可能会造成更多的瘢痕/组织纤维化，也没有循证学意义上的数据与患者进行讨论。但如果医师在讨论"手术的风险、获益和替代方案"时，提及这些非手术替代方案也是合情合理的。

45.2.4 医患关系中患者的责任

外科医师有除了传达手术风险、获益和替代方案的责任外，还要为患者设定比较符合现实的治疗期望，与患者建立信任。然而，为了拥有良好的医患关系，患者也有责任去维护。患者应该遵医嘱坚持服用甲状腺激素，在需要时补充钙，并复查甲状腺球蛋白和甲状腺功能，这对于甲状腺癌的长期治疗至关重要[7]。根据多学科诊治意见，患者应该参与包括放射性碘治疗和任何其他辅助治疗的管理，以改善其预后。

对于患者来说，网络上各种来源的医疗信息是随手可得的，所以他们可能会对自己的病情有不准确的判断，这并不罕见。这些医疗信息的质量参差不齐，当外科医师遇到很固执己见的患者时，如何灵活处理问题也是一个挑战。互联网上的医学信息误导了患者，对围术期医患沟通造成了很多困难，患者可能会因他们在网上看到的信息而对正确的手术干预措施产生先入为主的想法[8]。

有一个被称为"确认偏误"的术语，用来描述一种倾向，即接受符合自己预设观点的信息，同时拒绝任何与这些观点相矛盾的信息[9]。医师与那些由于"确认偏误"而相信非循证学信息的患者沟通手术时，用医学事实与他们进行交流可能很困难。在这种情况下，患者的信念和期望与外科医师提供和讨论的治疗标准之间可能存在差异。例如，在原发性甲状旁腺功能亢进中，如果术中甲状旁腺激素水平适当下降，许多外科医师只会对已经定位的异常腺体进行微创甲状旁腺切除术。在这种情况下，如果患者不顾术中解剖情况和生化检验结果而要求对4个甲状旁腺均进行探查，这样做是否合理？当一个患有甲状腺炎的患者来就诊，他没有明显的甲状腺结节且腺体是正常大小，但体重增加和吞咽困难是可以通过手术解决的，这时是否应

该进行甲状腺切除术？如果患有甲状腺癌且侧颈部淋巴结正常的患者希望将复发的可能性降至最低，在甲状腺切除术时同时要求进行根治性颈部淋巴结清扫术，外科医师是否应该同意？当然，这些场景都假设患者了解所涉及的风险，并有能力做出自己的医疗决定。

当该地区没有其他高水平外科医师时，这些情况尤其令人烦恼，因此如果医师拒绝患者所要求的手术，可能会导致患者去不太正规和安全的医院进行手术。虽然患者的自主权非常重要，但每个外科医师都可能会让患者觉得自己不愿意按照要求的程度进行手术。

> **思考**
>
> 患者的自主权在多大程度上决定了手术的范围和对治疗标准的依从性？

45.3 术中阶段

45.3.1 教学

除非患者有在手术室工作的经验，否则他们根本无法想象在手术过程中手术室里会发生什么。考虑到患者在这段时间的脆弱心理，他们希望在麻醉状态下确保自己的安全是可以理解的。教学医院的患者经常问外科医师的一个问题是，到底是谁主刀？这就提出了一个哲学性问题，即当手术室里有一个"主刀医师"和一个"助手"时，实际上是谁在做手术。几乎所有的内分泌手术都是如此，通常是助手拿着手术刀、电刀或剪刀。使用锐器并实际分割组织的人就是主刀医师吗？当然，可以理解，这是大多数外行的观点。当与住院医师一起手术时，很多主治医师经常是做标记、指导切口长度、选择器械和提供术野暴露的人，也是决定手术何时能结束的人，主治医师牵拉、解剖并游离他或她确定为"安全"的组织，切除一个或多个腺体。

> **思考**
>
> 在手术室里，是什么定义了谁是主刀医师，谁是助手？

在考虑这个问题的答案时，已经发现，根据住院医师或助手的经验水平以及他们表现出的技术能力，他们将在手术室中获得不同级别的自主权[10]。每个外科医师都能找到一种方法来回答这些类型的问题，但最重要的是让患者确信医师有保证其安全的承诺，术中能做出对他们最有利的决定，并尽可能有最好的手术结果。当然，前提是患者信任他们的外科医师。

45.3.2 术中决策

内分泌手术经常需要术中决策。在伴有4个腺体增生的甲状旁腺功能亢进的手术中，外科医师必须通过肉眼来确定4个增生腺体中哪一个"最正常"。他或她必须决定切除哪一个看上去"最正常"的腺体，或者自体移植是否更合适。如果发现甲状旁腺的所有种植位置都不合适，外科医师必须决定是否甲状腺腺叶切除术。在甲状腺癌的手术中，患者可能术前没有明确同意进行中央颈部淋巴结清扫术，但如果遇到严重异常的淋巴结，外科医师通常会切除这些淋巴结。在甲状腺腺叶切除术中，如果一个诊断不确定的结节表现出明显的侵袭性，考虑到可能需要放射性碘治疗，外科医师可能更倾向于进行甲状腺全切术。

术中，当意外情况出现时，外科医师需要根据经验做出患者可能不同意的决定，他们必须决定是否继续进行他们认为在医学上对患者最佳的选择，或者打电话给等候室并与患者的家属进行沟通。可以说，进行沟通是一个好主意；然而，如果患者家属选择不遵循外科医师的建议（例如，在淋巴结明显阳性的情况下进行中央颈部淋巴结清扫术），那么医师的决定是否真的符合患者的最佳利益？从法律上讲，大多数手术同意书将保护外科医师在治疗标准范围内做出的决定，同意书上交代了甲状腺全切除术以及手术医师可能认为需要的任何进一步措施。那么，是不是最好在手术后而不是手术前与患者和家属讨论手术结果和术中决定？这个问题的答案因人而异，并不是绝对的。

45.3.3 内分泌外科手术的创新

1808年，Guillaume Dupuytren在巴黎完成了第1例甲状腺全切术，他结扎了4条血管，并锐性分离切除了腺体。虽然失血量极少，但患者术后死于"休克"[11]。大约50年后，尽管整个欧洲医学界在不断努力改进手术，但在1866年，Samuel Gross还是写道："如果一个外科医师如此冒险且愚蠢地进行甲状腺切除术，他的每一步都会困难重重，如果他的'受害者'能够侥幸存活，那对他来说是幸运的……在我看来，任何明智的外科医师都不会从事这项工作[12]。"Theodor Billroth尝试了甲状腺次全切除术的创新术式，尽管他的死亡率只有5%，但他的喉返神经损伤率高达35%。最终，第一位获得诺贝尔生理学或医学奖的外科医师Theodor Kocher在900次甲状腺手术后，能够达到1%的死亡率和最低的复发率，他最初进行了甲状腺全切术，但在许多患者死于"甲状腺切除后恶病质"（最终确定为甲状腺功能减退症）后，他将其技术改进为次全切手术[13]。多年后，在澳大利亚悉尼，Cecil Joll爵士的学生Frank Rundle在1950年开发用于诊断和治疗甲状腺疾病的放射性碘方面做出了重要贡献[14]。

在过去的200年里，这些外科医师在甲状腺手术方面进行创造和创新，使当前的内分泌外科医师能够在这样一种良好环境中接受手术培训，在如今的环境中，医师们关注的不是手术的死亡率，而是通过尽可能小的切口，维持1%~2%的喉返神经损伤和类似的永久性甲状旁腺功能减退率。甲状腺术式也随着时间的推移而发生变化，如果没有1例患者愿意接受新方法，甲状腺手术就不会有这些术式的转变。外科医师的这种自主性和自我调节的治疗期望不同于任何其他医师。当制药公司开发一种新药时，该药物必须经过临床前和临床研究、食品和药物监督管理局（FDA）审查以及FDA上市后安全监测[15]。这一过程大约需要12年，花费超过10亿美元[16]。

除了设备之外，外科领域的创新与其他医学领域有着根本的不同，内分泌外科无疑是一个很好的例子。随着甲状腺切除术和甲状旁腺切除术的新术方法的出现，如经口手术和机器人手术，外科医师也正在学习新技术。在与患者讨论并发症率极低的新术式时，应告知患者新术式缺乏长期随访数据。根据经验来看，新术式并发症的发生率不到2%，但完成一项足够强大的研究来支持术式之间的等效性将需要大量的病例[17]。

除了甲状腺切除术和甲状旁腺切除术的新方法外，许多外科医师正在利用创新的方法来定位甲状腺癌术后颈部淋巴结复发。大多数内分泌外科医师都知道，对于那些在之前的手术中已经接受了淋巴结切除术的患者，术后识别甲状腺癌淋巴结是很困难的。特别是当只有一个或两个淋巴结活检异常时，纤维增生和瘢痕组织会使再次变得极具挑战。目前已经采用了诸如超声引导的亚甲蓝标记或超声引导的穿刺针定位异常淋巴结的技术来帮助术中定位淋巴结。目前没有数据显示这些技术的成功率或长期结果，但根据经验，如果外科医师更容易定位复发病灶，并且患者预后良好，这种做法就是合理的。最后再公开数据，包括手术时间、与定位技术相关的增加的手术成本以及并发症的发生率，将有助于其他人决定是否使用这些方法。

45.4 术后阶段

45.4.1 告知

任何手术都有风险，没有外科医师能够在没有任何意外或错误的情况下完成手术。因此，即使是操作非常熟练的外科医师，他们虽然有丰富的手术经验，但并不会意识到自己应该向患者交代并发症，因为这并不是医学院所教授的技能。当然，我们可以教授医学生生物伦理学知识及对患者该有的同情心和真诚。一些医学院设立了提高医学生敢于告知患者医疗事故的信心的课程，取得了显著成效[18]；然而，当你是手术医师时，沟通需要更加人性化，

因为医疗事故是由你一手造成的。对大多数外科医师来说，医疗事故是毁灭性的，所以能够以最能接受的方式告知患者是一个很大的挑战。

Beauchamp和Childress定义的生物医学伦理学的4个核心原则[19]是以道德共识为基础的，并且这些道德共识应用于病情沟通[20]，这些原则是"自愿""有益""无害"和"公正"。出于对患者自主决定的尊重和支持，需要在手术前讨论并发症的风险，以便患者能够做出充分知情的决定。因此，当并发症发生时，要求外科医师对所发生的事情真诚且直截了当地告知患者。外科医师从无害原则着手，找到避免伤害患者的因果关系；依从有益原则，促进对患者的救助和保证患者利益。当然，有益原则是指手术的最佳结果超过手术风险。最后，公正原则为患者提供了一位在治疗标准范围内进行手术的外科医师，而一位没有受过训练或没有能力进行高级别手术的外科医师将损害这一原则。正是牢记这些原则，外科医师才能在手术过程中保护患者不受伤害。然而，并发症并不总是可以避免的。

当然，在任何特定的情况下，外科医师都会有一些感觉不完美的时刻，但这种情况并不一定是并发症，也可能是医疗事故。然而，并发症和医疗事故很可能是相关的[21]。医疗事故是在任何给定的技术情况下偏离了理想的操作，那么如果它们不会导致并发症，是否有必要告知患者？思考外科医师应该向患者告知哪些特定的失误是有帮助的。例如，在甲状腺切除术中，你会向患者告知以下错误吗？

- 住院医师在他们的主治医师标记的切口的两端将切口延长0.5 cm，导致不太理想的美容效果。
- 术中颈前静脉被损伤，需要结扎。
- 一个具有独立血供的甲状旁腺无意中被切断了血管，结果不得不进行自体移植。
- 造成了一个小的气管穿孔，然后初步修复并用肌瓣覆盖。
- RLN被切断，然后重新吻合。

> **思考**
>
> 当医疗事故没有导致并发症时，是否有必要告知患者？

顺着医疗事故往下走，患者出现术后后遗症的可能性越来越大，即是事故带来的并发症。可以认为，如果事故不可能导致并发症或后期后遗症，例如损伤颈前静脉而需要结扎，则告知患者是没有用处的。如果外科医师要告知所有不完美的技术操作，在许多情况下，他们需要在术后向患者解释非常多。然而，如果患者可能因医疗事故而受到伤害，出于对自主权的尊重，应告知患者。患者有权了解自己的病情，如果他们有气管损伤，即使术后从未出现

问题，他们也有权了解这些信息。

对患者和医师（其中54%是外科医师）进行了一项小组研究调查，以了解"告知"的两种观点[22]。患者群体的压倒性反馈是，医师应向患者提供以下信息：①明确说明发生了什么医疗事故；②对医疗事故是什么、为什么发生以及如何防止再次发生的基本描述；③道歉。从医师的角度来看，尽管他们同意应该告知患者有害的医疗事故，但出于对法律责任的担忧，许多人不愿正式道歉。这项调查还发现，医师也受到术后并发症的不利影响，并认为没有一个合适的机构来支持他们。

45.4.2 内分泌手术中的医疗事故

与并发症随之而来的是对潜在法律索赔的关注[23]，因此更加强调了与患者如何沟通诊治计划的重要性。据估计，在美国每年有超过130 000例甲状腺切除术[24]。在高水平外科医师（每年≥30例甲状腺切除术）中，甲状腺切除术后所有类型的并发症的发生率为7.7%，包括喉返神经损伤、低血钙、肺部并发症和出血[25]。同时，甲状腺切除术特有的并发症的发生率要低得多，如喉返神经损伤和永久性甲状旁腺功能减退的发生率低于2%[26-27]。即使考虑到这些相对较低的损伤率、这些并发症的发病率及其对患者生活质量的影响，外科医师仍在不断努力改进。有几项研究关注了内分泌手术中的法律索赔，后续将对其进行审查，以更好地了解导致提出索赔的常见并发症是什么，为什么患者认为他们的外科医师没有达到治疗标准，以及原告在法庭上索赔成功的概率。

1993年，对内分泌手术的医学法律方面进行了首次研究，并审查了美国民事法院1985—1991年的陪审团裁决[28]，发现了62个病例，其中手术并发症占34例（54%），延误诊断占22例（35%），医疗发病率占7例（11%）。在手术并发症中，喉返神经损伤是最常见的诉讼。

2003年，Lydiatt回顾了1987—2000年涉及甲状腺的医疗事故案件的陪审团裁决，共发现了30起诉讼[29]，其中10起是由于出现了手术并发症，且9起为喉返神经损伤。陪审团在4起案件中裁定外科医师胜诉，在5起案件中裁定原告胜诉。在这些病例中，有78%声称知情同意不足。

2010年对LexisNexis学术法律数据库的审查发现，喉返神经损伤也是甲状腺手术相关医疗事故索赔的最常见来源[30]。分析了20年间（1989—2009年）30起指控甲状腺手术的医疗事故案件，在发现的33例病例中，45%涉及喉返神经损伤，9%涉及不适当的手术，9%涉及不必要的手术，6%（各2例）是由于延误诊断、术后血肿、食管穿孔、甲状旁腺损伤、颈部感染、栓塞性卒中和味觉丧失。在15例喉返神经损伤索赔（5例单侧，5例双侧，5例未具体说明）中，法院在7例中做出了有利于患者的裁决，在这些案例

中，患者引用了不充分的知情同意或偏离治疗标准。

最近，在2012年，Singer等[31]查询了美国医师保险协会（Physician Insurers Association of America）的数据库，该数据库被认为包含了25%的美国医疗事故索赔。通过利用该数据库，作者不仅了解了进入法庭的案例，还了解到了那些在诉讼前被撤销或解决的案例。他们评估了1985—2008年甲状腺相关的索赔。发现88.9%的索赔是自愿或非自愿撤诉，或者是庭外和解的。因此，只有42例申诉（11.1%）得到了审判判决。其中，35例（83.3%）外科医师胜诉，16.6%的患者胜诉。作者计算出，在研究期间，美国约有250万例甲状腺切除术，发现每10 000例甲状腺手术中约有5.9例索赔，且其中仅有一小部分进入法庭。

很难确切知道每年有多少关于内分泌外科医疗事故的诉讼。这些案件中有许多被撤销或庭外和解，因此不属于公共记录的一部分，但对医师保险团体的进一步调查，如Singer等[31]所做的调查，确实提供了一些关于索赔的更广阔的视角。值得注意的是，通过这种方法调查的索赔显示，尽管甲状腺切除术的数量随着时间的推移而稳步增加[32]，但索赔总数保持不变，在1985—2008年，平均每年有15.8起索赔。在提出的所有索赔中，1/3的索赔导致保险公司支付了一定数量的赔偿金[31]。

45.4.3 外科医师的责任

Charles L. Bosk博士是一位社会学家，他于1979年发表了他对一家教学医院的外科医师如何处理医疗事故的观察。他对外科医师重大责任的描述引起了许多人的共鸣，外科医师的工作与其他医师工作明显不同。他写道："当一名内科医师的患者去世时，他的同事自然会问：'发生了什么？'当一名外科医师的患者去世时，他的同事会问：'你做了什么？'由于工作性质，外科医师通常比其他医师更负责任，他也确实有更多的责任……因为他们的行动和治疗期望是显而易见的。在他们诊治过程中，每一个死亡病例和并发症都以一种非常直接的方式暴露了外科医师的错误和责任问题[33]。"

正如Bosk所说，并发症在医疗过程中是不可避免的，尤其对外科医师来说。当手术出现问题时，通常是外科医师决策和具体行动的直接结果。外科医师对患者出现并发症时的压力取决于许多因素，包括但不限于并发症的严重程度和后果、并发症是否医疗事故的结果、是否不可避免、外科医师自身的性格以及他们从同事和领导那里感受到的支持程度。

对于临床工作忙碌的内分泌外科医师来说，患者出现永久性声音改变或永久性甲状旁腺功能减退可能是他们在职业生涯中多次经历的事情。尽管这些手术很少危及生命，但由于甲状腺和甲状旁腺手术的可选择性，外科医师

经常背负着挫败感和伤害患者的负罪感。不会持续但发生概率更高的不良后果，如暂时性喉返神经麻痹、暂时性甲状旁腺功能减退以及患者对手术切口外观不满意，会给外科医师造成轻度慢性压力，但理想情况下不会影响患者的长期生活质量，并且外科医师可以调节心态。

2012年对美国外科医师学会（American College of Surgeons）约7 200名会员进行的一项调查显示，男性外科医师酗酒的患病率为13.9%，女性外科医师为25.6%。此外，那些在过去3个月内报告重大医疗事故的外科医师更有可能酗酒[34]。最近一项关于术后患者出现并发症对外科医师健康影响的系统文献综述表明，外科医师普遍受到患者并发症的情绪影响，其职业和个人生活都会受到影响[35]。本研究中确定的具体主题包括：伤害患者的情绪和心理影响（焦虑、羞愧）；外科医师的应对措施（好的和坏的，包括锻炼/努力工作以及酗酒/滥用药物）；医院是否支持；对外科医师的职业生涯的影响。

当患者出现并发症时，最好的处理方法是与患者进行坦诚和富有同情心的沟通、与同事进行沟通、向相关卫生主管部门进行汇报。不幸的是，这并不总是外科医师或医疗机构处理并发症的方式，医师在行为上往往会出现一些保护性机制，如指责他人、防御性行为和冷酷无情的行为，持续表现出这些类型的行为已被证明会造成患者情绪低落以及医疗事故索赔增加[36]。

正如过去5~10年的文献所述，医疗事故和患者出现并发症对外科医师的影响是显著的，这会给外科医师带来了不理想的职业和个人生活影响，他们经常在没有同事和医院支持的情况下度过这段困难时期。他们也不想谈论这件事，或者是因为没有合适的医疗环境鼓励公开讨论这些。术前谈话设定切合实际的治疗期望目标，建立信任，真诚而富有同情心地为我们的患者尽最大努力，即使结果并不是所期望或想要的，这是外科医师必须独立完成的工作，也是每天都要完成的工作。并发症对外科医患关系中的双方都有深远的负面影响，尊重患者及其家属，真诚告知失误并认识到对当前情况的遗憾，有助于恢复患者的情绪。此外，当并发症不可避免时，优化对外科医师的支持可以帮助促进外科医师的心理健康，从而改善对未来患者的治疗。

（译者：张磊屹　刘枞）

第46章 甲状腺癌幸存者的管理

Gloria Hwang, David Goldenberg, Guy Slonimsky

关键要点

- 美国每年约诊断出52070例甲状腺癌新病例,占美国所有新发癌症病例的3.1%。
- 越来越多的甲状腺癌幸存者需要代表着指南需要更新,并为甲状腺癌幸存者的治疗提供专门的帮助。
- 甲状腺癌幸存者报告的总体生活质量(QoL)评分与预后较差的癌症幸存者相似。
- 女性、确诊年龄小和较低的教育程度是癌症幸存者生活质量下降的预测因素。
- 长期服用左甲状腺素的患者睡眠减少,精力下降,焦虑和抑郁的发生率增加。
- 放射性碘(RAI)治疗与低QoL评分、身体机能下降和生殖功能障碍相关。
- 11.8%的甲状腺癌患者寻求临床或咨询心理科医师,4.8%的患者寻求精神或宗教顾问。
- 79.2%的甲状腺癌幸存者依靠团体支持。
- 甲状腺癌患者的失业、工作能力下降、医疗事故和破产发生率较高,加重了他们的经济负担。
- 癌症生活管理涉及患者本人、多学科诊疗团队和家庭成员。

46.1 病例展示

一名35岁、身体条件良好的女性因患有2 cm的甲状腺右叶乳头状癌和1 cm的甲状腺左叶乳头状癌而接受了甲状腺全切除术。肿瘤没有突破甲状腺,手术及术后均无并发症。

> **思考**
>
> 患者总体良好的预后是否与较好的生活质量评分相关?

这个患者术后接受了左甲状腺素治疗,虽然成功地维持了正常甲状腺激素水平(略高于促甲状腺激素参考范围的下限),但她主诉全身疲劳、抑郁情绪和对甲状腺癌的焦虑。术后1年复查的颈部超声检查结果显示,右侧颈部有一个1.5 cm的Ⅱ级淋巴结。细针穿刺(FNA)活检证实为转移性病灶。于是患者接受了右侧颈部Ⅱ、Ⅳ和Ⅵ区淋巴结清扫术,术后无并发症,后续接受了RAI治疗。患者逐渐出现颈部疼痛、僵硬以及口干。她是一名房地产经纪人,因为上述症状,与客户的交谈变得越来越困难,还觉得自己脖子上的瘢痕让顾客望而却步,因为很多时候顾客都是带着孩子来的,可能会吓到小孩。此外,手术和RAI治疗还扰乱了她的备孕计划。

尽管肿瘤科随访没有癌症复发的迹象,但她每次在就诊前、验血或扫描前都变得极度焦虑。她的整体状态下

降,并被公司解雇,这更是加剧了患者现有的经济困难。

> **思考**
>
> 甲状腺癌患者一般情况下拥有更长的生存期,这是否会带来预后不良或生存期较短的癌症患者所没有遇到的难题?

46.2 背景

甲状腺癌是最常见的内分泌恶性肿瘤,占美国所有新发癌症病例的3.1%。尽管发病率不断上升,2019年估计有52070例新发病例,但甲状腺癌死亡率相对稳定,2019年估计有2 170例死亡,占所有癌症死亡的0.4%[1]。在过去10年中,甲状腺癌新发病例每年增加3.1%;但2006—2015年,死亡率仅上升了0.7%[1]。甲状腺癌发病率的增加部分归因于检出率的增加[2-3]。2016年,据估计,美国有822 242人罹患甲状腺癌[1]。甲状腺癌病例数量的增加更加强调了更新甲状腺癌术后治疗建议和指南的必要性。

甲状腺癌在组织学上可分为分化型和未分化型。分化型甲状腺癌(DTC)包括甲状腺乳头状癌和滤泡状癌,预后良好,可首选手术治疗。甲状腺乳头状癌是最常见的分化类型,占所有甲状腺癌的70%~80%,10%~15%的甲状腺癌是滤泡癌,2%是甲状腺髓样癌,其涉及产生降钙素的神经内分泌滤泡旁C细胞。未分化型指甲状腺未分化癌。甲状腺未分化癌占所有甲状腺癌的不到2%,预后严重,诊断后的预期寿命约为6个月[4]。

> **思考**
>
> 医师应对甲状腺癌预后问题的方法是否会因总体预后良好而产生改变?

DTC良好的总体预后是医学界所公认的。然而,预后良好也并不能否定甲状腺癌的诊断。为此,正如一些人所说的"温和癌症"那样,并不能准确地描述患者与甲状腺癌的斗争。许多甲状腺癌患者的生活质量下降,对他们所获得的医疗支持不满意,对复发和再次治疗感到焦虑,并且通常会有孤立感。除了身心方面的挣扎外,经济困难在甲状腺癌患者中比在其他恶性肿瘤患者中更常见,并且描述甲状腺癌存活率的文献很少。在本章中,我们将概述与甲状腺癌预后的医学和社会心理难题,并对甲状腺癌术后治疗计划的原则提出建议。

46.3　甲状腺癌幸存者的管理

癌症幸存患者的管理包括患者与癌症共存、经历癌症和战胜癌症的经历。幸存者包括那些为了降低复发风险或控制慢性症状而继续接受长期治疗的人[5]。幸存包括参与治疗过程的所有成员——患者的家人、朋友、医师和其他照顾者。癌症幸存者的独特性质已被证明有3个阶段[6]:第一阶段代表诊断和治疗,第二阶段在治疗完成后开始,第三阶段包括长期治疗或监测[6]。

制订生存保健计划(SCP)的目的是为初级保健从业人员提供针对患者的治疗计划,包括治疗后的预后、随访指导以及众多不同保健类型的描述[7]。尽管人们对甲状腺癌生存保健的认识不断提高,但仍存在一些挑战,包括缺乏监测治疗的晚期和长期效果的指南,以及肿瘤科、外科和初级保健团队之间缺乏协调配合。

文献中很少描述甲状腺癌的存活率。在这篇综述中,我们的目的是对目前的文献进行全面的概述,这些文献涉及生活质量问题和预后策略,这些策略可能使甲状腺癌患者在治疗期间和治疗后获益。我们强调了在临床实践中整合甲状腺癌生存保健计划的重要性,并提出了我们对该计划基本原则的建议。

46.4　甲状腺癌患者的特殊需求

每个甲状腺癌患者都会经历一系列不同的症状、个性化的治疗方案、治疗后的个人问题以及后遗症。然而,许多患者都有类似的症状和生存问题,这在这种类型的癌症中更为典型。

46.5　甲状腺癌监测和继发其他部位恶性肿瘤的风险

DTC被认为具有良好的预后。在年轻的甲状腺乳头状癌患者中,5年生存率为98.2%[1]。然而,甲状腺癌复发率较高,为10%~30%,甚至在术后继续治疗40年(尤其是在45岁以上)的患者中也是如此[8-9]。因此,必须在缓解期监测患者的癌症复发,本质上是终身监测。

甲状腺癌复发的危险因素包括:年龄较大、BRAF突变、侵袭性组织学亚型、甲状腺外侵犯和淋巴结转移[10-11]。

与普通人群相比,甲状腺癌患者继发原发性恶性肿瘤

(如白血病、乳腺癌和前列腺癌)的总体发病率略有升高,估计风险为7%~8%。在确诊甲状腺癌的第一个10年中,老年患者和RAI治疗后的继发风险更高[12]。Chen等证明,有甲状腺癌病史的女性(主要是绝经前的白人女性)患乳腺癌的风险更高[13]。

当需要时,RAI可以用作乳头状和滤泡状甲状腺癌的辅助治疗,以消融术后残留的微小DTC病灶,RAI还用于消融剩余的正常甲状腺组织,以便于通过RAI全身扫描或血清甲状腺球蛋白水平进行监测。最近的研究表明,在34年的时间里,RAI治疗比例从3.3%增加到38.1%[14]。RAI治疗可能与继发性恶性肿瘤的风险增加有关,包括唾液腺肿瘤、白血病、骨髓和软组织癌以及结肠直肠癌[14-17]。

尽管美国甲状腺协会(ATA)建议DTC患者在某些适应证下使用RAI,但治疗标准缺乏一致性,尤其是在复发风险低的患者中继续使用RAI。

总体而言,需要进一步研究RAI的使用与发生继发性恶性肿瘤的风险之间的关系[15]。

46.6　癌症治疗后的心理压力与生活质量评估

健康相关生活质量(HRQoL或QoL)是一个多维结构,包括患者对其身体状况的感知和心理健康[18]。QoL评估可能因使用单一或联合治疗模式而改变。

有多个方面可以评估生活质量,包括总体幸福感、社会作用、心理健康和身体健康[19]。Aschebrook-Kilfoy等进行了一项研究,其中纳入1 174例甲状腺癌幸存者,他们完成了经过验证的City of Hope患者/癌症幸存者生活质量版本(QOL-CSV)评估工具,该工具涉及身体、社会、心理和精神影响[20]。平均总体生活质量得分为5.56分(10分为最佳,0为最差),其中女性患者、诊断年龄小、较低的教育程度是生活质量下降的预测因素[20]。该研究得出结论,甲状腺癌的诊断和治疗可导致较低的生活质量评分,在诊断后5年才开始恢复[20]。Applewhite等利用北美甲状腺癌生存研究(NATCSS)的数据,发现尽管甲状腺癌的预后相对较好,但甲状腺癌幸存者报告的总体生活质量评分与结肠癌幸存者相似——5.56分(10分为最佳)(平均值为5.20分,P=0.13),比较之下,神经胶质瘤(平均值为5.96分,P=0.23)和妇科癌症(平均值为5.59分,P=0.43)都比甲状腺癌更高[21]。

Husson等报道，甲状腺手术对短期HRQoL评分有负面影响，并得出结论，甲状腺癌幸存者的HRQoL与正常人群相似或略差[22]。与美国正常人群相比，接受甲状腺全切术或甲状腺腺叶切除术的患者更可能对社会心理健康产生负面影响。该研究表明，手术作为甲状腺癌患者的一线治疗，可能会导致精神和身体功能恶化[23]。因此，心理咨询和物理治疗可能发挥重要作用。

接受甲状腺全切术的甲状腺癌患者，以及一小部分接受甲状腺腺叶切除术的患者，需要终身接受甲状腺激素替代治疗。终身甲状腺激素替代治疗对生活质量的影响可能是惊人的，因为由于个体剂量需求、药物不依从性和合并症，患者可能难以维持理想的甲状腺激素水平。接受长期左甲状腺素治疗的患者，包括甲状腺功能恢复正常的患者，其睡眠减少、精力下降、社会功能受损、精神疾病发病率增加、焦虑和抑郁的发生率都会增加[24]。

尽管患者的肿瘤已经治愈，但他们面临着新的挑战，责任医师或社会工作者可以通过个人咨询、社区服务、家庭护理或援助、保险覆盖和社会保障来解决这些挑战[25]。此外，社会工作者可以帮助患者解决工作和就业困难。

46.7　生存期间的人际关系与社会支持

甲状腺癌幸存者可能会经历人际关系的重大变化。在一项对518例甲状腺癌幸存者的调查中，Schultz等指出，超过43%的患者认为他们的甲状腺癌治疗改善了家庭关系，而11%的患者报告了不利的影响[26]。未婚幸存者比已婚幸存者更有可能报告甲状腺癌影响了他们的健康，这可能是由于社会、家庭支持较少[26]。有了足够的社会支持和健康的家庭关系，患者可能会更积极地适应癌症带来的压力。

> **思考**
> 对于术后可能需要RAI治疗并希望怀孕的年轻女性患者，应讨论哪些方面的问题？

46.8　RAI治疗后的生理健康、生育能力和身体机能健康

RAI对生殖功能的不利影响在预后中起着重要作用，也应予以重视。一项针对3 023例DTC女性和青少年的16项研究的系统回顾显示，12%~31%的女性在接受RAI治疗后月经周期发生变化，8%~27%的女性出现暂时性闭经[27]。RAI治疗可影响卵巢储备功能，并与月经周期不规律、暂时性闭经、妊娠延迟和较早绝经有关，但对长期生育能力的总体影响尚不清楚[27-29]。在男性中，RAI可导致精子数量的短暂减少[30-31]。国际DTC治疗指南建议，接受RAI治疗的妇女应至少等待6个月才能怀孕。然而，目前缺乏RAI治疗后用来监测女性性腺功能的指南[32-33]。因此，在接受治疗前寻求妇科医师或性健康专家的咨询可能对育龄患者有帮助。

RAI也可导致组织纤维化，随后出现颈部肌肉疼痛、肌张力异常、痉挛和继发性淋巴水肿等症状，对浅表（即颏下区域）和深层结构（即喉、咽和口腔）均有影响[34-35]。症状可能在治疗后数月至数年内出现。其他症状包括口干、眼干、异常流泪、味觉或嗅觉异常以及生殖功能受到影响[36]。

在对DTC患者的横断面分析中，Almeida等发现，接受RAI的患者，特别是剂量＞150 mCi的患者，在咀嚼和吞咽疼痛方面的生活质量评分明显较低[37]。其他报告也描述了与味觉、嗅觉、进食、社交和口干有关的不良反应[38]。

46.9　甲状腺癌患者的疲劳、咨询、隔离、营养和补充治疗

甲状腺癌后的生活通常需要咨询、多学科联合诊治和补充治疗的共同努力。慢性疲劳是一种会使人衰弱的生物心理社会症状，大部分癌症幸存者在治疗期间和治疗后都会出现，尤其是服用甲状腺激素补充治疗的患者[39]。

Roberts等进行的一项研究发现，11.8%的甲状腺癌患者寻求临床或心理咨询，4.8%的患者寻求精神或宗教顾问[40]。个人或团体临床咨询能帮助患者及其家人应对癌症以及生存期的后续障碍。临床咨询作为一种富有成效的方式，帮助患者确定治疗策略，以克服治疗和生存所固有的压力和焦虑。

确诊甲状腺癌可能会使一些患者感到孤立。Aschebrook-Kilfoy等进行的一项研究表明，多达79.2%的甲状腺癌幸存者依赖于支持小组[20]。研究表明，定期参加支持小组的患者，尤其是接受晚期癌症治疗的患者，其生活质量和生存率有所改善[41]。面对面、在线和电话支持小组使具有类似经历的患者能够共同解决实际问题。家庭支持小组对于患有遗传性甲状腺癌的家庭也很重要。照顾者也可能面临独特的经历，因此可以从甲状腺癌社区支持小组中寻求帮助。

营养咨询对甲状腺癌幸存者来说特别有用。美国甲状腺协会（American Thyroid Association）建议在进行扫描和随后的RAI治疗之前进行低碘饮食，这可以提高检测和治疗的有效性[33]。注册营养师或营养学家可以通过建议可持续体重管理和独特的饮食限制（如碘盐、海鲜、豆制品和含碘维生素）来帮助患者管理其饮食。辅助疗法和综合医学，如针灸、物理疗法、草药补充等，提供了更好地处理RAI副作用、治疗淋巴水肿和提高肌肉力量的替代方法。这些疗

法已被证明可减少癌症治疗的副作用并提高生活质量[42]。据报道，实施辅助治疗技术的癌症幸存者降低了心血管疾病、糖尿病、骨质疏松症和抑郁症等并发症的风险，生活更加健康和幸福[42-43]。

46.10 与甲状腺癌相关的经济负担

医疗费用在治疗期间以及整个存活期间不断增加。2012年，Livestrong对4 719例18～64岁的癌症幸存者进行了调查，结果显示大约1/3的幸存者已经负债，破产的预测因素包括较年轻的癌症幸存者、较低的收入和无医疗保险[44]。

对SEER数据库的分析显示，甲状腺癌幸存者个人破产的概率在1年时为0.9%，在2年时为2.0%，在5年时为4.8%。破产风险增加的预测因素是年龄<65岁且无医疗保险的患者[45]。甲状腺癌患者破产的高风险并不局限于治疗期，因为大约78%的医疗保健费用发生在后续的治疗阶段[46]。

失业加重了这一财政负担。甲状腺癌的存活率与诊断后2年和4年的失业和低收入有关。心理和身体健康状况下降可能造成工作能力下降，可能需要治疗措施来帮助恢复全职工作[47]。此外，甲状腺癌患者面临失去工资的风险，因为他们在术后或RAI治疗期间可能无法工作。

在一项回顾性队列分析中，评估了癌症患者（197 840人）和对照组（197 480人）的经济负担和破产情况，Ramsey等发现，2.2%的甲状腺癌患者申请破产，而对照组为1.1%[45]。甲状腺癌患者在诊断后1年报告的破产发生率最高。与肺癌患者（9.1/1 000）和结直肠癌患者（6.2/1 000）相比，每1 000人中有9.3人[45]。这些结果与医学观点相矛盾，即与甲状腺癌相比，肺癌和结直肠癌可能具有更差的预后，而甲状腺癌通常被认为是"最温柔的癌"[26,48]。

46.11 甲状腺癌幸存者生存计划概述

甲状腺癌生存计划的目标是通过满足甲状腺癌幸存者的医疗、心理和经济需求来提高护理质量和生活质量。该计划承认甲状腺癌诊断后的终身影响，并提供了一个可供医疗机构使用的生存护理模式，包括以下内容：

- 甲状腺癌术后基本护理。
- 甲状腺癌术后多学科联合诊治护理团队。
- 甲状腺癌个性化SCP。
- 甲状腺癌患者的起始和终身治疗指南。
- 专门的甲状腺癌术后护理、治疗诊所或医院。

46.12 甲状腺癌幸存者生活护理基础

美国临床肿瘤学会（ASCO）和国家综合癌症网络（NCCN）已经制定了癌症生存指南。然而，以前的指南缺乏个体规划，特别是生活质量方面的期望目标[5,36]。对于甲状腺癌幸存者，医疗机构和专家应该提供连续性护理的实用方法。癌症生存计划最初在医疗机构内被描述为SCP，包括临床综合治疗、社区支持和研究发展[49]。

一项研究预测，如果甲状腺癌生存趋势保持不变，甲状腺癌幸存者可能占美国癌症幸存者总数的10%[20]。因此，生存计划的规划应考虑到未来甲状腺癌幸存者所需护理或治疗的资源会显著增加。

甲状腺癌生存计划应包括从诊断到治疗后、随访和缓解期的所有诊断为甲状腺癌的患者。患者可以通过初级保健医学、外科、肿瘤科或自主方式转移到甲状腺生存计划中。

甲状腺癌患者的生存护理应满足以下要求：

- 关于甲状腺癌诊断、治疗和治疗相关副作用风险的宣教。
- 制订个体化甲状腺癌SCP，包括患者治疗的设定期望目标和护理质量的预期。
- 患者整体身心健康和保健需求的多学科联合治疗/护理。
- 癌症和相关并发症的治疗。
- 肿瘤学随访和必要的研究。
- 临床研究试验。

46.13 甲状腺癌幸存者的多学科联合诊治/护理团队

甲状腺癌多学科联合诊治/护理团队应包括护士、遗传学顾问、甲状腺外科医师、内分泌科医师、放射肿瘤科医师、营养师、医务社会工作者以及家庭成员的积极参与。重要的是要明确界定角色，并建立可靠的沟通渠道。

在该计划中，护士扮演着引导术后护理的关键角色，护士是患者的主要联系人。工作人员收集所有相关医疗记录，然后为每位患者完成个性化护理模式，包括病史、当前症状回顾、治疗方案和相关专家咨询。

46.14 个性化的甲状腺癌幸存者治疗/护理计划

个性化的甲状腺癌幸存者治疗/护理计划应包括以下内容：

- 个人总结病史和手术史、癌症类型和分期、所提供的治疗、目前的健康状况、治疗副作用和癌症复发的风险评估，以及通过经验证的QOL-CSV在治疗前、治疗中和治疗后进行的QOL评估。

- 抑郁症筛查。
- 营养咨询。
- 肿瘤科长期随访。
- 患者设立治疗计划和护理质量的目标，确定患者和照顾人员的健康相关需求，提供相关资源。

46.15　结论

DTC的总体预后良好，使生存率成为应对甲状腺癌的主要（但被低估）因素。有癌症病史对每个人来说都是特殊的。然而，对大多数人来说，有一条共同的线索是真实

的——患者在癌症确诊后的生活是不同的。尽管DTC是一种极大概率可治愈的癌症，总体预后良好，但患者在生存期内可能会面对一些困难，包括：生活质量和身体健康的下降，经济负担，家庭/社会关系的改变，以及继发恶性肿瘤的风险。

这篇综述描述了甲状腺癌幸存者在接受治疗后可能经历的困难，并概括了一项可能提供可持续和实用性的甲状腺癌生存计划。随着对甲状腺癌幸存者所经历的困难有了更透彻的了解，我们可以通过制订和实施合理的策略来减轻患者及其照顾者的负担，从而更好地鼓舞患者。

（译者：张磊屹　刘枞）

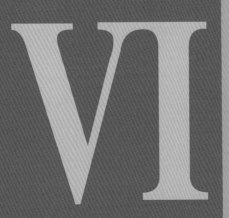

第六部分

甲状旁腺的探究发展史与基础医学

VI

第47章　甲状旁腺手术发展史

David Myssiorek, Daniel F. Roses

关键要点

- 1849年：Richard Owen首次在印度犀牛身上发现甲状旁腺。
- 1879年：Wolfler描述了甲状腺切除术后的手足抽搐。
- 1880年：Sandström首次描述了人类的甲状旁腺。
- 1891年：Gley发现动物在做了甲状旁腺切除术后出现四肢抽搐的症状，他因此提出了甲状旁腺的功能。
- 1906年：Erdheim发现甲状旁腺增生会引起纤维囊性骨炎（OFC）和骨软化症。
- 1907年：Schlagenhaufer发现单个甲状旁腺腺瘤可导致OFC，切除腺瘤后可逆转OFC的影响。
- 1907年：Evans和Halsted描述了甲状旁腺的血液供应。
- 20世纪20年代：Hanson和Collip都提取出了甲状旁腺激素（PTH）。
- 1925年：Mandl完成了第一例甲状旁腺腺瘤切除术。然而，1909年和1917年的Bland-Sutton或许才是第一个完成这项手术的人。
- 1926—1932年：Charles Martell船长成为了美国第一位接受甲状旁腺切除术的人。
- 1928年：Ochs在St. Louis完成了美国第一例成功的甲状旁腺切除术。
- 1963年：Berson和Yalow开创了甲状旁腺放射免疫测定法。
- 20世纪70年代：正式阐明了PTH的分子结构。
- 1987年：Nussbaum发明了一种快速检测PTH的方法。
- 1989年：Sestamibi放射性同位素显像成功应用于术前甲状旁腺腺瘤的定位。

47.1　病例展示

Charles Martell船长，男，30岁，他22岁时开始出现身高下降和广泛肌肉、骨骼疼痛的症状。8年来，他变矮了7 in，体查发现桶状胸、脊柱后凸，血清钙为14.8 mg/dL。

思考

- 我们应该从这个患者身上找出什么其他症状或体征？
- 假设这个患者在90年前到医院就诊，有没有其他检查可以协助诊断？
- 假设如今这个患者来医院就诊，你该为他做什么检查？在随后的5年里，患者做了5次颈部探查手术，仍然存在高钙血症和持续的骨畸形。
- 你想从他以前的手术中得到什么信息？

在这5次手术中，只切除了一个正常的甲状旁腺。

思考

如果这种情况出现在今天，并且Sestamibi放射性同位素显像阴性，你下一步该怎么做？

患者当时做了开胸手术，从纵隔切除了一个3 cm的甲状旁腺腺瘤，并将部分甲状旁腺重新植入。几周后，患者出现手足抽搐并死亡。

思考

如果对甲状旁腺组织胚胎学有更多的了解，那么是否会更早地考虑患者预后？

47.2　背景

甲状旁腺手术与整个医学的发展在许多方面齐头并进，从甲状旁腺首次被发现到我们如今的分子生物学时代，手术发展的核心是对甲状旁腺病理生理学的深入了解。

当原始生命从富含钙和其他离子的海洋中进化而来时，维持钙水平的机制变得至关重要。在1963年[1]和1980年[2]，科学家提出，甲状旁腺出现在1亿年前两栖动物的进化过程中。Leoutsakos提出，石炭纪（3.6亿年前—2.86亿年前）的到来可能促使了甲状旁腺的出现[3]。

人们在考古发掘中发现了人类罹患高钙血症的证据。Cook等利用骨组织形态测定法对一具公元前36年—公元400年古埃及的女性骨骼进行检查，发现了她患有OFC[4]。Denninger在北美发现的骨骼中发现了类似的情况[5]。

在19世纪后半叶之前就有几篇关于甲状旁腺功能亢进症的报道。1705年，法国外科医师J.J.Courtial描述了一位患者，他首先出现脚后跟疼痛的症状，并迅速发展到膝盖和关节。他逐渐出现鸡胸、脊柱后凸、身高变矮以及其他OFC症状，最终于42岁去世[6]。John Hunter在1787年描述了一个患有类似OFC的骨病的成年人："患者骨质很疏松，皮质骨就像薄薄一个壳，骨骼细胞中充满了血样或凝胶状物质，而且缺乏基质，好像只须一把普通的刀就能把它们切开[7]。"发现这些内分泌器官就是甲状旁腺手术的下一篇章。

1834年，伦敦动物学会（London Zoological Society）购买了一头雄性印度犀牛[8]，这也得到了著名解剖学家Richard Owen的支持，他当时已成为动物园董事会成员，这笔交易大约花费了12.5万美元。Richard Owen相信神创论，与当时的进化论支持者相冲突，特别是Charles Darwin和动物园董事会的另一名成员Thomas Huxley。犀牛被养在Regent公园的动物园里，这里许多大型动物虽然活动受到限制，但没有关在围栏里。这头犀牛在被一头长着巨大象牙的大象袭击后生病，并于1849年11月19日死亡。当时，Owen也是动物园里的解剖员，动物园里所有动物的死亡原因都由他调查。

解剖花了几个月的时间，Owen确信是大象的攻击造成犀牛肋骨断裂，然后刺穿了它的左肺，最终导致肺炎和死亡[9]。在犀牛的尸检过程中，他描述了甲状腺和相关组织结构，他说："在静脉附近，有一个小而致密的黄色腺体附着在甲状腺上[9]。"（▶图47.1）

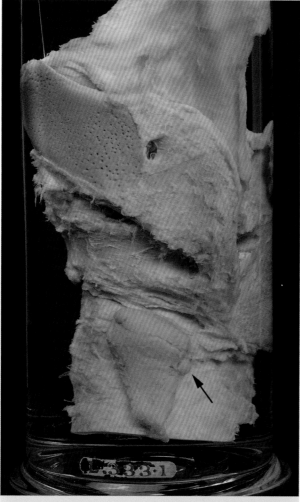

图47.1 Richard Owen爵士解剖标本。箭头指示甲状旁腺的位置（Reproduced with permission from © Museums at the Royal College of Surgeons of England.)

当Owen成为皇家外科医学院的Hunterian教授时，他举办了几十场讲座并发表了大量文章，包括《论印度犀牛的解剖》。有趣的是，他当时还定义了一类新的脊椎动物——恐龙。他的论调是：恐龙是哺乳动物的一个分支，是由神创造的。他对犀牛的解剖相关研究于1850年2月12日在伦敦动物学会上发表，手稿于1852年由出版社接收，然而该卷直到1862年才在《伦敦动物学会会刊》第4卷中发表[8]。因此，Owen最初并不被认为是最早发现甲状旁腺

的人。

瑞典的Ivar Sandström发现了甲状旁腺（▶图47.2）[10]。作为一名医学生，Sandström解剖了狗、猫、兔子、牛和马的甲状旁腺，他对动物的研究使他在一具人类尸体上发现了甲状旁腺。原始论文"*Om En Ny Kortel Hos Menniskan Ochatskilliga Daggdur*"（《关于人类和几种动物的一种新腺体》）发表于1880年。具有讽刺意味的是，这篇论文在很大程度上也不为人所知。在他的论文中，他对这些甲状旁腺的位置及其与甲状腺的关系进行了评论：尽管这些腺体通常通过结缔组织与甲状腺结合，但它们在甲状腺包膜上是可移动的每个腺体都有一条或多条来自甲状腺下动脉的小动脉分支。他提议将这些新器官命名为为甲状旁腺[11]。

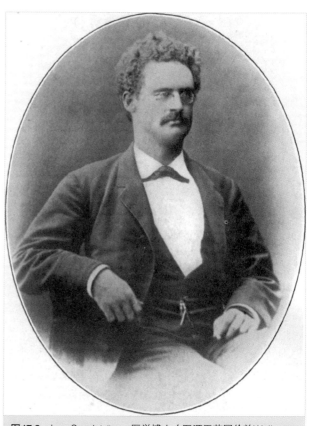

图47.2 Ivar Sandström，医学博士（图源于英国伦敦Wellcome图书馆）

虽然对印度犀牛的解剖首次发现了甲状旁腺，但其功能在当时仍是未知的。至今，一些治疗甲状旁腺疾病的内分泌协会仍在其标志上使用犀牛。

"Tetany"源自希腊语tetanos，意为"僵直"，于1852年首次用于描述严重低钙血症的并发症[12]。1879年，Theodor Billroth的助手Wolfler初步提出了甲状旁腺功能。Billroth的首次甲状腺全切术后出现手足抽搐，3周后有所改善[13]。然而，当时认为这些术后抽搐是由脑充血导致的。

Weiss也报告了8例甲状腺全切术后手足抽搐的病例[14]。在此期间，出现了一种言论，认为甲状腺（可能包括甲状旁腺）负责解毒人体循环中的毒物。因此，当患者接受甲状腺切除术并出现手足抽搐时，被认为是失去了甲状腺解毒能力。直到法国生理学家Eugene Gley开展他的研究，甲状旁腺的功能才最先被阐明[15]。

Gley在1891年对狗进行了甲状腺切除术。这些死于四肢抽搐的狗的甲状旁腺也被切下留作标本。Giulio Vassale和Francesco Generali后续报告指出，切除动物的甲状旁腺而保留完整的甲状腺也会导致手足抽搐和死亡[16]。尽管有这些研究，但甲状旁腺的功能仍然难以捉摸。然而，已做甲状旁腺切除术的动物，将甲状旁腺自体移植回体内可预防手足抽搐[17]。

直到纤维囊性骨炎（OFC）和甲状旁腺功能亢进之间的联系被发现，人们才认识到PTH生理学的真正本质。Eberhard Engel[18]在1864年描述了OFC。1891年，Friedrich Daniel von Recklinghausen[19]被认为是第一个描述OFC组织病理学的人，同年，Gley发表了他关于手足抽搐试验的工作内容。Max Askanazy于1903年发表了一篇关于一名同时患有OFC和甲状旁腺肿瘤的患者的报告，但他并未将这两种情况联系起来[20]。他发现"位于甲状腺左叶左侧的肿瘤（4.5 cm×2 cm×2 cm）"，他注意到它不同于甲状腺组织，由"狭窄的立方上皮组成"，他于1930年重新对该组织进行检验，证明他的患者患有甲状旁腺肿瘤[6]。

Jacob Erdheim检查了死于骨病的患者甲状旁腺。他确认患有骨软化症和OFC的患者有甲状旁腺增生，并首次将甲状旁腺增生与这些骨骼疾病联系起来，但他认为骨丢失是导致甲状旁腺形态改变的原因[21]。最后，Freidrich Schlagenhaufer将患有单个甲状旁腺腺瘤的患者与OFC联系起来，并得出结论，该腺体是骨破坏的病因[22]。他继续推断，切除该腺体将改善这些患者的OFC。在同一年，Halsted在讨论切除甲状旁腺后的手足抽搐时指出，"很难让人相信，甲状旁腺这么小的腺体竟然会导致如此严重的结果"[23]。

同时，1884年首次描述了甲状旁腺功能亢进和肾结石之间的联系[24]。1名少女死于泌尿系统和骨骼并发症，她的尸检结果在伦敦病理学会上公布，被发现有符合OFC的骨肿胀症状及多发性肾结石。

1909年，William MacCallum在Johns Hopkins医学院[25]提出了甲状旁腺切除术后引起的手足抽搐和低钙血症之间的联系。他发现注射甲状旁腺提取物可缓解动物四肢抽搐的症状。还有最新的研究表明，当血液透析去除钙离子而没有得到及时补充时，患者就会出现手足抽搐。在当时，盛行的理论是甲状旁腺以某种方式中和了血液循环中的毒素，这源于Billroth首次报道甲状腺切除术后手足抽搐。研究表明，注射甲状旁腺提取物或钙均可以治疗患者的手足抽搐。MacCallum和Voegtlin随后证实，手足抽搐是由继发于甲状旁腺素（PTH）缺乏所致的低血钙引起的，病因不是血液循环中的毒素[26]。MacCallum十分不情愿地接受了他自己的研究，数据表明，手足抽搐的病因就是继发于低PTH所致的低钙血症。由于那些年缺乏信息互通，大部分医师们继续坚持解毒理论。患有OFC的患者进行了注射甲状旁腺提取物和甲状旁腺移植治疗，但症状没有缓解。有外科医师将甲状旁腺肿大类比为甲状腺肿，并与骨骼疾病联系在一起。他们进一步提出，肿大的甲状旁腺没有功能，并指出失活的甲状旁腺移植组织和甲状旁腺组织提取物的使用是无效的。

在Johns Hopkins医学院，有一项由Halsted和MacCallum发起、Herbert Evans经手的研究[27]。通过血管注射，Herbert Evans能够阐述甲状旁腺的血供。无论上、下极甲状旁腺，血液都是由甲状腺下动脉发出的终末小动脉供应，研究表明，超过90%的样本中血供都是来自甲状腺下动脉。该研究的结论是，甲状腺切除术后出现的手足抽搐更可能是由于血供中断，而不是甲状旁腺切除。

低钙血症和甲状旁腺之间的确切联系直到1923年才被发现。牛[28]和人[29]的甲状旁腺研究在技术上是相似的，即将甲状旁腺碾碎、蒸馏和化学处理。Collip[29]被认为是第一个发现PTH的人，而Hanson则被认为是早期意识到PTH存在的人。Collip通过注射甲状旁腺提取物来预防手足抽搐。最后，Boothby汇编了甲状旁腺解剖学和生理学的科学依据，并明确地将钙代谢与PTH功能联系起来[30]。

早期，在对甲状旁腺功能亢进的骨骼并发症进行研究时，甲状旁腺激素对肾脏的影响并未被发现。1911年，Greenwald后续研究证明，狗在做了甲状旁腺切除术后，出现尿磷水平降低[17]。1948年，Fuller Albright和Edward Reifenstein汇编了甲状旁腺激素（PTH）对肾脏影响的总结[31]。

现在这些理论很容易被我们所接受，正是因为有前辈的研究，并且建立在外科医师愿意对患有OFC的患者伸出援手的基础之上。病例汇报也有助于推进甲状旁腺功能亢进的认识与治疗。在20世纪初，大西洋两岸的外科医师已经将过去50年的研究与发现应用到手术中。

1925年，维也纳的Felix Mandl开展了第一例甲状旁腺切除术[32]。32岁的有轨电车售票员Albert Gahne被确诊患有原发性甲状旁腺功能亢进。和当时大多数甲状旁腺功能亢进患者一样，他的骨骼异常症状与OFC表现一致，股骨在患有甲旁亢多年后出现骨折。Felix Mandl对患者予以注射PTH提取物治疗，但是疗效不佳。后续治疗中，他移植了从1名事故受害者身上获取的甲状旁腺组织，能意料到的是，这次移植最终没有很好的疗效。Mandl随后对患者做了甲状旁腺切除术，结果患者症状明显好转。直到7年后，患者因肾结石卡在输尿管内就诊，检查发现高钙血症复发，尽管再次积极手术，患者仍未有好转，最终死于OFC并发症。他的尸检并没有发现任何异常的甲状旁腺组织。两年后，Mandl成功对第二例OFC患者进行了手术，并引入了术语"甲状旁腺功能亢进"[33]。Barr等在描述囊性骨肿瘤、骨流失、肌无力、肾结石和血清钙升高等症状时也使用了甲状旁腺功能亢进这一术语[34]。

值得注意的是，伦敦的John Bland-Sutton可能先于Mandl在1909年开展了甲状旁腺囊肿手术[35]。在1917年之前，他还开展了选择性甲状旁腺切除术。这些手术的动力源于1886年在尸体上进行的甲状旁腺肿瘤切除。

1926年，美国第一例甲状旁腺探查术是在麻省总医院进行的[36]。Charles Martell是一名美国商船队的船长，1926年1月，他因多处骨折、身高下降和肌肉骨骼疾病于纽约市Bellevue医院的代谢门诊就诊，并且他的脖子增粗，还出现了桶状胸（▶图47.3）。Charles Martell在22岁时加入美国商船队，身高超过6 in；到了快30岁的时候，他矮了大约7 in，最终被转诊到麻省总医院新设立的4号病房[37]，这个病房是专门为了研究罕见疾病而设立的。检查发现他的血钙为14.8 mg/dL。1927年，Martell船长在波士顿进行了两次颈部探查都没有发现腺瘤。他于1929年返回纽约市，做了第三次颈部探查，还是没有成功。

1932年，他回到波士顿，又进行了三次手术，均以失败告终。留在波士顿的Martell船长利用哈佛医学图书馆研究了有关异位甲状旁腺的资料。1932年，在Martell的要求下，Oliver Cope和Edward Churchil为他做了开胸纵隔探查术。最终发现了一个3 cm左右的甲状旁腺腺瘤。该腺体的一部分用作自体移植，但手术效果不佳，术后他出现了手足抽搐。6周后，在输尿管结石取出术中，他出现了喉痉挛，最后抢救无效死亡。

事实上，E.J. Lewis于1926年1月6日在Chicago的Cook County医院进行了一次选择性甲状旁腺探查[11]。患者可能患有甲状旁腺恶性肿瘤，后续需要进行几次切除。终于，1928年8月1日，Olch在位于St. Louis的Barnes医院完成了美国第一例成功的甲状旁腺切除术。患者是1名56岁的女性，9年前发现患有高钙血症，血钙为17 mg/dL，切除甲状旁腺

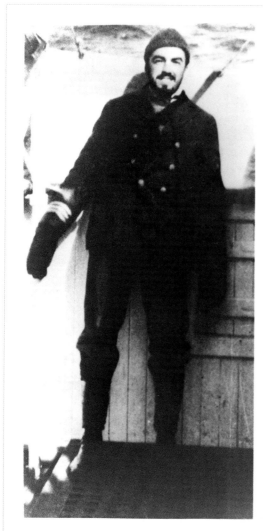
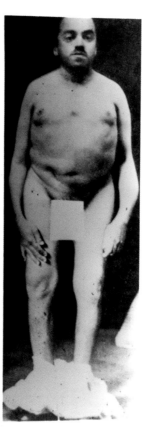

图47.3　Charles Martell船长（图片由麻省总医院、档案馆和特别收藏馆提供）

后血钙降至4.5 mg/dL。

Solomon Berson等在1963年发明了放射免疫测定法用来测量甲状旁腺激素（PTH），这可能是现代对PTH检测最重要的进步（▶图47.4和▶图47.5）[38]。这让我们更好地了解了钙稳态的分子基础，也增加了对甲状旁腺功能亢进患者的检测率。Berson于1972年去世，1977年他的同事——Rosalyn Yalow凭借他们的研究成果获得了诺贝尔生理学或医学奖[39]。随着该检测方法的普及，确诊为甲状旁腺功能亢进的患者数量呈指数级增长。在20世纪中期，医学界定义了PTH增多产生的基本病理生理学。PTH的分子结构也于20世纪70年代得到阐明。20世纪70年代，随着一系列分析仪进入医院，高血钙症患者得到了正确的诊断[40-41]。

第二次世界大战后，甲状旁腺功能亢进患者最常出现的症状为肾结石、骨折。但在20世纪70年代，还没有出现明显高钙血症症状或体征的患者得到早期诊断并治疗，OFC的发病率急剧下降。另外，由于骨密度检测的研究发展，骨量减少/骨质疏松的高钙血症患者也确诊得更及时。随着无症状甲状旁腺功能亢进患者数量的增加，我们需要更敏感的技术来实现更好的手术预后。

在20世纪上半叶，我们认为并非所有的甲状旁腺功能亢进都是由腺瘤引起的。当时的病理医师通常很难区分甲状旁腺增生和腺瘤。因此，彼时的甲状旁腺功能亢进患者的常规治疗是对4个甲状旁腺都进行探查。显然，术前定位病变腺体（包括识别异位腺体），将有助于更精准的手术。

47.3　影像学检查

第一种用于定位异常甲状旁腺的影像学技术是动脉造影术[42]。据报道，动脉造影术的灵敏度为40%[43]。选择性甲状旁腺激素静脉取样能够确定病变偏向于哪一侧，但与甲状旁腺四腺体探查术相比，该方法的风险大于益处。

1962年，Sisson和Beierwaltes发现^{57}Co标记的维生素B_{12}富集在狗的甲状旁腺中，进而用放射性同位素显像法首次检测出甲状旁腺组织[44]。1964年，人们发现^{75}Se-硒代蛋氨酸富集在3例患者的甲状旁腺腺瘤中，尽管只有一名患者诊断正确[45]。1965年报道了第一项应用^{75}Se-硒代蛋氨酸显像法的包括16例患者的大型研究，其中7例患者有6例被准确诊断[46]。

^{75}Se-硒代蛋氨酸显像的早期经验表明，诊断是否准确的最重要因素是腺瘤的大小[47]。在一项使用^{75}Se-硒代蛋氨酸显像检查（包括42名患者）的研究中，使用^{131}I或^{99}Tc高锝酸盐研究得到Arkles减影成像显像[48]。后续还使用^{123}I或^{99m}Tc高锝酸盐进行计算机减影成像技术的其他研究[49]。

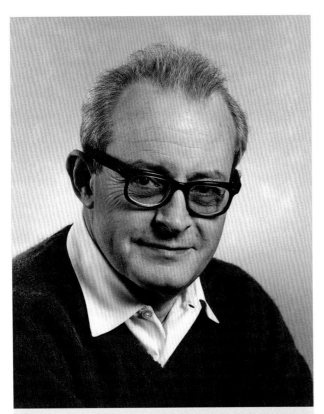

图47.4　Solomon Berson，医学博士（图片由纽约大学Lillian和Clarence de La Chapelle医学档案馆提供）

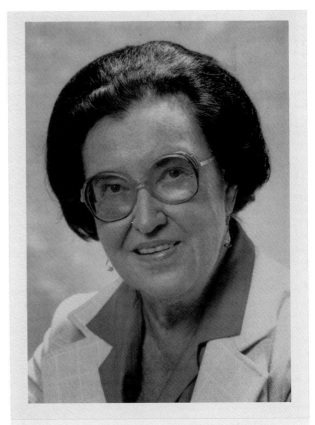

图47.5　Rosalyn S.Yalow博士（图片由科学史研究所提供）

Ferlin等发现^{137}Cs–氯化铯能被甲状旁腺腺瘤吸收[50]。他们的7例患者做了^{137}Cs–氯化铯显像技术，6例患者在手术前被正确诊断。然而，由于^{137}Cs具有较长的半衰期和较高的伽马射线辐射，应用其为放射性同位素显像法是不可行的。于是他们尝试了放射性铊（^{201}Tl），其半衰期较短，并在甲状旁腺腺瘤患者中具有更好的摄取率。

1981年，Makiuchi等使用^{201}Tl氯化亚铊对10例患者进行放射性同位素显像，并准确诊断出8例甲状旁腺腺瘤、癌和增生腺体[51]。Ferlin等对61例患者进行^{99m}Tc高锝酸盐/^{201}Tl氯化亚铊减影成像研究[52]。据报道，他们定位异常甲状旁腺组织的准确率为92%。同样，扫描到甲状旁腺组织的大小影响该检查的敏感度。

尽管取得了如此多的进展，但术前影像学检查的灵敏度仍然较低[53]。^{201}Tl氯化亚铊是一种进步，但发射的伽马能量通常低于较小腺体显像所需的能量，并且患者暴露在相对较高的辐射剂量之下[54]。^{99m}Tc标记的Hexakis化合物于20世纪80年代末得到应用，主要用于检测心肌灌注情况[55]。甲氧基异丁基异腈（Sestamibi）是放射性同位素锝与六（Sesta）甲氧基异丁异腈（MIBI）配体的配位复合物。1989年，Coakley等首次报道使用^{99m}Tc标记的甲氧基异丁基异腈（Sestamibi）代替^{201}Tl氯化亚铊，研究证明甲氧基异丁基异腈（Sestamibi）具有更高的洗脱率[56]。在一项更大的系列研究中，O'Doherty等指出甲氧基异丁基异腈（Sestamibi）显像准确率与^{201}Tl相当，并且甲状旁腺腺瘤中的甲氧基异丁基异腈（Sestamibi）摄取率优于铊[54]。基于这些研究，外科医师在考虑手术时通常采用甲氧基异丁基异腈（Sestamibi）放射性同位素显像作为术前定位。

47.4　甲状旁腺手术进展

术前影像学检查的合理应用可以对孤立性甲状旁腺腺瘤进行定位。其作用是缩小手术范围、手术时间、手术风险和可能的瘢痕大小。然而，标准的术式仍然是探查甲状旁腺四个腺体，外科医师凭借观察腺体的大小和腺瘤冰冻切片的病理结果来确定手术是否完成。但是这些也并不代表治疗的成功与否，尤其是在甲状旁腺增生的病例中，甲状旁腺切除术是否成功的真正决定性因素是血液循环中PTH的持续性降低。

1987年，Nussbaum等发明了一种快速检测PTH的方法[57]。如今，检测甲状旁腺激素只需几分钟，并能让外科医师快速判断他们是否成功切除了异常甲状旁腺，这进一步保证了更小的手术范围和更低的复发率。正是由于快速检测甲状旁腺激素方法的应用，患者住院时间缩短、疼痛减轻和瘢痕变小都是有可能实现的。

甲状旁腺手术的发展已经从基本的甲状旁腺解剖鉴定，发展到后续对甲状旁腺病理生理学的更深理解，再到如今，我们大力发展诊断和显像所需的分子学基础。在未来，也许甲状旁腺疾病分子层面的问题也将得到解决。手术的发展离不开术前诊断和显像，这些技术需要更高敏感性和特异性。对于外科医师来说，剩下的就是根据术前诊断和显像结果进一步制订手术计划，可以使预后更好，或者不需要手术治疗。

（译者：张磊屹　刘枞）

第48章 甲状旁腺组织胚胎学

Tom Shokri, David Goldenberg

> **关键要点**
>
> - 少数甲状旁腺的解剖结构可能是高度变异的，可以根据胚胎发育过程来推断甲状旁腺的解剖位置。
> - 人类的甲状旁腺是在妊娠第5~12周从第三、第四咽囊发育而来。
>   - 下甲状旁腺（来自第三咽囊）在胚胎发育过程中与胸腺一起迁移，因此它们的解剖位置可能更易改变。
> - 上甲状旁腺（来自第四咽囊）位于甲状腺下动脉和喉返神经（RLN）交叉处上方半径1cm范围内，解剖位置相对固定。
>   - 环甲关节也可作为标志。
> - 第四、五咽囊是会退化的，然后合并形成后鳃体，能产生滤泡旁细胞，最后形成甲状腺的外侧段。
> - 后鳃体的残余部分形成Zuckerkandl结节。
> - 甲状旁腺在甲状腺内侧叶和外侧叶融合时出现，此时的甲状旁腺局限在发育中的甲状腺内。
> - 虽然甲状旁腺的解剖位置变化很大，但一般情况下两侧甲状旁腺是对称的。

48.1 病例展示

一名65岁的女性患者在接受甲状旁腺切除术后出现持续性高钙血症。她的术前甲状旁腺超声未能定位异常的甲状旁腺。于是她做了4个腺体的探查，结果只发现3个甲状旁腺。手术医师当时决定放弃手术，并建议进行药物治疗。由于持续的高钙血症，她再次接受了甲状腺外科会诊。然后做了单光子发射计算机断层扫描（SPECT）与CT扫描结合的Sestamibi检查，结果显示前纵隔内有异常放射性摄取点，位于右心房和上腔静脉连接处的心包脂肪内。头颈内分泌外科联合胸外科进行手术，行胸腺部分切除术，并切除胸腺内异位甲状旁腺，术后甲状旁腺激素（PTH）显著降低，病理结果也证实了胸腺内甲状旁腺腺瘤。

> **思考**
>
> - 为什么在选择甲状旁腺术前定位的影像学检查时，对甲状旁腺胚胎学的深入了解是至关重要？
> - 对甲状旁腺胚胎学的深入理解，是如何帮助一名外科医师成功完成手术的？

头颈内分泌外科医师必须对甲状腺和甲状旁腺的胚胎发育有一个彻底、完整的了解，因为这对于外科解剖和手术治疗都具有重要意义。因此，本章将回顾甲状旁腺的发育过程和外科解剖学的应用。

48.2 甲状旁腺的胚胎发育

甲状旁腺起源于内胚层，胎儿在妊娠第5~12周从第三、第四咽囊发育而来。下甲状旁腺由第三咽囊的背段和胸腺一起发育而来，由于它们是共同起源，下甲状旁腺可能与胸腺密切相关，这种复合体以前被称为"parathymus"[1-2]。因此，异位的下甲状旁腺可以出现在从颈部下端到心包上缘的这一大片区域的任何地方。

上甲状旁腺起源于第四咽囊的背侧[1]。甲状旁腺与第四、第五咽囊的关系具有重要的临床意义。第五咽囊是退化的，包含在第四咽囊内，有助于形成后鳃体和最后的甲状腺外侧段[3-5]。第四和第五咽囊复合体通常被称为咽后复合体，包括腹侧憩室、第三咽囊的胸腺部分和后鳃体，后鳃体主要源于退化的第五咽囊（▶图48.1）。

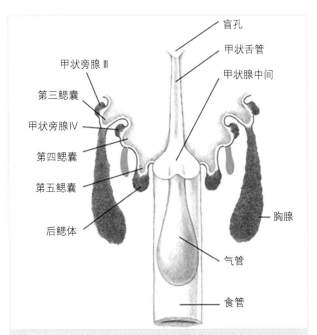

图48.1 胚胎时期的咽部与相关的发育解剖学（Reproduced with permissionfrom Scharpf J, Kyriazidis N, Kamani D, et al. Anatomy and embryology of the parathyroid gland. In: Operative Techniques in Otolaryngology–Head and Neck Surgery. Vol 27, Issue 3, Sep 2016, 117–121）

因此，上甲状旁腺在胚胎学和解剖学上与Zuckerkandl结节密切相关，通常在甲状腺上2/3的水平后方发现，位于甲状腺下动脉和喉返神经交叉点上方约1cm处[4-6]。靠近甲状旁腺的脂肪小叶可能会被误认为是甲状旁腺组织，它通常被认为是胸腺退化的残余组织[6-7]。

由于下甲状旁腺在发育过程中的迁移，它通常位于比上甲状旁腺更腹侧的平面。如果在冠状面观察喉返神经的走行，则会发现上甲状旁腺位于神经平面的深处（背侧），而下甲状旁腺位于神经平面的浅部（腹侧）（▶图48.2）。

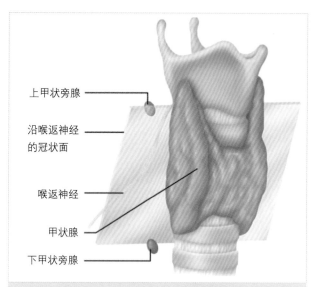

图48.2　冠状面的甲状旁腺与喉返神经的解剖关系值得注意，上甲状旁腺位于背侧（深），而下甲状旁腺位于腹侧（浅）（From Sataloff R.T and Goldenberg D. Surgical Techniques in Otolaryngology-Head and Neck Surgery: Head and Neck Surgery. Jaypee Brothers Medical Pub, 2016.）

48.3　甲状旁腺的血液供应

上甲状旁腺通常由甲状腺下动脉供应。有时，在甲状腺下动脉和甲状腺上动脉之间存在吻合支。在20%～40%的病例中，上甲状旁腺可接受甲状腺上动脉的血液供应，通常是甲状腺上动脉的后支。

下甲状旁腺通常由从甲状颈干发出的甲状腺下动脉供血。但是有10%的患者没有甲状腺下动脉。在这些情况下，甲状腺上动脉的分支可以供应下甲状旁腺，这种现象在左侧比较常见。纵隔内甲状旁腺通常由甲状腺下动脉供血，如果位于纵隔的低位，也可以通过内乳动脉的胸腺支或主动脉弓的主要分支获得血液供应。

48.4　甲状旁腺的解剖变异

甲状旁腺的解剖位置与其胚胎发育时期的迁移密切相关（▶图48.2）。与下甲状旁腺相比，上甲状旁腺处于相对固定的位置，这是因为上甲状旁腺在胚胎发育过程中的迁移路径较短。在大约80%的病例中，上甲状旁腺位于甲状腺叶的后方（▶图48.3）[8]。上甲状旁腺通常位于甲状腺下动脉和喉返神经交界处上方约1 cm的区域，半径为1 cm。环

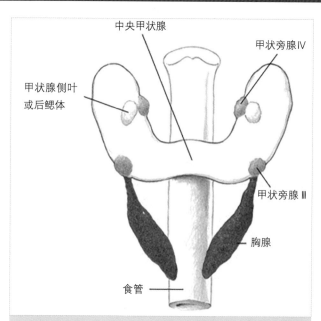

图48.3　上甲状旁腺和下甲状旁腺发育过程中的迁移和各自的周围组织结构（上甲状旁腺与后鳃体/甲状腺侧叶；下甲状旁腺与下降的胸腺）的插图（Reproduced with permission from Randolph G. Surgery of the thyroid and parathyroid glands. Philadelphia:WB Saunders, 2012.）

甲关节也可用作外科标志[8-9]。上甲状旁腺常被认为源自腹侧憩室的萎缩胸腺组织，这使得腺体沿着甲状腺包膜有可移动的平面，尽管它们本就与甲状腺密切相关[3-4]。在10%～15%的病例中，上甲状旁腺可沿着甲状腺上极的后外侧表面、在包裹甲状腺的脏层筋膜内发现[8-11]，在这种情况下，腺体较少移动，可能被限制在甲状腺的后外侧。当然，上甲状旁腺也可能位于甲状腺下极的后方[9]。在不到5%的病例中，它们还可能位于甲状腺上极的上方[10-11]。值得注意的是，在高达30%的病例中，由于占位效应和继发于体积增大的移位，病理性增大的甲状旁腺可能位于食管后或咽后位置[12]。后续报道的上甲状旁腺的解剖位置变异包括位于甲状腺包膜内或斜角肌脂肪垫内。这些变异只占病例总数的不到1%。甲状腺内甲状旁腺罕见（0.5%～4%），推测其继发于后鳃体与内侧甲状腺融合[10-12]。此外，如果甲状旁腺未能与第四咽囊的内胚层分离，甲状旁腺可能被原始梨状窦"捕获"，因此迁移到食管后位置或保留在梨状窦中[13-15]。

虽然很罕见，但外科医师还是应注意到甲状旁腺的变异解剖位置。

与上甲状旁腺相比，下甲状旁腺具有更长的胚胎学迁移过程，因此具有变异解剖位置的可能性更高（▶图48.4）。在40%～62%的病例中，下甲状旁腺腺体位于甲状腺下极平面，可能在前、后或侧面[16-17]。与上甲状旁腺类似，下甲状旁腺也可位于脂肪小叶内，因此可相对于周围组织移动（▶图48.5）。有时，下甲状旁腺会与上甲状旁腺混淆，因为它们也可能位于甲状腺上极后表面[7-11]。

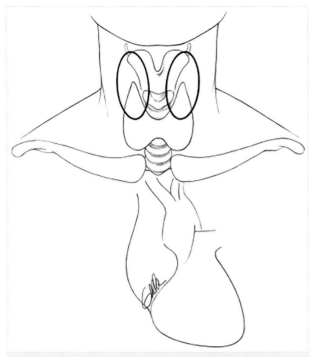

图48.4 上甲状旁腺迁移时间较短，潜在分布区域有限 （Reproduced with permission from Randolph G. Surgery of the thyroid and parathyroid glands. Philadelphia: WB Saunders, 2012.）

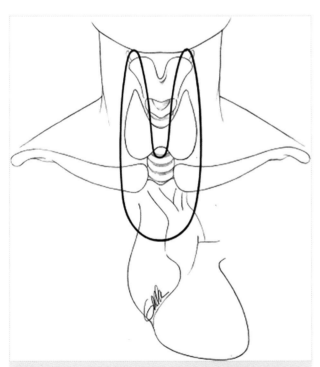

图48.5 由于下行迁移路径较长，下甲状旁腺潜在分布区域较广（Reproduced with permission from Randolph G. Surgery of the thyroid and parathyroid glands. Philadelphia: WB Saunders, 2012.）

参考其胚胎学迁移的范围，下甲状旁腺可能位于甲状腺胸腺韧带内或胸腺的纵隔内[9]；胸腺的下降范围从下颌角

到心包，因此，如前所述，甲状旁腺胸腺复合体的异常迁移导致下甲状旁腺位置的广泛变异。因此，在手术探查过程中，如果无法识别下甲状旁腺，可能在靠近甲状腺上级和上甲状旁腺的位置被发现[18]。在这种情况下，下甲状旁腺通常在颈动脉分叉附近发现，大约距离甲状腺上极外侧2～3 cm[16,19]。然而，如果发育过程中与胸腺分离不及时，下甲状旁腺可能被拉下前纵隔内。事实上，在大约5%的病例中，下甲状旁腺位于胸骨后胸腺内，紧邻无名静脉和升主动脉。极少见情况下，下甲状旁腺可沿主动脉弓在胸腺外找到。如果进一步迁移，则下甲状旁腺可能会与胸膜或心包组织邻近[20-21]。

如果下甲状旁腺下降到无名静脉和主动脉水平以下，它可能形成异位动脉供应，通常来自内乳动脉系统、胸腺动脉或直接通过主动脉分支供应。外科医师应认识到这种变异，做手术应格外小心[22]。

思考

- 作为一名外科医师，在上甲状旁腺找不到的情况下，你应该怎么做？
- 作为一名外科医师，在下甲状旁腺找不到的情况下，你应该怎么做？

虽然甲状旁腺的解剖位置变化很大，但是甲状旁腺两侧腺体还是具有对称性，事实上，在高达80%的上甲状腺和70%的下甲状腺中已经证明了这一点[9]。有大约60%的病例报告了上甲状腺和下甲状腺同时对称，尽管这一数据在出现解剖位置异常时不算很高[9]，当试图手术探查甲状旁腺时，这一点尤为重要。通常观察到的不对称形式是同侧的上、下甲状旁腺，位于喉返神经和甲状腺下动脉交界处的上方或下方，这些腺体可能与甲状腺下动脉水平密切相关[9-12]。由于下甲状旁腺在胚胎学上的变异位置高于上甲状旁腺的下降点，因此，同侧的上甲状旁腺和下甲状旁腺可能位于同一水平，从而使它们无法区分[7,11,23]。在极少数情况下，同侧腺体可能出现融合，并被称为"kissing pairs"[8,24]。重要的是，在这种情况下，甲状旁腺将具有单独的血管蒂，因此可以与平时常见的两个甲状旁腺区分。

甲状旁腺数量异常也可在患者中发现，特别是那些患有肾脏疾病的患者。在3%～6%的尸检报告中发现少于4个甲状旁腺[8-11]。也可能不是解剖学上的真正异常，而是未能找到所有4个腺体。然而，有其他基于尸检的研究报告称，在多达13%的病例中发现超过4个甲状旁腺，并且以前在某个患者身上中发现了多达11个甲状旁腺[25-27]。不同于尸检研究，对肾功能衰竭的患者进行评估，多余腺体发生率也高达30%[9,27]。在无肾功能衰竭或甲状旁腺增生病史的患者中进行的其他研究中，报道了甲状旁腺组织显微镜下残留的发生率较高，这可能代表在早期胚胎发育过程中，甲状旁

腺沿着迁移路径的显微镜下残留[28-29]。这些胚胎学残留也可以解释甲状旁腺瘤病，即颈部和纵隔的多发性甲状旁腺结节，这增加了甲状旁腺切除术后甲状旁腺功能亢进的复发概率[29]。

思考

在患者出现甲状旁腺功能亢进时，什么时候应该考虑甲状旁腺异位或数量异常？

因此，为了改善手术预后，了解甲状旁腺和甲状腺的胚胎学起源以及由此产生的解剖学变异是十分重要的。总之，熟悉这些器官的潜在胚胎发育过程有助于判断异常解剖结构。

（译者：张磊屹　李亚珊）

第49章　甲状旁腺临床病理学

Joshua Warrick

49.1　背景

甲状旁腺疾病的病理学特征诊断存在其特殊性，尽管当前针对其进行的鉴别诊断的疾病种类相对较少，在很多情况下，这些疾病的一些病理学特征存在重合，因此难以鉴别。本章内容主要涉及甲状旁腺（疾病）的组织病理学信息，提供了可以帮助医师从冰冻切片检查中获取重要信息的方法，在某些情况下，甲状旁腺冰冻切片病理学检查结果会对患者的诊疗产生巨大影响。

49.2　病例展示

该患者为一名56岁的女性，她因血钙、甲状旁腺激素（PTH）和尿钙水平升高而到耳鼻喉科门诊就诊。随后对其进行的四维计算机断层扫描（4D-CT）检查显示，该患者右甲状腺上极后部存在一处病变。随后该患者接受了右侧甲状旁腺切除术。

49.3　正常甲状旁腺

在正常情况下，甲状旁腺通常位于甲状腺的后表面，有上、下两对。但是在一些情况下，甲状旁腺可能处于纵

隔或甲状腺实质内等异常位置，异位甲状旁腺也可能发生病变[1-2]。甲状旁腺的质量在不同的个体中存在一定的差异，具体而言，4个甲状旁腺的平均总质量在男性群体中为120 mg，而在女性群体中为142 mg[2]。由于一些甲状旁腺疾病并不会表现出症状，因此在尸检中人们发现相当一部分的死者均存在甲状旁腺结节，并且甲状旁腺的质量也处于其范围上限附近。这些患者往往具有较高的血钙水平[3]。需要指出的是，在一些患者中，在远离其甲状旁腺的位置还会存在小岛样甲状旁腺组织[4]。并且一些个体的甲状旁腺数量会>4个，这些个体在总人群中的占比高达5%[2]。

对于正常甲状旁腺而言，其切面呈黄色。并且在病理学组织切片中，通过观察可见甲状旁腺实质主要由主细胞和嗜酸性细胞组成，其中还包括一些过渡型细胞[2]。其中，主细胞的特征包括透明细胞质含量适中，具有体积较小且深染的单相性细胞核，同时不存在明显核仁（▶图49.1），而嗜酸性细胞则含有大量的嗜酸性细胞质（▶图49.2）。不过，与主细胞相比，嗜酸性细胞的细胞核可能大小不等，并且细胞核外形通常不规则。过渡型嗜酸性细胞的特点则介于主细胞和嗜酸性细胞之间。甲状旁腺腺体内除了正常功能细胞外，都含有不等量的脂肪，并且随着年龄和肥胖的增加，脂肪成分占比也会增加[2,5]。在正常情况下，主细胞的占比最大，而嗜酸性细胞在呈簇状分布。但需要指出的是，在一些病例中，甲状旁腺中也可能以嗜酸性细胞为主。

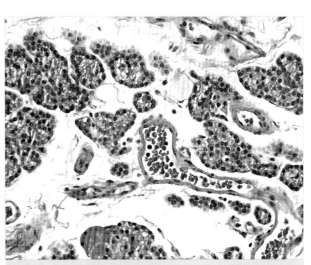

图49.1　正常甲状旁腺组织中的主细胞。主细胞有透明的细胞质，细胞核小、单相、深染，没有明显的核仁

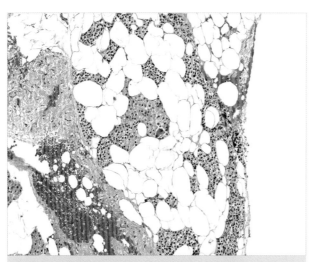

图49.2　嗜酸性细胞。嗜酸性细胞含有丰富的嗜酸性细胞质，通常以小巢状的形式存在，没有主细胞作为背景

49.4　"富细胞性"甲状旁腺的产生条件

相关研究已经证实，甲状旁腺腺瘤、甲状旁腺增生和甲状旁腺癌的组织切片均会表现为富细胞甲状旁腺组织。截至目前，"富细胞"尚缺乏一个确切定义，不过一般情况下，其所代表的是在取样的甲状旁腺组织中，其实质细胞量超出了正常甲状旁腺组织中的实质细胞量。尽管这一衡量存在一定的主观性，但是其可用来发现那些体积明显增大和重量超过正常的甲状旁腺。并且，相关免疫组化分析显示，与正常甲状旁腺组织一样，上述三种病变情况均会表达PTH。但是它们却不会表达甲状腺转录因子–1（TTF–1）和甲状腺球蛋白这两种由甲状腺组织分泌的标志物[2]。

49.5　甲状旁腺腺瘤

甲状旁腺腺瘤（PTA）是引起原发性甲状旁腺功能亢进的最主要原因（约占85%）[6]，尽管一些PTA患者会存在多个独立的腺瘤，但是大多数病例均表现为单个增大的甲状旁腺[7]。在美国，PTA发病率为1/1 000[6]，女性多见，PTA男女患者比例为3：1[8]。

顾名思义，PTA大多为克隆性的新生物[9]，约40%的PTA会过表达细胞周期蛋白（cyclin）D1，而这种蛋白质是早期细胞周期的驱动因子[2,10-11]。之所以会过表达上述蛋白，一定程度上是因为存在基因重排[12-13]。需要指出的是，尽管PTA属于克隆性新生物，但是人们仅在不到一半的散发性（非家族性）病例中发现了可能的驱动突变[14]。多发性内分泌腺瘤病1型（MEN1）是最常见的突变类型，其在散发性PTA患者中的占比约为1/3[14]。

按照大小和重量，PTA可被分为巨腺瘤或微腺瘤，其中，微腺瘤重量<100 mg[15]或直径<6 mm[16]，而巨腺瘤则表现为明显肿块。并且肿瘤的切面也并不是固定的，因为一些PTA肿瘤的切面与正常甲状旁腺切面相同（橙色），而另外一些肿瘤切面则呈红色，这就与甲状腺组织的颜色相同。在大体上，微腺瘤不存在明显病灶，常没有异常发现或仅表现纤维边界模糊的结节。在镜下检查，多数PTA巨腺瘤均存在不同程度的包膜，常与邻近正常甲状旁腺相伴出现[16]。巨腺瘤和微腺瘤通常由主细胞和嗜酸性细胞组成，其中主细胞占多数（▶图49.3）。与正常甲状旁腺一样，主细胞的占比最大，而嗜酸性细胞在呈簇状分布。大多数PTA具有广泛的细胞结节结构，并且常见滤泡结构，且可能含有胶状物质（▶图49.4）。

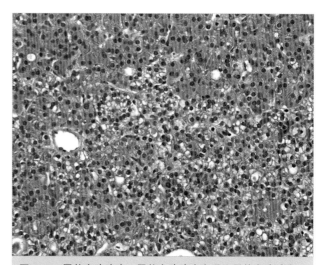

图49.3　甲状旁腺腺瘤。甲状旁腺腺瘤表现为甲状旁腺肿瘤细胞的增生性结节，一般包含主细胞和嗜酸性细胞

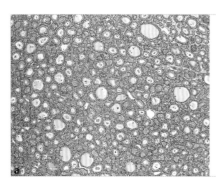
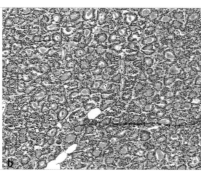

图49.4　甲状旁腺腺瘤中的腺样结构。通常，甲状旁腺腺瘤（a）含腺样结构病灶，（b）可能含有外观类似于胶质的嗜酸性物质

需要注意的是，尽管PTA通常以主细胞为主，但少数情况下PTA则可能主要由嗜酸性细胞组成（▶图49.5）。一小部分PTA的病灶呈"水样透明细胞"样（water clear cell）改变，其肿瘤细胞的表现包括透明的胞浆和明显的细胞膜（▶图49.6）[6]。尽管这种表现通常为局灶性，但是也可能出现在整个腺瘤中。在细胞学上，异型性（包括核仁明显）在PTA中非常常见。在PTA中，也会偶见成熟脂肪组织灶（▶图49.7）。不过这种很少呈弥漫性，因此称为"脂肪性腺瘤"[17-18]。同一肿瘤病灶中也可能会同时具有多种特征（▶图49.8）。

尽管大多数PTA的镜下细胞特征与正常甲状旁腺组织特征基本相同，但前者亦可能存在一些异型性特征，其中包括核仁突出、坏死、核分裂增加、纤维带（fibrous band）以及甲状旁腺与邻近组织之间存在粘连[6,19-21]。尽管这些特征均存在于甲状旁腺癌之中，但是在诊断甲状旁腺癌方面仅有这些表现并不足够，而需要明确的侵袭性组织形态学证据（详见后文）。具有上述一个或多个异型性特征，但缺乏侵袭性证据的病灶被称为"异型性腺瘤"。在PTA中，核异型性较为常见，主要表现为核增大、不规则以及染色

质稠密。但是，核仁异型性并不属于正常的"内分泌异型性"的范畴，因此如果存在这一特征，即可诊断异型性腺瘤。除此之外，在PTA中，散发的核分裂象较为常见，但是在高倍视野中，其出现率很少会超过1/10[2]。如果核分裂象大于这一比值，即可诊断为"异型性腺瘤"。除此之外，在PTA中也可见纤维带。在一些病例中，这种病灶有可能会变成囊性，造成颈部形成巨大囊肿[22]。尽管广泛纤维化可作为诊断"异型性腺瘤"的依据，但目前还不清楚在什么情况下，纤维化本身就可以作为异型性腺瘤的诊断依据，且没有明确的截断值。除此之外，肿瘤细胞也可能存在于腺瘤包膜之内，但是包膜并不一定会因此受累。在PTA中，组织坏死可能由肿瘤引起，也可能由缺血引起。需要指出的是，尽管上述异型性特征本身并不能直接用于癌症诊断，但其可以指导医师对肿瘤侵犯情况进行更加细致的检查。

49.6 甲状旁腺增生

甲状旁腺增生所致原发性甲状旁腺功能亢进病例数量仅次于由PTA，约占总病例数的15%[2]。尽管甲状旁腺增生可能继发于低血钙（通常源于慢性肾病或维生素D缺乏症），但是大多数甲状旁腺增生病例都是原发性的。除此之外和PTA一样，甲状旁腺增生组织也会过表达细胞周期蛋白D1[10]。

甲状旁腺增生会涉及多个腺体（所有4个腺体都可能受到影响）[3,23]，这些病变的腺体会表现为体积增大、形成结节以及重量增加。即使是在同一患者中，不同腺体的组织增生程度也可能存在显著差异，例如，其中的一些腺体可能会明显增大，而另一些腺体则仅会表现出细微变化。在光镜下，组织增生的甲状旁腺内会形成结节，并且实质细胞量明显增加（▶图49.9）。尽管病灶中存在一定比例的嗜酸性细胞和过渡性细胞，但在一般情况下，主要由主细胞组成。在增生病灶中，一些结节可能非常大，可能会导致邻近的、组织学上看起来正常的甲状腺旁组织受到压迫，

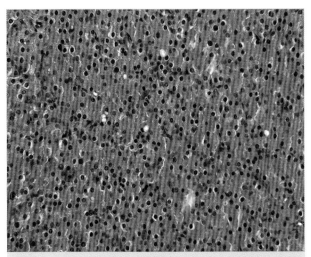

图49.5 嗜酸性细胞甲状旁腺腺瘤。该肿瘤完全由嗜酸性细胞组成，含有丰富的嗜酸性细胞浆

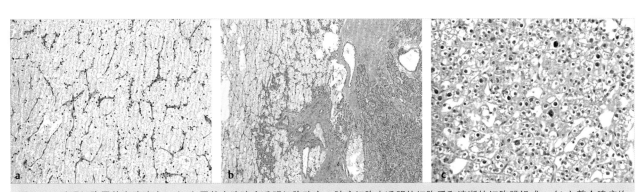

图49.6 透明细胞甲状旁腺腺瘤。（a）甲状旁腺腺瘤透明细胞改变，肿瘤细胞由透明的细胞质和清晰的细胞膜组成。（b）整个腺瘤均有这种组织学特征，腺瘤也可能由主细胞和透明细胞共同组成。（c）透明细胞腺瘤可能有明显的细胞异型性，包括核仁

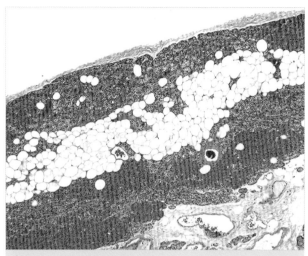

图49.7 甲状旁腺腺瘤中的脂肪。虽然大多数甲状旁腺腺瘤脂肪含量很少或不含脂肪，但有一部分腺瘤中有含量不同的脂肪

外，甲状旁腺增生患者的病灶所邻近的甲状旁腺血管、神经或结构均不会受累。

无论在组织学上，还是在临床表现上，PTA和甲状旁腺增生之间均存在许多重叠。在一些不典型的情况下，PTA与甲状旁腺增生在组织学上的鉴别尚存在争议。

49.7 甲状旁腺癌

甲状旁腺癌（PC）是一种非常少见的恶性肿瘤，该恶性肿瘤可以发生远处转移以及淋巴结转移，而PC患者的5年生存率约为80%[25]。借助当代诊断工具，研究人员确定了散发性PC的频发突变，其中最为常见的突变基因为潜在抑癌基因CDC73[26-28]。相关研究发现，当该基因突变出现在胚系中时，则会导致甲状旁腺功能亢进-颌骨肿瘤综合征[29]。并且人们在散发性PC患者中也发现了MEN1和TP53突变。[14]

在对甲状旁腺癌进行诊断时，人们所依据的主要是组织学检查所得到的侵袭证据，其中包括包膜外血管或神经受累，或甲状旁腺相邻组织结构（特别是甲状腺或气管）受累[6]。甲状旁腺癌组织学上主要由主细胞、嗜酸性细胞和过渡性细胞组成，但是需要指出的是，这三类细胞所占比例并不一定。一般情况下，甲状旁腺癌的肿瘤细胞通常具有异型性特征。癌细胞通常具有增大的细胞核，并且核仁明显（▶图49.11）。具有非常活跃的核分裂象，在高倍视野中，其出现率一般会超过1/10，并且肿瘤坏死亦较为常见。大多数肿瘤存在纤维包膜，肿瘤内部多存在纤维间隔（▶图49.12）。并且在一般情况下，肿瘤中会存在含铁血黄素沉积的巨噬细胞（▶图49.13）。PC常常与邻近组织之

这与PTA类似。一般情况下，结节不具有包膜，但在结节之间偶尔存在纤维带。除此之外，病灶内可能包含内部为胶样物质的滤泡结构。在微小病灶内，一般不会存在脂肪细胞。但是并不是所有甲状旁腺增生患者的病灶均不包含脂肪细胞，因为一部分患者的病灶可能会由大量脂肪成分组成，人们将这种病变称为"脂肪增生"[24]。在小活检样本中，所收集组织的成分（脂肪含量）和结构可能与正常甲状旁腺组织相同，因此在标本量有限的情况下难以确定所采集样本是否存在异常[24]。与PTA相比，甲状旁腺增生中并不多见细胞异型性情况[2]。有一种罕见的甲状旁腺增生组织学变异，其病灶由胞浆透明、细胞核增大、核仁明显的片状细胞组成，细胞核凌乱分散，核异型性明显（▶图49.10）[2]。这种增生被称为"透明细胞增生"。除此之

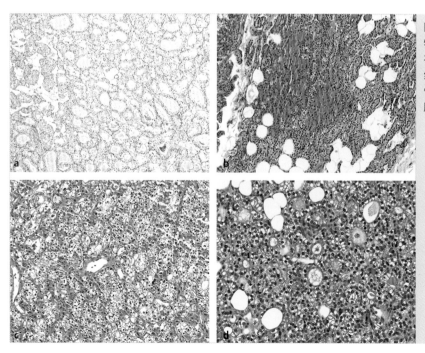

图49.8 同一腺瘤中也可能会同时具有多种特征：（a）透明细胞和腺体组织学同时存在。（b）脂肪组织存在于由主细胞和嗜酸性细胞组成的腺瘤中。（c）由透明细胞和嗜酸性细胞共同组成的腺瘤。（d）由轻度透明细胞改变的细胞组成的腺样结构

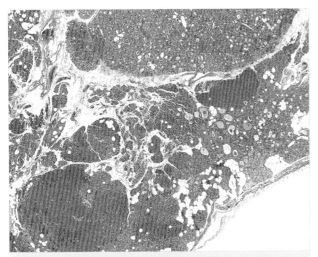

图49.9 甲状旁腺增生，该甲状旁腺增生病灶内有结节形成，结节由主细胞和嗜酸性细胞组成

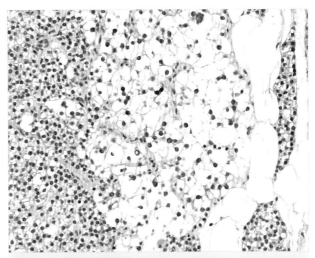

图49.10 甲状旁腺增生病灶镜下可见透明细胞，增生病灶中的透明细胞与腺瘤中的相似

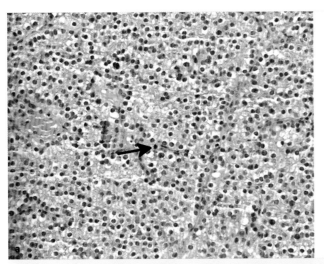

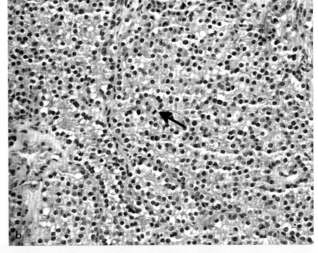

图49.11 （a、b）在甲状旁腺癌中核仁明显，核分裂象多见（黑色箭头）

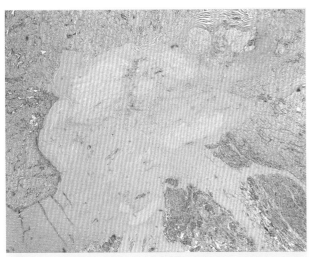

图49.12 甲状旁腺癌：光镜下可见致密的纤维带

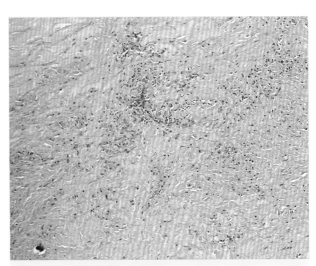

图49.13 甲状旁腺癌：纤维带内有含铁血黄素沉积的巨噬细胞

间产生粘连，因此难以通过手术对其进行分离。一部分PC缺乏异型性的细胞学特征，并且被认为是一类具有侵袭性特征但恶性程度相对较弱的恶性肿瘤。

49.8　冰冻病理切片诊断甲状旁腺疾病

甲状旁腺疾病的组织病理学诊断存在其特殊性，尽管当前需进行鉴别诊断的疾病种类相对较少（即甲状旁腺腺瘤、甲状旁腺组织增生和甲状旁腺癌），但甲状旁腺的疾病在很大程度上存在临床特征的重合，因此难以准确鉴别。除此之外，在鉴别诊断的过程中，甲状旁腺肿瘤的特征可能与其他肿瘤相似，最明显的是甲状腺组织和转移到颈部中央区淋巴结的甲状腺癌。甲状旁腺组织病理学诊断必须认识到这些挑战，也必须认识到组织病理学在甲状旁腺疾病诊断中的重要作用。以下将对这一方法进行概述。

冰冻病理切片诊断要点

识别患者种类

病理科医师进行甲状旁腺组织检查的临床环境（患者种类）主要为以下两个方面：第一种是因甲状旁腺功能亢进症而接受手术的患者，在这种患者中，假定的病变组织会被切除，并送往病理学检查，以进一步确诊。第二种情况就是接受甲状腺切除术的患者（一般为甲状腺癌患者），在术中，患者会手术切除甲状旁腺，并接受前臂（甲状旁腺）自体移植术，以便于能够确保患者术后依旧能够分泌甲状旁腺激素。外科医师会将假定为甲状旁腺的组织进行活检，然后送去进行病理学分析，以便确保这种自体移植组织确为甲状旁腺。

- 对于甲状旁腺功能亢进症患者而言，腺体切除手术中，

如果病理科医师对诊断存在疑虑，则医师可依靠快速血清PTH测定来确定切除的组织是否为病变组织，以及是否已经完全切除，不过，这种检查会额外延长手术时间。如果病理科医师将甲状腺误认为甲状旁腺组织，而原本存在病灶的甲状旁腺组织没有被切除，那么患者可能需要接受二次手术。

- 在接受前臂（甲状旁腺）自体移植术的患者中，如果诊断错误，那么就会对患者产生非常严重的影响，这是因为如果植入组织并不是甲状旁腺组织，并且在先前的手术后中，患者的甲状旁腺已经被完全切除，患者可能会出现永久性的甲状旁腺功能减退。因此，病理科医师针对这类病例在进行病理学检查时一定要保持足够谨慎。

排除甲状腺组织

在一些患者中，尤其是结节性甲状腺肿患者中，其甲状旁腺区可能会存在结节性甲状腺肿组织，手术医师可能将其送往病理检查以确定它是否为甲状旁腺。与甲状旁腺组织相比，甲状腺实质部分的特征与甲状旁腺在镜下存在明显差异，一般情况，甲状腺实质由大的以及大小不一的含有胶体的滤泡组成。但是，需要指出的是，一些甲状腺（病变）组织（特别是甲状腺腺瘤）则可能含有充满胶体的小滤泡（▶图49.14），其特征与具有腺样结构的PTA非常类似。除此之外，PTA也可能含有与增生的甲状腺组织相类似的特征（▶图49.15）。以下几点可以在鉴别诊断中进行辅助：

- 尽管与甲状腺细胞核的特征相似，但是甲状旁腺主细胞的细胞核为单相，并且染色质更为致密（深染）。
- 与甲状腺组织相比，在甲状旁腺肿瘤中，邻近正常甲状旁腺组织的病灶更为常见。

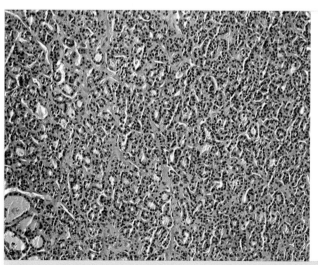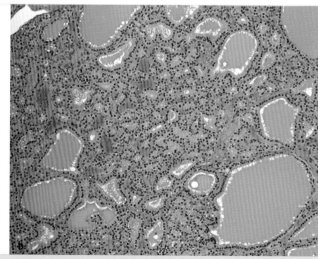

图49.14　类似甲状旁腺的甲状腺组织。（a）该甲状腺腺瘤被送往病理科进行冰冻切片，标记为"排除甲状旁腺"。它存在滤泡结构，类似于一些甲状旁腺腺瘤。（b）甲状腺结节性增生，病灶区域大部分由小腺样结构和一些囊性间隙组成，甲状旁腺腺瘤也可能有类似的镜下表现

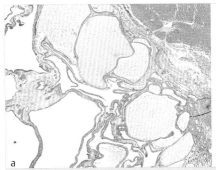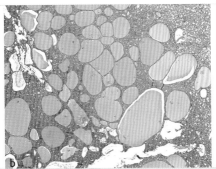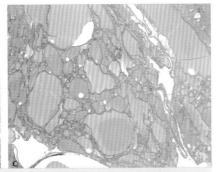

图49.15 （a～c）类似甲状腺的甲状旁腺组织，这些甲状旁腺腺瘤具有类似于甲状腺的特征，包括大的囊腔和充满嗜酸性物质的腺样结构。它们的组织学表现与增生的甲状腺组织相似

- 在PTA中，主细胞的占比最大，而嗜酸性细胞在呈簇状分布。嗜酸性甲状腺腺瘤倾向于完全由嗜酸性细胞组成。尽管存在例外情况，但是较为罕见。来自甲状旁腺和甲状腺的嗜酸性细胞几乎无法区分，并且通过冰冻切片可能无法准确诊断弥漫性嗜酸性病变。术中血清快速PTH检测显示PTH水平明显下降是切除病灶组织更可靠的证据。

  - 75%的甲状腺组织含有草酸钙，而这一比例在甲状旁腺组织中仅为10%[30]。因此在其他区分方法无法实施的情况下，可以通过是否含有草酸钙来进行区分。尽管在经过H&E双染色后，在肉眼下草酸钙呈无色透明晶体，但是由于其具有双折射性，因此可以通过偏振光对其进行识别（▶图49.16）。

排除淋巴结转移

尽管在正常情况下，甲状旁腺通常位于甲状腺的后表面，但异位甲状旁腺有时也可能位于颈部中央淋巴结区域，并且在手术中转移到颈部中央淋巴结的癌症病灶的特点可能与甲状旁腺癌较为相似。需要指出的是，能够导致这一区域的淋巴结受累的癌症大多为乳头状甲状腺癌，不过由于这种癌细胞具有核沟及核内假包涵体，因此可以很容易地将其与甲状旁腺癌区分。但是，在组织学上，髓样癌和转移性滤泡性甲状腺癌与甲状旁腺癌之间存在很多相似之处，因此难以区分，并且通过冰冻切片也无法得到确切的诊断。

尽管仅通过异型性并不能确定一个病灶是否为恶性，但是存在异型性特征（坏死、细胞学层面上明显的异型性等）的病灶都应排除其是否为恶性肿瘤。在评估病灶是否为甲状旁腺癌时，医师需要获得明确的侵袭证据，因此需要对一些甲状旁腺的邻近组织进行相关病理学检查。但是，甲状旁腺肿瘤手术通常不切除用于评估的邻近组织。在这种情况下，"符合异型性腺瘤"可能是一个合适的诊断。与无异型性的甲状旁腺腺瘤相比，医师更应关注前者。由于PTA的发病率为甲状腺癌的1000多倍，并且过度强调"异型性"会导致患者接受原本不必要的密切随访，因此，病理科医师在诊断异型性PTA时应足够谨慎。

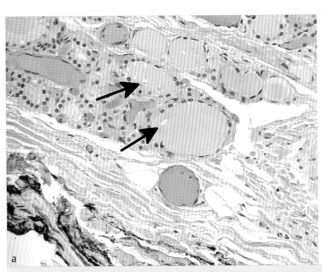

图49.16 甲状腺组织中的草酸钙。草酸钙存在于75%的甲状腺样本中，但只有10%的甲状旁腺组织中有草酸钙，这使它在诊断中很有帮助。（a）在苏木精–伊红（HE）染色上显示为无色透明的晶体（箭头指向清晰晶体）。（b）在偏振光下呈双折射

富细胞性评估

在甲状旁腺中，人们并没有给出一个有关"富细胞性"的确切定义，但是一般而言，其所代表的是在取样的甲状旁腺组织中，其实质细胞数量超出了正常甲状旁腺组织中的实质细胞数量。与正常甲状旁腺相比，富细胞性甲状旁腺中的脂肪细胞组分占比通常较小。如果手术切除的甲状旁腺的重量高于平均水平，并且存在较多的甲状旁腺细胞，则无论该组织中的脂肪细胞含量是高是低，则可以将其诊断为"富细胞性胞甲状旁腺组织"。除此之外，由于腺瘤也可能含有脂肪细胞病灶，并且其特征与正常甲状旁腺组织几乎相同，因此部分组织活检很难诊断出"富细胞性"。

其他评估

对于病理科医师而言，没有必要对PTA和甲状旁腺组织增生进行区分，因为这种区分对于患者的治疗并不具有指导作用。如果该组织具有"富细胞性"特点，并且已经排除了甲状腺组织、转移瘤和异型性组织，则基本可以确定属于富细胞性甲状旁腺组织。外科医师将探查其他甲状旁腺，并在适当的情况下切除这些腺体。

49.9 结论

综上所述，甲状旁腺疾病的组织病理学诊断可能存在其特殊性，因此在为患者制订治疗方案时，病理科医师需要与主诊医师进行良好的沟通，并且需要对甲状旁腺肿瘤以及相似组织（病灶）具备清晰的理解。

致谢

本章作者衷心感谢Henry Crist医师为本部分提供的显微图片资料。

（译者：任楚桐 李亚珊）

第50章 甲状旁腺生理学与钙稳态

Andrea Manni, Akuffo Quarde

关键要点

- 作为重要的"钙库"和"磷库",人体中99%的钙和80%的磷存在于骨骼组织里。
- 对于钙、磷生理代谢过程而言必不可少的激素包括成纤维细胞生长因子23(FGF-23)、骨化三醇和甲状旁腺激素(PTH)。
- 血清钙浓度和PTH呈负相关关系,理解这一生理学关系对于诊断PTH依赖状态以及非PTH依赖状态而言至关重要。
- 酸碱平衡紊乱导致游离离子钙水平发生显著变化。其中酸中毒会导致高钙血症,而碱中毒则会导致低钙血症。

50.1 钙和磷的生理功能

众所周知,钙是人体内含量最多的一种矿物质,其中99%集中于骨骼之中[1]。这种常量元素参与了机体多个重要的生理、生化过程,包括激素分泌、骨钙化、维持细胞完整性、血液凝固、神经肌肉收缩和信号转导过程等[2-3]。钙稳态受多种激素的调控,钙离子可以在甲状旁腺、肠、骨和肾脏等气管中进行调控,从而确保血清钙能够维持在一个稳定的生理范围之内[4-5]。

在所有生物系统中,磷元素均能够起到多种生理学作用。作为DNA的基石,磷元素是核酸的关键组成部分,除此之外,这种元素在生物酶的激活和失活方面中能够起到核心作用,因此在新陈代谢中具有关键性功能[6]。除此之外,钙的代谢过程以及磷的代谢过程涉及一些相同的调节过程,其中包括PTH、成纤维细胞生长因子和骨化三醇等。因此,这就意味着,对于钙和磷而言,如果血清中一种的水平发生失调,那么就会对另外一种的稳态产生影响[7-8]。

50.2 人体内钙和磷的存在形式

如前所述,骨骼之外的钙仅占体内总钙量的1%。存在于软组织和细胞外液中的钙含量占体内总钙量的比例相对较小[9]。而在细胞外液中,游离钙和结合钙(与白蛋白和有机分子络合)之间的比例接近1∶1。具体而言,约50%的胞外钙呈游离态,并且具有生物活性[10]。在剩余50%的胞外钙中,40%的与白蛋白结合,而10%的与循环系统中的阴离子结合[11]。有趣的是,游离钙的常见术语,即电离钙,是一个错误的名称,因为人体中所有的钙都是电离的。事实上,血浆或血清中的"电离钙"以水合状态存在,而不是作为一种自由循环的二价阳离子[9,12]。

在人体中,80%以上的磷与骨骼中的羟基磷灰石晶体结合。其余的磷元素存在于内脏和骨骼肌中。存在于细胞外液中的磷酸盐离子占全身磷酸盐的比例还不到0.1%[13]。

50.3 体内酸碱平衡对离子钙浓度的影响

内环境pH的变化会对白蛋白结合位点活性产生影响,进而会对游离钙水平产生显著影响。酸碱平衡紊乱与电离钙水平之间亦存在密切相关性。

代谢性碱中毒会导致循环中的碳酸氢盐水平增加,进而导致离子钙的含量发生降低(与碳酸氢根结合)。除此之外,在碱中毒的背景下,循环中的白蛋白也倾向于与钙结合,上述两种机制都会导致碱中毒环境中游离钙或离子钙水平发生降低[14]。

在代谢性酸中毒环境中,循环体系中碳酸氢钙盐水平会下降,这是因为,与碳酸氢盐结合的钙离子比例较小,会导致电离钙或游离钙的比例增加。除此之外,代谢性酸中毒时还会出现离子钙与白蛋白结合力发生弱化,这也是导致酸中毒个体出现高钙血症的另一个原因[14-15]。

50.4 肠道对钙和磷水平的调节

50.4.1 钙的吸收

在日常生活中,钙主要是通过饮食获得,因为乳制品(牛奶、奶酪、酸奶)、蔬菜、豆类和肉类等多种食物均含有这种常量元素[16-17]。这就意味着,肠道是钙进入人体的唯一途径[18]。正常个体每日钙摄入量最大值为1 g,其中大约25%(200 mg)的钙会被人体吸收[19]。小肠对钙的吸收主要以下两个途径进行,它们分别为主动载体介导的钙转运(跨细胞转运)和依赖于浓度梯度的被动扩散过程(细胞旁转运)[18,20-21]。在十二指肠和空肠处,钙的转运主要为跨细胞转运形式[22]。

负责将钙离子从黏膜转移到浆膜的细胞旁转运过程往往发生在空肠和回肠部位,并且这一过程离不开电化学梯度的参与[23-24]。

相关研究已经证实,骨化三醇[1,25(OH)$_2$D$_3$]是促进肠道Ca^{2+}吸收的唯一激素,当这种激素与肠内维生素D受体(VDR)结合后,会引起肠细胞在结构和功能方面发生变化。由此产生的净效应是肠道对钙的吸收能力增强[25]。

最近相关研究证实,钙离子的细胞旁转运和跨细胞转运途径均涉及多种激素的参与,其中包括甲状腺激素、生长激素、雌激素和催乳素，不过，截至目前，有关这些激素如何参与上述过程的确切机制尚未得到完全阐明[26]（▶图50.1）。

骨化三醇-VDR复合物与DNA上的激素反应元件（HREs）结合，诱导多个钙通道（TRPV6、TRPV5）、钠钙交换体（NCX1）、钙ATP酶（PMCA1）和钙结合蛋白（CB）的转录。在肠上皮细胞的顶膜上插入钙通道允许钙流入肠上皮细胞。CB将钙从肠细胞的顶端运送到基底外侧。钙ATP酶是一种ATP依赖的转运体，参与将钙从细胞质中泵入肠上皮细胞基底外侧的毛细血管网络过程。

50.4.2 磷的吸收

相关资料显示，世界卫生组织推荐的每日膳食磷供给量为800~1200 mg，其中高达70%的膳食磷由空肠吸收，并且磷的转运也涉及跨细胞转运和细胞转旁运这两个途径[27-28]。并且肠上皮管腔膜上存在钠依赖的磷酸盐（NaPi）共转运蛋白，该转运蛋白也参与了无机磷的跨细胞转运过程[29]。以类似于骨化三醇介导的钙吸收的方式，骨化三醇与其核维生素D受体结合，并导致NaPi共转运蛋白转录增加。

类似地，PTH调节肠上皮管腔膜上NaPi转运蛋白的转录和插入[30]。需要指出的是，与跨细胞磷酸盐运输不同，细胞旁转移途径并不会受到激素的调控。这种转运并不会发生饱和，具体依赖于存在于饮食之中的磷酸盐负荷[31]。

50.5 肾脏对钙和磷水平的调节

50.5.1 钙的吸收

肾钙运输的主要发生在近曲小管、髓袢升支粗段（TALH）以及远曲小管（DCT）这三个部位。在被动扩散作用下，60%~70%的钙吸收发生在肾脏近曲小管之中。除此之外，肾脏钙贮存的25%和10%分别发生在TALH和DCT处[32]。

发生在肾脏近曲小管内的80%的钙重吸收过程是一种被动且非激素依赖性的过程。剩余的钙重吸收则主要由主动跨细胞转运过程完成，这一过程会受到甲状旁腺激素的调控[33]。

在TALH基底膜上表达的钙敏感受体会通过非PTH依赖的过程保存滤过的尿钙负荷[34]。

远曲小管对钙的重吸收过程则依赖于一个可以将钙从肾小管管腔转移到肾小管细胞基底外侧的转运系统。发生在DCT部位的钙主动转运与电化学梯度相反，并会受到骨化三醇的严格调控[33]（▶图50.2）。

50.5.2 磷的吸收

在人体中，85%的磷吸收发生在肾脏近曲小管之中，并且其所涉及的转运模式为"主动转运"。不过，当前，人们尚不清楚有关肾脏磷酸盐储存的其他机制[37]。相关研究发现，骨化三醇-VDR复合体能够通过影响基因转录过程，导致近端肾小管上皮细胞腔膜钠依赖的磷酸转运蛋白表达水平发生上调。磷酸盐能够从管腔膜通过肾小管细胞胞浆运输，转运到基底外侧毛细血管网之中[38]。

50.6 钙和磷的储存

众所周知，人体中的钙和磷主要以羟基磷酸钙 [$Ca_{10}(PO_4)_6(OH)_2$] 晶体的形式存在于骨骼（亦包含由胶原蛋白和非胶原蛋白组成的有机基质）之中[39-41]。

在人体的骨骼矿化部分中含有约1 kg的钙，因此骨骼

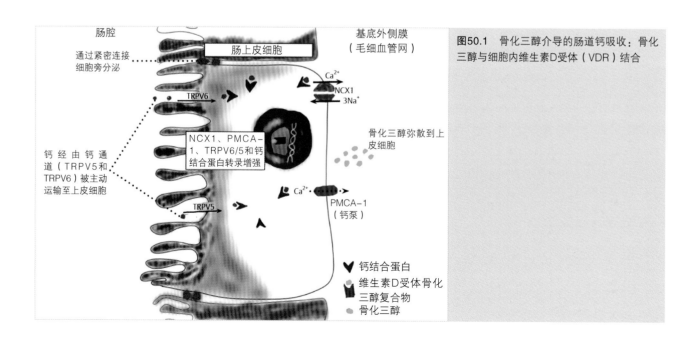

图50.1 骨化三醇介导的肠道钙吸收：骨化三醇与细胞内维生素D受体（VDR）结合

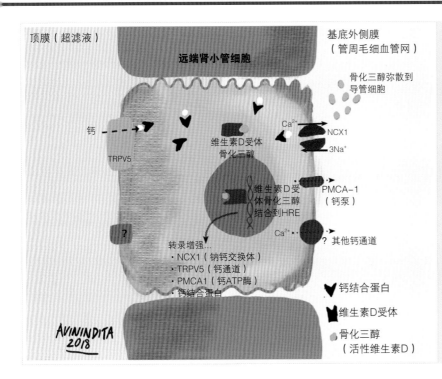

图50.2 骨化三醇介导的远曲小管钙重吸收：骨化三醇通过远曲小管细胞的基底外侧膜扩散，结合其胞质中的维生素D受体（VDR）。骨化三醇–VDR复合物与DNA上的激素反应元件（HREs）结合，启动钙通道（TRPV5）、钠钙交换体（NCX1）和钙ATP酶（PMCA1）的转录。顶膜上的钙通道（TRPV5）参与了钙从肾小管直接转运到远曲小管细胞细胞质的过程[35]。在这一步之后，通过钙结合蛋白将钙离子从胞质转运到远端小管细胞的基底外侧。NCX1和PMCA1促进了钙向管周血管系统的转运[36]。

是人体最大的"钙库"[42]。人体中含磷元素约700 g，其中85%的磷也存在于骨骼系统之中[27]。

50.7 钙磷稳态的激素调控

50.7.1 骨化三醇

骨化三醇是维生素D_3（胆骨化醇）的活性形式，其合成起始于人皮肤的表皮。紫外线照射皮肤将7-脱氢胆固醇转化为一种名为"维生素D前体"的激素前体。随后，维生素D前体经过一个非酶促异构化步骤，转化为维生素D_3。维生素D_3会首先从皮肤转移到肝脏，维生素D_3在肝脏再转化成25-羟基维生素D_3，继而被释放到循环系统之中。作为维生素D的一种储存形式，血清中几乎所有循环25-羟基维生素D是与维生素D结合蛋白和白蛋白等血浆蛋白结合的。这种由肝脏生成的25-羟基维生素D_3经血流运往肾脏，在肾脏近曲小管上皮细胞线粒体内1α-羟化酶系的作用下，转变成1,25-二羟基维生素D（骨化三醇）。骨化三醇是维生素D的代谢活性形式，它具有非常重要的生物学作用，具体表现为其能在肠道、肾脏和骨骼的水平上参与钙和磷的调控过程。除此之外，骨化三醇还能促进FGF-23的合成，FGF-23是一种参与负反馈抑制骨化三醇合成的关键调节酶[43]。

50.7.2 甲状旁腺激素

相关研究已经证实，PTH水平与游离钙之间呈负相关关系。当循环钙呈一个较高水平时，位于甲状旁腺的G蛋白偶联钙敏感受体（CaSR）会处于激活状态。钙与CaSR受体的结合会进一步激活一系列第二信使系统，从而对甲状旁腺的PTH的分泌产生调控作用。而PTH对骨骼、肾脏和肠道均具有多种影响。

PTH能够有效促进肾单位TALH和DCT的钙重吸收过程，能够通过抑制钠离子磷酸共转运蛋白插入近曲小管和远曲小管的管腔膜，进而起到抑制磷酸盐吸收作用。

PTH能够通过刺激肾脏1α-羟化酶系活性，促进骨化三醇合成。如前所述，骨化三醇是一种参与肠道钙磷调控的激素。

PTH能够通过与成骨细胞上的PTH受体结合而促进骨吸收，从而激活成骨细胞[44]。最终，这会导致破骨细胞激活、骨吸收和骨钙入血[45]（▶图50.3）。

50.7.3 降钙素

降钙素是由甲状腺C细胞分泌的一种多肽类激素，其释放会在机体出现高钙血症时被激活。这种激素能够通过抑制破骨细胞生成来减少骨中钙吸收过程。相关研究已经证实，降钙素能够有效抑制肾小管对钙的重吸收能力[48]。不够，在机体出现高钙血症时，这种激素并不会发生显著作用，因此其在钙稳态环境中的作用几乎可以忽略不计。截至目前，人们尚不清楚降钙素的代谢作用，不过，人们发现，降钙素缺乏并不会导致代谢结果受到显著影响。不过，对于甲状腺髓样癌患者而言，其可能会因降钙素分泌过多而出现腹泻[49]。

50.7.4 成纤维细胞生长因子23

最近相关研究发现，FGF-23-肾-骨生物轴是一种重要的钙磷代谢生理途径。骨化三醇能够有效激活骨细胞和成

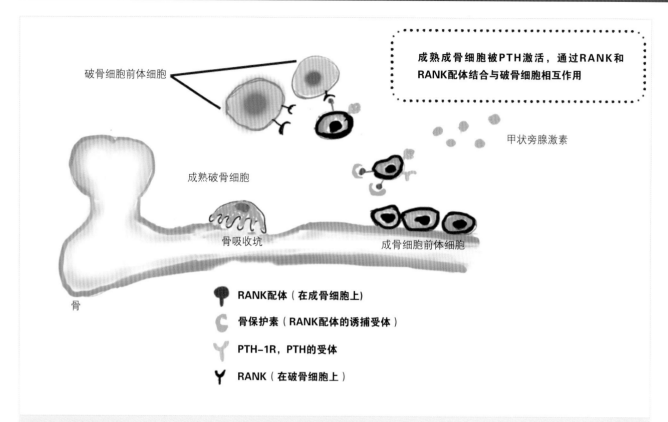

成熟成骨细胞被PTH激活，通过RANK和RANK配体结合与破骨细胞相互作用

破骨细胞前体细胞

甲状旁腺激素

成熟破骨细胞

骨吸收坑

成骨细胞前体细胞

骨

RANK配体（在成骨细胞上）

骨保护素（RANK配体的诱捕受体）

PTH-1R，PTH的受体

RANK（在破骨细胞上）

图50.3　甲状旁腺激素（PTH）在破骨细胞形成中的作用：甲状旁腺激素与成骨细胞上的PTH-1R受体结合，导致其激活。成骨细胞表面结合核因子-κB受体激活体（RANKL）与破骨细胞前体上的核因子-κB受体激活子（RANK）结合。这种RANK-RANKL相互作用导致破骨细胞前体的激活和分化为成熟的破骨细胞[46]。骨保护素是RANKL的诱捕受体，由破骨细胞表达，并对RANK-RANKL相互作用的过程提供负反馈抑制[47]

骨细胞释放FGF-23。

FGF-23能够有效下调近曲小管内侧细胞中钠离子磷酸共转运蛋白的表达及其随后的插入，这解释了FGF-23的磷酸化效应。除此之外，FGF-23还能够通过分别抑制和刺激1α-羟化酶和24羟化酶，降低循环中骨化三醇的水平。由此产生的净效应就是机体对钙和磷的储存功能下降[50]（▶图50.4）。

50.8　甲状旁腺探索发展史概述

通过文献检索可知，生活在伦敦教授比较解剖学的Richard Owen于1862年首次描述了甲状旁腺，他在进行印度犀牛尸检后将甲状旁腺描述为"附着在甲状腺上的黄色小体"[51]。不过，真正为甲状旁腺命名的人士为Ivar Sandström，他于1880年发表了《关于人类和几种动物的新腺体》（On a New Gland in Man and Several Animals），论文中对甲状旁腺进行了描述。由于人们较晚阶段才对该腺体进行解剖学描述，因此"甲状旁腺"常被称为"最后的解剖学发现"[52]。

50.9　甲状旁腺激素的生理功能及其在疾病诊断中的重要作用

病例展示

第1部分

该病例为一名23岁的白人女性，具有2年闭经和溢乳病史，因持续2天肾绞痛到急诊室就诊。肾脏超声检查结果显示，该患者双侧肾结石伴左输尿管结石梗阻（需要放置支架）。该患者血钙水升高至12.5 mg/dL，估算肾小球滤过率（GFR）为23 mL/min。经检查得知，该患者之所以出现了高钙血症，是因为由梗阻性泌尿系疾病引起的急性肾衰竭。该患者随后在充分静脉补液后48 h后接受了基础血生化检查，检查结果显示：

- 血清钙：11.2 mg/dL（8.3～10.5 mg/dL）；
- 血清肌酐：0.6 mg/dL，估计GFR＞60 mL/min。

在该患者出院后第2周，我院对其进行了门诊随访，检查结果显示，其血钙水平为12.1 mg/dL，估计GFR＞60 mL/min。通过对其病例进行回顾，我们发现，在过去的2年中，患者血钙水平10.7～11.3 mg/dL。手术团队要求测定患者血清

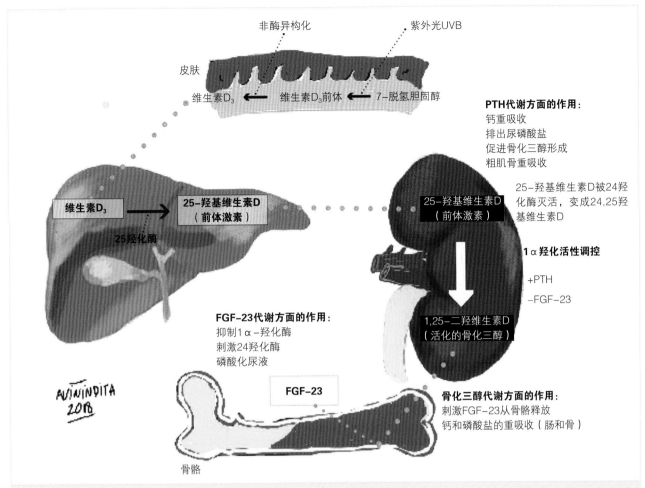

图50.4 甲状旁腺激素、成纤维细胞生长因子23（FGF-23）和骨化三醇在钙和磷酸盐稳态中的作用。这张图总结了参与钙和磷酸盐代谢的各种激素及其作用。皮肤、肝脏、肾脏和骨骼是这些激素的重要靶器官[43-50]

甲状旁腺素水平、25-羟基维生素D、离子钙和钙/肌酐排泄率。检查结果显示，该患者PTH水平为57 mmol/L（正常范围：15~65 mmol/L），游离钙水平升高至1.57 mmol/L（正常范围：1.1~1.35 mmol/L），25-羟基维生素D水平正常，为35 ng/dL（正常范围：30~100 ng/dL），且钙/肌酐排泄率为0.05 mg/dL（<0.01 mg/dL提示低钙尿）。

思考

该患者的诊断结果是什么？

原发性甲状旁腺功能亢进症。

思考

在原发性甲状旁腺功能亢进症的背景下，"不适当的正常PTH"的概念是什么？

相关研究已经证实，血清钙水平与PTH水平之间呈负相关关系。高钙血症会对甲状旁腺的CaSR进行激活，这最终导致正常生理状态下PTH的分泌受到抑制[53]。由于甲状旁腺瘤（原发性甲状旁腺功能亢进症）自主分泌PTH时，预期PTH水平会发生升高，临床医师经常会面对"不适当的正常"PTH的概念。值得注意的是，在非PTH介导的高钙血症的情况下，PTH水平低于参考范围或更接近参考范围的下限时，我们应该想到PTH分泌会受到明显的抑制。在这位PTH水平接近正常上限的患者中（尽管存在高钙血症），正常PTH水平并不是正常，事实上所代表的是一种病理状态。因此，患者的临床表现高度提示原发性甲状旁腺功能亢进症[54]。

第2部分

随后该患者被转至内分泌科，在那里，其接受了原发性甲状旁腺功能亢进症评估。由于该患者存在闭经和溢乳病史，因此在咨询内分泌科专家之后，患者接受了垂体前叶激素功能评估检查。随后，其被诊断为泌乳素瘤，并开始接受多巴胺能激动剂治疗。由于该患者被诊断为功能性垂体腺瘤和原发性甲状旁腺功能亢进症，因此内分泌科专家对该患者的推定诊断为多发内分泌肿瘤综合征1型（MEN1）。随后在接受了遗传学咨询和检测之后，该患者被最终诊断为MEN1。

随后该患者被转至外科接受针对原发性甲状旁腺功能亢进症的外科治疗。之所以进行外科治疗，是因为是相关指标均符合相应标准，这些标准涉及年龄（患者较为年轻，<50岁）、血清钙升高12.1 mEq（高于正常上限1 mEq），以及存在靶器官受累的证据（存在症状的尿石症）等方面[55-56]。

思考

- 这位患者更有可能接受哪种手术？是单一的甲状旁腺腺瘤切除术，还是更广泛的手术，比如3.5个甲状旁腺切除、颈部入路胸腺切除术或甲状腺全切术（包含甲状旁腺自体移植及颈部入路胸腺切除术）？
- 在MEN1综合征中，四腺体增生的患病概率是多少？

一般情况下，当患者只存在单个甲状旁腺腺瘤时，患者就可能出现原发性甲状旁腺功能亢进症。但是在MEN1综合征患者中，抑癌基因MEN1功能缺失突变会使其容易出现甲状旁腺四腺体同时增生。高达90%的MEN1综合征患者将在20~25岁发生原发性甲状旁腺功能亢进症[57]。

这类患者更有可能患有多发性腺体增生，因此当仅仅切除单个甲状旁腺腺瘤时，那么该类患者就会存在很高的原发性甲状旁腺功能亢进症复发风险[58-60]。因此，对于该患者而言，即使术前影像学检查结果显示其仅存在单个甲状旁腺增生，医师也应对所有甲状旁腺进行仔细探查[61]。

术后该患者恢复情况很好，顺利排出了输尿管结石，且月经周期也恢复了正常。甲状旁腺切除术术后2周，患者接受了生化检查，结果显示，该患者血钙处于中等正常水平，PTH水平接近正常下限。从该患者的治疗过程中可以看出，跨学科合作对于患者管理的优化至关重要。

（译者：任楚桐　李亚珊）

第51章　甲状旁腺影像学检查与术前定位

Michael C. Singer

51.1　病例展示

该患者为一名51岁的男性，平时其无任何异常症状，而在年度体检中发现存在"轻度"高钙血症。不过，患者的初级保健医师告知该指标的异常可能源于实验室误差，无须接受进一步的评估。但是在1年后的检查中，患者被发现依旧存在高钙血症，随后被转至内分泌科。

在内分泌科，患者接受了进一步的检查，结果符合原发性甲状旁腺功能亢进症，具体而言，其血钙水平为11.4 mg/dL，离子钙水平为1.46 mmol/L，25-羟基维生素D水平为41 ng/mL，甲状旁腺激素（PTH）水平为147 pg/mL。随后该患者接受了Sestamibi扫描检查。核医学科医师认为，患者的Sestamibi扫描呈阴性结果。鉴于这一结果，该患者被告知其可能不适合接受手术，不过可以尝试让外科医师对其进行相应评估。

外科医师在门诊对该患者进行了超声检查（US），以评估其甲状腺和甲状旁腺状况。结果显示，在该患者甲状腺左叶深处，可见一个超声征象明显与PTA相一致的低回声椭圆形病变。随后该患者接受微创甲状旁腺切除术，术中切除了位于左上部位的甲状旁腺腺瘤。术中PTH快速检测结

果显示，在单个甲状旁腺腺体切除后，患者血清PTH水平发生了一定程度的下降。随访实验室检查结果显示，患者已痊愈。

> **思考**
>
> 甲状旁腺影像学检查应在患者管理中的哪一步中进行？是否应在决定进行手术后才进行影像学检查？

51.2　背景

针对原发性甲状旁腺功能亢进症患者，传统外科治疗方法就是双侧颈部四腺体探查手术。该项手术无论对于甲状旁腺腺瘤，还是对于甲状旁腺组织增生，均具有较好的治疗效果。需要指出的是，基于在腺体探查过程中获得结果，外科医师会切除适当数量的腺体以达到治疗目的。在拥有丰富经验的外科医师的持刀下，通过双侧颈部探查术（BNE）可以获得极高的治愈率，这就是为何当前这一手术方法依旧受很多外科医师偏爱的原因所在[1]。对于一些原发性甲状旁腺功能亢进症患者而言，BNE则是一种指导性治疗方法。该手术方法的适用对象包括原发性甲状旁腺功能亢进症和影像学检查无法定位病灶的患者，以及肾性甲状旁腺功能亢进症、多发性内分泌肿瘤或其他临床表现的甲状旁腺功能亢进症的患者。

> **思考**
>
> 如果不管影像学检查如何都决定对患者行BNE，是否应该进行任何类型的病灶定位？

虽然行BNE可使患者获得极佳的预后结局，但是需要指出的是，在绝大多数原发性甲状旁腺功能亢进症患者中，其发生病变的腺体仅仅只有一个。只有10%～15%的原发性甲状旁腺功能亢进症源自多腺体病变（多发性甲状旁腺腺瘤或四腺体增生）。因此如果患者确实仅存在一个病变腺体，那么医师可以选择仅对该腺体行探查术和切除术。这种更具针对性的手术（也被认为是定向和微创治疗）可以有效减少患者的痛苦，且恢复也会更快，除此之外，还能减小瘢痕区域，使得手术部位更为美观[2]。尽管在早期，人们普遍对靶向（定向）切除技术在甲状旁腺手术中的应用价值持怀疑态度。但是，随着相应实践不断增加，该方法的安全性和益处已经凸显，并且得到了外科医

师的广泛采用。

随着20世纪80年代医疗领域影像学检查（能够在术前对疑似病理性的甲状旁腺进行定位）的引入，定向甲状旁腺切除术得到了实质性的发展。在能够提高精准性的检查技术（例如术中甲状旁腺素测定）的支持下，微创手术的成功率得到了显著提升。为了更好地利用这些影像学检查，医师需要了解它们的优点和缺点，并在使用前深思熟虑。

51.3　影像学检查

可用于甲状旁腺功能亢进症患者评估的影像学检查可分为两大类别，它们分别为解剖学检查和功能性检查。基于核医学相关技术的功能性影像学检查利用了异常甲状旁腺细胞的特殊特性进行分析，而解剖学检查的目标是识别异常增大的腺体，以确定它们的位置。需要指出的是，在一些医疗机构中，人们会采用一种融合检查方式（既涉及解剖学检查，又涉及功能性检查），因为他们发现，这种方式可以有效提高检查的精确性。但是在一些患者中，需要使用有创检查来确定病理性甲状旁腺的位置。

51.3.1　功能性检查

用于进行甲状旁腺病灶定位的第一种方法就是放射性核素显像检查，但是这种技术的使用需要满足一个前提条件，那就是患者甲状腺和甲状旁腺之间存在不同的摄取特性。在早期应用阶段，人们在该测试中所使用是两种不同的显影剂。通过对两种显影剂的摄取量进行相减即可获得有关病理性甲状旁腺组织的定位信息[3]。

在1992年，^{99m}Tc-Sestamibi扫描在甲状旁腺双时显像中得到了成功使用[4]。尽管甲状腺和甲状旁腺组织均可以摄取^{99m}Tc-Sestamibi，但是，存在功能亢进异常的甲状旁腺组织（含有更高浓度的线粒体）对^{99m}Tc-Sestamibi的保留时间要显著长于正常甲状腺或甲状旁腺[5]。截至目前，已经有多种放射性核素示踪剂得到了成功应用。通常情况，通过该技术可以获得两幅显影图像，其中第一幅图像在注射放射性核素后10~20 min获得，第二幅图像则是在第一幅图像1.5~3 h之后获得。然后将第二幅图像与第一幅图像"相减"，使用不同的洗脱率来突出显示潜在的功能亢进组织。^{99m}Tc-Sestamibi双时相显像技术对诊断单腺腺瘤方面具有高度特异性和敏感性（90%或更高）[6]。尽管这种技术对双腺瘤和异位腺体的诊断价值要低于单腺病，但其仍可用于识别双腺瘤和异位腺体[7]。需要指出的是，这种显影技术并不适用于甲状旁腺四腺体增生患者[8]。除此之外，在甲状旁腺小腺瘤患者或合并甲状腺疾病的患者，^{99m}Tc-Sestamibi扫描的敏感性/特异性也可能较低。并且，大多数Sestamibi

扫描结果为阴性的患者也可能存在一个病理学腺瘤[9]。但是如果其他定位检查也是阴性结果，那么Sestamibi扫描阴性可能代表患者存在腺体增生的问题[10]。

对于Sestamibi扫描而言，其存在的一个严重缺点是其不能提供3D信息，因此几乎无法提供能够指导手术的解剖学信息。而通过将上述Sestamibi扫描技术与单光子发射计算机断层扫描（SPECT）相结合，则可以获得更为精确的3D定位信息（▶图51.1a）[7]。除此之外，该技术还可以与计算机断层扫描（CT）图像进行联用[11]。很多外科医师都喜欢这种联用策略，因为他们认为，这种策略可以获得更高的精度（▶图51.1b）。目前，不同类型的Sestamibi成像技术已经成功与超声技术联用，以定位相应病灶位置。

最近，人们已经针对正电子发射断层扫描（PET）在甲状旁腺功能亢进症患者检查方面的潜在作用进行了大量研究。相关研究发现，在腺瘤性病灶或增生性病灶中，甲状旁腺细胞具有相对较高的增殖能力或代谢率，这就导致其对放射性示踪剂［18F-脱氧葡萄糖（18F-FDG）、11C蛋氨酸和18F-氟胆碱（18F-FCH）等药物］的摄取增加[12-14]。尽管，截至目前，人们依旧缺乏足够数据，但是对于需要接受额外评估或其他影像学定位技术失败的患者而言，PET似乎可以作为一种重要的二线检查策略[15]。

51.3.2　解剖学检查

如今，高分辨率超声技术现已成为原发性甲状旁腺功能亢进症患者的一种一线影像检查方法[16]。需要指出的是，超声检查很少会发现正常的甲状旁腺结构。典型的腺瘤组织的典型超声征象为均匀低回声，病灶形状呈卵圆形至泪滴状（▶图51.2）。多普勒彩超适用于检查负责向病灶供血的单端动脉。由超声提供的解剖学细节可以为放射性核素显像提供辅助信息，这两种技术联合使用可以提供最为精确的诊断信息[17]。

由于与其他检查技术相比，超声技术具有许多独特的特性，因此在定位检查方面，超声已成为首选方法。当将该技术应用于病理性甲状旁腺定位时，如果由经验丰富的外科医师实施，则具有很高的敏感性和特异性。除此之外，通过超声检查，人们还可以确定目标结节是否需要进行进一步的评估（如细针穿刺活检）[18]。通过穿刺活检，可以确定是否存在需要同时处理的其他甲状腺疾病（如果甲状腺存在病变，则可以通过超声发现）。除此之外，这种检查成本较低且不存在辐射性，并可由负责手术的外科医师亲自进行。相关研究已经证实，由外科医师实施的超声检查可以为病理性甲状旁腺的术中识别提供重大帮助[19-20]。这是因为，与其他检查人员相比，外科医师对解剖和甲状旁腺典型位置的特殊细微差别具有更深刻的理解。尽管超声技术具有很大的作用，但是并不推荐其作为一线检查方式

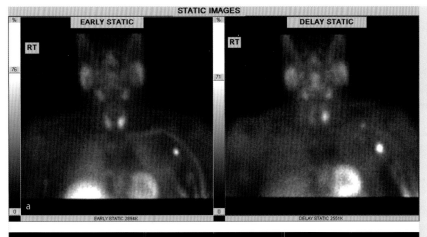

图51.1 （a）单光子发射计算机断层扫描（SPECT）：在静脉注射[99m]Tc-Sestamibi后20 min和90 min双时显像显示左侧甲状旁腺腺瘤的示踪剂滞留时间延长。（b）来自同一患者的SPECT/CT融合显像显示了CT叠加可视化提供的额外解剖学细节

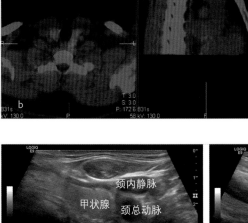

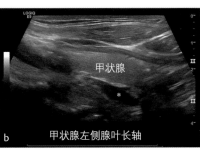

图51.2 （a）长轴超声显示一个典型的左侧甲状旁腺腺瘤（＊）。颈总动脉和颈内静脉也可见。（b）腺瘤（＊）矢状位图

应用于四腺体增生、甲状旁腺位置特别深的患者以及BMI很高的患者[21]。

需要指出的是，常规CT成像方法并不能很好的识别病理性甲状旁腺。在20世纪中叶，人们在三维CT（3D-CT）基础上发展出了四维CT（4D-CT）技术，与3D-CT相比，4D-CT中多出的一维就是时间[22]。在使用4D-CT进行检查时，医师会以特定的时间和速率注射对比剂，并在三个特定时间点（为平扫、动脉和静脉期）采集图像。对于甲状旁腺腺瘤而言，在动脉期典型地4D-CT表现为明显强化，延迟期表现为增强减弱，平扫时表现为低密度（▶图51.3）。相关研究显示，4D-CT扫描具有很高的敏感性和特异性[23]；并且，使用上述3个时间点中的两个也可以获得质量非常高的定位信息[24-25]。尽管当前4D-CT技术已经得到了普遍应用，但是扫描结果离不开精确的对比剂注射及扫描技术，并且CT影像需要由经验丰富的医师来进行阅片。

尽管磁共振成像（MRI）也可用于对甲状旁腺疾病进行定位，但是其尚未没有得到广泛的研究和利用。尽管MRI也具有较高的灵敏度（约80%），但是其成本较为高昂，且过程较为耗时[26]。因此，一般人们会将其视为甲状旁腺功能亢进症的二线检查技术。但是，对于无法进行其他影像学检查的患者而言（尤其是需要再次手术的患者），MRI具有一定的临床应用价值[27]。

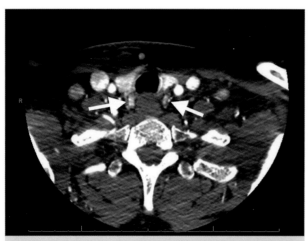

图51.3 从四维CT（4D-CT）上显示的动脉期甲状旁腺腺瘤以明显强化为特征，该患者中发现双侧上旁腺腺瘤（白色箭头所指）

51.3.3 有创定位检查

在需要对患者进行选择性静脉采样（SVS）时，介入性放射科医师需要以股静脉作为入路放置导管，然后从患者多个颈部和纵隔静脉血管采集血样。需要指出的是，应详细记录血样采集位置，然后对血样进行甲状旁腺激素检测。如果采集静脉血样本和外周静脉血样本之间的PTH水平相差1.5～2倍或更大，则表明该处可能为甲状旁腺功能亢进病灶的引流点[28]。众所周知，SVS是一种具有挑战性的有创性，需要使用大剂量的造影剂，并且需要一名经验丰富的介入放射科医师在严格遵循检查方案的前提下进行。鉴于上述缺点，SVS并没有得到广泛应用。但是，需要指出的是，对于需要再次接受手术的甲状旁腺功能亢进患者，SVS同样可以作为一种三线检查方法得到应用[29]。

51.4 影像学检查方法

截至目前，人们在甲状旁腺影像学检查方面依旧缺乏指导标准。医师可以根据自身经验以及患者情况从一系列可用影像学检查方法中选择一种最佳的方法。但是在对患者进行检查时，应记住一些重要原则。除此之外，尽管针对每一种检查，医师都具备一套相似的检查流程，但是对于患者而言，要根据其实际情况来制订个性化的检查策略：

- 需要注意的是，很多原发性甲状旁腺功能亢进症患者都

伴有甲状腺结节[30]。不过，其中的许多结节均较小，或为良性，因此不需要对其进行特殊干预。但是一些患者在进行甲状旁腺手术时，应同时处理甲状腺病灶。因此，在进行甲状旁腺影像学检查时也需要对甲状腺进行评估。超声在甲状腺及甲状旁腺疾病的评估中均具有较高的敏感性。因此，虽然患者可能会接受更多的检查，但对于大多数人来说，超声应该是他们术前评估的一个重要部分[31]。

- 当需要决定对患者进行两种检查方法，那么应确保这两种检查技术所涉及的作用机制具有互补性。如前所述，一种是功能性检查，而另一种是其解剖学检查。在大多数情况下，建议在每个类别中选择一项检查[32]。

- 不同的甲状旁腺影像学检查的敏感性和特异性会因医疗机构不同而存在显著差异，决定根据这些检查结果制订治疗方案的一个重要考量因素是相应机构的经验。医疗机构的体量、经验已被证明可以改善甲状旁腺影像扫描质量及报告的准确性[33]。

- 多种患者因素都会影响不同检查方法的准确性。如个人体质、甲状腺炎或放射性碘治疗史、既往颈部手术史（包括甲状腺切除术）都会极大地影响检查方式的选择。因此，在选择检查时应充分考虑这些因素。

- 与所有影像学检查一样，由外科医师进行阅片非常重要。影像学检查报告应经过仔细的审核，但检查报告可能并不会为外科医师提供足够的细节信息[34]。

思考

如果两个影像学检查显示单个腺体病灶且定位一致，是否仍有必要使用术中甲状旁腺激素检测？

51.5 结论

经过长达40年的发展，人们已经开发并引入了多种甲状旁腺影像学检查技术，并且在定向甲状旁腺病灶切除术方面发挥了巨大作用。在大量原发性甲状旁腺功能亢进的患者中，这些检查可以辅助定位病变腺体。为患者选择个性化的检查方案将更容易获得阳性定位结果。外科医师在选择检查方案时应深思熟虑。

（译者：任楚桐 李亚珊）

第52章　甲状旁腺疾病的内科治疗

Yulong Li

关键要点

- 众所周知，原发性甲状旁腺功能亢进症（PHPT）的治疗以手术切除原发病灶（甲状旁腺切除术）为首选，并且应考虑患者的情况是否符合手术适应证。对于非手术病例（包括无手术意愿或手术风险显著增加的患者），可以考虑接受内科治疗。
- 患者医疗管理方案的制订应根据患者高钙血症/甲状旁腺功能亢进症严重程度进行调整，其中包括密切监测、补充维生素D、使用降低血钙/甲状旁腺激素（PTH）水平的药物、使用药物减少骨转换，或联合用药。对于存在全身并发症（如骨质疏松症/骨折、肾钙沉着症或肾结石）的高钙血症患者，医师应尤其注意患者病情监测和治疗方案的选择。
- 对于慢性肾病（CKD）引起的继发性或三发性甲状旁腺功能亢进症，在制订治疗策略时，患者应充分考虑患者CKD的严重程度和PTH水平。对于存在低肾小球滤过率（GFR）和严重甲状旁腺功能亢进问题的患者，建议使用拟钙剂、骨化三醇、维生素D类似物或联用形式。对于上述治疗失败的患者，应考虑行外科手术治疗。
- 对于极少数病例（如甲状旁腺癌患者），需要进行多学科综合治疗。

52.1　病例展示

该患者为一名78岁男性，存在冠状动脉疾病、冠状动脉支架置入史、心房颤动、脑卒中史以及在用抗凝药物治疗的肺栓塞病史，实验室检查显示其存在高钙血症，随后进行进一步评估，血生化检查结果显示，该患者总钙水平11.5 mg/dL（正常范围：8.2～10.2 mg/dL）和离子钙水平1.50 mmol/L（正常范围：1.15～1.27 mmol/L）均发生异常升高，且存在PTH水平升高102 pg/mL（正常范围：10～65 pg/mL）；而血磷水平则低于正常水平下限2.0 mg/dL（正常范围：2.3～4.7 mg/dL）；1,25-二羟基维生素D水平高于正常水平75 pg/mL（正常范围：16～65 pg/mL）；25-羟基维生素D水平则低于正常水平15 ng/mL（正常范围：30～100 ng/mL）；除此之外，结果显示，患者甲状旁腺素相关肽（PTHrP）阴性；甲状腺、肝脏和肾脏功能正常。双能X线骨密度仪（DEXA）扫描显示腰椎T值为-3.5。颈部超声检查显示，患者甲状腺左下叶附近存在一直径1.5 cm的低回声结节。随后该患者被诊断为PHPT，并被转介至外科会诊。由于存在多种合并症，因此其被归类为手术高风险患者。

思考

既然手术是唯一有可能治愈该疾病的方法，那么该患者是否应接受手术？

在综合考虑了患者年龄、存在的合并症和个人意愿（不愿接受手术）之后，患者被建议接受内科治疗。推荐使用抗骨吸收药物（唑来膦酸注射液5 mg，每12个月注射一次）和拟钙剂（calcimimetics）（盐酸西那卡塞片，每天30 mg）。对于患者存在的25-羟基维生素D缺乏症，推荐使用维生素D并多饮水。除此之外，肾脏超声检查显示该患者不存在肾钙质沉着症或肾结石。患者被要求每两年监测一次血钙水平和PTH水平，结果显示，在出院后6个月内，该患者血钙水平由11.5 mg/dL降至10.2 mg/dL，且PTH水平稳定。

52.2　原发性甲状旁腺功能亢进症的内科治疗

需要指出的是，并不是所有药物治疗都能够使异常升高的PTH/血钙水平完全正常化，也无法消除由生化值异常引起的所有系统性并发症。而甲状旁腺切除术是唯一一种可能治愈PHPT的方法，因此应推荐所有有手术指征并具有手术意愿的患者进行外科手术。对于因手术风险显著增加而无法手术的病例，应考虑进行内科治疗。

52.2.1　疾病状态监测

对于无症状的PHPT患者，可以选择进行主动监测[1]。相关研究已经证实，很多接受主动监测的甲状旁腺功能亢进症患者能够保持短期[2]或长期（长达11年）[3]的生化稳定。

52.2.2　钙剂和维生素D的补充

思考

当1,25-二羟基维生素D和PTH水平升高时，甲状旁腺功能亢进症患者是否应接受维生素D缺乏的相关治疗？

低钙血症和（或维生素D缺乏）是继发性甲状旁腺功能亢进症（包括由CKD引起的甲状旁腺功能亢进症）的危险因素。补钙和（或）维生素D可以延缓PTH水平持续升高[4-6]。在一些患者中，可能需要大剂量维生素D来抑制继发性甲状旁腺功能亢进症[7]。

众所周知，很多PHPT患者都存在维生素D缺乏问题[8-9]。当对伴有维生素D缺乏症的PHPT患者补充维生素D₂和维生素D₃时，人们发现：①可以有效提高维生素D水平；②降低PTH水平[8-12]；③降低血钙水平[8,11,13-14]；④在轻度甲状旁腺功能亢进症中，维生素D替代不会加重高钙血症严重程度[9,11-14]。需要指出的是，大多数研究所涉及的样本量均较小［<100例轻度高钙血症（基线钙<12 mg/dL）患者］。在大型RCT研究中，人们并没有发现补充维生素D能够降低PTH水平和血钙水平，尤其是在中度或重度高钙血症患者之中。

52.2.3　中重度高钙血症患者的补液、利尿剂使用和短期治疗策略

相关研究已经证实，脱水会导致高钙血症患者病情恶化，因此甲状旁腺功能亢进症/高钙血症患者应避免发生脱水[15]。充分补液可以防止血管收缩，增加对肾脏的血液灌注以及促进钙排泄，进而可以有效降低患者的血钙水平。对于接受入院治疗的患者而言，然后在患者耐受的情况下，首先以200～300 mL/h的速度输注生理盐水，并将患者尿量调整为100 mL/h。需要指出的是，大量补液可能不太适用于存在心脏或肾脏疾病的患者，一旦患者出现水肿症状，则应停止补液。尽管这种治疗方式可以有效治疗轻度高钙血症，但却不能很好地降低重度高钙血症[16]。

当患者静脉补液过多或水中毒时，通常可以使用利尿剂进行干预。可通过抑制髓祥钙重吸收来促进尿钙排泄。尽管利尿剂已经得到了广泛使用，但是缺乏循证证据证明这一措施的有效性[17]。

降钙素不仅可以抑制骨的吸收，还能够有效增加尿钙排泄。截至目前，其已获得FDA批准用于治疗高钙血症［使用剂量范围从每12 h肌注4 IU/kg到每6 h肌注8 IU/kg（最大剂量）］。降钙素起效快，起效时间只需4 h，但起效持续时间短，一般会短于48 h。除此之外，降钙素（通常与双膦酸盐联用）还可降低血清钙水平（幅度最高可达1～2 mg/dL）。然而降钙素很少会在甲状旁腺功能亢进症中得到常规应用，因为其更常用于紧急情况。

低钙透析液可用于可能出现神经系统症状、肾功能衰竭和心力衰竭，且无法耐受液体复苏的严重高钙血症患者的血液透析（18～20 mg/dL）。

52.2.4　双膦酸盐、地诺单抗和拟钙剂

相关研究认为，双膦酸盐能够靶向作用于骨质转换活跃的位置，并对骨重建具有干扰作用。这类制剂能够通过抑制法尼基二磷酸合酶对胆固醇的生物合成途径产生干扰作用。随着时间的推移，破骨细胞的细胞骨架功能失调，无法形成骨吸收所需"褶皱边界"。当前，双膦酸盐已获FDA批准用于治疗恶性肿瘤高钙血症。在甲状旁腺功能亢进症和相关骨病患者中，双膦酸盐与拟钙剂联用可以发挥重要的治疗作用[18]。在院内环境中，静脉注射唑来膦酸盐5 mg的效果要优于单次静脉注射帕米膦酸钠60～90 mg。

而在门诊环境中，患者可以使用诸如阿仑膦酸盐之类的口服型药物。不过，需要注意的是，双膦酸盐可能具有肾毒性，除此之外，双膦酸盐的副作用还包括导致颌骨坏死，非典型的粗隆下骨折和股骨干骨折，并且会对胎儿造成损伤。双膦酸盐性颌骨坏死（BRONJ）是使用双膦酸盐类药物后特异性发生在颌骨的严重并发症，其主要表现为颌面部骨面裸露以及死骨形成。

> **思考**
>
> 疼痛、肿胀、口臭、牙关紧闭、下颌骨和（或）上颌骨外露可能是BRONJ的征兆。

地诺单抗是一种特异性靶向核因子-κB受体活化因子配体（RANKL）的完全人源化单克隆抗体，其能够阻止RANKL与RANK相互作用，抑制骨吸收，从而能够起到降低血清钙水平的功能。该药物已获FDA批准用于预防实体肿瘤骨转移患者的骨骼相关事件，并且该药物适用于唑来膦酸治疗无效的高钙血症患者或由于严重肾损害而禁用双膦酸盐的患者。该药物的推荐剂量为每4周皮下注射120 mg，可能的副作用包括颌骨坏死、低钙血症和低磷血症。

此外，诸如盐酸西那卡塞之类的拟钙剂能够与细胞膜上钙敏感受体结合，激活受体，增加受体敏感性和钙结合能力，抑制甲状旁腺素合成和分泌，并降低血清钙水平。当前，该药物已获FDA批准用于治疗原发性和继发性HPT以及甲状旁腺癌。推荐剂量为每天30 mg，最大剂量为90 mg，一天4次，该药物的副作用包括心动过速、恶心、呕吐、不耐受、低钙血症以及潜在肝损。

52.3　由CKD引起的继发性和三发性甲状旁腺功能亢进症的内科治疗

美国疾病控制和预防中心（CDC）的数据显示，2019年美国高达15%的人口患有CKD。源自国家肾脏基金会的数据可知，GFR水平较低的患者甲状旁腺功能亢进症的患病率较高，具体而言，在GFR<20 mL/min的患者中，高达80%的患者甲状旁腺激素水平均发生了升高。除此之外，无论在院内环境中，还是在门诊环境中，CKD都是继发性甲状旁腺功能亢进症的最常见原因。

不过，对于GFR<60 mL/min，但无须进行透析的患者而言，尚不清楚最佳PTH水平。对于GFR<15 mL/min的CKD患者，建议将PTH维持在正常上限的2～9倍[19]。

医师应根据CKD患者的严重程度对医疗管理措施进行调整（▶图52.1）。其中，对于GFR<30 mL/min且严重/进行性甲状旁腺功能亢进患者而言，可以考虑使用骨化三

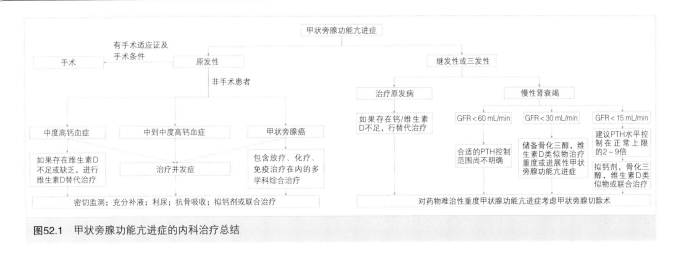

图52.1　甲状旁腺功能亢进症的内科治疗总结

醇和维生素D类似物。而对于GFR＜15 mL/min的患者，则应考虑拟钙剂、骨化三醇、维生素D类似物或多药联用。而对于GFR＜60 mL/min且药物治疗无效的重度甲状旁腺功能亢进症患者，则应考虑行甲状旁腺切除术[20]。

52.4　甲状旁腺癌的内科治疗

甲状旁腺癌极少见，在对这类患者进行治疗时，医师会根据患者分期以确定是否需要进行手术干预。但是相当一部分患者在最初出现时就可能发生淋巴结转移（30%）和远处转移（33%），并且即使接受治疗，也有超过一半的患者无法得到根治，或会出现复发[21]。在对高钙血症及其并发症进行治疗时，应注意采用多学科方法来制订相应的治疗程序。

对于甲状旁腺癌患者，应尽可能以常规治疗方案起始。但需要注意，甲状旁腺癌患者并发的高钙血症可能会非常危重，并且会随着时间的推移而逐渐加重，且常规药物并不能达到治疗目的。当前，盐酸西那卡塞已获FDA批准用于治疗由甲状旁腺癌引起的高钙血症，不过，可能需要较大剂量的药物才能实现这一治疗目的。对于甲状旁腺癌患者而言，盐酸西那卡塞不会导致患者PTH水平显著降低，并且不会显现出任何生存益处[22]。应用地诺单抗则被认为是伴难治性高钙血症的甲状旁腺癌患者的最后一个保命手段[23-25]。

需要指出的是，大部分甲状旁腺癌对于放化疗不敏感，并且当前尚未开发出具备长期生存益处的治疗策略。外科术后辅助放射治疗的策略可能有利于肿瘤局部控制[26]。对于这类患者，人们已经针对使用抗PTH抗体或生长抑素受体激动剂的免疫治疗的效用进行了研究[27-28]。相关研究发现，索拉非尼可降低甲状旁腺癌转移性患者的PTH水平并抑制其进展[29]。综上所述，到目前为止，甲状旁腺癌患者还无有效的药物治疗方案可以选择。

52.5　结论与争议

甲状旁腺切除术是唯一一种可能治愈PHPT的方法，因此应考虑所有符合手术适应证具有手术意愿的患者进行外科手术。对于因手术风险显著增加而无法手术的病例，应考虑进行内科治疗。患者医疗管理方案的制订应根据高钙血症/甲状旁腺功能亢进症严重程度进行调整，其中包括密切监测、补充维生素D、使用降低血钙/甲状旁腺激素（PTH）水平的药物、使用药物减少骨转换，或联合用药。对于存在全身并发症（如骨质疏松症/骨折、肾钙沉着症或肾结石）的高钙血症患者，医师应尤其注意患者病情监测和治疗方案的选择。对于轻度甲状旁腺功能亢进症合并维生素D缺乏症患者，补充维生素D是一个较为安全的策略，并且可能有效降低PTH和血钙水平。

对于CKD引起的继发性甲状旁腺功能亢进，治疗策略应根据CKD的严重程度和PTH水平进行调整。对于GFR＜15 mL/min的患者，则应考虑拟钙剂、骨化三醇、维生素D类似物或多药联用。而对于GFR＜60 mL/min且药物治疗无效的重度甲状旁腺功能亢进症患者，则应考虑行甲状旁腺切除术。

对于极少数病例（如甲状旁腺癌患者），需要进行多学科综合治疗。

（译者：任楚桐　李莎）

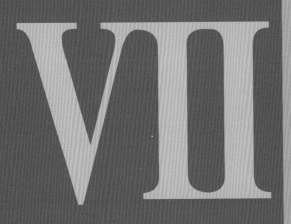

VII

第53章 原发性甲状旁腺功能亢进症的病理生理学及外科手术指征

Ethan Frank, Alfred Simental Jr

53.1 病例展示

该患者为一名45岁的女性，其存在抑郁史，且存在高血压（HTN）控制不良，患者在初级保健机构进行的常规实验室检查结果显示，她患有高钙血症11.0 mg/dL（2.75 mmol/L），随后，患者被转诊至内分泌科。根据与患者交谈可知，不存在与肾结石、非创伤性骨折或骨质疏松/骨量减少相关的病史且不存在放疗史，亦无内分泌疾病或恶性肿瘤家族史。在最初检查中，患者主诉睡眠不佳，注意力难以集中，且全身虚弱无力。该患者的实验室检查结果如下所示：血清总钙水平为11.2 mg/dL（2.8 mmol/L），PTH水平为66 pg/mL，25-羟基维生素D水平为22 ng/mL，肌酐水平为0.6 mg/dL。24 h尿钙水平为354 mg/dL。随后，对该患者进行了^{99m}Tc-Sestamibi显像及B超检查，其中，Sestamibi扫描结果显示，该患者右甲状腺下缘存在一高摄取区，可见一尺寸为9 mm×9 mm×7 mm的结节，但未见腺瘤。随后，患者被转到内分泌外科，并在1个月后接受了甲状旁腺切除术（右下甲状旁腺切除术），病灶重量为319 mg。术前患者PTH水平为149 pg/mL，术后15、20、25 min分别降至27 pg/mL、24 pg/mL、22 pg/mL。术后1 h患者PTH水平为9.6 mg/dL（2.4 mmol/L），血钙水平为18 pg/mL，患者术后当日出院。在为期2周的随访中，其报告其注意力、睡眠质量和力量均得到了有效改善，随后进行的实验室检查结果显示，患者血钙水平为9.4 mg/dL（2.35 mmol/L），PTH水平为35 pg/mL。

53.2 原发性甲状旁腺功能亢进症的病理生理学特征

甲状旁腺功能亢进症（PHPT）的产生源于PTH分泌失调，并不像继发性和三发性甲状旁腺功能亢进症一样，存在上游触发因素。在内分泌系统疾病中，按发病率排位的话，其位于第3名，仅次于糖尿病和甲状腺疾病。在20世纪70年代初，随着自动化血清钙测定技术的出现，以及血钙纳入常规体检项目，PHPT的发病率有所上升，其中美国明尼苏达州罗切斯特市地区的PHPT发病率最高，年发病率为112/100 000人[1]。

对于PHPT患者而言，其中90%~95%的个体的发病并没有确切的原因（散发性），仅有5%~10%的患者的发病可能涉及遗传因素的参与[2-4]。多发性内分泌腺瘤病1型，即MEN1型是常染色体显性遗传疾病，约占所有PHPT病例的2%[2-3]。由较少见的遗传原因导致的PHPT包括MEN2a、MEN2B、MEN4、家族遗传性甲状旁腺功能亢进症、甲状旁腺功能亢进-颌骨肿瘤综合征和新生儿重症甲状旁腺功能亢进症。在散发性PHPT患者中，75%~85%的疾病为单发腺瘤，2%~12%的疾病为多发性腺瘤，1%~15%的疾病为四腺体增生，而甲状旁腺癌所占比例≤1%[5-7]。

53.2.1 PHPT的遗传学基础

对散发性PHPT进行的研究表明，大多数甲状旁腺腺瘤或腺癌大多为单克隆性的新生物，由甲状旁腺细胞中原癌基因和（或）抑癌基因发生变异所致[7-10]。一系列独立的或相互关联的基因与甲状旁腺肿瘤的发生之间均存在一定相关性；然而，根据Costa-Guda和Arnold提出的严格标准，候选基因需要满足以下条件：①在典型的、散发性人类甲状旁腺腺瘤中表现出高频的体细胞突变，②在动物模型中已被证明能够促进甲状旁腺肿瘤的发展。需要注意的是，截至目前，人们仅确定了两个基因，它们分别为MEN1和CCND1（旧称为PRAD1）[11]。

尽管，人们首次在家族性综合征中发现了MEN1基因突变的存在，但人们在散发性PHPT患者的染色体11q13上也检查出了MEN1基因突变[12]。MEN1基因编码蛋白为menin，相关研究显示，menin在转录调节、基因组稳定、细胞分裂增殖及细胞凋亡中起到重要作用。MEN1基因的正常表达具有广泛的抑制肿瘤发生的作用，而双等位基因变异才能影响肿瘤分子遗传学特征。而MEN1的作用实现离不开核转录因子JunD的参与，JunD为AP1转录因子复合物的成员，在正常甲状旁腺中，AP1转录因子复合物当被menin结合时，功能会被抑制，导致在多个细胞过程中重要的基因表达水平上下调。此外，相关研究已经证实，MEN1突变发生在JunD结合域时产生的后果最严重[6]。除此之外，menin还对核因子-κB（NF-κB）、组蛋白去乙酰化酶、矮小相关转录因子2（RUNx2）、混合谱系白血病（MLL）组蛋白甲基转移酶复合体和Smad3等关键调节因子具有重要的调控作用，从中可以看出，menin在多种关键细胞过程中均具有不可或缺的作用。

截至目前，研究人员（共涉及两项研究）通过对散发性腺瘤基因组进行全外显子测序发现MEN1突变是一种最为常见且唯一的高频突变。人们已经针对与MEN1相关的多种类型的突变进行了分析，其中包括剪接位点的改变、读框突变、终止密码子突变以及影响基因产物剪接的内含子突变[6]。其中，12%~35%的散发性腺瘤存在MEN1基因的基因内突变，而25%~40%的腺瘤存在染色体11q杂合性缺失，从中可以看出，在MEN1位点附近，可能存在尚未鉴定的抑癌基因[7,11,13-18]。

研究人员在研究甲状旁腺腺瘤时发现了一个位于染色体11q13位点的候选原癌基因CCND1，该基因还负责编码细胞周期蛋白D1[11]。其中，细胞周期蛋白D1通过与细胞周期蛋白依赖性激酶（CDK）4/6结合，使Rb磷酸化并抑制其功能，而发生磷酸化的Rb蛋白会从其所结合的E2F转录因子上解离。除此之外，相关研究已经证实，细胞周期蛋白D1-CDK4复合体能够结合和隔离p27，减少p27介导的对CDK2的抑制。因此，细胞周期蛋白D1的过度表达导致E2F基因转录增加，从而推动细胞增殖和在细胞周期中不受控制地进展。作为转录辅助调节因子，细胞周期蛋白D1也具有CDK非依赖性作用；但是截至目前，人们尚不清楚其CDK非依赖性功能对肿瘤发生的确切影响[12]。

在散发性甲状旁腺腺瘤患者中，人们发现，20%~40%的个体存在CCND1过表达情况[11,19-20]。最初的相关研究认为，CCND1过表达源于11号染色体着丝粒区域片段发生基因倒位突变，使得CCND1编码区与甲状旁腺素（PTH）调控区5′端形成"并列"关系，而PTH启动子对CCND1表达的调控会导致甲状旁腺中CCND1表现出过表达现象。但是，随后的研究发现，在所有散发性腺瘤患者中，只有8%的个体被发现存在这种突变[21]。需要注意的是，当前用于确定该等突变的分子技术敏感性低，这就意味着这种倒位突变的实际发生率可能要>8%，但是CCND1过表达发生率和着丝粒区域片段基因倒置发生率之间的相对差异说明，CCND1过表达的发生涉及其他遗传因素的参与。在此之前，Arnold等已经证实，存在CCND1过表达的病例中同时存在基因扩增和基因重排突变，并且研究者们在其他肿瘤中也发现，CCND1过表达涉及多种独特的遗传因素，但这些因素在甲状旁腺肿瘤的发生中尚未得到证实[9,12]。

除此之外，相关研究发现，CCND1过表达可能涉及Wnt/β-catenin（β-连环蛋白）信号通路的激活过程，其中，人们已经证实，细胞周期蛋白D1是该信号通路的一个已知靶点。除此之外，两项在瑞典进行的队列研究发现，肿瘤组织中存在活化β-catenin的异常累积，并且在所有124个肿瘤标本中，共有9个存在单一的纯合子S37A突变（37位氨基酸的丝氨酸突变为丙氨酸突变），这种突变会导致活性β-catenin过度稳定[22-23]。但是也有一些人员针对该突变的频率和意义提出了质疑，因为他们并没有证实前述S37A突变存在于任何其他肿瘤之中，而是发现，杂合子S33C突变发生率显著低于前人所给出数值，并且表现出异常激活β-catenin的肿瘤比例较以前也低得多[24-30]。除此之外，一些小规模研究也证实CCND1过表达还涉及包括Wnt辅助受体LRP5的剪接突变导致β-catenin表达水平上调在内的其他机制；然而，Wnt/β-catenin通路在甲状旁腺肿瘤发生中的具体作用还有待研究[31]。

尽管在甲状旁腺肿瘤中，人们还发现一些出现率非常低的基因突变，或者人们认为该基因会在甲状旁腺肿瘤发生发展中起作用，但是，截至目前，人们尚未确切证实该等基因能够在甲状旁腺肿瘤发生中发挥的作用。CKDN1B基因突变能够编码细胞周期蛋白依赖性激酶抑制因子p27，相关研究已经证实，该突变会导致家族性综合征MEN4，但在散发性腺瘤中，这种突变也呈零星存在[32]。散发性腺瘤患者中，人们已经证实了其他6个CDKI基因中的3个存在突变，并且动物模型已经证实，这些突变确实能够促进甲状旁腺肿瘤的发展[11]。抑癌基因HRPT2/CDC73突变会导致副纤维蛋白失活，继而导致原癌基因cMyc的表达水平发生显著上调，这种突变模式存在于少数腺瘤之中，其他研究并没有在散发性腺瘤中发现CDC73突变的存在[2,26,33]。Zeste增强子同源物2（EZH2）是多梳蛋白抑制复合物2（PRC2）的核心成分，其对细胞分化和增殖等多种过程具有非常重要的作用，并且相关研究已经证实，在多种类型癌症中，EZH2确实存在致癌特性。人们发现，在一些散发性甲状旁腺腺瘤中，存在EZH2突变；然而截至目前，尚缺乏该基因突变能够促进甲状旁腺肿瘤发展的证据。Svedlund等发现，与良性甲状旁腺组织相比，EZH2在甲状旁腺癌和继发性增生腺体中的表达水平发生了上调（主要是由于基因扩增）；然而，而在良性腺瘤中，EZH2的表达水平虽然也发生了上调，但是与正常甲状旁腺组织相比，这种差异并不具有统计学意义[34]。除此之外该研究还发现，抑制EZH2的siRNA有助于减少继发性HPT患者来源的细胞系中甲状旁腺肿瘤的生长[34]。除此之外，人们发现，Klotho基因还能够通过与钠钾ATP酶、Wnt信号通路和FGF-23相互作用，刺激或抑制PTH的分泌，从而对钙稳态进行调控。相关研究已经证实，Klotho基因的表达水平与肿瘤大小和血钙水平之间存在密切相关性[7]。

需要注意的是，在散发性甲状旁腺肿瘤中，可能存在多个尚未发现的基因突变。尽管CaSR突变可以引起良性家族性低尿钙高钙血症和新生儿重度甲状旁腺功能亢进，但是人们当前尚未证实CaSR的体细胞突变，而在散发性PHPT患者中，人们仅发现了罕见的生殖细胞CaSR突变[26,35]。但是，需要说明的是，人们在一些甲状旁腺肿瘤中也发现CaSR呈异常表达模式，且CaSR基因的多态性已经被证明会影响PHPT患者的临床表型[36-38]。除此之外，在散发性PHPT患者中，目前人们还没有发现RET癌基因的体细胞突变[11]。

近年来，人们针对会导致PHPT发生的表观遗传学因素（即DNA甲基化、组蛋白修饰和miRNA调控）进行了大量研究。在很多情况下，DNA甲基化能够导致受影响基因沉默，尽管Juhlin和Sulaiman等都通过长散布核元件（LINE-1）基因组分析发现，正常甲状旁腺和甲状旁腺肿瘤之间的整体低甲基化水平不存在差异，但Starker等在腺瘤和正常组织中发现了367个甲基化水平存在显著差异的基因[39-41]。除此之外，Starker等确定了最常见的甲基化CpG岛的甲基化水平的分级，结果显示，从正常甲状旁腺到腺瘤和癌症，甲基化水平逐渐升高[41]。除此之外，甲状旁腺肿瘤中也发现了关键细胞调节因子的高甲基化和已知的减少DNA甲基化的基因表达水平下调[34,41]。

类似地，研究人员发现，与正常甲状旁腺组织相比，在甲状旁腺肿瘤中，多种组蛋白功能均发生了显著改变。例如，Sánchez-Beato等发现，与正常甲状旁腺组织相比，甲状旁腺腺瘤中BM11基因表达水平发生了显著上调，进而导致染色体高度压缩功能抑制[42]。大约25%的甲状旁腺肿瘤中存在视网膜母细胞瘤蛋白质结合的锌指蛋白1（RIZ1）基因启动子区杂合性缺失或高甲基化等突变，这种突变会导致组蛋白复合物形成减少[43-44]。一些研究同样发现，在甲状旁腺肿瘤中，还存在组蛋白甲基转移酶复合体的一部分MLL2基因的突变和组蛋白修饰的关键调节因子HIC1的表达水平下调这两种情况[34]。需要注意的是，相关研究已经证实，在组蛋白甲基转移酶复合体中，menin具有重要作用，并且副纤维蛋白可以诱导组蛋白甲基化，这就意味着，在调控组蛋白功能方面，上述两个活性物质均能够起到关键性作用[45-46]。

研究发现，与正常甲状旁腺腺体组织相比，甲状旁腺肿瘤中的一些miRNA的表达模式存在明显异常[47-49]。在常见的miRNA基因中，Rahbari等发现，多达44%的miRNA基因在上述两类组织中存在表达差异[48]。虽然当前人们并未在甲状旁腺组织中进行miRNA调控方面的研究，但相关研究已经证实，在其他多种肿瘤中，miRNA表达模式改变具有重要影响，而一些参与甲状旁腺肿瘤发生过程的基因已被确定为甲状旁腺肿瘤差异表达的miRNA的作用靶点[49]。

53.2.2 PHPT全身表现的病理生理学特征

心血管系统疾病

尽管人们已经发现，PHPT患者常常会表现出心血管疾病症状［最常见的表现包括HTN、左心室肥厚（LVH）、充血性心力衰竭（CHF）和血管钙化性疾病］，但是人们并不太了解其中所涉及的机制。在PHPT患者中，HTN是一种由遗传因素和环境因素共同作用引起的心血管综合征，涉及功能和结构的改变，主要特点为患者循环总外周阻力会发生增加，在PHPT患者中，其发生率达40%～65%[50]。在结构上，血管内皮细胞PTH1R的激活可引起内皮素-1和IL-6表达水平发生显著上调，从而刺激血管平滑肌细胞分泌胶原和β1整合素，导致血管重塑逐渐发生[51-52]。相关研究已经证实，高钙血症也会随着时间的推移逐步促进动脉粥样硬化，而动脉粥样硬化也会增加外周血管阻力[51]。在功能上，相关研究已经证实，在PHPT患者中，儿茶酚胺和肾素-血管紧张素系统的分泌和反应均会发生改变。其中高钙血症能够促进去甲肾上腺素分泌，同时弱化血管对儿茶酚胺的响应能力[51]。除此之外，研究人员还发现，PTH能够通过肾上腺皮质球状带的PTH1受体（PTH1R）刺激肾素分泌，从而导致醛固酮水平升高和血压升高[51,53]。除此之外，由于醛固酮能够通过促进肾脏和肠道钙流失来增加PTH的分泌，因此可就形成了一个正反馈闭环，进而会导致HTN的相关症状逐渐明显[53]。

在PHPT患者中，LVH是一种最为常见的心脏病理性改变，这种疾病的发生与甲状旁腺激素和血钙对心脏的直接和间接影响之间可能存在密切相关性。在心肌细胞中，PTH与G蛋白偶联PTH1受体结合可激活蛋白激酶A（PKA）和蛋白激酶C（PKC）通路，进而导致心肌细胞钙内流增加，促进心肌细胞肥大[51]。除此之外，研究人员还发现，HTN对左心室的长期影响也会促进PHPT间接引起的向心性肥厚[51]。尽管PHPT确实能够在LVH的发生中起到重要作用，但关于临床实践之中甲状旁腺切除术后患者的LVH是否会恢复正常化尚存争议[51]。类似地，PHPT的CHF被认为是由于PTH对心肌细胞、冠脉循环中的内皮细胞和血管平滑肌功能障碍以及持续暴露于HTN的直接和间接作用所致[51]。有趣的是，与PHPT相关的维生素D缺乏可能在CHF的发展中同样发挥作用，这是因为缺乏维生素D干扰正常的心肌细胞钙转运，导致进一步的心肌肥厚、炎症和纤维化[51]。PHPT中的钙化疾病是由于长期高钙血症导致的心血管结构的转移性钙化，最常见于二尖瓣和主动脉瓣[51]。

肾脏性疾病

PHPT患者的肾脏病理学表现包括肾结石、症状性或无症状慢性肾脏疾病，以及肾钙质沉着症。这些病理改变是否发生的主要影响因素是肾脏受高钙血症影响的程度。PTH能够通过激活远端肾单位的TRPV5和肠内的1-［α］羟化酶，起到直接增加钙重吸收的作用，从而可以提高血清钙水平[54~55]。1-［α］羟化酶（一种细胞色素p-450酶）的水平增加，催化25-羟基维生素D转化为活性形式的1,25-羟基维生素D，从而促进肠道对钙的吸收[56]。肾小球钙负荷随着血清钙的增加而增加，导致高尿钙和草酸钙（主要）和磷酸钙结石的沉淀。众所周知，肥胖和高草酸饮食等与高草酸尿相关的因素会增加肾结石的发病率[57]。同样，高达22%的PHPT患者出现肾钙沉着症是由于肾小球钙负荷增加导致肾小管系统钙过饱和所致[58]。随着肾滤过液中钙浓度的增加，磷酸钙斑块会从髓袢开始沿着基底膜形成，这是肾钙质增生症的肾髓质易感性的原因[59]。这些钙化可以扩散到间质和管腔，进而促进草酸钙结石的形成[54,60]。之所以慢性肾脏疾病容易发生在PHPT患者之中，主要是因为患者的肾脏功能会受到PHPT多方面的影响。结石形成和肾钙质沉着造成的实质损害与甲状旁腺激素和高钙血症对肾血管的直接损害之间存在密切相关性，并且长期甲状旁腺功能不全也会导致患者出现进行性肾功能不全，而通过甲状旁腺切除术可以终止这种损害，但是需要注意的是，这种手术干预不能逆转已经发生的肾损[61~62]。

肌肉骨骼系统疾病

由PHPT导致的骨病包括骨质疏松、脆性骨折、非特异性骨痛和最为典型的纤维囊性骨炎（Von Recklinghausen病）。纤维囊性骨炎是一种甲状旁腺肿瘤或增生所引起的内分泌障碍性骨的瘤样病变，其特征是破骨细胞囊肿形成特征性的棕色肿瘤，不过需要注意的是，纤维囊性骨炎仅会在长期未治疗的PHPT患者中出现，因此随着生化筛查在早期诊断环节中的普及，这一疾病开始变得十分罕见。核因子-κB受体活化因子配体（RANKL）、骨保护素以及其他几种参与骨分解代谢和合成代谢的调控因子的比值改变与PHPT骨病发生之间存在直接相关性。虽然PTH对骨骼的影响不仅涉及分解代谢，还与合成代谢作用相关，但持续PTH暴露会显著促进骨分解代谢途径的发生[63]。PTH能够通过G蛋白偶联受体与处于激活状态的环磷酸腺苷/蛋白激酶A（cAMP/PKA）途径结合，进而上调RANKL在转录层面的表达水平，并下调骨保护素在转录层面的表达水平。RANKL的表达水平上调，其抑制因子"骨保护素"的表达水平下调，均有利于破骨细胞的形成，促进破骨细胞存活，从而增加骨吸收。同时，前成骨细胞和成骨细胞上PTH受体的激活能够抑制前体细胞成熟，减少骨基质蛋白产生[63]。研究同样证实，PTH长期暴露同样可以通过激活cAMP-PKA通路有效上调单核细胞趋化蛋白1（MCP-1）的表达水平，从而增加破骨前细胞募集[63]。在人类中，MCP-1水平与血清PTH水平之间存在密切相关性，并且在接受根治性甲状旁腺切

除术之后，MCP-1水平会发生明显下降。需要指出的是，破骨细胞的激活优先发生在皮质和髓质交界处，这会导致皮质骨丢失和骨小梁保存[54]。骨骼肌肉弥漫性疼痛和通常诊断为纤维肌痛症的症状在甲状旁腺切除术后均会改善，在一些被误诊为纤维肌痛症的病例中可能存在PHPT[64]。

胃肠相关疾病

在PHPT患者中，胃肠道症状（包括便秘、腹痛和恶心）非常常见，存在胃肠道症状的患者在患者整体中占比约为1/3[65]。除此之外，PHPT还能引起其他多种胃肠道并发症，其中包括消化性溃疡，急性或慢性胰腺炎以及胆结石，但这些发病率与前述症状相比要低得多。研究发现，在PHPT患者中，大多数胃肠道症状所涉及的发病机制均可能与高钙血症的直接影响密切相关。血钙水平升高会导致自主神经支配的肌肉兴奋性降低，随后导致肠道平滑肌出现无力的症状，进而引起患者出现便秘、疼痛和恶心症状[54,66]。除此之外，在存在高钙血症时，患者容易发生脱水，这会进一步强化结肠对水的重吸收，进而导致患者出现便秘。除此之外，该类患者并发的胰腺炎也是源于血钙的直接影响，这是因为，慢性血钙水平升高会导致含钙结石在胰管内发生沉积，随着时间的延长，患者会出现胰腺梗阻，同时这一过程还会促进胰蛋白酶原激活成胰蛋白酶。类似地，胆道系统中钙水平的升高与PTH对平滑肌的作用（导致肌无力）相一致，这同样会导致患者出现胆结石[54]。需要指出的是，截至目前，人们尚未在PHPT和消化性溃疡疾病之间的相关性方面达成共识，尽管已经提出了多种机制，但均缺乏确凿的证据[54,66]。研究已经证实，PTH和钙均可刺激胃泌素分泌[67]。此外，最近的相关研究显示，钙能够通过基础CaSR直接刺激胃壁细胞分泌胃酸。然而，关于PHPT中消化性溃疡的发病机制，相关数据仍存在明显的矛盾，并且在机制方面尚未达成一致。

神经系统疾病

由PHPT引起的神经系统疾病主要为神经肌肉疾病和神经精神障碍，这类患者所表现的症状主要包括虚弱、疲劳、嗜睡、认知和记忆障碍（名为"脑雾"）、抑郁，除此之外，患者还可能表现出精神错乱的症状。PHPT患者所存在的典型神经肌肉症状主要包括虚弱综合征，并伴有肌肉萎缩症[68]；然而，当前随着相关检查技术的普及，明显的肌病已经非常少见。尽管在病因层面，此类患者所存在的神经肌肉和精神症状可能由多种因素引起，但是截至目前，人们尚不清楚相关症状所涉及的确切机制。在PHPT患者中，其所存在的肌肉和精神症状主要由高钙血症引起，因为电解质失衡导致潜在的神经元和肌肉兴奋性下降。研究发现，根据慢性高钙血症会导致重复经颅磁刺激-运动

诱发电位降低以及皮层静默期延长，因此可能高钙血症会改变神经突触的可塑性[69]。同样，Goldstein等经研究发现，血清PTH N端水平与PHPT患者脑电图（EEG）的严重程度之间存在密切相关性，并且此类患者在接受了甲状旁腺切除术后，其血清N端PTH和EEG均能够恢复到正常水平[70]。除此之外，中枢神经、循环和代谢功能障碍也可能与由PHPT导致的许多全身性神经精神症状的发病机制之间存在一定相关性。功能性MRI检查结果显示，在PHPT患者中，脑低灌注问题与血清钙和PTH水平之间存在直接相关性，并且通过甲状旁腺切除术可以逆转脑低灌注问题[71-72]。这可能是因为高钙血症具有血管收缩作用，当然也要注意的是，PTH介导的内皮重构也可能是一个影响因素[72]。相关研究发现，对于PHPT患者而言，在接受甲状旁腺切除术后，其脑脊液（CSF）中单胺代谢物（即5-羟吲哚乙酸和高香草酸）水平会发生降低，并且脑脊液钙和PTH水平也会发生升高，这说明PHPT可以导致神经信号发生代谢性改变[73]。尽管上述研究发现，PHPT确实会对神经肌肉系统产生深远影响，但未来有必要进行进一步的研究以确定神经肌肉系统症状的生理学机制。

代谢内分泌疾病

PHPT会对机体的代谢产生深远影响，并且大量研究证实，PHPT会损害葡萄糖的利用和代谢过程。众所周知，很多PHPT患者均存在胰岛素抵抗问题，并且其血糖水平均会受到血清钙水平的直接影响[74-75]。小鼠模型研究结果显示，通过PTH输注可以将小鼠对葡萄糖的利用率降低14%[76]。对于并发PHPT的糖尿病患者而言，通过甲状旁腺切除术可以有效改善其血糖水平[76]。需要指出的是，上述异常情况

主要与高钙血症相关，这是因为相关研究已经证实，血清PTH水平与葡萄糖利用率或胰岛素抵抗之间均不存在相关性[75]。研究发现，高钙血症会导致细胞内钙水平升高，进而导致脂肪细胞和肌肉细胞中磷酸二酯酶3B（PDE3B）激活。而PDE3B的过度激活会导致葡萄糖转运体4（GLUT4）转运体磷酸化修饰降低，进而导致胰岛素分泌，并降低机体对葡萄糖的摄取能力[75,77]。因此，在PHPT患者中存在胰岛素过度分泌的问题[74]。除此之外，细胞内信使磷酸化能力受损也会弱化由儿茶酚胺诱导的脂解作用[77]。

此外研究发现，PHPT还会导致瘦素信号发生异常，这就意味着体重指数（BMI）增加和PHPT之间很可能存在显著相关性[78]。PTH能够直接促进瘦素分泌，这一点可以得到"PHPT患者的瘦素水平高于对照组"这一发现的支持，不过，需要指出的是，在接受甲状旁腺切除术后，PHPT患者的瘦素水平没有发生降低[78-80]。

53.3 手术适应证

53.3.1 标准指南

尽管当前医学治疗已经取得了巨大进步，但甲状旁腺切除术仍然是治疗甲状旁腺功能亢进症的唯一权威治疗方法。对于有症状的患者而言，手术可以为患者带来显著益处，并能够显著改善患者的生活质量[81]。甲状旁腺切除术的主要目标是缓解患者当前存在的症状，并能够对由长期高钙血症引起的并发症起到预防作用。随着长达30年的发展，有关手术适应证的共识标准已经被建立，并且在此期间亦得到了多次修订（▶表53.1）。

表53.1 2016年AAES指南推荐的甲状旁腺切除术适应证

适应证	推荐	证据水平
症状性PHPT	强	高
血清钙高于正常上限>1 mg/dL，无论症状如何	强	低
肾脏受累的客观证据：	弱	低
• 无症状肾结石		
• 肾钙质沉着症		
• 高钙血症>400 mg/dL，增加结石风险		
• GFR<60 mL/min		
骨质疏松症，脆性骨折病史，或影像学上的椎体压缩性骨折	强	高
年龄≤50岁，无论症状如何	强	中等
临床或生化怀疑甲状旁腺癌	强	高
患者不愿意或不能进行规律随访	强	低
PHPT引起神经精神或神经认知症状	强	低
并发心血管病，患者可能通过手术减少后遗症-不包括高血压	弱	低
非传统症状，如肌肉无力、生活工作能力受损和睡眠异常	弱	中等

缩写：AAES，美国内分泌外科医师协会；GFR，肾小球滤过率；PHPT，原发性甲状腺功能亢进症
数据来源：Wilhelm SM, Wang TS, Ruan DT, et al. The American Association of Endocrine Surgeons Guidelines for Definitive Management of Primary Hyperparathyroidism. JAMA Surgery. 2016;151(10): 959-968.

在PHPT患者群体中，尽管高钙血症的发生率已经得到了一定程度地降低，但是该并发症的经典症状仍然是对患者行甲状旁腺切除术的最有力的指征，大量研究已经证实，外科手术治疗措施确实能够为患者带来诸多好处。除需要对有症状的患者进行手术治疗外，对于无症状患者而言，指导治疗建议的主要原则是要避免患者长期受到高钙血症的影响。截至目前，大量研究已经证实，应对存在代谢性骨病（骨质疏松症、脆性骨折或脊椎骨折）的患者行甲状旁腺切除术，这是因为甲状旁腺癌患者也会发生代谢性骨病，术后，患者的骨密度水平会得到明显改善，且骨折发生率也会得到显著降低。对于50岁以下的患者而言，无论其是否存在症状，建议对其进行外科手术，因为如果进行主动监测，那么对此类患者进行的监测时间会相当长，并且更有可能发生疾病进展，并需要对患者存在的非典型症状（包括肌肉无力、工作生活能力和睡眠障碍）进行考虑（中等证据）。在相应指南中，尽管其余建议都有证据支持，但是这些证据均为"低水平证据"。如果患者不具有条件（或不愿意）每年进行一次的血生化检测和间歇性双能X线吸收扫描（DEXA）[81]，那么应强烈考虑患者接受外科手术，以免疾病发生进展[82-83]。同样，如果患者同时存在神经认知或精神症状，则应强烈建议患者接受甲状旁腺切除术，这是因为相关研究已经证实，手术在精神症状和一些认知症状方面能够提供有效改善。但是，也有一些研究认为，如果患者仅存在神经精神症状，则不应建议患者进行甲状旁腺切除术，只有当患者还存在其他非经典症状时，才建议患者接受手术。最后，对于肾脏受累或存在并发心血管疾病客观证据的患者而言，尽管可以进行外科治疗，不过相应支持性证据的质量较低。需要指出的是，截至目前，人们尚未在"甲状旁腺切除术是否对PHPT心血管并发症具有缓解或治疗作用？"这一问题上是否会达成共识。但是，一些研究发现，PHPT患者在接受甲状旁腺切除术后，其心血管疾病发病率和死亡率均可能会降低，并且心血管功能障碍客观标记物情况也会得到改善[81,84-85]。同样，甲状旁腺切除术已被证明可以降低肾结石发生率，并在预防肾小球滤过率下降方面具有潜在作用[81,86-87]。

> **思考**
>
> 如何对仅有非经典症状（可能是由其他并发病因引起）的患者进行甲状旁腺切除术的益处咨询？

53.3.2　特殊人群

儿童

根据相关研究，在PHPT患儿和青少年患者中，79%～90%的个体会表现出相应的症状，尽管这一数据与来自梅奥诊所的结果相似，但是随着常规实验室检查在儿科护理环境中变得愈加普遍，因检查而偶然发现的PHPT患者也会有所增加[87-89]。在PHPT患儿和青少年患者中，双侧颈部探查和微创甲状旁腺切除术具有较高的治愈率，并能够在预防并发症方面发挥重要作用。由于大部分PHPT患儿都具有一定的症状，因此当前有关无症状PHPT患儿的疾病进展和结局的数据并不充分。由于患儿很可能存在多腺体病变和再次手术，因此建议所有患儿都应向有经验的儿童内分泌外科医师进行咨询[90-91]。

老年人

尽管年轻的PHPT患者多适用于接受外科手术治疗，但是随着平均预期寿命的增加，老年人发现PHPT的比例也越来越高，并且老年患者往往具有更高的疾病后遗症风险。相关研究已经证实，由于老年患者存在可能与PHPT症状重叠或掩盖PHPT症状的合并症，这一群体的诊断可能会因此而受到干扰，手术治疗可能延误[92-93]。尽管与年轻患者相比，老年患者更有可能存在更多的合并症，但多项研究已经证实，这两大群体在术后复发率、生化治愈率以及经典或非经典症状的缓解率方面并没有显著差异[94-96]。基于上述原因，研究已经证实，即使老年患者不存在绝对适应证（如经典PHPT症状），其依旧可能考虑接受外科手术治疗。

> **思考**
>
> 对于患有无症状PHPT但无其他健康问题的八旬老人，如果向其告知甲状旁腺切除术的临床效果？

孕妇

当PHPT患者处于妊娠期时，那么患者的治疗会受到多种因素的影响。医师不仅要对患者高钙血症的严重程度和合并症的严重程度进行评估，还必须在胎儿胎龄以及母-胎风险方面做好权衡。需要指出的是，在通常情况下，妊娠期PHPT患者只有表现出相应症状时，才会考虑对其进行手术干预。但是，由于这类患者自身所具有的特殊情况，难以通过常规药物进行安全有效的治疗，因此其治疗方案的制订比其他群体要复杂得多。除非患者存在高危高钙血症，否则就不应使用双膦酸盐，因为这种药物会对胎儿骨骼发育产生不利影响，而盐酸西那卡塞作为一种主要的替代品，当前依旧缺乏能够支持在妊娠期间能够安全使用的数据，因此尚未得到广泛应用[97]。尽管一些研究显示，对于患有PHPT的孕妇而言，如果临床症状不明显，则可倾向于保守治疗，而另外一些研究则认为手术在这些患者中可以获得极好的结果，并且主张应更积极地预防高钙血症对母婴的不利影响[98-99]。例如，在Rigg等进行的一项涉及对妊娠期（主要为妊娠中期）PHPT患者行甲状旁腺切除术的研究中，患者治愈率为100%，无一例患者出现手术并发症，并且手术亦未对母体造成不良影响；相比之下，在保守治疗的患者中，发生先兆子痫和早产的比例分别为30%和66%[98]。除此之外，DiMarco及其同事针对17例处于妊娠中期（妊娠第12～28周）的患者进行了一项队列研究，结果显示，甲状旁腺切除术没有产生任何不良妊娠相关并发

症，并且上述所有患者均实现了临床治愈[99]。截至目前，尽管缺乏强有力的证据，但早期相关研究表明，外科手术可能会改善妊娠患者临床结局，这就意味着，与前述相比，外科手术治疗在PHPT患者中具有广泛适应证。

（译者：任楚桐　李莎）

第54章　原发性甲状旁腺功能亢进症的外科治疗

Jay K. Ferrell, Maisie L. Shindo

关键要点

- 在门诊患者中，原发性甲状旁腺功能亢进症（PHPT）是高钙血症的最常见的病因，并且PHPT多为偶然发现。
- PHPT的病因以单腺瘤最为常见，但双腺瘤和多腺体增生患者并不少见。
- 甲状旁腺切除术仍然是治疗PHPT的唯一确定的治愈方法，但是当前人们在无症状患者的手术适应证方面依旧存在争议。
- 尽管标准双侧甲状旁腺探查术仍然是标准术式方案，然而，微创靶向（定向）甲状旁腺手术（MIP）也已经逐渐被人们所接受。
- 术前通过影像学检查准确定位以及术中病灶确诊技术的使用对于MIP成功实施具有至关重要的作用。
- MIP的手术方式和手术入路可以因患者个人因素和腺瘤位置的不同而不同。
- 新兴技术的出现可以有助于MIP手术的革新，这些新兴技术包含机器人手术等。

54.1　病例展示

该患者为一位52岁的女性，经初级保健医师（PCP）转诊，在上级医院接受进一步检查时偶然发现甲状旁腺激素（PTH水平）升高（95 pg/mL），而其余的血清化学指标包括肾功能（肾小球滤过率>60 mL/min）和经校正的血钙水平（9.5 mg/dL）均在正常范围内。在初级保健医师处就诊时，患者最关心的问题是间歇性"骨痛"，尤其是发生在下肢处的"骨痛"，患者常感到疲劳，且感觉精神恍惚，并且在过去的几个月中，这些症状均持续存在，并有恶化之势。其实在较早之前，患者就被告知存在血钙水平"偏高"的问题（基于实验室检查），但她已经忘记了具体的血钙水平。该患者并不存在任何肾结石、胃肠功能紊乱或骨折史等。

思考

- 根据该患者当前病史，其是否符合诊断PHPT的生化标准？
- 是否还需要了解其他方面的病史？
- 是否还需要完善其他检查？

该患者无锂盐药物（碳酸锂）使用史，亦未服用过氢氯噻嗪。进一步的实验室检查包括25-羟基维生素D水平和24 h尿钙，结果显示上述两个指标均在正常范围内。包括桡骨远端等部位在内的双能X线骨密度仪（DEXA）扫描结果显示该患者仅股骨近端存在轻度骨量减少（T值=-0.5）。甲状腺超声和甲状旁腺扫描检查均未定位甲状旁腺腺瘤

病灶。

思考

在获得上述检查结果之后，您是否会建议该患者接受手术治疗？术前是否存在特殊考量？

54.2　背景

自PHPT被确定为一个特殊疾病单元以来，手术一直都是其唯一的根治方法。在早期，由于诊断延误，大多数PHPT患者均伴有明显的体征和症状（其中包括病理性骨折、肾结石和精神神经症状等），几乎所有的患者均被建议接受外科手术干预。如今，尽管具有明显症状的PHPT患者依旧被建议接受手术，随着检查手段的普及，大多数患者都是因偶然发现的高钙血症而被随后的检查确诊为PHPT，而这些个体均缺乏典型症状及体征[1]。随着越来越多的患者在早期阶段（不存在典型症状）就得以诊断，因此这些患者的治疗方式也发生了一定的变化，由此产生的一个结果是，人们在"是否需要建议无症状患者接受手术？"这一问题方面存在一定的争议。为此，人们在1990年、2002年、2008年和2013年召开了4次国际研讨会，以期达成共识[2-5]。这些研讨会所得的重要结论就是提供了有关"对无症状PHPT患者进行手术"的客观的循证医学证据，这些结论已经成为当前内分泌医师和外科医师使用的主要指南（详见第53章）。

然而，尽管已经有相应的指南发表，在无症状PHPT患者管理中，外科手术依旧继续发挥着重要的作用。之所以医师有时对于这类患者的治疗方案会感觉缺乏倾向性，主要是因为研究者们当前仍未在"什么特征才符合真正的'无症状'PHPT？"这一问题上达成共识。针对PHPT患者术前和术后症状进行评估的研究表明，只有不到5%的患者属于真正的"无症状"患者。一些研究认为，对于不符合传统适应证的无症状患者，应更积极地考虑早期手术。这是因为，如果不对PHPT加以干预，那么PHPT就会对患者产生长期的不利影响[6]，其中包括亚临床心律失常、心血管重塑、肾上腺素能功能障碍、高血压[7]、骨关节病、风湿病表现以及神经认知障碍[8-9]。但是，在患者无法进行PHPT相关肾功能障碍和骨密度的评估的情况下，"患者是否需要接受手术？"这一问题的答案就会变得模棱两可。需要指出的是，当前的任何指南中都不涉及包括上述的临床情况[10]。

除此之外，该领域近期还出现了一个新的临床争议，这一争议与"手术在治疗正常血钙PHPT（新发现的一种亚型）中的作用"有关。由于篇幅有限，本章内容并没有完全涵盖这类病例的临床和流行病学细节。然而，需要指出的是，对于PTH水平持续升高（特别是当继发性甲状旁腺功能亢进的原因已被彻底排除时）且伴有正常或血钙水平可调控的患者，是否应被诊断为PHPT尚存争议。尽管在早期，人们认为正常血钙性甲状旁腺功能亢进症只是PHPT的早期表现，但是新发现的证据显示事实并非如此，这些研究发现，这类患者的终末器官并发症病理特征可能与经典的高血钙性PHPT患者相似[11]。尽管，截至目前，并没有针对"手术在这些患者中的作用"的充分研究，但是相关工作已经证实，手术确实能够有效改善这类疾病的自然病程[12-15]。此外，最新的研究显示，与传统的PHPT相比，正常血钙性PHPT的术前病灶定位更为困难，且具有更高的多腺体病变的发生率。Bandeira等[16]经过研究发现，与典型PHPT患者相比，定位成像对正常血钙性PHPT患者的灵敏度在总体上存在一定的降低，但与超声检查（22%的检出率）或放射性核素显像（11%的检出率）相比，四维计算机断层扫描（4D-CT）具有最好的诊断效能（56%的检出率）。Lim等[17]最近对500多例接受甲状旁腺切除术的患者进行了一项回顾性研究，结果显示，45%的正常血钙患者患有多腺体病变，而在典型的PHPT患者中，这一数值仅为9%[18-19]。其他研究也证实，正常血钙性PHPT患者更容易出现多腺体疾病。经验丰富的甲状旁腺外科医师，必须意识到这一独特的病理生理机制，并排除导致PTH水平升高的其他潜在原因（如原发性高钙尿、钙摄入或吸收不足引起的继发性甲状旁腺功能亢进症、维生素D缺乏以及各种可能导致甲状旁腺激素升高的药物）。这些问题凸显了基于对患者个体因素和特征的精准评估的重要性，对这些患者的外科治疗应采取周到的、细致入微的方法。除此之外，在这些复杂的病例中，外科医师和内分泌医师之间进行多学科合作具有非常重要的意义。

最后，正如手术适应证所不断演变的那样，外科治疗的指导思想以及相应的技术也出现了实质性的革新。所有这一切的驱动力在很大程度上都是因为人们发现85%～90%的PHPT患者的病因都是单发性腺瘤，以及人们希望将"无症状性"患者群体中不必要的手术并发症发生率降至最低。在过去的几十年里，随着甲状旁腺定位检查以及介入手术的不断进步，以及术中甲状旁腺激素快速检测的广泛应用，PHPT的外科治疗已经从传统的双侧甲状旁腺手术转向单侧微创手术[20]。除此之外，内镜技术的不断发展和机器人外科技术的引入也有望进一步推动MIP领域的技术革新[21]。然而需要注意的是，无论采用何种术式，甲状旁腺手术的成功，依赖于对患者全面的术前评估，要求外科医

师对正位和异位甲状旁腺的解剖具有详细了解、能够识别正常和病理性甲状旁腺，并且能够精准辨认病理性甲状旁腺与甲状腺和淋巴结组织的边界，以及需要高超的手术技术和软组织游离技术。相关研究已经证实，手术成功率、低并发症发生率与外科医师的手术数量和经验之间存在密切相关性[22-25]。经验丰富的甲状旁腺外科医师，需要根据患者的实际情况来制订相应的治疗方案，能够从实践中不断获得提升，且会对他们的手术效果进行持续的随访评估。

54.3 靶向甲状旁腺切除术与传统双侧入路甲状旁腺切除术的基本原理

针对PHPT患者而言，既往认为的"标准术式"是对双侧甲状腺周围和气管旁软组织进行探查，具体而言，外科医师会系统地对所有四个腺体进行探查，然后对存在异常的腺体（肿大或病理学检查结果显示异常）进行切除。对于这一手术方法，其支持者认为，该方法可以不依赖于术前定位检查，因为术前定位检查技术存在潜在的不确定性，而双侧颈部探查能够有效防止复发，因为术中医师可以发现一些可能无法在术前检查中发现的病灶。Siperstein等进行了一项大规模前瞻性研究[26]，该研究共涉及1 158例散发性PHPT患者，这些患者均接受了双侧颈部探查（不管能否术前定位或术中甲状旁腺激素水平是否下降），以评估是否存在隐匿性病理性腺体。结果显示，高达17%的患者存在多腺体病变，而这些隐匿性病变并不会被术前超声和Sestamibi扫描发现。定向病灶切除可能会导致患者存在较高的远期复发风险，因此主张将常规的双侧探查作为所有PHPT患者的初始手术方案。然而，值得注意的是，这个研究中，研究者依赖于腺体大小和病灶内的"富细胞性"来定义这些额外的"病理性"腺体，而不是术中或术后PTH检测的结果。Norman等在对所在机构18年来15 000例甲状旁腺切除术的回顾性研究中也得出了类似的结论[27]。在该项工作中，研究人员针对从靶向甲状旁腺切除术到常规双侧颈部探查的历史过渡进行了疗效比较和分析，结果显示，通过标准双侧颈部探查术切除所有病理增大腺体可以为患者提供最佳的长期治愈率。具体而言，在接受单侧颈部探查术的患者中，1年复发率为3%～5%，10年复发率为4%～6%。尽管这些结果值得注意，但从相关研究中可以清楚地看出，在过去的几十年里，PHPT领域的手术理念已经发生了转变，人们已经倾向于从常规双侧颈部探查术稳步过渡到单侧靶向甲状旁腺切除术[20]。

思考

在哪些临床条件或表现下，传统的双侧入路最合适？

相反，MIP或另一种称为"定向（靶向）"甲状旁腺切除术旨在避免患者接受双侧颈部甲状旁腺探查，其基础是通过术前影像学定位和术中病灶确诊技术确定病理性单发腺瘤。Pellitteri在针对MIP的可行性和有效性进行的研究中发现，与传统的四腺体探查手术相比，更具针对性（定向性）手术方法确实有助于患者获得的更好的治疗结局[28]。这种靶向性的手术方案由"^{99m}Tc-Sestamibi扫描定位""靶向性颈部探查""切除后10 min快速术中PTH检测（IOPTH）"以及"快速康复外科理念"组成。该研究发现，通过使用这种方法，可以使99%的患者在超过6个月的时间内保持正常血钙水平且并发症发生率最低。除此之外，对于腺瘤而言，Sestamibi检查阳性的精确率为92%，并且所有IOPTH下降＞50%的患者术后6个月以上均维持正常血钙水平（本研究中IOPTH下降的总比例为80%）。随后的几个研究也证实了类似的治愈率，并且人们发现，该术式降低了喉返神经损伤和医源性低钙血症，改善了美容效果，减少了手术时间[29-32]。

54.4 靶向甲状旁腺切除术术前定位的考虑因素

尽管在第51章中，我们已经对术前放射学定位的方法学和选项进行了详细探讨，但在这里，依旧有必要强调几个关键概念。与标准的双侧颈部探查术不同，单侧靶向手术是否可行以及最终能否获得成功结果，这些都与是能否通过高质量影像学评估对单个腺瘤进行准确定位密切相关。尽管当前人们可以选择的手段有多种，但是目前最常用的技术主要为颈部超声、甲状旁腺放射性核素显像（Sestamibi扫描）和4D CT。需要指出的是，上述检查方法都各有其优缺点，因此需要经验丰富的甲状旁腺外科医师根据患者实际情况来进行选择。

54.4.1 超声

颈部高分辨率（7～15 MHz）超声检查对PHPT术前评估具有十分重要的意义，因为超声可以很好地对异常增大的甲状旁腺进行准确定位。相关研究显示，在诊断甲状旁腺腺瘤方面，超声技术的敏感度为53%～93%，之所以这一范围较宽，主要是因为超声诊断准确性高度依赖于超声医师，超声医师的经验是准确诊断的最重要影响因素[33]。除此之外，在术前准确定位方面，由经验丰富的外科医师进行超声检查所得的结果可能要优于放射性核素显像[34]。超声检查还使外科医师能够对可疑甲状旁腺腺瘤的特殊解剖毗邻关系进行评估，并据此计划手术入路。除此之外，甲状旁腺超声检查的其他优点包括：

- 与其他成像方式相比，成本相对较低，可以广泛应用。

- 不存在辐射暴露。
- 能对伴发甲状腺结节进行准确识别和评估，因此有利于整体外科治疗策略的优化。

由于篇幅有限，因此本章并未对超声扫查技术展开详细讨论；但是需要指出的是，无论超声检查由外科医师执行，还是由放射科医师执行，他们都必须遵循一致且系统的方式。在临床实践中，患者会接受针对整个颈中央区和侧颈部的全面超声扫查，横向扫查需要按照从上到下的方式进行，纵向扫查需要按照从双侧颈动脉至气管的方向进行。需要注意的是，为避免遗漏较小的腺瘤，检查需要仔细且系统地进行（参见视频54.1和54.2）。需要特别注意对颈部中央区甲状腺后方的正常甲状旁腺区的扫查。当甲状腺下动脉在颈总动脉后面走行时，识别甲状腺下动脉尤其重要，因为甲状旁腺腺瘤经常可以在相对较近的位置发现。除此之外，检查人员还应意识到病灶可能会位于异位位置（如颈动脉鞘后区域、食管旁或食管后间隙或上纵隔）（▶图54.1）。在超声检查中，"富细胞性"甲状旁腺腺瘤通常表现为均匀、低回声征象（需要指出的是，这并不意味着不存在可变性）。甲状旁腺腺瘤常可见明显的供血血管，并且这种特征强烈提示甲状旁腺腺瘤的存在。最后，需要注意，在超声检查中，正常的甲状旁腺并不可见。

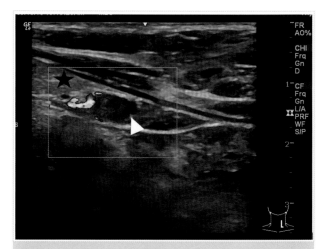

图54.1 超声图像（矢状面）显示胸腺下甲状旁腺腺瘤［位于胸腺脂肪（黑色星形）内的白色箭头］，注意彩色多普勒显示的供血血管

54.4.2 甲状旁腺放射性核素显像（Sestamibi扫描）

在甲状旁腺成像领域，相关研究及临床实践已经证实，核医学影像技术确实能够发挥非常重要的作用，并已得到了非常广泛的应用。这种显像技术的原理是正常甲状

腺组织和甲状旁腺组织不仅对"⁹⁹ᵐTc-Sestamibi"摄取存在差异，而且它们对这种放射性示踪剂的代谢清除速率也会存在差异。静脉注射⁹⁹ᵐTc-Sestamibi可在不同时间点获得早期（10～15 min）和延迟（1.5～3 h）显像。除此之外，在使用上述放射性核素显像的同时，人们也可以使用单光子发射计算机断层扫描（SPECT）为病灶定位提供附加的解剖学细节。整体而言，在甲状旁腺腺瘤的术前定位中，Sestamibi扫描术的综合敏感性和特异性分别为70%～86%和84%～99%[35]。但是，如果患者伴发甲状腺炎或甲状腺结节，那么放射性核素显像所得到的结果可能为假阳性结果[36]，并且Sestamibi扫描术可能不适用于体积较小的腺瘤和多腺体疾病[37-38]。然而，Sestamibi扫描和SPECT在识别异位甲状旁腺（这可能会在单用超声时被遗漏）方面特别有帮助（▶图54.2）。

54.4.3　多时相计算机断层扫描（4D-CT）

作为一种现代影像学检查方法，四维（4D）甲状旁腺CT已经得到了广泛应用。该检查技术所依据的是富细胞性甲状旁腺和正常甲状腺组织之间从初始阶段（动脉期）和延迟阶段（静脉期）造影剂洗脱的时间差。甲状旁腺定位最常用的多时相扫描为4D-CT，平扫后立即扫描（动脉期），然后扫描30 s、60 s和90 s（称为延迟期或静脉期）。在4D-CT扫描中，甲状旁腺腺瘤的特征性表现为在动脉期呈峰值强化，从动脉期向延迟期，造影剂逐渐被洗脱，平扫图像呈低密度[39]。相关研究已经证实，与单独使用超声或Sestamibi扫描相比，4D-CT这项技术的优势在于其

灵敏度更高，且总体成本要低于Sestamibi扫描技术。除此之外，最近的相关研究还证实，与Sestamibi扫描技术相比，4D-CT在已知或疑似的多腺体病变的病例中更具应用价值，并且这种价值在识别真正的食道后腺瘤方面更能得到体现（▶图54.3）[40]。但是，任何CT检查都会使患者暴露在电离辐射之中，并且由于患者需要接受静脉含碘造影剂输注，因此该检查可能不适用于碘过敏或肾功能不全的患者。不过，如今，相关研究已经证实，通过改进4D-CT检查技术可以降低患者辐射暴露剂量［通过执行3D（平扫、30 s和90 s）或简单的双时相方案（无非对比剂的动脉期和静脉期）］，并且改进后的检查策略在检测腺瘤方面同样具有类似的敏感性[41]。

需要认识到这样一个事实，那就是即使是使用最好的定位检查，所得结果也可能为假阴性或得到不一致的结果[42]。因此对于一个经验丰富的甲状旁腺外科医师而言，任何一种成像方式都具有其局限性，医师在对结果进行解释时需要做到深思熟虑。一方面，基于前期经验，对于异位腺瘤或多腺性增生患者而言，在进行超声检查时，结果容易表现为"假阴性"，并且多项研究显示甲状旁腺增生病灶有可能在影像学检查中无法定位。另一方面，不同检查之间结果不一致说明患者更有可能患有多腺体病变或并发甲状腺病变。无论在制订手术方案时，还是在患者咨询环节中，医师都必须考虑上述检查可能存在的局限性。在这种情况下，我们应首先对患者进行常规双侧颈部探查（尤其是成像结果为"阴性"的病例）。除此之外，如果随后的检查证明患者的终末器官效应确为"阴性"，外科

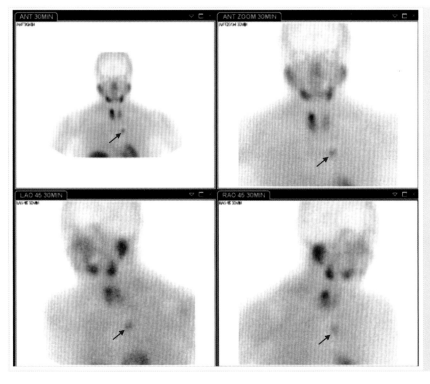

图54.2　延迟显像显示了一个位于纵隔的异位的左下甲状旁腺腺瘤（红色箭头）

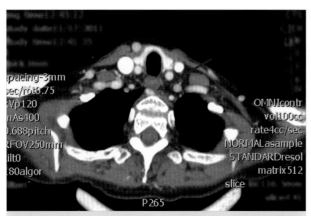

图54.3 延迟阶段（静脉期）4D甲状旁腺计算机断层扫描（CT）图像显示食管后右上甲状旁腺腺瘤（红色箭头）

醉，但是，一些患者亦可以选择局部麻醉和静脉镇静［即"监护性麻醉（MAC）"］[46]。在接受手术时，患者呈标准仰卧姿，通过调整肩部位置以暴露颈部手术区域，并固定患者双臂。如需使用喉返神经监护气管插管和神经完整性监测仪（NIMS），则相应电极应按照指南放置，监测仪放置的位置应方便术中查看，却不对手术和麻醉团队造成干扰。

医师及患者也可以选择继续以一个较低的阈值进行主动监测（特别是如果没有明确的手术适应证），定期复查影像学检查。需要指出的是，这种方法离不开对患者的密切随访和与内分泌科医师的合作。

> **思考**
>
> 术中喉返神经监测在甲状旁腺手术中所扮演的角色是什么？您会考虑在所有病例中使用这种技术，还是只在特定的病例中使用这种技术？

54.5 术中甲状旁腺激素测定技术的应用

即使在影像学检查中能够得到了令人满意的病灶定位结果，成功进行MIP的关键仍是通过IOPTH检测切除靶腺后患者表现出适当的生化反应。由于正常PTH的半衰期很短（5 min），因此术中监测PTH水平是一个可行的方法。大多数IOPTH方案是基于"迈阿密标准（Miami Criteria）"制定的，该标准首次由Irvin等[43]提出，并且已经得到了广泛应用，该标准将"生化治愈"定义为患者术后10～15 min PTH水平下降幅度超过50%。尽管这一标准有较大的应用价值，但是大量的近期研究发现，与任何"阈值"相比，IOPTH水平的"曲线"与"治愈"之间存在更为紧密的相关性，并且在单发性腺瘤患者中，IOPTH水平应该稳定在正常范围之内。在作者所在机构的临床实践中，患者均会在手术室环境中首先测得一个基线IOPTH水平，在测试这个基线水平时，不应对患者病变区域进行任何的手术操作[44]。然后在切除掉病变腺体后，各在10 min和15 min时对患者IOPTH水平进行测定，以确定反应曲线。根据Heller和Blumberg的建议[45]，如果术后PTH水平未能降至40 pg/mL以下，则该患者很可能存在另外的腺瘤或患有多腺体增生，强烈提示医师对患者进行进一步单侧和/或双侧颈部探查。有关IOPTH评估方法和其他术中辅助的更详细的讨论详见第56和57章。

54.6 手术入路和手术技巧

54.6.1 术前准备和体位

在接受甲状旁腺切除术前，患者一般会接受全身麻

对颈前中央区的术前准备和铺巾工作可以根据外科医师的个人习惯进行。根据美国外科医师学会外科疗效改进计划（SCIP）指南，可以考虑在切皮前首先对患者进行抗生素（如头孢唑林）静脉输注；然而最近一项旨在评估预防性抗生素输注在耳鼻喉科手术中作用的系统综述发现，术前使用抗生素并不会对接受甲状腺和甲状旁腺切除术等头颈部外科手术患者带来什么显著益处[47]。

54.6.2 常规双侧颈部四腺体探查

在第55章中，我们将就常规双侧颈部甲状旁腺探查的原理和技术进行了详细说明。但是由于该手术方式依然是治疗PHPT手术范围的金标准，因此在这里有必要对其进行简单的回顾。对于传统的双侧入路，手术通常使用标准改良式kocher切口（低领小切口，在胸骨切迹上约1横指处顺皮纹方向作弧形领式切口）。在手术室环境中，无菌准备之前使用超声检查有助于医师针对疑似腺瘤设计手术切口。切皮后，继续逐层游离组织，直到覆盖喉前肌肉和颈前静脉的颈深筋膜浅层。然后在该平面上拉起上、下皮瓣，以适当暴露手术野。

就像标准甲状腺手术一样，首先需要识别颈前带状肌间隙——中线，并对其进行分离，将带状肌从甲状腺包膜两侧拉开，直到看到颈总动脉。然后外科医师可根据个人习惯以及患者术前影像检查结果来确定首先需要探查的一侧。然后，通过膜解剖完成对其外侧结缔组织以及甲状腺中静脉部分的游离，然后小心地将甲状腺拉起，并向内侧牵开。当腺体具有充分的活动度时，在颈动脉内侧的气管旁组织内进行钝性解剖，探查上、下甲状旁腺区。在这个阶段，建议探查喉返神经，并轻柔地向环甲关节方向解剖其走行，以便在需要时安全地操作和切除甲状旁腺。除此之外，建议在切除任何可疑腺瘤之前，明确识别所有四个甲状旁腺腺体。然后才能对目标甲状旁腺病变腺体（出现明显肿大和病理的腺体）行切除，随后检查IOPTH水平以确

认生化反应。如果IOPTH水平没有发生预期那样的下降，应该继续对腺体进行探查，以确定患者是否存在另外的腺瘤或四腺体增生。一旦确定IOPTH在切除之后出现了预期生化反应，就应该冲洗切口，并进行止血，在此过程中，要注意避免损伤喉返神经。然后，根据外科医师个人习惯，逐层处理深、浅层软组织层和皮肤组织。

54.6.3 颈前入路靶向甲状旁腺切除术

与双侧颈部甲状旁腺腺体探查相比，靶向颈前入路（FAA）采用同样的正中切口和解剖过程，但FAA的切口长度一般较小（2~3 cm）。切皮后，首先确定带状肌浅层的标准平面，然后游离上、下皮瓣，并对皮瓣进行固定。然后使用一种与标准甲状腺手术相类似的方式分离颈带状肌间隙，然后游离患侧的胸骨舌骨肌和胸骨甲状腺肌，并向侧方牵开。然后游离患侧甲状腺腺叶拉向内侧，暴露甲状腺侧后方的软组织。然后，可根据术前定位检查所提示的可疑腺体位置进行解剖。对于可疑的下甲状旁腺腺瘤，外科医师应关注靠近甲状腺腺叶下极的区域，因为下旁腺通常附着于甲状腺包膜上或位于邻近的纤维脂肪组织中。需要注意的是，对于下甲状旁腺，其解剖位置一般与甲状腺下极血管处于同一冠状面，这就意味着，它通常位于喉返神经前方。在确定了下甲状旁腺腺体后，使用血管钳夹住腺体，并在保持肿瘤包膜完整的情况下，将其从甲状腺被膜中游离出来，注意尽量减少可能导致甲状腺受损的不必要操作。通过细致的膜解剖可实现甲状旁腺与甲状腺被膜和邻近筋膜之间的分离。应注意辨认负责供血的下极血管（通常位于腺体下部或外侧），必要时使用缝扎术、止血夹或能量器械对其进行解剖和结扎处理。

在解剖位置方面，上甲状旁腺腺瘤的位置一般会更为固定，并且人们已经针对上旁腺相关的解剖标志进行了大量的研究。一般情况下，上甲状旁腺位于甲状腺包膜后外侧表面，距离甲状腺下动脉与喉返神经交点上方约1 cm。与下甲状旁腺不同，上甲状旁腺位于喉返神经的后侧平面上，而当其发生病变后，其位置可能会发生下降（如气管食管沟或食道后间隙的深处），成为"异位甲状旁腺瘤"。当病灶处于这些位置时，意味着其非常靠近喉返神经，在进行腺瘤解剖和切除之前通常需要对其进行仔细的游离。当这种异位腺体位于气管食管沟时，由于病灶可能位于喉返神经平面的正下方（▶图54.4），因此当对其进行解剖和切除时，要尤为注意不要造成神经损伤。如前所述，在确定了目标腺瘤的位置之后，就应对其进行仔细的解剖和切除，在此期间，注意避免使喉返神经远端（尤其是环甲关节部位）受到损伤。

在通过IOPTH确认已经成功切除了病变腺体后，对切口进行冲洗，并进行止血。与甲状腺手术类似，重新处

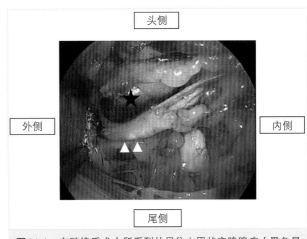

图54.4 在腔镜手术中所看到的异位上甲状旁腺腺瘤（黑色星形）位于喉返神经深处（双白色箭头）

理颈带肌肉解剖结构，然后通过可吸收线间断缝合法对颈阔肌进行闭合处理。对于这类病例，由于手术游离范围较小，因此在一般情况下无须放置引流管。最后使用可吸收缝线对皮肤进行缝合，随后可根据外科医师个人习惯使用皮肤黏合剂或其他敷料。

54.6.4 颈侧入路靶向甲状旁腺切除术

作为一种改良型微创手术，颈侧入路（FLA）这一技术尤其适用于后位的甲状旁腺腺瘤。适合接受这种手术方式的患者应满足以下标准[48]：
- 可通过超声和核素显像/断层显像明确确诊的单发性腺瘤。
- 腺瘤位于甲状腺后部。
- 位于甲状腺下叶下方，在影像学矢状面断层上显示腺瘤位于甲状腺腺叶后缘之后。

在对患者行FLA时，首先需要在腺瘤的预期水平上做一个长2~3 cm的切口，该切口从颈中线开始，并一直延伸到胸锁乳突肌前缘。如果条件允许，强烈建议外科医师在术前亲自对患者行超声检查，以确定目标腺体位置，以更好地设计切口位置。然后将切口向深处切开，直至颈阔肌下平面，游离并拉开上下皮瓣，找到胸锁乳突肌前缘，切开封套筋膜，牵开肌肉，以暴露同侧颈带状肌。向内侧牵开肌肉，在肌肉深层对进行钝性解剖，小心牵拉以显露颈内静脉，然后找出颈动脉，并沿着颈动脉内侧仔细解剖，小心地向外牵拉颈动脉。然后就可以看到处于颈带状肌深面的甲状腺包膜。进一步游离并牵拉甲状腺和颈带状肌，就可以进入甲状腺的后侧和气管食管沟。然后对该区域进行细致的解剖即可很快地发现存在典型表现的病变腺体。如前所述，在对病变腺体进行切除时，为避免喉返神经受到意外损伤，应尽量沿包膜进行操作而不进入腺体，合理使用

能量器械、止血夹、结扎或缝扎术处理血管，并锐性分离其筋膜附着物。颈侧入路和颈前入路的示意图比较如 ▶ 图54.5 所示。待术中通过IOPTH测定确认病变腺瘤已经完整切除后，对创面进行冲洗，然后逐层关闭切口。

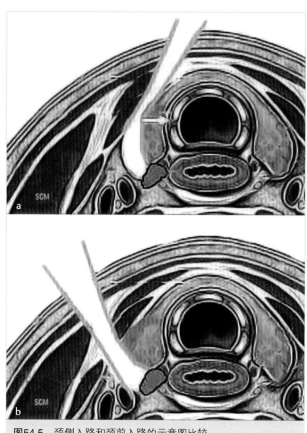

图54.5 颈侧入路和颈前入路的示意图比较

54.6.5 腔镜甲状旁腺切除术

随着微创手术的普及，以及腔镜技术的不断发展，腔镜甲状旁腺切除术已经得到了人们的广泛接受。作为该领域的首创者Miccoli等通过腔镜成功为6例定位准确的腺瘤患者实施了甲状旁腺切除术[49]。在最初的实践中，医师会在患者胸骨切迹上方约1 cm的正中线位置做一个长约1.5 cm的切口。然后CO_2充气后，通过5 mm Trocar孔置入30°内镜，以放大颈部中央区解剖结构。后续的手术过程采用腔镜辅助的方式以类似开放甲状腺手术的步骤进行，然后对目标腺体进行靶向切除[47,50-51]。后来，人们又对这一技术进行了较大的改进。而在作者所在中心的临床实践中，腔镜辅助手术的方法通常会与FLA联合使用，这就可以避免向切口内注入CO_2，并且我院所使用的内镜为一个规格为5 mm 30°的内镜，配合相应的拉钩可以辅助牵拉侧方组织，进而可以为医师提供一个清晰的手术视野。正如Barczyński等[50]所进行的一项随机前瞻性试验所证明的那样，对于拥有丰富经验的主治医师而言，使用腔镜甲状旁腺切除术可有效治疗

定位良好的腺瘤且具有很高的治愈率。除此之外，与其他手术相比，该手术造成的创面和瘢痕均较小；并且，研究人员还发现，在这类患者中，患者术后即刻疼痛评分低且对止痛药的依赖程度也较低。然而这种技术也存在其局限性，其中最重要的一点就是需要设备支持，腔镜设备价格昂贵，并不是所有医疗机构都具备这一条件。除此之外，医师还需要具备一定的实施腔镜手术的经验。相关临床实践已经证实，该技术非常适用于切除处于深处、甲状腺后方的腺瘤，并且能够清楚地看到腺瘤和正常甲状旁腺的供血血管，这有助于外科实习生和学生术中带教。

54.6.6 甲状旁腺外科领域中的新兴技术

当前，先进的机器人技术的重要作用已经在头颈部手术中得到显现，在过去的几年里，机器人技术已经在远处入路甲状旁腺手术中得到了重要应用。当前经腋窝、耳后发际线和口腔入路机器人辅助定向甲状旁腺切除术也已经在临床环境中得到了成功实施[52-55]。不过，受篇幅限制，本章并未对它们进行详细探讨。需要指出的是，这些新兴手术远没有得到普及，主要原因是手术成本昂贵，且需要非常复杂的手术平台，相关医务人员需要具备相应的技能和经验。由于这类手术不会导致患者术后出现颈部瘢痕，因此更具美容效果。未来需要更大规模的前瞻性研究来阐明这些新型技术的安全性、有效性、适应证以及长期效果。

54.7 术后管理

需要首先指出的是，对于接受甲状旁腺切除术的患者而言，其术后处置和住院需求需要同时考虑手术范围（即靶向切除与双侧颈部探查）和甲状旁腺功能减退症的潜在风险。大多数接受MIP治疗的PHPT患者在符合机构PACU标准后，可以在手术当天出院。对于术后疼痛相对较轻（考虑到切口不大且手术操作范围有限）的患者，可以用最少水平的阿片类药物或非阿片类药物（如对乙酰氨基酚和布洛芬）来控制疼痛[56]。对于再次手术的病例、接受双侧颈部广泛探查的患者或多腺体病变的甲状旁腺近全切除术病例，应积极考虑住院观察，以便密切监测血钙水平，并根据需要提供补充。一般情况下，我院会在患者术后1~2周内对其进行随访，并同时检查患者血钙水平，以确认患者是否得到了生化水平上的治愈。如果血钙水平仍然升高，应进一步检查完整的甲状旁腺激素水平，以及其他一系列检查以确认疾病治愈。持续的正常血钙和6个月时完整的甲状旁腺激素水平正常即可视为PHPT患者获得了手术治愈，并且这些结果和数据应由手术医师、内分泌医师或初级保健提供者进行详细记录。对于6个月内（持续性PHPT）或6个月后（复发PHPT）出现持续性高钙血症的患者，则应

重新评估，并考虑再次手术的可能。需要指出的是，这类病例的治疗可能较为困难且复杂，详见第62章的内容。

54.8 并发症

人们普遍认为，甲状旁腺切除术较为安全，并且围术期并发症发生风险也相对较低。截至目前，与甲状旁腺手术相关的主要并发症包括手术部位感染、术后血肿、喉返神经暂时或永久性损伤以及术后低钙血症。不过，当主刀医师经验丰富，那么这些患者几乎不会发生并发症。除此之外，如果医师接受了适当的手术培训，详细掌握甲状旁腺和颈部中央区的解剖学知识，并且能够熟练掌握外科操作，就可以在很大程度上预防患者出现这种术后并发症。

54.9 结论

在门诊患者中，原发性甲状旁腺功能亢进症（PHPT）是高钙血症的最常见的病因，并且PHPT多为偶然发现；甲状旁腺切除术是治疗PHPT的唯一治愈方法，相关研究及临床实践已经证实，手术能够有效预防肾结石复发、肾功能不全和病理性骨吸收等长期并发症。尽管标准双侧甲状旁腺探查术仍然是手术范围的"金标准"，微创靶向（定向）甲状旁腺手术（MIP）也已经逐渐被人们所接受，其主要驱动力为不断发展的影像学定位技术和术中确认性测试。PHPT患者的外科治疗可能是一项具有挑战性和高回报的工作。PHPT治疗的成功离不开敏锐的临床感知，熟练的手术技巧，以及内、外科医师之间的多学科合作。

（译者：任楚桐　李莎）

第55章 常规甲状旁腺四腺体探查

Melissa Boltz

关键要点

- 甲状旁腺腺瘤（PTA）是引起原发性甲状旁腺功能亢进症（PHPT）的最主要原因，尽管一些PTA患者会存在多个独立的腺瘤，但是大多数病例均表现为单个甲状旁腺腺瘤（约占85%）。
- 双侧颈部甲状旁腺疾病很难进行术前预测。
- 所有有临床症状的患者都推荐接受甲状旁腺切除术。
- 对于无症状的PHPT患者，应首先进行外科会诊以确定手术必要性。
- 尽管微创靶向甲状旁腺切除术已逐渐成为主流手术方式，至少30%的患者仍需要接受常规双侧颈部探查甲状旁腺切除术。
- 常规甲状旁腺切除术可通过"小切口"进行。
- 常规双侧颈部探查甲状旁腺切除术要求手术医师熟悉甲状旁腺的异位部位，解剖学和胚胎学知识，以及形态学异常。

55.1 病例展示

该患者为一名48周岁的女性，患者在平时并无相关疾病症状，不过在一次常规血液检查中，被偶然发现患有高钙血症（11.5 mg/dL）。随后的检查结果显示：甲状旁腺激素（PTH）水平为150 pg/mL，25-羟基维生素D水平为50 ng/mL，24 h尿钙为420 mg/dL，这些生化检查结果证实，该患者确实患有PHPT。随即，外科医师对其进行了颈部超声检查，结果显示，该患者左侧甲状腺下部存在一个边界清楚地低回声病灶，提示为左下甲状旁腺腺瘤。

思考

该患者是否需要接受额外的影像学检查，例如[99m]Tc-Sestamibi扫描定位？

患者随后接受了甲状旁腺切除术，首先对患者进行了左侧颈部定向探查，发现存在左下甲状旁腺腺瘤，病灶尺寸为60 mm×30 mm×30 mm，而左上甲状旁腺正常。在切除该病灶前，该患者的血清PTH为580 pg/mL。由于为其手术的外科医师更善于进行常规双侧颈部探查甲状旁腺切除术，因此其还对患者进行了右侧颈部探查，结果显示该患者还存在右下甲状旁腺异常，该腺体尺寸为40 mm×25 mm×15 mm，患者右上甲状旁腺正常。因此手术切除双侧下甲状旁腺。术后PTH水平为60 pg/mL。在术后随访中，检查结果显示该患者血清钙水平为9.5 mg/dL，PTH水平为25 pg/mL。

55.2 背景

自1925年，来自维也纳的外科医师Felix Mandl证实了甲状旁腺腺瘤和骨损害（纤维囊性骨炎）之间的关系，该医师在局麻且无术前影像学定位的条件下成功为一位晚期纤维囊性骨炎实施了甲状旁腺切除术[1-2]。术中通过对该患者进行探查后发现，除一个甲状旁腺腺体存在明显增大外，其余三个腺体均属正常，在对该病变腺体行切除术后，患者的高血钙症得到了有效治愈[1]。在此之后（20世纪20年代至90年代末），PHPT的标准手术已经发展为在全身麻醉下进行双侧颈部探查，外科医师会检查所有甲状旁腺，并切除其中的一个或多个发生增大的腺体。然而，随着术前无创定位技术（例如高质量的[99m]Tc-Sestamibi扫描和超声扫描定位，以及术中PTH测定）的应用，在甲状旁腺疾病的治疗中，最显著的一个改变就是，人们所选择的手术方案已经从双侧颈部探查转向单侧定向甲状旁腺切除术[3]。

需要指出的是，本章致力于描述标准的"常规"甲状旁腺探查术，也被称为"双侧"、"传统"或"综合性"甲状旁腺切除术。这一过程包括双侧颈部甲状旁腺检查以及病变腺体切除两部分，这两个部分对于甲状旁腺手术成功与否均至关重要。并且，该术式可以以"微创形式"进行且非常适合于一些特定的病例。

55.3 常规甲状旁腺探查的相关解剖学基础

众所周知，人类一般有4个甲状旁腺，一项著名的大型尸检研究发现，具有4个甲状旁腺的个体占比为84%，而高达13%的个体具有5个或更多的甲状旁腺腺体，而只有3%的个体具有3个甲状旁腺腺体[1,3-4]。其中，多出的腺体通常位于胸腺组织之中。甲状旁腺手术的成功和常规甲状旁腺切除术的必要性均依赖于甲状旁腺数目或异位情况。但是，解剖学变异难以进行术前预测[4]。

甲状旁腺是胚胎发育过程中的第4鳃囊的内胚层背侧上皮增生发育而成的，并且会随着甲状腺向其尾部下降。甲状旁腺组织的分布范围较小，通常位于甲状腺上极后方，与喉返神经近于毗邻。而在胚胎发育学上，下甲状旁腺则由第3鳃囊发育而来，并随胸腺移行。与上甲状旁腺不同，下甲状旁腺可能出现在甲状腺下极、甲状腺胸腺韧带和气管前脂肪周围，具有更多的解剖变异[3]。一般情况下，甲状旁腺呈左右对称，因此在定位腺体时，应注意到这一特征。而PHPT合并多腺体病变更常见于双甲状旁腺腺瘤病例。当患者仅有两个腺体发生增大时，则45%的情况下病灶发生在上甲状旁腺腺部位，当合并了多个腺体病变时，82%的患者的病灶分布在双侧甲状旁腺区[5]。

甲状旁腺内和周围的血管可以提供有关病变腺体位置的线索。负责为甲状旁腺供血的血管为甲状腺下动脉。一般情况下，上甲状旁腺更靠颅侧，与动脉位置相比更深，而下甲状旁腺更靠近尾侧、前侧和内侧[4]。

甲状旁腺的迁移模式会导致其发生胸腺、颈动脉鞘、食道后和甲状腺内异位（▶图55.1）。在常规甲状旁腺探查中，这些异位区域一般通过颈部切口入路来进行探查。

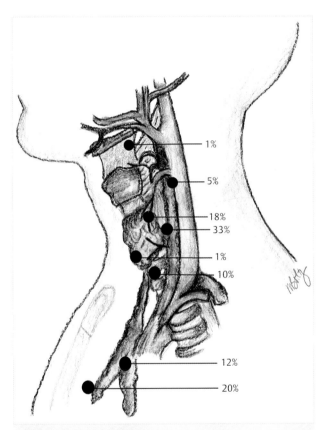

图55.1 异位甲状旁腺的分布

55.4 常规甲状旁腺探查的基本原理

为满足手术管理需要，人们已经制定了相应的循证指南，对甲状旁腺切除术的安全和有效实践提供了详细的指导。在2016年，由内分泌科专家、病理学专家、外科专家和放射科专家组成的多学科小组发表了一份联合声明，该声明称，PHPT的手术治疗适用于具有典型症状或疾病并发症的患者（详见第53章相关内容）[6]。

鉴于预测无症状甲状旁腺功能亢进症患者疾病的发展、时机和进展存在固有的难度，因此这些专家提出了无症状

PTPH患者甲状旁腺切除术适应证（详见框55.1）[6-10]。

框55.1 无症状疾病的甲状旁腺切除术适应证

- 血清钙高于正常水平 > 1 mg/dL
- 高尿钙（24 h尿钙 > 400 mg/dL）
- 肾功能受损（肾小球滤过速率 < 60 mL/min）
- 存在影像学上肾脏受累的客观证据（无症状肾结石、肾钙质沉着症）
- 骨质疏松（任何部位的T评分均 < 2.5）、脆性骨折、脊柱影像学上的椎体压缩性骨折
- 年龄 < 50岁
- 患者依从性差
- 存在原发性甲状旁腺功能亢进症（PHPT）的神经认知和（或）神经精神症状
- 可能受益于减轻潜在心血管后遗症（高血压除外）的心血管疾病
- 存在肌痛和（或）关节痛，胃食管反流病和异常睡眠模式等非传统症状

一旦患者满足手术标准，即可根据框55.2的内容来决定是否需要对患者进行常规或双侧甲状旁腺切除术。需要注意的是，一些病例在患甲状旁腺多腺体疾病方面存在较高风险。对于这类患者而言，要想其血钙水平恢复至正常，就有必要对所有甲状旁腺进行评估，并切除特定的病变腺体。

框55.2 常规甲状旁腺四腺体探查切除术适应证

绝对适应证：
- 影像学阴性表现
- 影像学检查显示多发性病灶
- 已知/疑似多发性内分泌肿瘤，继发性/三发性甲状旁腺功能亢进症（HPT）
- 单腺瘤切除术中甲状腺激素（PTH）水平未能下降
- 单侧颈部探查显示多个异常腺体
- 病理学检查结果有必要进行甲状腺全切术

相对适应证：
- 缺乏或无法获得术前影像学定位
- 无法进行术中PTH检测
- 非多发性内分泌肿瘤（非MEN）家族性HPT
- 锂盐诱导原发性甲状旁腺功能亢进症（PHPT）

思考

无症状患者是否应该接受常规甲状旁腺探查？

55.5 术前定位检查

如前所述，第51章中关于甲状旁腺影像学检查与术前定位的内容已经就异常甲状旁腺定位的各种成像方式进行了概述，其中，颈部超声和^{99m}Tc-Sestamibi扫描最为常见。

对于外科医师而言，需要熟悉所在机构使用的影像学检查方法，因为定位的准确率可为50%~90%[11]。除此之外，由外科医师亲自对患者进行超声检查有助于识别同时存在的甲状腺病变（如结节或恶性肿瘤），进而能够对手术方案进行适当的改变。

思考
接受常规甲状旁腺探查的患者是否有必要进行影像学检查？

从理论层面上讲，纵隔异位甲状旁腺疾病非常少见，这就意味着在常规探查过程中，无须对其单独进行影像学检查，因此在没有影像学检查作为参考的情况下，进行双侧颈部探查确实是一种合理的做法。但是需要指出的是，如果没有对患者进行术前定位检查，或者研究结果为阴性，那么这是常规四腺体探查的绝对指征。然而，在常规甲状旁腺切除术中，影像学检查确实有其价值，因为它可以指导手术医师更早地发现并探查感兴趣区域来。

55.6　外科手术技巧

常规甲状旁腺探查术可以以微创手术形式完成，手术需要全身或局部麻醉。使用药物预防深静脉血栓形成可能会增加颈部血肿的风险，在大多数情况下，机械预防深静脉血栓形成已足够。除再次手术的病例外，很少需要使用抗生素。

对于复杂病例，可以考虑在术中对患者使用一些辅助检查。而术中PTH检查可用于衡量切除功能亢进腺体的彻底性（详见第57章中关于术中甲状旁腺激素评估和应用价值的内容）。但是对于存在多腺体疾病的病例而言，这种检查方法的准确性可能会受到影响。除此之外，还可以使用其他辅助性检查，其中包括术中冰冻切片分析（详见第54章中关于原发性甲状旁腺功能亢进症的外科治疗的内容）和术中γ探头法的应用（详见第56章中关于放射导向甲状旁腺手术的内容）。需要指出的是，这些辅助性检查的使用取决于外科医师的偏好，并且与常规探查相比，辅助性疗法在局部探查中可能更为必要。

在经过麻醉诱导后，患者处于半折叠式姿势，手臂固定在两侧，在肩胛骨之间使用毛巾卷或豆袋使头颈部过伸。患者的颏部和胸骨上切迹应处于对齐水平，以确保切口呈对称位于颈部正中。在术前应对患者颈部进行消毒处理。常用消毒剂为氯己定，主要是因为这种消毒剂不具有皮肤毒性，因此不会导致颈部存在污染，并且其还不具有可燃性。

颈部横弧形切口，是在高于胸骨上切迹两指宽的位置做切口，切口通常位于皮肤褶皱处，因此可以起到遮蔽瘢痕的效果。根据外科医师以及患者解剖学特征，此类切口的长度可以为2~6cm。使用高频电刀深入至颈阔肌深面，直至颈前静脉上方。然后在甲状软骨上方和胸骨切迹下方游离皮瓣。纵向分离颈前带状肌间隙，进而暴露出甲状腺。游离胸骨舌骨和胸骨甲状腺肌，并向外侧牵拉。对胸骨甲状腺肌和甲状腺之间的结缔组织钝性分离，或者使用能量器械对其进行剥离，在此期间应注意靠近肌肉剥离，以避免甲状旁腺位置发生改变。然后可以向内牵拉甲状腺，以暴露出其后表面，这时即可看到甲状腺中静脉。在必要时，可对甲状腺中静脉结扎以便于显露病灶处。

需要指出的是，应首先对术前定位成像提示的区域行甲状旁腺重点探查。如果影像结果为阴性结果，那么首先可以对下甲状旁腺进行探查，这是因为，与上甲状旁腺相比，下甲状旁腺的探查更为容易。为了更好地暴露和探查上甲状旁腺，需要调整甲状腺牵拉的角度和力度。除此之外，在对其进行解剖时，解剖路线应紧贴甲状腺被膜，这样可以有效预防喉返神经损伤。但是，术中不一定要全程显露喉返神经，只有在探查过程中需要确保喉返神经不会受损的情况下才会显露神经。如有可能，尽量减少术野内的出血，因为血液会污染附近组织，影响对甲状旁腺的探查。正常甲状旁腺通常呈扁平状，并且在脂肪组织中存在叶状血管。术中甲状旁腺应得到充分的暴露，这样才能可以完全确定正常甲状旁腺组织后方没有一个异常增大的结节状病灶。对于异常增大的甲状旁腺，可能表现为隆起肿块，并在一层结缔组织中能够滑动。病变甲状旁腺应在外侧和后缘部位与周围组织轻轻剥离，仅保留位于内侧的血管蒂。

在对患者进行甲状旁腺探查时，医师需要制订一个系统性的策略来进行执行。在理想情况下，应首先对异常可能性最高的甲状旁腺进行定位（探查），然后是同侧甲状旁腺，然后进行对侧探查。需要指出的是，甲状旁腺的腺体一般呈对称分布，明白这一特征可有助于对甲状旁腺进行对侧探查。在确定所有甲状旁腺后，应对疾病特征进行评估，以确定是否为单腺体增生、双腺瘤增生还是多腺性增生。对于单腺体腺瘤，最有效的治疗方法就是对其进行切除。在4个腺体中，如果只有2~3个腺体为病变腺体，则需切除异常腺体，将正常腺体留在原处，并使用夹子对其进行标记。多腺性增生采用甲状旁腺次全切除术（切除3.5个腺体）加低温保存进行治疗。对于残留的正常腺体，应对其进行处理，使其保持正常甲状旁腺的大小。残留部分仍应保留血管蒂并使用夹子标记其横断面。下甲状旁腺是理想的残留物，因为在再次手术的病例中，它们更容易被找到。

如果甲状旁腺探查发现腺体缺失，需要检查的重要区域包括气管食管沟后面和颈椎前面的深部后间隙、颈椎胸腺、甲状腺上极的活动和颈动脉鞘。应该记住的是，这只是对缺失的病理性腺体进行的寻找和探查，对于识别正常腺体而言，这种探查并不必要。

在完成探查，并对目标甲状旁腺行切除术后，使用无菌水冲洗颈部，以便于更好地将解剖区域暴露在视野范围之内。然后，对残余腺体进行存活和止血评估。如果甲状旁腺难以存活或因缺血而变黑，应将其自体移植到同侧胸锁乳突肌内。使用可吸收缝合线对颈带状肌和颈阔肌进行缝合。必要时放置引流管。然后使用Prolene缝线对皮肤进行皮下缝合，留出较长的线头。然后在切口处涂敷外科胶水。待外科胶水变干后，拔出Prolene线，并揭下外科胶水形成的膜，这样可以使得手术切口变得不再那么明显。

55.7 术后管理

这类患者的术后管理，应根据外科医师的个人习惯进行。对于大多数患者而言，医师应在术后4~6 h内观察是否存在血肿。然后需要使用500~600 mg碳酸钙或柠檬酸钙（每天2~3次）进行预防性补钙，以防止患者出现症状性低钙血症。在患者存在维生素D缺乏症时，则需要对患者进行维生素D补充。术后2周内应检查患者血清钙、甲状旁腺素和维生素D水平，并根据实际情况减少或停止补钙策略。最后，由外科医师自行决定患者是否有必要进行进一步的生化监测。

（译者：任楚桐　李莎）

第56章 同位素引导的甲状旁腺手术

Sarah K. Gammill, Brendan C. Stack Jr.

关键要点

- 门诊患者中高钙血症最常见的原因是原发性甲状旁腺功能亢进症。
- 原发性甲状旁腺功能亢进症最常见的病因是单发性甲状旁腺腺瘤。
- 手术切除是唯一根治性治疗方式。
- 双侧颈部探查术是治疗甲状旁腺功能亢进的金标准，近年来，微创同位素引导的甲状旁腺切除术（MIRP）越来越受欢迎，已成为重要的替代方法。
- 准确的术前定位是MIRP成功的关键。
- 甲状旁腺切除术最严重的术后并发症是低钙血症，可通过口服补充钙剂和维生素D进行治疗。

56.1 病例展示

一位健康的绝经妇女向家庭医师咨询，她的主要症状是易疲劳。进一步问诊发现，她有便秘和肾结石病史，血钙升高（10.6 mg/dL），抽血检查发现甲状旁腺激素（PTH）水平异常升高（98.4 pg/mL）。患者既往无甲状腺或甲状旁腺疾病家族史，因此，她被诊断为原发性甲状旁腺功能亢进，患者前往专科进行治疗。

患者于专科中心就诊，进行颈部超声检查，结果显示：右侧颈部单个增大低回声结节。为了进一步明确是否为单发性甲状旁腺腺瘤，她在该中心进行了4D-CT，明确了肿瘤位置。因此，患者被诊断为单发性甲状旁腺病变，由于其无特殊家族史或颈部手术史，患者选择接受微创甲状旁腺切除术（MIP），采用门诊日间手术方式，手术顺利并出院，患者术后常规服用钙剂和维生素D，2周后回专科进行随访。

随访的"8项"生化实验室检查包括总血钙和离子化钙、血镁、血肌酐、血25羟基维生素D、血清甲状旁腺激素、血氯和血磷[1]。术后病理结果为良性腺瘤。

56.2 背景

原发性甲状旁腺功能亢进是门诊患者中高钙血症最常见的病因（住院患者中，病因多为恶性肿瘤）[2]。患者多为绝经后妇女。目前认为原发性甲状旁腺功能亢进的危险因素包括：个人电离辐射史、家族史［如家族性综合征，多发性内分泌腺瘤综合征1型（MEN-1）和多发性内分泌腺瘤综合征2A型（MEN-2A）］和锂治疗后（用于治疗双相情感障碍）。然而，原发性甲状旁腺功能亢进的病例通常没有

这些危险因素，多为单发性甲状旁腺腺瘤[3]。

原发性甲状旁腺功能亢进通常无特异性症状。一项研究指出，38.9%的患者在就诊时自觉无明显症状。然而，详细询问病史后，患者可能有如下表现：神经系统症状（如疲劳、记忆力减退、注意力难以集中、情绪低落、近端肌无力和精神运动症状）、胃肠道系统症状［如便秘、恶心/呕吐（N/V）、腹痛］和泌尿系统症状［例如，肾结石、肾钙质沉着症、多尿、多饮和高血压（HTN）］。其中，肌肉和骨骼症状是最常见的症状[4]。严重的高钙血症可引起心律失常和昏迷，但该症状很罕见。

思考

什么是无症状性甲状旁腺功能亢进？是否真的无症状？

临床症状不足以诊断甲状旁腺功能亢进，称为无症状性甲状旁腺功能亢进。这时需要特别观察血清钙水平、PTH水平等异常生化指标，最好同时检测。

56.3 治疗

外科手术切除是原发性甲状旁腺功能亢进的标准治疗方式。有症状的患者符合以下指标，可建议进行手术：血清Ca^+1.0 mg/dL>10.3 mg/dL［正常值上限（ULN）］；肌酐清除率<60 mL/min；骨密度测定，T评分<-2.5（在任何骨测量地点）；年龄<50岁；不希望或不能接受常规监测的患者。这些病例中的大多数是由单腺腺瘤引起的。其余的病因有四腺体增生或多发性腺瘤[3]。

手术切除指征也包括：继发性甲状旁腺功能亢进；难治性症状或并发症（包括脆性骨折和钙化防御）；已进行最佳的药物治疗，但PTH水平仍超过800 pg/mL的患者。

传统的甲状旁腺切除术为双侧颈部探查术，切除肉眼可见的增大腺体，并至少确定一个外观正常的腺体。如果常规位置未见异常腺体，则继续向上探查颅底，向下探查上纵隔。在过去的20年里，标准治疗方式已转向微创外科技术，使用辅助方法进行术前定位。一篇综述显示（文中包括20 255例患者和215项原发性甲状旁腺功能亢进研究[3]）：MIRP和双侧颈部探查术的治愈率相当（分别为97%和98%）。MIRP的优势包括手术时间更短、住院时间更短和成本更低（视频56.1）[5]。

甲状旁腺解剖位置异常会增加手术难度。下甲状旁腺的位置变异较常见，约65%位于甲状腺下方的背面，其余大

部分位于甲状胸腺韧带或胸腺内。上甲状旁腺的位置变异较小，但可沿食管或椎前筋膜分布。15%以上的人可能有4个以上的甲状旁腺。至少有以下情况中的4种，需要进行双侧颈部探查：MEN综合征、术前检查确定为双侧病变、锂治疗史、继发性HPT、对侧有甲状腺结节[6]。

56.4 影像学检查

准确的术前影像学检查是MIP术式成功的关键。大多数影像学检查原理是基于甲状旁腺病变特殊灌注变化。影像学检查可依据外科医师偏好进行选择。普遍认可的标准为：至少一项明确病变的检查，最好是两项相互验证的检查（例如，术前超声和Tc-Sestamibi扫描或4D-CT）。不同影像学检查，其成像原理均有不同，这增加了临床的可选择性。新的影像学定位技术不断更新，新技术可能是原技术的拓展，也可能是原技术的替代方案（Bunch，2018）。

56.4.1 超声

超声是最常见的首选影像学检查。一项Meta分析发现，超声总体灵敏度为76%，总体阳性预测值（PPV）为93%[7]。超声非常安全（没有辐射暴露风险），价格低廉且应用广泛[8]。许多内分泌外科医师也能在临床上对患者进行超声检查，与超声科医师（通常由技术人员进行并由超声科医师阅读）具有相似的检查灵敏度[9]。此外，超声检查可用于术中再次定位病灶[10]。甲状旁腺腺瘤表现为边界清楚肿物，具有均匀的低回声（与周围甲状腺对比），或在彩超评估中提示内部血流增加（▶图56.1）[11]。

> **思考**
>
> 什么情况下不推荐使用超声检查甲状旁腺腺瘤？

超声检查的主要限制是其使用者的经验。这在很大程度上解释了关于敏感性和PPV的研究中报告中的差异性[7,12-14]。其他复杂影响因素包括由于囊性变、脂肪沉积、钙化、出血和纤维化导致的甲状旁腺腺瘤定位困难[15]。其他并发症因素包括但不限于既往颈部手术、合并的甲状腺结节性疾病和甲状旁腺多腺体病变（multiglandular parathyroid disease）[15-16]。

56.4.2 甲状旁腺核素平面显像

甲状旁腺核素平面显像是术前定位的首选方法。通过放射性核素示踪剂的积聚，可以定位代谢亢进的甲状旁腺瘤。这些放射性核素在大多数腺瘤（60%～85%的病变）中存在的时间比周围结构（如甲状腺和淋巴结）更长[17]。主要的核示踪剂是锝（^{99m}Tc）甲氧异腈（^{99m}Tc-Sestamibi），其在甲状腺和甲状旁腺组织中积聚，与代谢活动和局部血流有关。目前已开展多种成像方式，并取得了成功。最简单最常用的是单同位素、双时相成像[18]。目前，影像中心可通SPECT，在所有时相获得单平面的各种分辨率图层。

与超声相比，核素显像术不依赖操作者水平，对异位或后方病变定位更好。然而，其解剖结构分辨率差，有辐射暴露，并且不显示正常甲状旁腺组织。此外，腺瘤对同位素代谢较快时可能出现假阴性，而合并有甲状腺疾病患者可能出现假阳性[19]。

56.4.3 Tc-Sestamibi单光子发射计算机断层扫描

采用平面核素显像相同的同位素试剂，SPECT是一种融合成像技术，它将放射性示踪剂的功能信息与CT成像相融合。

与传统的甲状旁腺核素显像相比，这可以提高图片分辨率，提供详细的解剖学信息[20]。灵敏度和PPV通常相当于或略优于超声检查和核素显像[7,21]。

将SPECT的功能成像和计算机断层扫描（CT）的解剖成像相结合，已经获得很多临床医师的认可，并证明了其的临床有效性。大多数供应商现在提供集成的SPECT/CT系统，该系统可以在一个机架上执行两种功能，并在单个成

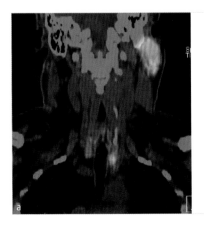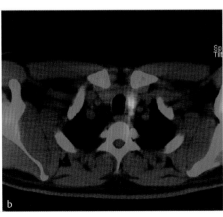

图56.1 （a、b）综合SPECT/CT冠状位和轴位切片显示左下甲状旁腺腺瘤

像图像集中提供融合的功能和解剖学图像（►图56.1）。

56.4.4　4D-CT

4D-CT是一种新开发的甲状旁腺疾病定位技术，于2006年被首次报道[22]。

与核素显像术类似，已经开发了许多成像模式。常见的成像模式为颈部和上胸部的三时相CT成像（包括非对比期、动脉期和静脉期）。第四个维度是指时间，4D-CT可以更好区分甲状腺结节、淋巴结等其他结构[23-24]。4D-CT通常用于疑难病例，特别是定位不明的腺瘤。在一项研究中，4D-CT能够识别一半以上使用超声和Sestamibi定位失败的甲状旁腺病变[25]。另一项研究表明，直接将SPECT/CT和超声检查进行比较，发现4D-CT定位更准确（分别为94.7%、88.8%和86.2%）[16,26]（►图56.2）。

4D-CT优点很多：最主要可用于超声和Sestamibi显像定位失败的病例（►图56.3）[25,27-28]。辐射暴露是任何断层摄影成像技术的缺点。虽然，有效辐射剂量暴露根据具体成像协议而不同，但多在10.4～13.8 mSv。相比较下，传统Sestamibi SPECT的辐射剂量约为7.8 mSv[29,30]，同时，在所有患者群体中4D-CT也仅使终生癌症风险略有增加[23]。4D-CT有很多优势，但在甲状旁腺多腺体病变（MGD）诊断上无明显优势[13,25,31]。

56.4.5　其他检查

超声弹性成像可以识别组织硬度，并能有效区分甲状旁腺纤维性病变与周围正常组织或淋巴结。弹性成像不能取代传统超声，但能增加术前定位的准确性[32-33]。

正电子发射断层扫描（PET）具有超越并替代核素显像术的潜力，其空间分辨率大大提高，但仍需要进一步研究验证。目前，研究人员已经证明使用左旋-［甲基-11C］-甲硫氨酸［L-（methyl-11C）-methionine］和18F-氟代胆碱（18F-fluorocholine）进行PET效果较好[34-36]。

4D磁共振成像（4D-MRI）与4D-CT扫描相似，都是基于病变特定的血流变化[37]。4D-MRI主要优点是无电离辐射暴露风险，但4D-MRI也存在以下问题：医疗费用高、磁场安全问题、需要使用造影剂、部分患者对长时间检查无法耐受等。

56.4.6　内镜

内镜技术可以很好地观察术野，同时通过一个非常小的切口（15～20 mm）保持手术通路。使用内镜可以实现高达20倍的结构放大效果，而伸缩式放大镜通常提供5.5～8.0的放大倍率，而传统放大镜通常提供2.5～3.5的放大倍率[39]。

56.4.7　术中同位素引导

1995年，Martinez等[40]首次描述了放射性核素显像定位在甲状旁腺疾病手术中的应用，2009年，Norman和Politz[41]进一步证明并推广了该方法，该方法可有效区分腺瘤性甲状旁腺与其他类型组织（如脂肪或淋巴结）。在手术前

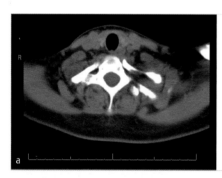
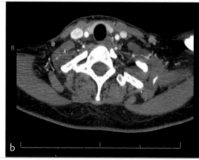

图56.2　（a、b）动脉增强和极性血管征

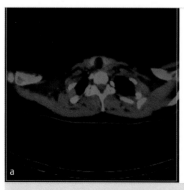
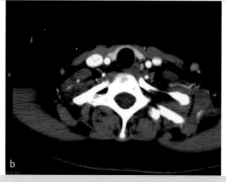
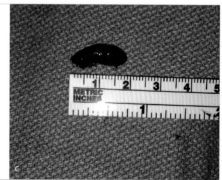

图56.3　（a～c）SPECT-CT未显示左侧甲状旁腺瘤，4D-CT显示病变位置

1.5～3 h，给予20～25 mCi剂量的^{99}Tc-sestamibi（与用于术前核素扫描显像的放射性同位素相同）。^{99}Tc-sestamibi定位于代谢亢进的甲状旁腺组织的线粒体内，因此可以在甲状旁腺腺瘤内积聚该同位素；这与核素扫描术原理相同。术中放射性核素引导使用手持式伽马探头会探测离体标本的体外辐射量（每秒计数），以此确认切除组织为甲状旁腺瘤。与切除腺体的大小、质地或细胞结构指标相比，伽马探针探测确认是更准确的有效预测指标[41]。在探测标本或活检之前，应先将病灶切除并从体内移出，伽马探头不建议直接放入手术区域定位甲状旁腺腺瘤位置。

在进行Sestamibi定位扫描的患者中，伽马探针探测显示放射性若超过基础水平的20%，可有效地证明甲状旁腺腺瘤成功切除。已有文献证明，单独使用伽马探头探测可有效确认病变，术中无须探查其他甲状旁腺，可不用术中冰冻切片或术中抽血查PTH[42]。具体而言，甲状旁腺腺瘤包含（57±38）%的背景辐射量，增生的甲状旁腺显示（16±4）%的背景辐射量，正常的甲状旁腺显示（4±0.1）%的背景辐射量，并且脂肪和淋巴结总是显示少于正常的甲状旁腺的背景辐射量[41]。

思考
术中冰冻切片分析是否仍然有用？

病变的甲状旁腺显微镜下表现均为细胞增生，无法区分甲状腺旁腺增生和甲状旁腺腺瘤。冰冻切片的主要作用是在外科医师肉眼无法鉴别的情况下确认该组织为甲状旁腺组织。术中冰冻切片只在部分病例中有一定作用。外科医师的肉眼鉴别和冰冻切片结果之间的一致性高达94%[43]。在大多数情况下，术中使用放射性核素γ测定和甲状旁腺激素（PTH）监测用时短，性价比更高。

56.4.8 术中甲状旁腺激素监测

PTH释放增加和继发的血Ca^{2+}水平上升是原发性甲状旁腺功能亢进的关键病理生理学改变。因此，术中监测PTH水平可以提示外科手术是否能达到生化治愈。有观点认为，术中监测PTH与MIP的术前定位同样重要[44-45]。术中监测PTH可能发现手术前未明确的多腺体病变。如果甲状旁腺瘤切除后PTH水平仍然升高，则应考虑行双侧颈部探查术，以明确有无病理性甲状旁腺。最广泛接受的治疗有效标准是改良迈阿密标准（modified Miami criteria，MMC），即PTH术后水平下降超过50%或在正常值范围内。对于成功治愈原发性甲状旁腺功能亢进，MMC的敏感性和特异性分别为88%和22%[46]。PTH的半衰期为3～4 min，即时检验（point-of-care testing）可快速检测PTH水平（静脉采血的10 min内出结果）[47-48]。根据PTH的半衰期，腺体切除后

10 min后再进行抽血取样，并在20 min时再次取样，以确认血液循环中PTH的变化[49]。

自该技术于20世纪90年代首次开发出来后，研究人员不断验证该技术在术中PTH监测中临床应用，尤其是在MIP术和传统的双侧颈部探查术中应用的对比研究。有研究者认为，MIP术中未探查所有甲状旁腺，因此，术中监测PTH是避免手术失败的重要预防手段[50]，这不会增加手术时间和住院时间，不影响治愈率[45]。

思考
术中PTH监测的缺点有哪些？

甲状旁腺腺瘤切除术后PTH持续升高的常见原因包括维生素D缺乏[51-52]、肾功能不全[53]和BMI较高[54]。在维生素D缺乏患者中，PTH水平下降程度不能达到MMC的标准。PTH清除率的20%～30%受到肾脏排泄功能影响，这导致肾功能不全患者的PTH半衰期延长。所以肾功能不全患者需要通过在病变切除后15 min和25 min（而不是10 min和20 min）进行术中PTH检测，这样可以确保95%的这类患者达到改良迈阿密标准。也有回顾性研究认为，术中PTH监测对治愈率无明显影响[55-56]。

术中PTH监测时需在术中等待检测结果，会增加手术整体时间，增加患者费用（▶图56.4～▶图56.6）。

56.5 特殊人群的微创同位素引导甲状旁腺切除术

56.5.1 肥胖患者

肥胖会使外科手术各个方面的难度和风险增加。肥胖患者甲状旁腺腺瘤定位的难度会增加，进而限制MIRP的应用。高BMI患者中PTH的半衰期可能延长，从而影响术中PTH监测的效用[54]。另外，肥胖患者手术还存在麻醉相关的较高风险、手术操作难度增加等风险因素。由于剂量需求的改变，肥胖患者术后发生有症状的低钙血症风险更高[41,57]。既往合并胃旁路手术患者术后血钙恢复困难增加[58]。

56.5.2 儿童患者

原发性甲状旁腺功能亢进在儿童中很少见，发病率为2/100 000～5/100 000[59-60]。

临床中需要注意，患儿较成年人更容易出现症状。儿童患者中，HPT的最常见的原因是孤立性甲状旁腺腺瘤（约占80%的病例）。与成人患者不同，儿童患者中50%以上的有多个腺体增生的病例与MEN综合征或家族性非男性甲状旁腺功能亢进有关。同时，病因也可能是多腺体增

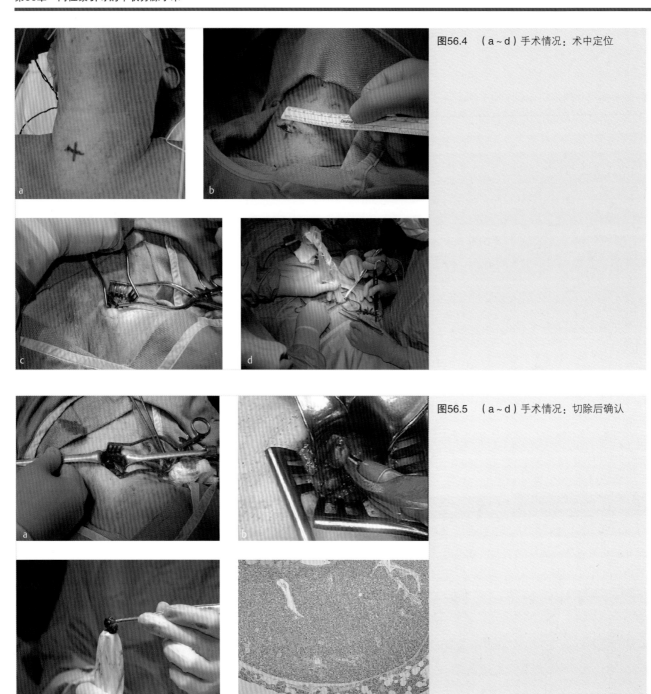

图56.4 （a～d）手术情况：术中定位

图56.5 （a～d）手术情况：切除后确认

生病（16.5%的病例）或更罕见的双腺瘤[3,60]。这些病变大部分是良性的。甲状旁腺癌引起的病例不到1%。与成人不同，儿童多腺体增生病的增加是由于家族患病数增加[61]。没有家族病史的儿童可以考虑行MIRP。

术前准确定位可减少患者行双侧颈部探查术的概率。超声和核素显像在儿童中的准确率分别为79%和86%；这与成人相关研究的准确性相似[3,62]。上述检查无法定位时，可进行SEPCT-CT或4D-CT，提供更多的定位和局部解剖变异信息，儿童异位甲状旁腺腺瘤发生率较高[63]。未来研究可侧重于辐射暴露和儿童患者行进行微创手术的风险-效

益比。

56.5.3 妊娠期患者

妊娠期间诊断为原发性甲状旁腺功能亢进病例较少（自1931年以来的文献报道＜200例），但原发性甲状旁腺功能亢进症可对母亲和的胎儿造成严重威胁。已报道的并发症包括胎儿宫内发育迟缓、低出生体重、早产、宫内胎儿死亡、产后新生儿手足抽搦和永久性甲状旁腺功能减退等[41,64]。甲状旁腺切除术是唯一治愈手段，尤其是患者血Ca^{2+}水平高于12 mg/dL时[65]，其手术时机通常选择在妊娠

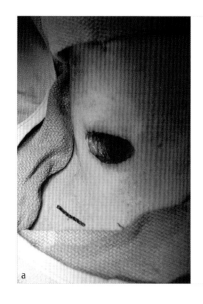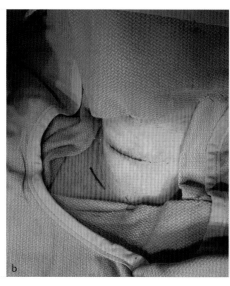

图56.6 （a、b）手术情况：术后效果

中期。

在评估和治疗妊娠人群时，需考虑电离辐射暴露问题，因此优先推荐超声检查。术前无法超声定位患者不适合采用MIRP[66]。通常，妊娠期患者需避免使用如Tc-Sestamibi等同位素相关技术手段，以及术中伽马探针探测技术[41,67]。局部麻醉下MIP手术可能减少全身麻醉的风险和并发症。

56.5.4 老年患者

65岁以上人群原发性甲状旁腺功能亢进的发病率较高，但由于多种因素，老年患者采用手术治疗比例较小。老年患者存在本身年龄相关的手术风险，外科医师可推荐他们手术意愿更小，患者本身也较容易拒绝手术治疗[68]。然而，多项研究表明，老年患者MIRP术后会提高生活质量、成本—效益比和安全性高[69-70]。大型医疗中心报告显示，70岁以上患者手术成功率高（98%）、并发症发生率低（<5%）且发病率（1%）低，手术效果良好，与年轻患者人群获益相当[71]。

56.6 结论

MIP是目前最流行的甲状旁腺切除术技术手段，它基于术前影像学评估的进步。最大的争议是采用哪种术前评估和定位手段最精确且临床实用性高？此外，还需要对现有术前影像学检查制订标准。有经验的手术医师能更高效地采用术中PTH监测和同位素引导等辅助技术手段，提高手术成功率。

（译者：龙晨　周渤淞）

第57章 术中甲状旁腺激素监测的应用

Karen Y. Choi

关键要点

- 甲状旁腺激素（PTH）的半衰期短，为2~4 min，利于术中开展PTH水平监测。
- 术中甲状旁腺激素监测（IOPTH）的应用使得手术方式从传统的双侧颈部探查术转变为微创靶向甲状旁腺切除术。
- 目前有多个IOPTH标准用于预测手术后生化治愈情况和高钙血症的发生。
- 各种术前定位检查提高了手术成功率，但术中发现和术前定位不一致的发生率约为6%，这充分说明了IOPTH临床应用中的重要性。
- 影响PTH降解的因素尚在研究中。多项研究表明，肾功能、年龄和BMI等指标可能会影响PTH水平，但不同研究结果有争议。
- 即使患者合并肾脏疾病和甲状旁腺四腺体增生，IOPTH也是一项可靠有效的技术。

57.1 病例展示

一名40岁健康女性因"高钙血症和高钙尿症"于门诊就诊。患者既往无肾结石病史，有肌肉疼痛和关节疼痛的症状，有情绪不稳定、记忆力减退和失眠等症状。血总钙升高，为10.4 mg/dL（参考范围8.4~10.2 mg/dL），血离子钙为1.36 mmol/L（参考范围为1.15~1.27 mmol/L），PTH水平为98.6 pg/mL（参考范围为15~65 pg/mL），25-羟基维生素D水平为29 ng/mL（参考范围为30~100 ng/mL），血清白蛋白和血镁正常。肾小球滤过率（GFR）>60 mL/min，无肾功能不全表现。骨密度扫描未见骨质减少或骨质疏松。核素显像和单光子发射计算机断层扫描发现甲状旁腺腺瘤位于左上方（▶图57.1）。她接受了甲状旁腺探查术以切除腺瘤。在麻醉诱导后，抽血查PTH确定基线水平，结果为81.6 pg/mL。在左侧甲状腺上极的背侧发现增大的甲状旁腺腺瘤。切除腺瘤后分于5 min和10 min后抽血查PTH，结果分别为92.1 pg/mL和72 pg/mL。鉴于PTH水平持续升高，决定行颈部探查术。在对侧颈部下方发现第二个增大的甲状旁腺腺瘤。切除该腺

体后，于5 min后抽血查PTH，结果为24 pg/mL。手术结束，患者术后恢复良好。术后1年随访，患者血清总钙水平恢复至正常范围，为8.9 mg/dL，PTH水平为43.1 pg/mL。

思考

- 是否有其他影像学检查能提示并定位第二个腺瘤的信息？比如高分辨率颈部超声？
- 如果有两项影像学检查均提示为单发腺瘤，是否有必要进行IOPTH监测？

57.2 背景

既往认为，手术治疗甲状旁腺功能亢进合并高血钙，需要行双侧颈部探查术，术中要识别所有甲状旁腺，切除任何肉眼可见的异常腺体[1-2]。术中切除甲状旁腺组织时，多基于外科医师对腺体大小和外观的肉眼评估，具有很强的主观。对于有经验的内分泌外科医师，成功率可高达95%[3]；然而，具体的成功率在各个中心不同，术后有3%~10%的患者仍出现持续性高钙血症[4-6]。失败案例中大多数是由于未发现多腺体增生病变或异位甲状旁腺（如病灶位于纵隔）[7]。甲状旁腺手术时间根据不同入路和是否需要探查全部甲状旁腺而不同。

随着术前影像定位技术发展，单侧探查和单个定位腺瘤切除的手术方式被逐渐接受。然而，这种手术方式可能漏掉对侧的第二个腺瘤而导致手术失败。20世纪90年代初，Irvin等首次在甲状旁腺功能亢进合并高血钙性患者中采用术中PTH监测技术[7]。Irvin团队采用99mTc-MIBI核素显像技术进行术前定位并且在术中行PTH监测，甲状旁腺腺瘤识别率很高，手术时间缩短至2 h以下[7]。随着IOPTH监测的应用，甲状旁腺高功能腺瘤精准切除成为可能。目前，甲状旁腺手术中常规使用IOPTH监测。

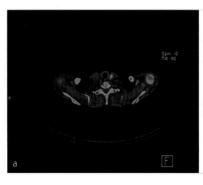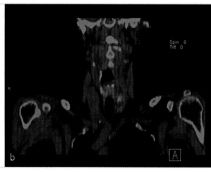

图57.1 （a）左上甲状旁腺腺瘤（轴位）。（b）左上甲状旁腺腺瘤（冠状位）

57.3　技巧

甲状旁腺激素在肝脏和肾脏的代谢快，其在血中的半衰期较短，为2~4 min，这是开展术中PTH监测的重要依据[8]。目前已经有多个术中PTH监测标准，用于预测预后情况。"Miami"标准是由Irvin博士提出，并首次引入术中PTH监测中的[9]。在麻醉诱导切皮前，静脉抽血测定PTH水平，分别在切除可疑瘤体或腺体后5 min和10 min进行抽血测PTH。如果怀疑有其他病灶，可重复抽血确认。在切除病灶后10 min，PTH水平与最高值（切除前或术前抽血）比较，下降超过50%，提示病变腺体已被切除，术后血钙和PTH水平会恢复至正常水平[10]。"维也纳"标准在"迈阿密"标准上做了调整，要求术中病灶切除前与切除后10 min内进行抽血对比，PTH水平下降>50%[11]。Halle等认为：切除病变腺体后15 min，PTH降至正常范围低值（PTH≤35 pg/mL），符合该标准是治愈的最佳预测指标[11]。

自IOPTH应用以来，很多验证性研究评估IOPTH在传统的双侧颈部探查术中的应用[12-15]。IOPTH的主要不足之一是无法发现甲状旁腺多腺体病变。几项研究报道显示IOPTH在双腺瘤病例中假阳性率高达55%[12-15]。有假说认为，这是由于第二个腺瘤分泌激素功能不强，无法影响血中PTH水平，所以尽管第二个腺瘤未切除，切除第一个腺瘤后PTH可下降50%以上。这种现象在甲状旁腺四腺体病变中也有报道[16]。总体而言，IOPTH假阳性率为2%~13%，总体特异性为90%[14,17-18]。文献报道IOPTH的假阴性率为3%~8%[11,17,19-20]。假阴性是指在没有其他高功能腺体残留下IOPTH值未能降至基线的50%以下时。这种现象的一种解释是，在手术操作过程中对腺体有挤压，导致血循环PTH突然升高，提高了基线值水平，从而掩盖了切除后的PTH的衰减[21-23]。其中一个例子是，PTH术前水平是150 pg/dL，在手术操作期间上升到400 pg/dL，切除后5 min PTH为90 pg/dL，与术前水平比较，这会认为PTH下降不佳，需要进一步的探查。与手术操作测量值比较，PTH下降则满足标准。假阴性值的另一种解释为，PTH血清中清除速率变慢。这可以通过延迟切除后的第一次抽血时间来解决，时间点可定在切除后10 min和15 min。

降低假阳性率和假阴性率是建立IOPTH标准的目标，但往往无法兼得。有人提出使用更严格的标准，以减少假阳性率，会增加特异性。采用切除5 min内，与基线水平相比较PTH下降≥50%这一标准，有较高的特异性，不易出现多腺体异常的漏诊，但敏感性下降，不必要的颈部探查术增加[24]。而采用15 min内从基线水平下降50%的标准，敏感性（93.7%）较高，但特异性（40%）下降[25]。

一项研究比较了"维也纳"标准、"迈阿密"标准和"哈勒"标准在预测治愈方面的效果，结果显示总体灵敏度分别为92%、98%和70%，总体特异性分别为89%、54%和89%，准确率分别为92%、93%和72%。基于这些结果，作者得出结论，"维也纳"标准是IOPTH最优的算法，能够解释PTH的变化曲线，长期治愈率更高[11]。任何标准最重要的考量是高特异性，这体现手术能否成功治愈患者，避免再次手术。因此，许多研究都是通过确定适当的阈值，确定检测PTH时间点和具体数值，提高特异性，增加多腺体异常识别率，降低不必要颈部探查，减少手术时间。

Ozimek等发现，采用切除后15 min PTH水平，PTH下降大于最高基线水平的50%或下降至正常水平，这一标准其敏感性为97%和特异性为88%[26]。在此基础上，Alhefdhi等发现，两者相比较而言，单腺瘤患者IOPTH下降比双腺瘤或增生患者高，他们认为手术切除5 min内PTH下降未超过35%，可区别单腺体瘤和多腺体病变[27]。这些结果表明，在切除后5 min PTH下降未及35%的患者，应该考虑进一步的探查，而不是再次检测PTH水平，减少不必要手术等待时间[27]。但是该项研究在长期远期治愈效果的评估不足，也可以标准采用绝对IOPTH值。研究表明，切除后PTH<40 pg/mL，术后复发或疾病持续的可能性低[28-30]。即使PTH在正常范围内，但PTH>40 pg/mL，这类患者疾病持续和复发率较高，需要延长随访时间[28-30]。

2019年，Claflin等也证明了这一观点。使用切除前的最高PTH水平作为基线（切切除前或操作时，以较高者为准），切除腺体后5 min、10 min和15 min测量PTH水平。Claflin等研究发现，当切除后PTH下降50%以上且≤40 pg/mL时，术后复发率较低，约为1.2%。Claflin同时发现，当采用切除后PTH相对基线下降50%以上或下降至正常范围内这一传统标准时，术后复发率为3.4%[31]。此外，他们还强调应用PTH指数下降曲线，已有研究显示轻度甲状旁腺功能亢进和IOPTH下降较慢患者中多腺体病变发病率高[32]。Reiher等进行的研究随访中位时间为9个月，发现切除后PTH下降50%但仍高于60 pg/mL的患者，其复发率为0.6%[33]。这两个不一致的研究结果说明，采用切除后PTH绝对值在预测治愈和复发方面有待进一步研究。

为了纳入多年来发表的大量研究数据和已发布标准，Riss等提出了一新的算法[34]。他们提出，初始PTH水平采用麻醉诱导后抽血结果（称为"基线"），切除增大腺体后立即抽血（称为"切除后PTH"），然后在切除后5 min和10 min再次测量PTH。如果切除后5 min和10 min的PTH以基线为参考下降50%，说明已生化治愈和手术结束。如果不符合上面标准则继续评估，如果切除后PTH从与基线比较，差值没有>50 pg/mL，则需要进一步的颈部探查，如果差值>50 pg/mL，可以评估切除后数值的指数变化趋势，或者采用切除后15 min和20 min的PTH变化情况，评估是否需要进一步的颈部探查[34]。

57.4 IOPTH和术前影像学检查

对于多种术前影像学定位明确的原发性甲状旁腺功能亢进患者，是否需要采用IOPTH一直都有争论，这会增加医疗成本。随着技术的进步，高质量的术前定位检查，如高分辨率超声和^{99m}TC-MIBI核素显像和SPECT扫描提高了接受微创甲状旁腺切除术的成功率，当联合使用IOPTH时，成功率更高。影像学检查或IOPTH的使用对手术成功率贡献无法确定，尤其在术前定位明确单发腺瘤中[35-36]。Bachar等报道，术前可采用超声和^{99m}TC-MIBI显像时，IOPTH获益较小，可以将成功率从97%提高至99%，但延长了手术时间。然而，当术前不能进行锝^{99m}TC-MIBI显像时，在术前超声与术前超声加IOPTH相比较，灵敏度由89%增加至96%[35]。类似地，Gawande等发现，术前锝^{99m}TC-MIBI和超声结果一致时，IOPTH对手术成功的影响较小（采用IOPTH的失败率为1%，不使用IOPTH的失败率为2%，$P=0.50$）[36]。然而，术前检查定位不一致或定位不明的病例中，他们证实IOPTH是手术成功的关键[36]。英国Ishii等以及欧洲内分泌外科医师学会（European Society of Endocrine Surgeons）在2009年发表了一份立场声明，在术前两种影像学检查一致且为单发腺瘤时，不建议常规使用IOPTH[37-38]。主要争议点在IOPTH的成本与获益。Badii等进行了甲状旁腺切除术治疗原发性甲状旁腺功能亢进的成本效益分析研究。研究分为3组：（A）术中使用快速PTH测定组；（B）延迟术中PTH测定组（术中抽血，但结果在术后第1天获得）；（C）未使用IOPTH组[39]。结果显示：与延迟术中PTH测定或未使用IOPTH组相比，使用IOPTH的成本增加，差异有统计学意义，鉴于术中PTH监测增加医疗成本和增加手术时间，其应用须进一步评估[39]。Agarwal等提出了一种成本-效益比更高的方法，他们建议在术前确诊为单发腺瘤患者中采用延迟术中PTH测定，这可以减少不必要中转颈部探查术，降低医疗成本（术中快速PTH测定成本花费约2万美元，延迟术中PTH测定花费约620美元）[40]。然而，对这一研究结果作者持谨慎的态度。一项127例原发性甲状旁腺功能亢进的回顾性研究发现，术前超声显像和SPECT显像定位结果一致的患者中，6%的术中探查结果与术前定位结果不一致。这是由于腺瘤位置异常、存在两个腺瘤或有增生的甲状旁腺，导致切除一个病灶后PTH水平下降不充分，颈部探查后会发现所有异常病灶。这篇研究文献发现即使术前定位检查结果一致，手术中采用IOPTH仍具有重要意义[41]。

57.5 影响甲状旁腺激素水平的因素

甲状旁腺功能亢进患者本身可能合并其他疾病，多项体内研究报道了影响PTH体内降解与代谢的因素，这影响了IOPTH监测在手术中的应用。一项306例的回顾性研究分析了影响血清PTH半衰期的可能因素，包括年龄、性别、种族、BMI、术前血清钙、术前PTH、GFR和IOPTH值[42]。PTH清除的血清动力学分析显示：与白人比较，黑人PTH半衰期较长，差异有统计学意义（3.50 min vs 3.7 min，$P<0.01$），男性和高BMI与半衰期延长有关联（$P=0.06$）。多因素分析显示，BMI和BMI相关的年龄是影响PTH半衰期预测的因素（分别为$P=0.04$和$P<0.001$）。根据报告显示，BMI的预测能力随着年龄的增加而下降，但患者年龄超过55岁后，年龄对BMI的影响可以忽略不计[42]。作者提出了BMI和PTH半衰期之间关系的假说，BMI高的患者发生脂肪性肝炎发生几率升高，可能是由于PTH的在肝脏代谢与降解下降[42-43]。动物实验证明，肝Kupffer细胞是PTH清除第一阶段的决定因素，该实验支持BMI与PTH半衰期相关的理论[44-45]。另一项108例原发性甲状旁腺功能亢进患者多因素分析研究发现，高龄和肾功能不全（定义为GFR<60 mL/min）是术中瘤体切除后PTH延迟下降的独立预测因素（分别为$P=0.004$和$P=0.012$），而与性别、BMI或高血压或糖尿病等合并症无关[46]。同时，也有研究发现，术前PTH和血钙水平与腺瘤重量呈正相关，与IOPTH下降率呈负相关，表明腺瘤重量较小与IOPTH下降率越高。有些项研究表明，术前生化检查与腺瘤重量以及IOPTH下降存在相关性[47-51]，而有些研究则没有[52-53]，这方面文献研究结果不一致，有必要进一步研究。

另一个潜在的影响因素是25-羟基维生素D，其对甲状旁腺素有降解的作用。PTH和25-羟基维生素D参与正/负反馈调控，PTH刺激肾脏中维生素D的合成，而维生素D负反馈调节甲状旁腺素的分泌。研究表明，25-羟基维生素D缺乏会导致原发性甲状旁腺功能亢进的临床症状表现更严重，血钙和碱性磷酸酶升高，术后PTH水平升高[54-56]。鉴于此，一项回顾性研究通过分析630例患者，以明确25-羟基维生素D水平与PTH水平的关系[57]，研究采用线性混合模型，结论是IOPTH水平不受术前血清25-羟基维生素D水平的影响，12个月的随访发现25-羟基维生素D缺乏术后血钙水平或者PTH水平无关[57]。

57.6　特殊注意事项

在临床应用IOPTH的指征研究中，发现近年关于单发腺瘤或双发腺瘤导致的原发性甲状旁腺功能亢进症中IOPTH的相关研究数据与资料较多。其中一个研究是在甲状腺全切除术后采用快速IOPTH作为术后低钙血症的早期预测指标。一项单中心前瞻性队列研究观察了100例接受甲状腺全切术的患者，病变类型包括甲状腺的良性和恶性病变[8]。甲状腺切除后20 min快速测量PTH水平，术后3天监测血清钙水平。在多因素Logistic回归分析中分析以下因素：术前和术后的钙水平、甲状腺手术方式（甲状腺全切除术vs甲状腺近全切除术）、是否行淋巴结清扫术、保留甲状旁腺数量和旁腺自体移植、是否为恶性肿瘤、甲状腺切除后20 min的IOPTH值。研究发现IOPTH值是术后低钙血症的唯一的独立预测指标（$P=0.001$）。具体而言，甲状腺切除后20 min的IOPTH值低于9 pg/mL的患者容易出现有症状的低钙血症或需要补钙剂或骨化三醇以维持血钙正常，因此建议对这类患者密切观察，注意术后血钙水平[8]。几项研究表明，甲状腺切除术后IOPTH测量时间点可在术后10 min至6 h，其预测能力相似[58-60]。

甲状旁腺癌的治疗目前仍有争议，一些中心认为切除孤立的甲状旁腺病灶即可达到治愈。然而，大多数中心选择更彻底的根治性手术，以达到治愈。甲状旁腺癌较为罕见，发病率约为1%，无法进行大型前瞻性研究来评估治疗效果。有学者提出IOPTH是否能术中预测甲状旁腺肿瘤的性质，以协助术中决策与治疗。意大利的一项回顾性研究发现，甲状旁腺癌患者的PTH基础水平非常高，且病变切除后PTH下降率高，这个提示术中需要冰冻切片，以便决定是否行根治手术[61]。然而，该研究的病例术较少（$n=3$），无法支持这个结论。

患者如果合并肾功能不全或终末期肾病，需要特别注意。这类人群中会出现继发性和三发性甲状旁腺功能亢进。有学者提出观点认为，这些患者IOPTH的下降可能表现得较慢，因此通用的IOPTH标准在该人群中不适用，这些患者可能调整切除后抽血时间点，以便达到治愈标准[62]。如前所述，关于肾小球滤过率（GFR）与甲状旁腺素（PTH）血清降解动力学的关系不明，多项研究结果不一致[42,46]。但大量研究表明，IOPTH下降良好仍是该肾功能不全人群术后长期治愈的良好预测指标。El-Husseini等评估了继发性和三发性甲状旁腺功能亢进的肾移植或透析患者的IOPTH值与术后远期PTH水平之间的关系，他们发现，切除后20 min的PTH值是术后远期效果的预测指标[63]。2018年发表的另一项研究也支持该结论，这项研究476例包含轻度肾功能不全到终末期肾病患者，发现IOPTH能可靠该人群预后情况[64]。Sunkara等甲状旁腺切除术治疗原发性甲状旁腺功能亢进

患者分为两组，合并慢性肾功能不全患者组（定义为GFR为15~60 mL/min）与肾功能正常的患者组（定义为GFR＞60 mL/min），比较分析发现慢性肾功能不全患者术前血清钙和PTH水平略有升高，差异有统计学意义（$P=0.025$和$P<0.001$），但这两组中PTH血清降解趋势相似。Sunkara认为IOPTH的标准可用于合并肾脏疾病甲状旁腺功能亢进患者[65]。关于IOPTH在该人群中的效用仍存在一些争议，有几项研究表明IOPTH在预测远期疗效方面效果不佳[66-68]。

另一个患者群体为MEN1相关的原发性甲状旁腺功能亢进。MEN1是家族性原发性甲状旁腺功能亢进症最常见的病因，其占所有病例的1%~5%[69]。MEN1患者出现甲状旁腺功能亢进时，不同位置腺体累及程度不一致，累及先后顺序不一致，常出现多腺体病变[70]。手术后复发性或手术PTH仍升高的发生率较高，这多由于术中未完全切除病变所有腺体、残余甲状旁腺再生或异位甲状旁腺增生。因此，目前正在研究IOPTH在评估其在手术后持续性甲状旁腺功能亢进或术后甲状旁腺功能减退方面的效用。Nilubol等研究者在一项52例甲状旁腺切除术后MEN1患者回顾性分析发现，IOPTH监测临床应用效果好，可准确评价和预测是否达到生化治愈[69]。既往研究显示，当切除第一个增大的甲状旁腺后10 min，使用IOPTH下降＞50%作为临界值，其假阳性率高达55%[13,15,71-72]。Nilubol等研究者发现，在采用IOPTH从基线的下降＞75%作为标准，生化治愈有效率为87%，其预测生化治愈的阳性预测值为87.8%[69]。然而，该研究在分析IOPTH预测甲状旁腺功能减退和持续性甲状旁腺功能亢进时，阳性预测值分别降至70%和25%。因此，Nilubol认为尽管大多数患者通过IOPTH可达到生化治愈，但他们主张在MEN1人群中切除3.5个甲状旁腺和颈部胸腺，无须考虑IOPTH结果[69]。Tonelli等采用IOPTH指导MEN1患者手术取得了良好的效果[73]。51例MEN1患者接受全甲状旁腺切除术和胸腺切除术以治疗甲状旁腺功能亢进，仅5例复发（复发率10%），术中总体PTH值≤6 pg/mL作为手术成功的有力指标。根据他们的经验，如果IOPTH＜10 pg/mL，建议立即进行前臂甲状旁腺自体移植[73]。

57.7　结论

术中甲状旁腺激素（PTH）监测是甲状旁腺手术中重要的辅助手段，为微创甲状旁腺切除术的应用提供有力支持，降低手术并发症和手术时间。最佳预测生化治愈的IOPTH标准仍在研究，需要综合考虑其他因素，如患者合并疾病和成本效益。

（译者：龙晨　周渤淞）

第58章　多腺体病变甲状旁腺功能亢进症的外科治疗

Kepal N. Patel

关键要点

- 原发性甲状旁腺功能亢进症（PHPT）可由单腺体或多腺体病变导致。
- 甲状旁腺多腺体病变（MGD）患者手术并发症以及术后疾病持续和复发的风险增加。
- 术前影像定位可能有助于确定MGD。面对可疑的PHPT，阴性定位扫描应增加对MGD的怀疑。
- 对于多腺体病变甲状旁腺功能亢进症，推荐采用双侧甲状旁腺探查术。
- 术中甲状旁腺激素监测（IOPTH）是甲状旁腺切除术治疗MGD的有效辅助手段。
- 10%～15%的患者可有超过4个甲状旁腺或有异位甲状旁腺。
- 在切除任何腺体之前，需探查和评估所有甲状旁腺，这有利于减少术后甲状旁腺功能减退。
- 甲状旁腺组织冷冻保存和自体移植是甲状旁腺多腺体病变患者治疗中是重要的辅助手段。

58.1　病例展示

一名45岁女性，血钙为10.4 mg/dL，甲状旁腺激素（PTH）升高（77 pg/mL），尿钙正常。自述有背部和膝盖疼痛，无其他明显症状。既往无肾结石病史。超声（US）检查未见甲状旁腺腺瘤。SPECT/CT结果为阴性。患者无甲状旁腺腺瘤的影像学证据。

患者术中探查了4个甲状旁腺。术中4个甲状旁腺均都被识别，肉眼观察4个甲状旁腺大小一致且体积正常。术中行甲状旁腺次全切除术，术中标记并保留一半体积的下甲状旁腺。术后PTH降至正常水平。

思考

影像学阴性而生化阳性的PHPT是否提示为MGD?

58.2　背景

甲状旁腺是重要的内分泌器官，通常由4个小腺体（约30 mg）构成，对称分布于颈部。上甲状旁腺和下甲状旁腺分别起源于第四咽囊和第三咽囊。在胚胎发育过程中位移至颈部。甲状旁腺通常在甲状腺的上、下极附近，但这腺体位置变异多，尤其是下旁腺，位置变异较常见。4个以上的旁腺也并不罕见[1-2]。

甲状旁腺在维持钙稳态中起关键作用。正常情况下，检测到血钙降低时，腺体中的主细胞开始分泌PTH，PTH直接作用于肾脏和骨骼，增加血钙和激活维生素D。PTH间接作用于肠道，增加钙的吸收。甲状旁腺功能亢进诊断是通过生化检查确诊，即患者Ca^{2+}升高且PTH异常升高，则被诊断为甲状旁腺功能亢进。根据PTH升高的原因，分为原发性、继发性和三发性。PHPT外科治疗主要方式是手术切除。

58.3　原发性甲状旁腺功能亢进症的病因

甲状旁腺激素（PTH）升高是由于腺体自身分泌PTH过多时，被称为原发性甲状旁腺功能亢进症（PHPT）。PHPT最常见的病因是单发甲状旁腺腺瘤，其次是多腺体增生（即甲状旁腺多腺体病变）。甲状旁腺多腺体病变（MGD）的发病率为7%～33%。目前，甲状旁腺腺瘤危险因素包括既往颈部放疗史和长期服用锂剂。最近的研究表明各种生长因子可能影响甲状旁腺腺瘤和旁腺增生，如胰岛素样生长因子-1（IGF-1）、成纤维细胞生长因子-23（FGF-23）和血管内皮生长因子（VEGF）。研究表明，IGF-1在甲状旁腺腺瘤和甲状旁腺增生患者中表达下降，但IGF-1在两种疾病表现的免疫反应性上无差异。

其他研究发现，甲状旁腺腺瘤主要是单克隆病变（monoclonal lesion），腺体增生为寡克隆或多克隆病变（oligo-or polyclonal lesion）。单发腺瘤和MGD通常是偶发的，而5%～15%的PHPT由家族性疾病引起（▶表58.1）[2-3]。

表58.1　PHPT的家族性病因

病因		突变基因	临床表现
MEN1	AD	MEN1（11q313）	通常为4个甲状旁腺增生；PHPT通常是该病的首发表现
MEN2a	AD	RET（10q21）	不对称性甲状旁腺肿大
甲状旁腺功能亢进-颌骨肿瘤综合征	AD	HRPT2小组（CDC73小组）	下颌骨或上颌骨发生特征性骨化性颌骨纤维瘤

缩写：AD，阿尔茨海默病；MEN1，多发性内分泌瘤1型；PHPT，原发性甲状旁腺功能亢进症

58.4 术前定位

PHPT诊断明确且定位后可进行手术干预。术前定位的目的不是明确诊断，而是为外科医师术中发现异常腺体，制订针对性手术方式。需要强调的是，术前定位未发现病变并不代表没有病灶，相反，它强烈提示为MGD。评估甲状旁腺的方式分为有创和无创两种类型。最常用的无创定位检查是MIBI显像、颈部超声和4D-CT。

超声是甲状旁腺评估的最常用方式，价格低廉且快速。病变位置影响超声敏感性，超声容易识别异常增大甲状旁腺，但深部、背侧、食管后和胸骨后的腺体，超声很难发现。超声的优势之一是能协助识别合并的甲状腺疾病。据报道，有经验的超声医师，其对异常增大甲状旁腺识别的敏感性为72%～89%[4]。超声结果会受到超声医师水平限制，操作者需要丰富经验才能减少甲状旁腺病变漏诊。

^{99m}TC-Sestamibi扫描的原理是通过静脉注射Sestamibi，使得同位素在线粒体中积累。Sestamibi最早用于评估心肌灌注，后来发现其在甲状旁腺细胞线粒体中发生积聚，从而用于甲状旁腺显像。患者有甲状旁腺腺瘤时，^{99m}Tc-MIBI在异常腺体中积聚和保留时间更长。该检查对体积较小腺瘤不敏感。

4D-CT扫描已被用于甲状旁腺疾病定位，主要原理是造影剂在甲状旁腺中随时间衰减的变化不同。据报道，4D-CT的灵敏度为60%～95%。一些数据表明，在MIBI或US不能识别病灶的患者中，4D-CT能识别80%的异常腺体[5]。4D-CT检测病灶大小和数量，结合生化数据，可用于计算综合MGD评分。

如果无创检查不能定位异常甲状旁腺，可以选择有创检查。选择性静脉内采样（SVS）是以股静脉PTH为基线，然后从颈部和纵隔静脉中抽血测量PTH，以此定位升高的PTH来自的区域/象限（右 上/下）。最近，有学者一直研究小静脉的"超选择性取样"，这可以帮助进一步定位病变腺体和分析周围解剖结构[6]。SVS的费用高，十分耗时，且对操作者水平非常依赖，对于非典型血管辨认容易出现混淆。SVS主要用于持续性甲状旁腺功能亢进的患者，无论是否既往进行过手术探查。

PHPT通过实验室检查进行诊断。当血清钙和PTH升高；肾功能正常时血清PTH异常增高。如果尿钙升高，则可确诊为PHPT。部分患者有血磷降低。对疑似PHPT患者的生化检查项目应包括：血清钙、PTH、血肌酐、25-羟基维生素D［25（OH）-vitamin D］，以及24 h尿钙和尿肌酐。

在英文文献中对于有经验的外科医师定义不同，要求手术量为每年20～50台次甲状旁腺切除术。这些医师的病例中费用低、并发症发生率低，术后PHPT持续或复发的发生率低。

MGDS的PHPT治疗方式主要为甲状旁腺次全切除术或甲状旁腺全切除术联合自体甲状旁腺组织移植。

> **思考**
>
> 切除前是否需要确认所有甲状旁腺？

58.5 外科手术探查

目前，多推荐采用微创单个定位腺体开放切除或内镜辅助切除，但双侧颈部探查术仍然是治疗PHPT的金标准。当提示有MGD时，探查所有甲状旁腺是手术成功的关键。这类手术基本原则是切除或解剖某个腺体前，需要识别所有甲状旁腺。识别所有腺体有助于决定手术方式，减少术后出现甲状旁腺功能减退的风险。

麻醉插管后，调整患者体位，以做对称切口和辨认颈部结构。患者双臂蜷缩，在肩后放置圆柱形肩垫或枕头，使得颈部轻度过屈。根据颈部的长度，在胸骨切迹上方1.5～2 cm处做一个对称的衣领状切口，电刀横断颈阔肌，钝性分离颈阔肌下方颈前肌群，并游离皮瓣。皮瓣游离在颈前肌群上方的无血管平面，平面位于颈前静脉上方。向下垂直入路分隔左右胸骨舌骨肌，注意结扎交叉支血管。根据术前定位结果决定探查左右顺序。

在探查的一侧，游离并小心向内侧牵引甲状腺，显露甲状腺中静脉，可以结扎甲状腺中静脉以便充分暴露视野。通常，上甲状旁腺位于甲状腺上极的后方，靠近Zuckerkandl结节（▶图58.1）。

在评估上甲状旁腺时，特别注意甲状腺上极区域，并仔细分离甲状腺筋膜，以便向甲状腺向中线牵引。无法发现上旁腺时，则需要进一步游离，有时需要分离至甲状腺下动脉与喉返神经水平。上甲状旁腺可位于甲状腺下动脉与喉返神经的交汇处。如果仍未发现，则需要探查Berry韧带附近区域以及气管食管沟区域。发现甲状旁腺后，需从周围组织中小心游离。通常由外侧向中线方向血管蒂所在位置小心游离，不要破坏甲状旁腺包膜。

下甲状旁腺通常位于甲状腺的下极或以下水平，其变异位置可沿颈分布（▶图58.1）。术中在甲状腺下极区域小心探查下甲状旁腺，可游离颈部胸腺进一步探查。如果未发现下甲状旁腺，则应向上游离甲状腺，向上沿着甲状腺下动脉探查。检查甲状腺，排除甲状腺内甲状旁腺。如果发现甲状腺病变或结节，可对甲状腺下叶进行小范围切除。术前超声检查在识别甲状腺内甲状旁腺有一定的优势。如果术前提示甲状腺内甲状旁腺，那么细针穿刺活检可能有助于确诊。这有助于术中决定是否需要进行甲状腺

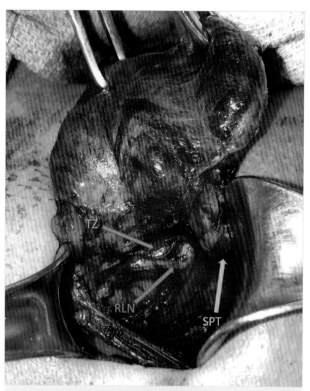

图58.1 牵引甲状腺左叶，显示Zuckerkandl结节（TZ）、上甲状旁腺（SPT）与喉返神经（RLN）的关系

切除手术。

MGD患者（尤其是家族性疾病的患者）有4个以上的甲状旁腺的概率增加。对额外腺体的错误估计可能是甲状旁腺手术后持续性甲状旁腺功能亢进的原因。在胚胎发育过程中甲状旁腺发生下降，额外腺体的数量5~8个，其位置多在下降的路径中，常见于胸腺内或胸甲韧带周围[2]。

一旦所有的甲状旁腺都被识别与显露，外科医师就需要确定切除与保留的腺体，确定手术切除范围。不建议对所有腺体进行活检，这会损伤腺体周围血管，增加术后甲状旁腺功能减退的风险。通常建议优先切除最大的腺体和上甲状旁腺，保留其中一个50%体积的下甲状旁腺，方便再次手术。使用锋利的刀片沿着外侧切开腺体，避免影响血供，保留剩余腺体接近正常甲状旁腺的大小，切除其余的腺体。可在残余腺体附近放置一个小的金属夹，方便再次手术时进行识别。如果残留的腺体活性不佳，可进行甲状旁腺自体移植，将部分甲状旁腺植入胸锁乳突肌或肱桡肌（非优势侧）。

IOPTH在治疗甲状旁腺多腺体病变和双侧颈部探查术中的作用有限[7-8]。IOPTH在发现额外腺体（4个以上腺体病例）方面具有一定作用。如果病变腺体进行切除，而IOPTH水平仍高，这表明可能存在额外腺体。在这种情况下，需要进一步探查额外的甲状旁腺。

MGD患者甲状旁腺切除术后并发症之一是低钙血症。通过冷冻保存病变腺体可降低这种风险。切除一个甲状旁腺腺体后，可以将其切成几块并予以无菌冷冻保存。如果出现永久性低钙血症，该组织可用于自体甲状旁腺移植。甲状旁腺组织冷冻保存技术使外科医师更加有信心，允许完整切除病变腺体。这要求机构有低温保存的能力，详细规划和制订规范的操作流程。

（译者：龙晨 周渤淞）

第59章 继发性和三发性甲状旁腺功能亢进症的外科治疗

Ryoko Hamaguchi, Benjamin C. James

关键要点

- 继发性甲状旁腺功能亢进症（SHPT）最常见于慢性肾功能衰竭。
- 除了药物治疗外，外科手术仍是SHPT的重要治疗方式。
- SHPT的3种主要手术方式是甲状旁腺次全切除术（SPTX）、甲状旁腺全切除术加自体移植术（TPTX+AT）和甲状旁腺全切除术不加自体移植术（TPTX）。
- 研究表明，甲状旁腺切除术（PTX）可提高患者生存率，降低心血管疾病发生率。
- 三发性甲状旁腺功能亢进症（THPT）最常发生于肾移植术后甲状旁腺激素（PTH）持续升高。

59.1 病例展示

　　一名58岁的非洲裔美国男性，因"骨营养不良导致终末期肾病（ESRD）"被转诊至内分泌外科诊所，考虑其为SHPT。患者血液透析治疗5年，已列入待肾移植治疗名单。患者生化检查结果：PTH水平显著升高，为2 400 pg/mL，血钙为8.1 mg/dL，血磷为5 mg/dL。患者约1年前开始使用Sensipar（cinacalcet，西那卡塞），并缓慢增加至最大剂量。在过去1年中，患者出现过双侧髋部骨折。患者药物治疗剂量已达最大限度，但仍然出现病理性骨折，患者的甲状旁腺激素水平持续升高，超过800 pg/mL，因此建议进行甲状旁腺次全切除术。患者进行了甲状腺超声检查，排除甲状腺结节性疾病，进行Sestamibi扫描，排除纵隔甲状旁腺。手术日期根据患者的透析计划制订，确保手术在透析后的第2天进行。术前评估与治疗方案制订由外科医师和肾内科医师共同制订，以确保方案的有序执行。术前3天，患者每天服用两次骨化三醇（每次0.5 mg）。术中4个腺体都被识别，左下腺体是4个腺体中外观最正常的，该腺体被一分为二，保留腺体约40 mg，血管供应良好，剩余的3.5个甲状旁腺与颈部胸腺均被切除，PTH水平从2 300 pg/mL降至次全切除后15 min的120 pg/dL。手术后，患者第1天进行了透析治疗，住院期间监测电解质和血钙水平，术后第2天早上再次进行透析。患者术后第4天出院，出院后口服骨化三醇和钙剂。

59.2 背景

　　SHPT病为甲状旁腺以外疾病导致甲状旁腺反应性过度分泌PTH。最常见原因的是肾功能不全，血磷的增加导致血钙降低，甲状旁腺代偿性增生和PTH分泌增加。SHPT

病因不限于肾功能不全，包括使用特定药物（如长期服用锂剂治疗）、胃肠道吸收不良综合征（gastrointestinal malabsorption syndromes）和维生素D缺乏（框59.1）[1]。

思考

继发性甲状旁腺功能亢进症的病理生理机制是什么？

框59.1　继发性甲状旁腺功能亢进症的原因

慢性肾脏病（GFR < 60 mL/min）

服用药物（锂、双膦酸盐、抗惊厥药、氢氯噻嗪、狄诺塞麦、呋塞米、磷）

肾性高钙尿症

吸收不良综合征（即乳糜泻、囊性纤维化）

25-羟基维生素D缺乏症

假性甲状旁腺功能减退症1型

注：GFR：肾小球滤过率

　　SHPT会导致一系列不良并发症，包括骨营养不良和病理性骨折、顽固性贫血且促红细胞生成素无效、心血管发病率升高、血管钙化等并发症[2]。虽然SHPT可进行内科和外科治疗，但外科治疗是透析的患者的重要治疗方式。据报道，发生严重的SHPT时，仅有22%药物治疗患者的PTH水平低于300 pg/mL。美国国家肾脏基金会（National Kidney Foundation）制订的肾脏疾病预后质量倡议（Kidney Disease Outcomes Quality Initiative，KDOQI）中PTH目标范围的正常上限为300 pg/mL[3]。由于目前可用的药物价格昂贵和有副作用，手术仍然是治疗SHPT的重要治疗方式[4]。

　　目前认为SHPT的发病机制源于3个主要因素：低钙血症、高磷血症和骨化三醇缺乏。具体而言，肾功能衰竭诱发FGF-23表达增加有关，使得1-α-羟化酶表达下调，从而导致骨化三醇水平降低。低钙血症和高磷血症导致PTH上升，而骨化三醇缺乏是PTH表达上升的另一作用机制。尽管FGF-23的表达上调通常为抑制PTH作用，但由于FGF受体（FGFR）及其共受体Klotho的下调，这种生理性反馈效应在慢性肾脏病（CKD）晚期中受到抑制（▶图59.1b）。SHPT有4种类型甲状旁腺增生模式：①弥漫性增生（diffuse hyperplasia）；②早期弥漫性增生结节（early nodularity in diffuse hyperplasia）；③结节性增生（nodular hyperplasia）；④单个结节增生腺体（single nodular gland）（▶图59.1a）。最初，多克隆甲状旁腺细

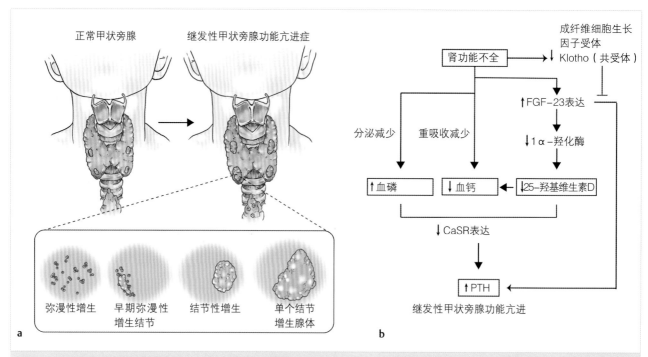

图59.1 继发性甲状旁腺功能亢进症（SHPT）的病理生理学：（a）SHPT可分为4种甲状旁腺增生类型：弥漫性增生、早期弥漫性增生结节、结节性增生和单个结节增生腺体。（b）SHPT最常由肾功能衰竭引起，并主要由高磷血症、低钙血症和骨化三醇水平降低这3个因素引起PTH上升

胞的增殖通常是药物治疗后反应，如维生素D、降磷治疗和钙类似物（calcimimetics）治疗。然而，不论是否进行相关治疗，甲状旁腺的增殖形式最终逐渐转变为单克隆增殖，表现为结节性增生和维生素D受体上调和钙敏感受体上调（calcium-sensing receptors，CaSR），最终导致PTH水平持续升高[2]。

> **思考**
>
> 继发性甲状旁腺功能亢进症能否单独药物治疗？

本章的主要讨论在手术治疗，手术治疗时机的选择需要外科医师全面掌握SHPT在各个阶段的药物治疗方法。纵向流行病学数据表明，药物治疗能够影响患者手术治疗的比例，其具体表现为西那卡塞使用率的上升期与甲状旁腺切除率下降期相吻合，从2003年的每1 000例患者存在约7.9例选择手术下降到2005年的每1 000例患者存在3.3例[5]。然而，甲状旁腺切除率又逐渐增加并保持稳定（目前仍然低于最初的手术率），尽管该药物已广泛应用，但仍有15%的患者在透析10年后需要手术治疗，透析20年后手术治疗率增加到38%[6]。尽管目前有多种药物治疗方案，但手术治疗比例稳定，这说明许多严重的SHPT病例不能通过药物得到完全控制，最终需要进行手术治疗。

治疗SHPT的药物目前分为三大类——维生素D类似物、磷结合剂和钙类似物（calcimimetics），可以进行各种组合使用。骨化三醇和维生素D类似物（如帕立骨化醇和马沙骨化醇）能提高体内维生素D水平，增强肠道钙的吸收，从而直接和间接地抑制PTH分泌，但其治疗窗口期短，可能导致高钙血症和高磷血症，因此，它的应用会受到限制。仅通过调整饮食控制血钙和血磷水平较为困难，研究者开发出了磷结合剂，作为SHPT治疗的重要基础手段，磷结合剂可以改善高磷血症。高磷血症是刺激PTH表达的重要因素。尽管钙基和聚合物基磷酸盐结合剂已在很大程度上取代了铝基制剂，使其毒性下降，但它的应用上仍有一些问题，因为钙基制剂会增加高钙血症的风险和加速血管钙化[7-8]。自西那卡塞2004年问世以来，已成为SHPT治疗的主要药物。作为甲状旁腺组织表达的CaSR的正性变构调节剂，这类药物作用是下调PTH表达，同时增加内源性维生素D受体，以降低血清钙和磷酸盐水平。多项研究表明，在维生素D衍生物和磷酸盐结合剂的标准治疗方案中加入西那卡塞，与单独使用标准治疗相比，可更好地控制SHPT，达到目标血清PTH、钙和磷酸盐水平的患者比例更高[3,7,9-11]。

尽管在SHPT的治疗方面取得了这些进步，上述许多治疗方案仍然受到药物价格过高、不良反应等限制，最重要的是这些药物缺乏长期疗效观察和并发症发生率等数据。因此，这些药物治疗对于严重、难治性SHPT是一种重要手段，但药物远期疗效不佳，并且不能取代甲状旁腺切除术作为此类病例的最终治疗方式。

是否推荐使用钙类似物治疗SHPT吗?

尽管研究表明,常规应用西那卡塞治疗可降低透析治疗患者PTH水平,减少对甲状旁腺切除术的需求,但这对患者的全因死亡率或心血管事件死亡率方面没有影响。此外,药物治疗成本高且有胃肠道副作用(如恶心和呕吐),钙类似物疗法的长期临床疗效仍不明确,并且在特定人群中的中,其作用可能弊大于利[12]。最近一项3 883例患者的随机对照试验发现,西那卡塞治疗SHPT并未显著降低全因死亡率或心血管并发症发生率,但亚组分析中发现在65岁以上患者差异显著[13]。根据这一数据,最近的2017 Kidney Disease: Improving Global Outcomes(KDIGO)guidelines指南中没有明确建议使用钙类似物作为一线降PTH治疗方案,而是指出应尊重患者意见、采用联合治疗,根据患者的钙磷水平来调整治疗方案[14]。尽管钙类似物是主要的药物治疗方案,但仍需要进一步研究,以明确这类药物其长期效益和生存获益,以及在特定SHPT患者人群中与手术治疗对比的相对有效性和安全性。

思考

手术干预的时机?

一般来说,临床上甲状旁腺切除术的公认适应证是药物治疗无效的SHPT,包括:持续性甲状旁腺功能亢进(>800 pg/mL)、高钙血症/高钙尿症、高磷血症等,患者可有一系列症状表现,包括有瘙痒、病理性骨折和血管钙化等[15](框59.2)。

框59.2 甲状旁腺切除术的适应证

钙化防御

患者的主观意愿导致无法进行医学观察

最大剂量治疗效果不佳:

- 高钙血症
- 高钙尿
- 甲状旁腺素 > 800 pg/mL
- 高磷血症(钙磷乘积 > 70)
- 骨质疏松

2003年,美国国家肾脏基金会(National Kidney Foundation)下辖的KDOQI(Kidney Disease Outcomes Quality Initiative)首次发布了关于SHPT手术治疗适应证的正式指南,建议对药物治疗无效的持续性甲状旁腺功能亢进患者(>800 pg/mL)进行甲状旁腺切除术,该指南与上述实践相一致(▶表59.1)。指南内容对如下方面进行了补充,包括一些围术期建议,如术后密切监测血清钙水平、制订补钙的阈值和目标范围,并建议再次探查手术前进行^{99m}Tc-MIBI核素扫描、超声、CT、MRI的等影像学检查[16]。同时,对慢性肾脏疾病-矿物质和骨代谢疾病(CKD-MBD)患者治疗的相关证据进行了为期2年的全面审查后,出版了Kidney Disease: Improving Global Outcomes(KDIGO)2009版实践指南,2017年该指南更新。两个版本都支持甲状旁腺切除术作为对药物无效的CKD3-5期合并严重甲状旁腺功能亢进患者的推荐治疗措施。但有两个版本指南有一个细微差别,即当PTH基线水平超过800 pg/mL时,非手术治疗控制PTH水平效果下降。对于"严重"或"难治性"甲状旁腺功能亢进的阈值定义仍不明确手[17-18]。据我们所知,这是目前关于甲状旁腺切除术适应证的两个主要循证指南。然而,一些学者也推荐其他的指征,包括增生的甲状旁腺体积>500 mm³或腺体最长直径>1 cm,在PTH水平在600～800 pg/mL并有如下情况:①持续性高钙血症/ 高磷血症(校正血清钙>10.2 mg/dL,磷>5.5 mg/dL);②出现钙化防御(calciphylaxis)或发生钙化防御风险高;③合并促红细胞生成素(EPO)抵抗性贫血[2]。这些是腺体结节性化的表现。

KDOQI和KDIGO指南都提供了关于相关生化参数目标范围的建议,包括血清PTH、磷和钙水平(▶表59.1)。最新的指南已经在控制目标上做了修改,将具体的目标值变宽松和抽象化,KDOQI指南采用了"将升高的磷酸盐水平降至正常范围"和"避免高钙血症"的描述[18]。建立明确目标范围的重要性,以及超过或低于目标范围的临床意义尚不清楚。事实上,2012年一项对43例因难治性SHPT而接受甲状旁腺切除术的患者的研究显示,在术后8个月随访结束时,仅有2例患者的血清PTH达到KDIGO目标范围,超过2/3的患者PTH低于推荐范围,低PTH可能引起对无力性骨病(adynamic bone disease)[19]。然而,另一研究结果与上述结果不同,该研究发现在接受手术治疗患者中,PTH越低则临床结局越好,这表明低PTH与死亡率增加之间的联系可能仅见于接受药物治疗人群[20]。术后患者PTH水平下降可能受到多因素影响,如炎症反应和CKD时蛋白质消耗增加导致PTH的抑制、肥胖和种族[2]。在一项关于手术后未能达到目标参数的临床意义研究显示,术后PTH水平超过KDIGO目标范围(所用检验方式上限的2～9倍)与再次手术率升高相关[21]。然而,达到指南目标范围的远期意义和对个体生存率的影响仍然不明,有待进一步研究。

SHPT患者的发病原因不同,可对SHPT患者进行亚组分类和分析。亚组分析的因素包括:年龄、生化特征(即是否存在显著的钙和磷紊乱)、临床症状严重程度和并发症的后遗症情况等,这说明了透析患者SHPT的具有异质性,

表59.1 适用于SHPT的甲状旁腺切除术的KDOQI和KDIGO指南汇总

项目	KDOQI*（2003年）	KDIGO**（2017）
适应证	严重难治性甲状旁腺功能亢进（血清完整PTH水平持续 > 800 pg/mL），合并高钙血症和/或高磷血症	严重难治性甲状旁腺功能亢进（CKD 3～5D期患者药物治疗无效）
目标PTH范围	CKD 5期患者的PTH目标值为150～300（pmol/L）	PTH为测定正常值上限的2～9倍的CKD 5D期患者（与2009年指南相比没有变化）
血磷目标值	CKD 5期患者或接受血液透析或腹膜透析治疗的患者血磷目标值为1.13～1.78 mmol/L（3.5～5.5 mg/dL）	CKD 3A～5D期患者（无数值范围要求）
校正后血钙目标值	CKD 5期患者血钙为2.1～2.37 mmol/L（8.4～9.5 mg/dL）	CKD 3A～5D期患者（无数值范围要求）

*：肾脏疾病预后质量倡议，国家肾脏基金会
**：改善全球肾脏病预后组织

使得SHPT诊断和治疗复杂化[22]。

住院时间约50%和术后静脉（IV）补钙需求减少约56%[24]。

满足上述标准的患者，可采用甲状旁腺切除术进行治疗。术前管理可降低围术期风险和提高手术成功率，包括但不限于以下几个方面：与肾内科医师协调制订方案，确保在手术前一天或术后第1天进行透析治疗；完善术前实验室检查，尤其注意水电解质水平（血钾等），避免在全身麻醉时出现体内代谢物积聚和电解质紊乱；完善术前影像学检查（包括超声检查、CT和Sestamibi核素扫描），超声检查是最敏感的单一检查方法，三种方法联合应用的敏感性高达95%[23]。很多学者开始关注术前应用骨化三醇在术后预防低钙血症发生中的作用，这可减少相关并发症（如骨饥饿综合征或无力性骨病）发生，出现并发症后须积极监测血钙和补充钙剂，同时增加住院时间。最近一项单中心回顾性综述表明，术前服用骨化三醇（负荷剂量为0.5 μg，每日两次，持续5天，根据钙水平调整至每日4 mEq）缩短

目前的手术治疗SHPT方法中，有以下几种手术术式：①甲状旁腺次全切除术（SPTX），切除3.5个腺体，在颈部留下半个有血供的腺体；②全甲状旁腺切除加自体移植（TPTX+AT），切除所有4个甲状旁腺，并将40 mg甲状旁腺自体移植到前臂肌肉中；③甲状旁腺全切除术（TPTX）且不进行自体移植。临床指南中没有说明哪一种手术方法优于另一种手术方法的，因此由外科医师根据患者情况自主选择。

本章节作者认为，SPTX和TPTX+AT是SHPT最常用的两种手术术式，SPTX是最佳优先选择术式（▶图59.2a、b）。SPTX较TPTX+AT有两个主要优点。第一，残余腺体保持完整原血液供应系统，术后低钙血症的发生率可能较低。第二，只需要一个切口部位，因为许多患者需要在前臂造瘘并透析，这是一个重要的考虑因素。TPTX+AT的优

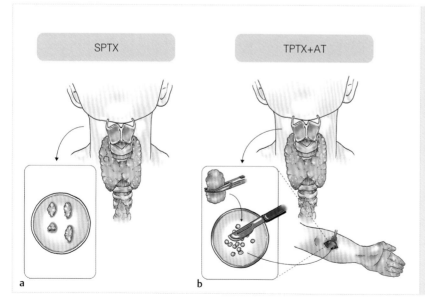

图59.2 继发性甲状旁腺功能亢进（SHPT）的外科治疗。（a）甲状旁腺次全切除术（SPTX）包括切除3.5个腺体，在颈部留下半个具有天然血液供应的残余腺体。（b）全甲状旁腺切除术加自体移植（TPTX+AT）包括切除所有4个甲状旁腺并将40 mg残余物自体移植到前臂肌肉中

点是，疾病复发时，在前臂行再次比颈部更容易。因此，TPTX+AT可用于有无法行再次颈部手术患者（如合并有发甲状腺疾病、既往颈部手术史或有喉返神经损伤史）。最近一项对13项队列研究的Meta分析显示，这两种术式在多个参数方面的结果没有显著差异性，包括症状改善情况、影像学缓解（各研究对这个概念定义不同，包括pepper pot skull征的缓解、术后影像学显示骨膜下吸收正常，或者在近期检查中显示骨骼愈合良好）、甲状旁腺功能亢进的复发和持续、再次手术的发生率、血清钙和PTH等[25]。

不进行自体移植的TPTX不常使用，但在无法进行肾移植的透析患者中可以采用，该术式可最大限度地降低甲状旁腺功能亢进复发风险[2]。最近的几项回顾性和前瞻性队列研究的Meta分析和一项初步随机对照试验的结果都支持使用TPTX，TPTX是一种可行且安全的术式，其症状改善情况相当，复发率显著降低，未明显增加严重低钙血症和由此导致的无力性骨病的风险，这两种严重并发症与这种术式有关[26-29]。然而，本章的作者根据自身临床经验建议谨慎使用这种术式，该方法要求终身外源性控制血钙水平。最后，用于治疗SHPT的手术术式由外科医师针对患者情况决定，目前尚未进行这3种术式的随机对照试验。

思考

甲状旁腺切除术是否影响SHPT患者的远期死亡率？

甲状旁腺切除术的长期疗效仍然在积极研究中。关于SHPT手术治疗的绝大多数现有数据都是基于观察性研究，这些研究往往受到选择偏倚和其他内在因素限制，这使得其临床实践中的选择和应用变得困难。然而，目前已有证据表明，甲状旁腺切除术是治疗SHPT的有效方法。2004—2015年两项最大规模的观察性研究表明，接受手术干预的透析患者存活率上升，全因死亡率降低了15%～57%，心血管死亡率降低了33%和41%[20,30-33]。在一项对54例非糖尿病型终末期肾病（ESRD）患者进行72个月长期随访的队列研究中发现，接受甲状旁腺切除术的患者不仅主要心血管事件发生率显著下降，许多生化参数还显著改善，包括血红蛋白、碱性磷酸酶（ALP）、血钙、血磷和钙磷乘积（钙磷乘积）[34]。最近对13项队列研究的Meta分析整合了总共22 053例患者（其中10 000例患者接受了甲状旁腺切除术）的数据，发现在接受甲状旁腺切除术（SPTX或TPTX+AT）治疗的患者中，全因死亡率降低28%，心血管死亡率降低37%[4]。

甲状旁腺切除术后PTH下降与心血管事件发生率之间的关系和作用机制尚不明确。一些学者指出，PTH上升间接提高血清钙和磷酸盐水平，使得血管钙化和血管扩张性降低，脉压传递到远端动脉床而促进动脉硬化[35-36]。此外，甲

状旁腺切除术也可能改善PTH对心血管系统直接效应。PTH被认为可直接降低心脏收缩力并诱导心室肥大[37-38]。根据显示，PTH也可通过激活脉管系统上的替代受体，从而发挥对肾脏和骨骼以外的作用，诸如，增加RAGE和IL-6的表达，这与动脉粥样硬化的发病机制有关[39-40]。

思考

为避免并发症发生，术后管理最重要的方面是什么？

鉴于SHPT导致多器官和系统性的改变，其内科和外科治疗方案复杂，术后管理需要多学科协调管理（包括外科、肾脏科和内分泌科等）和一个跨学科的医疗护理团队。

2002—2011年，甲状旁腺切除术后的住院期间死亡率从1.7%降至0.8%，术后死亡率主要发生在围术期间和术后1年[5]。在2015年的一项研究中，分析2007—2009年间接受甲状旁腺切除术的4 435例血液患者临床数据，结果显示：有23.8%患者在出院后30天内再次住院，甲状旁腺切除术后第一年与前一年的数据相比较，全因住院率高出39%，住院天数高出58%，重症监护室（ICU）入院率高出69%，因低钙血症需要急诊科观察或治疗的概率高出20倍[41]。当然，将这些不良后果和并发症全归因于甲状旁腺切除术还有待商议，它也可能反映了终末期肾病患者本身预后相对较差。术后复发、相关并发症、医疗成本和受益情况等因素都需要术前与患者详细沟通。

严重的长期术后低钙血症，通常被称为"骨饥饿综合征（hungry bone syndrome，HBS）"，它是甲状旁腺切除术后的一个重要并发症，由于循环系统中PTH下降，引发破骨细胞介导的骨吸收减少，增加继发性并发症的风险（如癫痫发作、心律失常和心力衰竭）[42]。据报道，在接受甲状旁腺切除术的SHPT患者中，HBS的发生率为27.4%～86.6%，目前在甲状旁腺切除术后的HBS患者中指导性补钙方案[43]。2017年对62例透析患者及其TPTX后的回顾性分析表明，HBS发生率为27.4%，发病时间范围为术后1～14天。HBS表现为迟发的患者，预示低钙血症较严重（因此需要积极补充），这些患者在术后无法立即发现，因此需要更多对该群体的纵向观察研究[44]。术后HBS发生的可靠预测因素仍然是研究热点。最近一项对252例接受TPTX+AT治疗的患者进行的Meta分析显示，HBS的发生率为71.4%，研究结果确定了一些实验室指标是HBS发生的独立预测因子，如术前ALP、iPTH和血红蛋白，同时明确了补钙方案的一些参数，如手术后血清钙的下降速度、静脉补钙的总维持时间和离子钙含量，以及维持血钙正常所需的口服钙的总摄入量[43]。优化HBS的预测因子、治疗方案和并发症预防方案受到以下几个方面影响，HBS具体定义，围

术期补钙和维生素D具体方案，患者自觉症状影响药物治疗指征。最后，研究的患者群体和研究方案（如不同类型透析患者、手术方法不同）的不同限制了各个研究之间的可比性，以及在临床中的推广与应用。

思考

三发性甲状旁腺功能亢进症（THPT）与SHPT在表现和治疗上有何不同？

THPT可以被定义为：尽管已成功解决了其他方面潜在的问题，但仍有异常PTH分泌，导致血清钙水平升高。THPT通常发生在SHPT进展且进行肾移植后，但其他罕见的原因包括X染色体疾病（X-linked）和成人低磷性佝偻病和致癌性骨软化症[45]。与SHPT相比，THPT是一种相对罕见的疾病，据报道在肾功能衰竭患者中的患病率为1%～3%，但在肾移植后患者中相对常见（患病率高达30%）[46]。目前缺乏手术干预的明确指征和循证医学指南，THPT的治疗和管理较为困难。THPT患者的临床表现有异质性（部分患者血钙和甲状旁腺激素不一定同时升高），无法通过特定实验室检查阈值和临界值明确患者是否需要进行甲状旁腺切除。

与SHPT一样，THPT的大多数表现为4个腺体的增生。不过，20%以上的THPT患者表现为单腺瘤或双腺瘤，异常腺体具体病变形式不一样[47]。临床中，THPT最常发生在SHPT长期透析患者肾移植后，其临床表现多样。患者有与原发性甲状旁腺功能亢进相似的症状，如疲劳、骨痛、骨折和骨质疏松等。此外，这人群中可能出现肾钙质沉着症，这可能会对移植肾功能产生负面影响，处理较为棘手。SHPT和THPT之间可通过生化指标进行鉴别，SHPT和THPT中的PTH水平都升高，但THPT中的钙水平通常升高，具体临床表现有不同[48]。最终，应对与患者的诊疗过程中相关的所有生化指标进行分析，以明确THPT的诊断。

SHPT的通常从药物治疗开始，药物治疗的患者可进行手术干预，但THPT通常采用手术干预治疗，因为THPT导致的高钙血症会对该人群造成负面影响。目前，手术干预的时机仍然存在争议，虽然肾移植后经常出现血钙升高，但多能自行缓解，因此，作者建议移植后6～12个月，再次评估血清钙水平，以考虑是否进行手术治疗。虽然目前对手术干预的标准还没有达成共识，但原发性甲状旁腺功能亢进的手术适应证可能适用于THPT人群。最近一项评估THPT手术干预适应证的系统综述发现，THPT手术适应证包括：移植后1年以上的持续性高钙血症、有明显合并症状（如肾结石、关节痛、瘙痒等）、钙化防御和肾性骨病等[46]。THPT的手术治疗与SHPT相似，包括SPTX或TPTX+AT两种术式。尽管有学者进行了这类群体手术选择相关研究，但无法确定哪种方法更优[49-51]。无论采用哪种术式，手术干预的最终目标是将甲状旁腺组织的总量减少至约40 mg。这一患者群体的长期疗效尚未得到彻底评估，对这类群体还有待进一步研究。

（译者：龙晨　吴晨镐）

第60章　家族性甲状旁腺功能亢进症和MEN综合征

Robyn K. Guinto, Alexander L. Shifrin

关键要点

- 多发性内分泌腺瘤1型（MEN1）患者中原发性甲状旁腺功能亢进症（PHPT）发生率高达95%，大部分患者表现为所有的甲状旁腺的增生，通常是各个腺体不对称增生的。
- MEN2A患者中PHPT发生率为20%～30%，其中病变类型以单发甲状旁腺腺瘤最常见，这与MEN1不同。
- PHPT可发生于MEN4患者（主要病变类型为腺瘤），但病例数较少，发病率尚未确定。
- 对于MEN1综合征中由甲状旁腺增生引起的PHPT患者，首选的一线手术方式是同时进行甲状旁腺切除（切除3.5个腺体）和双侧胸腺切除。二线术式是全甲状旁腺切除术加甲状旁腺自体前臂移植术。
- 靶向切除单个病变甲状旁腺腺瘤是MEN2A和MEN4综合征中腺瘤所致的PHPT患者的首选治疗方法，MEN2A综合征中的腺体增生可能比散发性PHPT更常见。

60.1　病例展示

一名39岁的男性，主诉为乏力、疲劳、骨骼和肌肉疼痛。患者既往日常锻炼尚可，1年前，由于上述症状加重，影响其日常锻炼。患者既往史因肾结石接受碎石术治疗，具有重要临床提示，住院期间发现其血钙为11.2 mg/dL（参考值8.4～10.2 mg/dL）。本次就诊时血钙仍为10.8 mg/dL，PTH为125 pg/mL（10～65 pg/mL）。进一步询问病史发现，患者父亲有消化性溃疡病和高钙血症病史，其父70岁时死于"胰腺肿块"引起的并发症。他的两个姐姐中有一人患有肾结石。患者考虑诊断为MEN1综合征导致PHPT。基因检测发现染色体11q13上的MEN1基因发生了突变。进一步其他MEN1相关肿瘤标志显示：血清胃泌素和催乳素水平结果均在正常下限范围内。患者排除了其他胰腺神经内分泌肿瘤，如胰岛素瘤、胰高血糖素瘤、生长抑素瘤和血管活性肠多肽瘤（VIPOMA）。颈部超声显示两个不对称增大的下甲状旁腺，右侧大于左侧。Sestamibi核素扫描显示两个甲状旁腺同位素3 h清除时间延迟。行颈部探查发现4个甲状旁腺均增大（下旁腺大于上旁腺），患者接受了3.5个甲状旁腺切除术加双侧胸腺切除，原位保留30 mg（约一半）的右上甲状旁腺。术后患者服用钙剂和维生素D。他在2周内出现了短暂的低钙血症，但均得到缓解，手术后4周停止补充钙剂和维生素D。病理学诊断显示：4个甲状旁腺均增生，在胸腺的中发现异位甲状旁腺组织。对该患者子女进行了基因突变筛查，发现其两个孩子中一人有MEN1基因突变。患者术后每年随访，PTH和血钙、胃泌素和催乳素水平正常。

60.2　背景

血清钙持续升高，血清PTH水平也相应升高即可诊断为PHPT。PHPT多为特发性，由于异常的甲状旁腺产生过多的PTH。约85%的患者为单发腺瘤，而其余15%的患者表现为多个旁腺增生。甲状旁腺癌导致的PHPT较少（<1%）。大多数PHPT是散发的病例，但2%～5%的病例具有家族遗传性，由内分泌肿瘤或非内分泌肿瘤引起[1-2]。相关的家族性综合征有很多类型，最常见的是MEN1、MEN2A和MEN4。其他类型的家族性疾病包括甲状旁腺功能亢进—颌骨肿瘤综合征（HPT-JT syndromes），该综合征常导致甲状旁腺癌。MEN4和HPT-JT综合征较为罕见，无基于大规模临床研究数据的治疗建议[1-2]。根据美国内分泌外科医师协会（AAES）的最新指南，建议对所有年龄<40岁的PHPT患者进行基因检测筛查[3]。

4种类型的MEN综合征分别为是MEN1、MEN2A、MEN2B和MEN4，它们具有不同的临床表现。PHPT仅发生于MEN1、MEN2A和MEN4综合征，多由良性增生或腺瘤引起，而HPT-JT综合征多因甲状旁腺癌引起的PHPT（▶表60.1）。最新分类将MEN2A重命名为MEN2，将MEN2B重命名为MEN3综合征[4-5]。为便于理解，本章将采用MEN2A和MEN2B作为术语。MEN1综合征导致30%～40%患者发生垂体前叶肿瘤（主要为催乳素瘤），30%～70%的患者发生胰岛胰腺细胞瘤（主要是胃泌素瘤），高达95%的患者出现甲状旁腺增生。MEN2A综合征与甲状腺髓样癌（MTC）（占MEN2A综合征患者95%左右）、嗜铬细胞瘤（占50%）和甲状旁腺功能亢进（占20%～30%）的发生发展有关。MEN2B综合征表现为MTC、嗜铬细胞瘤、多发性黏膜神经瘤、肠神经节神经瘤、马凡样体型（marfanoid habitus）和骨骼异常等，但无甲状旁腺异常[5]。最后，MEN4患者表现为PHPT、垂体前叶肿瘤以及肾上腺、肾脏和生殖系统肿瘤。MEN4较为罕见，这类肿瘤的发病率尚未确定。

最近的第四届国际研讨会（summary statement of the Fourth International Workshop）总结声明有关于无症状性甲状旁腺功能亢进症治疗指南和美国内分泌外科医师协会（American Association of Endocrine Surgeons，AAES）原发性甲状旁腺功能亢进症（PHPT）治疗指南，PHPT手术治疗的指征如下：血清钙高于正常上限1.0 mg/dL（0.25 mmol/L）；存在骨质疏松症，根据双能X射线吸收法（DEXA）扫描的骨矿物质密度（BMD），腰椎、全髋、股骨颈，特别是桡

表60.1　MEN分型

分型	突变基因	相关肿瘤
MEN1	MEN1	• 甲状旁腺肿瘤（90%） • 胰岛细胞瘤（30%~70%） • 垂体腺瘤（30%~40%）
MEN2A	RET	• 嗜铬细胞瘤（50%） • 甲状旁腺肿瘤（20%） • 甲状腺髓样癌（90%）
MEN2B	RET	• 嗜铬细胞瘤（40%~50%） • 甲状腺髓样癌（90%~100%） • 马凡样体型、多发性黏膜神经瘤、肠神经节神经瘤和其他骨骼异常
MEN4	CDNK1B	• 甲状旁腺肿瘤[a] • 胰岛细胞增生[a] • 甲状腺C细胞增生[a] • 嗜铬细胞瘤[a] • 副神经节瘤[a] • 白内障[a]

注：[a]：确定患病率的证据不足。参考Thakker RV. Multiple endocrine neoplasia type1 (MEN1) and type 4 (MEN4). Mol Cell Endocrinol 2014;386(1-2): 2-15.

骨远端1/3的T分数<2.5（在绝经前女性和年龄<50岁的男性中，应使用Z分数代替T分数）；存在椎骨骨折，主要通过影像学检查确定，如X射线、计算机断层扫描（CT）扫描、磁共振成像（MRI），或通过DEXA扫描的椎骨骨折评估（VFA）；由X线、超声或CT扫描显示存在肾结石或肾钙质沉着；24 h尿钙超过400 mg/dL（10 mmol/dL）或肾结石风险分析显示肾结石风险增加；年龄50岁以下[3,6]。观察研究结果显示，患者若不符合无症状散发性PHPT的诊断标准，但如果诊断为MEN1、MEN2A、MEN4和HPT-JT综合征，应尽早接受手术治疗，与散发性人群相比，上述综合征患者疾病进展更快，发生并发症风险更高。

60.3　多发性内分泌肿瘤1型（MEN1）

思考

多发性内分泌瘤病1型（MEN1）是由MEN1抑癌基因11q13位点失活突变引起的内分泌肿瘤综合征。

据估计，MEN1综合征的总发病率约为0.25%[5]。在PHPT患者中，高达18%的患者被诊断为MEN1综合征，该病通常发生于20~30岁（最常见于20~25岁）[7-10]。

MEN1综合征患者中75%~95%会出现甲状旁腺功能亢进，并且甲状旁腺功能亢进常是该疾病的首发表现[1-2,10]，甲状旁腺病变多为不同步和不对称的甲状旁腺增生或多发性腺瘤，单发腺瘤相对较少（▶图60.1）[10-12]。MEN1综合

征患者中胰腺肿瘤发生率为30%~40%，最常见的表现为功能性神经内分泌肿瘤，如胃泌素瘤。其他胰腺肿瘤也可能发生，如胰岛素瘤、胰高血糖素瘤、胰血管内皮瘤或胰多肽瘤，可表现为无功能性腺瘤。同样，垂体肿瘤也可表现为无功能性或功能性肿瘤，最常见的是泌乳素瘤，发病率约为30%（15%~55%）。其他类型肿瘤也可能发生，如生长激素细胞瘤或肾上腺皮质腺瘤，但发生率较低[1-2,10,13]。

思考

MEN1肿瘤多在特殊神经内分泌组织中形成。

MEN1的诊断基于在临床表现和家族病史，也通过基因检测确认。当患者存在两个或多个MEN1相关内分泌肿瘤时，可临床诊断为MEN1。家族性MEN1需至少发现一种内分泌肿瘤且一级亲属也被诊断为该综合征。最后，确定编码Menin蛋白的MEN1基因有种系突变可进一步提供诊断。MEN1基因突变与临床表现之间无很强的相关性。例如，一项对多个MEN1家族的研究显示，这些在相同的两个密码子中具有相同删除突变，但具体临床表现不同[5]。

同类型肿瘤比较中，患有MEN1的人群比未患MEN1的人群发病率和死亡率更高[5]。家族成员可以通过检测血清钙和离子钙、PTH、胃泌素、催乳素（PRL）和胰岛素样生长因子（IGF-1）进行筛查。影像学检查可以辅助定位肿瘤，但无法直接诊断。颈部甲状旁腺超声、腹部超声、CT扫描和垂体MRI等检查有助于肿瘤定位。在MEN1综合征筛查中，亚临床甲状旁腺功能亢进是最早的临床表现[2]。MEN1为常染色体显性遗传。肿瘤抑制基因MEN1的两条链中的一条发生种系突变，随后发生体细胞二次打击突变（Knudson的二次打击假说，two-hit hypothesis），"二次打击"是肿瘤发展中的独立事件。MEN1相关肿瘤的发展存在差异，研究表明，同一家族成员之间，甚至同卵双胞胎之间的甲状旁腺病变数量也不同[1,5]。通常，在手术探查时，甲状旁腺多为不对称的增生，有一个或两个明显异常的腺体，其他腺体外观保持正常，但在显微镜下可见增生。由于胚胎发育过程中胸腺存在残余甲状旁腺组织，高达20%的MEN1综合征患者在胸腺上部发现有甲状旁腺（▶图60.2）[14]。因此，MEN1综合征患者行甲状旁腺切除术时，需要同时进行双侧胸腺切除术。

根据最年轻的病例报告，基因突变携带者是疾病发展的高危人群，应在5岁时开始终生监测。监测项目包括血清钙浓度、PTH、催乳素（PRL）、胰岛素样生长因子-1（IGF-1）、嗜铬粒蛋白A（Chromogranin A）、空腹胃肠激素和血糖的等检查，每1~3年进行腹部影像学检查（CT或MRI）。每年的病史采集和例行体检应重点关注所有类型内分泌肿瘤的体征和症状，如高钙血症、消化性溃疡（胃泌

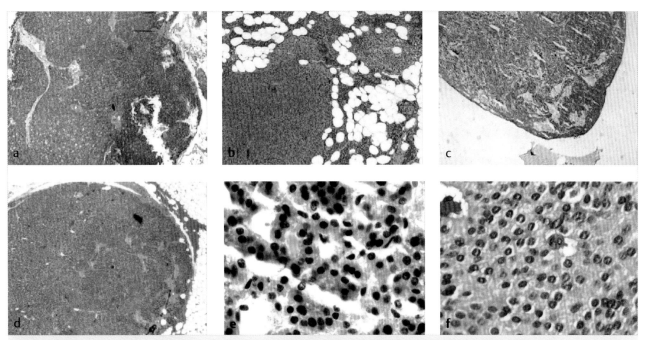

图60.1 MEN1患者的甲状旁腺病理学表现，HE染色上显示所有4个甲状旁腺的甲状旁腺腺增生：（a）右上甲状旁腺（低倍镜）。（b）右下甲状旁腺（低倍镜）。（c）左上甲状旁腺（低倍镜）。（d）左下甲状旁腺（低倍镜）。（e、f）高倍镜视图

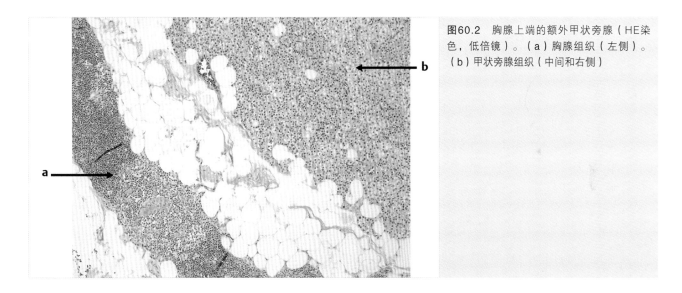

图60.2 胸腺上端的额外甲状旁腺（HE染色，低倍镜）。（a）胸腺组织（左侧）。（b）甲状旁腺组织（中间和右侧）

素瘤）、女性溢乳或闭经（垂体腺瘤）以及其他胰腺或垂体肿瘤导致的异常。肾上腺皮质肿瘤、类癌、脂肪瘤、胶原瘤和面部血管纤维瘤等肿瘤发生也与MEN1综合征相关，但发生率较低，这些少有人关注。据估计，50岁时，MEN1综合征患者将100%的被诊断为PHPT[15]。如果手术前未诊断MEN1综合征，甲状旁腺切除术的术式可只针对单个腺体，而MEN1患者初次手术时建议的四个腺体均需探查。仅行单个腺体切除将导致无法充分识别增生的甲状旁腺或不能发现异位或额外腺体，这将导致患者术后出现持续性或复发性PHPT发生率升高[8,16-18]。

虽然甲状旁腺疾病和高钙血症是MEN1中常见的病理过程，但甲状旁腺增生和腺瘤通常是良性的。1992—2014

年，仅有11例MEN1相关甲状旁腺癌病例。最近，Christakis等回顾了MD Anderson癌症中心的291例MEN1综合征患者，发现甲状旁腺癌的发生率仅为0.7%，而梅奥诊所（Mayo Clinic）报道的MEN1患者甲状旁腺癌的发生率为0.28%。Christakis等发表了唯一1例的MEN1相关的甲状旁腺非典型病变，占其研究人群0.3%[19]。

治疗

在MEN1患者中，治疗PHPT的一线术式是甲状旁腺次全切除术（切除3.5个腺体）加双侧胸腺切除术，留下最正常的甲状旁腺（通常是上旁腺），并保留血供。二线方案是全甲状旁腺切除术，并将残留的甲状旁腺植入非优势

前臂。与其他疾病相比，在治疗MEN1相关的PHPT时，有以下几个点需要特别重视：MEN1相关的PHPT主要是由于甲状旁腺增生导致，而非单发腺瘤，常常可以发现额外的腺体。额外甲状旁腺较为罕见，但与散发性原发性甲状旁腺功能亢进患者相比，MEN1患者中更为常见。MEN1患者PHPT的发病年龄更早，所以应考虑早期治疗。散发性PHPT的发病年龄较晚。

手术的目的是维持在血钙正常范围内，防止PHPT的持续和复发，避免出现永久性甲状旁腺功能减退症。

Nilubol等研究者报道了一项对99例MEN1相关的PHPT的研究，这些病例共接受了146次甲状旁腺切除术。与切除3.5个或更多甲状旁腺患者（6%）相比，切除1~2个甲状旁腺患者（69%）或2.5~3个甲状旁腺患者（20%）中持续性PHPT发生率更高。切除3.5个甲状旁腺患者中有5%的患者出现持续性PHPT，而切除3个或更少的甲状旁腺患者，则有40%的患者出现持续性PHPT。因此，作者认为，MEN1综合征患者行少部分甲状旁腺切除术会导致术后失败率高，不建议采用这类术式。在MEN1综合征患者中，即便术前明确有单个增大甲状旁腺，也不建议仅行单侧颈部探查，因为这会导致漏诊，无法发现对侧其他增生的甲状旁腺[20]。Lairmore等对32例MEN1相关的PHPT患者进行了一项随机前瞻性研究，这些患者接受了甲状旁腺次全切除术或甲状旁腺全切除术联合自体移植术。平均随访（7.5±5.7）年。PHPT的总复发率为19%，接受甲状旁腺次全切除术的患者复发率为24%，接受甲状旁腺全切除自体移植术的患者复发率为13%。永久性甲状旁腺功能减退的总发生率为9%（3/32），而甲状旁腺次全切除术组为12%（2/17），全甲状旁腺切除自体移植组为7%（1/15）。二次手术患者中第一次术式为甲状旁腺次全切除术的为24%（4/17），二次手术在接受甲状旁腺全切除术并进行自体移植的患者中发生率为6.7%（1/15）。比较甲状旁腺次全切除组与甲状旁腺全切除自体移植组的结果，本研究未发现差异，两种术式预后都在可接受范围内[21]。荷兰乌得勒支大学（University of Utrecht）的Schreinemakers等研究者对1967—2008年的52例MEN相关PHPT患者进行了Meta分析研究。该研究特别观察了3种手术方法复发率和持续高PTH的发生率，3种术式为甲状旁腺部分除术（less than subtotal parathyroidectomy）、甲状旁腺次全切除术（subtotal parathyroidectomy）和甲状旁腺全切除术（total parathyroidectomy）。他们发现在次全甲状旁腺切除术后，与全甲状旁腺切除术后相比，患者发生持续性或复发性PHPT的风险无显著增加。而甲状旁腺部分除术的患者，持续高PTH率发生率为31%，复发率增加3倍[11]。甲状旁腺次全切除术后复发时间比甲状旁腺少次全切除术后长61个月。甲状旁腺全切除术后67%的患者发生了甲状旁腺功能减退，但这些患者的PHPT持续和复发的风

险最低。基于他们的研究数据，作者认为甲状旁腺次全切除术是MEN1所致PHPT的最佳手术式，同时提倡在甲状旁腺切除术中常规切除胸腺[2,11]。研究表明，甲状旁腺近全切除术（near-total parathyroidectomy），该术式仅留下＜4 mm×3 mm×2 mm的甲状旁腺组织，短期效果良好，42%的患者术后血钙正常。然而，24%的患者术后出现低钙血症，30%的患者有甲状旁腺功能亢进复发[11,22]。另一方面，永久性甲状旁腺功能减退症的患者需要终身补充钙剂和维生素D，如果不进行治疗，患者发生帕金森病、痴呆、白内障和皮肤病的风险上升。因此，人工合成甲状旁腺激素注射可作为永久性甲状旁腺功能减退症患者的另一种治疗选择方案，可提高生活质量。

60.4 MEN1患者甲状旁腺切除术手术技巧

原位保留的残余甲状旁腺要保证血供良好。由于其解剖结构，上甲状旁腺作为首选的保留腺体，因其对甲状腺血液供应的依赖较小。另一方面，下甲状旁腺通常位于甲状腺下极附近或位于甲状腺下极，这在某些情况下，保留良好的血供较为困难。建议仅保留一部分（30~50 mg）外观最正常的甲状旁腺，以减少PHPT的早期复发或持续存在。手术探查其余残余甲状旁腺，所选择的残余腺体应原位保留。在决定切除其余残余甲状旁腺之前，应重新评估需保留腺体，以确保其存活（通常将残余腺体放置5~10 min以观察其存活情况）。如果拟保留腺体呈暗色或黑色，则表明血液供应不佳，应选择其他位置甲状旁腺，进行原位保留。最终保留的腺体应用钛夹标记，以帮助再次手术时定位。

全甲状旁腺切除加自体移植术可适用于首次发现时病变广泛的患者，或作为复发或疾病持续的二线治疗方案。自体移植最好采用非优势臂的前臂。植入位置选择前臂而不是胸锁乳突肌或原位的主要原因是复发时可在局部麻醉下再次探查前臂中残余甲状旁腺，不必再次进行颈部探查。在进行其它的手术操作时，移植前的残余腺体应保存在生理盐水中备用。颈部手术完成后进行前臂消毒与铺单。用手术刀将残余甲状旁腺碎片压成小块。用11号手术刀片在非优势臂的前臂做皮肤切口（大约3个切口），甲状旁腺碎片植入头臂肌（brachiocephalic muscle）深处或皮下脂肪，该部位均对甲状旁腺碎片有极好的恢复作用。要确保再植部位没有出血，出血可能导致血肿形成并影响甲状旁腺碎片的存活。同时，对用于再植的甲状旁腺或碎片进行术中冰冻切片，确认为良性甲状旁腺组织，避免移植物为恶性肿瘤[23]。

移植部位标记可采用不吸收线打结标记或一个5 mm的小钛夹，便于复发时再次手术中发现甲状旁腺。在移植甲状旁腺碎片的手臂上采血时，结果会显示PTH水平升高，这

个结果会误导临床评估。所有的甲状旁腺激素采血都应在对手臂进行。复发时除了进行常规检查，还应行手臂超声或Sestamibi核素扫描移植的甲状旁腺。同时诊断为PHPT和胃泌素瘤的MEN1患者，应先进行甲状腺切除术，以减少高钙血症素对胃泌素产生的刺激[3,5,10]。在极少数情况下，当MEN1综合征患者在妊娠期间被诊断为PHPT时，治疗方案应基于PHPT的严重程度，而不是患者是否有该综合征本身。病情较轻者，手术治疗可推迟至妊娠后[24]。

> **思考**
>
> - 与非MEN1患者（50～55岁）相比，甲状旁腺功能亢进在MEN1患者中更为常见，发病年龄更早（20～25岁）。
> - 未经治疗的MEN1患者预期寿命缩短，50岁时死亡的概率为50%。

60.5　多发性内分泌肿瘤2A型（MEN2A）

> **思考**
>
> MEN2是由RET原癌基因突变引起的。

MEN2综合征根据不同表型分为几种亚型，所有亚型都具有不同的发病率、发病年龄、遗传学特征、侵袭性，以及与其他疾病的相关性[25]。MEN2A综合征的临床表现中，约25%（20%～40%）的患者会出现甲状旁腺腺瘤（1个或多个），100%的患者出现MTC，50%的患者出现嗜铬细胞瘤。MEN2B综合征表现包括：嗜铬细胞瘤（50%病例出现）、MTC（100%出现）、马凡氏小体、神经纤维瘤病和无PHPT，而家族性甲状腺髓样癌（FMTC）综合征仅表现为MTC[5,10,25-26]。

> **思考**
>
> MEN2A通常表现为甲状腺髓样癌、甲状旁腺功能亢进或嗜铬细胞瘤。

MTC通常是MEN2A患者的首发肿瘤，好发年龄为20～30岁。未进行治疗，MEN2A患者都会发展为MTC。有MTC家族病史且无其他肿瘤病史的年轻患者，出现滤泡旁C细胞增生而无浸润性癌，其更可能是家族性MTC（FMTC），而非MEN2A综合征。MTC为双侧和多中心性，位于甲状腺叶中部和上部，患者表现为颈部肿块、吞咽困难、发音困难或可触及的颈部淋巴结肿大。MTC可产生多种激素，如降钙素、促肾上腺皮质激素、前列腺素或血清素（serotonin）。癌胚抗原（CEA）通常升高。MEN2A综合征出现甲状旁腺疾病比MEN1综合征中少，MEN2A综合

征中甲状旁腺疾病症状常较轻或无症状[26]。在因MTC行甲状腺切除术的患者中，有1/4的患者在手术时偶然发现甲状旁腺腺瘤或增生[26]。肾结石常是甲状旁腺功能亢进的唯一临床表现。甲状旁腺疾病不是MEN2B综合征的典型特征，MEN2B综合征典型的特征是MTC、嗜铬细胞瘤和神经节瘤。MEN2B患者还可具有以下特征表现，即面中部下颚突出（hypergnathism of the midface）、马凡样体型（marfanoid habitus）、厚唇伴黏膜神经瘤，后期也可能出现成巨结肠[5,25-26]。

MTC诊断后，在疑似MEN2A综合征患者的筛查中常发现嗜铬细胞瘤，嗜铬细胞瘤通常在MTC诊断后10年发现。患者终生罹患嗜铬细胞瘤的风险约为50%。这些患者中，大部分嗜铬细胞瘤恶性潜能较低。在进行任何外科手术之前，应对患者进行嗜铬细胞瘤筛查，治疗不及时会导致死亡[27]。MEN2B综合征患者应从8岁开始每年筛查一次，对于其他类型MEN患者，应从20岁开始每年筛查一次[27]。

MEN2综合征为常染色体显性遗传病，为RET重排突变导致，RET属于原癌基因且位于10号染色体，RET突变具有完全外显率和表型变异性，基因型–表型相关性很强。例如，MEN2A可能与RET原癌基因外显子10或11中的100多个突变有关。MEN2B表型的患者在RET基因的酪氨酸激酶结构域中的外显子16中密码子918（95%）或外显子15中密码子883（<5%）处有单突变[27-28]。这些差异的区分很重要，因为MEN2B患者的出现MTC时侵袭性强，需要在年轻时进行预防性甲状腺全切除术[27]。突变可分为3组：中度风险组、高度风险组和最高风险组。因此，不同的密码子突变具有不同的预后指征，患者RET突变的基因型会影响临床决策和预防性甲状腺切除术时机[22]。

与MEN1相比，MEN2A相关的PHPT主要由甲状旁腺瘤引起，而非甲状旁腺增生，而甲状旁腺增生在散发性PHPT患者更常见。MEN2A相关的PHPT比MEN1相关的临床表现轻，在42%～84%的患者中无临床症状。据报道，75%～85%的MEN2A综合征患者在检查MTC或嗜铬细胞瘤时偶然发现患有PHPT。MEN2A综合征中，PHPT的发病年龄通常为40岁左右（35～41岁），其中在女性中比在男性中发病率高（比例2.6∶1.5）。散发性PHPT发病年龄在50～77岁。MEN2A综合征首发表现为PHPT的患者仅为4%～8%。有文献报道，27%～54%的MEN2A相关的PHPT患者中会发现单个腺瘤，然而这一半以上的患者合并有其他甲状旁腺增生或多发腺瘤（总体发生率1%～17%）。15.7%的病例有异位甲状旁腺，8.6%的病例有额外甲状旁腺，甲状旁腺癌仅有1例报道[7,10,27-33]。MEN2A的基因型–表型相关性很强，一些患者为低风险突变，例如，RET-V804M突变与其他位点RET突变相比，该突变的PHPT和甲状旁腺腺瘤发生率很低[34-35]。

MEN2A患者术前明确合并PHPT时,才可在行预防性甲状腺切除时加做甲状旁腺切除。大多数MEN2A患者会出现单个腺瘤。常规甲状旁腺探查仅作为甲状腺全切除术的一部分,手术仅切除肿大的甲状旁腺,切除单个腺瘤时应行术中PTH监测以明确切除病灶情况。美国甲状腺协会(American Thyroid Association)指南和欧洲内分泌外科医师学会(European Society of Endocrine Surgeons,ESES)的一份共识建议,对MEN2A相关的PHPT患者进行部分甲状旁腺切除术,患者术后可长期保持正常的血钙[10,26]。在甲状旁腺增生患者中,可采用甲状旁腺次全切除术(切除3个半腺体,留下30～50 g的碎片),也可采用甲状旁腺全切除术加前臂自体移植。因为在这些患者中存在MTC复发的风险,并且再次颈部探查手术可能会影响移植后甲状旁腺血供,故不建议将甲状旁腺移植于胸锁乳突肌内。与MEN1所致的PHPT相比,MEN2A发生胸腺内甲状旁腺概率较低,因此不常规行胸腺切除术。对于已经接受甲状腺切除术的MEN2A患者,如果出现PHPT,应在再次颈部探查之前进行定位,常用检查方法有MIBI显像、超声或CT扫描(4D-CT或薄层CT扫描)。术中应行PTH监测[26]。据报道,MEN2A患者行甲状旁腺切除术后,治愈率为77%～100%,术后有高达11%的患者仍有甲状旁腺异常,约20%的患者出现永久性甲状旁腺功能减退[7,10,26-30]。

以下需要重点注意:进行甲状旁腺切除术必须排除嗜铬细胞瘤;除非有其他指征,患者因MTC行甲状腺切除术时不推荐常规行甲状旁腺切除术。

60.6 MEN4(MENX)

MEN4是一种MEN样综合征,最初在大鼠中发现,并由Fritz等首次报道[36-37]。患MEN4(以前称为MENX)的大鼠可观察到甲状旁腺腺瘤(100%发生率)、胰岛细胞增生、甲状腺C细胞增生、双侧嗜铬细胞瘤(100%发生率)、副神经节瘤和双侧白内障[10,37-38]。与MENX(或MEN4)相关的基因为CDNK1B,其编码p27蛋白,这是一种不依赖于细胞周期蛋白的酪氨酸激酶抑制蛋白。在缺乏p27基因时,大鼠表现为类MEN表现,为常染色体隐性遗传。研究发现,25%～30%的MEN1表型患者无MEN1基因突变,这表明其他基因突变可导致MEN1表型[39-40]。后续研究发现3%的MEN1患者有CDNK1B基因突变,而无MEN1基因(编码MENIN)突变,人类中的这种情况被命名为MEN4[5]。CDNK1B的杂合子功能缺失突变也以常染色体显性方式遗传。CDNK1B基因种系突变也出现在散发性甲状旁腺功能亢进中[26,41]。

据报道,MEN4患者诊断为PHPT时年龄为50岁左右,而MEN1患者诊断为PHPT的平均年龄为25岁[42]。81%的MEN4综合征患者首发表现为PHPT,MEN4患者中无功能垂

体腺瘤是第二种最常见的肿瘤(约46%的病例)。所有报告病例绝大部分为女性患者,仅见1例无症状男性患者。据报道,MEN4多表现为多发甲状旁腺病变。由于报道的病例数很少,甲状旁腺腺瘤/增生在MEN4中的发病率尚未确定。甲状旁腺切除术适用于生化检查明确的甲状腺旁腺功能亢进的MEN4患者。治疗方式与在散发性PHPT患者相同,可行甲状旁腺切除术且术中行PTH监测[10,36,38-40,43-45]。

60.7 甲状旁腺功能亢进-颌骨肿瘤综合征

甲状旁腺功能亢进-颌骨肿瘤(HPT-JT)综合征是一种罕见的常染色体显性疾病,其会特征性地出现甲状旁腺肿瘤(100%的发病率)并引发PHPT,甲状旁腺肿瘤可以是单发或多发腺瘤、非典型腺瘤或甲状旁腺癌,同时约30%的患者可能出现颌面部或下颌骨的骨化肿瘤。Jackson等于1990年首次报道了该综合征,2002年Carpten等发现HPT-JT有HRPT2基因突变[10,46-47]。

该综合征好发于年轻女性(青春期后期至成年早期阶段)。患者可能出现子宫肿瘤(发生率57%)和肾脏病变(发生率13%)[8,10,48-49]。肿瘤发病率与抑癌基因CDC73(既往称为HRPT2基因)突变有关,该基因编码蛋白parafibromin[50]。parafibromin功能异常可导致面部骨骼、甲状旁腺、肾实质和子宫等部位发生肿瘤[51-52]。患者无既往病史,出现颌面部骨化性纤维瘤或棕色肿瘤应行甲状旁腺疾病筛查,年轻女性患者尤其多发。甲状旁腺瘤或难治性高钙血症患者在手术后出现PHPT,应进行颈部影像学检查,以排除HPT-JT综合征导致的持续性高钙血症。HPT-JT综合征与其他类型的内分泌综合征鉴别十分重要,HPT-JT病例与甲状旁腺癌发生相关,约21.6%的HPT-JT病例会出现甲状旁腺癌。HPT-JT患者发生甲状旁腺癌的风险是其他类型多发性内分泌瘤病患者的15倍。通常,该综合征约76%的病例表现为单发甲状旁腺肿瘤,但约20%会出现累及多个腺体,约23.9%会发生异时性腺瘤(首次肿瘤出现后数十年出现)[10,53]。诊断HPT-JT相关PHPT与非综合征相关PHPT相同,需要明确除个人史和家族史,进行CDC73基因突变检测。40岁之前患者诊断为PHPT,常规建议进行基因检测。基因检测应包括MEN1、MEN2A和HPT-JT综合征相关基因检测[3]。

其他诊断性检查包括颈部超声、Sestamibi核素扫描、全景颌骨X线(用于评估颌骨肿瘤)、肾脏超声检查或MR(用于评估肾脏病变)以及盆腔超声检查、CT或MR(用于检查子宫肿瘤)[54]。

HPT-JT综合征的患者疾病侵袭性相对更强,发展为甲状旁腺癌的概率更高,但其PHPT的治疗与散发性PHPT患者

相同，可以进行靶向部分甲状旁腺切除术，实现血钙长期正常。目前靶向部分甲状旁腺切除术作为一线治疗方案更适合，HPT-JT综合征单腺体受累发生率更高，也可能出现同时性或异时性多腺体病变，该术式能减少永久性甲状旁腺功能减退发生率[10]。手术探查如果发现甲状旁腺癌，手术方式与单纯甲状旁腺癌患者一样，原则为整块切除，保证切缘阴性，切除范围包括同侧甲状腺叶、邻近软组织、必要时行气管或食管切除术，不建议常规行预防性颈中央区淋巴结清扫术，但如果在手术中明确发现淋巴结转移，则应行治疗性清扫[10,54-55]。

60.8 家族性低尿钙高血钙症和新生儿重度甲状旁腺功能亢进症

思考
家族性低尿钙高钙血症（FHH）是由钙敏感受体（CaSR）基因突变后失活引起。

家族性低尿钙高钙血症（FHH）是一种常染色体显性遗传疾病，由钙敏感受体（CaSR）基因出现杂合子突变导致。患者通常无明显症状，伴有轻度至中度高钙血症，尿钙排泄下降，PTH水平可正常或轻度升高。该病发展过程相对良性，少数病例伴有软骨钙质沉着症、胰腺炎和胆结石[56-57]。新生儿重度甲状旁腺功能亢进（NSHPT）是另一种与FHH和钙敏感受体突变相关的罕见疾病，突变后导致完全或接近完全的钙敏感受体功能缺失，从而导致甲状旁腺增生、PTH分泌失调和出现危及生命的高钙血症[57]。FHH是手术的禁忌证，应对FHH患者进行临床观察和遗传学检测[10]。怀疑FHH的时仍应进行超声检查，以排除甲状旁腺疾病导致的高钙血症。同样地，FHH可内科治疗，而部分FHH患者症状与PHPT相似，在轻度生化结果异常患者中应排除FHH可能避免不必要的手术。然而，如果为NSHPT，患儿应紧急接受甲状旁腺全切除术[10]。

（译者：龙晨 吴晨镐）

第61章　甲状旁腺癌的诊疗

Moran Amit, Mohamed Aashiq, Ziv Gil

关键要点

- 甲状旁腺癌是一种罕见的内分泌肿瘤。
- 在甲状旁腺癌中，血清钙常超过14 mg/dL，血清甲状旁腺激素（PTH）通常是正常上限的3～15倍。
- 高血钙危象是一种急危重症。
- 10%～25%的甲状旁腺癌患者，其肿瘤内分泌无功能（即血钙正常，PTH正常）。
- 原发性甲状旁腺功能亢进患者发生喉返神经（RLN）麻痹，则提示为甲状旁腺癌。
- 对于小腺体合并多灶性原发肿瘤患者或局部复发性肿瘤患者，影像学检查应包括：超声、MIBI核素显像、4D-CT和MRI。
- 瘤体较大且边界不清，应怀疑甲状旁腺癌。
- 甲状旁腺肿瘤良恶性鉴别，建议采用多种免疫组化分子生物标记，较单一标记更有效。
- 完整切除病灶并行区域淋巴结清扫有助于治愈
- 甲状旁腺激素水平是肿瘤负荷的血清分子标记。
- 甲状旁腺癌术后5年和10年生存率分别为83%和66%。
- 终身随访项目包括：血钙、甲状旁腺激素和影像学检查。

61.1　病例展示

一名29岁的男性，被诊断为复发性甲状旁腺癌。几年前，他在外院被诊断为甲状旁腺癌，并接受了甲状旁腺癌切除术加甲状腺左侧叶切除术。4年后，肿瘤局部复发，在另一医院接受了肿瘤切除手术。第二次手术后，他血钙逐渐增加至14 mg/dL，PTH逐渐增加至1 044 ng/L。随后患者被转诊至三级癌症中心进行进一步的评估和治疗。体格检查，颈部可见既往手术瘢痕，未见淋巴结肿大，声带功能正常。影像学检查包括MIBI-SPECT、PET-CT和颈部超声。MIBI-SPECT显像发现颈部左下和上纵隔一个3 cm肿块，同位素摄取阳性，提示疾病复发（▶图61.1）。

PET-CT显示多个溶骨性病变，考虑棕色瘤（Brown tumors）（▶图61.2，红色箭头）。增强CT扫描显示病变位于颈部左下方与锁骨上方，边界不清，毗邻锁骨下静脉和动脉（▶图61.3）。颈部超声显示，颈部下方可见一个3 cm低回声分叶状病变，边界不规则，血供丰富。细针穿刺活检（FNA）诊断为镜下符合复发性甲状旁腺癌。

患者遂进行了左侧颈部清扫术，清扫范围包括Ⅱ～Ⅶ区，术中进行了迷走神经监测。术后病理确诊为复发性甲状旁腺癌（▶图61.4），手术切缘均为阴性。此外，淋巴结阳性情况为3/28。行术中PTH监测，切除后30 min PTH下降至28 ng/L。手术后血钙下降至7.8 mg/dL，补充钙剂和阿法骨化醇（alpha D$_3$, Alfacalcidol）。术后，多学科团队进行讨论，认为患者复发风险高，建议进一步辅助放疗。患者接受了颈部调强适形放疗（IMRT），原发性肿瘤部位总剂量为6 000 cGy，颈部总剂量为5 400cGy，共分30次进行。手术及辅助放疗期间平稳。术后进行24个月的随访，包括体格检查、颈部超声、MIBI-SPECT和监测PTH，均无颈部或远处复发或病灶残留。

61.2　流行病学

甲状旁腺癌被是一种罕见的内分泌恶性肿瘤[1]。尽管如此，1973—2001年，其年发病率从每1 000万人2例上升至11例，2001年以后，发病率一直在每1 000万人10～13例[2-3]。发病率升高可能与血钙筛查增加有关，因此可早期识别无症状甲状旁腺癌患者[4-5]。甲状旁腺癌在原发性甲状旁腺功能亢进患者中发生率不到3%[6]。甲状旁腺癌主要在高加索人中发病[2]，其性别分布几乎相等。而甲状旁腺腺瘤，女性和男性比例为3∶1[2-4,7-9]。中位诊断年龄为55～57岁[2-4]。

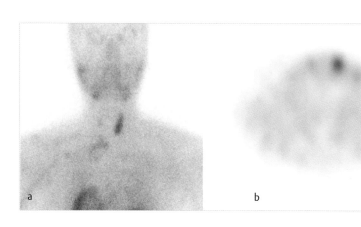

图61.1　术前MIBI-SPECT显像，同位素摄取阳性病变位于颈部左下方。（a）冠状位和（b）轴位影像。无远处摄取病灶

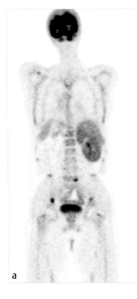

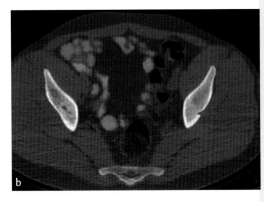

图61.2 （a）PET-CT显示多个骨病变FDG浓聚区域，包括髂骨、肩胛骨和脊柱。这些部位无MIBI摄取，提示骨病变为破骨细胞活性过高所致。（b）计算机断层扫描（CT）可见椭圆形骨吸收病变（箭头），符合甲状旁腺功能亢进引起的"棕色瘤"。上述为甲状旁腺癌的典型改变

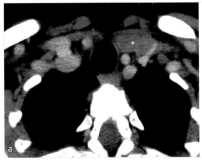

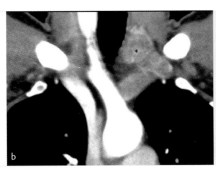

图61.3 CT显示颈部左下方和上纵隔区域肿块。（a）轴位CT，（b）冠状位CT。肿瘤用 * 标出

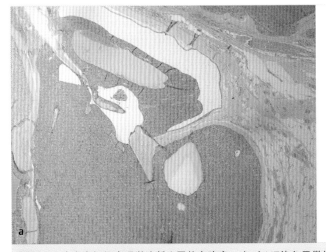

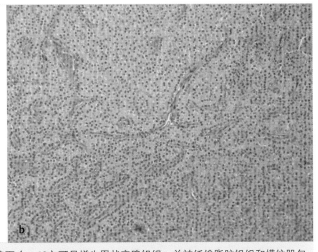

图61.4 该患者组织病理学诊断为甲状旁腺癌。（a）HE染色显微镜下（×40）可见增生甲状旁腺组织，并被纤维脂肪组织和横纹肌包绕。（b）高倍镜（×200）可见相同增生甲状旁腺组织。在这种情况下，诊断甲状旁腺癌的唯一依据是，左侧颈部可见一大块的异常增生甲状旁腺组织，该组织周围同样被有脂肪和横纹肌围绕。未见淋巴管浸润的证据

思考

甲状旁腺癌的患者是否应行基因诊断分析？

61.3 病因学及发病机制

　　甲状旁腺癌的病因尚不明确，也无明确诱发因素[8-11]。

多个病例报告和综述发现了一些潜在的危险因素，包括：既往颈部放疗史、继发性和三发性甲状旁腺功能亢进[9-14]。

　　与甲状旁腺癌相关的遗传综合征包括：甲状旁腺功能亢进-颌骨（HPT-JT）综合征、多MEN1、MEN2A和孤立性家族性甲状旁腺功能亢进[8,11-12,15-17]。大约15%的HPT-JT综合征患者会发展为甲状旁腺癌，并且在大多数HPT-JT患者中可检测到HRPT2/CDC73的杂合种系突变[12,16]。HRPT2是

一种位于1号染色体上的抑癌基因，负责编码parafibromin，这是一种核蛋白，可直接与β-catenin相互作用，同时也是RNA聚合酶的组成部分，与转录调节因子-1复合物（transcription regulator factor-1 Complex，PAF1C）有结合[15,18-19]。

大约25%的甲状旁腺癌散发病例携带HRPT2/CDC73的种系突变；因此，应该对所有甲状旁腺癌患者进行DNA分析[12]。在携带HRPT2突变的患者中，几种miRNA的失调可能是甲状旁腺癌的发病机制之一[20]。免疫组化显示parafibromin阴性在甲状旁腺癌的诊断中有94.4%的特异性[21]；目前，仅通过病理学形态分析来区分良性肿瘤和恶性肿瘤较为困难，分子诊断和parafibromin蛋白表达有助于鉴别诊断[15,21]。

> **思考**
>
> 是否所有甲状旁腺癌都有典型的高钙血症表现？

61.4 临床表现

大多数甲状旁腺癌具有激素分泌功能性，导致PTH水平升高，患者多表现为严重高钙血症和相关并发症[6,8-9,22-23]。相反，良性甲状旁腺腺瘤通常有轻度症状或无症状，这可能与早期发现无症状性高钙血症增加有关[5,9]。患者高钙血症的症状包括不适、虚弱、疲劳、恶心、呕吐、情绪紊乱和体重减轻等，患者还可出现甲状旁腺相关骨病表现，如囊状纤维性骨炎、骨膜下骨吸收、"胡椒罐颅骨症（pepper pot skull）"、硬脑膜缺失、弥漫性骨质减少、骨质疏松、骨痛和病理性骨折，出现以上症状是应怀疑甲状旁腺癌[6,9,12,22-23]。同时甲状旁腺癌患者还可因严重高钙血症而出现肾绞痛、肾结石，肾小球滤过率（GFR）降低[9,22-23]。

约30%的甲状旁腺癌患者中可触及的颈部肿块，这是甲状旁腺癌与良性肿瘤的重要临床特征[6,9,11,22-23]。此外，原发性甲状旁腺功能亢进患者是否合并喉返神经麻痹也鉴别甲状旁腺癌的重要临床特征[9]。原发性甲状旁腺功能亢进患者中，复发性重症胰腺炎、消化性溃疡和贫血在恶性病变中的发生率高于良性病变[9,23]。需要警惕，甲状旁腺癌患者中10%~25%为无功能性肿瘤[24-25]，这时需要根据术中或术后组织病理学进行诊断[22]。

> **思考**
>
> 为什么甲状旁腺癌的评估在临床中至关重要？

61.5 实验室检查

在甲状旁腺癌的实验室坚持评估中，患者血清钙通常超过14 mg/dL[8-9]，血清PTH通常是正常上限的3~15倍[8,11,26]。然而，无功能性甲状旁腺癌可表现为血钙和PTH正常[25]。甲状旁腺癌还可表现为碱性磷酸酶常升高，一些研究也显示HCG的α和β亚基也可升高[9,12]，血清磷通常在正常范围内的低值区域或偏低[9,10,12]。

半乳糖凝集素-3（Galectin-3）和HBME-1是新型免疫组织化学分子标记物，可与传统分子标记物（如Ki-67和parafibromin）一起协助诊断，以更好区分恶性和良性甲状旁腺肿瘤[27]。

临床发现严重高钙血症、实验室检查异常和特别体征（如可触及的颈部肿块），应高度怀疑甲状旁腺癌。许多患者仅通过术中发现进行临床诊断，并在术后通过组织病理学确诊[8,9,12]。

> **思考**
>
> 目前术前识别甲状旁腺癌的影像学进展？

61.6 影像学检查

甲状旁腺癌检测中最常用的影像学检查包括：超声检查、^{99m}Tc-MIBI-SPECT、CT、MRI和PET-CT[10]。

甲状旁腺疾病最常用的术前影像学检查是超声和^{99m}Tc-MIBI核素显像[22,28-29]。4D-CT是一种较新影像学检查，识别甲状旁腺病变灵敏度高，有很好的优势，特别是对于再次手术、腺体体积较小和多累及多个腺体[28]。

单独使用超声检查无法区分甲状旁腺腺瘤和甲状旁腺增生。良性甲状旁腺病变超声表现为：椭圆形/圆形、低回声，回声反射均匀，直径的中位数＜15 mm。如果超声发现＞15 mm的病变应引起怀疑甲状旁腺癌[6,30-31]。

甲状旁腺腺瘤和增生的各种特征包括：体积较大、非椭圆形/圆形、不均匀回声的病灶（多见于脂肪腺瘤）和囊性变。这些特征在甲状旁腺癌中也可以观察到，所以这些特征具有相对较高的特异性，但敏感性较低。其他提示甲状旁腺癌且特异性高但敏感性低的特征有：病变内钙化、包膜增厚和边缘呈浸润性生长[30-31]。与邻近甲状腺组织相比，良性和恶性甲状旁腺病变均可表现无特异性，可为无血管或血运丰富改变[30]。

^{99m}Tc-MIBI核素显像可帮助定位异常和异位甲状旁腺组织，也可用于良性病变诊断[29,32]。增强CT可准确定位病变，确定其与周围结构的关系，并确定局部区域结构的侵犯范围。MRI中颈部软组织显像最好采用钆剂增强和抑脂序列。

当手术计划对病变及其周围结构做整块切除时，术前常进行MRI和CT检查[29]，同时应进行骨扫描以排除骨转移[29]，并且采用胸部CT和骨扫描显像，转移瘤发现率高达95%[6]。

在一些复杂病例中，有时需要进行FNA，手术前确认病变为甲状旁腺起源[28]。然而，如果考虑恶性病变，则尽量避免FNA，因为存在种植转移的风险[33-34]。在怀疑复发的病变中，FNA可用于区分瘢痕组织与复发性或转移性甲状旁腺癌[5]。

没有一种影像学检查具有明显的优势，影像学检查的选择多取决于医师的经验和临床机构的规范[28]。

> **思考**
>
> 术中哪些发现可有助于外科医师识别甲状旁腺癌？

61.7 术中探查

甲状旁腺病变通常为单发，多位于右下或左下甲状旁腺[23,30,35]。正常甲状旁腺呈现明显的棕色，底色为黄色，呈卵圆形，平均尺寸为2 mm×3 mm×7 mm。所有4个正常甲状旁腺的总重量约为150 mg[36]。甲状旁腺腺瘤通常质地柔软，呈圆形或椭圆形，颜色为红褐色，而恶性肿瘤体积较大，平均直径为3 cm，质量为2～10 g[36]，肿块常呈分叶状、质地硬（firm）或呈石头样硬度（stony-hard）[9]，甲状旁腺癌的颜色可表现为从浅灰色到白色，具有致密的纤维包膜，可黏附或侵犯邻近结构，如带状肌、甲状腺、喉返神经、气管或食管，术中肿瘤与邻近结构游离困难[9,36-38]。囊性病变中有21%与甲状旁腺癌相关[5]，因此术中应避免其破裂[18]。

肿瘤侵犯周围结构或出现颈部淋巴结转移或远处转移，甲状旁腺癌的诊断通常比较明确。如果缺乏上述任何一项或所有表现，恶性和良性病变区分会变得困难[9]。

> **思考**
>
> • 组织病理学或免疫组织化学的表现是否可判断预后？
> • 对于该罕见的内分泌肿瘤，是否有可靠的分期系统？

61.8 组织病理学和分期

最被广泛使用的甲状旁腺癌的组织病理学分期系统由Schantz和Castleman提出，其包括：细胞（通常是主细胞）呈现菊形团样结构（rosette-like pattern），由致密纤维小梁分隔，可见核分裂象，包膜或血管浸润[39]。浸润淋巴管和包膜仍然是甲状旁腺癌的特异性组织病理学特征[12]，但仍

然与其他良性腺瘤镜下特征有显著的重叠。Busaidy等进行的一项研究显示[23]，纤维带（fibrous bands）是最敏感的组织病理学特征[40]，在44%的甲状旁腺癌患者中存在纤维带。细胞呈小梁状生长，包膜和血管浸润在甲状旁腺癌诊断中具有高度特异性[40]。

世界卫生组织（WHO）标准中，将包膜和软组织浸润存在定义为最低标准，有无血管侵犯重要器官（如气管、食管、主要血管）或局部转移或远处转移作为主要标准[41]。该系统得到多个国际癌症登记组织验证，用于甲状旁腺癌总生存率的分期和风险分级（▶表61.1）[6,42-44]。

病理诊断包括：免疫组织化学鉴定细胞内PTH阳性，甲状腺球蛋白和降钙素阴性[45]。各种相关组织学技术，包括免疫组织化学染色和分子标记物在诊断中的应用是当前热点，以便进一步提高甲状旁腺癌诊断的准确性[9]。例如，甲状旁腺癌的核含量分析显示，与良性腺瘤相比，恶性肿瘤的平均核DNA含量更高，且异倍体DNA更常见，提示预后不良[40,46]。

最近的研究表明，多种免疫组织化学标记更有助于鉴别甲状旁腺癌和良性腺瘤[27,47-48]。Erovic等指出，包括Bcl-2a、parafibromin、Rb和p27在内的一组指标可能有助于评估非典型甲状旁腺肿瘤[47]。Truran等最近指出，包含parafibromin、PGP9.5、半乳糖凝集素-3（galectin-3）和Ki67等指标，对诊断疑似甲状旁腺癌病例具有79%的敏感性和100%的特异性[48]。

> **思考**
>
> • 外科医师在术中诊断甲状旁腺癌的能力是否会影响预后？
> • 局部侵犯的手术范围应该有多大？

61.9 手术治疗

手术仍然是甲状旁腺癌的最终治疗方法[2,5,8-9,42]。手术方法和肿瘤本身性质（详见表61.1中的"风险分级"）决定预后[42]。目前推荐的治疗方法中，最佳手术方式是完全切除病变且切缘阴性，这类患者最有希望治愈[5,8,23]，已有报道表明手术切缘阳性是复发的预测因素[49]。完全切除是指完全切除甲状旁腺病变，术中保证甲状旁腺包膜完整，与甲状旁腺癌侵犯的周围的组织一起行整块切除，切除范围可能包括：同侧甲状腺叶和峡部，气管、食管等[9,37-38]。

术前评估是至关重要的，因为甲状旁腺癌在术中可能很难与良性腺瘤区分，手术整块切除有望获得治愈[12]。当术前或术中怀疑甲状旁腺癌时，整块切除是首选的手术方法，以保证手术切缘阴性。切除时应注意不要破坏肿瘤包膜[2,5,8,23]。手术包括同侧甲状腺切除术和颈部气管旁

表61.1 Schulte等甲状旁腺癌的分期和风险分类

建议的TNM分类	疾病阶段	组织学标准*	风险分级
T1（包膜侵犯）或T2（侵犯周围软组织，不包括重要器官、气管、喉和食管）N0 M0	I	包膜侵犯或周围软组织侵犯	低风险
T3（血管侵犯）N0 M0	II	血管侵犯	高风险
任何T、N1（区域淋巴结转移）、M0或T4（侵入重要器官：下咽、气管、食管、喉，喉返神经，颈动脉）	III	血管侵犯和/或淋巴结转移，和/或生命器官的侵犯器官	高风险
任何T或N，M1（远处转移）	IV	远处转移	高风险

*：来自世界卫生组织诊断标准[41]，从Schulte和Talat写的文献[42]获得

清扫术[42]。根治性手术可以防止因软组织侵犯或淋巴结转移而导致的局部复发，但对血管侵犯而导致的远处转移无效[42]。

气管旁和上纵隔淋巴结为整块切除的一部分。当淋巴结扩散到颈外侧时，才进行侧方颈部清扫术[9]。不建议行预防性颈侧区清扫术[9,50]。

术前需评估喉返神经功能，喉返神经未被严重累及，则应保留喉返神经[32,42]。尽管整块切除可能会增加手术风险，但病变侵犯RLN、同侧甲状旁腺、胸腺或邻近肌肉，则需要考虑切除。在手术过程中，如累及气管或食管，建议首选切除后一期修复[42]。在HPT-JT综合征或CDC73突变的患者中，手术关键是探查所有甲状旁腺，以避免遗漏其他癌变组织或良性甲状旁腺病变[42]。

据报道，围术期死亡率低于1%，但手术并发症包括喉返神经损伤、食管穿孔、气管损伤、颈动脉出血、颈部血肿和伤口感染等[5,22]，代谢相关并发症包括低钙血症和低磷血症[9]。

切除不完全、肿瘤种植、病变持续或复发提示预后不良[5]。在单纯甲状旁腺切除术后，如果组织病理学显示侵袭性肿瘤伴有血管或包膜浸润，或者患者仍有高血钙症时，才需要考虑再次颈部探查。如果没有这些表现，可无须立即再次手术，这类患者需要密切监测PTH和血清钙水平[9]。

PTH作为疾病负荷的标志物，其血清水平在肿瘤切除后应显著下降[32,51]，PTH水平持续升高提示病变残留或有转移性[22,32]。

思考

• 复发性甲状旁腺癌患者是否可选择再次手术？
• 再次探查术是否会增加手术困难？

61.10 复发患者的治疗

甲状旁腺癌的复发率超过60%[5-6,23]，大多数复发发生在首次手术后2~5年。最常见为局部复发[5,10,32]。如果在早期行手术治疗并完全切除，最常见的复发部位是肺和骨骼[5-6]。

确诊局部复发的患者，再次手术仍然是主要的治疗方式，内科药物姑息性降低血钙水平或维持允许性高钙血症有益于患者[5,9,52]。

局部手术切除转移灶是治疗复发最有效的方法，可延长患者的生存期[6]。然而，再次手术很少能治愈，再次复发的可能性很高，多次手术累计的手术并发症发生风险可增加到60%[5,22]。

再次手术前，应进行两次独立的定位检查，如有必要，FNA或组织芯活检有助于明确是否复发[37,52]。由于RLN在再次手术病例中的损伤率较高，因此强烈建议在术前评估RLN功能并在手术中监测神经功能[8]。

手术方法包括颈部和纵隔探查，广泛切除局部复发肿瘤[8]。局部区域注射亚甲蓝染料可能有助于术中划定肿瘤切除区域。肿瘤复发时，瘢痕组织较多和解剖平面扭曲会导致手术难度增加[5]。根据已有报道，复发性甲状旁腺癌的切除时可使用放射引导的伽马探针协助[53]。

甲状旁腺癌远处转移大多发生在肺、纵隔和骨，可能适合微创切除技术[6]。建议尽可能切除这些转移病灶，晚期转移性甲状旁腺癌的死亡率与严重高钙血症相关[5,7,23]。即使肿瘤残留很小也会导致严重高钙血症，切除颈部、淋巴结、肺或肝脏等部位的病变有助于缓解病情[9,52,54]。

思考

手术后如何进行患者的管理和治疗？

61.11 术后临床管理

术后如无远处转移，患者PTH水平在数小时内可恢复正常[9]，而血钙水平可能需要2~3天恢复至正常水平。因此，术后需密切监测血钙水平[8]。由于钙和磷在开始向骨骼中沉积，患者可能会出现低钙血症相关症状，这可视为手术成功的标志[8]。严重低钙血症时可静脉（IV）补钙，同时应口服钙剂和骨化三醇，以维持正常血钙，直至骨骼恢复和残余甲状旁腺恢复功能[9]。术后的前3年，应每3个月监测血清

钙和甲状旁腺素水平[8-9,42]。

61.12　辅助治疗

首次手术后使用辅助放射治疗可降低局部区域复发率，这与手术术式和疾病分期无关[23,55-57]。目前放射治疗尚无一致意见，因此辅助放射治疗的使用仍取决于患者病情[8]。放射治疗可能有助于减少远处转移。放射介入治疗可用于缓解伴有脊髓压迫或病理性骨折风险的骨转移患者。同样，放射介入治疗可用于肺转移，避免支气管阻塞，以达到降低PTH水平和高钙血症的目的。

甲状旁腺癌化疗获益有限，仅有少数病例报告有效[8]。Busaidy等进行的研究中，化疗对患者没有显著的临床疗效[23]。

61.13　其他治疗手段

据报道，冷冻消融术或栓塞术用于无法手术治疗的患者，患者PTH和血钙水平可显著改善[58-61]。射频消融术（RFA）已用于治疗肺内多发性转移瘤[59]，并与经导管动脉栓塞术一起用于治疗肝内转移性病变[60]。文献也报道了在超声引导下乙醇消融，但现已很少使用[61]。

61.14　高钙血症的治疗

高血钙危象（甲状旁腺毒血症）是一种急危重症[9,52]。患者可表现为精神状态改变，伴有高钙血症（＞16 mg/dL）和氮质血症，手术前应积极干预，稳定病情[8-9]。治疗方法包括液体复苏以恢复血管内容量和利尿。呋塞米可在补充血管内容量后使用，以利尿促进尿钙排出。肾功能衰竭患者需要通过血液透析降低血钙水平[8-9]。西那卡塞（Cinacalcet）是第二代拟钙剂，在治疗高钙血症方面比双膦酸盐更有效[2,8-9,22,62]；西那卡塞可用于慢性肾功能不全患者[58]。地舒单抗（denosumab）是一种RANK配体（RANKL）抑制剂，已成功用于治疗甲状旁腺癌导致的高钙血症[63]。

61.15　预后和术后随访

美国国家癌症研究所（National Cancer Institute，NCI）的SEER数据库报告显示，甲状旁腺癌5年生存率为83%[11]。国家癌症数据库（National Cancer Data Base，NCDB）的回顾性分析研究报告显示，甲状旁腺癌5年和10年生存率分别为82%和66%[64]。

对于确诊为有激素分泌功能性甲状旁腺癌患者，随访检查包括：终身监测血清钙和甲状旁腺激素水平，以及超声等影像学检查。血清钙和甲状旁腺素应在前5年每年评估两次，后续终身每年评估一次。颈部超声检查也应每年一次。无功能性甲状旁腺癌患者同样也应定期进行影像学检查[8-9,23,42]。

术后诊断为甲状旁腺癌的患者，组织学显示为广泛的血管或包膜浸润时，应考虑再次手术切除肿瘤周围结构。无广泛包膜或血管侵犯的患者，应每3个月密切监测血清钙和PTH[8-9,42]。

明确有无局部复发较为困难，主要是取决于手术后存在瘢痕组织，或瘤体可能很小或有多个病变位置[5]。远处转移好发于肺、纵隔、骨骼和肝脏[6]，因此，应根据经验对此类病例进行相应的影像学检查和随访，常用的影像学检查有SPECT显像、PET-CT、4D-CT、MRI和骨扫描[28-29]。

61.16　展望

通过分子图谱已鉴定新体细胞突变位点，比如，PIK3CA突变后激活受阻可见于肿瘤的复发演变过程[65]。类似的，CCND1基因编码细胞周期蛋白D1（cyclin D1），它在甲状旁腺癌中的表达显著高于在良性腺瘤中[15-16,66]。这些发现为甲状旁腺癌的治疗提供了潜在的治疗新靶点。

在Betea等的病例报告中，他们在转移性甲状旁腺癌病例中应用了抗甲状旁腺激素（PTH）免疫疗法，使得肿瘤缩小且实验室标志物正常[67]，但迄今尚未进一步临床试验证实。由于甲状旁腺癌较为罕见，目前尚缺乏有关肿瘤免疫微环境和靶向治疗相关的文献。

61.17　结论

甲状旁腺癌侵袭性高，具有很高的并发症发生率和死亡率。疾病可表现为颈部肿块或伴有高钙血症。治疗的主要目标是完全切除原发肿瘤，清除区域淋巴结，并切除同侧半甲状腺。晚期疾病通常需要行联合切除，联合切除组织器官包括肌肉、神经或气管环等，然后进行重建。术后局部放疗可以降低局部复发率，延长血钙正常的时间。单独的放射介入治疗可用于缓解和控制与高钙血症相关的症状。随访检查包括颈部超声、SPECT和肺部CT。疾病复发的主要标志物是甲状旁腺素（PTH）水平，同时需要控制血钙，以减轻与转移相关的症状。

（译者：龙晨　吴晨镐）

第62章　阴性探查和再次甲状旁腺手术

Phillip K. Pellitteri

62.1　病例展示

　　一名74岁的男性，发现高钙血症，自述有严重的疲劳和睡眠障碍。血清Ca^{2+}为16.3 mg/dL、PTH为188 pg/mL、维生素D为21 ng/mL、24 h尿Ca^{2+}水平为354 mg/24 h。此时治疗方案应该包括：急性处理高钙血症和明确甲状旁腺功能亢进的病因。药物治疗包括补液和帕米膦酸盐降低血钙，使血钙降至稳定水平。放射性核素显像定位提示颈部中央可见3个局灶性摄取区域。双侧颈部探查发现3个增大甲状旁腺，分别位于左下、右下和右上方腺体，手术切除这3个腺体。左上腺体未发现。甲状腺触诊正常。IOPTH评估显示从PTH从304 pg/mL下降到180 pg/mL。进一步探查未发现额外的甲状旁腺组织。遂结束手术。术后血清钙为9.3 mg/dL。

思考

本例患者是否考虑进一步手术，如果是，采用什么手术方案？

　　术后建议患者定期随访。6个月后复查，患者的血清钙为12.2 mg/dL，PTH为93 pg/mL。患者无明显症状，建议前往三级中心进一步评估。

思考

后续建议如何进行评估？如果需要进行进一步检查，选择何种哪种检查？

　　进一步的影像学检查包括：MIBI融合CT和高分辨率超

声。检查结果显示：单光子发射计算机断层扫描（SPECT）融合双探头MIBI摄取4 h延迟显像，并抑制甲状腺显像；发现两个结节：右侧为实性，左侧为囊性。CT Sestamibi融合显像结果详见▶图62.1。

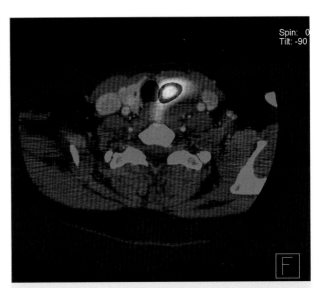

图62.1　CT Sestamibi轴位融合成像显示甲状腺左叶部分甲状旁腺囊肿

思考

采用何种手术方式？

　　在超声引导下对两个结节进行细针穿刺。细胞学提示右侧甲状腺结节为增生性甲状腺结节。左边的囊性结节PTH水平为26 000 pg/mL。囊性结节采用酒精消融。术后随访血清PTH水平为32 pg/mL，血清钙水平为8.7 mg/dL。

62.2　背景

　　甲状旁腺手术是最令人满意的手术之一，但是有时也是最令人沮丧的手术。首次甲状旁腺探查失败术式包括全面的双侧探查术、集中或"靶向"探查术和微创手术。术后持续性甲状旁腺功能亢进和复发性甲状旁腺功能亢进的发生率分别为3.2%和0.7%。总之，这些情况可称为难治性甲状旁腺功能亢进。初步研究表明，术后血清钙水平升高，大多数是因为在初次手术时没有发现是甲状旁腺多腺体病变。这些报告来自甲状旁腺手术方面具有丰富经验的中心，不能代表全部甲状旁腺手术失败后人群。大多数原发性甲状旁腺功能亢进患者初次手术失败的原因是遗漏了单个异常甲状旁腺（腺瘤）。初次探查失败的原因包括：多个异常腺体，异位腺体或有额外腺体（存在4个以上的腺体）；外科医师缺乏经验，颈部探查不充分，未探查纵隔；增生腺体切除不完全；腺体破裂向周围组织播散导致的甲状旁腺瘤病（parathyromatosis）；罕见的未被诊断的甲状旁腺癌。随着改进定位检查的手段增加，以及使用术中甲状旁腺激素监测（IOPTH）评估甲状旁腺手术对PTH的影响，更多无症状或症状轻微者被推荐采用靶向手术，针对性更强。这导致PTH水平轻微升高的患者多接受靶向探查，从而在这些PTH基线水平较低的人群中发现多腺体病变比例较高。因此，未被诊断的多腺体病变是这些患者手术失败的一个原因，PTH水平的差异可提示未明确的多腺体疾病。初次手术未治愈患者的后续治疗棘手，再次甲状旁腺手术的难度大和技术要求高。术后组织纤维化和颈部解剖结构变化，导致原发性甲状旁腺功能亢进再次手术的成功率降低，手术并发症（包括喉返神经损伤伴声带麻痹和甲状旁腺功能减退）发生风险增加。

甲状旁腺瘤病是甲状旁腺切除术后复发甲状旁腺功能亢进的罕见原因。表现为颈部遍布功能亢进的甲状旁腺组织，可能由于术中旁腺组织播散后种植或胚胎发育时甲状旁腺增生导致。

62.3 "漏诊"的腺瘤

熟悉临床手术相关胚胎发育时颈中央区解剖的关系至关重要，术中未能识别的异常甲状旁腺可能是异位腺体。因在本书的其他章节已全面介绍，本章不对甲状旁腺胚胎学发育作全面描述。然而，甲状旁腺的胚胎起源与其他颈部中央区和纵隔结构的关系非常重要，有助于识别异位甲状旁腺。胚胎期胸腺从下颌角下降到心包上方，"胸腺内旁腺（parathymus）"的迁移异常导致了下甲状旁腺出现异常高位或低位（▶图62.2）。异位甲状旁腺（未降下甲状旁腺）沿颈动脉鞘分布，可出现于下颌角与甲状腺下极指间的位置，发生率不超过1%。如果甲状旁腺与胸腺分离延迟，下甲状旁腺将被不同程度地向下进入前纵隔。如果是这种情况，那么下甲状旁腺可位于胸腺内或纵隔大血管周围，这个位置发生率为3.9%～5%。上甲状旁腺在颈部下降路程相对较短，这主要是由于上旁腺胚胎时与后鳃体（甲状腺源于后鳃体）关系密切。迁移路程短解释了上旁腺在没有病理性增生时，其分布区域保持相对固定。先天性上甲状旁腺异位少见，其中13%位于甲状腺上极后方附近，1%位于上极上方，约4%明显位于咽后/食管周围。上甲状旁腺若位于颈部中央区的后部或背侧区域或后纵隔区域则为异常腺体，这是由于胚胎发育过程中重力和胸内压力的变化而导致的上甲状旁腺下降，也称为"假性异位"腺体

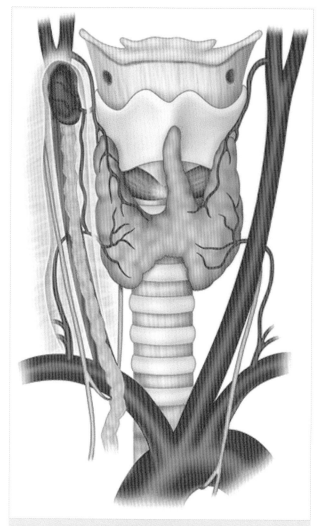

图62.2　未降下甲状旁腺或"胸腺内旁腺"（经Pellitteri PK许可转载。Surgical Algorithm for Recurrent Peristent Hyperparathyroidism. springer Nature. Jan 1, 2018.）

（pseudoectopic glands）。美国国立卫生研究院（NIH）的一系列研究表明，异位甲状旁腺腺瘤最常见于胸腺或前纵隔内，占异位腺体的16.7%。在研究人群中，腺瘤位于甲状腺内和腺体未下降的发生率相似，均约为10%，未下降的甲状旁腺位于颈动脉分叉处。其他位置包括颈动脉鞘内、咽后间隙，主肺动脉窗（aortopulmonary window）、舌根、鼻咽和颈部高位迷走神经处。在90%的初次探查中，通过颈前入路可发现并切除单个病变腺体，这导致了一种混淆的观念，即如果在探查时没有立即发现异常腺体（无论是否术前定位），则认为腺体在纵隔内。根据作者的经验，初次探查时未见腺体时，腺体可能实际位于甲状腺包膜内或甲状腺下极附近的甲状腺胸腺韧带（thyrothymic ligament）内。仔细探查甲状腺及其包膜的轮廓，仔细止血并解剖，单个病变腺体需要耐心探查。应首先探查所有旁腺可能的正常位置，尤其是甲状腺包膜后方、甲状腺下动脉背侧周围的食管旁软组织、甲状腺胸腺韧带和甲状腺下极的甲状

腺包膜周围区域。原位识别形态正常的甲状旁腺非常重要，尽量少直接接触腺体，以免对血液供应产生不利影响。如果以上方法无效，可以采用特殊手段定位，甲状旁腺可能位于甲状腺实质内，可以采用颈静脉取样测PTH和术中超声。手术治疗甲状旁腺功能亢进的详细讨论详见正文的具体章节。以下是关于如何处理难治性甲状旁腺疾病的讨论。

62.4 术前评估

难治性甲状旁腺功能亢进患者的评估应从病史和既往手术探查情况开始。一般来说，首次手术后6个月内出现的高钙血症可能是由于术中遗漏单个异常腺体，而6个月后出现的高钙血症可能是由于多个异常腺体不对称生长，逐渐出现功能异常。应审查既往治疗方案和检查报告，包括初始实验室检查值、手术记录、病理报告和后续实验室检查结果，获取既往影像学检查资料并分析（如有的话）。记录患者目前重要的病情，主要包括可能归因于高钙血症的临床症状，应复查实验室检查以获得基线水平，包括血清钙、甲状旁腺激素、24 h尿钙和血清维生素D水平。如果存在维生素D缺乏，应在再次手术前予以纠正。明确肾脏功能和排除药物（锂、噻嗪类利尿剂）相关PTH上升。如果所有术前实验室检查都证实存在难治性甲状旁腺功能亢进，则应进行定位检查。检查方式的选择在很大程度上取决于外科医师的偏好和临床机构的能力。基本目标是在解剖学和生理学上都获得一致性证据。解剖学相关研究包括：超声、增强CT、4D-CT。生理学相关检查是核素显像（^{99m}Tc-MIBI）。影像技术中Sestamibi CT/SPECT和CT-Sestamibi融合扫描结合多个优点，在单一检查中提供了解剖和生理相关信息（▶图62.3）。疑似异常的腺体，可采用超声引导下FNA细胞学检查和穿刺后洗脱液PTH测定技术（PTH "washout" technique）相结合进行判断。颈部和纵隔的血管取样技术可在其他方法不成功的情况下使用，特别是在再次探查手术失败且必须再次进行手术探查的情况下。18F-氟胆碱

PET/CT是一种新技术，在Sestamibi和超声均为阴性的甲状旁腺亢进患者中有一定的效果。术前检查的总体目标是明确诊断，并确定探查的位置。最大限度地减少潜在的并发症，以便手术探查成功。

62.5 再次手术原则

再次探查之前要对既往手术过程和近期定位检查进行回顾分析后决定手术方式。理想的目标是在不进行广泛解剖的情况下切除异常腺体，解剖过多结构会导致周围颈部结构的损伤，如喉返神经或剩余甲状旁腺组织血供不良。初次手术医师的探测范围和异常腺体定位均影响手术效果。

在大多数情况下，有经验的外科医师进行初次手术，通常解剖范围广泛，导致手术区域纤维化严重，再次手术较为困难和烦琐。相比之下，在相对缺乏经验的外科医师进行初次探查的患者中，解剖的范围较少，纤维化会显著减少。在这两种情况下，都要尽可能较少探查范围，所以术前定位明确病变腺体位置是最重要的。

最好的也是最常见情况是定位区域位于颈部，也可能为前上纵隔。手术通常采用原切口，在某些情况下，可以完全切除旧瘢痕。然后进行病变定位侧的探查，首先从甲状腺外侧向内侧游离和暴露，避开喉返神经所在的气管食管沟区域，此处纤维瘢痕较多。然后从胸锁乳突肌向内侧分离至大血管表面，然后直接分离至颈椎区域。如Tenta所述，该方法采用了viscero-vertebral角（viscero-vertebral angle，VVA）的概念。这是一个潜在的解剖间隙，以外侧界为颈动脉鞘结构，内侧界为气管和食管，前界为甲状腺，后界为颈椎，从颅底向纵隔延伸（▶图62.4）。该解剖区域血管分布和纤维化较少，便于手术医师进行操作。在该空间内解剖和探查相对容易，这个平面向下可探查上纵隔。虽然不是每次都采用该入路方式，但这种方法较容易识别和保护喉返神经，即使在首次全面探查后，椎前间隙通常也很少形成致密纤维化组织。如果怀疑甲状腺背侧

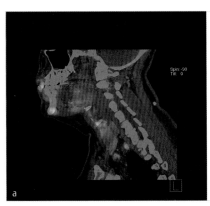
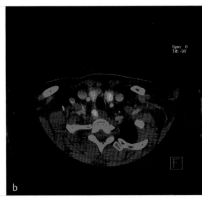

图62.3 （a、b）CT和MIBI融合成像中，矢状面和轴状面CT显示"假异位"的甲状旁腺瘤

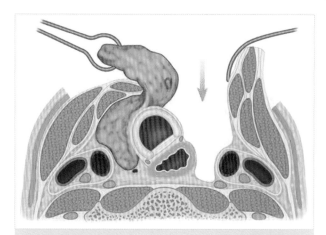

图62.4　甲状腺脏面-脊椎入路（The viscero-vertebral angle approach，VVA）（经Pellitteri PK许可转载。Surgical Algorithm for Recurrent Peristent Hyperparathyroidism. Springer Nature. Jan 1, 2018. ）

上方有腺体，应先识别神经，神经可能位于向内侧移位的上旁腺的外侧。大多数漏诊的腺瘤，通过颈部切口并采用该技术可成功探查，必要时，该入路也可行甲状腺切开探查术。

定位显示病变位于纵隔，则通常需要行胸腔入路，可采用正中或侧方胸骨切探查开术，也可采用胸腔镜辅助开胸术。通过正中胸骨切开术或电视纵隔镜（由Rultract胸骨牵开器辅助）进入胸腔，在前纵隔内发现的增大腺体通常与胸腺有关。这些腺体通常位于胸腺组织内，位于无名静脉水平，但也可能位于主动脉弓附近或胸腺和胸膜之间。定位检查证明旁腺位于纵隔后方，则需要外侧或后外侧入路，可采用开放手术或胸腔镜手术（VATS；▶图62.5和▶图62.6），术中避免纵隔前方的关键器官和组织。后方的腺体可能位于主肺动脉窗（aortopulmonary window）或食管后方。外科医师必须意识到，当通过左侧开胸手术打开后纵隔时，可能会损伤喉返神经。尽管术前定位结果明确，但外科医师也应做好颈部探查准备，因为切除后胸腔内病变后术中PTH水平仍未下降。

最糟糕的情况是术前定位无法提示任何异常甲状旁腺位置。这种情况下，再次手术可能仍不成功且容易发生并发症。如果定位失败，通常需要进行双侧颈部探查，全面而系统地探查所有可能存在病变腺体的位置。同时，根据以前的手术记录和后续血管检查确定做哪一侧的探查。此外，患者应清楚地了解喉返神经损伤相关的并发症，外科医师和患者都应了解并确认再次手术探查的指征。对于再次手术的外科医师来说，获取详细的既往手术记录至关重要，了解剩余甲状旁腺组织量和既往探查区域。采用有序的系统方法进行再次探查，以便定位病变腺体和减少并发症。探查区域的顺序可以根据术中情况调整。然而，最重要的是探查所有潜在病变区域，以增加手术成功率，避

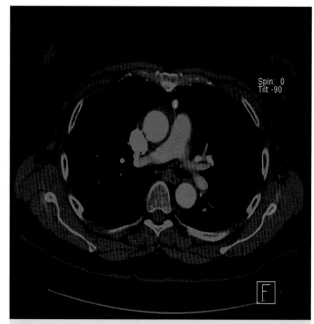

图62.5　经CT Sestamibi轴位融合成像证实为纵隔甲状旁腺腺瘤

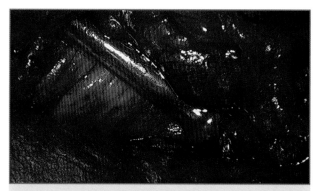

图62.6　胸腔镜手术治疗纵隔甲状旁腺腺瘤

免手术失败后的再次探查。作者多采用VVA技巧探查每一侧，主要从外侧向内侧探查。探查区域主要顺序如下：首先探查前上纵隔，仔细观察甲状腺胸腺韧带和邻近喉返神经的气管食管沟，如果初次手术时未行颈部胸腺切除术，则此时应行胸腺切除术，然后向咽后和食管后区域游离，钝性解剖椎前间隙内，在喉部上方和后纵隔下方进行手指探查。采用如上技巧，可能在该解剖平面上触及增大的腺体。通过手指触诊来感觉。接下来，游离甲状腺叶，必要时离断甲状腺上方血管蒂，使甲状腺完全向前内侧旋转，以便仔细检查甲状腺后方包膜，此处可能有被甲状腺包膜覆盖的呈折叠状或分叶状的甲状旁腺。使用这种方法，可触诊检查甲状腺是否有质硬结节，这可能提示有甲状腺内或被膜下甲状旁腺。然后沿着上纵隔向舌骨方向打开颈动脉鞘，检查和触诊鞘内的结节状结构。如果未在先探查的一侧发现旁腺，则以相同的方式进行对侧探查，并对之前

所有区域再次有序探查。如果双侧探查不能识别病变腺体，可在怀疑有病变腺体的一侧行甲状腺叶切除术。这种情况下，可进行术中超声检查，有助于识别甲状腺内甲状旁腺。

如果上述方法都不能定位异常甲状旁腺病灶，则应终止手术，并采取进一步的影像学定位和同步颈内静脉取样定位等方式，明确病变腺体位置。选择性静脉取样定位有助于再次手术探查的病灶定位。不推荐进行即刻的纵隔探查，主要是考虑到纵隔内定位不明，且同时进行双侧颈部探查会使得手术时间过长。一般来说，除非有明确的病灶定位或根据患者既往病历资料证明有腺体遗漏病灶，否则不推荐进行再次手术探查。

62.6　术中甲状旁腺激素监测

术中甲状旁腺激素水平监测（IOPTH）是单腺体和多腺体病变导致的甲状旁腺功能亢进再次手术探查中的一种重要辅助手段。IOPTH在本书前面的章节有全面的介绍，此处为讨论IOPTH在再次手术中的应用。IOPTH可以从生化水平明确手术是否切除病变甲状旁腺，评估作用效果明显，可以评估初次手术与本次手术效果，本次手术是否需要活检、切除或保留原位可以病变。IOPTH可缩小手术探查范围，减少对既往手术探查区域的再次探查，从而减少喉返神经损伤或甲状旁腺功能减退等相关的并发症。IOPTH可以应用于局部静脉血液采样，例如在双侧同时进行的颈内静脉采样，确定两侧之间的PTH水平梯度变化，从而提示功能亢进旁观体位于哪一侧（▶图62.7）。IOPTH可发现下降异常的下甲状旁腺（胸腺内甲状旁腺，▶图62.2），这可能在初次手术探查时未发现。总之，IOPTH是甲状旁腺外科手术中的一种生化检测方法，有助于较少手术探查范围并降低并发症发生的概率。

62.7　纵隔探查

少部分难治性甲状旁腺功能亢进需要探测纵隔以处理

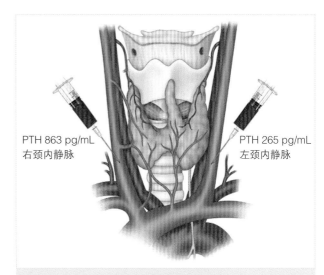

图62.7　同步颈内静脉取样以获取完整的甲状旁腺激素，得到颈部PTH梯度变化（经Pellitteri PK许可转载。Surgical Algorithm for Recurrent Peristent Hyperparathyroidism. Springer Nature. Jan 1, 2018.）

胸部病变。位于纵隔内和胸腺水平以下的异位甲状旁腺占所有异位腺体比例很小，约0.2%。再次探查手术中纵隔探查手术入路方式有很多种。所用入路的选择取决于病变腺瘤的位置。在考虑纵隔手术之前，首先需明确定位。融合成像技术结合了CT和基于Sestamibi的核素显像，同步从解剖和生理功能方面提供病变腺体的影像学信息（▶图62.8），作者提倡在再次探查中采用该技术。本书第51章对甲状旁腺影像学检查做了全面讨论。纵隔探查手术术式包括：经颈部胸骨下胸腺切除术（采用使用胸骨牵拉器，采用开放或者腔镜辅助，主要适用于上纵隔位置的异位甲状旁腺）、正中胸骨切开探查术（直接探查前中和尾侧间隔）、后外侧开胸探查术（用于后纵隔下方的病变）和腔镜辅助微创定向探查术（VATS）（用于特定后纵隔方位病变）。

62.8　继发性/三发性甲状旁腺功能亢进症

肾源性多腺体病变患者在全或次全甲状旁腺切除术后

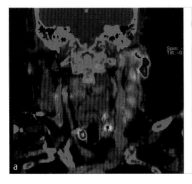
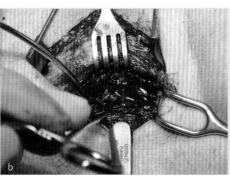

图62.8　（a、b）CT Sestamibi融合成像冠状面显示初次手术漏诊的上甲状旁腺腺瘤。术中照片可见食管旁位置上甲状旁腺腺瘤（a）

出现难治性甲状旁腺功能亢进，治疗难度高。疾病持续通常是由于甲状旁腺次全切除术中切除不充分导致，初次手术可能仅切除3个或更少的腺体，或者存在4个以上的额外腺体且术中未能识别。复发性甲状旁腺功能亢进可由颈部残余甲状旁腺出现迟发性增生，或首次手术自体移植旁腺组织增生引起（移植旁腺功能亢进）。

这些患者的手术评估应包括再次影像学定位，对已行自体移植的患者，需要测定移植臂和对侧臂血清PTH（完整PTH）水平变化梯度。一项队列研究中患者包括肾源性甲状旁腺功能亢进和MEN1全甲状旁腺切除术后患者。MEN1再次探查手术难度极高，即使切除4个腺体，仍有可能存在功能亢进额外甲状旁腺组织（患者存在4个以上甲状旁腺）。作者曾遇到一位再次探查手术MEN1患者，最终找到并切除了总共7个甲状旁腺。与散发性四腺体增生甲状旁腺功能亢进患者不同，肾源性或MEN1患者通常在CT Sestamibi融合成像中定位准确（▶图62.9），可在术中使用伽马探测装置，减少需要解剖的区域，从而降低潜在并发症发生率（▶图62.10）。

62.9　结论

有经验的医师较少出现甲状旁腺探查失败的现象，探查失败对外科医师和患者来说都是一段令人沮丧的经历。外科医师需要熟练掌握颈中央区和纵隔在胚胎发育过程中解剖变化关系，进行合理术前评估和明确病变位置。有序和细致的探查可提高手术成功率，减少并发症发生。

难治性甲状旁腺功能亢进的治疗极具挑战性。与初次

手术相比，再次手术的成功率和潜在并发症发生率有显著差异。回顾并分析既往手术情况、精心构思再手术策略和术前定位是成功的关键。手术相关辅助手段包括侵入性/非侵入性定位检查、IOPTH和伽马探针等技术，有助于难治性甲状旁腺功能亢进患者的治疗。难治性甲状旁腺功能亢进的治疗管理流程图总结见▶图62.11。

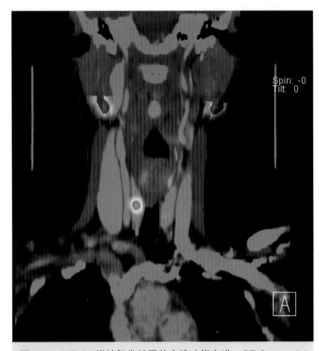

图62.9　MEN 1相关复发性甲状旁腺功能亢进，CT Sestamibi融合成像，在冠状面和轴位面均显示甲状腺内甲状旁腺

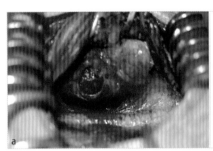
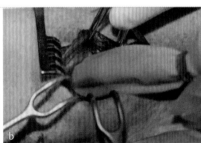

图62.10　（a、b）伽马探测装置（探头）用于术中定位甲状腺内甲状旁腺（详见图62.9）

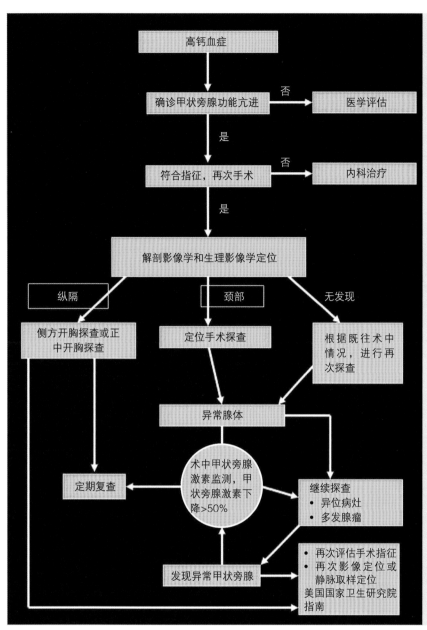

图62.11 复发性甲状旁腺功能亢进的治疗管理流程图（经Pellitteri PK许可转载。Surgical Algorithm for Recurrent Peristent Hyperparathyroidism. Springer Nature. Jan 1, 2018.）

（译者：龙晨 吴晨镐）

附录

Ryoko Hamaguchi, Benjamin James

附录A　Simon三角

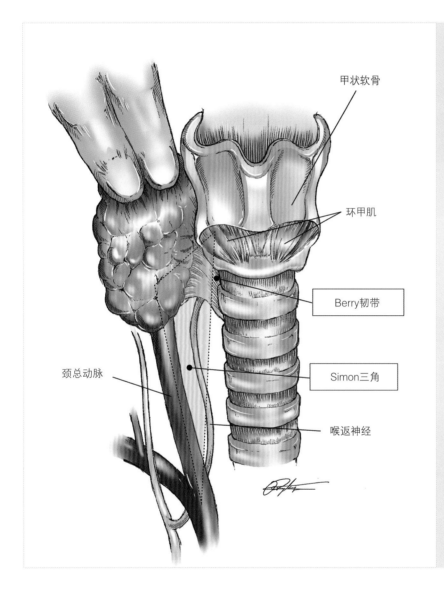

甲状软骨

环甲肌

Berry韧带

Simon三角

喉返神经

颈总动脉

Simon三角：由颈总动脉、甲状腺下动脉和食管围成的三角形。甲状腺的后内侧与环状软骨的侧面以及第一和第二气管环通过后悬韧带（即Berry韧带）相连。喉返神经通常在进入喉部时从Berry韧带的深部通过或在主韧带和其侧叶之间通过。在韧带的深部但在神经的侧面是甲状腺叶的后内侧部分，在甲状腺切除术中可能会被忽视

附录B Joll三角

用于识别喉返神经（SLN）外侧支的三角形。三角形的外侧边缘由甲状腺的上极和上甲状腺血管组成。带状肌在上方附着，正中线是内侧的标志，底部由环甲肌组成

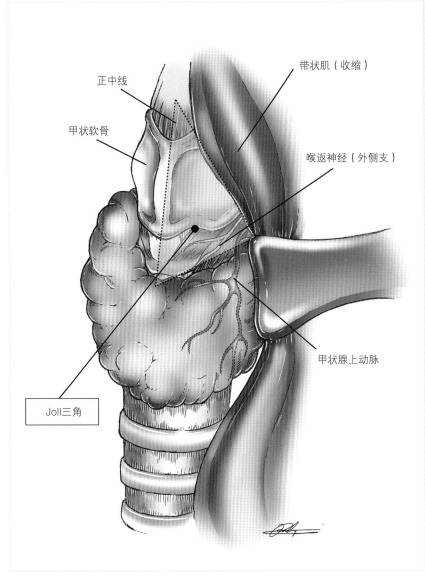

正中线

甲状软骨

带状肌（收缩）

喉返神经（外侧支）

甲状腺上动脉

Joll三角

附录C　Beahrs三角和Zuckerkandl结节

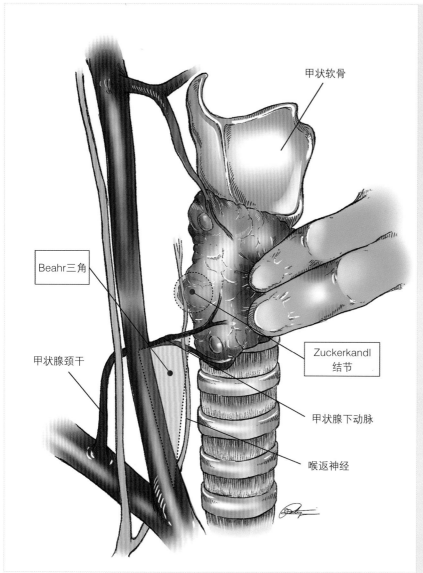

甲状软骨

Beahr三角

甲状腺颈干

Zuckerkandl
结节

甲状腺下动脉

喉返神经

Zuckerkandl结节是指甲状腺叶的后外侧部分，最常位于喉返神经的外侧。在80%的甲状腺中可以找到这个结节，而当找到时，它会直接引导喉返神经，因为93%的神经都位于这个结节的内侧。通常，神经位于结节和甲状腺叶之间的凹槽中。Beahr三角以颈总动脉为基底，以上甲状腺动脉为上臂，以喉返神经为下臂。在将同侧甲状腺叶向内缩后，识别甲状腺后面三角形的边界，有助于避免损伤喉返神经

附录D　第8版AJCC甲状腺癌指南

- T、N和M类别是预测甲状腺癌患者生存的主要依据。
- 年龄（以55岁为分界点）是区分不同类型甲状腺癌AJCC分期的重要变量。

TNM的定义

原发肿瘤（pT）对于乳头状、滤泡性、低分化、Hürthle细胞和间变性甲状腺癌的分类如下：

- **TX**：无法评估原发肿瘤。
- **T0**：无原发肿瘤证据。
- **T1**：肿瘤最大直径≤2 cm，局限于甲状腺。
  - **T1a**：肿瘤最大直径≤1 cm，局限于甲状腺。
  - **T1b**：肿瘤最大直径>1 cm但≤2 cm，局限于甲状腺。
- **T2**：肿瘤最大直径>2 cm但≤4 cm，局限于甲状腺。
- **T3***：肿瘤最大直径>4 cm，局限于甲状腺，或肿瘤有明显的甲状腺外生长，仅侵犯背带肌。
  - **T3a***：肿瘤最大直径>4 cm，局限于甲状腺。
  - **T3b***：明显的甲状腺外生长，仅侵犯背带肌（胸骨甲状肌、胸骨舌骨肌、舌骨甲状肌或肩骨下肌），肿瘤大小不限。
- **T4**：包括向颈部主要结构的甲状腺外明显生长。
  - **T4a**：向皮下软组织、喉部、气管、食管或喉返神经侵犯明显的甲状腺外生长，肿瘤大小不限。
  - **T4b**：向脊柱侵犯或侵犯颈部大血管，侵犯前椎筋膜或包绕颈动脉或纵隔血管，肿瘤大小不限。

髓样甲状腺癌的原发肿瘤（pT）分类如下：

- **TX~T3**：定义与上述类似。
- **T4**：晚期疾病。
  - **T4a**：中度晚期疾病：任何大小的肿瘤伴有向颈部附近组织的明显甲状腺外生长，包括皮下软组织、喉部、气管、食管或喉返神经。
  - **T4b**：极度晚期疾病：肿瘤大小不限，向脊柱或附近的大血管延伸，侵犯前颈筋膜或包绕颈动脉或纵隔血管。

区域淋巴结（pN）：

- **NX**：无法评估区域淋巴结。
- **N0**：无区域淋巴结转移证据。
  - **N0a***：一个或多个细胞学或组织学证实的良性淋巴结。
  - **N0b***：无局部区域淋巴结转移的放射学或临床证据。
- **N1***：区域淋巴结转移。
  - **N1a***：转移至Ⅵ区或Ⅶ区（气管前、气管旁、喉前/上纵隔）淋巴结；单侧或双侧。

- **N1b***：转移至单侧、双侧或对侧颈侧区淋巴结（Ⅰ、Ⅱ、Ⅲ、Ⅳ、Ⅴ级）或咽后淋巴结。

远处转移（M）：

- **M0**：无远处转移。
- **M1**：远处转移。

*所有类别均可细分：（s）孤立性肿瘤和（m）多灶性肿瘤（最大的肿瘤决定分类）。

AJCC预后分级系统

表1　分化型甲状腺癌

诊断时年龄<55岁			
Ⅰ期	任何T	任何N	M0
Ⅱ期	任何T	任何N	M1
诊断时年龄≥55岁			
Ⅰ期	T1	N0/NX	M0
	T2	N0/NX	M0
Ⅱ期	T1	N1	M0
	T2	N1	M0
	T3a/T3b	任何N	M0
Ⅲ期	T4a	任何N	M0
ⅣA期	T4b	任何N	M0
ⅣB期	任何T	任何N	M1

表2　髓样癌

Ⅰ期	T1	N0	M0
Ⅱ期	T2	N0	M0
	T3	N0	M0
Ⅲ期	T1~T3	N1a	M0
ⅣA期	T4a	任何N	M0
	T1~T3	N1b	M0
ⅣB期	T4b	任何N	M0
ⅣC期	任何T	任何N	M1

表3　未分化型甲状腺癌

ⅣA期	T1~T3a	N0/NX	M0
ⅣB期	T1~T3a	N1	M0
	T3b	任何N	M0
	T4	任何N	M0
ⅣC期	任何T	任何N	M1

第8版AJCC/TNM分期的重要更新

根据《甲状腺》杂志2017年的文章，对分化型甲状腺癌的分期有以下两点变化：

（1）分期中年龄的截止值从45岁提高到了55岁。

（2）仅在组织学检查中检测到的最小颈外区域侵犯被从T3

定义中移除，因此对T类别或整体分期没有影响。

（3）N1病变不再将患者分期为Ⅲ期；如果患者在诊断时年龄<55岁，则N1病变为I期；如果年龄≥55岁，则N1病变为Ⅱ期。

（4）T3a是针对甲状腺内限制在>4 cm的肿瘤的新分类。

（5）T3b是针对任何大小的肿瘤表现出颈带肌（胸骨甲状肌，胸骨甲状肌，舌骨甲状肌或肩胛骨下肌）明显的甲状腺外生长的新分类。

（6）Ⅶ级淋巴结，以前被归类为侧颈淋巴结（N1b），现被重新分类为中央颈淋巴结（N1a），以更符合解剖学一致性，因为Ⅶ级淋巴结对肿瘤登记员，临床医师

和研究人员来说具有重要的编码困难性。

（7）在分化型甲状腺癌中，老年患者的远处转移被分类为ⅣB期疾病，而不是ⅣC期疾病；而在未分化型甲状腺癌中，远处转移仍被分类为ⅣC期疾病。

未分化甲状腺癌（CA Cancer J Clin 2018;68:55）：

（1）与以往版本不同，现在将所有的未分化甲状腺癌都归为T4病期的定义已经废止，而是使用与分化型甲状腺癌相同的T分期定义。

（2）甲状腺内病变为ⅣA期，显性甲状腺外侵犯或颈部淋巴结转移为ⅣB期，远处转移为ⅣC期。

附录E 甲状腺癌分期图示

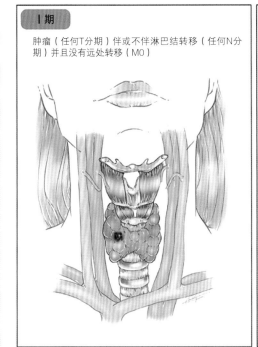

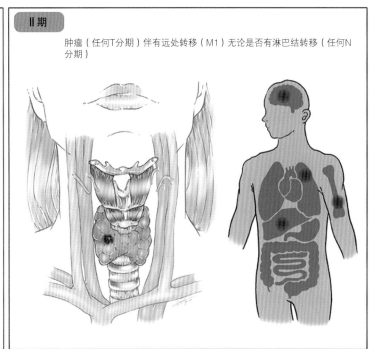

I 期

肿瘤（任何T分期）伴或不伴淋巴结转移（任何N分期）并且没有远处转移（M0）

II 期

肿瘤（任何T分期）伴有远处转移（M1）无论是否有淋巴结转移（任何N分期）

年龄＜55岁患者的甲状腺乳头状或滤泡状癌

55岁或以上患者的甲状腺乳头状或滤泡状癌

I期

微小肿瘤（T1）不伴淋巴结转移（N0）并且没有远处转移（M0）

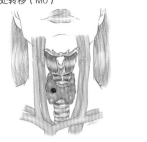

II期

大一些的非侵袭性肿瘤（T2）不伴淋巴结转移（N0）并且没有远外转移（M0）

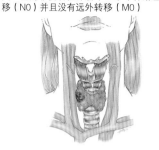

III期

4cm以上的肿瘤但仍然局限于腺内（T3）或不伴淋巴结转移（N0）并且没有远处转移（M0）

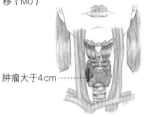

肿瘤大于4cm

任何局限性的肿瘤（T1，T2或T3）伴中央区淋巴结转移（N1a）并且没有远处转移（M0）

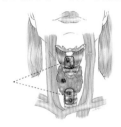

IVA期

肿瘤侵犯到毗邻结构（T4a）无论是否有淋巴结转移（任何N）但是没有远处转移（M0）

或

任何局限性的肿瘤（T1，T2或T3）伴颈侧区淋巴结转移（N1b）但是没有远处转移（M0）

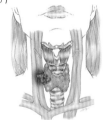

颈侧区淋巴结转移

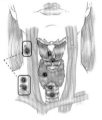

IVB期

肿瘤侵犯到毗邻结构（T4b）无论是否有淋巴结转移（任何N）但是没有远处转移（M0）

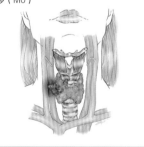

IVC期

任何肿瘤（任何T分期和任何N分期）伴有远处转移证据（M1）

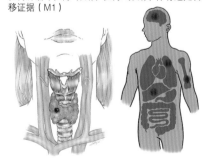

索引